Fitoterapia
Contemporânea

TRADIÇÃO E **CIÊNCIA** NA PRÁTICA CLÍNICA

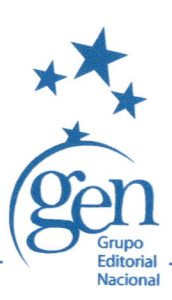

O GEN | Grupo Editorial Nacional – maior plataforma editorial brasileira no segmento científico, técnico e profissional – publica conteúdos nas áreas de ciências da saúde, exatas, humanas, jurídicas e sociais aplicadas, além de prover serviços direcionados à educação continuada e à preparação para concursos.

As editoras que integram o GEN, das mais respeitadas no mercado editorial, construíram catálogos inigualáveis, com obras decisivas para a formação acadêmica e o aperfeiçoamento de várias gerações de profissionais e estudantes, tendo se tornado sinônimo de qualidade e seriedade.

A missão do GEN e dos núcleos de conteúdo que o compõem é prover a melhor informação científica e distribuí-la de maneira flexível e conveniente, a preços justos, gerando benefícios e servindo a autores, docentes, livreiros, funcionários, colaboradores e acionistas.

Nosso comportamento ético incondicional e nossa responsabilidade social e ambiental são reforçados pela natureza educacional de nossa atividade e dão sustentabilidade ao crescimento contínuo e à rentabilidade do grupo.

Fitoterapia
Contemporânea

TRADIÇÃO E **CIÊNCIA** NA PRÁTICA CLÍNICA

Glaucia de Azevedo Saad

Paulo Henrique de Oliveira Léda

Ivone Manzali de Sá

Antonio Carlos de Carvalho Seixlack

3ª edição

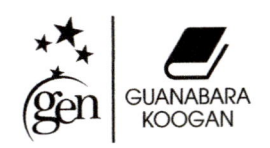

gen | GUANABARA KOOGAN

- Direitos exclusivos para a língua portuguesa
Copyright © 2021 by
Editora Guanabara Koogan Ltda.
Uma editora integrante do GEN | Grupo Editorial Nacional
Travessa do Ouvidor, 11
Rio de Janeiro – RJ – 20040-040
www.grupogen.com.br

- Capa: Bruno Sales

- Crédito das imagens: *Schisandra chinensis* – ilustração de Ivone Manzali; *Boswellia serrata* – iStock (HansJoachim; ID: 530206687); *Huperzia selago* – iStock (spline_x; ID: 949603194); *Calendula officinalis* – iStock (Tim UR; ID: 520622764).

- Editoração eletrônica: Fabricando Ideias Design Editorial

- Ficha catalográfica

CIP-BRASIL. CATALOGAÇÃO NA PUBLICAÇÃO
SINDICATO NACIONAL DOS EDITORES DE LIVROS, RJ

F576

    Fitoterapia contemporânea: tradição e ciência na prática clínica / Glaucia de Azevedo Saad ...[et al.] - 3. ed. - [Reimpr.] - Rio de Janeiro: Guanabara Koogan, 2025.

    Inclui índice
    ISBN 978-85-277-3750-0

    1. Plantas medicinais. 2. Matéria médica vegetal. 3. Ervas - Uso terapêutico. I. Saad, Glaucia de Azevedo.

21-69414   CDD: 615.321
                      CDU: 615.01:633.88

Meri Gleice Rodrigues de Souza – Bibliotecária – CRB-7/6439

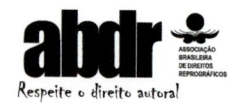

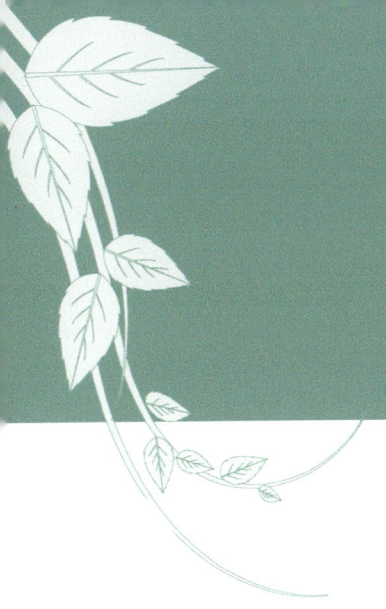

Autores

GLAUCIA DE AZEVEDO SAAD

Médica pela Universidade Gama Filho (UGF), com Residência em Medicina Preventiva e Social pela Escola Nacional de Saúde Pública Sergio Arouca da Fundação Oswaldo Cruz (ENSP/Fiocruz). Especialista em Acupuntura pelo Colégio Médico de Acupuntura (CMA). Coordenadora do Ambulatório de Fitoterapia do Centro de Saúde Escola Germano Sinval Faria (CSEGSF/Fiocruz) de 2002 a 2006. Professora no Curso de Fitoterapia do Instituto Brasileiro de Plantas Medicinais (IBPM) de 1999 a 2005 e do Instituto Hahnemanniano do Brasil (IHB) de 2007 a 2008. Professora nos Cursos de Extensão e Pós-Graduação da Associação Brasileira de Fitoterapia (ABFIT). Professora do Curso de Especialização em Plantas Medicinais e Fitoterapia realizado pela Universidade Federal do Rio de Janeiro (UFRJ), em parceria com a Escola Nacional de Botânica Tropical do Jardim Botânico do Rio de Janeiro (ENBT/JBRJ) e a ABFIT. Membro da ABFIT.

PAULO HENRIQUE DE OLIVEIRA LÉDA

Farmacêutico pela Universidade Federal Fluminense (UFF). Mestre em Ciências Biológicas (Farmacologia e Terapêutica Experimental) pela Universidade Federal do Rio de Janeiro (UFRJ). Integrante do Programa de Fitoterapia da Secretaria Municipal de Saúde do Rio de Janeiro (SMS/RJ) de 1996 a 2006. Tecnologista em Saúde Pública pelo Instituto de Tecnologia em Fármacos (Farmanguinhos) da Fundação Oswaldo Cruz (Fiocruz). Colaborador do Programa de Extensão Permanente Farmácia da Terra da Faculdade de Farmácia da Universidade Federal da Bahia (UFBA) desde 2006. Doutor em Biodiversidade e Biotecnologia pelo Programa de Pós-Graduação em Biodiversidade e Biotecnologia da Rede Bionorte. Membro do Conselho Diretor da Associação Brasileira de Fitoterapia (ABFIT). Docente do Curso de Especialização em Plantas Medicinais e Fitoterapia realizado pela UFRJ em parceria com a Escola Nacional de Botânica Tropical do Jardim Botânico do Rio de Janeiro (ENBT/JBRJ) e ABFIT.

IVONE MANZALI DE SÁ

Farmacêutica pela Universidade Federal do Rio de Janeiro (UFRJ). Fundadora e Diretora Técnica da Farmácia Caminhoá Homeopatia de 1990 a 2004. Diretora do Instituto Brasileiro de Plantas Medicinais (IBPM) de 2000 a 2005. Professora no Curso de Fitoterapia do IBPM de 2000 a 2005. Mestre em Etnobotânica pelo Museu Nacional da UFRJ. Pesquisadora Associada do Museu Nacional da UFRJ de 2008 a 2016. *Visitor Scholar* na University of Hawaii (Manoa, EUA) de 2011 a 2012. Doutora em História das Ciências e da Saúde pela Casa de Oswaldo Cruz da Fundação Oswaldo Cruz (Fiocruz). Certificada em Ilustração Botânica pela Escola Nacional de Botânica Tropical do Jardim Botânico do Rio de Janeiro (ENBT/JBRJ) e pelo Royal Botanical Gardens, Kew (Reino Unido).

ANTONIO CARLOS DE CARVALHO SEIXLACK

Médico pela Faculdade de Medicina de Petrópolis (1980), com Residência em Clínica Médica. Médico Clínico Geral do Ministério da Saúde de 1984 a 2020. Especialista em Acupuntura pelo Colégio Médico de Acupuntura (CMA). Professor do Curso de Fitoterapia do Núcleo de Fitoterapia do Instituto de Acupuntura do Rio de Janeiro (IARJ) de 1999 a 2000, do Curso de Fitoterapia do Instituto Brasileiro de Plantas Medicinais (IBPM) de 2001 a 2004 e do Instituto Hahnemanniano do Brasil (IHB) de 2007 a 2008. Atual Vice-Presidente da Associação Brasileira de Fitoterapia (ABFIT) e professor nos cursos regulares desta Associação. Professor do Curso de Especialização em Plantas Medicinais e Fitoterapia realizado pela Universidade Federal do Rio de Janeiro (UFRJ), em parceria com a Escola Nacional de Botânica Tropical do Jardim Botânico do Rio de Janeiro (ENBT/JBRJ) e a ABFIT. Integrante da Área Técnica do Programa de Plantas Medicinais e Fitoterapia da Secretaria Municipal de Saúde do Rio de Janeiro (SMS/RJ) de 2009 a 2020.

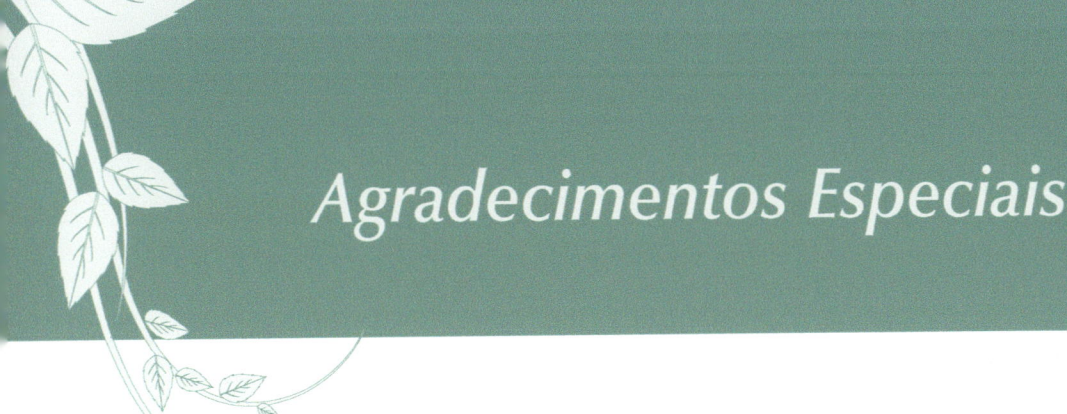

Agradecimentos Especiais

Gostaríamos de fazer um agradecimento especial aos colegas que, por meio de valiosas pesquisas, contribuíram para o enriquecimento deste livro.

Ana Liége Gonzatto

Graduada em Ciências Biológicas pela Universidade Santa Úrsula. Graduada em Farmácia, com habilitação em Homeopatia, pela Universidade Estácio de Sá. Pós-Graduada em Fitoterapia na Prática Clínica pela Associação Brasileira de Fitoterapia (ABFIT). Diretora Técnica da Farmácia Caminhoá Homeopatia. Integrante do Conselho Diretor da ABFIT.

Douglas Marques da Silva

Graduado em Psicologia pela Universidade Federal do Pará (UFPA). Mestre e Doutorando em Neurociências pelo Programa de Pós-Graduação em Neurociências da Universidade Federal do Rio Grande do Sul (UFRGS). Trabalha com Neuropsicofarmacologia de Abuso de Drogas sob a orientação da Profª. Dra. Mirna Bainy Leal no Laboratório de Farmacologia e Toxicologia Neurocomportamental (FATO) do Instituto de Ciências Básicas da Saúde da UFRGS.

Fernanda Leitão dos Santos

Licenciada em Biologia pela Universidade Federal do Rio de Janeiro (UFRJ). Bacharel em Biologia Vegetal pela UFRJ. Mestre e Doutora em Biotecnologia Vegetal pelo Programa de Pós-Graduação em Biotecnologia Vegetal da UFRJ (PBV/UFRJ).

Itana Suzart Scher

Graduada pela Faculdade de Farmácia da Universidade Federal da Bahia (UFBA). Tem experiência em Farmácia, com ênfase em Farmacognosia, Etnofarmácia, Etnobotânica, Educação em Saúde e SUS.

Maria Angélica Fiut

Nutricionista clínica e fitoterapeuta. Atual Presidente da Associação Brasileira de Fitoterapia (ABFIT). Coordenadora do Ambulatório de Fitoterapia do Hospital Federal do Andaraí, no Rio de Janeiro. Mestre em Psicanálise, Saúde e Sociedade. Pós-Graduada em Nutrição Clínica, Fitoterapia Aplicada à Nutrição e Nutrição Ortomolecular.

Mariana Reis de Brito

Graduada em Ciências Biológicas pela Universidade Federal do Rio de Janeiro (UFRJ). Bacharel em Ecologia e Botânica pela UFRJ. Mestre e Doutora em Ciências Biológicas (Botânica) pelo Programa de Pós-Graduação do Museu Nacional da UFRJ. Tem experiência na área de Botânica, com ênfase em Etnobotânica, Etnobotânica Histórica e História da Botânica. Professora no Curso de Ciências Biológicas na Pontifícia Universidade Católica do Rio de Janeiro (PUC-Rio).

Este livro é dedicado à memória de Elizabeth Michiles.

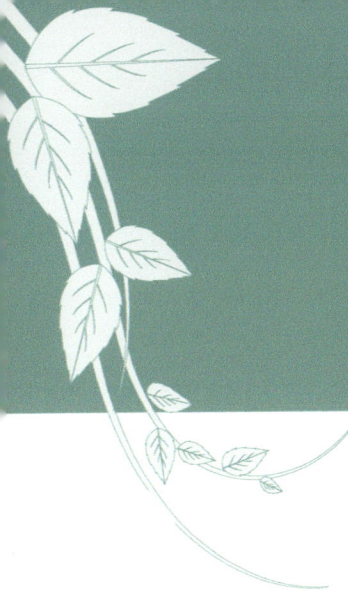

Agradecimentos

Agradecemos às pessoas citadas a seguir e a todos aqueles que nos ajudaram, apoiaram e inspiraram a escrever este livro.

A Elizabeth Michiles (*in memoriam*), Carmelinda Affonso, Yara Britto, Elaine Elisabetsky e Antonio Carlos Siani.

Aos meus pais, Wanda Manzali de Sá e Geraldo Ferreira de Sá (*in memoriam*).

Aos meus filhos, Jano, Daniel e Caio, e aos meus netos, Nina e Lucca, pela força e inspiração que encontro no amor por vocês.

To Paul for his love and support.

Ivone Manzali

Aos meus pais, Gil e Maria do Socorro, e às irmãs Ana Célia, Marys Stella e Cleo, pelo carinho e estímulo para o meu aprimoramento profissional, bem como a Ricardo, pelo apoio.

A Carmem, Helene e Eduardo e a toda a equipe do Programa de Fitoterapia do Rio de Janeiro, pelo nosso trabalho em prol do emprego da fitoterapia no SUS.

Paulo Léda

Às minhas queridas Ana, Gabriela e Dani, pelo carinho, pela força e pela paciência.

A Marna, Rodrigo e Leonardo Saad, Marina Azevedo (*in memoriam*) e José Jeferson Campos (*in memoriam*), pelo amor sempre atuante.

Aos meus amigos e ao espírito da amizade que nos permitiu trabalhar em conjunto com respeito e alegria.

Aos nossos alunos, que, com dúvidas e questionamentos, nos fazem estar sempre em busca de maior conhecimento.

Aos pacientes, pela confiança e parceria na busca da saúde e do bem-estar.

Com amor,

Glaucia Saad

À minha mulher, Sylvia, e à minha filha, Alessandra, ao meu lado em todos os momentos, com amor e admiração.

Aos meus familiares, à minha irmã, Maria Fátima e, em especial, aos meus pais, Augusta e Durval (*in memoriam*), por todo carinho, sacrifício e empenho na minha formação.

Aos meus amigos, sempre generosos.

A todos que sempre me quiseram bem, e sei que são muitos.

Antonio Seixlack

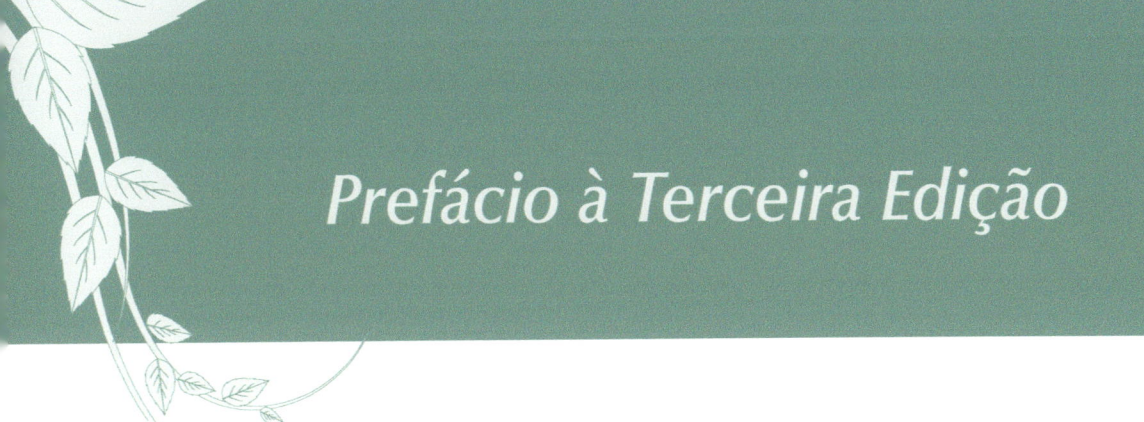

Prefácio à Terceira Edição

Ao iniciar a revisão da terceira edição do nosso livro *Fitoterapia Contemporânea | Tradição e Ciência na Prática Clínica*, veio o desejo de compartilhar o processo da elaboração deste material e também de refletir sobre as transformações que observamos nas práticas de prescrição e na didática, assim como sobre a disponibilidade de fitoterápicos ao longo desses últimos 12 anos.

Nós, autores, conhecemo-nos na década de 1990 no Instituto de Acupuntura do Rio de Janeiro (IARJ), por intermédio de Elizabeth Michiles, e seguimos juntos estudando e lecionando em cursos de fitoterapia na capital carioca. Fizemos parte do grupo de profissionais que fundaram o antigo Instituto Brasileiro de Plantas Medicinais (IBPM) em 1998, que hoje é a Associação Brasileira de Fitoterapia (ABFIT). Em 2007, fomos convidados pela Dra. Carmelinda Affonso a oferecer um curso de fitoterapia no Instituto Hahnemanniano do Brasil (IHB) para médicos, enfermeiros, nutricionistas, farmacêuticos, veterinários, odontólogos e biólogos. Na ocasião da preparação do curso, reuníamo-nos semanalmente para pensar o conteúdo das aulas e para elaborar o material didático, o qual foi posteriormente transformado na primeira edição deste livro (2009).

Nossa formação acadêmica, assim como nossas experiências profissionais, foram auspiciosas ferramentas nas nossas discussões periódicas, que tinham como objetivo o desenvolvimento de uma abordagem própria a respeito da fitoterapia em um contexto contemporâneo. A dicotomia "tradição-ciência" foi tratada por nós sem que houvesse uma hierarquia de valores, buscando na prática médico-farmacêutica o equilíbrio de forças entre conceitos, aparentemente dissociados, que nos ajudassem na compreensão e no estabelecimento de parâmetros que norteassem o estudo e a prática da fitoterapia.

A fim de ilustrar as áreas de conhecimento de nosso eclético grupo, para além de nossa formação acadêmica como médicos clínicos e farmacêuticos, alguns de nós possuíamos especialidade em farmacologia, saúde pública, etnobotânica e história da ciência. No entanto, o ponto em comum em nossa formação era a medicina tradicional chinesa (MTC).

Na nossa vivência da prática clínica, percebemos que não se tratava apenas de usar os conceitos da MTC e aplicá-los com plantas não chinesas. Ali observamos que o que estávamos fazendo era mesclar conceitos ou elementos, um híbrido de conhecimento da MTC e medicina científica ocidental. Assim, propusemo-nos a utilizar em nossa prática fitoterápica as plantas de uso consagrado em diferentes culturas, fossem elas espécies nativas do Brasil ou exóticas, frequentemente em combinação, visando aprimorar os processos de cura do organismo a partir de parâmetros variados, conforme pode ser visto na descrição dos casos clínicos. Percebemos que, ao estudar e utilizar as plantas medicinais, dávamos valor às ações ditas energéticas descritas na farmacopeia chinesa e em várias medicinas tradicionais e populares, sempre levando em conta suas ações farmacológicas. Por considerar que essas propriedades tradicionais nos ajudavam a escolher as plantas mais indicadas para cada situação clínica individual, pensamos em como poderíamos falar delas sem nos ater a uma racionalidade médica específica. Havia algo em comum nessas racionalidades? Esse foi um dos desafios na elaboração do livro.

Entendemos que, sim, existem pontos em comum nas linguagens com que as diversas culturas expressam as ações terapêuticas das plantas e também os processos de saúde e adoecimento. Elencamos, então, similaridades entre diferentes práticas, sugerindo uma abordagem híbrida, a qual denominamos **Fitoterapia Contemporânea**.

Utilizamos com grande frequência prescrições magistrais, pois elas permitem combinação de plantas – aspecto sempre presente nas medicinas tradicionais – e prescrições individualizadas. Entendemos também que, em várias circunstâncias, os fitoterápicos industrializados são indicados porque é prático adquiri-los quando há necessidade de uso imediato do medicamento. Por esse motivo, preocupamo-nos em disponibilizar os dados de fitoterápicos industrializados registrados e disponíveis no mercado brasileiro para facilitar a prescrição de acordo com as recomendações dos laboratórios responsáveis.

Ao longo desse período, observamos alguns retrocessos, avanços e muitos pontos de estagnação. Nesses 12 anos, o mercado de fitoterápicos cresceu no Brasil e no mundo; podemos constatar esse aumento nos números relativos ao consumo de medicamentos industrializados e nos dados referentes às farmácias magistrais. Ainda assim, dos 1.185 fitoterápicos registrados na Anvisa desde a sua criação em 1999, atualmente apenas 336 (28%) encontram-se com seus registros válidos. Essa variabilidade gera insegurança e afeta a adesão à prescrição dos fitoterápicos pelos profissionais de saúde. Salientamos também que a maior parte desses registros refere-se a medicamentos com espécies exóticas. Isso nos leva mais uma vez a refletir sobre a pouca presença das plantas nativas dos biomas brasileiros. Entendendo que um dos critérios fundamentais na escolha das plantas é que possuam um mínimo de estudos que garantam a eficácia e segurança, fica mais uma vez constatado que a diversidade vegetal usada pela nossa cultura ainda é pouco contemplada por estudos científicos. Plantas que já estiveram presentes em alguma das seis edições da nossa farmacopeia e que eventualmente sejam ainda utilizadas pela nossa população carecem de dados científicos para que possam ser usadas como medicamentos. Esse fato, que pouco mudou, faz com que em nosso repertório cotidiano as plantas exóticas, importadas ou aclimatadas que possuem mais estudos científicos sejam mais prescritas do que as plantas nativas.

Em relação à oferta de extratos para uso nas prescrições magistrais, constata-se um grande aumento na variedade de extratos secos e extratos secos padronizados em marcadores químicos. Esse fato é de grande relevância para a prática da fitoterapia, viabilizando aos prescritores uma boa prática com amplitude de escolha.

Um ponto muito animador é o crescimento do interesse dos profissionais de saúde sobre o tema, que pode ser observado pela maior procura por capacitação de médicos, nutricionistas e farmacêuticos a fim de utilizar a fitoterapia em sua prática clínica. Esse fato nos remete ao que escreveu o Dr. Antonio Carlos Siani no prefácio da primeira edição deste livro: "Sem o aval do médico e o entendimento dos farmacêuticos, nutricionistas e agentes de saúde em geral, não há como viabilizar a prática da fitoterapia".

Apesar de todo esse crescimento, a produção de fitoterápicos no Brasil ainda é insuficiente para suprir a demanda tanto no que se refere à quantidade quanto às possibilidades de cultivo de espécies variadas. Com isso, deparamo-nos com uma realidade que pouco se transformou: o alto preço dos fitoterápicos de qualidade em nosso país e a dependência da importação de extratos. Ainda que existam experiências exitosas, como os projetos de Farmácias Vivas e algumas práticas de produções comunitárias, o acesso aos medicamentos fitoterápicos de boa qualidade tem sido dificultado ou mesmo impossibilitado a parte da população em virtude de seu alto valor. Acreditamos, porém, que, assim como podemos usar a fitoterapia com base em conhecimentos tradicionais e científicos para melhorar processos de saúde dos organismos, essa mesma lógica possa incentivar uma visão de mundo mais integrada aos fluxos da natureza nos modos de produção e manejo das plantas medicinais, agregando tecnologia e respeito à natureza.

No contexto da ciência e da política, infelizmente ainda observamos o que a Dra. Elaine Elisabetsky descreveu no prefácio da segunda edição: "os debates estéreis entre os entusiastas acríticos e os céticos desinformados", como um cenário que dificulta o avanço na implementação da fitoterapia nos serviços públicos e nos setores acadêmicos. No entanto, os convites e a presença cada vez maior de profissionais da fitoterapia em congressos e simpósios, além de sua participação na elaboração das políticas públicas, poderão contribuir, em um futuro próximo, para resultados mais profícuos nesses setores.

Nesta terceira edição, atualizamos as 96 monografias de plantas da edição anterior utilizando pesquisas científicas publicadas entre 2016 e 2020. Além disso, incorporamos dez novas plantas que consideramos relevantes no dia a dia do prescritor de fitoterapia, elevando para um total de 106 monografias. Novas fotografias de plantas medicinais e ilustrações botânicas também foram incluídas, e os nomes botânicos, atualizados. O capítulo *Farmacotécnica* foi revisado e atualizado, e o *Fitoquímica e Farmacologia Aplicadas* foi mais uma vez revisto, visando facilitar ainda mais a compreensão dos leitores.

Algumas formulações foram ajustadas de acordo com a experiência dos autores, considerando sempre a melhor resposta ao tratamento observada na prática clínica em consultórios, e quatro novos casos clínicos foram acrescentados.

Nesta edição, as políticas públicas brasileiras em plantas medicinais e fitoterapia, a relação de medicamentos fitoterápicos registrados na Anvisa e as sugestões de *sites* para pesquisa na internet foram também atualizadas e permanecem disponíveis *online* como material suplementar da obra. Dessa maneira, as informações poderão ser revistas com regularidade, visto que são frequentes as modificações nesses setores.

Esperamos que este livro continue merecendo o apreço por parte dos docentes que o têm indicado como uma das principais fontes de consulta e informação em diversos cursos de graduação e pós-graduação da área da saúde, e que mantenha sua relevância no aprendizado de todos os interessados nas plantas medicinais e na fitoterapia.

Os Autores

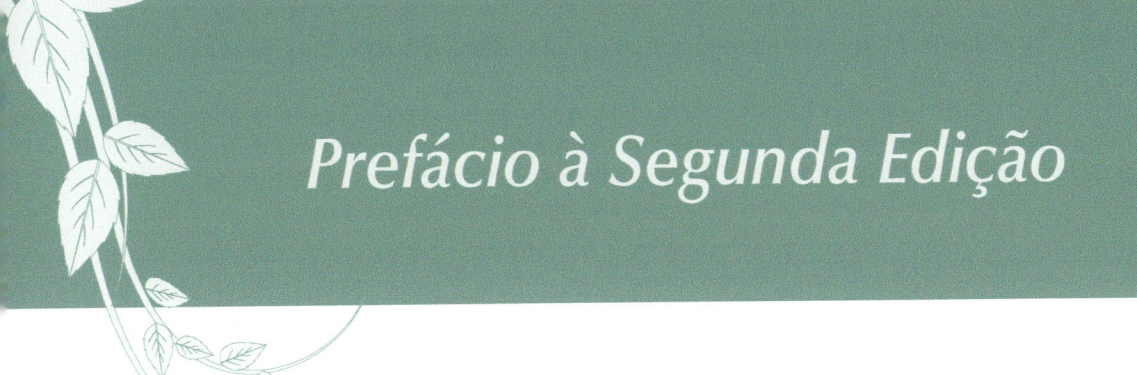

Prefácio à Segunda Edição

Na busca pela inspiração para atender ao gentil convite para escrever o prefácio deste livro, decidi folhear a primeira edição e imaginar a experiência dos leitores a lê-la. Duas palavras vieram-me à mente: informação e oásis. A primeira definição listada no *Google* para a palavra *informação* foi "Substantivo. Notícia, conhecimento, ciência" e, para *oásis*, "1. Substantivo. Pequena região fértil em pleno deserto, graças à presença de água; 2. Figurativo. Coisa, local ou situação que, em um meio hostil ou numa sequência de situações desagradáveis, proporciona prazer". Após breve reflexão, entendi melhor por que meu inconsciente trouxe-me à tona esses dois termos. Explico-me.

Para a primeira edição deste livro, escrevi um texto sobre plantas medicinais, seu uso na prática clínica e os frequentes debates estéreis entre os "entusiastas acríticos" e os "céticos desinformados". Como cientista, não tenho apreço por nenhum desses dois grupos; como farmacóloga e etnofarmacóloga (para Etnofarmacologia, ver www.ethnopharmacology.org), é desagradável assistir repetidamente a agentes de saúde e pacientes chafurdarem na desinformação e na tomada de decisões de como proceder na relação saúde-doença. *Fitoterapia Contemporânea | Tradição e Ciência na Prática Clínica*, na contramão dessa fatídica realidade, chama a atenção pela qualidade de informações, configurando-se em um verdadeiro oásis em meio à grande quantidade de literatura ineficiente sobre o assunto. Para quem não é especialista, mas quer aprender sobre o assunto, o mercado oferece obras ora técnicas demais, ora muito superficiais sem qualquer embasamento científico, ora imbuídas de um cientificismo quase inútil para a prática clínica; seja o interessado um prescritor, agente de saúde ou simples paciente ou cuidador.

Os autores relatam que o propósito do trabalho é orientar os profissionais de saúde. Investem nesse objetivo, assim como nos conceitos que norteiam a fitoterapia, provendo informação abrangente e organizada sobre as plantas selecionadas, sejam estas brasileiras e/ou usadas mundialmente. Considerar os conceitos subjacentes ao sistema de medicina condizentes à prática clínica é condição necessária para o sucesso terapêutico. Apesar de ser uma prática frequente, lidar com vários sistemas de medicina é uma tarefa árdua, visto que a correlação, a tradução e o diálogo entre os vários sistemas nem sempre são fáceis ou mesmo possíveis. Usar ferramentas de um sistema sem levar em consideração suas bases conceituais é equivalente a tentar consertar algo usando a ferramenta errada. Ou não vai dar certo, ou pode piorar a médio e longo prazo o estado inicial do paciente. No caso da relação saúde-doença, as consequências podem ser devastadoras. A mesma orientação vale para os fitoterápicos, pois, como qualquer medicamento, não estão isentos de provocar potenciais danos.

Nesse quesito, não há com que se preocupar, pois o time de autores não podia ser mais qualificado. Dominam com maestria os conceitos inerentes aos sistemas e sua aplicabilidade na prática diária. A qualidade do resultado desse trabalho começa pelo próprio título da obra: *Fitoterapia Contemporânea | Tradição e Ciência na Prática Clínica*.

Nesta edição revisada, as informações de 96 monografias (15 a mais que na primeira edição) foram atualizadas e complementadas com base nos novos dados de pesquisas publicadas entre 2009 e 2015. A seleção, bem como a forma de apresentação das informações, visa facilitar a prática clínica. Os nomes botânicos foram atualizados, e fotos e ilustrações, incluídas nas monografias. Esse complemento é bem-vindo, já que a identificação das plantas medicinais a serem empregadas é frequente motivo de insegurança para quem as usa, mas terceiriza a origem delas.

O capítulo *Fitoquímica e Farmacologia Aplicadas* foi reestruturado com o objetivo de facilitar a compreensão de todos que se interessam pelo assunto, inclusive os próprios pacientes. Dessa maneira, os autores também contribuem com o diálogo entre médico e paciente, tão importante no curso do tratamento. Observa-se também uma preocupação com a atualização e longevidade do livro ao disponibilizarem *online* as políticas públicas relativas a plantas medicinais e fitoterapia, esclarecendo direitos, deveres e expectativas para profissionais e pacientes; a relação de medicamentos fitoterápicos registrados na Anvisa; e as sugestões de pesquisa na internet à disposição dos leitores, pacientes ou clínicos, que auxiliarão no embasamento da tomada de decisão.

Como leitora, paciente e profissional do assunto, agradeço o prazer, aplaudo o desfecho e, antecipadamente, fico grata pelos bons resultados do uso da fitoterapia que este livro proporcionará a todos os interessados.

Elaine Elisabetsky
Professora Titular do Departamento de Farmacologia da Universidade Federal do Rio Grande do Sul (UFRGS). Graduada em Biomedicina e Doutora em Farmacologia – Modo de Ação de Drogas – pela Escola Paulista de Medicina (EPM). Pós-Doutorada no New York Botanical Garden e na University of California, Berkeley. Past President of International Society of Ethnopharmacology.

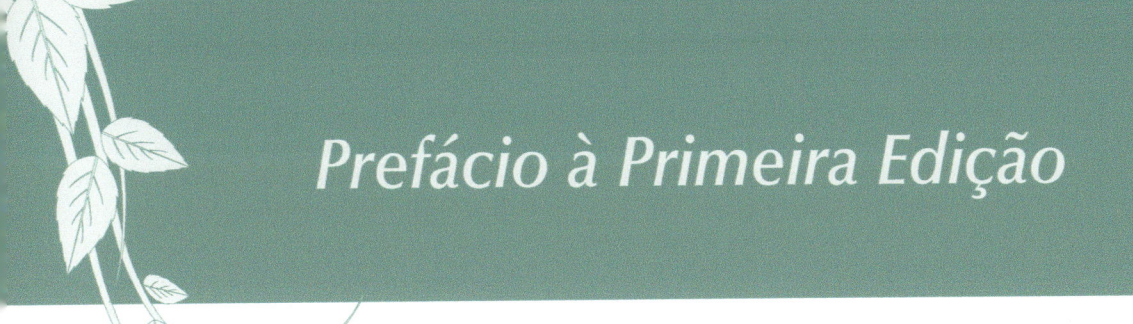

Prefácio à Primeira Edição

> *É uma pena que o homem não tenha*
> *a compreensão do valor das plantas.*
> Dra. Graziela M. Barroso, *in memoriam*

O uso de vegetais como recurso para manter a saúde é tão antigo quanto a própria memória do homem. Nenhum outro objeto ontológico possui uma iconografia tão disseminada e cheia de significados quanto as plantas. Até onde se tem conhecimento, a maioria das civilizações e culturas antigas registraram de alguma maneira a mítica do uso das plantas. Alguns exemplos do mundo ocidental incluem a Botânica Sagrada dos faraós, a importância das plantas na mitologia grega, a cornucópia de Plínio, a árvore do destino dos escandinavos, as sarças ardentes de Moisés, o visgo dos druidas, o incenso e a mirra dos cristãos, e a Botânica Oculta de Paracelso. Ainda hoje, a fitoterapia se reveste de uma aura de mistério, magia e controvérsia, que resiste ao sofisticado aparato tecnológico advindo com a entrada do século XXI.

Paralelamente à explosão das descobertas científicas e tecnológicas do final do século XX, em muitos países e regiões pouco desenvolvidos economicamente, o recurso da planta medicinal ainda representa o mais imediato, senão único, alívio para as enfermidades. Além desse aspecto, nada representa uma convergência tão íntima entre a saúde humana e a preservação da diversidade vegetal como a temática das plantas medicinais. No entanto, essa questão global se desdobra em duas vertentes éticas distintas.

Enquanto no Oriente as práticas milenares fortemente enraizadas culturalmente, como a medicina tradicional chinesa e a medicina ayurvédica indiana, levaram a construir sistemas terapêuticos sólidos e eficientes, a terapêutica com uso de plantas tradicionais nos âmbitos mais modernos do Ocidente ainda se debate entre o árduo dever de identificar sua cognição cultural e o hedonismo tecnológico que esmaga gradualmente os apelos autóctones mais recônditos das nações. Aqueles sistemas terapêuticos orientais foram erigidos sobre evidências clínicas acumuladas em milhares de anos de uso e observação, assim como estão fundamentados em conceitos holísticos que preconizam a saúde como um estado de bem-estar e inserção harmônica do homem em seu ambiente, e a enfermidade como oriunda de desequilíbrios provocados nesse sistema. Enquanto centenas de plantas consistem em um arsenal terapêutico cotidiano para os asiáticos, a nossa história registrada das plantas medicinais não é devidamente valorizada, ao não valorizar apropriadamente o grande legado documental dos grandes viajantes dos séculos passados.

Urge que identifiquemos nos ensinamentos do passado os instrumentos que nos auxiliem a solucionar a dicotomia entre o avanço tecnológico e o exercício das tradições, e as plantas medicinais integrem as nossas práticas terapêuticas de maneira mais efetiva. Os esforços da nossa ciência em direção a essa incorporação cultural ainda são incipientes; e muita coisa ainda há por se fazer. Se não valorizarmos o que ainda nos resta da diversidade vegetal dos biomas nacionais e não exercitarmos uma autocrítica social honesta, será impossível avançar para alguma posição que nos reconheça soberanos. A voracidade da cultura predatória instalada no Brasil a partir da colonização, hoje exacerbada pela sociedade cibernética, ainda não combaliu totalmente as ricas tradições das comunidades indígenas, que sobrevivem elusiva e discretamente – um comportamento que lhes garante a sobrevivência cultural –, ainda que essa independência esteja constantemente ameaçada. Em conjunto, essas constatações são um claro sintoma de que os paradigmas que sustentam o uso racional das plantas na medicina devem ser repensados, a partir de uma compreensão fenomenológica mais ampla das tradições autóctones de plantas usadas como remédios. Essa tarefa de lidar adequadamente com os recursos vegetais brasileiros está no cerne da relação cultural entre o meio ambiente e a saúde, e o bem-estar do cidadão moderno exige que essa integração se torne gradualmente mais íntima.

Lembremos que a história humana é recheada de exemplos das dificuldades com as quais a ciência se deparou para estabelecer novos conceitos. Durante cerca de mil anos, a tênue fronteira paradigmática entre ciência e religião levou ao desenvolvimento, no Ocidente, de uma medicina controlada pela Igreja, quando as doenças eram associadas ao pecado, e a cura, ao arrependimento. Nesse período, que findou com a Idade Média e a descoberta do Novo Mundo, os alquimistas eram imolados nas mesmas piras em que arderam os opositores do sistema geocêntrico ou da terra plana ou quadrada. À revelia dos dogmas mais conservadores, os eventos tecnológicos impuseram o final inexorável dessa era na história humana. Os avanços obtidos nos equipamentos com os quais se podiam perscrutar mais amplamente os fenômenos da natureza permitiram, entre muitas maravilhas, o suporte às grandes navegações, o maior conhecimento do clima e a descoberta crescente de novas espécies de animais e plantas. Nesse aspecto, a investigação da natureza e da medicina sempre exerceu um papel central na consolidação dos paradigmas da ciência, tal como a vivenciamos hoje em dia.

Respeitadas as devidas proporções, no caso do uso de plantas medicinais, aparentemente assistimos hoje a um retorno do pêndulo da História. A explosão das descobertas científicas e tecnológicas do final do século XX estabeleceu uma visão tecnocrata, que parece ter se esgotado em si mesma. Ao mesmo tempo, há um sentimento geral de que engatinhamos no reconhecimento de nossas tradições e conhecimentos populares sobre as plantas medicinais. A apropriação desse manancial é premente, porém isso exige que atravessemos como funâmbulos de uma nação sem memória os perigos de uma ponte muito estreita e alta, ainda que pavimentada com os apelos culturais mais genuínos. A cidadania é a única maromba que nos manterá eretos e seguros nessa jornada.

O Sistema Único de Saúde do Brasil é reconhecidamente um dos mais avançados do mundo. É por meio do arcabouço do SUS que devemos considerar as perspectivas de inserção das plantas medicinais e dos produtos fitoterápicos na assistência farmacêutica, mormente na atenção básica à saúde. Não obstante, há um dilema ético a ser resolvido, no que tange a chancelar as plantas medicinais como recurso terapêutico de acesso universalizado. Por um lado, o arcabouço normativo nesse âmbito é suficientemente nítido (ainda que se argumente pontualmente sua necessidade de avançar) quanto às regras para a obtenção de produtos industrializados para a saúde a partir de vegetais. Contudo, o conjunto das exigências legais é um verdadeiro cipoal, cujo desvendamento encarece os processos de desenvolvimento, e, como regra geral, os produtos éticos finais resultam com preços pouco acessíveis à população ou ao Estado.

Em contrapartida, para a validação oficial da planta medicinal e dos fitocomplexos intermediários, ainda persiste uma área nebulosa quanto às normativas legais. As questões envolvidas na dispensa direta ao paciente de plantas medicinais e produtos manipulados ainda não atingiram o mesmo patamar de clareza normativa. Atualmente, há dois eixos consensuais, estabelecidos em políticas públicas, que sugerem diretrizes para a obtenção de fitoterápicos a partir dos recursos vegetais no Brasil, e que orientam a fitoterapia como prática integrativa e complementar à terapêutica alopática oficial. Estão postas diretrizes amplas para se avançar nessas questões; contudo, essa corrida parece estar ainda em sua largada. Tanto a utilização clínica de agentes terapêuticos de origem vegetal quanto a condição inerente da planta ou do fitoterápico a ser ministrado são regidas por parâmetros éticos e pela consonância com as normativas vigentes das agências reguladoras e dos serviços de saúde. A produção de medicamentos fitoterápicos deve atender a requisitos que são preconizados para todas as etapas do seu desenvolvimento, incluindo a pesquisa científica.

Um medicamento ético deve manter fidelidade aos três princípios básicos dos medicamentos para seres humanos: ser eficaz, possuir segurança de uso, e manter-se estável e reprodutível em suas fórmulas. Isso significa que possui os requisitos básicos de qualidade farmacêutica. O registro e a comercialização desses produtos também são estipulados em normativas específicas, que regulam essa área de impacto na saúde pública. Para completar, o agente que prescreve o recurso terapêutico tem um importante papel nesse sistema. Sem o aval do médico e o entendimento dos farmacêuticos, nutricionistas e agentes de saúde em geral, não há como viabilizar a prática da fitoterapia. O caminho para resolver as dificuldades passa impreterivelmente pela conscientização de todos os agentes envolvidos na pesquisa, no desenvolvimento e na produção de medicamentos, e principalmente pelos responsáveis pela prescrição. A uniformização da linguagem é a condição precípua para a evolução técnica e tecnológica, e por fim ética.

É preciso termos em conta que esse é um processo em construção; participar dele passa pela compreensão de que possui um caráter eminentemente multi e transdisciplinar.

Cada profissional que atua no campo da saúde tem a sua contribuição a dar para a consolidação da prática fitoterápica. Hoje, todas as especialidades envolvidas no reconhecimento e uso de uma planta como medicinal devem trabalhar em consonância, como fator condicionante ao sucesso da proposta "planta como medicamento" – esta represente a utilização do recurso *in natura* (planta fresca ou seca) ou transformado em algum tipo de produto farmacêutico. O importante é que as visões estejam integradas dentro da perspectiva de que cada um assuma a sua responsabilidade, na convergência do objetivo maior, que é o bem-estar do usuário consumidor da planta ou do fitoterápico dela derivado.

Embora o uso das plantas medicinais já esteja disseminado cotidianamente em boa parcela da população brasileira, a consolidação da fitoterapia como prática oficial exige que essas dificuldades sejam superadas, principalmente considerando-se o cenário do acesso aos medicamentos no Brasil.

Para que tenha sucesso, os responsáveis por disponibilizar as plantas medicinais e os produtos fitoterápicos para o público devem ter em mãos informações organizadas e ferramentas básicas sobre questões variadas, que concernem à descrição técnica e normativa dos produtos fitoterápicos, assim como à maneira correta de tratá-los como recurso terapêutico e, em última instância, prescrevê-los corretamente.

A presente obra, *Fitoterapia Contemporânea | Tradição e Ciência na Prática Clínica*, contribui com essa reflexão geral sobre o tema das plantas medicinais. As informações selecionadas e organizadas pelos autores estão expostas segundo temáticas específicas e devidamente ilustradas, fornecendo as noções básicas de botânica, química e farmacologia de plantas medicinais, assim como orientações para prescrições clínicas. A fitoterapia contemporânea é apresentada como uma terapêutica que agregaria os avanços do método científico atual e as perspectivas do uso tradicional das plantas. Sob essa ótica holística são apresentados os parâmetros para a prescrição em fitoterapia. Complementado esse panorama, o livro apresenta uma lista de espécies medicinais consagradas pelo uso para o tratamento de diversos distúrbios, na forma de monografias resumidas, compondo um manual de consulta rápida para os prescritores.

Não menos importante que seu aspecto pragmático, há embutida uma contribuição importante ao sucesso da empreitada mais ampla, que se alinha com a importância histórica das plantas vistas como recurso terapêutico para o dia a dia do homem ocidental. Nesse contexto, o trabalho valoriza o histórico da antiga medicina na Grécia e no Egito, de Pitágoras a Galeno, passando por Hipócrates, e também lança algumas luzes sobre os paradigmas da medicina chinesa e da terapêutica ayurvédica, sugerindo que o olhar sobre essas práticas ancestrais contribui para ampliar nossa compreensão sobre o valor das plantas, pela via da valorização das longas tradições culturais que representam. A fitoterapia nos sistemas médicos é apresentada segundo várias abordagens históricas, que incluem os paradigmas orientais e os sistemas africanos (com tradições ricas e variadas) e pré-colombianos (em que o choque cultural do descobrimento levou à incorporação de espécies medicinais permutadas entre os continentes), sem deixar de recorrer às recomendações vigentes da Organização Mundial da Saúde.

O cenário editorial brasileiro é escasso em obras que contribuem com o desenvolvimento de estratégias voltadas para promover a fitoterapia e os fitoterápicos em geral. Obras nacionais voltadas para auxiliar os agentes prescritores são raras. Por outro lado, este livro constitui também uma importante ferramenta de apoio didático para os educadores envolvidos com a temática complexa das plantas medicinais e dos fitoterápicos.

Espera-se que, às importantes informações nele contidas, somem-se outros trabalhos vindouros nessa linha; tanto para aportar instrumentos pedagógicos de qualidade, quanto para auxiliar a nós, brasileiros, na avaliação da relação entre saúde, ambiente e biodiversidade.

Antonio Carlos Siani
Doutor em Química pela Universidade Estadual de Campinas (Unicamp). Tecnologista Sênior da Fundação Oswaldo Cruz (Fiocruz). Consultor da Associação dos Laboratórios Farmacêuticos Nacionais (Alanac) entre 2005 e 2007. Presidente do Conselho Editorial da Revista Fitos, além de parecerista de 15 outros periódicos nacionais e internacionais. Coordenador e Diretor Científico da Área de Produtos Naturais do Instituto de Tecnologia em Fármacos, entre 1997 e 2003. Assessor Técnico da Gestec/Fiocruz entre 2002 e 2005 para assuntos de patenteabilidade. Coordenador do Programa Nacional de Fitoterapia em Saúde Pública (Biotecnologia e Recursos Genéticos), como ação do PPA-MCT, entre 2000 e 2003. Participante da Iniciativa para Drogas para Doenças Negligenciadas (DND/MSF).

Introdução

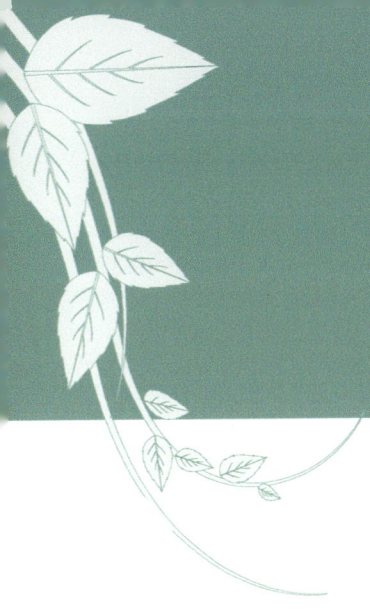

Há indícios cada vez mais consistentes de que a fitoterapia é uma forma de tratamento que veio para ficar, e podemos provar isso por meio da bibliométrica. Trata-se de uma estratégia eficiente e cada vez mais usada que funciona como medição do comportamento das publicações científicas sobre um determinado tema. Ao digitarmos a palavra *phytotherapy* no campo de busca da base de dados do PubMed®, do National Institute of Health (NIH) dos EUA – considerado a base de dados mais completa de saúde no mundo –, observa-se que o número de publicações mensais que mencionam essa palavra multiplicou por 9 nos últimos 10 anos. A curva de aumento é consistente e exponencial.

Isso significa que a fitoterapia é uma tendência que veio para se firmar no mercado e na ciência nos próximos anos. Existem fatores que explicam esse comportamento, que impulsiona a fitoterapia mesmo sob a resistência da indústria farmacêutica.

O primeiro fator é a demanda de mercado. A sociedade está preocupada com o aumento da toxicidade dos medicamentos convencionais, o que a leva buscar tratamentos menos agressivos. O segundo fator é a própria ciência e a descoberta feita por pesquisadores de plantas que produzem grupos de substâncias químicas chamados de *fitocomplexos*, com característica "adaptogênica", uma defesa química que vegetais levaram milhões de anos para desenvolver e que nenhuma molécula isolada pode mimetizar. Essa é uma característica única dos fitoterápicos e que não pode ser incorporada ao fármaco convencional. Além disso, também se acrescenta a baixíssima toxicidade do fitoterápico comparado à dose terapêutica, o que agrada às novas necessidades do mercado.

O próximo passo é sistematizar o conhecimento e formar profissionais capazes de prescrever fitoterápicos com o objetivo de alcançar a resposta clínica desejada. O fitoterápico é um produto complexo, uma vez que cada fitomedicamento é composto por várias substâncias diferentes. Isso significa um universo maior de informações e uma certeza: a prescrição do fitoterápico é diferente do medicamento convencional, porque sua forma de agir é única e distinta.

Por esse motivo, publicações como *Fitoterapia Contemporânea | Tradição e Ciência na Prática Clínica* são muito bem-vindas. Nesta obra, o profissional encontra informações sobre as características de cada fitocomplexo e sua recomendação para cada tipo de paciente, o que possibilita maior segurança no momento da prescrição do fitomedicamento.

Esta nova edição, revisada com base em informações científicas recentes, ampliou o número de monografias em 10 espécies, inseriu as últimas descobertas no campo da fitoquímica e farmacologia e elaborou um conteúdo *online* com atualizações sobre as modificações nas legislações e institucionalizações de fitoterápicos vigentes no país, além de orientações para pesquisa de informações na internet sobre o universo fitoterápico, o que possibilita ao aluno atualizar-se com mais eficiência.

Todo profissional da área da saúde que deseje conectar-se às novas tendências e diferenciar seu atendimento em consultório precisa ter este livro em sua estante, pois constitui ferramenta indispensável para consulta regular.

Alexandros S. Botsaris
Ex-Presidente e atual Vice-Presidente da Associação Brasileira de Fitoterapia (ABFIT). Chefe da Clínica da Dor do Hospital Federal do Andaraí, no Rio de Janeiro. Professor do Curso de Especialização em Fitoterapia da ABFIT.

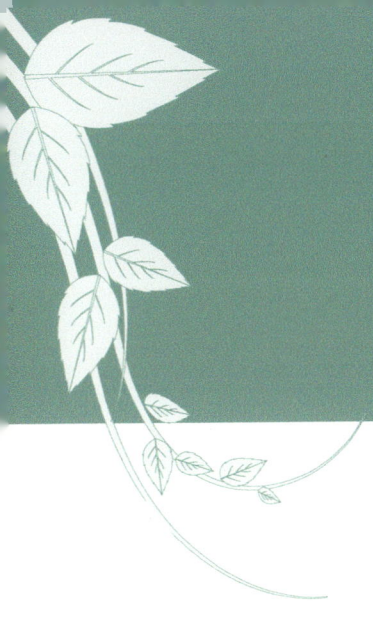

Material Suplementar

Este livro conta com o seguinte material suplementar:

- *Plantas medicinais e fitoterapia no SUS | Do contexto internacional ao nacional:* descrição do panorama nacional das experiências no serviço público com plantas medicinais e fitoterapia, apresentando o histórico que culminou com a Política Nacional de Plantas Medicinais e Fitoterápicos, bem como a de Práticas Integrativas e Complementares no SUS. Apresentação das principais definições dos produtos da rede dos fitoterápicos sob a luz dos órgãos oficiais brasileiros.
- *Pesquisa na internet:* lista de portais *online* para busca de informações, explicando a utilidade de cada um.
- *Fitoterápicos registrados na Anvisa:* tabela com os medicamentos fitoterápicos das plantas registradas na Agência Nacional de Vigilância Sanitária, com sua apresentação e nome comercial para rápida consulta.

O acesso ao material suplementar é gratuito. Basta que o leitor se cadastre e faça seu *login* em nosso *site* (www.grupogen.com.br), clicando em Ambiente de aprendizagem no *menu* superior do lado direito.

O acesso ao material suplementar online fica disponível até seis meses após a edição do livro ser retirada do mercado.

Caso haja alguma mudança no sistema ou dificuldade de acesso, entre em contato conosco (gendigital@grupogen.com.br).

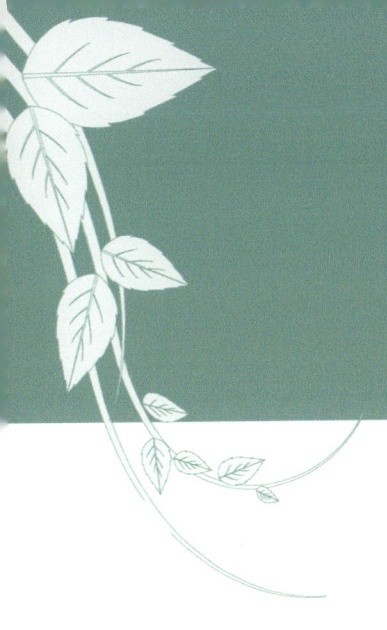

Sumário

1 Histórico da Fitoterapia

A história da humanidade está intrinsecamente ligada ao seu ambiente natural, especialmente às plantas, utilizadas para alimentação, confecção de moradia e utensílios, vestuário e remédios. Desde os tempos mais remotos, os seres humanos se utilizam de plantas com propriedades medicinais como recurso terapêutico para a sobrevivência. Os registros de utilização de plantas como remédio datam da era paleolítica, pela identificação do pólen de plantas medicinais em sítios arqueológicos. Relatos escritos mais sistematizados foram encontrados na Índia, na China e no Egito por pesquisadores ocidentais e datam de milhares de anos antes da civilização cristã. Cada uma dessas culturas produziu seu próprio corpo de conhecimento médico e repertório terapêutico, tendo elaborado **sistemas médicos** compostos por conceitos de saúde e doença, influências do mundo natural e espiritual sobre a saúde, abordagem a respeito da fisiologia e anatomia humanas, entre outros. O uso de plantas medicinais em alguns desses sistemas será descrito sucintamente no Capítulo 2, *Plantas Medicinais nos Sistemas Médicos*.

Da **Índia** remonta o registro mais antigo já encontrado, de cerca de 3000 a.C., no qual hinos Vedas eram cantados em louvor às plantas. A palavra *ayurveda* significa "conhecimento de como viver" (*ayur* = vida; *veda* = conhecimento) e pode ser entendida como a arte de curar ou a sabedoria da saúde para prolongar a vida. A medicina indiana clássica remonta aos textos védicos, nos quais podemos citar os samhita de Charaka e Suhruta, que datam de aproximadamente 1.500 a.C. Aos dois textos citados junta-se o Vâgbhata, formando a tríade do conhecimento ayurvédico. Nessa medicina, em que a dietética, a higiene e outros hábitos de vida – como exercícios físicos – são aspectos importantes da manutenção da saúde, as plantas alimentares são consideradas medicinais. A medicina clássica indiana influenciou as medicinas árabe e tibetana.

Na **China**, por volta de 2500 a.C., Shen Nong, também chamado Imperador Amarelo, sistematizou as bases da **medicina chinesa**, como a acupuntura e a dietética, no livro chamado *Pen Tsao*, ou *Livro da medicina interna do Imperador Amarelo*, registrando 365 drogas, entre elas o uso de diversas plantas medicinais, como o chá (*Thea sinensis* L.) e a efedra (*Ephedra sinica* Stapf). As técnicas utilizadas para tratamento e prevenção de doenças na medicina chinesa são: exercícios físicos, dietética, massagem, acupuntura, moxabustão, ventosas e **fitoterapia**.

A teoria médica chinesa se insere na visão de mundo da filosofia taoísta e é um sistema complexo sobre o qual faremos uma breve explanação no Capítulo 2, *Plantas Medicinais nos Sistemas Médicos*.

No fim do século 19, no **Egito**, o egiptólogo alemão Yorg Ebers revelou a descoberta de um papiro, de aproximadamente 1.500 anos, que continha a citação e a descrição do uso de plantas medicinais e de procedimentos médicos, que ficou conhecido como Papiro de Ebers. Esse documento registrava mais ou menos 700 substâncias medicamentosas, muitas ainda hoje presentes nas farmacopeias ocidentais. O rícino (*Ricinus communis* L.) era cultivado e utilizado, em forma de óleo, como purgante e para aliviar dores de cabeça. Há ainda plantas como a hortelã (*Mentha* sp.), a papoula (*Papaver somniferum* L.), a mirra (*Commiphora myrrha* (T. Ness) Engl.) e o alecrim (*Rosmarinus officinalis* L.), por exemplo. Muitas dessas drogas vegetais vinham de regiões diversas, como Síria, Arábia, Grécia, entre outras, em função do forte comércio desses povos naquele momento histórico.

Um traço característico das medicinas da Antiguidade – na China, na Índia ou no Egito – era a relação indissociável das práticas espirituais com a terapêutica. No Egito, por exemplo, sacerdotes atuavam como médicos, e nos templos encontravam-se salas especiais onde os medicamentos eram preparados. As ideias cosmológicas e mágicas permeavam a prática médica, sendo a terapêutica propriamente dita confiada aos sacerdotes de casta inferior, enquanto os de categoria hierárquica superior só empregavam métodos curativos mágico-teúrgicos.

Na **Antiguidade grega**, as práticas curativas também utilizavam plantas medicinais por meio de métodos mágico-terapêuticos, como os descritos nas poesias de Homero. O termo utilizado por Homero para designar medicamento era *Pharmakon*, que, quando procedia do reino vegetal, era chamado de *Pharmaka*, assim como tônicos, venenos e remédios mágicos.

Há indícios de influência da medicina egípcia na medicina grega da Antiguidade. Algumas plantas procedem da Índia e do Egito, e determinadas receitas têm características semelhantes.

Por volta de 500 a.C., **Pitágoras** buscou outras explicações para a atuação dos medicamentos no organismo além dos significados místicos. Ele lançou as bases da medicina humoral e da dietética, que mais tarde influenciariam Hipócrates.

Hipócrates (466 a 377 a.C.), também conhecido como o pai da medicina, inaugurou a medicina racional-naturalista descrevendo sinais e sintomas, avaliando a sazonalidade das doenças, os aspectos emocionais e as condições de moradia. Dessa forma, teve o mérito de romper com o conceito vigente da relação entre adoecimento, cura e forças sobrenaturais. Esse conhecimento é encontrado na obra *Corpus Hippocraticum*, compilação de tratados médicos feita no século 3 a.C. para a biblioteca de Alexandria. Embora apenas algumas obras do famoso tratado sejam da autoria de Hipócrates, lá está descrita a doutrina do sistema humoral, que influenciou a medicina ocidental por muitos séculos. Nesse material são citadas 257 drogas vegetais, das quais apenas 27 não são utilizadas hoje em dia.

Theophrastus (340 a.C.), o primeiro a sistematizar as plantas, influenciou fortemente a botânica antiga e descreveu os usos medicinais de algumas delas em seus tratados.

Séculos mais tarde, **Plínio** o Velho (23-79 d.C.) elaborou a obra intitulada *História natural*, na qual dedicou alguns capítulos à botânica e à medicina, citando diversos autores gregos cujas obras não sobreviveram ao tempo. Plínio ofereceu uma compilação sobre plantas medicinais estimada em torno de 900 espécies.

Galeno (129-200 d.C.) revitalizou a doutrina humoral e ressaltou a importância dos quatro temperamentos, conforme descrito no Capítulo 2, *Plantas Medicinais nos Sistemas Médicos*. A obra de Galeno influenciou profundamente a medicina por cerca de 15 séculos. Ele era dogmático e utilizava-se de argumentos teológicos para explicar a evolução ruim de seus pacientes.

Valendo-se de um argumento de Aristóteles (384-322 a.C.), Galeno afirmava que "a natureza não faz nada sem propósito", e acrescentou, de forma autoritária, que conhecia esse propósito. Esses argumentos foram importantes para as pretensões da Igreja Católica, que os utilizou para fundamentar suas doutrinas, durante a Idade Média e parte do Renascimento. As obras de Galeno foram editadas logo após a invenção da imprensa, contribuindo para a disseminação das suas ideias na Europa. Seus pensamentos sobre a alma e o ser supremo agradavam aos teólogos cristãos da Idade Média. Galeno era monoteísta, e sua visão sobre o corpo humano era de uma criação divina, em que cada elemento anatômico fora planejado por Deus da maneira mais perfeita possível para cumprir sua função. Por essa razão, sua obra foi muito valorizada ao mesmo tempo por hebreus, cristãos e muçulmanos, permanecendo dogmática até a Renascença.

Em seus tratados, Galeno elaborou conceitos, incentivou pesquisas para comprovar o "poder" dos remédios e estabeleceu princípios para definir a qualidade das drogas. Ele dizia que a droga, para ser boa, precisava ser pura e mais poderosa que a doença. Afirmava também que era necessário observar atentamente a evolução da doença e do tratamento, garantir que o efeito seja o mesmo para todos os organismos e saber que o efeito de uma droga usada em seres humanos pode ter outro efeito em um animal.

Além disso, ele desenvolveu misturas complexas de plantas, aproveitando as antigas fórmulas gregas e egípcias. Essas fórmulas chegavam muitas vezes a ter cem componentes e ficaram conhecidas como fórmulas galênicas.

Depois de Hipócrates, Galeno foi o personagem que maior influência exerceu no curso da história da medicina. Seus ensinamentos, contidos na extensa obra que deixou escrita, foram aceitos e utilizados por cerca de 1.300 anos.

Dioscórides (50 d.C.) era um médico do Exército romano do reinado de Nero que, acompanhando os soldados nas viagens de batalhas, utilizava, estudava e registrava o uso popular das plantas medicinais. Como resultado desse trabalho, publicou em seis volumes sua obra intitulada *Matéria médica*. Ele descreveu cerca de 500 drogas vegetais, apontando suas origens, características e usos terapêuticos. Esse trabalho foi amplamente copiado e divulgado por mais de 1.500 anos, do período greco-romano à Renascença.

Após a queda do Império Romano e as ondas de invasões bárbaras, a população da Europa tornou-se majoritariamente rural e tribal. Na Idade Média, poucos tinham acesso às obras escritas, e grande parte do conhecimento da Antiguidade clássica foi perdida. A Igreja Católica exerceu papel dúbio. Em algumas épocas, o uso de plantas era perseguido como um desafio do saber herbário à religião e pregava-se que comprar drogas, consultar médicos e tomar medicamentos não beneficiava a religião. Se por um lado o cristianismo obstruiria a ciência médica e as possibilidades de experimentação, por outro os homens instruídos eram quase sempre clérigos, e dentro dos mosteiros eram transcritas e traduzidas obras da Antiguidade e dos árabes. Muitos monges detinham o conhecimento da medicina e, consequentemente, das plantas medicinais. Nos monastérios, foram criados hortos de plantas medicinais, o que permitiu a preparação de remédios, vinhos e licores.

Nesse mesmo período, a medicina árabe floresceu, agregando aos conceitos de Galeno grande atividade científica e também conhecimentos da medicina indiana. Desse período, destaca-se **Avicena** (980-1037), que, além de médico, foi matemático, astrólogo e filósofo. Ele elaborou uma obra chamada *Cânon da medicina*, fortemente influenciada pelo conhecimento grego. Da península Ibérica, seus conhecimentos se difundiram para toda a Europa, tornando-se uma das bases da medicina no fim da Idade Média.

A medicina árabe se inscreve em uma longa tradição que remonta à Grécia clássica, à Pérsia anciã e à Índia sânscrita. Os califas buscaram incorporar as riquezas intelectuais e culturais de outros povos mediante a utilização de tradutores e da análise de obras originais. É atribuída aos árabes a descoberta da destilação de álcool.

A influência da cultura grega deu-se sobretudo no grande centro cultural de Alexandria, onde eruditos buscavam sua formação. Nos anos 640, os textos sobre medicina e terapêutica da escola bizantina continham fragmentos do *Corpus Hippocraticum*, de Galeno, e da *Matéria médica*, de Dioscórides, além de autores de origem síria. Nessa linha da antiga medicina árabe vê-se uma ligação entre Ocidente e Oriente.

Outra vertente da medicina árabe é a medicina iraniana do pré-Islã, caracterizada pela forte influência da Índia, mantendo laços estreitos com a espiritualidade. Ela preconiza uma terapia tripartida: a medicina da palavra (ou conversação), do ferro (instrumental-cirúrgica) e das plantas. No entanto, todas as terapêuticas seriam mediadoras para a cura, efetuada pela divindade. Registros indicam que eram utilizadas plantas nativas e exóticas na forma de poções e fumigações.

Essa medicina é caracterizada pela abertura às influências das culturas vizinhas, como Índia, Egito e Grécia. Os elementos exteriores foram assimilados com harmonia, podendo-se observar o dualismo e as quatro qualidades da *physique* dos gregos (frio, secura, calor e umidade). Os procedimentos diagnósticos envolviam interrogação, palpação do pulso e observação de sinais e sintomas. A farmacopeia árabe da Idade Média preconizava o uso de medicamentos simples e compostos, além de distinguir os termos "alimento-medicamento" e "medicamento-poção".

Durante a **Renascença**, o movimento humanístico e a descoberta de novas regiões ampliaram os horizontes dos povos europeus. Novas drogas e especiarias de outras terras foram levadas para a Europa, o que promoveu um enriquecimento do arsenal terapêutico. Além disso, houve um rompimento com os princípios fundamentais que orientavam a medicina até então.

O nome mais representativo desse momento histórico foi Teofrasto Bombasto de Hoheneim (1493-1541), médico mais conhecido como **Paracelso**. Entre outras contribuições à ciência, Paracelso alterou a forma de entender as plantas medicinais, promovendo uma mudança de paradigma. Ele enunciou a noção de que a planta medicinal encerra um componente terapeuticamente ativo, suscetível de ser extraído por processo químico, e que o processo utilizado para isso era a destilação. Até então, empregava-se apenas a planta inteira ou partes dela (folhas, sementes etc.), como ainda hoje se faz nas práticas populares.

Durante o século 16, Paracelso questionou a "teoria dos humores", defendida por Hipócrates e Galeno, afirmando que as doenças se originavam de influências externas que, ao atingirem o corpo, produziam focos locais de enfermidade. Estas deviam ser combatidas com medicamentos de origem vegetal e mineral. Além disso, ele pesquisava a destilação das substâncias para revelar sua essência ou "quintessência"; por isso é considerado o inventor da química medicinal. Segundo Paracelso, essas "substâncias" eram responsáveis pelo tratamento das doenças por uma relação de simpatia, segundo a qual o semelhante curaria o semelhante. Ele também desenvolveu o conceito conhecido como **teoria das assignaturas**, que consistia em relacionar as características externas dos vegetais com as finalidades terapêuticas, e acreditava na influência dos astros sobre os vegetais. Paracelso foi um dos primeiros a enxergar as doenças como entidades específicas, cada uma derivada de uma fonte externa particular, o que foi um passo fundamental no longo caminho para a teoria do micróbio.

Portanto, ao contrário das composições preconizadas na medicina galeno-arábica, a partir de Paracelso o importante era a preparação de drogas por meio da extração e encontrar medicamentos de ação específica que deveriam ser empregados, de preferência, de forma pura.

Em uma época em que todos os remédios eram símplices, isto é, derivados de plantas, o rebelde Paracelso foi um defensor dos remédios minerais e metálicos, pregando a doutrina dos remédios específicos para cada doença – o mercúrio, por exemplo, tornou-se específico para a sífilis.

Embora contestassem as ideias de Galeno, os médicos da Renascença ainda seguiam seus preceitos na formulação de medicamentos, em que se distinguiam: a base, isto é, o agente principal do medicamento que conteria o princípio ativo; o adjuvante, que serviria para aumentar propriedades ou virtudes da base; o corretivo, cuja finalidade era enfraquecer o sabor ou o cheiro, podendo também reduzir a atividade ou a ação tóxica; o excipiente, substância que serviria de veículo às outras três; e, por fim, o intermédio, que servia para tornar o medicamento miscível em água ou outro excipiente.

A partir das grandes navegações, o intercâmbio de espécies vegetais – que já existia entre Europa, Ásia e África – aumentou, com a introdução de espécies vindas das Américas. São exemplos a equinácea (*Echinacea purpurea* L.) e a cimicífuga (*Actaea racemosa* L.), da América do Norte, a andiroba (*Carapa guianesis* Aubl.), o guaraná (*Paullinia cupana* Kunth) e o maracujá (*Passiflora* sp.), das Américas do Sul e Central.

As práticas curativas da **América pré-colombiana** eram em grande parte de característica xamânica, em que o curador fazia uso de plantas psicoativas visando ao contato com o mundo espiritual, de onde viriam as indicações de cura.

No México, o principal registro da medicina tradicional asteca pré-hispânica é o manuscrito *Libellus de Medicinalibus Indorum Herbis*, também conhecido como *Códice de la Cruz-Badiano*, escrito em "nahua", em 1552, pelo médico mexicano Martín de la Cruz e traduzido para o latim por Juan Badiano. Nesse texto, estão descritos os elementos da farmacologia e medicina indígena, porém com algumas influências da medicina galeno-hipocrática.

Evidências apontam para o fato de que a medicina pré-hispânica formava um conjunto sistematizado de conhecimentos inseridos na cosmovisão desses povos, pois, para os astecas, o corpo era concebido como uma reprodução em miniatura de toda a ordem cósmica. Outro aspecto a considerar é que informações de natureza mágica, como feitiçarias e religião, encontram-se associadas à medicina desse povo, fazendo parte do complexo cultural em que ela se insere. Plantas nativas e algumas exóticas formavam, juntamente com animais e minerais, as matérias-primas da farmacologia desse códice, sendo utilizadas monodrogas ou composições elaboradas com muitas drogas.

Quanto à medicina, havia um desenvolvimento notável de procedimentos cirúrgicos e clínicos. Entre os maias, a medicina era praticada por três pessoas: o *h-men*, sacerdote; o *dza-dzac*, que poderia ser chamado de erveiro, uma vez que só curava com plantas; e o *pulyah*, o bruxo ou feiticeiro. Em seu sistema médico estava presente a síndrome quente-frio, que acreditavam existir não somente no corpo humano, mas como propriedade intrínseca de plantas, objetos e elementos ambientais que afetariam o equilíbrio do organismo. A síndrome quente-frio, como uma informação autóctone da cultura pré-colombiana, é fonte de discussões acaloradas entre diversos pesquisadores da história da medicina, visto que alguns autores afirmam que se trata de uma prática autêntica desses povos e outros afirmam tratar-se de uma influência da medicina europeia da época, que seguia a tradição galeno-hipocrática.

A **África**, com sua grande extensão territorial, tem variadas etnias e tradições. Com grande frequência, os sistemas médicos são interligados a tradições religiosas e cósmicas, e as plantas estão sempre presentes de forma relevante em rituais, cerimônias, processos de iniciação e tratamentos. Como exemplos de plantas de origem africana amplamente utilizadas temos a cola (*Cola acuminata* Schott e Endl.), o pigeum (*Prunus africana* (Hook. f.) Kalk.) e a garra-do-diabo (*Harpagophytum procumbens* DC.).

Pesquisas sugerem a hipótese de que a medicina tradicional iorubá pode ter sido influenciada por dois sistemas distintos: o islâmico, isto é, advindo da medicina árabe tradicional, e o autóctone. No **sistema iorubá** observam-se duas características principais como expressões dessa medicina: a espiritualidade e a dualidade. Como sistema diagnóstico, temos o uso do ifá, prática divinatória que também indica o tratamento para alívio e cura dos males. A terapêutica poderá utilizar chá de plantas, amuletos, ebós (oferendas), banhos de ervas, mar ou cachoeira, cânticos e danças, que poderão ser considerados em conjunto ou não. Tanto o diagnóstico quanto a terapêutica indicada poderão estar envolvidos com os orixás, segundo um sistema classificatório próprio. Nas diversas tradições, temos a presença das forças da natureza, trovão, vento, águas (doce e salgada), plantas e animais. Do candomblé, culto religioso afro-brasileiro, podemos citar o **axé**, força vital ou princípio inerente a todas as divindades e a todos os elementos da natureza.

O **século 18** marca o início do desenvolvimento da química medicinal e de alterações profundas na medicina. Na Inglaterra, o reverendo Edmund Stone anunciou a casca do salgueiro como um poderoso febrífugo, e a partir dela foi isolada a substância chamada salicilina. Essa mesma substância, também presente na espécie *Spiraea ulmaria* L., foi transformada em ácido salicílico, que possui uma potente ação analgésica. Entretanto, o ácido salicílico apresentava graves efeitos colaterais no trato gastrintestinal, como irritação, úlceras, vômitos e diarreia. Posteriormente, essa substância foi submetida a um processo chamado acetilação, obtendo-se, então, o ácido acetilsalicílico. Essa simples modificação da estrutura química do ácido salicílico reduziu os efeitos colaterais e preservou a eficácia terapêutica, sendo denominada comercialmente Aspirina®, muito utilizada até os dias de hoje. Nessa mesma época, vários isolamentos de moléculas foram realizados a partir de fontes vegetais, como a morfina do ópio e a digoxina da *Digitalis* sp., determinando novas formas de lidar com as plantas.

Paralelamente ao desenvolvimento dos medicamentos, surgiu a bacteriologia, que parecia ser a resposta ao problema das causas do adoecimento. Sob tais condições, não foi difícil passar o doente e seu ambiente para um plano secundário e estabelecer uma relação de causa e efeito entre germe e doença. A doença tornava-se, assim, a preocupação principal do sistema médico, relegando o paciente a um plano secundário.

Por outro lado, as plantas medicinais continuaram a desempenhar um importante papel na terapêutica, tendo-se mantido como um recurso fundamental nas camadas populares no mundo inteiro. Mesmo nos países de primeiro mundo, com mais recursos financeiros e com acesso a medicamentos industrializados, como Estados Unidos e Alemanha, vemos um aumento significativo na opção por esse tipo de terapêutica nas últimas décadas.

Com o desenvolvimento da **física** e da **química**, e com a construção de um modelo médico de características científica e mecânica (conceitos lógicos, lineares e analíticos), muito do conhecimento tradicional foi abandonado ou abordado como atrasado, inútil e mesmo prejudicial.

Na **medicina científica**, as plantas passaram a ser vistas como matéria-prima para o preparo de fármacos e modelos para síntese de novas moléculas. A ideia de isolar os princípios ativos e, dessa forma, potencializar o tratamento se mostrou muito interessante e, em alguns casos, contribuiu como ótima opção terapêutica, como no caso da digoxina e da digitoxina isoladas da dedaleira (*Digitalis purpurea*), pois permitem maior precisão nas dosagens. Esse raciocínio costuma ser válido nos casos em que a dose terapêutica é muito próxima da dose tóxica. Entretanto, para drogas vegetais em que a resposta terapêutica depende da interação dos seus vários constituintes químicos, pesquisas mostram que a separação desses constituintes do **fitocomplexo** pode se traduzir em perda ou diminuição da eficácia, conforme será discutido no Capítulo 4, *Fitoquímica e Farmacologia Aplicadas*.

Podemos observar que o uso de plantas na medicina de **modelo biomédico** é amplo – como matéria-prima para a produção de fitofármacos (codeína, efedrina, pilocarpina, morfina, quinino, entre outros) ou de fitoterápicos (*Ginkgo biloba* L., *Hypericum perforatum* L., *Panax ginseng* C. A. Meyen, *Rhamnus frangula* L. etc.). Na maioria das vezes, as plantas são utilizadas para tratar um sintoma ou uma patologia específica. O medicamento é quase sempre uma única planta ou uma combinação fixa para tratamento de determinado sintoma, como a *Mentha spicata* L., indicada para o tratamento de giardíase e amebíase, ou o hipérico (*Hypericum perforatum* L.), indicado para a depressão. Nesses casos, não são levados em conta os parâmetros da medicina tradicional (calor, frio etc.), que consideramos importantes para a prescrição, conforme veremos nos Capítulos 2, *Plantas Medicinais nos Sistemas Médicos*, e 6, *Clínica Médica | Diagnóstico e Prescrição*.

Observa-se no mundo todo, atualmente, um grande aumento das pesquisas de plantas medicinais buscando comprovação de sua eficácia e demonstração das indicações terapêuticas a elas atribuídas. A realização de testes farmacológicos, toxicológicos, pré-clínicos e clínicos com resultados positivos avaliza, ante a comunidade científica, o uso de plantas medicinais na prática médica. Formulações da medicina chinesa – composições de várias plantas indicadas em situações determinadas por padrões "energéticos" – tiveram sua eficácia comprovada em ensaios clínicos, o que aponta para a necessidade de um novo olhar sobre o mecanismo de ação das substâncias de origem vegetal e de suas combinações.

Fica a reflexão de que, no início deste século, novos rumos nesse tipo de pesquisa apontam para uma revalorização do extrato bruto da planta, ou seus preparados, segundo o conhecimento tradicional de origem. Podemos levantar a hipótese do surgimento de um novo paradigma na pesquisa e no desenvolvimento do medicamento advindo de plantas medicinais com saber tradicional associado, em que o "princípio ativo" dá lugar ao conceito/paradigma de "sinergismo", no qual haveria lugar para a inclusão de outros conhecimentos, considerados outrora pseudocientíficos.[a]

---

[a] A hipótese de um novo paradigma no âmbito da química medicinal, na pesquisa e no desenvolvimento de medicamentos fitoterápicos foi desenvolvida na tese de Ivone Manzali de Sá, intitulada "Ressignificando a natureza: a história da P&D de medicamentos antimaláricos a partir da *Artemisia annua* – 1960 a 2010".

BIBLIOGRAFIA

Almeida MZ. Plantas medicinais. 2. ed. Salvador: Edufba; 2003.

Aranda A, Biseca C, Sánchez G, Viesca M, Sanfilippo J. La materia médica en el Libellus de Medicinalibus Indorum Herbis. Revista de la Facultad de Medicina. Unam. 2003;46(1):2003.

Austin AL, Luján LL. El pasado indígena. El Colegio de México, Fondo de Cultura Económica; 1997.

Bagros P, Toffol B. Introduction aux sciences humaines en médicine. Paris: Ellipses Édition; 2001.

Baker IA, Shrestha R. The Tibetan art of healing. London: Thames and Hudson; 1997.

Carneiro H. Filtros, mezinhas e triacas. São Paulo: Xamã VM Editora e Gráfica; 1994.

Clifford T. A arte de curar no budismo tibetano. São Paulo: Pensamento; 1987.

De la Cruz M. Libellus de Medicinalibus Indorum Herbis, Aztec manuscript (1552). Tradução de Juan Badiano. Cidade do México: Editorial del Instituto Mexicano del Seguro Social; 1991.

Ducourthial G. Flora magique et astrologique de l'antiquité. Paris: Éditions Belin; 2003.

Fernandes TMD. Plantas medicinais: memória da ciência no Brasil. Rio de Janeiro: Editora Fiocruz; 2004.

Haudricourt A. La technologie science humaine – Recherches d'histoire et d'ethnologie des techniques. Paris: Éditions de la Maison des Sciences de L'homme; 1987.

Institut du monde arabe. À l'ombre d'Avicenne. La médecine au temps des califes. Paris: Snoeck-Ducaju et Zoon, Gand; 1996.

Ismaheel J. Practice and documentation of indigenous medicine among Yoruba Muslim clerics. African Notes. 1998;22(1/2):90-109.

Ogundele SO. Aspects of Indigenous Medicine in South Western Nigeria. Ethno-Med. 2007;1(2):127-33.

Sá IM de. Ressignificando a natureza: a história da P&D de medicamentos antimaláricos a partir da Artemisia annua – 1960 a 2010. Tese de doutorado em História das Ciências e da Saúde. Rio de Janeiro: Casa de Oswaldo Cruz/Fiocruz; 2013.

Swami Tirtha SS. The Ayurveda encyclopedia. Washington: Ayurveda Holistic Center Press; 1998.

Urzaiz-Jiménez C. Los recursos terapéuticos empleados en la medicina antigua de Yucatán. Revista Biomédica. 2002;13:59-68.

Zimmerman F. Le discours des remèdes au pays des épices. Enquête sur le médicine hindoue. Paris: Payot; 1989.

2 Plantas Medicinais nos Sistemas Médicos

A diversidade cultural é o principal patrimônio da humanidade. É o produto de milhares de anos de história, fruto da contribuição coletiva de todos os povos, por meio de suas línguas, imaginários, tecnologias, práticas e criações. A cultura adota formas distintas, que sempre respondem a modelos dinâmicos de relação entre sociedades e territórios. A diversidade cultural contribui para uma "existência intelectual, afetiva, moral e espiritual satisfatória" (Declaração Universal da Unesco sobre a Diversidade Cultural, artigo 3).

INTRODUÇÃO

Como vimos no capítulo anterior, desde as primeiras civilizações o conhecimento sobre saúde, doença e cura foi fruto de observações empíricas, transmitidas tanto por tradição oral – valendo-se inclusive de lendas, mitos, cantigas para tal fim – quanto sistematizadas na forma escrita. As diferentes culturas formularam representações do corpo humano às quais se referem para explicar a causa das doenças – representações essas frequentemente inseridas em uma visão filosófica da natureza e seus fenômenos.

Diferentes povos utilizaram plantas medicinais na tentativa de solucionar ou atenuar os problemas de saúde de cada época. Considerando que as plantas foram, até o início do século 20, o principal recurso terapêutico usado por vários sistemas médicos tradicionais, faremos uma breve exposição de alguns desses sistemas e mostraremos o aproveitamento desses conhecimentos na fitoterapia contemporânea. Iremos abordar o sistema greco-romano, a medicina tradicional chinesa e a medicina ayurvédica, escolhidos por terem um corpo de conhecimentos organizado e com registros históricos.

SISTEMA GRECO-ROMANO | TEORIA DOS HUMORES

Por volta da metade do século 5 a.C., os médicos gregos já haviam desenvolvido teorias para explicar o funcionamento do corpo humano e o mecanismo das doenças. Os filósofos gregos da escola pitagórica tinham imaginado o universo formado por quatro elementos: terra, ar, fogo e água. Esses quatro elementos seriam dotados de quatro qualidades, opostas aos pares: *quente* e *frio*, *seco* e *úmido*. A transposição da estrutura quaternária universal para o campo da biologia deu origem à concepção dos quatro humores do corpo humano.

Hipócrates sistematizou vários conceitos que vinham sendo elaborados na medicina grega, como, por exemplo, o **sistema humoral**.

O conceito de humor (*khymós*, em grego) na escola hipocrática era de uma substância existente no organismo necessária à manutenção da vida e da saúde. Inicialmente, fala-se em número indeterminado de humores. Posteriormente, verifica-se a tendência de simplificação, reduzindo-se o número de humores a quatro: sangue, fleuma, bile amarela e água. Na evolução dos conceitos, a água, que já figurava como um dos componentes do universo, é substituída pela bile negra. Admite-se que a crença da existência de uma bile negra tenha sido fruto da observação clínica nos casos de hematêmese e melena.

A doutrina dos quatro humores encaixava-se perfeitamente na concepção filosófica da estrutura do universo, já que estabeleceu uma correspondência entre os quatro humores, os quatro elementos (**terra, ar, fogo e água**), as quatro qualidades (**frio, quente, seco e úmido**) e as quatro estações do ano (inverno, primavera, verão e outono). O estado de saúde dependeria da exata proporção e da perfeita mistura dos quatro humores, que poderiam alterar-se por ação de causas externas ou internas. O excesso ou a deficiência de qualquer um dos humores, assim como sua mistura inadequada, causariam as doenças. Os humores variariam de acordo com a estação do ano, devido à influência do **calor**, do **frio**, da **secura** e da **umidade**, sendo ora um dominante, ora outro – daí a incidência de certas doenças conforme a estação do ano.

Segundo a concepção hipocrática da patologia humoral, quando uma pessoa se encontra enferma, há uma tendência natural para a cura; a natureza encontra meios de corrigir a desarmonia dos humores, restaurando o estado anterior de harmonia. A recuperação do enfermo acompanha-se da eliminação do humor excedente ou alterado.

O **temperamento melancólico** (de *melános*, negro + *cholé*, bile) era descrito como **"frio e seco"**, e as doenças associadas a ele incluíam a depressão e a prisão de ventre. O tratamento consistia em administrar plantas medicinais **quentes**, como a *Cassia senna* (sene), para reduzir o excesso de bile negra e, desse modo, restaurar o equilíbrio.

O **temperamento fleumático** era caracterizado por um excesso de **"frio e umidade"**, provocando doenças como a produção excessiva de catarro e as infecções do peito. As plantas medicinais **quentes e secativas**, como o *Thymus vulgaris* (tomilho), eram as mais indicadas.

O **temperamento sanguíneo** resultava de um excesso de **"quente e úmido"** e caracterizava-se por uma tendência ao abuso de comida e bebida e dos prazeres em geral. As doenças associadas a essa categoria incluíam gota e diarreia, e eram aliviadas por plantas medicinais de natureza **refrescante e seca**, como a *Arctium lappa* (bardana).

O **temperamento colérico** (de *cholé*, bile), resultante de um excesso de bile amarela, era **"quente e seco"**. Caracterizava-se por comportamento raivoso e doenças do fígado. Nesse caso, eram administradas plantas **frias**, como o *Taraxacum officinale* (dente-de-leão).

Quando os quatro humores estavam bem equilibrados, o indivíduo gozava de boa saúde.

O médico poderia auxiliar as forças curativas da natureza retirando do corpo o humor em **excesso** ou **defeituoso**, a fim de restaurar o equilíbrio. Com essa finalidade, surgiram os quatro principais métodos terapêuticos: sangrias, purgativos, eméticos e clisteres.

A terapêutica atuava em dois níveis: o do restabelecimento do equilíbrio dos humores, prejudicado pela doença, e o da remoção da causa da doença, quando possível. Efetuado o diagnóstico e estabelecido o prognóstico, o médico procurava determinar o "momento oportuno" da sua intervenção. Um procedimento quase constante nos tratamentos era a "purgação" ou "purificação", que consistia na evacuação dos humores nocivos por meio de clisteres, vomitórios, sangrias, fumigações, banhos quentes e frios, alimentos especiais e preparações medicinais à base de plantas.

Galeno foi o primeiro médico a discorrer sobre os cuidados para a preparação de medicamentos, incluindo a metodologia para a preparação de pós e extratos. Ele juntava várias plantas medicinais em fórmulas próprias para tratar os humores afetados com base nas suas qualidades (**frio e quente, seco e úmido**) e preconizava que uma **doença de calor** exigia o tratamento por meio de uma **planta fria**, e vice-versa. Sugeria também uma conduta que compreendia o esquema de vida em sua totalidade: tipo, horário e quantidade de alimentos, exercícios, horas de sono, higiene pessoal, uso de vinho, relações sexuais e, eventualmente, mudança de residência ou de cidades.

As expressões "bom humor", "mau humor", "bem-humorado", "mal-humorado" são reminiscências desses conceitos.

SISTEMA AYURVÉDICO

Os primeiros textos ayurvédicos datam de aproximadamente 2500 a.C. A medicina ayurvédica é parte da ciência védica e utiliza, na sua abordagem terapêutica, plantas medicinais, dieta, exercícios físicos, meditação, ioga, astrologia hindu, massagem, aromaterapia, tratamento com metais e pedras, cirurgia e psicologia.

Nesse sistema, são descritas três forças primárias: *prana*, o sopro da vida; *agni*, o espírito da luz e do fogo; e *soma*, a manifestação da harmonia, da coesão e do amor. Estão presentes cinco elementos: terra, água, fogo, ar e éter.

Uma das características na Ayurveda é a concepção de que se pode reconhecer no corpo animal os mesmos elementos materiais que constituem o macrocosmo, conforme a Tabela 2.1.

Os cinco elementos do universo são transformados pelo fogo digestivo (**adni**) em três humores, chamados de Doshas: **Vata**, que possui os elementos ar e éter; **Pitta**, em que o elemento fogo é o principal; e **Kapha**, caracterizado pela união do elemento água com o elemento terra.

Vata. É como o vento ou o ar em movimento; é **seco**, **leve**, **sutil** e **agitado**.

Pitta. É semelhante ao fogo, caracteriza-se por ser **quente** e **leve**.

Kapha. É como a água ou a lama: **úmido**, **frio** e **pesado**.

Na visão ayurvédica, o **excesso** ou a **deficiência** dessas características indica um desequilíbrio no dosha correspondente, o que gera alterações patológicas no corpo físico.

Vata em desequilíbrio leva a emagrecimento, astenia, aversão ao frio, tremores, constipação intestinal, alterações no sistema nervoso, tontura, colite, formação de gases e reumatismo. Algumas plantas indicadas nesse caso são camomila, angélica chinesa e cevada.

Pitta em desarmonia produz olhos e pele amarelados, fome em excesso, sede aumentada, febre, sensação de calor corporal, inflamações, infecções, azia e queimações. Plantas indicadas nesse caso são a bardana, o aspargo e o coentro.

Kapha alterado gera fraqueza do sistema digestivo, palidez, calafrios, tosse com formação de mucosidades nos pulmões, sonolência, obesidade, hipoatividade das funções orgânicas, retenção

Tabela 2.1 Correspondência entre macrocosmo e microcosmo segundo o sistema ayurvédico.

Macrocosmo	Microcosmo
Terra	Partes sólidas do corpo
Água	Líquidos
Fogo	Calor animal
Vento (ar)	Sopro vital
Vazio	Vazio (cavidade do interior dos órgãos)

de líquidos e edemas. As plantas indicadas para essa situação de desequilíbrio incluem as pimentas, as canelas e a cúrcuma.

A diagnose na medicina ayurvédica parte de um método triplo composto de interrogatório, inspeção e palpação. No exame clínico são observados oito aspectos: pulso, urina, fezes, língua, voz, olhos, pele e aspecto geral do paciente.

SISTEMA DA MEDICINA CHINESA

Os chineses, em sua observação e classificação dos fenômenos da natureza, conceituaram dois princípios básicos – **Yin** e **Yang**. Esses princípios são forças **opostas** e **distintas**, mas com **características complementares** e **indissociáveis** em um mesmo processo. São considerados a expressão do **Tao**, princípio cósmico, não expresso pelas palavras e que atua por trás de todas as coisas visíveis.

Yin e Yang refletem os ciclos e as mutações contínuas do universo. Nada é Yin ou Yang o tempo todo. Quando um atinge a expressão máxima, começa a se transformar no outro. Por exemplo, quando o sol está em seu máximo, ao meio-dia, começa a descer até a noite chegar. **Movimento e quietude, calor e frio, claro e escuro, dia e noite** são alguns exemplos dessa polaridade.

Segundo a tradição chinesa, para manter a saúde é necessário o equilíbrio entre Yin e Yang, e muitas enfermidades são atribuídas à **deficiência** ou ao **excesso** de um ou de ambos os princípios. Por exemplo, sensação de frio, peso nas pernas e desânimo são sintomas de características Yin e podem aparecer por uma deficiência de Yang ou um excesso de Yin. Da mesma forma, uma pessoa calorenta, que fala alto e está sempre em movimento tem características Yang. Novamente, essa característica pode aparecer por um excesso de Yang ou uma deficiência de Yin. É necessário frisar que nem sempre há um processo patológico e que essas qualidades podem ser características do indivíduo, que terá assim um "tipo" mais Yin ou mais Yang.

As diferentes partes do corpo são consideradas predominantemente Yin ou Yang. O ventre e a parte inferior do corpo são Yin; o dorso e a parte superior, Yang. Os líquidos corporais e o sangue são considerados Yin, já o **Chi** é considerado Yang.

Chi é um conceito que pode ser traduzido aproximadamente como *energia* ou *força vital*. Essa energia permeia o corpo e o percorre em vias preferenciais chamadas meridianos e se divide em Chi ancestral, que recebemos dos pais; Chi adquirido, que nos vem pela respiração e pela alimentação; e Chi protetor ou de defesa, que circula nos meridianos mais superficiais do corpo. Quando há equilíbrio, o Chi circula de modo harmonioso e sem interrupções. Quando está **bloqueado** ou **deficiente**, pode aparecer a doença. Por meio de estímulos em determinados pontos do meridiano, pode-se reequilibrar as energias do organismo. Esses estímulos podem ser feitos com agulhas, moxabustão ou massagens, e visam tonificar (aumentar o fluxo de energia), sedar (diminuir o fluxo de energia) ou desestagnar (liberar o fluxo de energia). São descritas para as plantas afinidade por determinados meridianos e órgãos.

O pensamento taoísta se refere a cinco elementos ou cinco movimentos para descrever a interação das forças na natureza: madeira, fogo, terra, metal e água. Estão relacionados um ao outro em ciclos de produção (geração) e de controle (inibição), como mostra a Figura 2.1.

Na medicina tradicional chinesa, cada órgão do corpo humano é associado a um elemento:

- O fígado, os tendões e os olhos ligam-se ao elemento madeira
- O coração, os vasos sanguíneos, a língua e o intestino delgado relacionam-se ao elemento fogo
- O baço/pâncreas, o estômago, os músculos e a boca são do elemento terra
- Os pulmões, a pele, o nariz e o intestino grosso são ligados ao elemento metal
- O rim, a bexiga, os ossos e o ouvido relacionam-se ao elemento água.

Essa classificação é utilizada para diagnosticar e ajustar o equilíbrio do corpo. Dentro da visão filosófica chinesa, em que o mundo é um conjunto e todas as coisas estão relacionadas, cada elemento tem também sons, cores, sabores e direções.

A fitoterapia chinesa trabalha combinando plantas e usa formulações com numerosos componentes. Frequentemente utiliza uma estratégia chamada de quatro nobres, em que:

- O "imperador" é representado pela planta de ação principal
- O "ministro" é a planta introduzida para auxiliar a principal
- A planta "mensageira" visa tratar os sintomas coadjuvantes
- A planta "assistente" tem a função de harmonizar a fórmula, ou seja, diminuir eventuais efeitos colaterais e equilibrar o sabor da fórmula.

A medicina chinesa utiliza em seu arsenal terapêutico plantas, minerais e animais. Mostramos a seguir uma das maneiras como são classificados os produtos naturoterápicos nesse sistema:

- Substâncias sudoríficas que eliminam condições externas
  - Sudoríficas amornantes: canela, gengibre, cebolinha
  - Sudoríficas refrescantes: soja, bardana, menta
- Substâncias que transformam a fleuma e aliviam a dispneia: mostarda-branca
- Substâncias que eliminam calor: lótus
- Substâncias que eliminam o vento e a umidade: genciana
- Substâncias que drenam a umidade: tanchagem, cabelo de milho
- Substâncias que aliviam a estagnação alimentar: tangerina, laranja-da-terra
- Substâncias que drenam por via baixa:
  - Suave: semente de maconha, mel
  - Que purgam calor: babosa, ruibarbo
- Substâncias que regulam o sangue: cúrcuma
- Substâncias que acalmam o espírito: pérola
- Substâncias que nutrem o coração e acalmam a mente: jujuba selvagem, valeriana
- Substâncias que controlam o vento do fígado: escorpião, gastrodia
- Substâncias tônicas do Chi: ginseng, alcaçuz
- Substâncias tônicas do sangue: angélica chinesa, peônia.

FITOTERAPIA CONTEMPORÂNEA

O conhecimento tradicional está sempre em transformação, incorporando técnicas e saberes de culturas diferentes ou fazendo releituras em seu próprio arcabouço cultural.

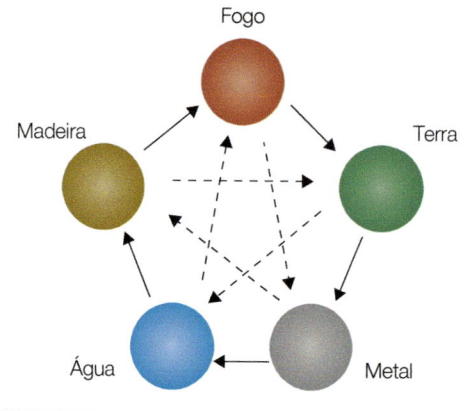

Figura 2.1 Ciclos de geração e inibição, relação dos cinco movimentos na medicina tradicional chinesa.

Mesmo com a medicina científica tendo se tornado hegemônica nos países ocidentais, o uso de plantas se manteve intenso, tanto nos locais onde a medicina científica era inacessível quanto no seio de diversas práticas culturais e religiosas.

Países como a China e a Índia mantiveram suas tradições no uso de plantas. Nas diversas culturas como a chinesa, a indiana e a dos antigos gregos, observamos que o ser humano é visto como integrante da natureza e que a busca de bem-estar passa por tornar harmônicos os processos internos e externos. Na medicina ocidental, essa ideia pode ser vista como um incremento nos processos que mantêm a homeostase.

Alguns conceitos próprios das medicinas tradicionais convergem e se perpetuam ao longo dos séculos, e perpassam transversalmente matrizes culturais. Mesmo o conhecimento tradicional tendo uma característica dinâmica, algumas informações se mantiveram ao longo do tempo, como o uso consagrado de algumas plantas. O alecrim, por exemplo, já era utilizado pelos egípcios como um dos componentes das formulações para embalsamar os corpos. Na Grécia Antiga, os jovens o entrelaçavam e o colocavam sobre a cabeça para estimular a memória. Hoje em dia, a mesma planta tem várias indicações, entre as quais a de melhorar a memória. Pesquisas farmacológicas demonstraram ação antisséptica e antioxidante, corroborando os usos históricos.

Categorias de oposição clássicas como **quente | frio, forte | fraco e seco | úmido** são compartilhadas por diversos sistemas médicos e encontram no simbolismo do Yin e Yang uma excelente tradução extensamente utilizada na prática fitoterápica.

Outros recursos comuns nas medicinas tradicionais são a análise da pulsação e a observação da língua como práticas diagnósticas, que também podem ser incorporadas ao instrumental usado pelo fitoterapeuta para avaliação do organismo e posterior prescrição, como é descrito no Capítulo 6, *Clínica Médica | Diagnóstico e Prescrição*.

A combinação de plantas e a individualização do tratamento são outras estratégias amplamente utilizadas que, de certo modo, foram sendo abandonadas no processo de industrialização dos medicamentos.

Para a fitoterapia, as informações acumuladas nesses sistemas, tanto sobre o funcionamento do organismo quanto sobre a atuação das drogas vegetais, têm valor inestimável, pois descrevem ações de forma global. Já os modelos usados para avaliar as atividades farmacológicas em alvos biológicos são experimentos lineares e analíticos que quase nunca conseguem traduzir o mecanismo de ação do **fitocomplexo**, visto que as relações entre ações e resultados são múltiplas e sofrem influências de muitas variáveis. Assim, a complexidade de ação das plantas traduzida nas diversas linguagens médicas tradicionais nos orienta na prescrição e também amplia a visão sobre as possibilidades terapêuticas. Podemos citar o exemplo da *Angelica sinensis*, que, na medicina tradicional chinesa, é classificada como tônica do sangue e do Yin, enquanto, nas pesquisas clínicas e farmacológicas, demonstra efeitos antianêmico, sedativo e umectante das fezes, entre outros.

A fitoterapia atualmente é exercida dentro de diferentes paradigmas e observa-se grande tendência à hibridização de conhecimentos proporcionada pela facilidade de troca de informações entre as várias culturas. A associação de conceitos comuns aos sistemas médicos tradicionais consagrados e a incorporação de novos conhecimentos terapêuticos e de métodos diagnósticos advindos das pesquisas científicas têm sido a tendência seguida. Essa abordagem possibilita uma ampliação da visão sobre o ser humano, trazendo novas formas de pensar o ajuste orgânico, o que pode ser enriquecedor do ponto de vista da prática clínica.

BIBLIOGRAFIA

Almeida MZ. Plantas medicinais. Salvador: Edufba; 2000.

Botsaris AS. Fitoterapia chinesa e plantas brasileiras. São Paulo: Ícone; 1995.

Charaka Sûtra xxv, 35 a 41. In: Institute du monde Árabe; 1996.

Duniau MCM. Plantas medicinais: da magia à ciência. Rio de Janeiro: Brasport; 2003.

Eldin S. Fitoterapia na atenção primária à saúde. São Paulo: Manole; 2001.

Fahrnow IM. Os cinco elementos na alimentação equilibrada. São Paulo: Ágora; 2003.

Laffon M. Médecines d'ailleurs. Paris: Édicions de la Martinière; 2002.

Morant S de. Acupuntura. Buenos Aires: Editorial Médica Panamericana; 1990.

Simon D. O guia Deepak Chopra de ervas. Rio de Janeiro: Campus; 2001.

Weiss RF. Herbal medicine. Gotemburgo: AB Arcanum; 1996.

Site consultado

http://www.ayurveda.com.br.

3

Noções de Botânica

INTRODUÇÃO

É conveniente que os profissionais que trabalham com fitoterapia estejam familiarizados com alguns conceitos e definições da botânica, uma vez que a matéria-prima do medicamento fitoterápico provém do reino vegetal. Assim, este capítulo aborda de forma sucinta aspectos importantes como a nomenclatura botânica e farmacêutica, além de elucidar a organização hierárquica dos grupos vegetais e a organografia das plantas medicinais.

CLASSIFICAÇÃO DOS VEGETAIS

A classificação dos organismos vivos é ordenada em grupos. São considerados três grupos mais abrangentes – Archaea, Bacteria e Eukarya –, sendo o grupo Eukarya o que interessa para nosso estudo, por compor os reinos Protista, Fungi, Animalia e **Plantae**.

O reino Plantae, por sua vez, também é dividido em quatro grupos, segundo suas características morfológicas, de reprodução e evolutivas. Esses grupos são as Briófitas, as Pteridófitas, as Gimnospermas e as Angiospermas (Figura 3.1).

As plantas medicinais e alimentícias, em geral, encontram-se concentradas entre as Gimnospermas e as Angiospermas, com destaque para o último grupo.

As características morfológicas principais desses grupos são:

- **Gimnospermas:** plantas com sementes nuas, sem um envoltório, isto é, sem o fruto
- **Angiospermas:** plantas com flores, que têm sementes no interior dos frutos.

As Angiospermas são divididas em outros dois grupos chamados de monocotiledôneas e eudicotiledôneas, que reúnem características próprias, como mostra a Tabela 3.1. Seguem alguns exemplos de plantas medicinais e alimentícias das

Tabela 3.1 Principais diferenças entre as plantas dos grupos das monocotiledôneas e eudicotiledôneas.

Características	Eudicotiledôneas	Monocotiledôneas
Número de cotilédones	Dois	Um
Nervação foliar	Reticuladas	Paralelas
Partes florais	Em número de 5 (em alguns 4 ou 3)	Em número de 3 (em alguns 4, nunca 5)
Disposição dos feixes vasculares do caule	Em anel	Dispersos

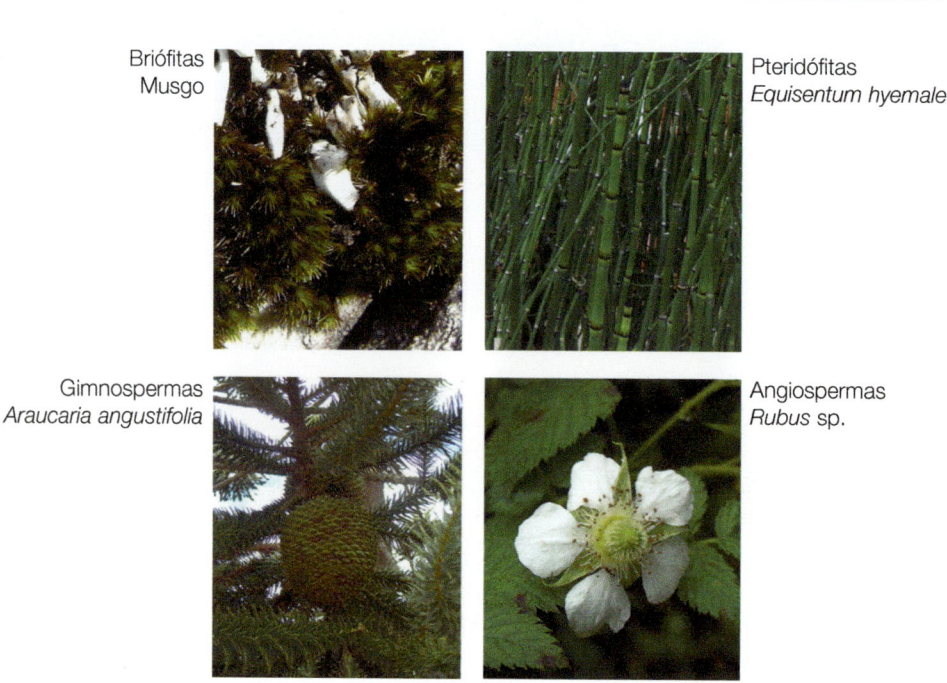

Briófitas
Musgo

Pteridófitas
Equisentum hyemale

Gimnospermas
Araucaria angustifolia

Angiospermas
Rubus sp.

Figura 3.1 Quadro geral da classificação do reino Plantae. Crédito das imagens: Ivone Manzali.

Angiospermas, separadas em monocotiledôneas e eudicotiledôneas. Observe as características distintivas de cada grupo na Figura 3.2.

A identificação de uma planta do grupo das Angiospermas é feita mediante análise de suas estruturas reprodutivas, que são as flores. Dessa forma, as plantas são classificadas em grupos, chamados **família**, em que guardam semelhanças morfológicas, relacionadas com as características gerais da planta e o formato da flor. Por isso, para a identificação de uma espécie botânica, é fundamental fazer a coleta da planta florida.

As famílias das plantas podem ser subdivididas em grupos menores, que agregam características mais específicas, chamados **gênero**. Por sua vez, os gêneros possuem **espécies**, que compõem um conjunto de caracteres que definem a identidade do indivíduo botânico.

NOMENCLATURA BOTÂNICA

A necessidade de utilizar uma nomenclatura científica para designar as espécies vegetais não deve ser considerada um capricho acadêmico, erudito. Historicamente, quando os botânicos europeus começaram a ampliar o número de plantas estudadas e seus horizontes geográficos, verificaram a sobreposição de nomes para uma mesma espécie botânica. Além disso, os nomes populares causavam muita confusão (como ainda hoje em dia), não sendo suficientes para resguardar a identidade da planta. Embora os nomes populares sejam fundamentais para que as pessoas de cada comunidade saibam identificar as plantas da sua região, o nome botânico (científico) tem a função de universalizar a identidade da espécie vegetal. A nomenclatura botânica, no entanto, pode ser modificada de acordo com o ICBN (Internacional Code of Botanical Nomenclature) a cada 6 anos, em função de revisões sistemáticas de especialistas botânicos.

Regras para a nomenclatura botânica

- Os nomes das famílias têm terminação em **aceae** (por exemplo: Lami**aceae**)
- Os nomes científicos são sempre expressos por um binômio de substantivos latinos ou latinizados
- Os nomes científicos devem ser destacados no texto em negrito ou itálico, ou sublinhados separadamente, seguidos pela abreviatura do nome do(s) autor(es) que descreveu(ram) a espécie
- A primeira palavra corresponde ao **epíteto genérico** e deve ser escrita com a letra inicial maiúscula
- A segunda palavra corresponde ao **epíteto específico** e deve ser escrita em letra minúscula (Figura 3.3).

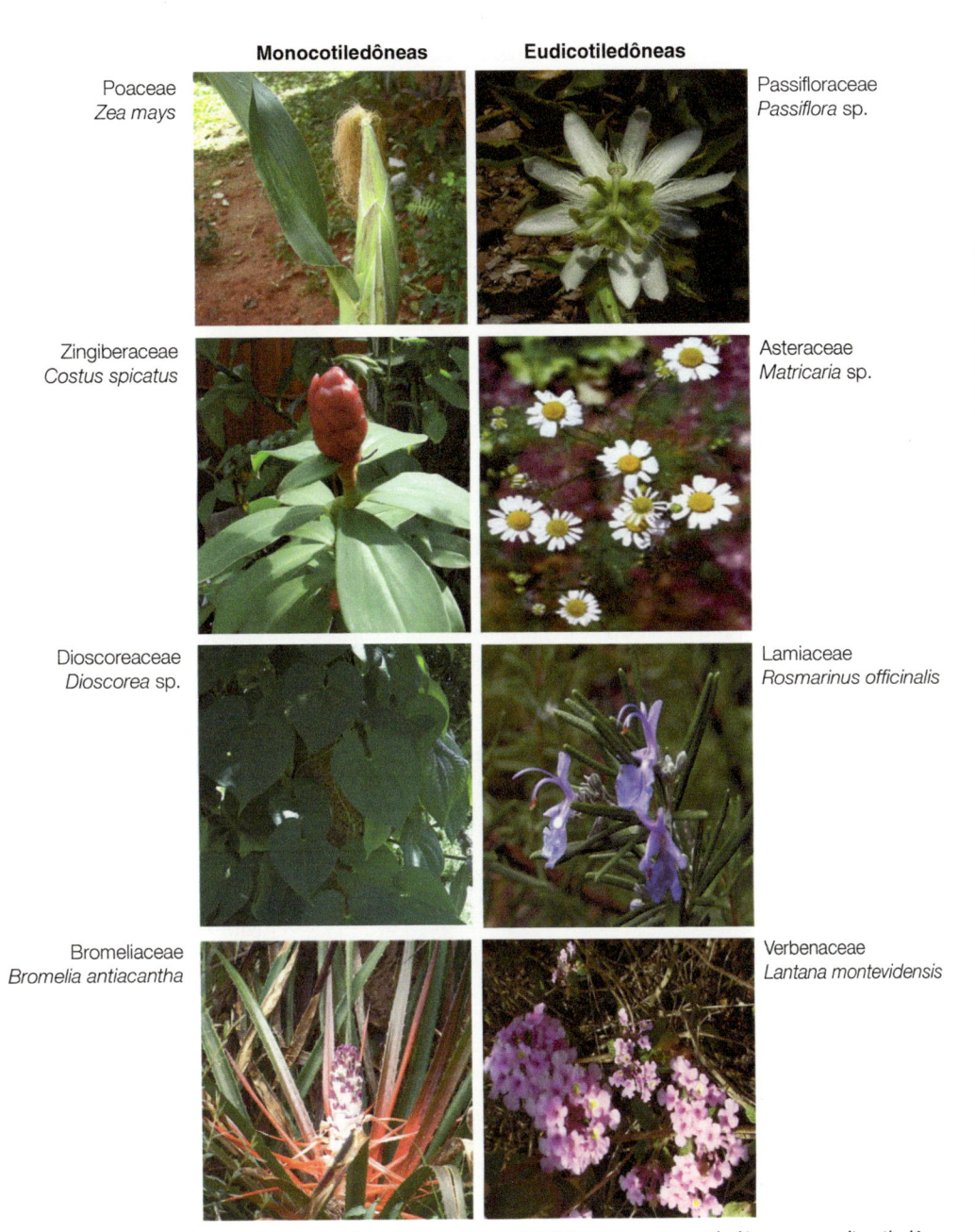

Monocotiledôneas **Eudicotiledôneas**

Poaceae
Zea mays

Passifloraceae
Passiflora sp.

Zingiberaceae
Costus spicatus

Asteraceae
Matricaria sp.

Dioscoreaceae
Dioscorea sp.

Lamiaceae
Rosmarinus officinalis

Bromeliaceae
Bromelia antiacantha

Verbenaceae
Lantana montevidensis

Figura 3.2 Plantas medicinais do grupo das angiospermas, divididas em monocotiledôneas e eudicotiledôneas. Crédito das imagens: Ivone Manzali.

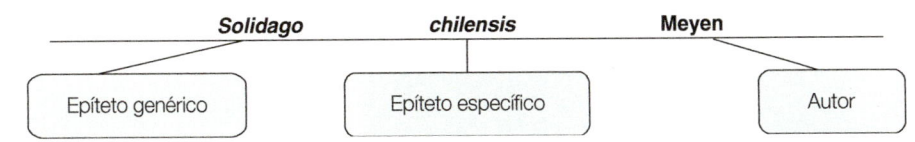

Solidago   *chilensis*   **Meyen**

| Epíteto genérico | Epíteto específico | Autor |

Figura 3.3 Exemplo de nome científico de uma **espécie** vegetal (gênero + epíteto específico), indicando as regras de nomenclatura botânica.

Erva-de-são-joão

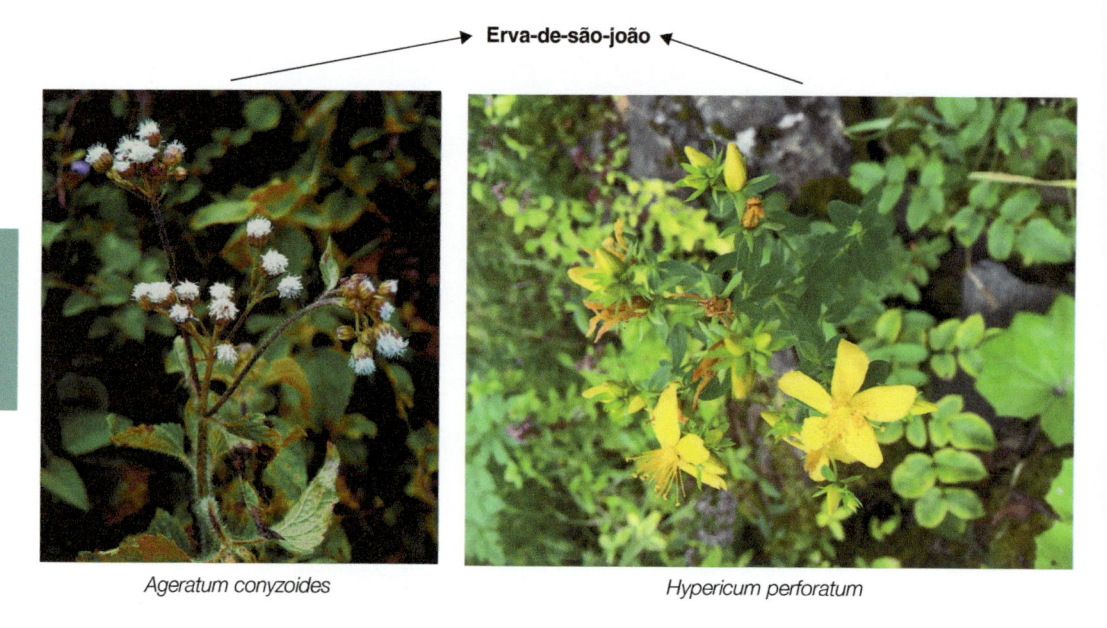

Ageratum conyzoides

Hypericum perforatum

Figura 3.4 Espécies botânicas diferentes, porém com o mesmo nome popular, com indicações terapêuticas diferentes (ver Capítulo 7, Monografia da espécie *Hypericum perforatum*). Crédito das imagens: Ivone Manzali.

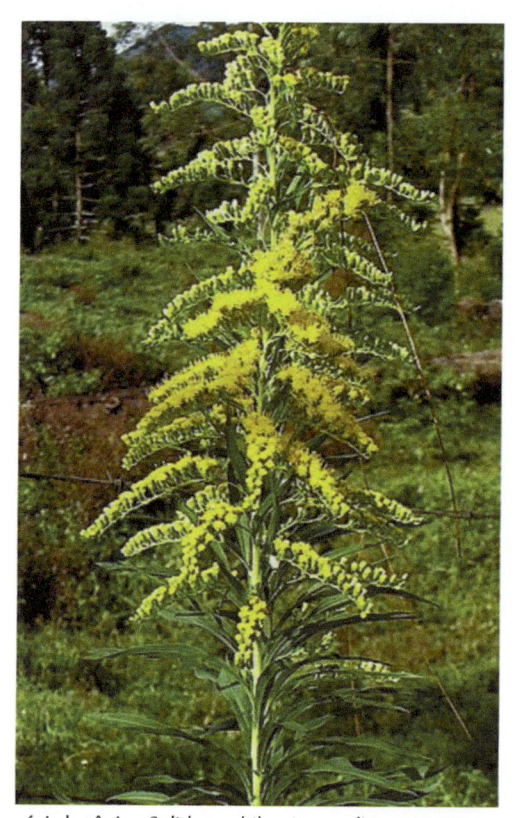

Solidago chilensis Meyen

Arnica
Arnica-brasileira
Arnica-do-campo
Arnica-silvestre
Erva-de-lagarto
Erva-lanceta
Espiga-de-ouro
Lanceta
Macela-miúda
Rabo-de-rojão
Sapé-macho

Figura 3.5 A espécie botânica *Solidago chilensis* e os diversos nomes populares regionais pelos quais ela é conhecida. Crédito da imagem: Ivone Manzali.

Importância do nome científico

Em relação aos nomes populares, é muito comum a ocorrência de duas situações:

- Duas ou mais espécies compartilhando o mesmo nome popular (Figura 3.4)
- Uma espécie pode ter vários nomes populares (Figura 3.5).

Nomenclatura farmacopeica

É a nomenclatura oficial utilizada para denominar as drogas vegetais constantes na literatura farmacêutica, códigos oficiais e farmacopeias. O nome deve ter, de forma indissociável, o **nome botânico** (às vezes somente o gênero) **e a parte da planta utilizada como medicinal**. No entanto, diferentemente do nome botânico, todas as palavras que compõem o nome são latinizadas e começam por letra maiúscula, sem citação de autor.

Dessa forma, fica clara a separação conceitual do que é espécie vegetal (planta medicinal) e a droga vegetal, que pressupõe a parte daquela espécie que tem ação medicinal, que em muitos casos não se trata da planta toda. Por exemplo: *Cynara scolymus* (espécie); Folium Cynarii (droga).

ORGANOGRAFIA

Trata-se do estudo da morfologia e estrutura das partes constituintes do vegetal. Este estudo é relevante para quem trabalha em fitoterapia, pela importância da correta identificação morfológica e pela nomeação das partes das plantas, para poder identificar corretamente as drogas vegetais.

Partes que compõem a planta

As partes básicas que compõem a planta são: flor, fruto, folha, caule e raiz (Figura 3.6).

Flor

As flores têm a função de reproduzir as espécies e são compostas por pedúnculo, receptáculo, brácteas, cálice e corola, androceu e gineceu (Figura 3.7).

O **androceu** é a parte masculina da flor, composta em um conjunto de estames, que por sua vez é composto pela antera e pelo filete.

O **gineceu** é a parte feminina da flor, composta pelo carpelo, que por sua vez é formado por estigma, estilete e ovário.

Inflorescência é um conjunto de flores dispostas em um eixo. É comum algumas inflorescências serem confundidas com uma só flor, como no caso dos capítulos florais, que são as inflorescências típicas das espécies da família das Asteraceae (Figura 3.8).

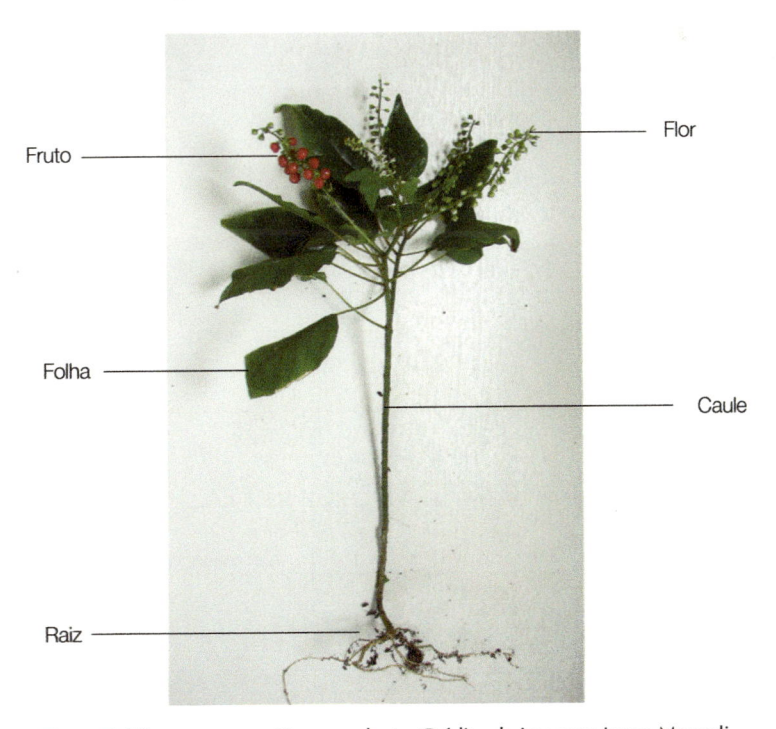

Figura 3.6 Partes que constituem a planta. Crédito da imagem: Ivone Manzali.

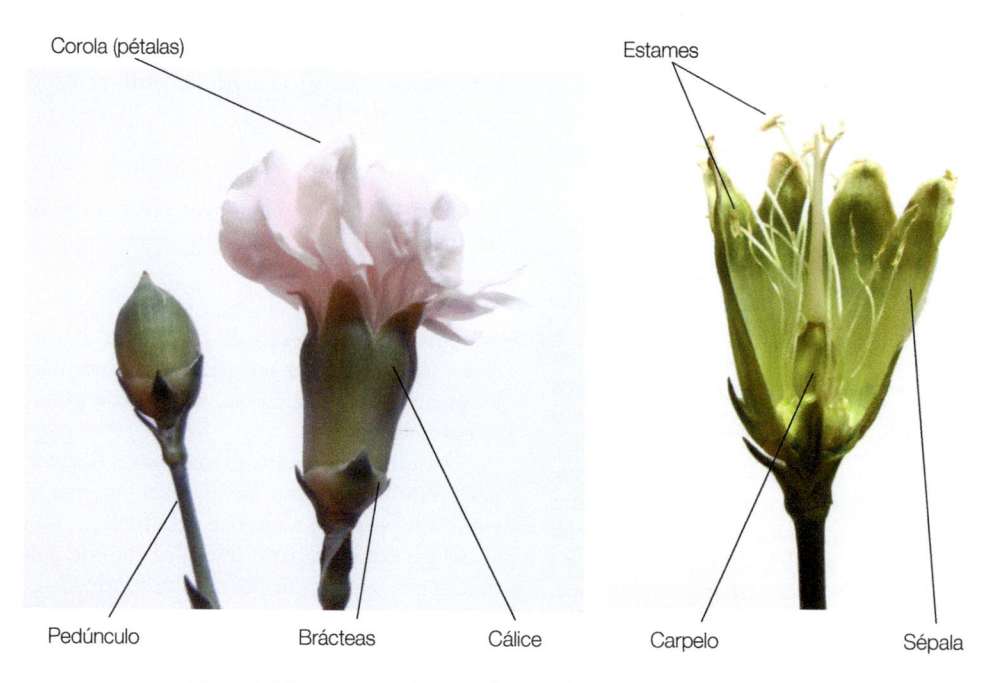

Corola (pétalas)

Estames

Pedúnculo   Brácteas   Cálice   Carpelo   Sépala

Figura 3.7 Partes constituintes da flor. Crédito das imagens: Ivone Manzali.

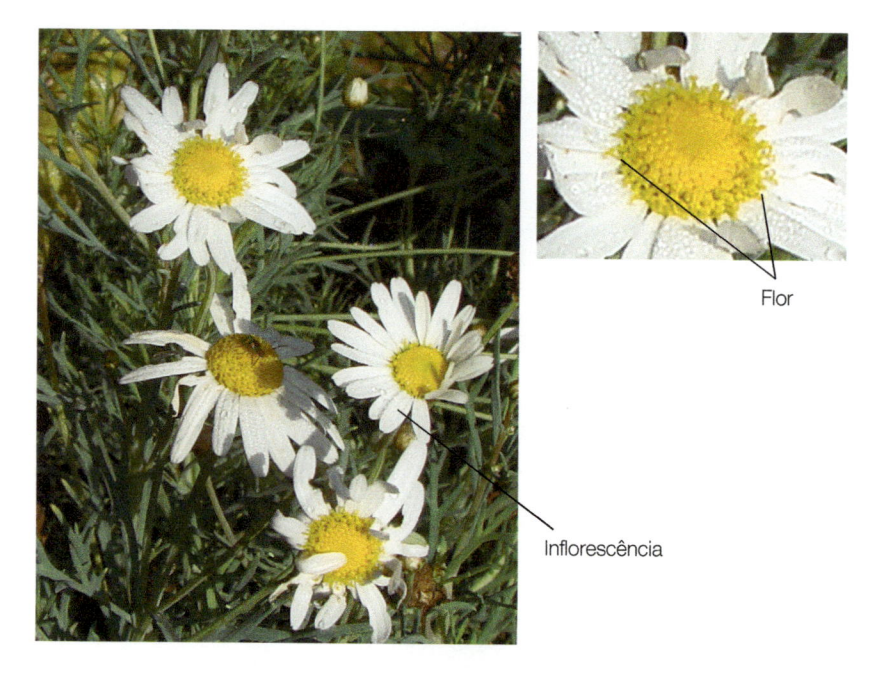

Flor

Inflorescência

Figura 3.8 Inflorescências em capítulos (característica da família Asteraceae ou compostas) e disposição de suas flores. Crédito das imagens: Ivone Manzali.

Fruto

O fruto nada mais é que o ovário da flor desenvolvido após a fecundação. Ele é composto pelo pericarpo e pela semente.

Folha

É formada quase sempre por limbo, pecíolo, bainha e, em algumas espécies, estípulas, podendo ser simples, partida ou composta de vários folíolos. Estudos etnobotânicos indicam que a parte da planta mais utilizada como medicamento é a folha (Figura 3.9).

Caule

Os caules têm a função de sustentação da planta. Eles podem ser aéreos, subterrâneos ou aquáticos.

Raiz

As raízes têm a função de fixar e absorver nutrientes para a planta. Elas podem ser aéreas, subterrâneas ou aquáticas.

As raízes podem ser classificadas como principais ou pivotantes (principalmente nas eudicotiledôneas), ou fasciculadas (especialmente nas monocotiledôneas).

Quando acumula reserva de nutrientes, chama-se raiz tuberosa, como a cenoura ou a bardana.

Rizoma

Alguns autores defendem a ideia de que os rizomas são caules subterrâneos, enquanto outros dizem se tratar de uma raiz.

Hábito ou formas de vida das plantas

A classificação é feita segundo o porte da planta, que pode ser **arbóreo**, **arbustivo** e **herbáceo**, sendo este último o hábito da maioria das plantas com propriedades medicinais. Por isso é comum o termo "ervas medicinais" ou a terapêutica ser chamada de "herbalismo" (Figura 3.10).

QUIMIOSSISTEMÁTICA

A classificação do reino vegetal foi utilizada por médicos e herbolários desde Dioscórides e Plínio, segundo o seu valor medicinal, desenvolvendo uma aproximação intrínseca entre aspectos morfológicos e propriedades medicinais das plantas. Essa lógica de agrupamentos de plantas foi substituída por outros conceitos que passaram a nortear os parâmetros de classificação, como as partes reprodutivas (Linneu), e mais recentemente o evolucionismo, com a filogenética.

Com os avanços da química medicinal e de produtos naturais, no entanto, alguns pesquisadores da área desenvolveram uma proposta de sistematização dos grupos de plantas medicinais, por meio de seus principais constituintes químicos, sobretudo os grupos biologicamente ativos. Surgiu então a quimiossistemática, ou a também conhecida quimiotaxonomia.

Pela comparação e análise de dados etnofarmacológicos de famílias vegetais, isto é, o conhecimento tradicional de uso de plantas medicinais e posterior análise por fitoquímicos e farmacólogos, pode-se observar que esses dados têm um

Folha simples

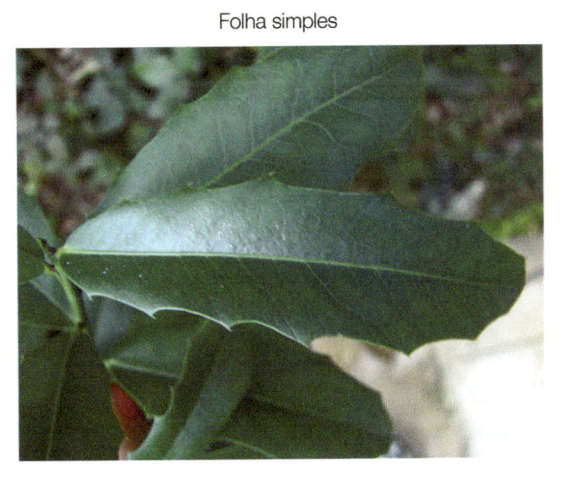

Folha composta

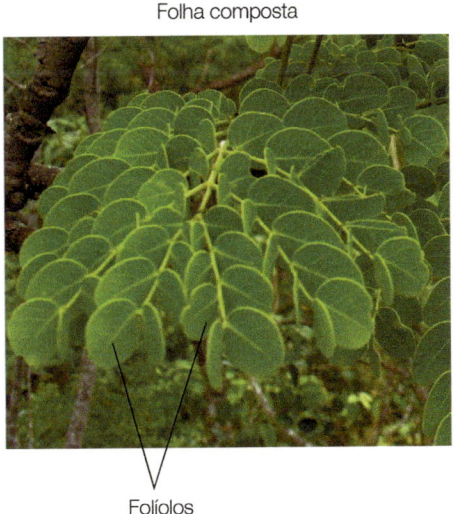

Folíolos

Figura 3.9 Exemplos de folhas simples (*Maytenus* sp.) e folhas compostas (*S. barbatiman*), com indicação dos folíolos. Crédito das imagens: Ivone Manzali.

Herbáceo	Arbustivo	Arbóreo

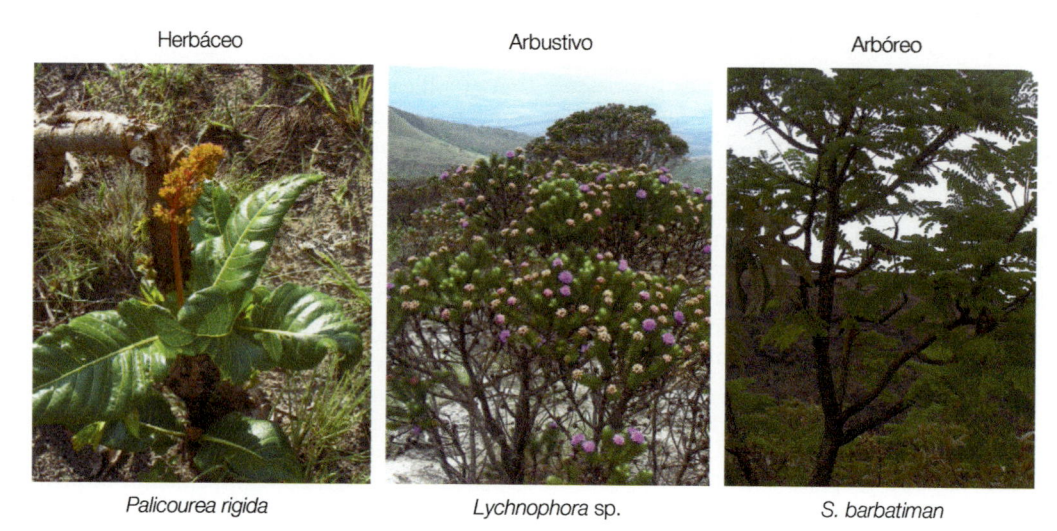

Palicourea rigida	*Lychnophora* sp.	*S. barbatiman*

Figura 3.10 Hábitos das plantas medicinais. Crédito das imagens: Ivone Manzali.

fundamento quimiotaxonômico sólido, apontando as plantas do grupo Asteridae como destaque.

A importância das plantas das famílias Asteraceae e Lamiaceae foi apontada também no trabalho sobre a comparação de dados etnofarmacológicos e etnobotânicos em cinco floras medicinais.[1]

REFERÊNCIA BIBLIOGRÁFICA

1. Moerman DE, Pemberton RW, Kiefer D, Berlin B. A comparative analysis of five medicinal floras. Journal of Ethnobiology. 1999;19:49-67.

BIBLIOGRAFIA

Gottlieb OR, Borin MR de MB. Quimiossistemática como ferramenta na busca de substâncias ativas. In: Simões CMO, Schenkel EP, Gosmann G, Mello JCP de, Mentz LA, Petrovick PR, orgs. Farmacognosia: da planta ao medicamento. Parte I: Biodiversidade e matérias-primas farmacêuticas. Porto Alegre: UFRGS; 2001.

Raven PH, Evert RF, Curtis H. Biologia vegetal. 6. ed. Rio de Janeiro: Guanabara Koogan; 2001.

Vidal WN, Vidal MRR. Botânica organografia. Viçosa: UFV; 1995.

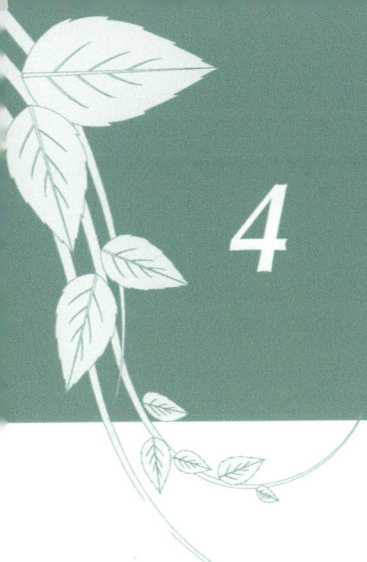

4

Fitoquímica e Farmacologia Aplicadas

INTRODUÇÃO

As plantas desenvolveram um sistema biossintético que gera uma mistura complexa de moléculas bioativas, provenientes do **metabolismo secundário** ou **especial**. Essa mistura de moléculas bioativas é conhecida como **fitocomplexo**. As plantas se utilizam dele para se defender de microrganismos patogênicos, de animais herbívoros, para atrair insetos polinizadores, competir e/ou cooperar com outras espécies (alelopatia). Sem conhecimento a respeito da existência do fitocomplexo, o ser humano percebeu a importância dele na terapêutica há milhares de anos por meio da utilização das plantas medicinais em suas práticas de cura. Por sua vez, a compreensão sobre a química e seus efeitos farmacológicos no organismo teve início no final do século 19. Assim, a manutenção do uso terapêutico das plantas medicinais ao longo de gerações despertou interesse em desvendar os modos de atuação delas no organismo. Esse fato foi decisivo para que a ciência desenvolvesse técnicas de extração e isolamento de constituintes químicos visando à identificação das substâncias bioativas presentes nos vegetais. O aprimoramento dessas técnicas levou ao desenvolvimento e à hegemonia dos medicamentos contendo substâncias isoladas de plantas ou que tiveram a síntese inspirada em protótipos naturais, ou seja, a molécula natural serve como modelo para produzir outros análogos sintéticos. Assim, constituintes naturais, por exemplo, **morfina, digoxina, atropina, quinina, pilocarpina, vincristina** e **paclitaxel** (Taxol®), entre outros, serviram e ainda servem de protótipos para o desenvolvimento de várias classes de medicamentos.[1,2] Como consequência e, de forma gradativa após a descoberta da **penicilina**, o conhecimento biomédico ganha cada vez mais relevância para receber apoio político e científico para tornar-se hegemônico.

No entanto, é importante reconhecer que a autorização sanitária para a comercialização de um medicamento não encerra a investigação a respeito dele. Por exemplo, embora o efeito analgésico do ópio fosse reconhecido há centenas de anos, a molécula da morfina só foi isolada por Sertürner em 1806 e a comercialização dela teve início em 1820 na Europa e na América do Norte.[3] Por sua vez, os mecanismos de ação responsáveis pelo efeito biológico começaram a ser desvendados a partir dos anos 1970, quando foram descobertos receptores para substâncias semelhantes à morfina, denominados endorfinas (peptídeos endógenos que se ligam aos receptores opioides).[4] Cada vez mais, a ciência busca esclarecer os mecanismos responsáveis pelos efeitos biológicos das substâncias presentes nas plantas medicinais utilizadas pela população, bem como há uma busca contínua por rotas sintéticas para que a indústria farmacêutica não dependa de fontes naturais. Até hoje os pesquisadores procuraram uma rota sintética para a morfina.[a]

Nesse contexto, a moderna investigação científica das plantas medicinais segue por etapas, que envolvem a quantificação, o isolamento e a identificação dos bioativos presentes. Essa investigação tem por finalidade a caracterização de moléculas tanto do ponto de vista químico quanto biológico, para o desenvolvimento de um medicamento que apresente segurança e eficácia, cuja produção deverá ocorrer em escala industrial economicamente viável. Assim, o objetivo é isolar moléculas para desenvolver produtos com identidade química definida, ou seja, com um **único princípio ativo**. Essa abordagem científica ocasionou o predomínio do medicamento como um produto que deve conter apenas uma substância química. Consolida-se, assim, o paradigma ocidental da terapêutica: o **fármaco** é uma molécula pura, racionalmente planejada, quase sempre oriunda de síntese, e as plantas medicinais permanecem apenas como matéria-prima para obtenção de moléculas, em que o emprego terapêutico fica sem importância para o sistema de saúde, sendo objeto de uso por pessoas atrasadas, sem cultura científica, de modo inútil e mesmo prejudicial.[5] Como resultado, os fitoterápicos foram perdendo espaço nos sistemas institucionais de saúde ao longo dos anos.[6-8] Alguns países, entretanto, incorporaram a tradição do uso de plantas medicinais a seus programas oficiais de saúde, como a Alemanha, a Índia e a China, que avalizaram o uso de plantas na medicina com base nos resultados positivos obtidos pela observação clínica. Esses fatos levaram à busca de técnicas e normativas que permitissem a padronização dos extratos e à necessidade de identificar novos alvos terapêuticos, visto que as pesquisas mostraram que, em muitas situações, a separação dos diversos componentes do fitocomplexo se refletia em perda ou diminuição da eficácia (*Panax ginseng* e *Hypericum perforatum*)[9] ou em aumento ou aparecimento de efeitos colaterais (*Ephedra sinica* e *Piper methysticum*). Observou-se que esses resultados positivos são oriundos de interações sinérgicas que ocorrem entre os diferentes constituintes presentes no fitocomplexo de cada droga vegetal

analisada, identificadas tanto em sua farmacodinâmica[b] quanto na farmacocinética.[c]

SINERGISMO | ESCLARECIMENTO DA FARMACOLOGIA DOS FITOTERÁPICOS

A modelagem molecular e a síntese de fármacos são orientadas a partir do estudo detalhado das interações da molécula ativa com seu alvo terapêutico (receptor). Isso nos levou a pensar na existência de um medicamento ideal para tratar cada patologia (modelo chave-fechadura). Entretanto, sabe-se que os processos fisiopatológicos são complexos e, por isso, ainda não completamente esclarecidos, apesar do marcante desenvolvimento da biologia molecular nos últimos anos. Existem fármacos de amplo uso e excelentes resultados terapêuticos que não tiveram ainda seu mecanismo de ação completamente definido, como é o caso da dipirona.[10-12] Há também o exemplo do ácido acetilsalicílico (AAS), fármaco clássico, desenvolvido e utilizado inicialmente como analgésico e antitérmico, que após anos de uso teve reconhecida sua ação como antiagregante plaquetário.[13]

Diante do exposto, podemos dizer que a teoria concebida, resultante do sucesso da antibioticoterapia, de que haveria um medicamento específico para cada doença, mostrou-se em geral incorreta. Por isso, a estratégia de utilizar várias substâncias de forma sinérgica já se apresenta como uma nova abordagem terapêutica, visto que os processos fisiopatológicos são complexos e resultam da interação de vários mediadores celulares. Os resultados clínicos mostram que a principal vantagem da ação combinada (sinérgica) dos vários ativos é a ocorrência de menores efeitos colaterais ou secundários.[14,15] Desse ponto de vista, o **sinergismo** é um conceito importante para a **farmacologia dos fitoterápicos**. Em um contexto de complexidade química, pode-se dizer que a ação de uma mistura química é a soma das ações de seus constituintes. Assim, a ação de uma mistura pode ser maior que os componentes individuais, e, com base na natureza da interação, dois tipos de sinergismo podem ser identificados: **farmacodinâmico** e **farmacocinético**. O primeiro

---

[a] Donald G. McNeil Jr. A ciência está perto de criar morfina sintética. The New York Times – 01/06/2015. Fonte: https://www.gazetadopovo.com.br/mundo/new-york-times/a-ciencia-esta-perto-de-criar-morfina-sintetica-9mjhpvtg8v1of91bthxfitroa/.

[b] Estuda os efeitos fisiológicos dos fármacos nos organismos vivos, seus mecanismos de ação e a relação entre concentração do fármaco e efeito.
[c] Estudo quantitativo e temporal dos processos de absorção, distribuição, biotransformação e excreção dos fármacos.

resulta da interação dos diferentes constituintes sobre o mesmo receptor ou sistema fisiológico. Já o segundo resulta de interações nos processos de **absorção**, **distribuição**, **biotransformação** e **eliminação**. Nesse sentido, os constituintes dos extratos que não são biologicamente ativos podem melhorar a estabilidade, a solubilidade ou a biodisponibilidade dos constituintes ativos. Desse modo, um constituinte, quando isolado, pode não ser bioativo ou apresentar apenas uma fração da atividade farmacológica que é exibida quando inserido no fitocomplexo, ou seja, o conjunto de substâncias colabora para o efeito total observado.[16]

Esse dado corrobora a importância do conceito de **sinergismo** para explicar as ações terapêuticas do **fitocomplexo**, que nem sempre é estimado pelos modelos convencionais de avaliação farmacológica usados para os fármacos sintéticos, por se caracterizar como experimentos lineares e analíticos que não conseguem traduzir o real mecanismo de ação porque as relações entre a atuação no alvo farmacológico e os resultados terapêuticos são múltiplas e sofrem influências de muitas variáveis.[17] Paralelamente, já existem inúmeros estudos que indicam que a associação sinérgica de fármacos é importante também para a biomedicina. Observamos que esquemas terapêuticos, como os adotados para o tratamento do HIV,[18] das dislipidemias,[19] da hipertensão[20] e da tuberculose,[21] seguem essa linha de raciocínio, ampliando a eficácia e a segurança. Por sua vez, os sistemas médicos tradicionais consideram a sinergia parte intrínseca tanto em sua abordagem clínica quanto em suas formulações. Nessa lógica, a medicina tradicional chinesa (MTC) e a indiana incluem drogas vegetais que melhoram o perfil farmacológico das formulações. Na MTC, por exemplo, a *Glycyrrhiza glabra* (alcaçuz)[22] é usada com esse objetivo, enquanto na indiana usa-se a *Piper nigrum* (pimenta-do-reino).[23]

Para monitorar a qualidade dos fitoterápicos, foi definido o conceito de **marcadores**, que são constituintes presentes no fitocomplexo que caracteriza o extrato vegetal. A presença e a quantificação deles caracterizam os denominados **extratos padronizados**. A definição desse parâmetro tem como principal finalidade servir como referência no controle da qualidade, no sentido de garantir a segurança e a reprodutibilidade de cada lote de extrato e/ou de fitoterápico produzido. Por isso, dá-se preferência como marcadores, substâncias que têm relação direta com o efeito terapêutico. Quando não é possível, deve-se selecionar substâncias presentes no extrato que caracterizam a espécie. Esse tipo de marcador é conhecido como analítico.[24]

BIOSSÍNTESE DOS PRINCÍPIOS ATIVOS NAS PLANTAS

O metabolismo celular é responsável pela biossíntese de substâncias. No caso das células vegetais, o metabolismo costuma ser dividido em **primário** e **secundário** ou **especial**. O primeiro origina **proteínas**, **vitaminas**, **aminoácidos**, **carboidratos** e **clorofila**. O segundo origina substâncias que não têm uma distribuição universal entre as diferentes espécies vegetais, mas são essenciais para a adaptação ao meio ambiente e para a defesa dos vegetais do ataque de patógenos e outros agentes. Como consequência prática, são as substâncias provenientes do metabolismo secundário que exercem atividade biológica nos animais,[25] conforme mostra a Figura 4.1. Essas substâncias podem ser utilizadas em estudos de quimiossistemática, como explicado no Capítulo 3, *Noções de Botânica*. Diante disso, espécies que pertencem ao mesmo gênero botânico podem apresentar perfil fitoquímico semelhante e, por sua vez, podem ser utilizadas para a mesma finalidade terapêutica.

RELAÇÃO DE ALGUNS GRUPOS FITOQUÍMICOS E SUAS CARACTERÍSTICAS BIOLÓGICAS OU QUÍMICAS

De maneira geral, as substâncias oriundas do metabolismo secundário são classificadas em grupos fitoquímicos. Entretanto, há exceções devido à grande diversidade de estruturas químicas. A Tabela 4.1 resume a associação entre características biológicas e fitoquímicas.[26]

DIFERENÇAS ENTRE DROGAS VEGETAIS E FÁRMACOS SINTÉTICOS

Vários medicamentos alopáticos são derivados de moléculas vegetais (fitofármacos), porém há uma grande diferença entre administrar uma substância isolada e a mesma substância como parte de um extrato vegetal.[16,27] Assim, a investigação do modo de ação dos fitoterápicos torna-se mais difícil, por se tratar de uma mistura complexa de princípios ativos (fitocomplexo) e que atua de modo sinérgico, conforme demonstrado na Tabela 4.2. Por sua vez, o isolamento

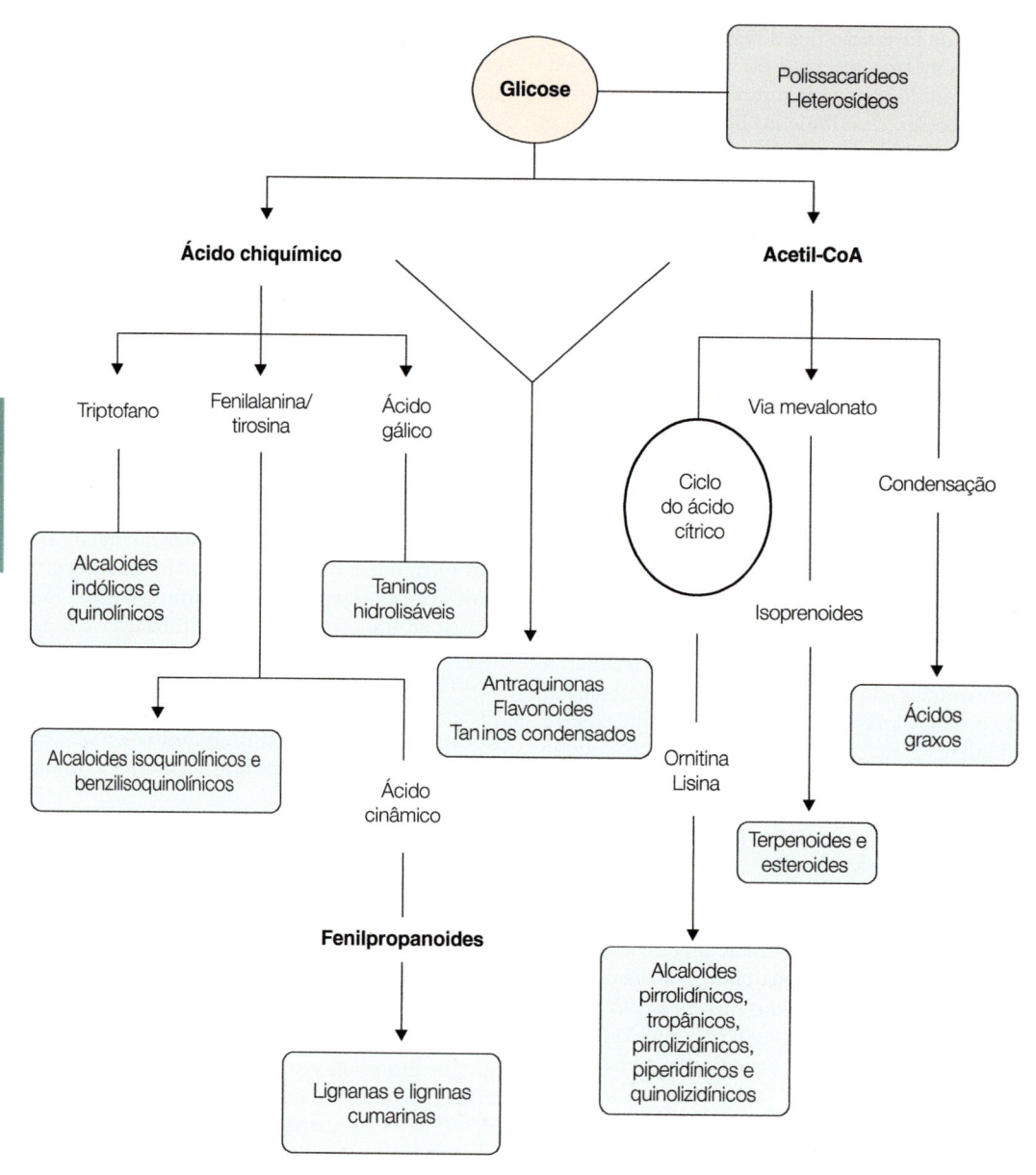

Figura 4.1 Esquema simplificado do processo biossintético dos metabólitos secundários com destaque para as principais classes de substâncias.

é uma estratégia válida quando o bioativo tem baixa segurança terapêutica, como é o caso dos **digitálicos** (digoxina e digitoxina).

VANTAGENS EM ADMINISTRAR UM EXTRATO VEGETAL

A vida é quimicamente complexa. Isso pode ser observado no estudo dos mecanismos envolvidos em processos fisiopatológicos, como a inflamação, em doenças do sistema nervoso central (SNC) e do sistema imunológico. Pode-se também pensar: já que nossos alimentos são misturas quimicamente complexas, por que nossos medicamentos também não podem ser? Entretanto, a vantagem da complexidade química tem sido difícil de ser estabelecida no meio científico. Essa dificuldade advém da falta de ensaios farmacológicos mais adequados para avaliar

Tabela 4.1 Relação dos principais grupos fitoquímicos com suas características biológicas e/ou químicas.

Classe	Definição	Características	Propriedades	Características
Alcaloides	Aminas básicas	Importantes fármacos (morfina, atropina, vincristina). Mais de 12 mil substâncias conhecidas e mais de 13 classes
Flavonoides	Pigmentos dos vegetais (flores, frutos)	Anti-inflamatórios, antioxidantes
Óleos essenciais	Derivados do isopreno: terpenos oxidados e fenilpropanoides	Antimicrobianos, antiespasmódicos
Glicosídeos	Presença de açúcar	Mais de 10 classes e mais de 3 mil substâncias conhecidas
Saponinas	Glicosídeos com característica de sabão	Vários grupos químicos. Alguns estão envolvidos no metabolismo dos esteroides
Taninos	Polifenólicos, a maioria precursora do ácido gálico	Substâncias adstringentes que atuam como antidiarreicos, hemostáticos e cicatrizantes
Terpenoides	Derivados de unidades de 5 carbonos de isoprenos (10, 15, 20, 30, 40, > 40)	Mais de 20 mil substâncias conhecidas; seis classes e estruturalmente heterogêneos

Tabela 4.2 Comparação entre medicamentos alopático e fitoterápico.

Características	Medicamento alopático	Medicamento fitoterápico
Princípio ativo	Geralmente único	Mistura de princípios ativos
Modo de ação	Um único princípio ativo atuando no receptor	Vários princípios ativos atuando em conjunto (sinergismo)
Concentração do princípio ativo	Concentração definida	Concentrações variáveis de princípios ativos
Produção do medicamento	Princípio ativo é isolado ou sintetizado	É obtido diretamente da droga vegetal. Os princípios ativos **não** são isolados (**fitocomplexo**) e estão em associação com outras substâncias do tecido vegetal

os efeitos terapêuticos dos extratos vegetais. Esses ensaios foram planejados para atender à racionalidade do medicamento sintético.[15] Há, contudo, vários exemplos de que a complexidade química pode ser vantajosa, criando oportunidades para o desenvolvimento de ensaios direcionados para os estudos dos fitoterápicos (Tabela 4.3). Alguns desses aspectos serão discutidos adiante.[16]

Nesse sentido, investiga-se como a complexidade química proporciona aumento na biodisponibilidade ou otimiza os efeitos farmacológicos dos extratos vegetais. O SNC e os efeitos farmacológicos proporcionados pelos fitoquímicos, que atuam nesse sistema, são pesquisados para esclarecer as relações entre complexidade química e resposta terapêutica. Por exemplo, já existem evidências farmacodinâmicas do efeito terapêutico do hipérico (*Hypericum perforatum*), que, por meio da interferência no sistema de comunicação neuronal, evita tanto a biotransformação

Tabela 4.3 Razões para não isolar os princípios ativos de alguns extratos vegetais.

Extratos	Razão
Ginkgo biloba, *Hypericum perforatum*, *Artemisia annua* e *Piper methysticum*	Extratos com sinergismo entre os constituintes ativos. O isolamento dos bioativos ocasiona a perda da atividade terapêutica
Valeriana officinalis, *Allium sativum*, *Zingiber officinalis* e *Humulus lupulus*	Constituintes ativos potencialmente instáveis. O isolamento produz a transformação em outros constituintes
Vitex agnus castus e *Passiflora* sp.	Constituintes ativos desconhecidos
Glycyrrhiza glabra, *Echinacea* sp., *Harpagophytum procumbens* e *Cynara scolymus*	Constituintes ativos com ampla atividade biológica

enzimática quanto a recaptação neuronal dos neurotransmissores, melhorando sintomas associados à depressão. Essa atividade farmacológica é proporcionada por sua atuação nos neurônios adrenérgicos e serotoninérgicos, cuja resposta antidepressiva é produzida por diferentes mecanismos, por exemplo, inibição da recaptação neuronal de norepinefrina, pelo bloqueio dos receptores pré-sinápticos α_2 e da serotonina, inibição da monoamina oxidase A (MAO), conforme mostrado na Figura 4.2. Como os mecanismos de ação observados até o momento não diferem dos medicamentos sintéticos – inibidores da MAO e da recaptação de serotonina –, não deveriam ter vantagem em relação a eles. No entanto, por seus constituintes atuarem de forma sinérgica na comunicação neuronal, têm seus efeitos potencializados. Essa forma de atuação mimetiza o efeito fisiológico que ocorre pela interação de diferentes receptores com vários mediadores. Como consequência, o hipérico apresenta resposta terapêutica semelhante aos

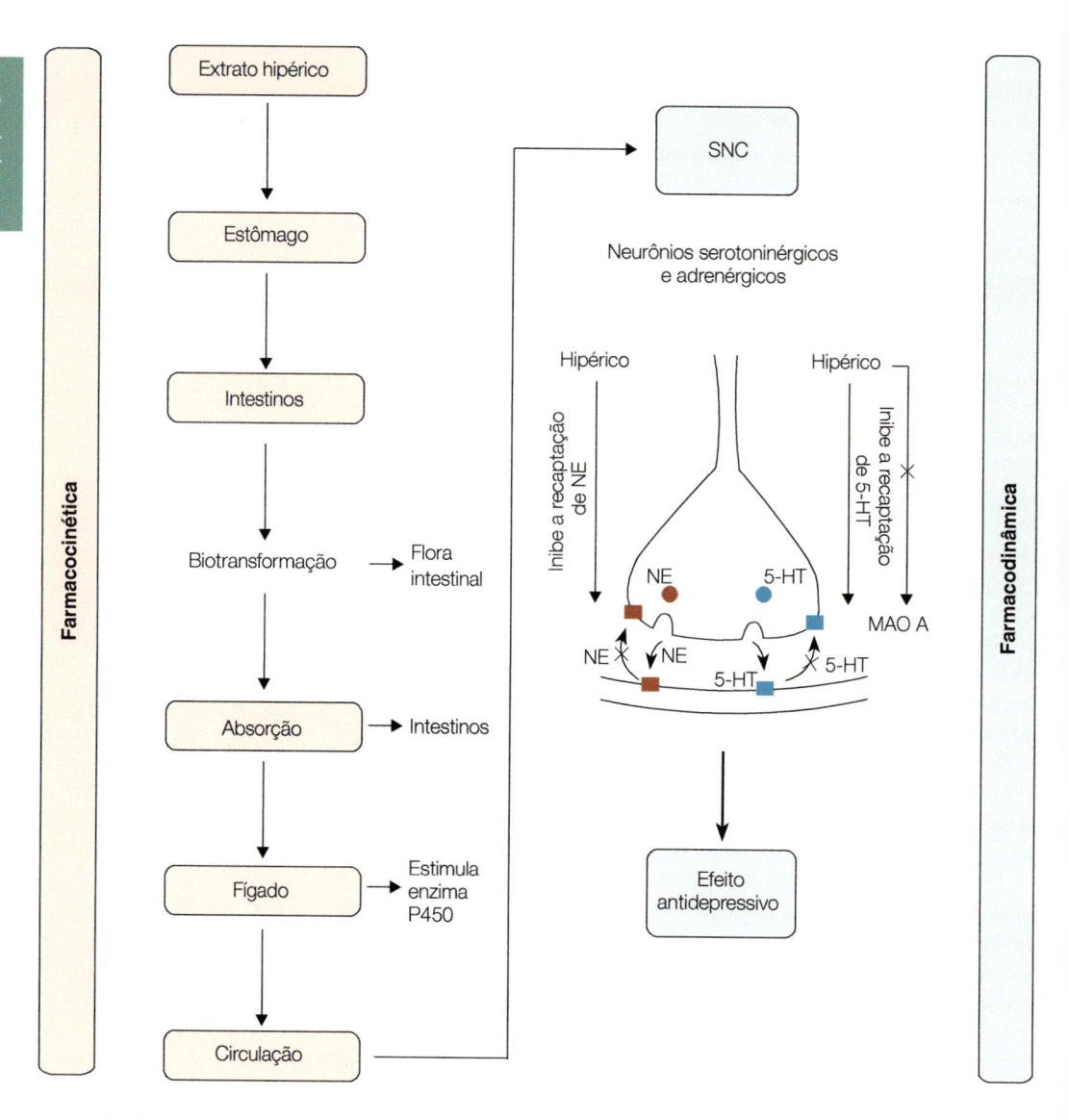

Figura 4.2 Flavonoides presentes no extrato de hipérico sofrem metabolização pelas enzimas bacterianas da flora intestinal e perdem a porção glicídica. Esses constituintes, juntamente com as procianidinas, favorecem a absorção dos constituintes ativos (hipericina, pseudo-hipericina e hiperforina) no intestino que atuam no sistema nervoso central (SNC). NE: norepinefrina; 5-HT: serotonina; MAO A: monoamina oxidase A.

antidepressivos sintéticos com menos efeitos secundários.[28] Além das interações farmacodinâmicas, foram observadas também evidências de interações farmacocinéticas por meio do aumento da biodisponibilidade da hipericina e da pseudo-hipericina proporcionado pelas procianidinas. A comprovação dessa interação deu-se pela redução na biodisponibilidade, e consequentemente no efeito terapêutico, desses constituintes quando administrados na ausência das procianidinas. Ou seja, na ausência delas, era necessário aumentar a dose de ambos os bioativos para atingir a mesma resposta terapêutica.[29]

Nesse sentido, o hiperico é considerado um exemplo de como as substâncias presentes em uma planta interagem e, portanto, devem permanecer associadas em decorrência das interações farmacodinâmicas e farmacocinéticas descritas anteriormente. De forma semelhante, outras espécies com reconhecida ação no SNC também apresentam sinergismo farmacodinâmico,[9] tais como a kava (*Piper methysticum*) e a valeriana (*Valeriana officinalis*), que atuam de modo sinérgico nos receptores de **GABA** (ácido gama-aminobutírico) e nos canais iônicos dependentes de voltagem e, possivelmente, no sistema monoamina oxidase, conforme mostra a Tabela 4.4.

Além disso, alguns fitoterápicos não produzem efeitos imediatos, mas apresentam um período de latência. Isso significa dizer que a resposta terapêutica aparece apenas após o paciente ter usado o produto por alguns dias (15 a 20 dias). Os períodos de latência não são exclusivos da fitoterapia. O fenômeno é bem conhecido pela farmacologia e pode ser ilustrado por certo número de substâncias psicoterapêuticas, sobretudo neurolépticos e antidepressivos. Não surpreende, portanto, que algumas drogas vegetais psicoativas, como o **hiperico**,[30] devam ser tomadas por vários dias até que surja um efeito demonstrável.

Estabelecer as bases farmacológicas para a eficácia do fitoterápico é um desafio constante em decorrência da complexidade química. Por exemplo, um extrato pode apresentar em torno de 300 ou mais constituintes químicos. Assim, a concentração de um único constituinte é da ordem de miligramas dentro desse extrato por dose, resultando em concentração plasmática da ordem de micrograma (μg) a picograma (pg) por litro de plasma. Desse modo, os métodos analíticos utilizados nos estudos de farmacocinética devem ser suficientemente sensíveis para detectar essas concentrações no plasma[29,30] e rastrear as diversas interferências que podem ocorrer após administração oral do fitoterápico. Além disso, é comum o uso de fórmulas contendo associações de drogas vegetais, sobretudo na MTC. As formulações chinesas não são elaboradas para atuar em uma única enzima/receptor ou processo bioquímico, mas em diferentes sistemas biológicos. Compreender como ocorre a resposta terapêutica dessas formulações, do ponto de vista farmacológico, é complexo diante da falta de tecnologias apropriadas ou desenhadas para essa finalidade. Nessa perspectiva, estudos recentes empregam as denominadas tecnologias "ômicas" (genômica,[d] proteômica,[e] transcriptômica[f] e metabolômica)[g] com a finalidade de entender como ocorre o funcionamento celular dos organismos e suas alterações biológicas.[31-33] Esse conjunto de técnicas constitui a "biologia sistêmica" (Systems Biology). Dessa maneira, a partir da análise dos estímulos conduzidos nas redes

---

[d] Estudo da alteração dos genes.
[e] Estudo das alterações das proteínas.
[f] Estudo das alterações dos transcritos.
[g] Estudo das alterações dos metabólitos.

Tabela 4.4 Exemplos de extratos que apresentam sinergismos farmacodinâmico e farmacocinético.

Extratos	Sinergismo farmacodinâmico	Sinergismo farmacocinético
Hypericum perforatum	Inibição da recaptação de neurotransmissores Inibição da MAO Inibição da COMT	Procianidinas aumentam a biodisponibilidade da hipericina
Piper methysticum	Estimulação de receptores de $GABA_A$ Inibição dos canais de cálcio e sódio Inibição de MAO Inibição da recaptação de norepinefrina	Saponinas aumentam a biodisponibilidade das kavalactonas
Valeriana officinalis	Múltipla ação sobre o receptor de GABA	Não foram investigados

COMT: catecol-O-metil transferase; GABA: ácido gama-aminobutírico; MAO: monoamina oxidase.

metabólicas das células é possível compreender como eles atuam para produzir as respostas biológicas. O diferencial, portanto, é que estuda os estímulos de forma conjunta e não somente a interação de uma molécula com seu receptor. Diante disso, é um campo emergente da ciência na era pós-genômica, cujas tecnologias "ômicas" têm sido amplamente aplicadas em muitos campos, sendo particularmente interessantes para investigar como o fitocomplexo atua sobre as células para produzir as respostas terapêuticas.

FARMACOLOGIA DOS PRINCIPAIS CONSTITUINTES ATIVOS

Fenóis simples e glicosídeos fenólicos | Aspectos químicos e farmacológicos

Os **fenóis** variam desde estruturas simples contendo apenas um anel benzeno até estruturas mais complexas, como **taninos, antraquinonas, flavonoides, fenilpropanoides** e **cumarinas**. São definidos como substâncias que apresentam grupo(s) hidroxila(s) ligado(s) ao anel benzênico, de acordo com a Figura 4.3. De modo geral, os **fenóis simples** são poderosos antissépticos. Um representante clássico desse grupo fitoquímico é o **ácido salicílico**, formado a partir da biotransformação do extrato das cascas do salgueiro (*Salix alba*) e utilizado tradicionalmente como analgésico e antitérmico, conforme será mostrado mais adiante, no tópico *Farmacocinética*. Por sua vez, o **ácido acetilsalicílico (AAS)** é um derivado sintético do ácido salicílico que apresenta marcante atividade antiplaquetária devido à presença do grupo acetila (Figura 4.4), diferenciando-se dos

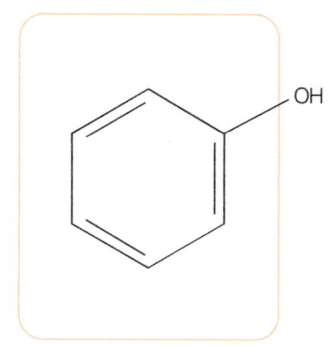

Figura 4.3 Estrutura do fenol destacando no interior da moldura o anel benzênico e externamente o grupo hidroxila ligado a ele.

constituintes naturais que não apresentam essa atividade. Apenas essa mudança estrutural já demonstra a complexidade e a importância dos estudos que avaliam a relação entre estrutura molecular e atividade biológica.

Os **glicosídeos fenólicos** são metabólitos secundários que apresentam uma ou mais moléculas de **açúcares** em sua estrutura. A porção não açúcar pode ser um **fenol**, um **flavonoide**, uma **antraquinona** ou um **triterpenoide**, genericamente chamado de **aglicona**. Os glicosídeos sofrem metabolização pela flora bacteriana no trato digestivo liberando a aglicona, que é prontamente absorvida e representa a parte ativa da molécula. Por exemplo, a **arbutina**, presente na uva-ursi (*Arctostaphylos uva-ursi*), na concentração de 5 a 15%, é um glicosídeo que apresenta importante atividade bacteriostática na urina. Essa é a principal característica dos compostos fenólicos.[27] Entretanto, esse glicosídeo precisa

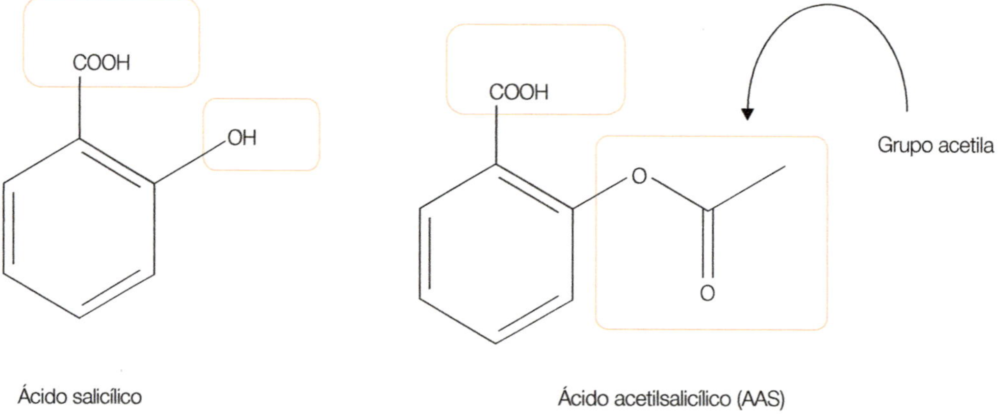

Ácido salicílico

Grupo acetila

Ácido acetilsalicílico (AAS)

Figura 4.4 Comparação entre as estruturas do ácido salicílico e do ácido acetilsalicílico. Observe que ambos apresentam atividade anti-inflamatória, porém somente o AAS inibe agregação plaquetária por causa do grupo acetila.

ser metabolizado pelo organismo para liberar a forma ativa que atuará no sistema urinário. Em suma, de acordo com a atividade farmacológica da aglicona presente na droga vegetal, podemos classificá-la em **cardiotônica, anti-inflamatória, laxativa** ou **broncodilatadora**, conforme mostra a Tabela 4.5.

Mucilagens (polissacarídeos) | Aspectos farmacológicos

São moléculas **hidrofílicas** e capazes de **carrear água** e outras moléculas em sua estrutura na forma de **gel**. Consequentemente, quando se coloca a mucilagem em água, ocorre aumento do seu volume.[34] Podem ser parcialmente decompostas pela flora intestinal em açúcares e ácido urôni-co.[27] São consideradas **refrescantes** ou **doces**.[35] Recomenda-se a administração na forma de pó ou frescas, por não serem solúveis em álcool.

Drogas ricas em **mucilagem**, como a **babo-sa** (*Aloe vera*), são usadas de modo tópico como **emoliente**, e, quando usadas internamente, po-dem controlar processos inflamatórios no trato digestivo.[36] Esse efeito anti-inflamatório deve ser **mecânico**, uma vez que os efeitos protetores sobre a mucosa parecem óbvios, especialmente porque forma uma barreira contra os ácidos gástricos.[37] Essa proteção foi demonstrada pela mucilagem das folhas de tanchagem (*Plantago major*), contra úlcera gástrica induzida por ácido acetilsalicílico (AAS) em ratos. Observou-se a formação de uma camada sobre a superfície da mucosa, geran-do uma barreira protetora.[38] No que diz respei-to ao uso interno da babosa, deve-se ter cuidado com efeito laxativo e possivelmente tóxico das **antraquinonas** presentes no látex liberado pela epiderme da folha. Aliás, o uso interno da babo-sa não é recomendado pela Anvisa. Alega-se que não existem evidências de segurança em decor-rência da falta de registros etnomedicinais a res-peito da ingesta da mucilagem dessa planta para fins medicinais ou nutricionais.

Terpenoides, óleos essenciais e fenilpropanoides | Aspectos químicos, farmacológicos e toxicológicos

Cada unidade básica dos terpenoides pode ser comparada a uma peça de Lego® ou "tijolo". Ou seja, cada peça ou tijolo corresponde a uma molé-cula de cinco carbonos denominada **isopreno** ou **isopentenilpirofosfato (IPP)**.[39] Desse modo, os terpenoides são "montados" por justaposição su-cessiva de unidades de **IPP**, que dá origem a to-dos os outros terpenoides. Contudo, é necessário salientar que, enquanto **monoterpenoides (C_{10})**, **sesquiterpenoides (C_{15})** (radical sesqui significa um e meio) e **diterpenoides (C_{20})** são formados pela adição de unidades de **IPP** de cada vez, os **triterpenoides (C_{30})** resultam da junção de duas moléculas C_{15} (**FPP**), e os tetraterpenoides, da união de duas moléculas C_{20} (**GGPP**), como mostra a Figura 4.5.

Tabela 4.5 Atividades biológicas dos glicosídeos fenólicos.

Glicosídeo*	Aglicona	Exemplo	Origem botânica	Efeito
Glicosídeos cardíacos	Esteroides	Digitoxina	*Digitalis* sp.	Cardiotônico
Saponinas	Sapogeninas: Esteroide Triterpenoídica	Glicirrizina Ginsenosídeos	*Glycyrrhyza glabra Panax ginseng*	Anti-inflamatório Adaptogênico
Antraquinonas	Antraceno	Cascarosídeos Barbaloína	*Cascara sagrada Aloe vera*	Laxativo Laxativo
Isotiocianatos	Glicosinolatos	Aliina	*Allium cepa*	Antimicrobiano
Aldeídos fenólicos	Fenol	Hidroquinona	*Arctostaphylos uva-ursi*	Antimicrobiano (urinário)
Álcool	Álcool salicila	Salicina	*Salix alba*	Analgésico/ anti-inflamatório
Lactonas	Ácido hidrocinâmico	Aesculina	*Aesculus hippocastanum*	Insuficiência venosa
Cumarinas	Cumarina	Cumarina	*Mikania* sp.	Broncodilatador

*Diversos flavonoides são glicosilados.

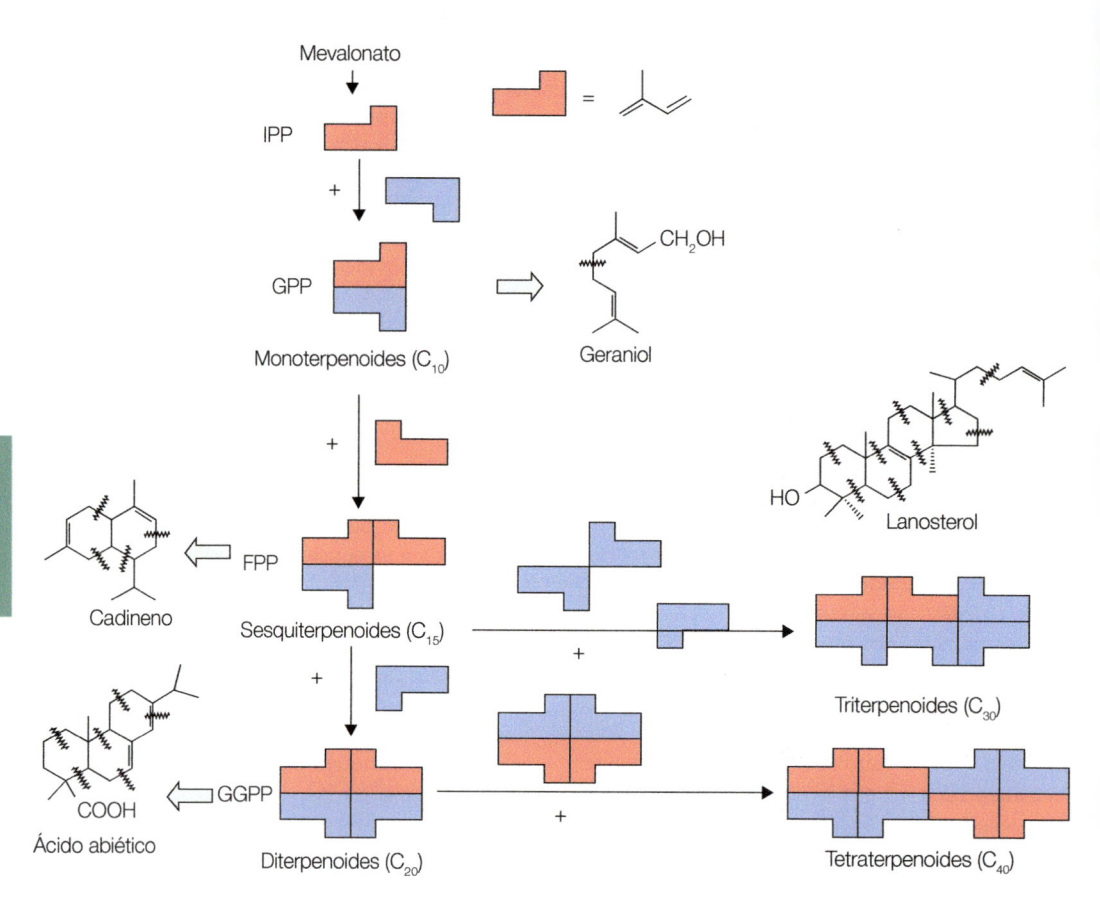

Figura 4.5 A biossíntese dos terpenoides é esquematizada a partir da associação com peças de Lego® ou "tijolo", em que o isopreno (C5) serve como base para a formação dos demais de acordo com o aumento da cadeia.

Os monoterpenoides (C_{10}) são os componentes mais comuns em plantas utilizadas em perfumaria e cosméticos, uma vez que a **volatilidade** e o **odor** são suas características fundamentais. Por isso, são conhecidos como **óleos essenciais** ou **aromáticos**. Além dos monoterpenoides (C_{10}), os óleos essenciais podem também conter **fenilpropanoides** e **sesquiterpenoides** (C_{15}), que são igualmente aromáticos e voláteis.

Os grupamentos funcionais mais encontrados nos óleos essenciais são: **hidrocarbonetos, alcoóis, aldeídos, cetonas, fenóis, óxidos, éteres e ésteres** (Figura 4.6). A presença de uma grande variedade de grupos funcionais faz com que os óleos essenciais sejam misturas bastante complexas, em que cada componente contribui para o efeito biológico da mistura como um todo. No entanto, há espécies que contêm óleos essenciais com concentração majoritária de um constituinte que o caracteriza, como é o caso da melaleuca ou tea tree (*Melaleuca alternifolia*), que contém

mais de 35% de 4-terpineol.[40] A análise química do óleo geralmente é realizada por cromatografia gasosa (GC) ou combinação dessa técnica com espectrometria de massa (GC-MS). Os grupos funcionais definem as características farmacológicas e toxicológicas do óleo essencial. Por exemplo, **cetonas** são mais **ativas** e **tóxicas** que **alcoóis** e **ésteres**. A função cetona da **tujona** (Figura 4.6) é responsável por seu efeito tóxico, sendo comumente encontrada em plantas empregadas com finalidade abortiva, como *Artemisia absinthium* (absinto), *Achillea millefolium* (mil-folhas), *Thuja occidentalis* (tuia) e *Salvia officinalis* (sálvia). O licor de absinto, uma bebida popular na França no século 19, provocava alterações no SNC (alucinações), sendo conhecidos como "absintismo" os efeitos colaterais associados ao uso dessa bebida. O primeiro sinal de toxicidade é dor de cabeça. Altas doses ou exposição prolongada devem ser evitadas. Já o safrol, principal constituinte do **óleo de sassafrás** (*Sassafras albidum*), é carcinogênico.

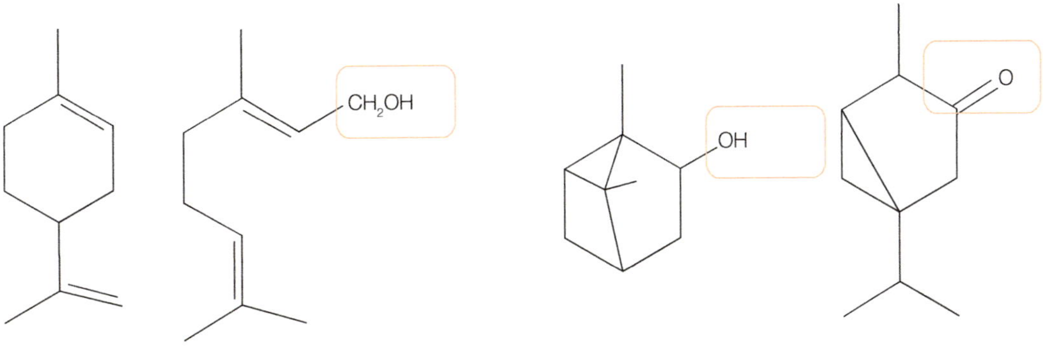

Limoneno   Geraniol   Borneol   Tujona

Figura 4.6 Exemplos de constituintes presentes em um óleo essencial. O limoneno representa um hidrocarboneto; o geraniol e o borneol apresentam a função álcool; enquanto a tujona apresenta a função cetona, que contribui para sua toxicidade no sistema nervoso central.

Capítulo 4

Além disso, os constituintes do óleo essencial apresentam **isomeria óptica** – quando duas moléculas são imagens uma da outra –, e os seres humanos conseguem diferenciá-los pelo aroma. Por exemplo, **(+)-carvona**, isolada do óleo de alcaravia (*Carum carvi*), fornece o aroma característico desse óleo, enquanto a **(–)-carvona** fornece o odor característico do óleo de hortelã (*Mentha* sp.).[27]

Outros constituintes importantes no óleo de hortelã são o mentol e a mentona, e a eles são atribuídas as propriedades carminativas e flavorizantes dessa espécie. Portanto, em função da grande diversidade química dos seus componentes, não é surpresa que os óleos essenciais apresentem um largo espectro de atividades farmacológicas. Entretanto, algumas características são mais pronunciadas, como as atividades **antimicrobiana** e **espasmolítica**. A **sálvia** (*Salvia officinalis*), o **alecrim** (*Rosmarinus officinalis*) e a **hortelã** (*Mentha x piperita*) relaxam os esfíncteres. Por exemplo, o óleo de **hortelã** (*Mentha x piperita*), adicionado à suspensão de sulfato de bário, aliviou de modo significativo as contrações espásticas durante o enema em estudo duplo-cego controlado por placebo em 141 pacientes.[27] Dessa maneira, plantas ricas em óleos com essa característica são amplamente usadas como **carminativas**. Outra característica é que espécies ricas em óleo essencial são amplamente empregadas para o tratamento de patologias do **sistema respiratório**. Vários mecanismos e constituintes estão envolvidos nesse emprego,[25] de acordo com a Tabela 4.6. Óleos essenciais,

Tabela 4.6 Exemplos de plantas e constituintes ativos que atuam no aparelho respiratório.

Local de ação	Efeito	Exemplo de plantas/ Constituintes
Vias respiratórias superiores		
Nariz	Descongestionante	*Ephedra sinica*
Boca	Amargo	Saponinas
Faringe	Demulcente Anestesia local	*Glycyrrhiza glabra, Althaea officinalis Syzygium aromaticum*
Laringe	Demulcente (vapor)	*Eucalyptus* sp., óleos essenciais
Vias respiratórias inferiores		
Traqueia	Demulcente (vapor)	Mentol, *Eucalyptus* sp.
Brônquios	Broncodilatador	*Ephedra* sp. *Mikania* sp.
Alvéolos	Excitantes ciliares Mucorregulador Expectorante Surfactante Antialérgico Antineurocininas Anti-inflamatório	Óleos essenciais *Adhatoda vasica Zingiber officinalis, Cephaelis ipecacuanha Syzygium aromaticum, Eucalyptus* sp. Bioflavonoides *Ammi visnaga*, capsaicina *Glycyrrhiza glabra*

quando isolados, são altamente concentrados, se comparados com sua concentração na planta. Dessa forma, devem ser usados com precaução, principalmente **poejo** (*Mentha pulegium*), **catinga-de-mulata** (*Tanacetum vulgare*) e **salsa** (*Petroselinum crispum*).

Outra classe importante de monoterpenoides são os **iridoides**, que apresentam um núcleo químico **iridano**, quase sempre presentes em espécies das famílias **Lamiaceae**, **Gentianaceae** e **Valerianaceae**. Essas substâncias estão presentes na valeriana (*Valeriana officinalis*) e são denominadas **valepotriatos**, capazes de se ligar aos receptores de **ácido gama-aminobutírico** (GABA). Contudo, há dúvidas se apenas eles são responsáveis pelos efeitos sedativos da valeriana ou se outras substâncias atuam de modo sinérgico, visto que é uma espécie que contém também alcaloides (valerianina, valerina).

Os **sesquiterpenoides** (C_{15}) estão amplamente distribuídos nos vegetais e representam a maior classe de terpenoides. Apresentam características semelhantes aos monoterpenoides, como volatilidade e ampla atividade **antimicrobiana**. Como parte dessa classe, as **lactonas sesquiterpênicas** apresentam as características terpênica e lactona, e já foram identificadas cerca de 3 mil moléculas de distribuição botânica bastante restrita. Ocorrem principalmente na família **Asteraceae**, que reúne espécies amplamente usadas como medicinais: **camomila** (*Matricaria*

chamomilla), **arnica** (*Arnica montana*) e **calêndula** (*Calendula officinalis*). Essas espécies são tradicionalmente empregadas por seus efeitos **anti-inflamatórios**, que são atividades demonstradas para essas lactonas, e particularmente por seus ésteres, capazes de inibir as citocinas fator de necrose tumoral alfa (TNF-α) e interleucina 1 (IL-1) por meio da regulação de seu fator de transcrição (fator nuclear kappa B – NF-κB), de forma similar aos glicocorticoides. Outra característica importante das lactonas sesquiterpênicas é o grande potencial de provocar **dermatites** e **conjuntivites**.

O **bisabolol** é um importante **sesquiterpenoide** presente na **camomila** que, juntamente com outros constituintes dessa planta, inibe a síntese de prostaglandinas (PGs), que contribuem para a resposta inflamatória[41,42] (Figura 4.7). Outro dado que mostra a importância desses constituintes foi a identificação do α-**humuleno** presente no óleo essencial da **erva-baleeira** (*Varronia curassavica* [Sinonímia *Cordia verbenacea*]) como a principal substância responsável por sua atividade **anti-inflamatória**. O reconhecimento dessa atividade foi responsável pelo desenvolvimento de um fitoterápico nacional[43] cujo estudo se deu com base nas informações do uso tradicional como **analgésico** e **anti-inflamatório** dessa planta pelos nativos do litoral, sobretudo do Sul e do Sudeste do Brasil. Outra importante molécula que pertence a esse

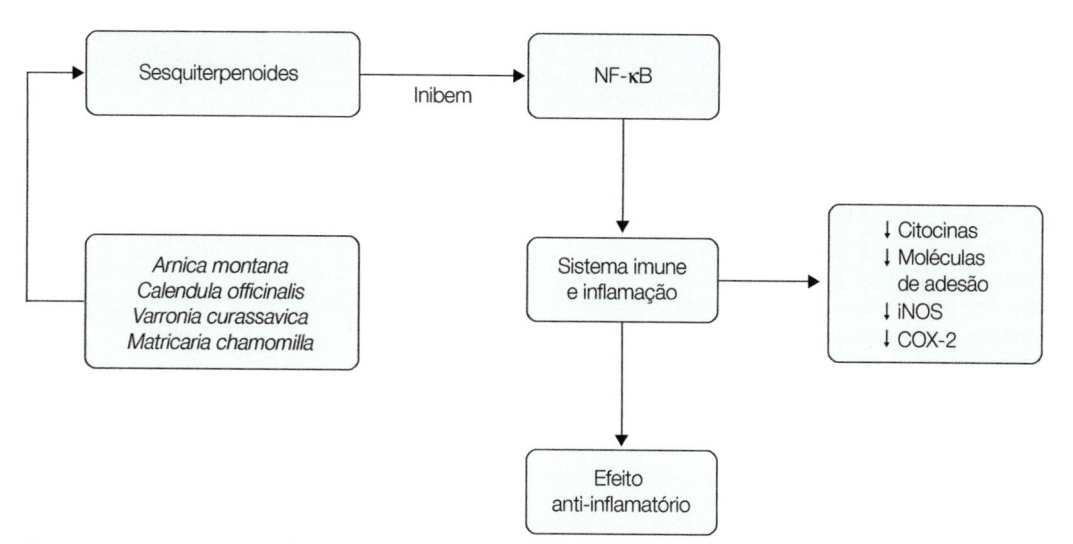

Figura 4.7 Os sesquiterpenoides – como α-bisabolol e helenalina, presentes na camomila e na arnica, respectivamente – são capazes de inibir a resposta inflamatória por diminuir a ativação dos mediadores (citocinas, moléculas de adesão, peptídios, iNOS, COX-2) por meio da inibição de NF-κB, importante fator de ativação dos mecanismos celulares envolvidos na resposta inflamatória. COX-2: ciclo-oxigenase 2; iNOS: óxido nítrico sintase induzida; NF-κB: fator nuclear kappa B.

grupo é a **artemisinina**, presente na *Artemisia annua* L., recomendada para o tratamento da malária e objeto de vários estudos.

Quanto aos **diterpenoides** (C_{20}), o **paclitaxel** (Taxol®) é um constituinte presente no córtex do *Taxus brevifolia* (Taxaceae), o qual é usado no tratamento do carcinoma metastático do ovário após insucesso da quimioterapia inicial ou subsequente, bem como no tratamento do câncer de mama após emprego de quimioterapia combinada para metástases ou nas recidivas.[25]

No que diz respeito aos **triterpenoides** (C_{30}), a maioria é formada por **alcoóis** (moléculas com OH) que podem combinar-se com açúcares para formar **glicosídeos**, como é o caso das **saponinas**, apresentadas no tópico *Saponinas | Aspectos Químicos, Farmacológicos e Toxicológicos*, mais adiante. Denominadas também **saponinas triterpênicas**, apresentam atividades **adaptogênica, anti-inflamatória, hepatoprotetora e moduladora do sistema imunológico**. A atividade adaptogênica do **ginseng** (*Panax ginseng*) é atribuída à presença desses constituintes, que atuam modulando o eixo hipotálamo-hipófise-adrenais, essencial na regulação da resposta do organismo ao estresse (Figura 4.8), enquanto as saponinas presentes na **centela** (*Centella asiatica*) são **anti-inflamatórias**. Por sua vez, os triterpenoides pentacíclicos são encontrados na **castanha-da-índia** (*Aesculus hippocastanum*) e no **alcaçuz** (*Glycyrrhiza glabra*), usados como **anti-inflamatório**.

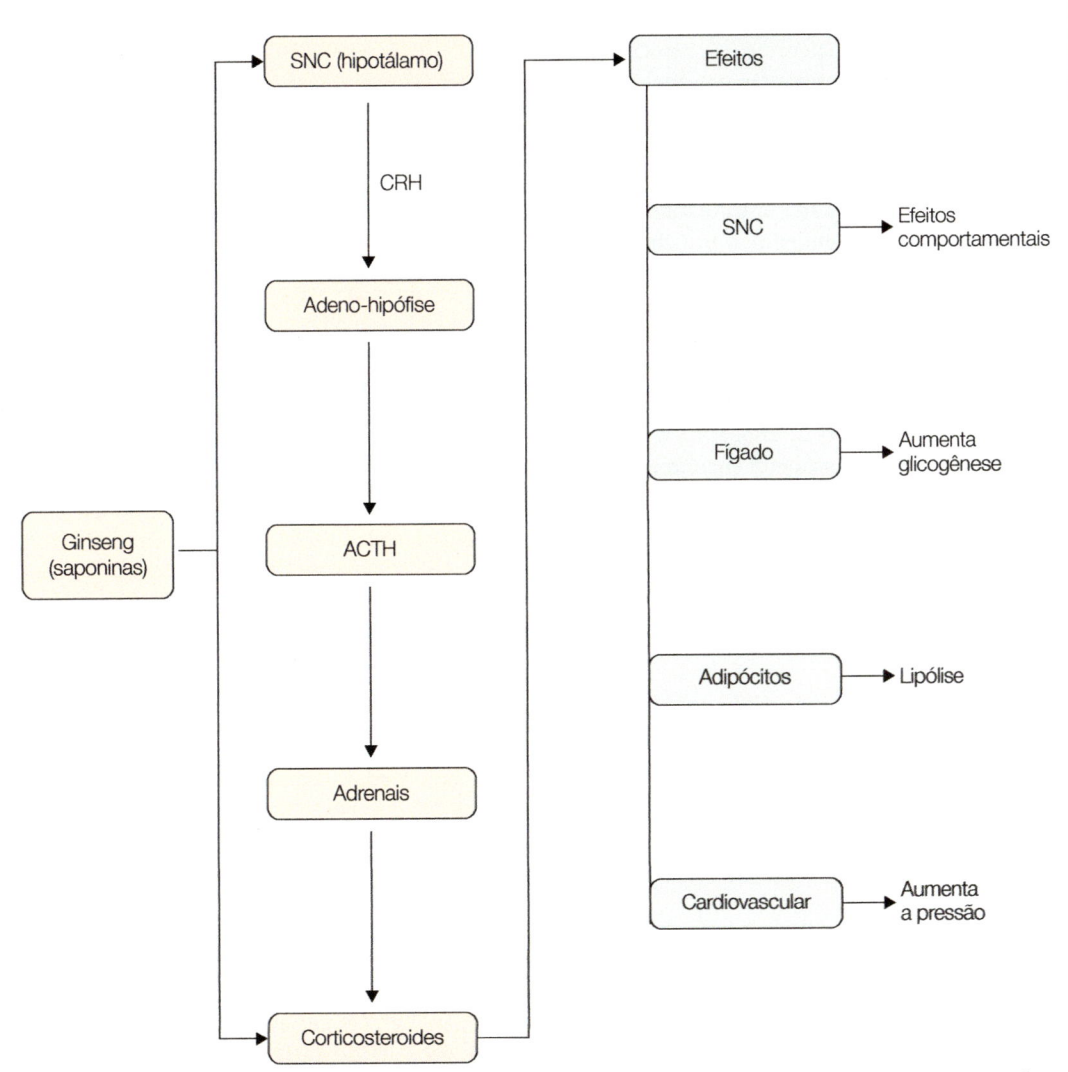

Figura 4.8 As saponinas do ginseng atuam sobre o eixo hipotalâmico, melhorando a resposta ao estresse. ACTH: hormônio adrenocorticotrófico; CRH: hormônio liberador de corticotrofina.

Os **tetraterpenoides** (C_{40}) são representados pelos **carotenoides**. São responsáveis pelas cores de algumas espécies, juntamente com os **flavonoides**, como a cor laranja da **cenoura** (*Daucus carota*), o vermelho do **tomate** (*Lycopersicon esculentum*) e da **pimenta** (*Capsicum annuum*). No caso do tomate, é o **licopeno** que determina sua coloração vermelha e apresenta importante atividade na prevenção do câncer de próstata no homem. Nos animais, funcionam como fonte de **vitamina A** e de outros retinoides, assim como agentes fotoprotetores e de prevenção do câncer. Essas funções protetoras decorrem de sua atividade **antioxidante**, prevenindo lesão oxidativa nas células.[44]

Por último, a presença de **fenilpropanoides** (Figura 4.9) é mais esporádica. A principal característica deles é apresentar um anel aromático ligado a uma cadeia saturada de três carbonos contendo diferentes grupos funcionais. É característico de espécies com aromas pungentes e com forte atividade antimicrobiana. Um exemplo clássico é o **eugenol**, o principal constituinte do óleo essencial do **cravo** (*Syzygium aromaticum*), amplamente usado como **antisséptico dentário**. Outros exemplos são **miristicina**, **safrol** e **transanetol**. A primeira encontra-se na **noz-moscada** (*Myristica fragrans*) com importante atividade no SNC, enquanto o safrol e, particularmente, o transanetol encontram-se em **anis-estrelado** (*Illicium verum*), **anis** (*Pimpinella anisum*) e **erva-doce** (*Foeniculum vulgare*).

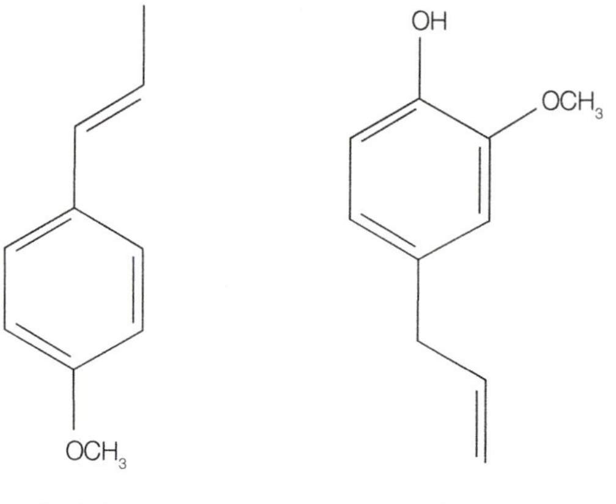

Anetol   Eugenol

Figura 4.9 Fenilpropanoides, como o anetol e o eugenol, fazem parte de alguns óleos essenciais.

Glicosinolatos ou heterosídeos sulfurados | Aspectos químicos e farmacológicos

Glicosinolatos são glicosídeos que contêm enxofre e nitrogênio. A presença desses elementos químicos confere a esse grupo fitoquímico o sabor picante, por exemplo, da **raiz-forte** (*Armoracia rustica*), da **capuchinha** (*Tropaeolum majus*) e da **mostarda-branca** (*Sinapis alba*). O óleo obtido da mostarda é rico nessas substâncias e é aplicado externamente para dores musculares. Os próprios glicosinolatos não são picantes, mas geram a aglicona, que sofre rearranjos em isotiocianatos picantes. Estão também presentes em crucíferas frequentemente consumidas como alimentos (repolho, brócolis e couve-de-bruxelas). O principal constituinte do óleo de **capuchinha** é o isotiocianato de benzila, que apresenta potente atividade **antibacteriana** e **antifúngica**. Na Europa, esse óleo é usado encapsulado para o tratamento de **infecções brônquicas** e **urinárias**.[27]

No entanto, os glicosinolatos e similares interferem na função da **tireoide**, uma vez que o produto de hidrólise (isotiocianato) inibe, irreversivelmente, a peroxidação na tireoide, impedindo tanto a oxidação dos iodetos a iodo quanto o sistema de transporte dele às células da tireoide, o que se traduz em menor produção de tirosina.[30]

Flavonoides | Aspectos químicos e farmacológicos

Os **flavonoides** exercem função de pigmento nas plantas (flores e frutos) e conferem proteção contra os efeitos deletérios dos raios ultravioleta nos tecidos vegetais, tendo, portanto, importância na dieta humana por causa desse **efeito antioxidante**. Mais de 4 mil flavonoides já foram descritos.[45]

São responsáveis principalmente pelas cores amarela e laranja das flores, sendo essas cores responsáveis pela atração de insetos e aves que ajudam na polinização das plantas. Quimicamente, são substâncias **polifenólicas** de 15 carbonos e podem ser representadas pelo conjunto C_6-C_3-C_6. A porção C_6-C_3 é originada do **ácido chiquímico** (via fenilalanina), enquanto a unidade C_6, da via **policetídica**. O segundo **anel aromático B** pode se inserir nos carbonos da **posição 2, 3, ou 4** (estrutura geral). Assim, vários subgrupos de flavonoides são classificados de acordo com o padrão de substituição do **anel aromático C**. São importantes nessa classificação tanto o estado de oxidação quanto a posição.[27,46] De acordo com o estado de oxigenação do **carbono 4** (estrutura geral), podem ser classificados em três tipos principais: **flavonas, flavonóis** e **flavononas** (Figura 4.10). As características das isoflavonas são discutidas no tópico *Fitoestrógenos*.

O interesse farmacológico pelos flavonoides teve início na década de 1930. Estudos realizados com trabalhadores húngaros indicavam que vários vegetais e frutos, sobretudo os **cítricos**, continham substâncias capazes de corrigir certas anormalidades associadas ao escorbuto. Isso acarretou que esse novo fator fosse denominado **vitamina P**, por corrigir a fragilidade capilar associada à deficiência de **ácido ascórbico** (**vitamina C**). Subsequentemente, descobriu-se que essa **vitamina P** era uma **mistura de flavonoides** que não cumpriam os requisitos necessários para serem classificados como vitamina. Assim, os flavonoides presentes em espécies de *Citrus*

(**laranja, limão**) são usados para o tratamento de transtornos vasculares, uma vez que diminuir a fragilidade capilar é uma forma de melhorar o tônus do tecido conjuntivo e reduzir a tendência de extravasamento de líquidos. Desse modo, os **flavonoides** contribuem para reduzir o **edema** associado a **inflamação** e **estase sanguínea**.

Outro importante flavonoide presente em *Citrus*, especialmente toranja ou *grapefruit* (*Citrus paradisi*), é a **narigina**, responsável pelo **sabor amargo** e **adstringente** desse fruto. Entretanto, o consumo diário desse fruto pode alterar a biodisponibilidade de vários medicamentos. Estudos indicam que a narigina pode inibir a **glicoproteína P** e aumentar a atividade do **citocromo P450** (CYP 3A4), reduzindo a biodisponibilidade do **clopidogrel** (antiagregante plaquetário), do **tamoxifeno** (antiestrógeno), da **quinina** (antimalárico), do **etinilestradiol** (contraceptivo oral), do **verapamil**, do **felodipino**

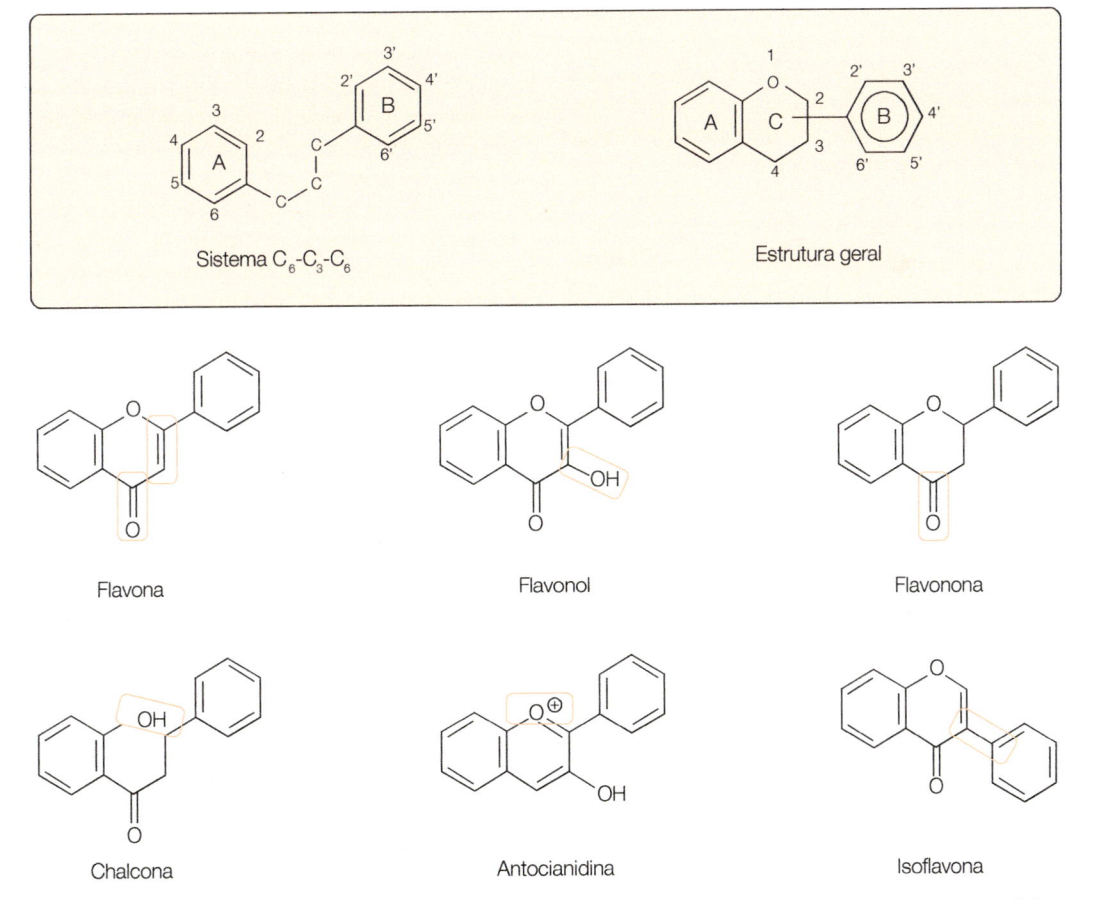

Figura 4.10 Estrutura química dos principais grupos de flavonoides, com destaque para suas principais características que geram os subgrupos.

e do **nimodipino** (anti-hipertensivos). Por outro lado, a **quercetina**, presente em outras *Citrus* spp. e alimentos, mostra o efeito oposto, ou seja, aumenta a biodisponibilidade de vários medicamentos – **ranolazina** (antianginoso), **valsartana** (anti-hipertensivo), **clopidogrel** (antiagregante plaquetário), **digoxina** (glicosídeo cardíaco), **etoposídeo, doxorrubicina** e **irinotecana** (antineoplásicos).[47] Já a **silibina**, presente no **cardo-mariano** (*Silybum marianum*), parece exercer seu efeito **hepatoprotetor** pelo bloqueio da entrada de peptídios tóxicos nos hepatócitos e por sua poderosa ação antioxidante.

Desde então, têm-se atribuído aos flavonoides várias ações farmacológicas, que aparentemente não apresentam relação entre si, entre as quais cabe destacar: **antiosteoporótica, antiulcerosa, estrogênica, antineoplásica, antialérgica** e **antioxidante**.[46] As atividades mais pesquisadas são antioxidante, antineoplásica e anti-inflamatória. Para essa última, já foram descobertos vários mecanismos de ação, sendo os mais importantes a inibição de **fosfolipase A$_2$, ciclo-oxigenase (COX), lipo-oxigenase (LO)** e **óxido nítrico sintase (NOS)**, envolvidas na produção de ácido araquidônico, prostaglandinas, leucotrienos e óxido nítrico, respectivamente, importantes mediadores da resposta inflamatória.[43] Além disso, propriedades ansiolíticas já foram demonstradas para alguns flavonoides (**crisina** e **apigenina**) que se ligam aos receptores benzodiazepínicos no SNC.[48] Outras atividades farmacológicas são mostradas na Tabela 4.7.

Taninos e procianidinas oligoméricas | Aspectos químicos, farmacológicos e toxicológicos

Os taninos são classificados em dois grupos principais: **hidrolisáveis** e **condensados** (Figura 4.11) (**procianidinas** e **proantocianidinas**). Os taninos hidrolisáveis geralmente apresentam uma molécula de glicose central que se liga às de **ácido gálico** (**galitaninos**) ou ao **ácido hidroxidifênico** (**elagitaninos**). Estes são rapidamente hidrolisados, como o próprio nome indica.

Ao contrário dos hidrolisáveis, os taninos condensados são constituídos de moléculas de **catequina** e **epicatequina** associadas pela ligação de **C-C** (**carbono-carbono**). Assim, catequina e epicatequina são denominadas **monômeros**, e as moléculas que apresentam de 2 a 4 desses monômeros são denominadas **procianidinas oligoméricas** (**PCO**) (Figura 4.11). De uma perspectiva farmacológica, as **PCO** e seus monômeros comportam-se mais como **flavonoides** – e, por apresentarem também alguma semelhança química, são algumas vezes classificados como tais.

Quando os **taninos** entram em contato com a **mucosa**, reagem e **precipitam** as **proteínas**. Consequentemente, a mucosa fica mais densa e menos permeável, um processo conhecido como **adstringência**. Esse fenômeno é sentido na boca quando, por exemplo, prova-se uma banana verde e tem-se a sensação de secura e de formação de uma camada ("cica"). Dessa forma, a adstringência aumenta a proteção das camadas subjacentes da mucosa contra microrganismos e substâncias irritantes. Além disso, acarreta efeitos **antissecretório** e **antisséptico** na mucosa.

Os taninos são fracamente absorvidos pela pele ou pelo trato gastrintestinal. Assim, os efeitos farmacológicos são explicados a partir de seus efeitos locais nesses órgãos, ou seja, na aplicação tópica ou no lúmen intestinal. A **baixa biodisponibilidade** dos **taninos** é um bom fator, já que podem ser tóxicos se absorvidos em grandes quantidades.

Um dos principais efeitos dos taninos no trato gastrintestinal é no tratamento da **diarreia** em decorrência da produção de uma **camada protetora de proteínas coaguladas** sobre a mucosa ao

Tabela 4.7 Plantas medicinais utilizadas por conterem flavonoides e derivados.

Espécie medicinal	Principal constituinte	Efeito farmacológico
Ginkgo biloba	Flavonas	Alívio sintomático dos distúrbios circulatórios cerebrais leves e das extremidades. Melhora a memória e as funções cognitivas associadas ao processo de envelhecimento
Silybum marianum	Silimarina	Hepatoprotetor
Vaccinium myrtillus	Antocianidinas	Varizes, hemorroidas e distúrbios circulatórios

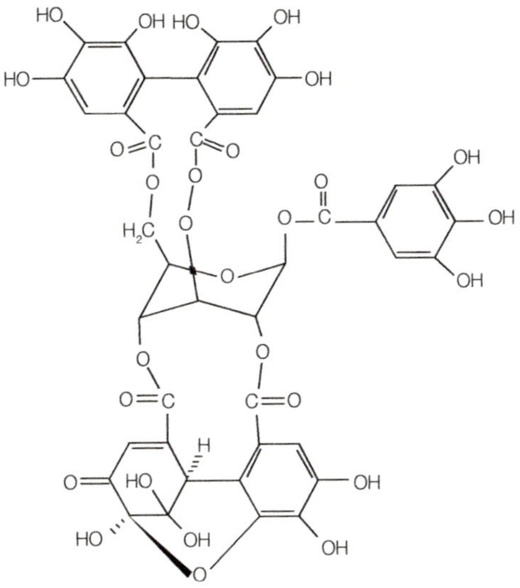

A Geraniina (tanino hidrolisável) 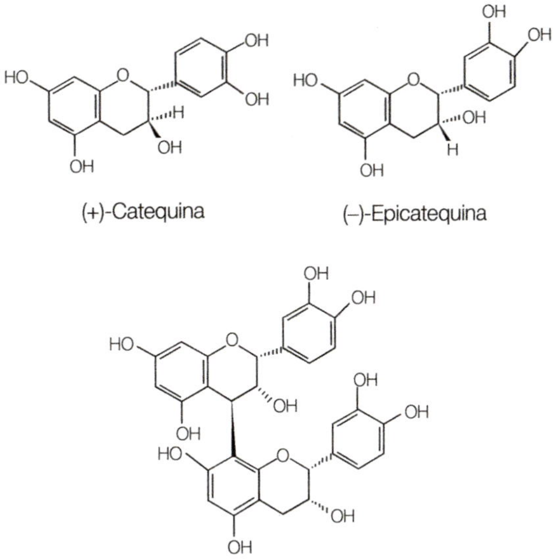   **B** Procianidina B$_2$

Figura 4.11 Exemplo de taninos hidrolisável (**A**) e condensado (**B**).

longo do lúmen intestinal, diminuindo a sensibilidade das terminações nervosas e reduzindo o estímulo que provoca a atividade peristáltica. Além disso, os taninos inibem a infecção por microrganismos, diminuem a hipersecreção de líquidos para o lúmen e neutralizam proteínas inflamatórias (mediadores).[27]

Extratos aquosos de plantas ricas em taninos demonstraram atividade hemostática devido à vasoconstrição e à formação de um "coágulo artificial" – resultante da reação dos taninos com as proteínas –, que estimula a coagulação nos pequenos vasos. O efeito hemostático também pode ser útil para hemorragias internas leves.

A atividade antioxidante dos taninos foi estudada com os polifenóis do **chá-verde** (*Camellia sinensis*). Os efeitos observados *in vitro* parecem ser obtidos no organismo humano, provavelmente pela absorção dos produtos de decomposição, conforme mostrado no tópico *Farmacocinética*.

Atualmente, sabe-se dos efeitos terapêuticos das PCO no **sistema cardiovascular**, portanto não é surpresa que uma das plantas mais importantes na fitoterapia moderna para a cardiologia seja o **crataego** (*Crataegus rhipidophylla*), rico nessas substâncias. Em geral, seus extratos são padronizados em 2,2% de flavonoides e 18,75% de PCO.[41] Esses resultados são corroborados pelo que é conhecido como "paradoxo francês": **baixo índice de doenças coronarianas** ao mesmo tempo em que há **alto consumo de queijos** gordurosos. Esse fenômeno é atribuído ao consumo rotineiro de vinhos tintos ricos em PCO, o que levou ao emprego terapêutico da **uva** (*Vitis vinifera*).[49]

A ingestão crônica de taninos inibe as enzimas digestivas, sobretudo as ligadas à membrana da mucosa intestinal, bem como tem a capacidade de formar complexo com íons metálicos, reduzindo a absorção. Um estudo observou que, quando chá e sais de ferro são consumidos separadamente, a absorção deste não é alterada. Os taninos também reagem com **tiamina**, o que pode diminuir sua assimilação pelo organismo.

Substâncias amargas | Aspectos farmacológicos

As substâncias amargas pertencem a **diferentes grupos fitoquímicos**, pois o sabor é uma classificação **organoléptica**. Assim, vários **monoterpenoides, sesquiterpenoides, diterpenoides, triterpenoides e flavonoides** são amargos. As substâncias mais amargas conhecidas estão presentes na **genciana** (*Gentiana lutea*) (particularmente amarogentina), na **centáurea** (*Centaurium erythraea*), no **trevo-aquático** (*Menyanthes trifoliata*) e nas lactonas sesquiterpênicas (**absintina**) presentes na **losna** (*Artemisia absinthium*).

Várias culturas reconhecem as propriedades medicinais das substâncias amargas, por estimularem a **função digestiva**. Bebidas amargas antes das refeições são chamadas de aperitivos. No início do século 20, era amplamente reconhecido que esses "aperitivos" estimulavam a digestão, tanto que na primeira edição da *Farmacopeia brasileira*, lançada em 1926, são indicadas espécies amargas – **centáurea** (*Centaurium erythraea*), **carqueja-amarga** (*Baccharis genistelloides*), **laranja-amarga** (*Citrus × aurantium*), **losna** (*Artemisia absinthium*), **macela** (*Achyrocline satureioides*).[50] Pela medicina tradicional, os amargos são considerados refrescantes, por isso algumas vezes são úteis em febres e inflamações.[35]

As plantas usadas como **amargas** estimulam diretamente a **mucosa** do **trato gastrintestinal** superior e especialmente os receptores para o sabor amargo presentes na língua. Como sua ação se inicia na boca, devem ser degustadas para que estimulem a secreção de saliva e sucos gástricos, promovendo o apetite e facilitando a digestão. O aumento nas **funções digestivas** é provavelmente mediado por **excitação nervosa** reflexa a partir das papilas e envolve aumento no estímulo do **nervo vago**. Com os conhecimentos da fisiologia, observamos que os efeitos da estimulação vagal são: **aumento da secreção ácida** e de **pepsina; elevação transitória da** gastrina; incremento da motilidade da vesícula biliar e da **função secretora do pâncreas**. As drogas amargas são usadas também para tratar **alergias alimentares** e **estimular o sistema imunológico**, principalmente em pacientes pálidos, letárgicos e propensos a infecções.[27] São contraindicadas em estados de **hiperacidez**, sobretudo em **úlceras duodenais**.

Constituintes picantes | Aspectos farmacológicos

Picante, da mesma forma que amargo, é uma classificação **organoléptica**, e não fitoquímica. As três espécies picantes mais utilizadas são **pimenta** (*Capsicum annuum*), **pimenta-do-reino** (*Piper nigrum*) e **gengibre** (*Zingiber officinale*). Embora os constituintes picantes – respectivamente, **capsaicina**, **piperina** e os **gingeróis** (Figura 4.12) – sejam quimicamente distintos, sugere-se que atuem sobre o mesmo grupo de receptores nervosos: os receptores **vaniloides** (capsaicina).

Entre os constituintes picantes, a capsaicina é a mais estudada. Os neurônios das **fibras sensoriais C** que liberam neuropeptídios inflamatórios, como a **substância P**, intermedeiam uma grande variedade de respostas, incluindo

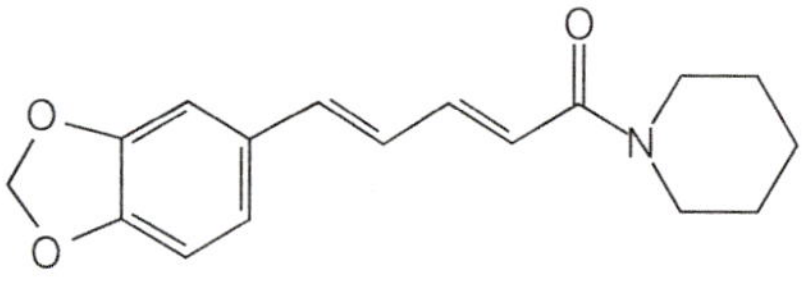

Piperina

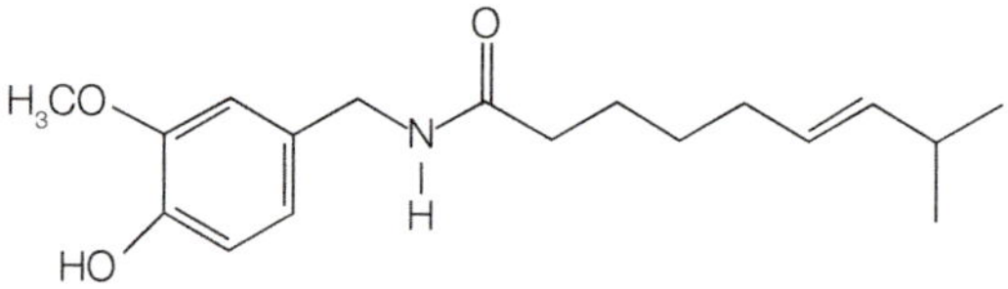

Capsaicina

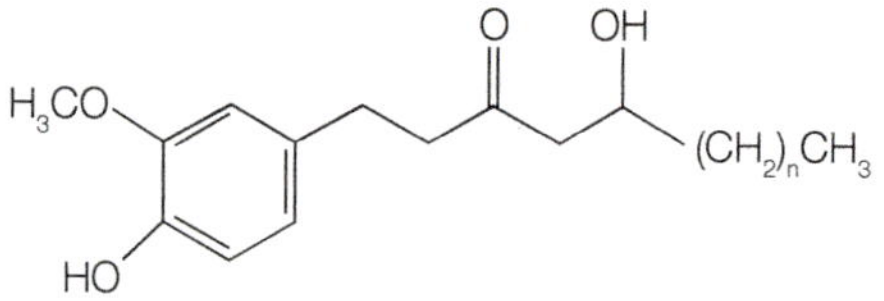

Gingeróis

	n
6-Gingerol	4
8-Gingerol	6
10-Gingerol	8

Figura 4.12 Estrutura dos principais constituintes picantes.

a **inflamação neurogênica**, a **termorregulação** e a **dor induzida por estímulo químico**. Após comer uma pimenta, experimenta-se uma intensa sensação de dor e calor gerada pela ativação das fibras C. A capsaicina tem a função de ativá-las, mas em altas doses e por tempo prolongado acaba por dessensibilizar essa classe de fibras, sendo essa a base para seu uso terapêutico. No que diz respeito à **pimenta-do-reino** (*Piper nigrum*), é uma espécie muito utilizada na medicina indiana e faz parte da composição da formulação tradicional conhecida como *Trikatu*. Essa fórmula aumenta a absorção de outros bioativos, bem como interage com medicamentos sintéticos.[51]

Saponinas | Aspectos químicos, farmacológicos e toxicológicos

O nome deriva da palavra **sabão** (latim *sapo* = sabão), uma vez que a primeira substância foi isolada da **saponária** (*Saponaria officinalis*), planta usada na lavagem de roupa. Do mesmo modo que os sabões, as saponinas são moléculas grandes que apresentam uma **parte hidrofílica** (açúcares) e outra **lipofílica**, por isso produzem **espuma**. As saponinas são **glicosídeos** (o açúcar consiste na terminação hidrofílica). Duas classes são definidas com base na estrutura da **aglicona** ou **sapogenina: saponinas esteroidais**, que apresentam núcleo esteroide; e as **saponinas triterpenoídicas**, que apresentam estrutura de cinco anéis (Figura 4.13). Essas substâncias são amplamente consumidas por meio de alimentos e bebidas como **aveia, espinafre, aspargos, soja**, várias **leguminosas, cerveja, chás**.

Durante vários anos, acreditou-se que as saponinas fossem **inertes** após administração oral. Atualmente, sabe-se que as saponinas e suas respectivas sapogeninas **não** são bem **absorvidas** pelo **intestino**, mas **não** há dúvidas de que exerçam atividades farmacológicas após ingestão. Por exemplo, o **ácido glicirrético**, presente no **alcaçuz** (*Glycyrrhiza glabra*), tem importante atividade **anti-inflamatória** quando administrado por via oral. Além disso, vários dos **expectorantes** e **diuréticos** tradicionais apresentam quantidades significativas de saponinas, como **polígala** (*Polygala senega*), **fitolaca** (*Phytolacca decandra*), **vara-de-ouro** (*Solidago virgaurea*) e **prímula** (*Primula* sp.). A **atividade expectorante** pode ser atribuída aos **efeitos reflexos** mediados pelo **nervo vago**. As atividades podem ser resumidas na Tabela 4.8.

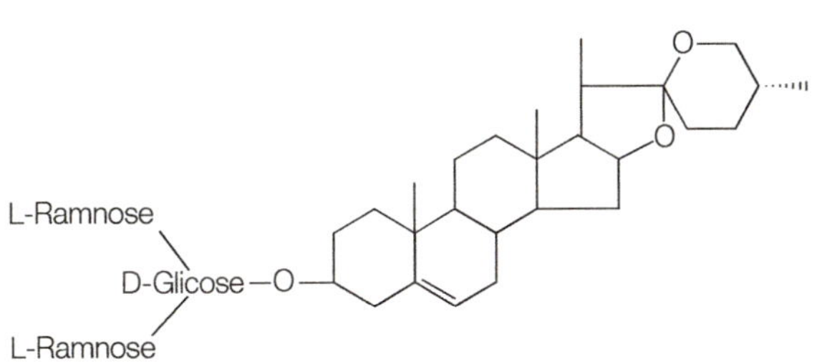

L-Ramnose
D-Glicose—O
L-Ramnose

Dioscina (saponina esteroidal)

HO

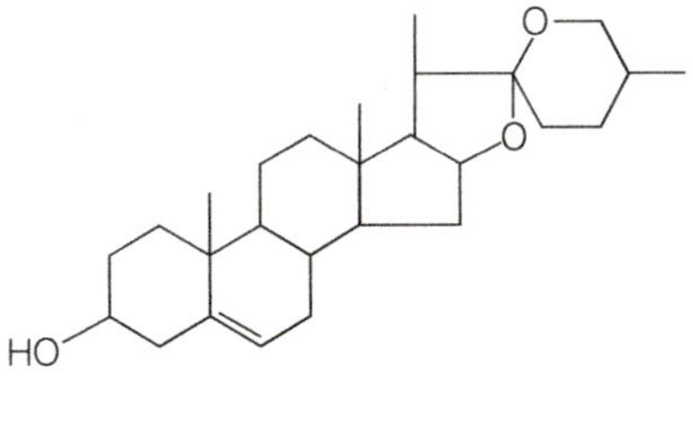

Diosgenina (saponina esteroidal)

Xilose
Ácido glicurônico—O
Galactose
CHO
CO₂—Fucose
—OH
Ramnose—glicose
Xilose—apiose
Porção acil

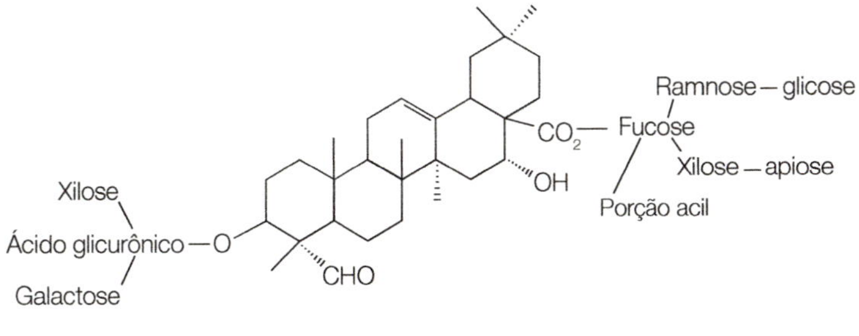

Saponina presente na quilaia – *Quillaja saponaria* Molina (saponina triterpenoídica)

Figura 4.13 Exemplos de saponinas.

Capítulo 4

Tabela 4.8 Resumo das principais atividades das saponinas.

Planta	Atividades farmacológicas
Polygala senega (polígala), *Phytolacca decandra* (fitolaca), *Solidago virgaurea* (vara-de-ouro)	Expectorante e diurético
Glycyrrhiza glabra (alcaçuz)	Anti-inflamatório e antialérgico
Panax ginseng (ginseng)	Atividade endócrina (adaptogênico)
Cimicifuga racemosa (cimicífuga)	Atividade endócrina (estrogênica)
Centella asiatica (centela)	Anti-inflamatório, imunomodulador, cicatrizante
Aesculus hippocastanum (castanha-da-índia)	Diminui permeabilidade capilar, melhora as insuficiências venosas crônicas e hemorroidas

O efeito detergente das saponinas auxilia na solubilidade de moléculas lipofílicas por meio da formação de micelas. Um exemplo que ilustra esse fenômeno é o das **kavalactonas** (ou **kavapironas**). Esse efeito tem-se mostrado importante para auxiliar na absorção de inúmeras substâncias, mesmo quando presentes em pequenas quantidades na planta, o que reforça e esclarece a importância da interação dos vários constituintes de uma mesma planta ou entre constituintes de uma formulação.[52] A presença das saponinas também explica o valor do amplo uso do **alcaçuz** pela medicina chinesa como planta harmonizadora. Apesar disso, saponinas são **irritantes gastrintestinais** e podem ocasionar refluxo esofágico em pacientes sensíveis. Nesses casos, as plantas devem ser administradas junto às **refeições** ou em **preparações entéricas**.

Antraquinonas | Aspectos fitoquímicos e farmacológicos

As antraquinonas têm como núcleo o **antraceno** (três anéis benzênicos conjugados). No ápice de cada anel central (anel B) há um grupo carbonila (carbono + dupla ligação + oxigênio) que representa a parte **quinona**. As antraquinonas geralmente ocorrem nas plantas como glicosídeos – por exemplo, os **senosídeos** da sene (*Senna alexandrina*) são O-glicosilados, enquanto as **aloínas** da babosa (*Aloe vera*) são C-glicosilados. Os cascarosídeos da **cáscara-sagrada** (*Rhamnus purshiana*) são moléculas incomuns, pois são C- e O-glicosilados, apresentando uma molécula de glicose ligada a uma antrona central por um átomo de carbono e uma segunda glicose ligada por meio de um oxigênio. Em decorrência dessas características estruturais, os **glicosídeos antraquinônicos** precisam ser metabolizados pela **flora intestinal** para se tornarem ativos, conforme ilustrado na Figura 4.14. O intervalo de 6 a 8 h para a atividade reflete o tempo que as antraquinonas precisam para atingir o cólon e ser convertidas em agliconas para se tornarem ativas. Plantas como **ruibarbo** (*Rheum palmatum*), **sene** (*Cassia* sp.) e **cáscara-sagrada** (*Rhamnus purshiana*) são empregadas por seus **efeitos laxantes** induzidos pelas antraquinonas. Experimentos em animais e seres humanos mostram que a introdução de antronas no cólon induz rigorosos movimentos peristálticos. A motilidade intestinal se deve, em parte, à liberação de prostaglandinas, tendo em vista que esse efeito é reduzido pela indometacina e por outros inibidores da ciclo-oxigenase.

Laxantes com antraquinonas podem provocar **cólicas** e **dores abdominais** e devem ser utilizados com **precaução**. Doses altas podem ocasionar forte diarreia, e o uso prolongado pode resultar em perda excessiva de **eletrólitos**, particularmente **potássio**. O emprego frequente pode induzir ao hábito.

Cumarinas | Aspectos fitoquímicos, farmacológicos e toxicológicos

Cumarinas são **benzoalfapironas** (lactonas do ácido O-hidroxicinâmico) que apresentam um grupamento hidroxila ou metoxila na posição 7 (Figura 4.15). **Escopoletina, aesculetina e umbeliferona** são representantes comuns desse grupo fitoquímico e apresentam odor de baunilha. Sua produção ocorre pela ação enzimática após a coleta e durante o processo de secagem.

As **furonocumarinas** são os derivados furânicos da cumarina – furano é um anel de cinco elementos contendo oxigênio – comumente encontrados nas famílias **Rutaceae** e **Umbelifereae** ou **Apiaceae**. Furanocumarinas lineares são chamadas de **psoralenos** e atuam como fotossensibilizantes, como as presentes na **arruda** (*Ruta graveolens*), no *Citrus* sp., no **aipo** (*Apium graveolens*), na **salsa** (*Petroselinum crispum*) e na **angélica** (*Angelica archangelica*), podendo a exposição a esses agentes levar a uma grave **fotodermatite**.

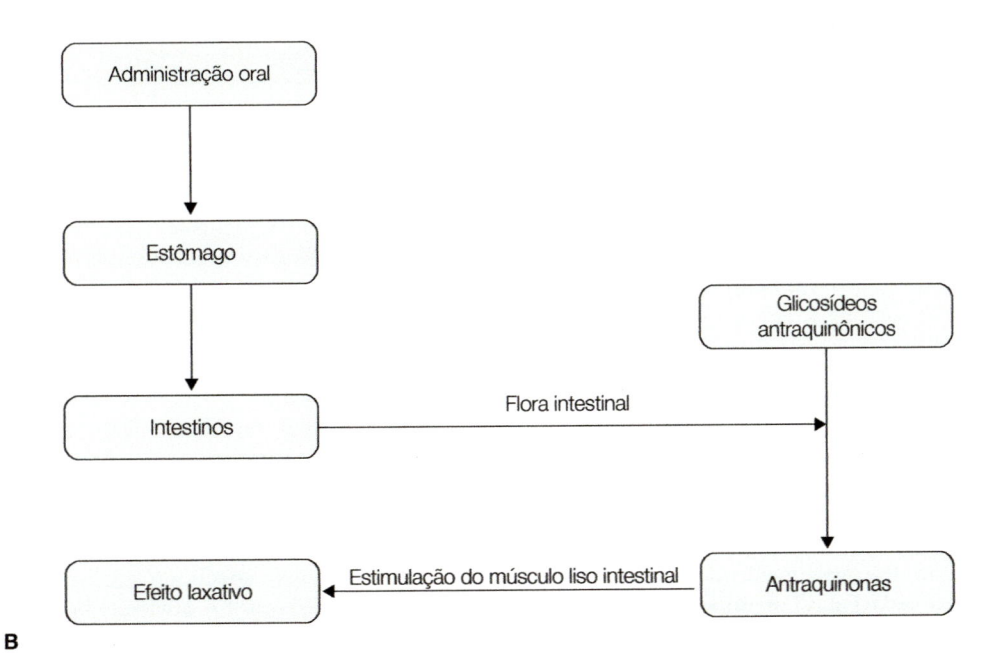

Figura 4.14 Exemplos de antraquinonas (A) e seu mecanismo de ação (B).

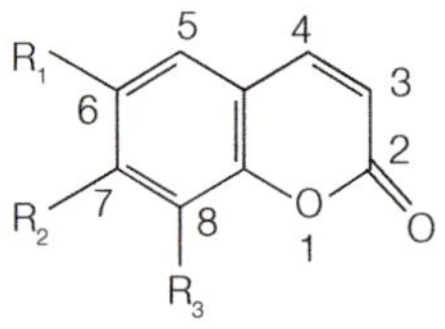

Capítulo 4

Cumarinas

R₁	R₂	R₃	
H	H	H	Cumarina
H	OH	H	Umbeliferona
H	OCH₃	H	Herniarina
H	OH	OH	Dafnetina
OH	OH	H	Aesculetina
OCH₃	OH	H	Escopoletina

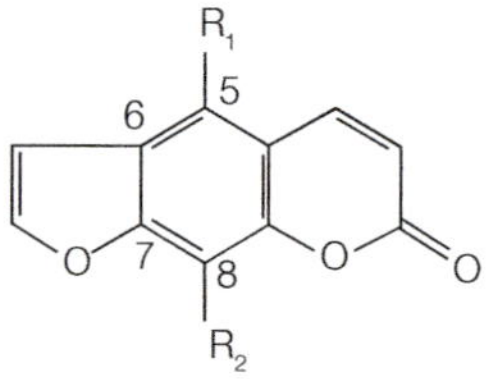

Furanocumarinas

R₁	R₂	
H	H	Psoraleno
H	OCH₃	Xantotoxina
H	OH	Xantotoxol
OCH₃	H	Bergapteno
OH	H	Bergaptol

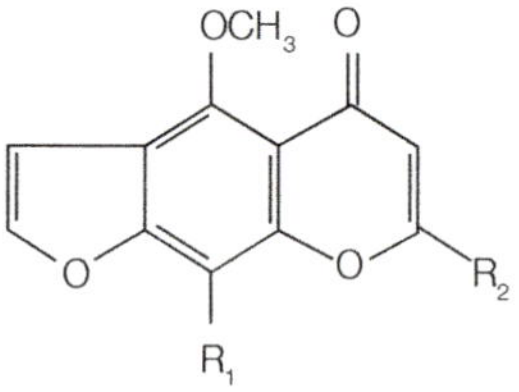

Furanocromonas

R₁	R₂	
H	CH₃	Visnagina
OCH₃	CH₃	Quelina
OH	CH₂OH	Quelol

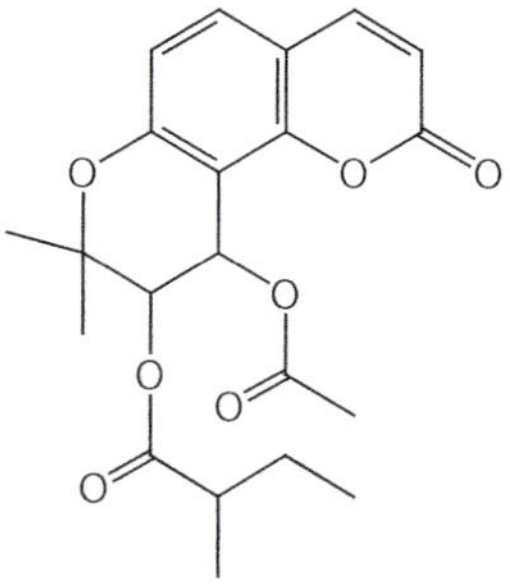

Visnadina

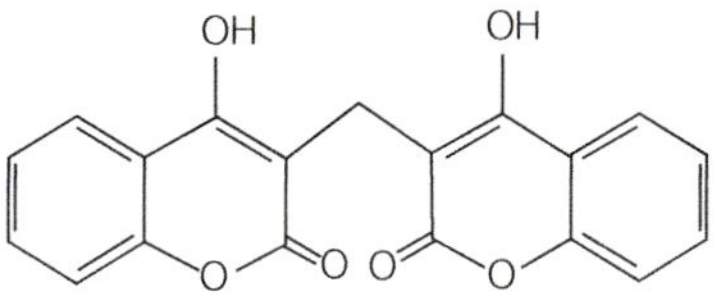

Dicumarol

Figura 4.15 Estruturas das cumarinas, com destaque para o dicumarol, salientando os grupos hidroxila (OH), essenciais para a atividade anticoagulante.

O **dicumarol** é um potente **anticoagulante** formado da cumarina por ação bacteriana em espécies de feno. Essa conversão da cumarina em dicumarol provocou a intoxicação de bovinos alimentados com **meliloto** (*Melilotus officinalis*) fermentado, resultando na descoberta dessa atividade. Assim, a investigação dessa intoxicação levou ao desenvolvimento dos anticoagulantes, como a **varfarina**. O **dicumarol** (Figura 4.15) e seus análogos são hidroxilados na posição 4, característica essencial para inibir a síntese de **vitamina K**. Essa vitamina é fundamental para a síntese de protrombina, cuja deficiência acarreta efeito anticoagulante.

As cumarinas também inibem a **agregação plaquetária**, promovem o **relaxamento da musculatura lisa** e **cardíaca**, possivelmente devido à inibição das enzimas fosfodiasterases cAMP e GMPc e do influxo do cálcio, como as presentes no gênero **angélica** (*Angelica archangelica* e *Angelica sinensis*). A atividade **broncodilatadora** do **guaco** (*Mikania glomerata*) se deve à presença dessa classe de substâncias que atuam por meio da estimulação direta dos canais de cálcio ativados por potássio e de alterações na concentração intracelular de cálcio. Esse íon está diretamente envolvido nas contrações do músculo liso.[53,54]

Fitoestrógenos | Aspectos químicos, farmacológicos e precauções

Fitoestrógenos são constituintes vegetais que interagem com os **receptores estrogênicos**. Portanto, a interação com esses receptores é o que os classifica, e não a estrutura fitoquímica. Eles pertencem a várias classes fitoquímicas (Figura 4.16), que incluem **flavonoides** (kaempferol e quercetina), **isoflavonas** (genisteína, daidzeína, formonetina e equol), **lignanas** (enterolactonas e enterodiol), **coumestanos** (coumestrol), **micotoxinas** (zearalenol) e **estilbenos** (resveratrol). Este último é característico da **uva** (*Vitis vinifera*), conferindo as **propriedades antioxidante, cardioprotetora** e **anti-inflamatória** descritas para o **vinho**. Tais propriedades disseminaram o uso medicinal do vinho e dos extratos da uva (*Vitis vinifera*) como cardioprotetores.

As pesquisas também se voltaram para as propriedades medicinais de **isoflavonas** e **lignanas**. As isoflavonas estrogênicas estão presentes principalmente em leguminosas como **soja** (*Glycine max*) e **trevo-vermelho** (*Trifolium pratense*). Por sua vez, a **linhaça** (*Linum usitatissimum*) é rica em **lignanas**, que são oriundas da ação bacteriana sobre o precursor diglicosídeo secoisoliaricirresinol presente na semente[55] (Figura 4.16).

A primeira observação científica dos efeitos estrogênicos das isoflavonas foi realizada na Austrália, na década de 1940, quando foi identificada a "**doença do trevo**". Notou-se que ovelhas que se alimentavam de espécies de trevo-vermelho (*Trifolium* sp.) desenvolviam infertilidade. Várias décadas depois, os resultados de um estudo epidemiológico sugeriam que o consumo de produtos de soja poderia ter efeito protetor sobre o câncer de mama. Isso reacendeu o interesse sobre as propriedades estrogênicas das isoflavonas.[56]

Sabe-se que atualmente existem **dois subtipos de receptores estrogênicos**, α e β, que apresentam distribuição diferenciada de acordo com os tecidos. As **isoflavonas** têm preferência pelos **receptores β**, como mostra a Tabela 4.9. As análises químicas mostram que há semelhança estrutural entre o estradiol, as isoflavonas e as lignanas que justifica a afinidade pelos receptores estrogênicos (Figura 4.17). No entanto, as isoflavonas apenas apresentam **efeito antiestrogênico** quando existe **alta concentração de estrogênio**.

Tabela 4.9 Localização dos receptores estrogênicos.

Receptor α	Receptor β
SNC	SNC
Mama	Ossos
Endométrio	Parede vascular
Fígado	Trato geniturinário

SNC: sistema nervoso central.

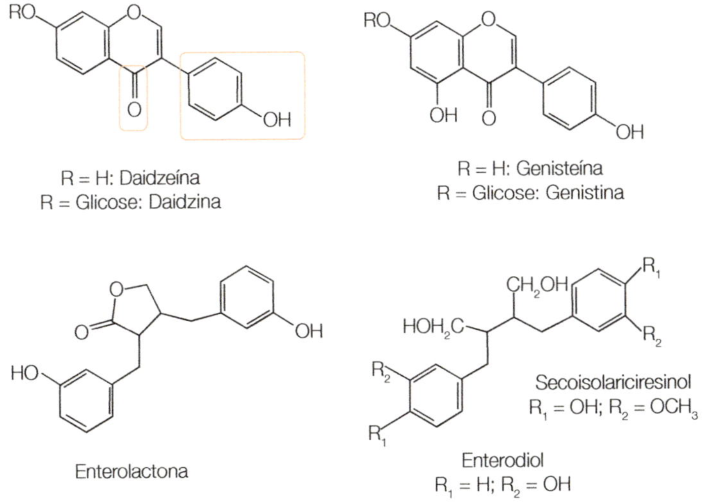

R = H: Daidzeína
R = Glicose: Daidzina

R = H: Genisteína
R = Glicose: Genistina

Enterolactona

Secoisoliariciresinol
R_1 = OH; R_2 = OCH$_3$

Enterodiol
R_1 = H; R_2 = OH

Figura 4.16 Estrutura das principais substâncias com atividade hormonal.

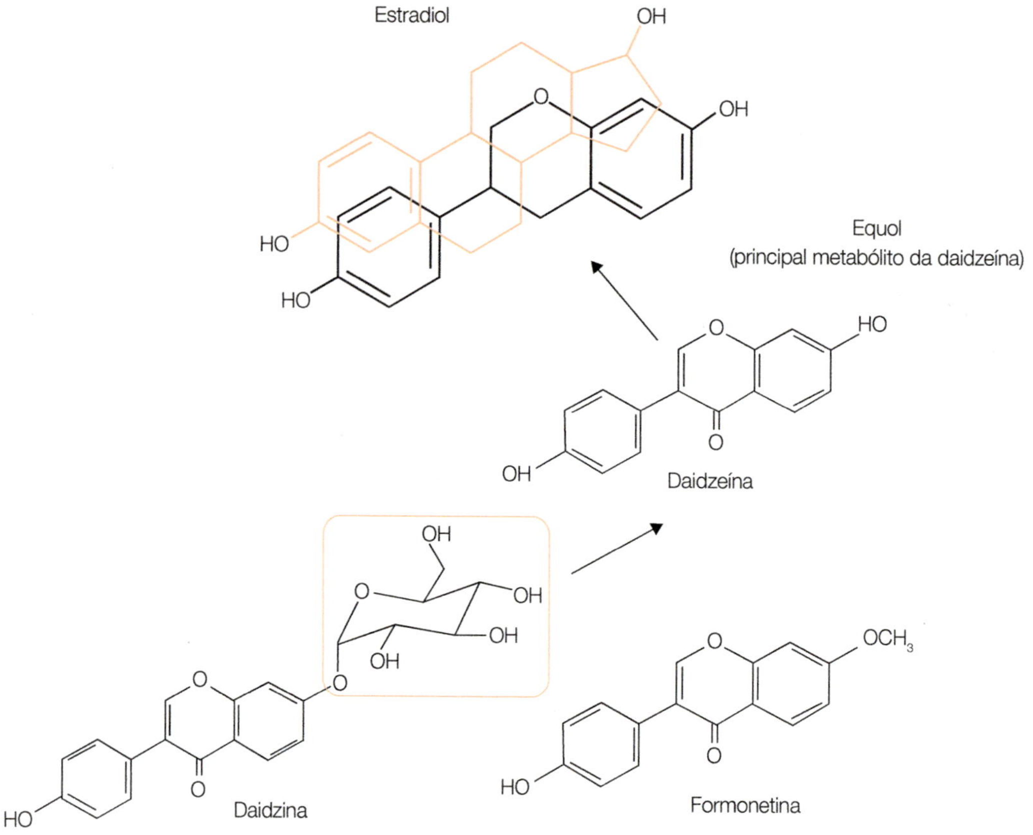

Figura 4.17 Comparação da estrutura do equol com estradiol, mostrando as semelhanças entre as estruturas que justificam a afinidade pelos receptores estrogênicos.

Por sua vez, quando há **baixa concentração de estrogênio,** fornecem um **efeito estrogênico.** Essas características se devem à fraca afinidade das **isoflavonas** frente aos receptores estrogênicos quando comparadas ao **estradiol**[57] (Tabela 4.10).

Estudos utilizando isoflavonas como terapia de reposição hormonal em mulheres após a menopausa reduziram a perda de densidade óssea e melhoraram a atividade cardiovascular. Efeitos positivos foram observados sobre o metabolismo ósseo *in vitro* e *in vivo*. Todavia, mais estudos são necessários para definir a influência do consumo de isoflavonas sobre a densidade óssea. Dieta rica em proteína de soja mostra-se **antiaterogênica** em animais e **diminui o colesterol** em **seres humanos.** Entretanto, ainda não está claro se esses efeitos se dão apenas como consequência das isoflavonas. De qualquer forma, é interessante notar que a remoção dos fitoquímicos (incluindo as isoflavonas) da proteína de soja elimina os efeitos antiateroscleróticos quando comparados à soja não modificada. Recomenda-se que a ingestão desses constituintes seja limitada ou reduzida em mulheres com câncer de mama sensível ao estrogênio. Há necessidade de estudos clínicos que mostrem evidências de segurança de uso nesse tipo de câncer. Supõe-se que, em alguns casos, as isoflavonas possam estimular o crescimento de tumores dependentes de estrogênio.

Alcaloides | Aspectos químicos e farmacológicos

Os alcaloides são alcalinos (básicos) caracterizados por anel heterocíclico contendo átomo de

Tabela 4.10 Afinidade da genisteína pelos receptores estrogênicos α e β.

	Receptor α	Receptor β
Genisteína	$1/10^2$ a $1/10^4$	1/3
17β-estradiol	1	1

nitrogênio, o qual forma o núcleo típico de cada molécula de alcaloide. Desse modo, podemos classificá-los de acordo com o núcleo químico: **indólicos, quinolínicos, quinolizidínicos, isoquinolínicos, imidazólicos, tropânicos e pirrolizidínicos**. Estão presentes em plantas superiores e frequentemente apresentam importante atividade farmacológica. Contudo, existem exceções a essa regra. Por exemplo, o nitrogênio presente na molécula de **efedrina** não faz parte do anel, de modo que não é uma substância heterocíclica. Por essa razão, é algumas vezes chamada de **protoalcaloide**.

Os alcaloides foram as primeiras substâncias isoladas das plantas. Uma mistura de morfina e codeína foi isolada do ópio (*Papaver somniferum*) em 1806. Essas substâncias apresentam um importante papel na farmacoterapia moderna, uma vez que são responsáveis por fármacos que fazem parte do arsenal terapêutico até hoje – **codeína, atropina, quinina, pilocarpina, teofilina, colchicina e vincristina**.

Os alcaloides apresentam duas propriedades que são determinantes para a sua atividade farmacológica: a capacidade de atravessar a barreira hematencefálica e exibir atividade depressora ou estimulante sobre o SNC ao interagir com vários receptores neuronais. Exemplos de depressores do SNC são morfina e codeína, e exemplos de estimulantes são a cafeína e a cocaína. A efedrina é um estimulante do sistema nervoso simpático.

A **lobélia** (*Lobelia inflata*) e a raiz de **ipecacuanha** (*Cephaelis ipecacuanha*) contêm alcaloides eméticos (**lobelina** e **emetina**, respectivamente) que atuam como **expectorantes** em baixas doses (similares às saponinas expectorantes). Preparações orais de lobélia eram usadas para auxiliar no tratamento de dependência ao tabaco, em decorrência de a lobelina apresentar propriedades farmacodinâmicas semelhantes às da nicotina.

Hoje em dia, são conhecidos vários alcaloides pirrolizidínicos, encontrados principalmente nas plantas das famílias Boraginaceae (*Cynoglossum* sp., *Echium* sp., *Heliotropium* sp., *Symphytum* sp. e outras) e Asteraceae (*Senecio* sp., *Petasites* sp., *Tussilago* sp.). A necrose hepática observada em algumas intoxicações deve-se à presença desses alcaloides, e alguns deles induzem câncer no fígado. Os efeitos tóxicos são mediados pela formação de substâncias que se desenvolvem após metabolização hepática[58] (Figura 4.18). Os alcaloides hepatotóxicos são encontrados no **confrei** (*Symphytum officinale*), utilizado como cicatrizante, e em outras espécies, como **borragem** (*Borago officinalis*), **língua-de-cão** (*Cynoglossum officinale*) e **senécio** (*Senecio vulgaris*).[41]

Ácidos graxos | Aspectos químicos e farmacológicos

São **ácidos monocarboxílicos** com cadeias que variam de 4 a 36 átomos de carbono. Em decorrência de fazerem parte da bioquímica dos seres

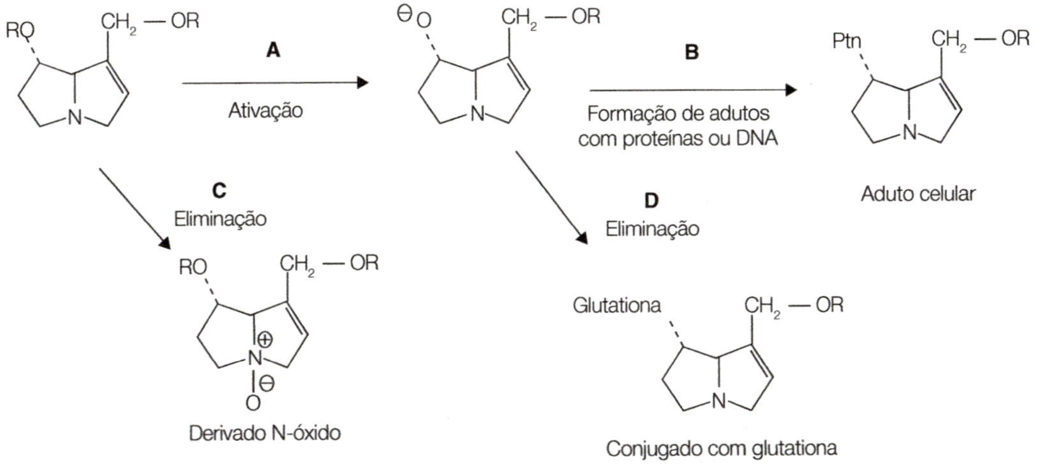

Figura 4.18 Mecanismos de ativação e inativação dos alcaloides pirrolizidínicos (APs). Os APs são desidrogenados (**A**) em um produto intermediário, o qual reage com proteína ou DNA formando um aduto (**B**). De maneira alternativa, ocorre inativação quando os APs sofrem N-oxidação (**C**) ou são conjugados com glutationa para serem excretados (**D**). Os adutos são responsáveis pelos efeitos tóxicos dos APs.

vivos, encontram-se amplamente distribuídos no reino vegetal. Quanto ao tamanho da cadeia, é possível classificá-la em três grupos: **cadeia curta** (4 a 8 carbonos), **cadeia média** (8 a 12 carbonos) e **cadeia longa** (> 12 carbonos).

De acordo com o tamanho da cadeia, os ácidos graxos (AGs) podem variar seu estado físico de líquido (óleo fixo) até o sólido (gordura) e são classificados de acordo com a presença ou não de duplas ligações na cadeia de carbono. Os **saturados não** apresentam **dupla ligação**, enquanto os **monoinsaturados** contêm **uma dupla ligação** e os **poli-insaturados duas** ou **mais duplas ligações**. Os AGs **saturados** são encontrados principalmente em **gorduras animais**, sendo os mais comuns o **esteárico** e o **palmítico**. Os AGs saturados no organismo tendem a elevar tanto a fração **LDL** (*low density lipoproteins*) quanto a **HDL** (*high density lipoproteins*) e aumentam o nível de **colesterol** sanguíneo.

As duas séries de AGs poli-insaturados, e seus derivados, originam-se dos **ácidos cislinoleico** e **α-linolênico**, respectivamente. Com exceção dos ácidos graxos monoinsaturados, que podem ser formados a partir dos saturados, os AGs poli-insaturados, que são particularmente benéficos como antioxidantes, não podem ser produzidos de modo endógeno pelos seres humanos, sendo introduzidos no organismo apenas pela **dieta**. No que se refere aos monoinsaturados, o **ácido oleico (18:1)** encontra-se principalmente no **óleo de oliva** (*Olea europaea*). Dentre os poli-insaturados, o **ácido α-linolênico (18:3)**, que faz parte da **família ômega-3**, está presente no **óleo de linhaça** (*Linum usitatissimum*), que é usado para fins medicinais.

A nomenclatura ômega (ω) é definida segundo a numeração do carbono associada à primeira dupla ligação (3º, 6º ou 9º), a partir do radical metila. Essa classificação implica características estruturais e funcionais desses ácidos graxos. Os principais representantes dos ácidos graxos poli-insaturados são o **ácido araquidônico (AA)**, derivado do **ômega-6**, o **ácido docosa-hexaenoico (DHA)** e o **ácido eicosapentanoico (EPA)**, derivados do **ômega-3**.

Há, em geral, predominância na dieta de AGs da família **ômega-6**, presentes em óleos de **soja** (*Glycine max*), **milho** (*Zea mays*), **cártamo** (*Carthamus tinctorius*) e **girassol** (*Helianthus annuus*), e baixa ingestão de AGs da família **ômega-3**, encontrados em **folhas verdes**, nos **óleos de peixe** e de **linhaça**. Esses AGs são

considerados essenciais, já que não são sintetizados pelo ser humano.

Um exemplo clássico do **ômega-9** é o **ácido ricinoleico**, principal constituinte (89%) do óleo de **rícino** (*Ricinus communis*), conhecido por suas propriedades purgativas. Esse óleo consta na lista de espécies vegetais com restrições para o registro/notificação da Resolução da Diretoria Colegiada – RDC nº 26, de 13 de maio de 2014.

O **EPA (ômega-3)** compete com o **ácido araquidônico (AA) (ômega-6)**, pela mesma via enzimática, e estimula a produção de **prostaglandinas** da série 3 e **leucotrienos** da série 5, que têm menor ação inflamatória que aqueles eicosanoides derivados do AA. Dessa forma, várias pesquisas mostram a capacidade dos AGs do tipo ômega-3 em diminuir as concentrações de **proteína C reativa (PCR)**, eicosanoides pró-**inflamatórios**, **citocinas**, **quimiocinas** e outros **biomarcadores** da **inflamação**. O EPA e o DHA são precursores de mediadores lipídicos denominados resolvinas e protectinas, com características anti-inflamatórias e imunomoduladoras.[59] Desse modo, explica-se por que o uso do **óleo de prímula** (*Oenothera biennis*), rico em **ácido γ-linolênico (18:3)**, ganhou notoriedade por aliviar os sintomas da **tensão pré-menstrual (TPM)**. Assim, a ingestão de AGs poli-insaturados parece promover melhora clínica moderada, sobretudo em doenças inflamatórias e autoimunes. No entanto, os potenciais terapêuticos desses lipídios ainda carecem de mais estudos.

ESTUDOS DE FARMACOCINÉTICA APLICADA A DROGAS VEGETAIS E GRUPOS FITOQUÍMICOS

Os dados obtidos dos estudos em farmacocinética servem para nos informar os tipos de transformações químicas a que são submetidas as substâncias após ingestão pelo ser humano. Esses dados são importantes para prever possíveis interações medicamentosas e definir esquemas terapêuticos, em decorrência da atividade farmacológica, a qual depende da biodisponibilidade dos ativos na circulação sanguínea para atingir os alvos biológicos. E, no caso das plantas medicinais, essas informações podem ser úteis para: aumentar a compreensão dos usos tradicional e empírico, fornecer dados que ajudem a definir posologias, avaliar a segurança e a toxicidade de determinada droga vegetal, prever ou estimar possíveis interações medicamentosas, demonstrar como ocorrem o sinergismo e interações em fitoterapia. As informações obtidas ampliam a compreensão em relação à interpretação da informação científica, particularmente de estudos *in vitro* ou *in vivo*. Há várias informações equivocadas na literatura em virtude da extrapolação exagerada dos possíveis efeitos de algumas drogas vegetais. Esse fato ocorre justamente pela falta de informações a respeito da biodisponibilidade dos ativos presentes em determinado extrato vegetal. A biodisponibilidade da droga vegetal é baixa quando moléculas grandes e polares estão presentes.

Vale ressaltar também que a pesquisa farmacocinética das drogas vegetais é mais difícil, e as razões são:

- A complexidade química (fitocomplexo) dos extratos vegetais
- As diferentes biodisponibilidades dos diversos constituintes
- Os constituintes ativos nem sempre são conhecidos, portanto não se sabe que substâncias devem ser selecionadas para serem avaliadas durante as pesquisas em farmacocinética
- Quando os ativos são conhecidos, pouco se sabe sobre as interações farmacodinâmicas e farmacocinéticas, de modo que se possa inferir qual a importância dessas interações para o efeito observado
- Algumas substâncias são metabolizadas pelas bactérias presentes na flora intestinal ou pelo fígado, para então tornarem-se ativas.

Para compreender mais a respeito desse tema, apresentamos estudos realizados com algumas espécies medicinais.

Ginkgo (*Ginkgo biloba*)

O **ginkgo** é considerado um fóssil vivo e amplamente utilizado na MTC, tendo registros de uso há mais de 5.000 anos. Hoje o **EGb 761**® é um dos **extratos padronizados** mais estudados em ensaios clínicos randomizados.[60] A padronização fitoquímica considera a porção rica em **flavanoides** (isorhamnetina, kaempferol, quercetina) e **terpenoides** (ginkgobilobalideos A, B, C, bilobalido e ácidos ginkgólicos) como marcadores do extrato. Como consequência, os estudos farmacocinéticos realizados objetivaram monitorar a biodisponibilidade desses bioativos. Um trabalho que avaliou a administração oral de 80 mg de EGb 761® demonstrou que a biodisponibilidade dos ginkgolidos A e B foi superior a 80%, enquanto a do gingkgolido C foi muito baixa. Por sua vez, o bilobalido foi de 70% após administração de 120 mg desse mesmo extrato. Esses dados foram confirmados em outro estudo, que estimou a meia-vida de gingkolidos A, B e bilobalidos em 4,5, 10,6 e 3,2 h, respectivamente (Figura 4.19). Observou-se também que os flavonoides do gingko conjugam-se com ácido glicurônico no plasma e na urina. O pico plasmático foi de 2 a 3 h e proporcional às doses administradas, a meia-vida foi de 2 a 4 h e a eliminação foi completa após 24 h. Sabe-se, no entanto, que a absorção dos flavonoides glicosilados depende da porção de açúcar – o local da ligação e o tipo de açúcar influenciam a absorção. Portanto, esperam-se diferenças farmacocinéticas quando vários flavonoides glicosilados são administrados.[61]

Hipérico (*Hypericum perforatum*)

O extrato de **hipérico** contém vários constituintes que podem contribuir para seus efeitos farmacológicos. Esses constituintes são **naftodiantronas** (hipericina e pseudo-hipericina) e **flavonoides** (rutina, hiperosídeo, isoquercitrina, quercitrina e quercetina), **floroglucinóis** (hiperforina e adiperforina) e **biflavonoides** (biapigenina e amentoflavona). Os extratos são padronizados de acordo com o conteúdo de hipericina, normalmente variando entre 0,1 e 0,3%.[62]

Os estudos farmacocinéticos mostram que a hipericina tem meia-vida de 40 h, e a pseudo-hipericina, de 25 h. Em estudo com doses múltiplas (300 mg, 3 vezes/dia, 14 dias), o estado de equilíbrio foi alcançado em 6 a 7 dias para a hipericina, e em 4 dias para a pseudo-hipericina. As concentrações plasmáticas foram de 8,8 g/mℓ para a hipericina e de 8,5 ng/mℓ para a pseudo-hipericina. Essas substâncias foram excretadas pela bile na forma de conjugados. Além disso, verificou-se que a hipericina (2,0 a 2,6 h) tem um intervalo maior para absorção do que a pseudo-hipericina (0,3 a 1 h). A hipericina e a pseudo-hiperina apresentam baixa solubilidade em água; entretanto, essa característica é compensada pela presença de procianidinas e flavonoides, tendo-se observado em ratos que a biodisponibilidade da hipericina aumenta 34% na presença de hiperosídeo (flavonoide) e 54% na presença de procianidina B_2. Esse dado corrobora a importância do hipérico como fitocomplexo. Os resultados obtidos para o estado de equilíbrio da hiperforina (100 ng/mℓ) indicam que o esquema posológico para o extrato de hipérico é de 300 mg, 3 vezes/dia.[28,29]

Capítulo 4

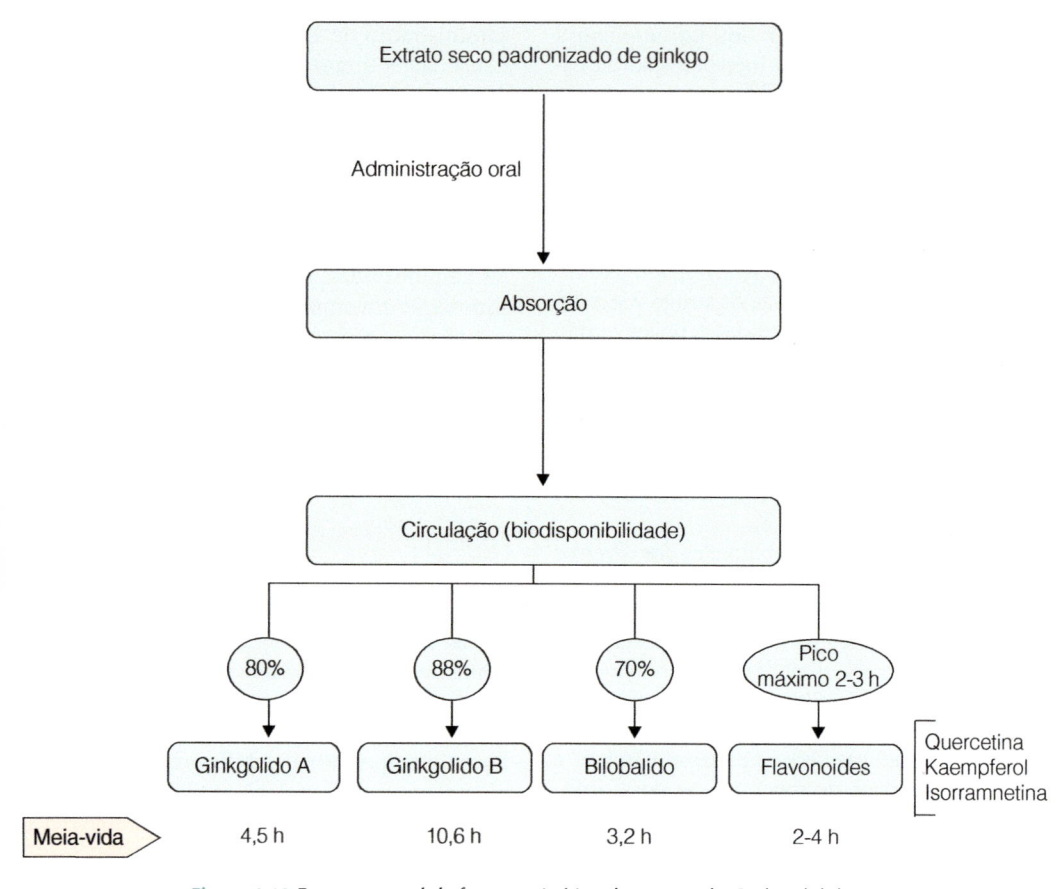

Figura 4.19 Esquema geral da farmacocinética do extrato de *Ginkgo biloba* L.

Salgueiro (*Salix* sp.)

Os seres humanos sempre utilizaram plantas contendo salicilatos, não sendo possível datar quando teve início o uso delas. Por exemplo, na China, as cascas do **álamo** (*Populus alba*) e os brotos de **salgueiro-chorão** (*Salix babylonica*) são usados há séculos para o tratamento de **febre reumática, resfriados, hemorragias** e **bócios**, assim como **antisséptico** para **feridas** e **abscessos**. No século 19, o interesse, em particular pelo **salgueiro** (*Salix* sp.), aumentou quando se descobriu que seu uso poderia substituir a **cinchona** (*Cinchona officinalis* e outras) no tratamento de febres e como anti-inflamatório, sendo uma alternativa terapêutica eficaz com menor custo financeiro. Em decorrência desses fatos, os pesquisadores daquela época começaram a investigar que substância poderia ser responsável pelos efeitos descritos. Como consequência, isolaram o **ácido salicílico** a partir do extrato bruto da casca do salgueiro. Essa descoberta despertou o interesse no desenvolvimento de uma rota sintética para a sua obtenção em laboratório, o que foi alcançado por Kolbe em 1876, e conduziu ao uso do ácido salicílico como anti-inflamatório em substituição às cascas do salgueiro. No entanto, o alto índice de efeitos colaterais observados com o uso desse ácido levou a pesquisas e ao desenvolvimento do **ácido acetilsalicílico** (**AAS**), um análogo sintético mais seguro.[63] A partir desse momento, o salgueiro começa a perder importância como recurso terapêutico. Essa conjuntura fez com que não fosse considerado que a ingestão de extratos da casca do salgueiro e, consequentemente, os seus efeitos terapêuticos resultavam da **salicina** e de seus produtos de conversão, como ilustrado[64] na Figura 4.20. Por exemplo, estudo clínico realizado em pacientes idosos confirmou a eficácia do extrato padronizado do **salgueiro** (*Salix alba*) (equivalente a **240 mg/dia de salicina**) com menos efeitos colaterais. No entanto, não foram observados os mesmos resultados quando a mesma quantidade

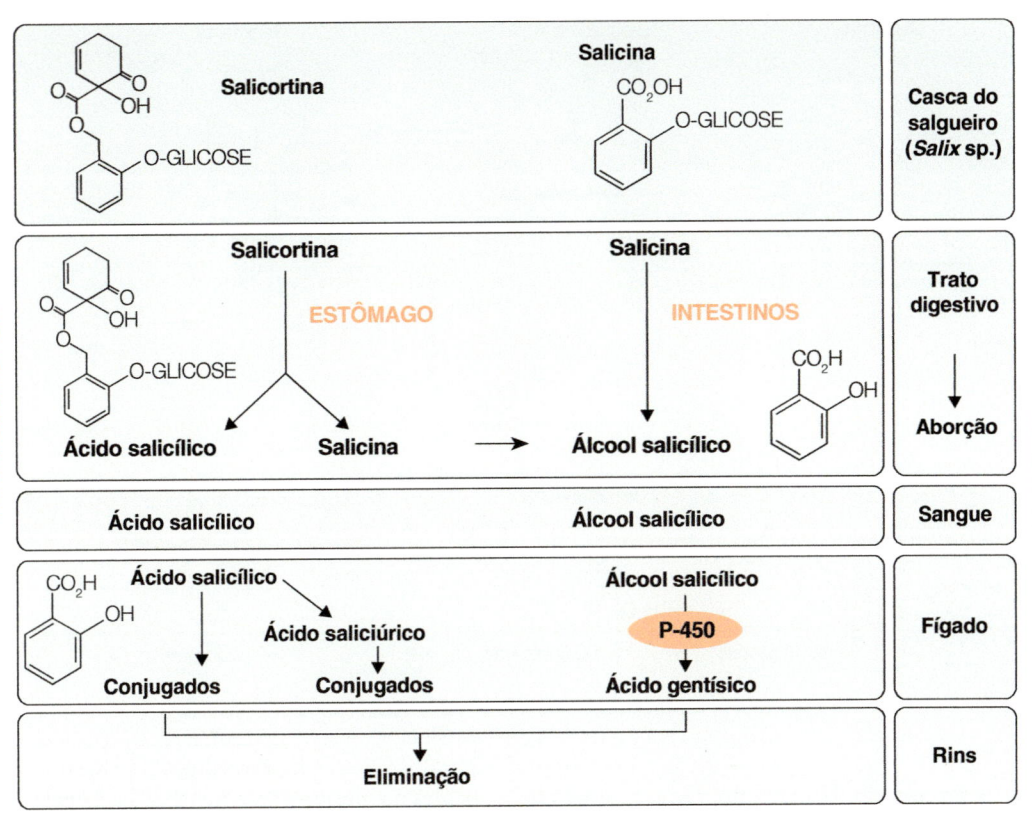

Figura 4.20 Farmacocinética dos constituintes do salgueiro.

de **salicina** foi administrada isoladamente, o que corrobora a importância do **fitocomplexo** e sugere que outros derivados do álcool salicílico, como **flavonoides** e **taninos**, podem contribuir para o efeito terapêutico da planta. Esse estudo reforça que o **efeito sinérgico** é fundamental para a atividade clínica. Esses dados demonstram que a natureza havia criado um produto com maior segurança para uso que o **ácido salicílico**.[27,61]

Glicosídeos antraquinônicos (antraquinonas)

São constituintes amplamente presentes na natureza. Plantas com essas substâncias são comumente usadas como **laxante, inclusive** em produtos para perda de peso. O conhecimento moderno sobre a farmacocinética dos **glicosídeos antraquinônicos** explica por que esses glicosídeos são ativos **apenas** por **via oral**, conforme ilustrado na **Figura 4.14**. Essas substâncias, quando administradas por via parenteral, não apresentam atividade porque estas não são as formas ativas.

Por sua vez, a aglicona, quando administrada por via oral, também exerce pouca atividade, pois é **biotransformada** ou **absorvida** antes de atingir o cólon. O tempo de **6 a 8 h** para a atividade reflete o tempo para os **glicosídeos antraquinônicos** atingirem o **cólon** e serem convertidos em **agliconas**. Esse fato demonstra a importância da interação da flora intestinal com os fitoquímicos dos vegetais, um assunto cada vez mais pesquisado.[65-68]

Fitoestrógenos

Os **fitoestrógenos** são compostos fenólicos não esteroides presentes nos vegetais; podem ser divididos em dois grupos principais: **flavonoides** e **não flavonoides**. Os flavonoides incluem **isoflavonas, coumestanos** e **prenilflavonoides**, e os não flavonoides incluem **lignanas**. As principais isoflavonas podem ser metabolizadas em **equol** pela flora intestinal, conforme mostra a **Figura 4.21**. Essa é uma reação importante do ponto de vista farmacodinâmico, uma vez que o equol apresenta mais atividade estrogênica que

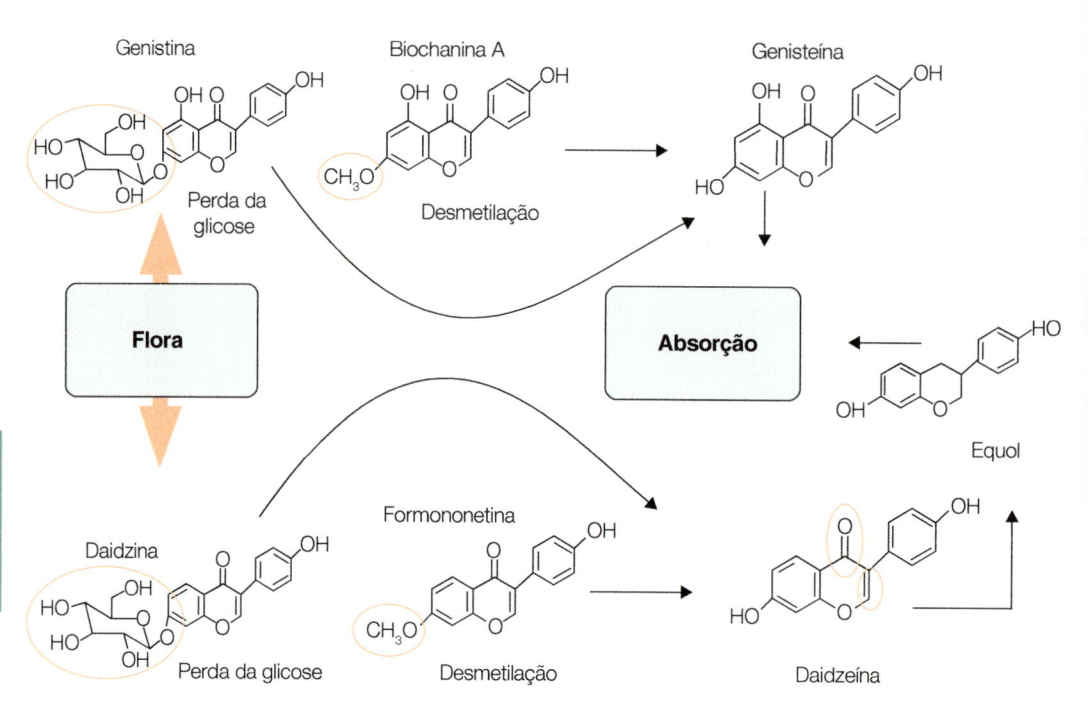

Figura 4.21 Esquema mostrando o processo de absorção das isoflavonas.

seus precursores. No entanto, como a produção dele depende da flora intestinal, as quantidades produzidas pelos indivíduos podem ser muito variáveis. Quem produzir maior quantidade de equol experimentará maior efeito estrogênico mediante o consumo de **soja** (*Glycine max*) ou de trevo-vermelho (*Trifolium pratense*).[27] As pesquisas a respeito desse tema têm demonstrado que: aproximadamente 85% das isoflavonas da soja são degradadas no intestino; alterações na flora intestinal interferem na produção de metabólitos das isoflavonas; a flora intestinal tende a transformar preferencialmente as isoflavonas genisteína e daidzeína; a biodisponibilidade das isoflavonas pode ser monitorada pela excreção urinária dos seus metabólitos. Por fim, os estudos demonstram a importância da flora intestinal na biodisponibilidade e, portanto, na atividade farmacodinâmica dos fitoestrógenos.[69]

Taninos

Os **taninos** são encontrados em diferentes famílias botânicas de plantas superiores, apresentando várias estruturas químicas de caráter **polifenólico**. Estudos recentes mostram que as **catequinas** são metabolizadas e circulam como derivados sulfatados, metilados ou sofrem reações de glicuronidação. Sugere-se que a absorção

ocorra no intestino após metabolização pela flora bacteriana.[70] O pioneiro nos estudos das **procianidinas oligoméricas (PCO)** foi o pesquisador francês Jacques Masquelier. Em 1948, ele isolou essas substâncias a partir do amendoim (*Arachis hypogaea*) e identificou o potencial vasoprotetor dessas substâncias.[71]

Os **polifenóis**, presentes no **chá-verde** (*Camellia sinensis*), também apresentam alta biodisponibilidade, sendo os responsáveis pelas ações benéficas protetoras sobre o **aparelho cardiovascular** e por uma menor incidência de **câncer**. Durante o processo de fermentação, em que o chá-verde é transformado em **chá-preto**, há redução nos teores de catequinas em decorrência da polimerização dos polifenóis, originando moléculas mais complexas, como **teaflavinas** e **terarrubigenas** (peso molecular de 500 a 3.000). Por isso, o chá-verde tem atividade farmacológica antioxidante aproximadamente cinco vezes mais potente que a do chá-preto.[27]

REFERÊNCIAS BIBLIOGRÁFICAS

1. Barreiro EJ, Fraga CAM. Química medicinal: as bases moleculares da ação dos fármacos. Artmed Editora; 2014.

2. Viegas Jr C, Bolzani VS, Barreiro EJ. Os produtos naturais e a química medicinal moderna. Química Nova. 2006;29:326-37.

3. Duarte D. Opium and opioids: a brief history. Revista Brasileira de Anestesiologia. 2005;55:135-46.

4. Hazum E, Chang KJ, Cuatrecasas P. Specific nopiate receptors for beta-endorphin. Science. 1979;205:1033-5.

5. Calixto J, Yunes R. Plantas medicinais sob a ótica da química medicinal moderna. Chapecó: Argos; 2001:500.

6. Brandão MG, Cosenza GP, Grael CF, Netto Junior NL, Monte-Mór RL. Traditional uses of American plant species from the 1 st edition of Brazilian Official Pharmacopoeia. Revista Brasileira de Farmacognosia. 2009;19:478-87.

7. Oliveira DRd, Oliveira ACDd, Marques LC. O estado regulatório dos fitoterápicos no Brasil: um paralelo entre a legislação e o mercado farmacêutico (1995-2015). Vigilância Sanitária em Debate: Sociedade, Ciência & Tecnologia. 2016;4:139-48.

8. Brandão MGL, Cosenza GP, Moreira RA, Monte-Mor RL. Medicinal plants and other botanical products from the Brazilian Official Pharmacopoeia. Revista Brasileira de Farmacognosia. 2006;16:408-20.

9. Spinella M. The importance of pharmacological synergy in psychoactive herbal medicines. Alternative Medicine Review. 2002;7:130-7.

10. Shimada SG, Otterness IG, Stitt JT. A study of the mechanism of action of the mild analgesic dipyrone. Agents and actions. 1994;41:188-92.

11. Hinz B, Cheremina O, Bachmakov J et al. Dipyrone elicits substantial inhibition of peripheral cyclooxygenases in humans: new insights into the pharmacology of an old analgesic. The FASEB Journal. 2007;21:2343-51.

12. Vale N. Desmistificando o uso da dipirona. In: Cavalcanti IL, Cantinho FA, Assad A. Medicina perioperatória. Rio de Janeiro: Editora da Sociedade de Anestesiologia do Estado do Rio de Janeiro; 2006:1107-24.

13. Vianna CA, González DA, Matijasevich A. Utilização de ácido acetilsalicílico (AAS) na prevenção de doenças cardiovasculares: um estudo de base populacional. Cadernos de Saúde Pública. 2012;28:1122-32.

14. Ernst E. The efficacy of herbal medicine: an overview. Fundamental & clinical pharmacology. 2005;19:405-9.

15. Käufeler R, Meier B, Brattström A. Efficacy and tolerability of Ze 117 St. John's wort extract in comparison with placebo, imipramine and fluoxetine for the treatment of mild to moderate depression according to ICD-10. An overview. Pharmacopsychiatry. 2001;34:49-50.

16. Bhattaram VA, Graefe U, Kohlert C, Veit M, Derendorf H. Pharmacokinetics and bioavailability of herbal medicinal products. Phytomedicine. 2002;9:1-33.

17. Ernest E. Paradigmas de pesquisa em medicina convencional e em medicina complementar: uma avaliação objetiva. São Paulo: Manole; 2001.

18. Souza J, Storpirtis S. Atividade antirretroviral e propriedades farmacocinéticas da associação entre lamivudina e zidovudina. Revista Brasileira de Ciências Farmacêuticas. 2004;40:9-19.

19. Borges JL. Combinação de fármacos na abordagem das dislipidemias: associação entre estatinas e niacina. Arquivos Brasileiros de Cardiologia. 2005;85:36-41.

20. Gus M, Guerrero P, Fuchs FD. Perspectivas da associação de fármacos no tratamento da hipertensão arterial sistêmica. Revista da Sociedade de Cardiologia do Rio Grande do Sul. Rio Grande do Sul. 2005.

21. Dalcolmo MP, Andrade MKdN, Picon PD. Tuberculose multirresistente no Brasil: histórico e medidas de controle. Revista de Saúde Pública. 2007;41:34-42.

22. Kaur R, Kaur H, Dhindsa AS. Glycyrrhiza glabra: a phytopharmacological review. International journal of pharmaceutical Sciences and Research. 2013;4:2470.

23. Meghwal M, Goswami T. Piper nigrum and piperine: an update. Phytotherapy Research. 2013;27:1121-30.

24. Anvisa. Guia de orientação para registro de medicamentos fitoterápicos e registro e notificação de produtos tradicionais fitoterápicos. Brasília: Ministério da Saúde; 2014.

25. Robbers JE, Speedie MK, Tyler VE. Farmacognosia e farmacobiotecnologia. São Paulo: Premier; 1997.

26. Rotblatt M, Ziment I. Evidence-based herbal medicine. Hanley & Belfus; 2002.

27. Bone K, Simon Mills M, FNIMH M. Principles and practice of phytotherapy: modern herbal medicine. Elsevier Health Sciences; 2012.

28. Müller WE. Current St. John's wort research from mode of action to clinical efficacy. Pharmacological Research. 2003;47:101-9.

29. Butterweck V, Liefländer-Wulf U, Winterhoff H, Nahrstedt A. Plasma levels of hypericin in presence of procyanidin B2 and hyperoside: a pharmacokinetic study in rats. Planta medica. 2003;69:189-92.

30. Ernst E. Herbal medicine: a concise overview for professionals. Elsevier Health Sciences; 2000.

31. Wang M, Chen L, Liu D, Chen H, Tang D-D, Zhao Y-Y. Metabolomics highlights pharmacological bioactivity and biochemical mechanism of traditional Chinese medicine. Chemico-biological interactions. 2017;273:133-41.

32. Canuto GAB, Da Costa J, Da Cruz P et al. Metabolômica: definições, estado-da-arte e aplicações representativas. Química Nova. 2018;41:75-91.

33. Ulrich-Merzenich G, Panek D, Zeitler H, Wagner H, Vetter H. New perspectives for synergy research with the "omic"-technologies. Phytomedicine. 2009;16:495-508.

34. Samuelsen AB. The traditional uses, chemical constituents and biological activities of Plantago major L. A review. Journal of Ethnopharmacology. 2000;71:1-21.

35. Pengelly A. The constituents of medicinal plants. New York: Cabi Publishing; 2004.

36. Reynolds T, Dweck A. Aloe vera leaf gel: a review update. Journal of Ethnopharmacology. 1999;68:3-37.

37. Ziment I. Herbal antitussives. Pulmonary pharmacology & therapeutics. 2002;15:327-33.

38. Cunha A, Silva A, Roque O. Plantas e produtos vegetais em fitoterapia. 2. ed. Lisboa: Fundação Calouste Gulbenkian; 2006:31-52.

39. Peres LEP. Metabolismo secundário. Disponível em: http://www.daneprairie.com. Acesso em: 19/09/2004.

40. Verghese J, Jacob C, Kartha CK, McCarron M, Mills AJ, Whittaker D. Indian tea tree (Melaleuca alternifolia Cheel) essential oil. Flavour and fragrance journal. 1996;11:219-21.

41. Bruneton J. Elementos de fitoquímica y de farmacognosia. Zaragoza, España: Editorial Acribia; 1991.

42. Heinrich M, Barnes JGS, Williamson EM. Fundamentals of Pharmacognosy and Phytotherapy. London, Churchill Livingston: Elsevier, Edinburgh; 2004.

43. Yunes R, Cechinel Filho V, Yunes R, Cechinel Filho V. Novas perspectivas dos produtos naturais na química medicinal moderna. Química de produtos naturais, novos fármacos ea moderna farmacognosia. Itajaí: UNIVALI; 2007:11-47.

44. Shami NJIE, Moreira EAM. Licopeno como agente antioxidante. Revista de Nutrição. 2004;17:227-36.

45. Panche A, Diwan A, Chandra S. Flavonoids: an overview. Journal of nutritional science. 2016;5.

46. García FZ, Santamaría LO, González MIT. Flavonoides y fitoterapia. Revista de Fitoterapia. 2002;2:21-32.

47. Alexander A, Qureshi A, Kumari L et al. Role of herbal bioactives as a potential bioavailability enhancer for active pharmaceutical ingredients. Fitoterapia. 2014;97:1-14.

48. Wang H, Hui K-M, Chen Y, Xu S, Wong JT-F, Xue H. Structure-activity relationships of flavonoids, isolated from Scutellaria baicalensis, binding to benzodiazepine site of GABAA receptor complex. Planta Medica. 2002;68:1059-62.

49. Loew D. Phytotherapy in heart failure. Phytomedicine. 1997;4:267-71.

50. Brandão MG, Zanetti NN, Oliveira GR, Goulart LO, Monte-Mor RL. Other medicinal plants and botanical products from the first edition of the Brazilian Official Pharmacopoeia. Revista Brasileira de Farmacognosia. 2008;18:127-34.

51. Baxter K, Driver S, Williamson E. Stockley's herbal medicines interactions. Pharmaceutical Press; 2013.

52. Côté CS, Kor C, Cohen J, Auclair K. Composition and biological activity of traditional and commercial kava extracts. Biochemical and biophysical research communications. 2004;322:147-52.

53. Lorenzi H, Matos F. Plantas medicinais no Brasil: nativas e exóticas. Nova Odessa: Instituto Plantarum; 2002.

54. Graça C, Baggio CH, Freitas CS et al. In vivo assessment of safety and mechanisms underlying in vitro relaxation induced by Mikania laevigata Schultz Bip. ex Baker in the rat trachea. Journal of Ethnopharmacology. 2007;112:430-9.

55. Wahlqvist ML, Dalais FS. The tradition and science of estrogenic plants. Journal of Herbs, Spices & Medicinal Plants. 2001;8:183-92.

56. Montalbán EB, Moll MCN. Fitoestrógenos: posibilidades terapéuticas. Revista de Fitoterapia. 2001;1:165-80.

57. Benassayag C, Perrot-Applanat M, Ferre F. Phytoestrogens as modulators of steroid action in target cells. Journal of Chromatography B. 2002;777:233-48.

58. Rode D. Comfrey toxicity revisited. Trends in Pharmacological Sciences. 2002;23:497-9.

59. Borges MC, Santos FdMM, Telles RW, Correia MITD, Lanna CCD. Ácidos graxos poli-insaturados ômega-3 e lúpus eritematoso sistêmico: o que sabemos? Revista Brasileira de Reumatologia. 2014;54:459-66.

60. Suroowan S, Mahomoodally M. Herbal Medicine of the 21 st Century: A Focus on the Chemistry, Pharmacokinetics and Toxicity of Five Widely Advocated Phytotherapies. Current Topics in Medicinal Chemistry. 2019.

61. Williamson EM. Synergy and other interactions in phytomedicines. Phytomedicine. 2001;8:401-9.

62. Briskin DP. Medicinal plants and phytomedicines. Linking plant biochemistry and physiology to human health. Plant Physiology. 2000;124:507-14.

63. Rainsford KD. Aspirin and related drugs. CRC Press; 2004.

64. Meier B. La corteza de sauce como analgésico y antirreumático. Revista de Fitoterapia. 2002;2:141149.

65. Quiñones M, Miguel M, Aleixandre A. Beneficial effects of polyphenols on cardiovascular disease. Pharmacological Research. 2013;68:125-31.

66. Granado-Lorencio F, Hernandez-Alvarez E. Functional foods and health effects: a nutritional biochemistry perspective. Current Medicinal Chemistry. 2016;23:2929-57.

67. Dey P. Gut microbiota in phytopharmacology: A comprehensive overview of concepts, reciprocal interactions, biotransformations and mode of actions. Pharmacological Research. 2019:104367.

68. Thumann TA, Pferschy-Wenzig E-M, Moissl-Eichinger C, Bauer R. The role of gut microbiota for the activity of medicinal plants traditionally used in the European Union for gastrointestinal disorders. Journal of Ethnopharmacology. 2019:112153.

69. Křížová L, Dadáková K, Kašparovská J, Kašparovský T. Isoflavones. Molecules. 2019;24:1076.

70. Del Rio D, Calani L, Scazzina F, Jechiu L, Cordero C, Brighenti F. Bioavailability of catechins from ready-to-drink tea. Nutrition. 2010;26:528-33.

71. D'Andrea G. Pycnogenol: a blend of procyanidins with multifaceted therapeutic applications? Fitoterapia. 2010;81:724-36.

5 Farmacotécnica

INTRODUÇÃO

As plantas medicinais têm sido utilizadas pelas civilizações de todo o mundo desde os tempos mais remotos como método de cura. Assim como os alimentos, houve a necessidade de conservação de plantas medicamentosas com o objetivo de estarem disponíveis em estações diferentes do ano ou para acompanhar grupos nômades.[1]

As plantas, assim como todos os seres vivos, mantêm seus processos fisiológicos extremamente dinâmicos, realizando centenas de reações químicas diariamente. Quando a planta é colhida, seus processos fisiológicos são interrompidos, iniciando, assim, uma série de transformações bioquímicas, levando à degradação de seus princípios ativos. Consequentemente, as técnicas de conservação têm um papel importante no desenvolvimento dos métodos de estabilização das drogas vegetais.

Neste capítulo, abordaremos os métodos empregados na estabilização da planta medicinal e os processos subsequentes aos quais a planta é submetida a fim de preservar sua ação medicinal. Trataremos ainda da apresentação das principais formas farmacêuticas e respectivas prescrições de modo a facilitar sua administração.

PROCESSOS DE PREPARAÇÃO E ESTABILIZAÇÃO DA DROGA VEGETAL

Colheita

A colheita determina o momento de interrupção dos processos naturais da planta para sua autoconservação. Deve-se utilizar a planta medicinal logo após a colheita ou iniciar o processo de estabilização o mais rapidamente possível, a fim de evitar a deterioração das substâncias medicinais.

Deve-se colher a planta nas estações do ano indicadas, muitas vezes em horários estabelecidos, e nunca em dias chuvosos. As plantas devem ser devidamente limpas e tratadas antes do seu uso ou do início do processo de estabilização.[2]

Secagem

A secagem é o método mais antigo e mais utilizado para a estabilização das plantas. Essa técnica, aparentemente simples, requer muita destreza, pois, se a secagem não for bem executada, teremos um material de qualidade inferior, sujeito a contaminação microbiológica, presença de fungos ou leveduras e possível perda de princípios ativos. A secagem pode ser executada à sombra, ao sol da manhã e no fim da tarde, ou em estufa de corrente de ar seco com temperatura controlada, sendo este último o método mais recomendado.

Extração

A adição de solventes como o álcool etílico, bebidas alcoólicas (cachaça, vinho etc.), óleos ou vinagres à planta recém-colhida também é considerada uma forma eficaz de estabilizar as substâncias medicinais das plantas para o uso posterior à sua colheita. Ao mesmo tempo que estabilizamos os princípios ativos, promovemos o processo de extração, que será detalhado adiante.

Exemplos de "extração caseira": "Cachaça de Catuaba"; "Vinagre de Manjericão"; "Azeite de Alecrim"; "Tintura de Arnica do Campo"; "Vinho de Ginseng".

FORMAS FARMACÊUTICAS

Após colheita e subsequente processo de secagem, a parte da planta medicinal desejada (raiz, folhas, flores etc.), agora chamada de **droga vegetal**, passa por processos **farmacotécnicos** que otimizam sua utilização em preparações mais sofisticadas. Essa primeira etapa chamamos de "formas farmacêuticas básicas ou intermediárias", que serão utilizadas posteriormente na preparação das formas farmacêuticas para dispensação ao paciente.

Formas farmacêuticas básicas ou intermediárias

Rasurada

Processo de fragmentação da droga vegetal por meio de moinhos. É uma forma preliminar à pulverização, também utilizada como ponto de partida para processos extrativos como maceração e digestão.

A droga vegetal rasurada é largamente utilizada no preparo de chás (infusos ou decoctos) pelo próprio paciente.

Pó

Processo de pulverização da droga vegetal por meio de moinhos, ao ponto de pó. Após a pulverização, o pó é passado por um tamis (espécie de peneira) para que se torne homogêneo. A farmacopeia determina, em alguns casos, o tamanho da partícula para cada droga vegetal, levando em consideração a abertura da malha do tamis.[3,4]

A droga vegetal no estado pulverizado é largamente utilizada como ponto de partida dos processos extrativos pelos seguintes motivos:

- Aumenta a área de contato entre a droga e o veículo extrator

- Padroniza o tamanho das partículas da droga vegetal e garante homogeneidade da extração dos princípios ativos
- Acelera o tempo de extração dos princípios ativos.

A droga vegetal pulverizada (pó) também é ponto de partida de formas farmacêuticas para administração ao paciente, como comprimidos, cápsulas etc., como será apresentado mais adiante.

Extratos

São preparações concentradas, obtidas de drogas vegetais ou animais, frescas ou secas, por meio de um dissolvente apropriado, seguido de sua evaporação total ou parcial e ajuste do concentrado a padrões previamente estabelecidos.

A extração se dá por difusão osmótica – diferença de concentração do conteúdo do interior das células da planta e líquido extrator –, em que as substâncias contidas no interior das células do vegetal são dissolvidas no veículo extrator, após o rompimento das paredes das células.

A extração pode ser feita por decocção, infusão, digestão, maceração, percolação, ou ainda pela expressão das partes das plantas frescas, de acordo com a técnica indicada para cada caso.[3,4]

Extratos aquosos | Infusos e decoctos

Processo de extração no qual utiliza-se a água como veículo extrator. Essas preparações têm pouco tempo de conservação, não devendo ser estocadas.

O **infuso** é recomendado para as partes mais "moles" das plantas, como folhas e flores. É obtido vertendo-se água quente sobre a planta.

O **decocto** é recomendado para partes mais "duras" das plantas, como rizomas, raízes e cascas. É obtido pela fervura da planta por tempo adequado.

Extratos alcoólicos | Tinturas

A tintura é a preparação resultante da extração por maceração ou percolação das substâncias medicinais da planta. O veículo utilizado é uma mistura hidroalcoólica em graduações alcoólicas especificadas nas monografias das plantas.

As **tinturas oficinais possuem concentração de 20%**, isto é, 20 g de droga vegetal para 80 g de veículo hidroalcoólico, à exceção das plantas consideradas heroicas, para as quais se recomenda uma concentração de 10%.

As tinturas têm um bom poder de conservação, e seu tempo de validade varia para cada droga vegetal.

Extratos fluidos

Os extratos fluidos são obtidos pela evaporação do extrato alcoólico ou aquoso, a uma temperatura que não exceda 50° C, até atingir a concentração de **1:1**, em que **1 g do extrato fluido corresponde a 1 g da droga vegetal**, em peso.

Extratos moles

São extratos que apresentam consistência de mel e são obtidos pela evaporação do extrato alcoólico ou aquoso a uma temperatura que não ultrapasse 50°C, não podendo exceder 15 a 20% de seu peso em água.

Extratos pilulares

São extratos que têm consistência de massa pilular, obtidos pela evaporação do extrato alcoólico ou aquoso, a uma temperatura que não ultrapasse 50°C, não podendo exceder 10 a 15% de seu peso em água.

Extratos secos

São extratos que se apresentam em forma de pó, obtidos pela evaporação do extrato alcoólico ou aquoso, sob temperatura e pressão controladas, não podendo exceder 5% de seu peso em água. Existem vários métodos industriais desenvolvidos para obter extratos secos, como o *spray dryer* e a liofilização.

A concentração do extrato seco em relação à droga vegetal não é estabelecida pela farmacopeia brasileira, ficando a critério do produtor. Por outro lado, a farmacopeia chinesa estabelece que o extrato seco deve estar concentrado na faixa de **2:1 a 5:1**, em que **5 g da planta correspondem a 1 g do extrato seco**.[5]

As farmacopeias determinam os excipientes que devem ser utilizados para o ajuste de concentração do extrato para atingir o teor padrão de princípios ativos da planta. Os excipientes recomendados são amido, açúcar, carbonato de magnésio, óxido de magnésio, fosfato tricálcico, ou o resíduo da extração reduzido a pó.

Extratos secos padronizados

O teor de princípios ativos pode variar muito dentro de uma mesma espécie, em função de fatores como época da colheita, condições de clima e solo, técnicas de manejo etc. Com o objetivo de garantir a qualidade e a padronização sob o aspecto fitoquímico da droga vegetal, foram desenvolvidos os extratos vegetais "padronizados". Dessa forma, a indústria de medicamentos poderia desenvolver produtos fitoterápicos que preenchessem os requisitos de qualidade, eficácia e segurança, exigidos de qualquer medicamento.

Para padronizarmos um extrato de determinada espécie vegetal, devemos utilizar uma ou mais substâncias como marcador, isto é, substâncias ou grupos químicos que em determinada concentração caracterizam a espécie em questão (Capítulo 4, *Fitoquímica e Farmacologia Aplicadas*). **O marcador não é, necessariamente, o princípio ativo da espécie em questão, e sim um constituinte químico característico daquela espécie.**

Exemplos de extratos padronizados:

- *Ginkgo biloba*: 24% de gingkosídeos
- *Hypericum perforatum*: 0,1% de hipericina
- *Glycine max*: 40% de isoflavonas.

FORMAS FARMACÊUTICAS PARA DISPENSAÇÃO DE FITOTERÁPICOS

Os fitoterápicos podem ser administrados ao paciente em uma formulação de monodroga ou em uma composição com mais de uma droga vegetal, que são preparadas em diversas apresentações farmacêuticas, segundo técnicas específicas que denominamos formas farmacêuticas para dispensação. Segue uma descrição sucinta de cada uma delas, com suas indicações, vantagens e desvantagens, e um breve exemplo de como devem ser prescritas em receituário.

Uso interno

Plantas rasuradas

As plantas rasuradas geralmente são acondicionadas em sacos ou pacotes para serem comercializadas. Em fórmulas com várias plantas rasuradas, as preparações não ficam muito homogêneas em função da diferente natureza de materiais utilizados, tamanhos e densidades das partículas.

Indicações. Infusos e decoctos, e também para uso externo em banhos, ou mesmo cataplasmas.

Vantagem. Acondiciona bem grandes doses e plantas volumosas.

Desvantagem. Em fórmulas, não há boa homogeneidade.

Capítulo 5

Prescrição

Para: Sra. Ana Terra
Uso interno
Equisetum arvense (cavalinha) .... 3 g
(parte aérea rasurada)

_____
                                    por dose

Preparar 60 doses envelopadas.
Acrescentar à dose uma caneca de água fervente,
abafar e tomar morno, 2 vezes/dia.

Pós | Extratos secos

Podem ser dispensados sob diversas apresentações.

Envelopes ou sachês

Forma tradicional para acondicionamento dos pós em doses exatas para serem administrados ao paciente. As plantas em pó e/ou extrato seco são pesadas e misturadas até completa homogeneização. Depois, as doses são pesadas e acondicionadas em papéis dobrados, denominados envelopes farmacêuticos ou sachês.

Indicações. É usado como infuso (chá) ou misturado diretamente com mel, em bebidas pastosas como o iogurte, frutas amassadas, granola ou suco de frutas. É especialmente indicado para pacientes com dificuldade de engolir cápsulas ou com intolerância gástrica a elas.

Vantagens. Garante homogeneidade da mistura, bom acondicionamento de grandes doses e plantas volumosas; facilita a extração dos princípios ativos da planta; fácil administração ao paciente.

Desvantagem. Pode causar irritabilidade na garganta e náuseas em pessoas sensíveis.

Observação: Os sachês são muito utilizados pela indústria, onde se emprega tanto a planta rasurada (partículas pequenas) como o pó. O sachê lembra um envelope farmacêutico, porém de papel especial (tipo de filtro), em que, após o acondicionamento da fórmula, é dobrado e fixado com um fio. O próprio sachê é mergulhado em água quente, facilitando a preparação do infuso (chá).

Prescrição

Para: Sra. Ana Terra
Uso interno
Pfaffia paniculata (raiz) .... 3 g
(pó)

_____
                                    por dose

Preparar 30 doses em envelopes.
Acrescentar água fervente ou misturar a uma fruta
amassada. Tomar pela manhã.

Cápsulas

São cápsulas de gelatina nas quais as plantas em pó ou extrato seco são acondicionadas pelo processo de encapsulação.

Indicação. Pacientes com intolerância ao cheiro e/ou ao gosto de uma ou mais plantas da fórmula.

Vantagens. Fácil administração; fácil transporte.

Desvantagens. Dificuldade de uso pediátrico; inviável para algumas plantas volumosas; fracionamento da dose em grande quantidade de cápsulas; intolerância gástrica às cápsulas por alguns pacientes.

Prescrição

Para: Sra. Ana Terra
Uso interno
Hypericum perforatum (flor) .... 300 mg
(extrato seco)

_____
                                    por cápsula

Preparar 90 cápsulas.
Tomar 1 cápsula 3 vezes/dia.

Capacidade teórica de acondicionamento de pó pela cápsula gelatinosa

A capacidade de acondicionamento da cápsula está intrinsecamente ligada à densidade, isto é, a relação peso *versus* volume do material a ser encapsulado. Na Tabela 5.1, podemos observar a capacidade média teórica de acondicionamento dos diversos tipos de cápsulas, variando desde a de menor tamanho (tipo 4) até a de maior tamanho (tipo 00).

Algumas plantas em pó são praticamente impossíveis de serem encapsuladas, em função da relação desproporcional entre seu volume e seu peso. Essas plantas devem ser administradas na

Tabela 5.1 Capacidade teórica de acondicionamento de pó pela cápsula gelatinosa.

Tipo de cápsula	Capacidade de volume interno
00	670 a 950 µℓ
0	480 a 670 µℓ
1	370 a 480 µℓ
2	270 a 370 µℓ
3	200 a 270 µℓ
4	1 a 200 µℓ

forma de chá separadamente das outras que possam compor a formulação em cápsula. Se possível, utilizar o extrato seco.

Exemplos: macela e alcachofra.

Comprimidos

São preparações nas quais as plantas em pó ou extrato seco são homogeneizados e moldados por compressão, sendo adicionados ou não de excipientes e/ou agentes adjuvantes, como aglutinantes, desintegrantes, secantes, lubrificantes, antioxidantes etc.

Indicação. Fórmulas padronizadas em dosagens estabelecidas, industrializadas.

Prescrição
Para: Sra. Ana Terra
Uso interno
Giamebil® (*Mentha spicata*)..................................160 mg (extrato seco)
Tomar 1 comprimido em jejum pela manhã e 1 comprimido antes de dormir durante 3 dias. Repetir o tratamento 1 semana após.

Pílulas

São preparações nas quais as plantas em pó, o extrato seco ou o extrato de consistência pilular são misturados a um excipiente e moldados em forma esférica. Caiu em desuso pelas indústrias de medicamento ocidentais.

Indicação. Semelhante à do comprimido.

Tinturas e extratos fluidos

As tinturas devem ser administradas diluídas em água, em função do alto teor alcoólico e do forte sabor das plantas, ainda que a indicação seja somente para gargarejo. O extrato fluido, apesar de ter teor alcoólico menor que a tintura, também deve ser diluído, em função do forte sabor e aroma de determinadas plantas. Deve-se lembrar que a concentração do extrato fluido é superior à tintura em relação à droga vegetal.

Indicações. Pacientes com dificuldade para ingestão de cápsulas e diabéticos.

Vantagens. Redução da quantidade de material ingerido para atingir a mesma ação medicinal; maior biodisponibilidade.

Desvantagens. Alto teor alcoólico e eventuais incompatibilidades físico-químicas entre algumas plantas (no caso de formulação).

Prescrição
Para: Sra. Ana Terra
Uso interno
Erythrina mulungu (casca) (tintura)...................120 mℓ
Diluir 10 mℓ em ½ copo d'água e tomar 1 h antes de deitar.

Xaropes e melitos

Os xaropes são preparados a partir do xarope simples (base de água destilada + açúcar) e da incorporação de tinturas e/ou extratos fluidos, em uma concentração de até 10% em relação ao peso do excipiente. Os melitos são preparações com base de mel, nas quais são incorporadas tinturas e/ou extratos fluidos.

Indicações. Uso pediátrico e/ou como expectorante.

Vantagem. Disfarça o sabor e o aroma das plantas.

Desvantagem. Não é recomendável para diabéticos.

Prescrição
Para: Sra. Ana Terra
Uso interno
Mikania glomerata (folhas) (tintura)...................3,33%
Mentha pulegium (planta toda) (tintura)............3,33%
Eucalyptus globulus (folhas) (tintura)..................3,33%
Mel...................... q.s.p. ....120 g
Tomar 1 colher de sobremesa 4 vezes/dia.

Formas farmacêuticas não convencionais

A indústria farmacêutica e algumas farmácias de manipulação têm oferecido, mais recentemente, apresentações farmacêuticas inovadoras como pirulitos, jujubas, chocolates, *shakes*, entre outras. Tais preparações potencialmente ajudariam na adesão do paciente ao tratamento, principalmente entre crianças e idosos. Elas também têm sido utilizadas por nutricionistas, para a administração de nutracêuticos. No entanto, para uso pediátrico, deve-se evitar que as formulações sejam muito atrativas ou semelhantes a balas comerciais, sob o risco de o infante consumir o medicamento sem supervisão do adulto levando à superdosagem e possível intoxicação.

Correspondência teórica entre formas farmacêuticas de uso interno

As correspondências entre formas farmacêuticas são utilizadas de acordo com o peso do extrato em relação ao peso da droga que foi estabelecida

Capítulo 5

Tabela 5.2 Correspondência teórica entre formas farmacêuticas de uso interno.

1 g de pó da planta seca	1 g de extrato fluido 5 g de tintura (20%) 10 g de tintura (10%)

como ponto de partida para a fabricação do extrato em questão. Chamamos isso de razão droga-extrato. Dessa forma, o extrato fluido, como informado antes, apresenta-se em razão de 1:1 em comparação com a droga utilizada para preparar esse extrato. Já a tintura apresenta-se em uma razão de 1:5 em relação à droga, já que a tintura é preparada a 20% (Tabela 5.2).[4,6,7]

Na prática, essa equivalência é utilizada como um referencial de apoio. Entretanto, fica difícil afirmar a equivalência de dose sob o ponto de vista da farmacodinâmica dessas diferentes formas farmacêuticas. Nesse assunto não há consenso, visto que não existem estudos suficientes que nos assegurem a equivalência terapêutica.[8,9]

Diferentemente do extrato seco concentrado, o extrato seco padronizado não deve ser substituído por nenhuma forma farmacêutica, por não haver uma correspondência entre elas, a menos que se tenha a informação sobre a razão droga-extrato seco.

Uso externo

Pomadas

São preparações de consistência pastosa, tendo como base vaselina e lanolina, geralmente em uma proporção de 7:3. Utilizamos como insumo ativo tinturas em uma concentração de 10% do peso da pomada.[10,11] Outros excipientes podem ser utilizados, como, por exemplo, a base de polietilenoglicol (PEG).

Indicações. Áreas pouco atingidas e lesões superficiais e úmidas.

Vantagens. Pode ser utilizada sobre pele e mucosa; boa conservação.

Desvantagens. Difícil remoção; baixo poder penetrante; pouco espalhamento.

Prescrição

Para: Sra. Ana Terra

Uso interno

Cordia verbenacea (folha) (tintura)........................ 10%

Base pomada...... q.s.p. .... 30 g

Usar sobre a parte afetada, friccionando 3 vezes/dia.

Cremes

São preparações obtidas a partir de emulsões água-óleo ou óleo-água, de consistência firme, tendo composições variadas. A base mais utilizada é a Lanette®. Incorpora bem insumos ativos, como tinturas (até 10%), óleos vegetais (até 20%) e óleos essenciais.

Indicação. Áreas muito atingidas e lesões secas.

Vantagens. Bom espalhamento; bom poder penetrante; miscíveis com exsudatos cutâneos; facilmente removíveis.

Desvantagem. Baixa conservação.

Géis

Preparação de aspecto coloidal, obtida a partir de substâncias como carboximetilcelulose, ágar-ágar, pectina, alginato de sódio, água etc.

Indicação. Áreas mediamente atingidas com ação superficial.

Vantagens. Bom espalhamento; confere sensação refrescante; facilmente removível.

Desvantagens. Baixa conservação; não tem poder penetrante.

Loções cremosas

Emulsões semelhantes aos cremes, porém de característica mais fluida graças ao maior teor de água. Incorporam bem óleos e tinturas até 10%.

Indicação. Áreas muito atingidas, extensas.

Vantagens. Bom espalhamento; médio poder penetrante; hidratante; miscível com exsudatos cutâneos.

Desvantagens. Facilmente removíveis e baixa conservação.

Supositórios

Preparações farmacêuticas sólidas com forma e peso adequados, destinadas à introdução por via retal, devendo fundir-se. Utiliza-se como base a manteiga de cacau ou a base Novata®. Incorpora-se até 10% do insumo ativo (tinturas ou extratos).

Indicações. Dificuldade de administração de medicamentos por via oral, hemorroidas, uso pediátrico.

Vantagem. Excelente biodisponibilidade.

Desvantagem. Desconforto do paciente.

Óvulos vaginais

Preparações farmacêuticas de forma ovoide, de constituição sólida, introduzidas por via vaginal.

Utiliza-se como base uma mistura de gelatina, glicerina e água destilada ou a base Novata®. Incorpora-se até 10% do insumo ativo (tinturas ou extratos).

Indicações. Infecções, lesões no canal vaginal com extensões no colo do útero.

Vantagens. Boa biodisponibilidade; ação local.

Desvantagem. Inconveniente do fluxo de saída do veículo após se fundir – por isso é conveniente recomendar sua utilização ao deitar e o uso de absorvente higiênico.

Óleos medicinais

São obtidos pelo processo de prensagem ou digestão, em que a planta medicinal é macerada em um óleo mineral ou vegetal em banho-maria.

Indicações. Massagens em pequenas ou grandes áreas, proteção da pele, emoliente.

Vantagens. Ação local; bom espalhamento.

Os óleos medicinais diferem dos **óleos essenciais** mencionados no Capítulo 4, *Fitoquímica e Farmacologia Aplicadas*. Os óleos essenciais são utilizados em quantidades bem menores do que os óleos medicinais ou outros extratos líquidos por serem muito concentrados. Pode-se incorporar os óleos essenciais em preparações farmacêuticas, geralmente destinadas para uso externo, como, por exemplo, nas bases de óvulos vaginais (óleo essencial de melaleuca), pastas dentifrícias e enxaguatórios bucais (cravo, melaleuca e mentol), como também em cremes, loções e no próprio óleo medicinal (óleo medicinal de bétula com óleo essencial de lavanda e alecrim).

Tabela geral das formas farmacêuticas em fitoterapia

Para facilitar a consulta das principais características, vantagens e desvantagens das formas farmacêuticas de dispensação, elaboramos as Tabelas 5.3 e 5.4.

Tabela 5.3 Uso interno.

Tipo	Apresentações	Indicações	Vantagens	Desvantagens
Planta rasurada	Sacos plásticos, pacotes ou latas	Chás/infusos ou decoctos	Acondiciona bem grandes doses e/ou plantas volumosas	Em fórmulas não há boa homogeneidade Sabor
Pó	Envelopes	Pacientes com dificuldade de engolir cápsulas ou intolerância gástrica	Acondiciona bem grandes doses Custo	Pode causar náuseas ou irritabilidade em pessoas sensíveis
Pó	Cápsulas	Pacientes com intolerância ao cheiro e/ou sabor da fórmula	Fácil administração Fácil transporte	Maior quantidade de cápsulas/doses Dificuldade na pediatria Dificuldade de ingestão Intolerância gástrica
Extrato seco	Idem ao pó	Idem ao pó	Precisão na dosagem Controle microbiológico Menor quantidade de cápsulas/dose Biodisponibilidade	Custo Poucas espécies em oferta no mercado
Extrato seco e/ou pó	Comprimidos	Fórmulas e dosagens estabelecidas pela indústria	Fácil administração Fácil transporte Pronta entrega	Poucas espécies em oferta no mercado Restrições na formulação individualizada
Tintura	A tintura em frascos de vidro âmbar	Pacientes com dificuldades de engolir cápsulas ou intolerância gástrica	Biodisponibilidade Praticidade no uso Utilizada em outras formas farmacêuticas	Alto teor alcoólico Sabor desagradável Instabilidade na preparação de fórmulas
Extrato	O extrato em frascos de vidro âmbar	Pacientes com dificuldades de engolir cápsulas ou intolerância gástrica	Biodisponibilidade Praticidade no uso Utilizado em outras formas farmacêuticas Maior precisão na dosagem que a tintura	Custo Baixa estabilidade Sabor desagradável
Tintura e/ou extrato fluido	Xarope ou melito	Pediatria, geriatria	Mascara sabor e aroma das drogas vegetais	Diabéticos

Tabela 5.4 Uso externo.

Forma farmacêutica	Formulações	Vantagens	Desvantagens
Pomada	Base: vaselina/lanolina/PEG Ativo: tintura 10%	Pele e mucosa Boa penetração	Difícil remoção Pouco espalhamento Pouca penetração
Creme	Base: emulsão A/O ou O/A Ativo: tintura ou extrato glicólico; óleo 10%	Bom espalhamento Boa penetração Miscíveis com exsudatos cutâneos	Baixa conservação
Gel	Base: pectina; CMC; ágar-ágar; carbopol Ativo: tintura; extrato glicólico	Bom espalhamento Fácil remoção Sensação refrescante	Baixa conservação Pouca penetração
Loção cremosa	Base: emulsão A/O ou O/A Ativo: tintura ou extrato glicólico; óleo 10%	Bom espalhamento Fácil remoção Sensação refrescante	Fácil remoção Baixa conservação
Supositório	Base: manteiga de cacau; Novata® Ativo: tintura 10%	Boa biodisponibilidade	Desconforto do paciente
Óvulo vaginal	Base: gelatina, glicerina e água Ativo: tintura 10%	Maior ação local	Desconforto do paciente
Óleo vegetal	Base: óleo de amendoim, soja etc. Ativo: droga vegetal 20%	Bom espalhamento Emoliente	Desconforto sensorial Pouca penetração

A: água; CMC: carboximetilcelulose; O: óleo; PEG: polietilenoglicol.

Preparações extemporâneas e/ou caseiras

Preparações extemporâneas são aquelas preparadas para uso imediato, em geral pelo próprio paciente, de forma caseira.[12] Essas preparações são muito importantes em situações de emergência ou quando não existe a disponibilidade, tampouco o acesso a preparações farmacêuticas magistrais ou industriais. É fundamental que o médico oriente o paciente no preparo e na utilização dessas preparações.

A preparação caseira mais popular é o chá. Para conseguirmos preservar as qualidades da droga vegetal utilizada, algumas recomendações devem ser seguidas no preparo:

- As plantas frescas devem ser lavadas rapidamente em água corrente antes de serem utilizadas
- São indicadas vasilhas de vidro, porcelana, barro ou aço inoxidável para aquecer a água. Evitar o uso de vasilhas de alumínio
- Utilizar água tratada e/ou filtrada
- O chá deve ser consumido no mesmo dia do preparo
- Fazer infuso para folhas, flores e plantas aromáticas
- Fazer decocção para cascas, raízes e sementes.

Infusos

Colocar a planta seca ou fresca em vasilha de porcelana, barro ou inox, adicionar água fervente, tampar e aguardar no mínimo 10 min. Deve-se coar antes de administrar o infuso.

Decoctos

Colocar a planta fresca ou seca em uma vasilha com água e levar à fervura em fogo baixo por um tempo que pode variar entre 5 e 30 min, dependendo da consistência da parte da planta utilizada. Deve-se coar antes de administrar o decocto.

Sucos

É obtido pela expressão, pela trituração (em pilão) ou pela liquefação (liquidificador ou centrífuga doméstica) da planta fresca. Pode-se adicionar um pouco de água filtrada para facilitar o processo. Deve ser coado em peneira fina ou pano limpo e pode ser adoçado com mel, se necessário. Deve ser utilizado imediatamente após o seu preparo.

Lambedor ou xarope caseiro

Preparar na proporção de mais ou menos 15 g da planta para cada 100 mℓ de xarope simples. Coloque a planta picada no mel ou na calda de açúcar (3 partes de açúcar para 1 parte de água) e cozinhe em banho-maria durante 45 min, mexendo algumas vezes. Coe e guarde em vidro previamente esterilizado, com tampa. Coloque uma etiqueta para identificar o xarope e guarde em lugar fresco, longe da luz. Essa preparação pode durar até 15 dias na geladeira.

Garrafada ou vinho medicinal

Pode-se utilizar cachaça, álcool de cereais, vinho branco ou tinto, licoroso ou vodca para essa preparação. Colocar plantas moídas ou picadas em um dos veículos mencionados, na proporção de 20 g da planta para 100 mℓ de cachaça, deixando macerar por 15 a 21 dias, ao abrigo da luz. O recipiente deve ser agitado 1 a 2 vezes/dia para facilitar a extração. Ao fim desse processo, pode-se filtrar ou não o preparado, etiquetar o frasco e guardar ao abrigo da luz.

Emplastos | Cataplasmas

São aplicações locais em que as plantas são utilizadas diretamente sobre a pele. As plantas podem ser utilizadas frescas ou brevemente cozidas, amassadas e aplicadas diretamente ou envolvidas em pano fino limpo ou gaze. Pode-se ainda empregar papa de farinha de mandioca, fubá de milho ou inhame cozido, utilizando a droga pulverizada.

Compressa

Preparação de uso local, utilizando-se chumaços de algodão ou gazes embebidos em decoctos, infusos, sumos ou tinturas da planta (diluída em água). A compressa poderá ser quente ou fria, de acordo com a indicação terapêutica.

Banhos

São preparados com plantas frescas ou secas, na forma de infuso ou decocto (mais concentrados), para serem então adicionados com a água do banho. Pode-se ainda colocar as plantas em saco de pano fino e limpo e deixar na água da banheira ou bacia. Os banhos podem ser parciais ou de corpo inteiro.

Inalação

Nesta preparação combina-se o vapor da água quente às substâncias voláteis presentes nas plantas indicadas. Preparar o chá e aspirar os vapores com um funil de papel ou pano. Normalmente é recomendado para problemas respiratórios. Deve-se ter cuidado no uso de óleos essenciais por se tratar de substanciais de alta concentração.

Gargarejo

Prepara-se um infuso ou decocto e gargareja-se o número de vezes que for necessário. Esta preparação geralmente é indicada para afecções de garganta, amigdalite ou mau hálito.

Incompatibilidades físico-químicas entre extratos de plantas

Quando reunidas duas ou mais substâncias medicinais, pode ocorrer formação de novos corpos de propriedades físico-químicas diversas, efeitos antagônicos aos previstos ou modificações físicas imprevistas. A esse fenômeno chamamos incompatibilidade.

As principais incompatibilidades ocorrem por ordem física, química e farmacodinâmica, e manifestam-se das seguintes formas.[13]

- Físicas: liquefação, volatilização, higroscopicidade, insolubilidade em certos veículos, separação por diferença de densidade etc.
- Químicas: transformação total ou parcial dos princípios ativos, gerando compostos secundários com novas propriedades químicas e farmacodinâmicas. Dessa forma, algumas associações podem transformar substâncias de grande atividade medicamentosa em corpos inertes
- Farmacodinâmica: quando são administrados, simultaneamente, substâncias com princípios ativos de ações antagônicas ou de efeitos diferentes dos previstos.

Atenção. Em quase todas as incompatibilidades citadas, os medicamentos associados têm suas principais propriedades terapêuticas anuladas, a menos que sejam evitadas ou corrigidas e devidamente anotadas. A filtração e a eliminação do precipitado não resolvem a questão, pois, por vezes, estaremos comprometendo a ação medicinal da formulação.

Dessa forma, deve-se estar atento a esses aspectos antes de formular composições com várias tinturas de drogas vegetais diferentes.

AQUISIÇÃO DOS INSUMOS VEGETAIS

A elaboração e a aquisição da matéria-prima são algumas das etapas fundamentais e decisivas para a excelência do medicamento fitoterápico. Muitos compartilham a ideia de que o medicamento começa a ser preparado quando ainda está na terra, isto é, durante o cultivo e o posterior beneficiamento da planta medicinal.

O mercado de matéria-prima vegetal é bastante extenso, porém, para qualificar um fornecedor, esse universo se restringe a poucos produtores/empresas, tornando a etapa de aquisição da droga vegetal de boa qualidade certamente a tarefa mais difícil a ser cumprida.

Capítulo 5

O cultivo da planta medicinal deve ser orgânico, a partir de sementes e/ou mudas certificadas – advindas de plantas com a devida identificação botânica –, preferencialmente longe de propriedades vizinhas em que se utilizem pesticidas, e utilizada para a rega apenas água limpa.

O extrativismo segue a mesma orientação de local livre de pesticidas e cuidados para não ameaçar a população da planta em questão (deve ser autossustentável). A identificação botânica deve ser feita por um especialista.

A aquisição de extratos vegetais deve ser feita por meio de fornecedores idôneos, que apresentem laudos de qualidade adequados às características da droga vegetal em questão.

CONTROLE DE QUALIDADE

A primeira etapa do controle de qualidade de um fitoterápico deve ser a aplicação de uma série de análises que nos mostrarão se a matéria-prima está dentro das especificações desejadas. Essas análises seguem o seguinte roteiro:

- Identificação botânica
- Identificação da droga vegetal:
  - Descrição macroscópica
  - Descrição microscópica
- Propriedades organolépticas: cor, odor, sabor, textura
- Identificação química:
  - Qualitativa: testes de identificação de presença de grupos químicos característicos
  - Quantitativa: testes de identificação de presença de grupos químicos característicos e seus respectivos teores (marcadores), por meio de técnicas analíticas (no caso das indústrias).

LAUDO DE QUALIDADE

Os fornecedores de matéria-prima devem fornecer o laudo de qualidade do produto.

Itens que devem constar nos laudos de qualidade da matéria-prima vegetal:

- Nome científico
- Parte da planta utilizada
- Origem
- Método de estabilização/secagem
- Descrição macroscópica
- Descrição microscópica
- Propriedades organolépticas
- Microbiologia
- Densidade (extratos)

- Identificação química (quando disponível em literatura)
- Relação droga/extrato seco (extratos)
- Teor do marcador (extratos padronizados)
- Solvente utilizado (extratos)
- Excipiente (extratos)
- Método de extração (extratos).

CONTROLE DE PROCESSO

Compreende o controle de qualidade nas várias etapas de execução do medicamento, por meio do acompanhamento da execução dos procedimentos operacionais corretos, devidamente validados, e de ensaios de qualidade (quando definido) ao final de cada etapa operacional. Esta etapa é importante tanto para indústrias quanto para farmácias de manipulação.

> *Exemplo*:
> Gel de *Cordia verbenacea*

1. Ensaio de pureza da água deionizada.
2. Checagem e ensaios dos laudos dos insumos inertes.
3. Checagem e ensaios dos laudos do insumo ativo (*Cordia verbenacea*).
4. Avaliação do procedimento operacional padrão (POP) da manipulação/produção.

CONTROLE DE QUALIDADE FINAL DO PRODUTO

Compreende a avaliação do produto final por meio de ensaios microbiológicos, estabilidade do produto e qualificação/quantificação do insumo ativo. Os medicamentos manipulados pela farmácia de manipulação são dispensados desta etapa de controle de qualidade (CQ) em função da sua característica magistral, porém é recomendável fazer CQ de amostragem, isto é, a cada determinado número de fórmulas, mandar uma amostra para o CQ.

REFERÊNCIAS BIBLIOGRÁFICAS

1. Debuigne G. Larousse des plantes qui guerissent. Paris: Librairie Larousse; 1974.
2. Von Hertwig IF. Plantas aromáticas e medicinais: plantio, colheita, secagem e comercialização. 2. ed. São Paulo: Ícone; 1991.
3. Costa AF. Farmacognosia. 4. ed. Lisboa: Fundação Calouste Gulbenkian; 1986.
4. Brasil. Farmacopeia dos EUA do Brasil: código farmacêutico brasileiro. 2. ed. São Paulo: Indústrias Gráficas Siqueira; 1959.

5. China. Pharmacopoeia of the People's Republic of China. Appendix 1. General Requeriments for Preparations; 1999.

6. Ribeiro E. Plantas medicinais e complementos bioterápicos. Alto do Forte: Vida Editores; 1992. Publicações Europa-América.

7. Coimbra R. Manual de fitoterapia. 2. ed. Belém: Cejup; 1994.

8. Mills S, Boné K. Principles and practice of phytotherapy – Modern herbal medicine. Londres: Churchill Livingstone; 2000.

9. Waldesch FG, Konigswinter BS. Herbal medicinal products: scientific and regulatory basis for development, quality assurance and marketing authorisation. Stuttgart: Medipharm Scientific Publishers; 2003.

10. Prista N. Dermofarmácia e cosmética. Lisboa: Associação Nacional das Farmácias; 1992.

11. Prista N. Manual de terapêutica dermatológica e cosmetologia. São Paulo: Roca; 1984.

12. Grupo entre Folhas. Fitoterapia. Universidade Federal de Viçosa – Pró-reitoria de Extensão e Cultura, Departamento de Fitotecnia. Viçosa-MG; 1997.

13. Lucas V. Incompatibilidades medicamentosas. 2. ed. Rio de Janeiro: Científica; 1929.

Capítulo 5

6

Clínica Médica | Diagnóstico e Prescrição

INTRODUÇÃO

A medicina científica desenvolveu-se vertiginosamente no último século apoiada, principalmente, na física, na química, na biologia e na genética, disciplinas que desempenharam uma função essencial em termos de conhecimento sobre o corpo humano. Em contrapartida, características entendidas como subjetivas, em termos da percepção da dimensão social, cultural e emocional dos processos de adoecimento, deixaram de ser valorizadas no meio médico, levando a um afastamento do ponto de interseção entre corpo, cultura, sociedade e identidade da pessoa que adoece. Na tentativa de equacionar essa dicotomia, observamos iniciativas que têm como objetivo revalorizar teorias há muito esquecidas no Ocidente, em um movimento de aproximação da ciência com os saberes tradicionais considerados não científicos. Assim, surge o reconhecimento da Opas/OMS (Organização Pan-Americana de Saúde/Organização Mundial da Saúde), que, ciente da sua importância, define a medicina tradicional como o total de conhecimento técnico e procedimentos com base nas teorias, crenças e experiências de diferentes culturas, explicáveis ou não pela ciência e usados para a manutenção da saúde, prevenção, diagnose e tratamento de doenças físicas e mentais.

Assim, a **Fitoterapia Contemporânea busca somar parâmetros relevantes que pertencem a diversos sistemas médicos** (biomedicina e medicinas tradicionais). Os processos fisiológicos e patológicos decorrem de complexos sistemas multifatoriais, e por esse motivo conceitos clássicos de oposição e complementariedade como Yin e Yang da medicina chinesa; calor e frio; excesso e deficiência; umidade e secura e outros, como fleuma e estagnação (que serão abordados adiante), utilizados desde Hipócrates e Galeno (ver Capítulo 1, *Histórico da Fitoterapia*, e Capítulo 2, *Plantas Medicinais nos Sistemas Médicos*), são úteis no entendimento e na explicação do funcionamento do organismo, no desenvolvimento do diagnóstico e na elaboração das estratégias de tratamento. Tais processos, quando corretamente utilizados, produzem resultados terapêuticos mais assertivos na fitoterapia.

Outros elementos que fornecem importantes informações sobre o estado geral do indivíduo são as avaliações detalhadas da **língua** e do **pulso da artéria radial**, métodos bastante utilizados em vários sistemas médicos tradicionais, e que achamos fundamental adicionar ao exame físico do paciente, pois refletem o que ocorre no interior do organismo, colaboram com a identificação dos conceitos e suas disfunções e complementam o diagnóstico.

Por fim, a **combinação de plantas**, estratégia abandonada e relegada a um segundo plano, a partir do desenvolvimento de medicamentos de síntese pela indústria farmacêutica, é aqui utilizada com o objetivo de adaptar os tratamentos, já que, embora as doenças em muitas oportunidades se apresentem de maneira semelhante, cada pessoa é um ser único que se porta de modo dinâmico e requer uso de terapêutica individualizada (ver Capítulo 4, *Fitoquímica e Farmacologia Aplicadas*).

À regulação do organismo ocorre em função da homeostase, definida como a capacidade do organismo de manter a estabilidade interna por meio das diversas funções e composições bioquímicas do corpo, regulando a temperatura, o pulso, a pressão arterial (PA), a taxa de açúcar no sangue etc. Assim, no momento em que algum fator ocasiona prejuízo à homeostase, certas funções orgânicas deixam de ser realizadas fisiologicamente e esse rompimento resultará em alguma patologia. Essas doenças poderão ser classificadas de acordo com a sua origem: aquelas que surgem a partir de falhas fisiológicas internas (doenças autoimunes, crescimentos celulares anormais) ou as que surgem a partir do meio externo (vírus, bactérias, traumas, intoxicações). É importante que o corpo humano esteja em harmonia com o meio externo, isto é, com o ambiente e com o social, de modo que minimize as situações de estresse emocionais cada vez mais responsabilizadas pela gênese das doenças. Em síntese, o indivíduo saudável é aquele que consegue manter-se em equilíbrio fisiológico e psicossocial.

Dessa maneira, a busca pelo equilíbrio energético referido pelas medicinas tradicionais pode ser relacionada com o que a ciência biomédica atual conhece por homeostase, e é o objetivo a ser alcançado por meio da aplicação dos conceitos expostos a seguir.

COMO ENTENDER E APLICAR OS CONCEITOS

As propriedades que emergem de cada um dos conceitos tradicionais conhecidos como calor, frio, umidade, fleuma, secura, excesso, deficiência e estagnação são expostas a seguir com o objetivo de facilitar o entendimento e sua utilidade no processo de diagnóstico e tratamento. A cada conceito correspondem ações ou propriedades que podem ser identificadas durante a avaliação semiológica do paciente e que, reunidas, possibilitam concluir quais conceitos predominam em cada pessoa ou doença.

Adiante, são expressos os conceitos definidos de suas propriedades ou ações:

- **Calor:** aquece, dilata, acelera e ascende
- **Frio:** resfria, contrai, alentece e descende
- **Umidade** diz respeito aos líquidos que nutrem e lubrificam o organismo. O excesso de umidade constitui o aumento excessivo e patológico de líquidos, que se acumulam e ocupam espaços indevidos
- **Fleuma** surge quando essa umidade se condensa, tornando o que é fluido mais consistente e denso
- **Secura** refere-se à escassez de líquidos
- **Excesso** está relacionado com hiperfunção de determinado órgão ou sistema do organismo
- **Deficiência**, por sua vez, traduz aquilo que se encontra enfraquecido ou com função diminuída
- **Estagnação** corresponde ao bloqueio ou à interrupção, mesmo que parcial e momentânea, de qualquer fluxo natural no organismo.

Os conceitos citados muitas vezes estão associados ou influenciam uns aos outros, como pode ser demonstrado na hipótese em que um paciente desenvolve um quadro de calor com queixas de queimação epigástrica e aftas; ao persistir por tempo prolongado, esse calor consumirá os líquidos corporais e poderá originar secura representada por fezes secas, endurecidas e boca e garganta secas. Como se pode notar, é possível relacionar as ações ou as propriedades aos sintomas e sinais existentes em diversas situações. Isso se exemplifica devido a algumas ocorrências frequentes na clínica diária: a febre, por exemplo, é um quadro clínico de calor, caracterizado pelo aparecimento de aquecimento corporal com manifestações de taquicardia, taquipneia e rubor facial. Na hipotermia, o resfriamento corporal provoca bradicardia, bradipneia e palidez, revelando um quadro de frio.

O excesso de umidade é constatado por edemas, sensação de peso no corpo e secreções fluidas. Já os sinais de desidratação, como ressecamento de mucosas e diminuição da turgidez da pele, são manifestações de secura. As secreções respiratórias purulentas ou mais espessas, tais como catarro, as placas de ateroma nos vasos e o acúmulo de gordura corporal são formas de apresentação da fleuma. O diagnóstico de deficiência pode ser indicado pelas queixas de astenia, fraqueza geral, e o de excesso, por quadros em que a exuberância se destaca como nos sintomas de agitação, verborragia, euforia e exacerbação da libido. Náuseas, vômitos, dores do tipo cólicas, regurgitação, precordialgias, dispneia, apneia do sono, disúria e disfagia são evidências de estagnação.

É importante destacar que **um sintoma ou sinal isoladamente não possibilita precisão** quanto à identificação de um conceito, sendo necessária a análise do conjunto de sintomas envolvidos.

Por exemplo, em um paciente com anemia espera-se encontrar palidez, o que não necessariamente significa um quadro de frio. Outras situações serão demonstradas durante o estudo de casos clínicos.

Na Tabela 6.1 são fornecidas algumas relações entre cada um dos conceitos e sinais ou sintomas.

ANAMNESE

Na anamnese, são feitos os registros da identificação do paciente; histórico da doença atual, das patologias pregressas, do comportamento fisiológico e social, dos antecedentes familiares e dos hábitos alimentares.

Inicia-se pela identificação, quando são anotados nome, idade, cor, estado civil, naciona-

Tabela 6.1 Relações entre sinais e sintomas e os conceitos tradicionais.

| Sinais e sintomas | Conceitos | | | | |
	Geral	Cardiovascular	Digestivo	Respiratório	Geniturinário
Calor	Insônia *Flush* facial Calor no corpo, preferência por clima frio Sudorese Sede aumentada Eritemas Febre Prurido	Taquicardia	Apetite aumentado Aftas Pirose Dor em queimação Calor em abdome Constipação intestinal Fezes com sangue Prefere alimentos e bebidas frias	Secreção amarela	Diurese diminuída Urina amarelada Ardência miccional Leucorreia amarela Libido exacerbada Menstruação abundante e de cor vermelho-vivo
Frio	Sonolência Palidez Frio no corpo, preferência por clima quente Suor escasso Pouca sede	Bradicardia Cianose	Apetite diminuído Dor em cólica Frio em abdome Fezes diarreicas Prefere alimentos e bebidas quentes	Secreção clara	Diurese aumentada Urina clara Leucorreia clara Libido diminuída Menstruação de cor vermelho-escura
Estagnação	Irritabilidade Dor em pontada	Palpitações Precordialgia Cianose	Náuseas Vômitos Eructação Soluço Plenitude abdominal Regurgitação	Tosse Opressão torácica Dispneia	Disúria Retenção urinária Menstruação com coágulos
Umidade excessiva	Aumento de peso Sensação de peso Prurido Dor tipo peso	Edema depressível	Diarreia aquosa	Secreções fluidas	Leucorreia fluida Urina abundante
Secura	Pele ressecada Sede aumentada Boca seca		Fezes ressecadas	Tosse seca	Secura vaginal Urina escassa
Fleuma	Tumorações Acúmulo de gordura Acúmulo de pus Demência	Placas de ateroma Edema não depressível	Cálculos biliares Sensação de bolo na garganta Náuseas e vômitos	Muco espesso	Cálculos renais Leucorreia espessa Fezes com muco
Deficiência	Fraqueza Palidez Dor que melhora com compressão Tonturas Tristeza	Pulso fraco	Dor aliviada com alimentação	Voz fraca Dispneia Respiração fraca	Impotência sexual Fluxo menstrual diminuído Incontinência urinária
Excesso	Dor que piora com compressão Agitação Euforia	Plenitude torácica	Dor abdominal que melhora com eliminação de gases	Voz potente Tosse forte Respiração ruidosa	Retenção urinária

Capítulo 6

lidade e naturalidade, profissão atual e anterior, residência atual e anterior. Na história da doença atual, indaga-se sobre a queixa principal e seu início, intensidade dos sintomas e evolução cronológica. Na história das enfermidades anteriores, procura-se rastrear todas as doenças, internações e cirurgias sofridas pelo paciente ao longo de sua vida. Nas histórias fisiológica e social, as informações remetem ao nascimento com dados sobre o parto, desenvolvimento motor, da fala e intelectual. A menarca, os ciclos menstruais e menopausa, o desenvolvimento dos caracteres sexuais secundários e puberdade e o início das relações sexuais devem ser assinalados, assim como detalhes relativos a ingestão alcoólica, tabagismo, uso de drogas ilícitas, medicamentos e comportamento social. São pesquisados os antecedentes familiares em busca da descrição de moléstias dos avós, pais, irmãos e, se falecidos, da causa de suas mortes, possibilitando a identificação de doenças genéticas e predisposições a certas patologias. Muitas vezes o relato dos hábitos alimentares do paciente fornece explicações para as morbidades que o acompanham.

Por fim, utiliza-se a anamnese dirigida para indagar sinais e sintomas que não costumam ser valorizados e que abrangem as emoções, preferências climáticas, sensações de calor ou frio em determinadas áreas do corpo, predileções por determinados sabores, intensidade do apetite, ritmo do sono, sonhos etc.

EXAME FÍSICO

Este exame se inicia com a observação da atitude corporal revelada por meio da deambulação, da postura e do biotipo, características que podem estar presentes em algumas patologias. Na análise ectoscópica, observam-se, na face do paciente, vários itens, como expressão, cor, volume e tônus muscular, que podem sugerir algumas doenças. A seguir, efetua-se, como em qualquer investigação médica, a semiótica da pele e dos sistemas respiratório, circulatório, digestório, geniturinário e neurológico em busca de anormalidades que possam ser úteis no diagnóstico. Um dado pouco valorizado, mas que pode ajudar na percepção de desequilíbrios, é a palpação corporal com o intuito de verificar variações de temperatura em determinadas áreas do corpo, como calor ou frio nas extremidades ou entre os três segmentos do abdome – epigástrio, mesogástrio e hipogástrio –, que, relacionados com outros sinais e sintomas, podem ajudar a compor um diagnóstico.

Complementando o exame, inclui-se a análise do pulso arterial radial, não só quanto à habitual verificação da sua frequência, como também na sua intensidade, se forte ou fraca, e sua posição, se superficial, intermediária ou profunda, dados de percepção mais sutil. O pulso rápido pode estar relacionado com a presença de calor, enquanto o pulso lento costuma sugerir uma condição de frio no organismo. Da mesma maneira, distinguir um pulso forte pode caracterizar uma situação de excesso, enquanto em um quadro de deficiência espera-se encontrar um pulso fraco e profundo.

Outro elemento que acrescenta informações diagnósticas é o estudo detalhado da língua, por meio da observação da saburra (cobertura) e do corpo da língua, conforme podemos observar nas Figuras 6.1 a 6.6.

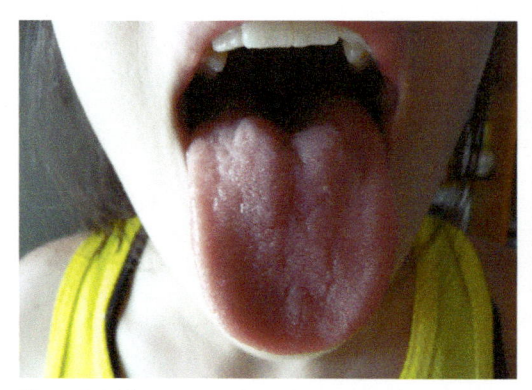

Figura 6.1 Língua normal – volume normal, corpo rosado com saburra transparente, fina e úmida.

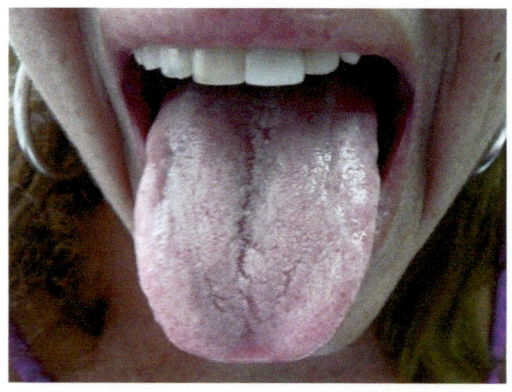

Figura 6.2 Língua de volume normal, corpo pálido, saburra branca e úmida, característica de *frio*.

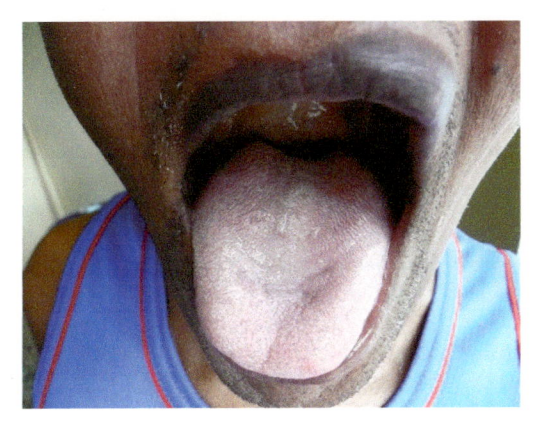

Figura 6.3 Língua de volume normal, corpo pálido e saburra branca com umidade acentuada, característica de *frio e acúmulo de umidade*.

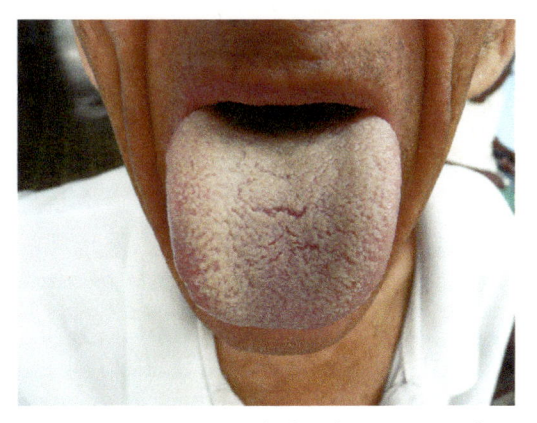

Figura 6.6 Língua aumentada de volume empurrando as comissuras labiais, corpo pálido, saburra acentuada e branca, característica de *acúmulo de umidade e fleuma e frio*.

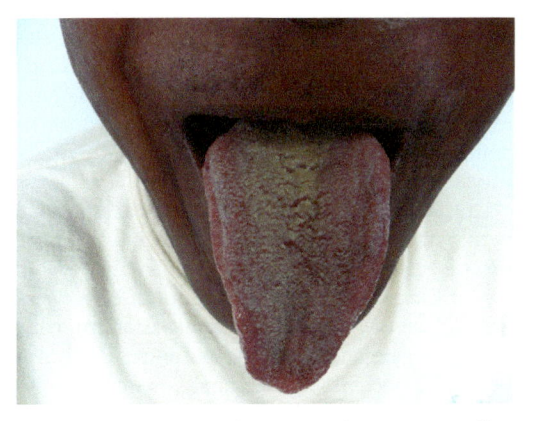

Figura 6.4 Língua de volume normal, corpo vermelho, saburra amarela e ressecada, característica de *calor e secura*.

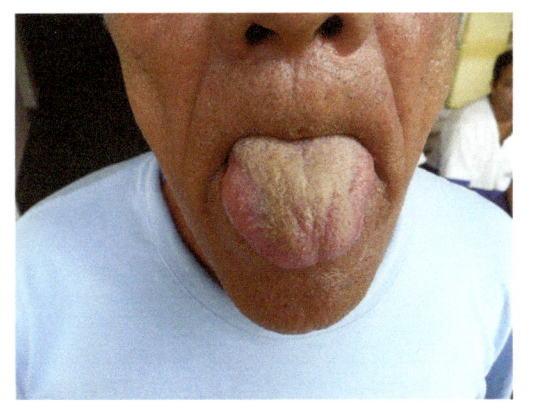

Figura 6.5 Língua de volume aumentado com corpo rosado e saburra amarela, característica de *calor e umidade*.

Na saburra, que está intrinsecamente ligada à função digestiva, avaliam-se dois elementos:

- Aspecto: se clara, quase transparente, demonstra digestão normal; se branca, revela a presença de um quadro de frio, e, quando amarelada, é manifestação de calor
- Teor de umidade: ressecada, úmida ou excessivamente úmida, que revela as condições de hidratação do organismo.

Devemos ter em mente que alguns alimentos, assim como alguns medicamentos, podem alterar a coloração da saburra sem que isso signifique alteração patológica.

No corpo, são verificados a coloração e o volume. A língua de cor pálida pode ser visualizada tanto em anemias quanto em uma situação de frio. A de cor vermelha direciona para a presença de calor e, quando rosada, considera-se normal. O volume pode se apresentar normal, que indica equilíbrio, ou aumentado (quando exteriorizada, empurra as comissuras labiais), que revela acúmulo de umidade ou fleuma.

É importante observar que as avaliações de pulso, língua e temperatura só têm valor quando incorporadas aos dados encontrados na anamnese e no exame físico, pois dessa maneira possibilitam ao médico ter uma visão ampliada e traçar as características do indivíduo e de sua doença. Excetuam-se casos mais simples nos quais não costuma haver implicações sistêmicas e que, portanto, não implicam mudanças no pulso e na língua como, por exemplo, algumas lesões dermatológicas.

Capítulo 6

EXAMES COMPLEMENTARES

Os exames complementares fornecem subsídios à investigação clínica e, por meio deles, muitas vezes os diagnósticos são confirmados. No entanto, é essencial que sejam realizados exames durante o tratamento, não só porque possibilitam a avaliação da resposta do organismo à terapêutica instituída, como também auxiliam no acompanhamento do uso das drogas prescritas, que podem eventualmente ocasionar prejuízos ao organismo pelas ações tóxicas inesperadas ou previsíveis de algumas substâncias químicas ou seus metabólitos. Embora raras, ocorrências de toxicidade com o uso de drogas vegetais são relatadas sobre a medula óssea, fígado e rins com surgimento de alterações hematológicas, hepatites, nefrites e insuficiência renal e, por isso, devem ser objeto de atenção. Cuidados especiais devem ser tomados com possível perda de eletrólitos durante o uso de plantas diuréticas e/ou laxativas, e com possíveis interações medicamentosas de drogas vegetais com drogas anti-hipertensivas, hipoglicemiantes, anticoagulantes e antidepressivas, entre outras. Dessa maneira, é conveniente fazer uso de espécies bastante conhecidas e estudadas, e observar nas monografias de plantas as contraindicações, as precauções e a toxicidade, além dos relatos de interações medicamentosas e alimentares.

Os exames básicos que devem fazer parte desse controle são: hemograma completo, glicose, ureia, creatinina, provas de função hepática, dosagem de sódio e de potássio e dos hormônios tireoidianos.

DIAGNÓSTICO E PROGNÓSTICO

Após a realização da anamnese, do exame físico e com a ajuda dos exames complementares, procede-se à hipótese diagnóstica no contexto biomédico que envolve três níveis: funcional, etiológico e anatômico. Para exemplificar, analisaremos o caso de um paciente que apresenta infarto agudo do miocárdio (IAM): suspeita-se do diagnóstico funcional pelos sintomas referidos (precordialgia, sudorese, palidez), do etiológico, determinado pelos fatores causais (tabagismo, estresse, obesidade, hereditariedade), e do anatômico, pelas alterações presentes (obstrução coronariana por placas ateromatosas, geralmente mostradas pela cineangiocoronariografia). No que diz respeito à fitoterapia contemporânea, esses dados não são suficientes, e às informações reunidas por meio da história e do exame físico do paciente são acrescidas aquelas obtidas na análise cuidadosa do pulso e da língua. Procura-se relacionar tudo que foi compilado para identificar quais dos conceitos estão presentes e predominantes no paciente. É importante notar que esses conceitos identificados são considerados parte do processo patológico, muitas vezes intimamente ligados à doença existente. A partir da sistematização desses dados, qualquer um deles pode se apresentar como dominante: calor, frio, excesso, deficiência, secura, estagnação, acúmulo de umidade ou fleuma, revelando a presença de um desequilíbrio. Percebe-se que muitas vezes pode haver dois e não apenas um em destaque, daí se fala em umidade e calor; calor e excesso; calor e secura, frio e estagnação, entre outros, em um mesmo indivíduo.

O que se espera com esse diagnóstico clínico, acrescido do conceito tradicional, é que o uso de uma fórmula fitoterápica não seja pensado apenas com o intuito de tratar o sintoma, mas que possa servir também como meio para alcançar a homeostase do indivíduo, utilizando como estratégia terapêutica a harmonização entre os conceitos de oposição e a correção dos demais, procurando evitar recidivas.

Dessa maneira, no caso de uma determinada patologia em que o paciente apresenta um quadro de calor, na composição da fórmula deverão ser utilizadas drogas vegetais que, de maneira geral, deixem-na mais refrescante e, assim, controlem o calor excessivo do paciente. Por outro lado, se o paciente apresenta alguma doença em que sobressaem sinais de acúmulo de umidade, a fórmula deverá conter plantas que eliminem a umidade excessiva, como, por exemplo, com a administração de plantas diuréticas. É necessário, então, escolher as espécies medicinais pensando não apenas na ação dos princípios ativos que elas contêm, mas também levando em conta suas propriedades organolépticas, que ajudarão na correção dos desequilíbrios. Essas informações estão acessíveis no Capítulo 7, *Monografia das Plantas Medicinais*, em que são apresentadas as monografias das plantas.

Espera-se com isso que, além da cura da doença, sejam eliminadas as situações que possam ter sido determinantes para o desenvolvimento da patologia. Outros exemplos serão fornecidos ao longo das dinâmicas apresentadas no Capítulo 8, *Casos Clínicos*. É claro que, além do uso das fórmulas, medidas higienodietéticas são imprescindíveis para o tratamento e a manutenção do equilíbrio, como em situações nas quais a secura está presente, e que a ingestão de líquidos terá papel fundamental na resolução do caso, acompanhando o uso da fórmula para tratar da doença de base.

O prognóstico da doença e a evolução de um paciente estão relacionados com inúmeras variáveis, tais como a resistência física e imunológica do indivíduo, a capacidade de eliminação dos agentes patogênicos externos, quando presente, e a integridade em que se encontram os órgãos e sistemas do paciente, além dos seus hábitos e estado emocional. Não obstante, os prognósticos podem e devem ser feitos sempre com cautela, evitando expectativas exageradamente otimistas ou pessimistas em relação a cada situação.

TRATAMENTO

Estabelecido o diagnóstico, o primeiro passo é definir quais as estratégias terapêuticas a serem adotadas de acordo com os desequilíbrios encontrados (Tabela 6.2).

O passo seguinte é a formulação, que deve ser norteada pelas diretrizes expostas adiante e que vão possibilitar a elaboração da fórmula fitoterápica:

- Estabelecer as prioridades terapêuticas: nessa fase, procura-se determinar de que maneira será tratada a doença. Os sintomas, de forma geral, são manifestações de uma patologia de base. Em algumas situações isso se torna muito claro, como em um caso em que uma pessoa apresenta queixa de insônia causada por grande preocupação ou estresse emocional, ou outro exemplo, em que alguém relata sintomas de broncoespasmo desencadeado por substâncias alergênicas (poeira). Nessas situações, deve-se procurar tratar tanto o sintoma quanto o fator desencadeante. Além disso, outras comorbidades não diretamente relacionadas com a doença atual, quando presentes, não devem ser ignoradas, passando a integrar o rol da proposta terapêutica

Tabela 6.2 Desequilíbrio *versus* ação terapêutica.

Desequilíbrio	Ação terapêutica
Calor	Refrescar
Frio	Aquecer
Excesso de umidade	Eliminar a umidade
Secura	Tonificar líquidos
Estagnação	Desestagnar ou circular
Excesso	Controlar excesso
Deficiência	Tonificar
Fleuma	Eliminar a fleuma

- Escolher plantas medicinais relacionadas com as necessidades terapêuticas: aqui, selecionam-se plantas, associando o conhecimento tradicional ao científico, que possam ser usadas no tratamento da doença ou dos sintomas, sem preocupação com a quantidade ou escala de valores
- Definir quais delas comporão a fórmula: a partir das plantas selecionadas anteriormente, escolhem-se aquelas que têm efeitos mais desejáveis para o paciente, priorizando seus potenciais de multialvo, isto é, a multiplicidade de ações no organismo, procurando reduzir a quantidade de espécies a serem usadas em uma formulação
- Checar as plantas escolhidas: observar se não causam efeitos indesejados ao paciente, e se não há incompatibilidade entre elas ou em relação a outros medicamentos que porventura estejam sendo utilizados. Nesse caso, pode ser solicitado auxílio técnico ao farmacêutico, com o objetivo de opinar quanto às associações de drogas, aos riscos farmacodinâmicos e farmacotécnicos e às possibilidades de adaptações e correção da formulação, quando necessário
- Individualizar a fórmula: o intuito é corrigir tanto a temperatura final da fórmula quanto os demais conceitos tradicionais patológicos encontrados no paciente ou na sua doença. Tomando como exemplo um paciente no qual o que sobressai é uma situação de calor, a fórmula ideal deve ter características refrescantes; por outro lado, se o predomínio no paciente for o frio, a formulação preparada deve procurar aquecer
- Adicionar planta harmonizadora: de modo a melhorar o sabor, a digestão das plantas pesadas e diminuir eventuais efeitos tóxicos
- Estabelecer as doses: nas formulações em que há associações de plantas, as doses diárias costumam ser menores que as preconizadas na literatura para uso individual em função do sinergismo que ocorre entre elas
- Determinar o intervalo entre as doses.

Para preparar uma fórmula, segue-se um formato estabelecido de escolhas em três etapas, como disposto a seguir:

- Planta terapêutica principal
- Plantas coadjuvantes (que fortalecem os efeitos da principal ou contemplam as comorbidades)
- Planta harmonizadora.

Verifique a seguir um exemplo de prescrição de fórmula fitoterápica.

Para Sylvia Helena

Uso oral

Aesculus hippocastanum (semente) .... 300 mg
(extrato seco)

Centella asiatica (erva) .... 250 mg
(pó)

Equisetum arvense (erva) .... 200 mg
(extrato seco)

Citrus aurantium (fruto) .... 150 mg
(extrato seco)

_____

por dose

Preparar 120 doses em cápsulas.

Modo de usar:

Tomar 1 dose pela manhã e outra à noite.

Dr. Carlos Gomes
Rio de Janeiro, 25 de novembro de 2020

EVOLUÇÃO

Com o início da administração da medicação fitoterápica, o paciente passa a ser acompanhado atentando para sua adesão ao tratamento e eventuais efeitos adversos percebidos. A resposta clínica leva, em geral, em torno de 2 semanas para alcançar sua plenitude; portanto, é fundamental que essa informação seja comunicada ao paciente para que não ocorra interrupção precoce do uso da fórmula.

Outra questão importante é aproximar a preferência da pessoa a cada uma das possibilidades de formas de administração: chá, pó, cápsula, tintura ou xarope. As vantagens e desvantagens de cada uma delas são apresentadas no Capítulo 5, *Farmacotécnica*.

Apresentamos a seguir plantas citadas neste capítulo que tiveram os seus nomes botânicos atualizados desde a última edição:

- *Actaea racemosa* L. *(Cimicifuga racemosa)*
- *Astragalus propinquus* Schischkin *(Astragalus membranaceus)*
- *Camelia sinensis* (L.) Kuntze *(Thea sinensis)*
- *Crataegus rhipidophylla* Gand. *(Crataegus oxyacantha)*
- *Cinnamomum verum* J. Presl. *(Cinnamomum zeylanicum)*
- *Dysphania ambrosioides* (L.) Mosyakin & Clamants *(Chenopodium abrosioides)*
- *Etlingera elatior* (Jack) R.M.Sm. *(Alpinia speciosa)*

- *Garcinia gummi-gutta (L.) N. Robson (Garcinia cambogia)*
- *Handroanthus impetiginosus (Mart. ex DC.) Mattos (Tabebuia impetiginosa)*
- *Himatanthus bracteatus (A. DC. Woodson) (Plumeria lancifolia)*
- *Matricaria chamomilla L. (Matricaria recutita)*
- *Plantago indica L. (Plantago psyllium)*
- *Prunus africana (Hook. f.) Kalman (Pygeum africanum)*
- *Senna occidentalis (L.) Link (Cassia occidentalis)*
- *Taraxacum campylodes G.E. Haglund (Taraxacum officinale)*
- *Varronia curassavica Jacq. (Cordia verbenacea).*

Diagnóstico e prescrição

SISTEMA NERVOSO

Depressão, ansiedade e insônia são queixas muito frequentes no dia a dia.

A *depressão* é uma patologia ainda não completamente compreendida, caracterizada por alterações do humor, da libido e distúrbios do sono. As queixas mais comuns são perda de interesse e do prazer, diminuição da concentração, sentimentos de culpa, sensação de fadiga, anorexia e perda de peso, que podem levar a afastamento das atividades laborais e sociais.

Algumas doenças tais como câncer, cardiopatias, alcoolismo e hipotireoidismo podem ser acompanhadas por depressão, assim como o uso de medicamentos anti-hipertensivos e antiarrítmicos pode induzir sintomas depressivos.

Os neurônios se comunicam através de neurotransmissores liberados na fenda sináptica. Tratamentos a partir de medicamentos sintéticos atuam por diferentes mecanismos de ação conhecidos, buscando aumentar a ação dos neurotransmissores: diminuem a reabsorção deles pelo neurônio pré-sináptico (triciclícos); inibem a monoamina oxidase (MAO), que é a enzima responsável pela degradação desses neurotransmissores; ou promovem aumento da concentração da serotonina pela inibição de sua recaptação (inibidores seletivos da recaptação de serotonina).

A *ansiedade* é definida como uma sensação subjetiva de expectativa e apreensão, medo ou pressentimento, que podem ser acompanhados por preocupações persistentes e excessivas, reais ou não, diminuição da concentração, hiperatividade autonômica (dispneia, palpitações e taquicardia), sensação de impaciência ou inquietude, insônia e tensão muscular. Embora algumas patologias como hipertireoidismo ou feocromocitoma possam ter esse tipo de apresentação, na maioria dos pacientes não é comum encontrarmos doença orgânica que justifique os sintomas.

Acredita-se que os transtornos da ansiedade ocorram devido a alterações da regulação dos receptores benzodiazepínicos no complexo do receptor A do ácido gama-aminobutírico (GABA). No transtorno do pânico também estariam envolvidos mecanismos como hiperatividade adrenérgica, disfunção serotoninérgica, hipersensibilidade dos receptores de CO_2 no tronco cerebral e fatores genéticos.

Insônia refere-se à dificuldade para adormecer, ao despertar precoce ou ao sono interrompido durante a noite. A qualidade do despertar e a disposição ao longo do dia são parâmetros para considerarmos o uso de medicamentos. Embora uma média de 8 h de sono seja o mais comum na população, algumas pessoas têm como padrão menor quantidade de horas e, com o envelhecimento, é comum que se durma menos.

Estudos com plantas medicinais mostram que estas atuam por mecanismos de ação semelhantes aos medicamentos de síntese. O uso de fitoterápicos nas doenças do sistema nervoso mostra resultados positivos em casos de ansiedade, depressão e insônia, com a vantagem de produzirem menores efeitos colaterais. É importante lembrar a possibilidade de aparecimento de efeito paradoxal no consumo de plantas como a valeriana e a passiflora, surgindo ansiedade e insônia quando desejamos tranquilidade e sono.

Ao prescrevermos fitoterápicos, devemos levar em conta o uso concomitante com outras medicações em que possa haver interação medicamentosa. Nos casos de insônia e agitação ansiosa, é importante arguir sobre o consumo de substâncias excitantes tais como café, mate, chá e refrigerantes à base de cola, cafeína ou guaraná, já que em algumas situações simplesmente diminuir o uso dessas substâncias ou evitá-las no período noturno é capaz de reduzir as queixas.

Um mesmo diagnóstico biomédico pode ser caracterizado de diversas maneiras seguindo os parâmetros da fitoterapia contemporânea, o que implicará variadas abordagens terapêuticas. Por exemplo, em um quadro típico de depressão, com tristeza e perda de interesses, observamos diferentes apresentações de sintomas. Ansiedade, insônia, agitação e palpitação nos remetem a movimento e energia *yang*, que consideramos, quando em desequilíbrio, situações de excesso/calor. Por outro lado, a sensação de vazio, hipersônia, lentidão de raciocínio, anorexia e redução da libido nos fazem pensar em inércia e energia *yin*, caracterizando um quadro de deficiência/frio.

Dessa maneira, podemos agrupar os pacientes em diferentes tipos, que nos orientam na escolha das drogas vegetais e na prescrição, conforme os exemplos demonstrados nas situações adiante. É importante frisar que as plantas utilizadas nos exemplos são algumas das várias opções terapêuticas que podemos lançar mão para reequilibrar o paciente. Nos exemplos de sugestões de formulação a seguir, apresentamos diferentes formas de aviamento das receitas. Em relação às dosagens do extrato seco, alertamos que elas variam conforme as concentrações e padronizações disponíveis. Para um bom ajuste das doses, é importante um diálogo entre prescritores e farmácias magistrais.

Depressão

Os sintomas mais comuns são tristeza, perda de interesse e redução da libido. Uma das plantas indicadas para o tratamento é a *Hypericum perforatum*.

Sugestão de formulação	
Planta indicada	
Hypericum perforatum (flor) (extrato seco)	300 mg
	por cápsula
Modo de usar: Tomar 1 cápsula 3 vezes/dia.	

Excesso de calor

Caso o paciente se queixe, também, de excesso de calor e apresente sintomas como insônia, agitação, ansiedade, opressão torácica, língua avermelhada e pulso tenso, a estratégica terapêutica é sedar, refrescar e harmonizar. Para tanto, deve-se acrescentar uma ou mais das plantas indicadas a seguir:

- *Crataegus rhipidophylla (Crataegus oxyacantha)* (crataego) – fruto
- *Melissa officinalis* (erva-cidreira) – erva
- *Passiflora alata* (maracujá) – folha
- *Piper methysticum* (kava-kava) – raiz.

Sugestão de formulação

Hypericum perforatum (flor) .... 300 mg
(extrato seco)
Piper methysticum (raiz).. 100 mg
(extrato seco)

_____
por cápsula

Preparar cápsulas para 30 dias.

Modo de usar:
Tomar 1 cápsula 3 vezes/dia.

Deficiência e frio

No caso de sensação de vazio, hipersônia, lentidão de raciocínio, anorexia e pulso fraco, a estratégia terapêutica é tonificar e harmonizar. Acrescente uma ou mais das plantas indicadas a seguir:

- *Panax ginseng* (ginseng) – raiz
- *Paullinia cupana* (guaraná) – semente
- *Pfaffia paniculata* (pfafia) – raiz.

Deficiência com sinais de calor

No caso de insônia, agitação, ansiedade, sudorese e pulso fraco, a estratégia terapêutica é harmonizar e tonificar.

Sugestão de formulação

Uso oral
Hypericum perforatum (flor) .... 900 mg
(extrato seco)
Valeriana officinalis (raiz).. 600 mg
(extrato seco)
Angelica sinensis (raiz).. 200 mg
(extrato seco)

_____
dose diária

Preparar cápsulas para 40 dias.

Modo de usar:
Tomar a dose diária dividida em 3 vezes/dia.

Outras opções

No caso de redução da libido, pode-se prescrever *Ptychopetalum olacoides* (marapuama) – raiz; e na redução do apetite, *Zingiber officinale* (gengibre) – rizoma.

Insônia e ansiedade

Excesso de calor

No caso de insônia, palpitação, agitação, calor no corpo, vermelhidão da face e urina concentrada, a estratégia terapêutica é eliminar o calor e sedar. As plantas indicadas para o tratamento são:

- *Lippia alba* (erva-cidreira)
- *Matricaria chamomilla* (camomila)
- *Passiflora alata* (maracujá)
- *Piper methysthicum* (kava-kava).

Sugestão de formulação

Uso oral
Tintura de *Lippia alba*
Tintura de *Passiflora alata* } ãã
Tintura de *Matricaria chamomilla*

_____
150 mℓ

Modo de usar:
Tomar 5 mℓ diluídos em água, quando necessário, até 3 vezes/dia.

Deficiência

No caso de insônia, palpitação, ansiedade, sudorese noturna, *flush* malar, nictúria, língua pálida, a estratégia terapêutica é tonificar e acalmar. As plantas indicadas para o tratamento são:

- *Angelica sinensis* (angélica chinesa) – raiz
- *Matricaria chamomilla* (camomila) – flor
- *Pffafia paniculata* (pfafia) – raiz
- *Valeriana officinalis* (valeriana) – raiz.

As plantas utilizadas no tratamento de patologias do sistema nervoso central (SNC) são as seguintes:

- Açafrão-verdadeiro
- Bacopa
- Camomila
- Capim-limão
- Erva-cidreira (melissa ou lippia)
- Hipérico
- Huperzia
- Kava
- Lúpulo
- Maracujá
- Melissa
- Mulungu
- Valeriana.

No caso de patologias do SNC associadas a distúrbios digestivos, são indicadas as seguintes plantas:

- *Melissa officinalis* (erva-cidreira) – erva
- *Lippia alba* (erva-cidreira) – erva
- *Matricaria chamomilla* (camomila) – flor.

E, no caso de palpitações, utilizar:

- *Crataegus rhipidophylla (C. oxyacantha)* – folha e fruto
- *Valeriana officinalis* – raiz.

SISTEMA DIGESTÓRIO

O tubo gastrintestinal tem a função de transportar o alimento, a água e os eletrólitos para o meio interno. Durante o processo digestivo, os nutrientes são absorvidos, e tudo aquilo que não é aproveitado pelo organismo será eliminado pelas fezes.

A digestão se inicia na cavidade oral pelo ato da mastigação e pela ação de enzimas secretadas pelas glândulas salivares. Cabe ao esôfago transportar o alimento da boca até o estômago, onde a mistura dos alimentos com enzimas, ácido clorídrico e pepsina produzidos pelas células gástricas forma um composto chamado de **quimo**, que passa em pequenas quantidades para o intestino delgado e sofre ação das enzimas intestinais. No duodeno, o **suco pancreático e a bile** são liberados pelos ductos de modo a completar o processo da digestão alimentar. A absorção da maior parte dos nutrientes e do restante do quimo ocorre no jejuno e íleo; em torno de 1,5 ℓ chega ao cólon. Na primeira porção do intestino grosso são absorvidos água e eletrólitos, e as fezes passam de líquidas a semissólidas. O conteúdo fecal, por meio de contrações intestinais, segue até o reto, provocando o reflexo da defecação que vai determinar a abertura do ânus e eliminação das fezes.

Para que a digestão ocorra adequadamente, é necessário que a função mecânica (motilidade) e a produção de fluidos pelo estômago, fígado e pâncreas sejam reguladas. Se a motilidade estiver muito aumentada, a passagem rápida de nutrientes e água pelo tubo digestivo dificultará sua a digestão e absorção.

Toda contração da musculatura lisa do trato gastrintestinal depende da quantidade de cálcio que entra nas fibras musculares e promove o peristaltismo que vai propagar a massa alimentar através de todo o tubo. As alterações da motilidade são frequentes e representadas por espasmos esofágicos, lentidão no esvaziamento gástrico, constipação intestinal e diarreia. A síndrome do intestino irritável caracteriza-se por distúrbio funcional da motilidade intestinal acompanhada de dor abdominal.

As glândulas salivares, o pâncreas e o fígado secretam cerca de 3,5 ℓ de fluidos por dia, dentre os quais se destacam água, enzimas, muco e íons (sódio, potássio, cloretos, bicarbonato e hidrogênio).

A digestão de macromoléculas depende da mastigação, que tritura os alimentos, e da ação enzimática sobre eles. Dentre as substâncias secretadas, encontra-se a bile, mistura complexa produzida pelo fígado e armazenada pela vesícula biliar, que tem o objetivo principal de emulsificar as gorduras, contando com o auxílio das lipases e fosfolipases. Da digestão dos carboidratos, participam a amilase produzida pelo pâncreas e as dissacaridases. Por fim, a digestão das proteínas ocorre em função de dois grupos de enzimas: as endopeptidases e as exopeptidases produzidas no estômago, intestino e pâncreas.

Muitas das doenças do aparelho digestório têm como causa alterações relacionadas com os processos descritos anteriormente.

Destacaremos a seguir algumas das patologias mais comuns observadas na prática médica e de que modo elas podem ser abordadas na visão da fitoterapia contemporânea.

Dispepsia funcional

A dispepsia funcional é definida como uma combinação de sintomas crônicos, sem causa orgânica estrutural ou bioquímica, que se apresentam persistente ou recorrentemente por mais de 12 semanas, no período de 1 ano. Esses sintomas são dor ou desconforto em epigástrio ou mesogástrio, plenitude gástrica, náuseas, vômitos, má digestão, distensão abdominal, empachamento pós-prandial, flatulência, eructação e intolerância a alguns tipos de alimentos. Na dispepsia orgânica, alguns desses sintomas podem estar presentes acompanhando doenças tais como úlcera péptica (com ou sem *Helicobacter pylori*), gastrite, refluxo gastresofágico, câncer, verminoses, colelitíase. Portanto, para que o diagnóstico de dispepsia funcional seja estabelecido, é necessário afastar as patologias citadas anteriormente com a realização de exames complementares, que incluem parasitológico de fezes, provas de função hepática, endoscopia digestiva e ultrassonografia do abdome.

A dispepsia funcional pode ser classificada em três grupos de acordo com os sintomas e sinais predominantes (Consenso Roma II, 1999), o que vai determinar o tipo de tratamento a ser seguido. O primeiro grupo é caracterizado por predominância de sintomas semelhantes à úlcera, tais como dor em queimação epigástrica, que surge após longo tempo de jejum e é aliviada pela alimentação. O segundo tipo, em que predominam semelhanças com discinesias, é caracterizado pela presença de desconforto e distensão abdominal, plenitude pós-prandial, náuseas e vômitos. Já o terceiro apresenta uma mistura dos sintomas anteriores.

Muitos autores relacionam a gênese e mesmo a manutenção da sintomatologia a fatores psicossociais, em virtude de acentuadas alterações emocionais sempre muito presentes nesses pacientes.

Observam-se bons resultados nos tratamentos das dispepsias funcionais com o uso de plantas medicinais de ações coleréticas, colagogas, eupépticas e reguladoras do sistema emocional, possibilitando que a origem dos sintomas esteja relacionada com disfunção na produção ou na liberação da bile e outras secreções produzidas pelas células do estômago, intestino e pâncreas, assim como na regulação na contratilidade da musculatura lisa e no aspecto emocional. De acordo com os sintomas exibidos pelo paciente, a dispepsia pode ser relacionada fundamentalmente a dois tipos de desequilíbrios:

- Estagnação:

  - Náuseas e vômitos
  - Eructação
  - Distensão
  - Má digestão
  - Língua com saburra acentuada

- Calor:

  - Epigastralgia tipo queimação
  - Intolerância a alimentos quentes
  - Má digestão
  - Língua vermelha
  - Pulso rápido.

As seguintes plantas são indicadas para o tratamento:

- *Baccharis trimera* (carqueja)
- *Cinnamomum verum* (canela)
- *Citrus aurantium* (laranja-da-terra)
- *Citrus reticulata* (tangerina)
- *Cynara scolymus* (alcachofra)
- *Foeniculum vulgare* (funcho)
- *Mentha x piperita* (alevante)
- *Peumus boldus* (boldo-do-chile)
- *Plectranthus barbatus* (boldo brasileiro)
- *Taraxacum campylodes* (*Taraxacum officinale*) (dente-de-leão).

Sugestão de formulação para estagnação

Citrus reticulata (casca do fruto)........................ 500 mg (pó)

_____
por dose

Preparar 60 doses em cápsulas.

Modo de usar:
Tomar 1 dose após o almoço e o jantar por 30 dias.

Sugestão de formulação para calor

Citrus aurantium (fruto)... 200 mg (extrato seco)

Mentha x piperita (erva) .... 200 mg (extrato seco)

_____
por dose

Preparar doses em cápsulas para 30 dias.

Modo de usar:
Tomar 1 dose após o desjejum, o almoço e o jantar.

Gastrites

A gastrite é uma doença em que o diagnóstico é endoscópico quando visualizado edema e eritema da mucosa ou histopatológico mostrando inflamação, e pode se apresentar de forma aguda ou crônica. Geralmente a gastrite aguda decorre da infecção por via oral pelo *H. pylori*, ou em decorrência de fatores de estresse (pós-operatório, septicemia e queimaduras, entre outras), uso de medicamentos (anti-inflamatórios, ácido acetilsalicílico, corticosteroides) e ingestão de bebidas alcoólicas. Já a gastrite ativa crônica tem como principal agente etiológico o *H. pylori*, que está associado em mais de 95% dos casos. Uma vez adquirida a infecção, raramente há cura espontânea, e atualmente é descrita íntima relação entre a gastrite crônica causada por *H. pylori* e o desenvolvimento de câncer gástrico. Gastrites crônicas presentes em outras situações tais como gastrites de refluxo biliar, e autoimunes, são incomuns e de difícil manejo clínico.

As úlceras pépticas estão muito relacionadas com a gastrite e a duodenite, e associadas à colonização pelo *H. pylori* e a fatores próprios do hospedeiro, como resposta imune, tabagismo e estresse.

De maneira geral, os pacientes se apresentam com queixas de dor epigástrica tipo queimação ou às vezes surda e intolerante a determinados alimentos. Outros sintomas tais como disfagia, pirose retroesternal, sialorreia, halitose, hematêmese, melena e sinais de ansiedade e depressão podem estar presentes nesse quadro. Pela apresentação dos sintomas, podemos caracterizar a gastrite como relacionada com dois fatores principais:

- Frio:

  - Desconforto epigástrico
  - Fezes amolecidas
  - Preferência por alimentos e líquidos mornos
  - Língua pálida
  - Pulso lento

- Calor:

  - Epigastralgia em queimação
  - Sede
  - Boca seca
  - Preferência por alimentos e líquidos frios
  - Língua com saburra amarelada ou ressecada
  - Pulso rápido.

As seguintes plantas são indicadas para o tratamento:

- *Baccharis trimera* (carqueja)
- *Maytenus ilicifolia* (espinheira-santa)
- *Mentha x piperita* (alevante)
- *Plectranthus barbatus* (boldo)
- *Rosmarinus officinalis* (alecrim).

Maytenus ilicifolia (folha) .... 200 mg (extrato seco)
Peumus boldus (folha) .... 500 mg (pó)
Rosmarinus officinalis (erva) .... 300 mg (pó)

_____

por envelope

Preparar doses envelopadas para infusão.

Modo de usar:
Tomar 1 envelope 1 h após o almoço e o jantar sob a forma de chá (infusão).

Maytenus ilicifolia (folha) .... 400 mg (extrato seco)
Mentha x piperita (erva) .... 500 mg

_____

dose diária

Preparar cápsulas para 60 dias.

Modo de usar:
Tomar metade da dose diária em cápsulas após o almoço e o jantar.

Diarreias

As diarreias, importantes causas de óbitos em crianças e idosos, são definidas como o aumento do número de evacuações e do volume das fezes ou diminuição da consistência fecal. É considerada aguda quando tem duração de, no máximo, 14 dias, geralmente sendo autolimitada, e crônica se persiste por período superior. O intestino tem a função de absorver e secretar água, nutrientes e eletrólitos. Em condições normais, 10 ℓ de líquidos chegam ao intestino delgado por dia, dos quais são eliminados apenas 100 mℓ pelas fezes. Nos quadros de diarreia, essa quantidade alcança valores muito elevados, e, caso não seja tratada, pode ocasionar grave desidratação.

A diarreia aguda pode ocorrer por uma variedade de causas, sendo infecciosa em 80% dos casos, com predominância para bactérias (*Salmonella, Shigella, Yersinia, Vibrio cholerae, E. coli, Clostridium difficile, Neisseria gonorrhoeae, Chlamydia trachomatis, Treponema pallidum*), vírus (rotavírus, adenovírus entéricos e vírus Norwalk), parasitas (*Giardia lamblia, Entamoeba histolytica, Ascaris lumbricoides, Strongyloides stercoralis, Cryptosporidium* sp.), algumas drogas (antibióticos, antiácidos, laxativos, digoxina, colchicina) e excesso alimentar.

As diarreias crônicas podem ser classificadas pelos mecanismos fisiopatológicos como: osmótica (deficiência de lactase, má absorção intestinal), secretória (tumores endócrinos, colecistectomia, ressecção do íleo), inflamatória (doença de Crohn e retocolite ulcerativa), disabsortiva (ressecção intestinal ampla, superinfecção bacteriana intestinal), por distúrbio de motilidade (hipertireoidismo, diabetes, síndrome do intestino irritável) e infecciosa crônica (helmintos, protozoários, indivíduos imunodeprimidos).

O uso de plantas medicinais está indicado nos casos de diarreias de pouca expressão ou benignas, tais como as causadas por excessos alimentares, por alguns vírus, principalmente em ambientes de aglomeração, ou agudização de diarreia crônica. A presença de alto conteúdo de **taninos** caracteriza as plantas antidiarreicas.

De acordo com os sintomas, o quadro de diarreia pode se apresentar com pelo menos duas características principais:

- Frio:

  - Dor abdominal, tipo cólica
  - Diarreia aquosa
  - Frio no abdome
  - Ausência de febre
  - Pulso lento
  - Língua pálida com saburra normal ou branca

- Umidade e calor:

  - Dor abdominal tipo em peso
  - Diarreia com muco e, às vezes, sangue
  - Queimação no ânus
  - Febre
  - Pulso rápido
  - Língua avermelhada com saburra espessa amarelada.

As seguintes plantas são indicadas para o tratamento:

- *Anacardium ocidentale* (cajueiro)
- *Camelia sinensis* (chá-preto)
- *Cinnamomum verum* (canela)
- *Cymbopogon citratus* (capim-limão)
- *Foeniculum vulgare* (funcho)
- *Lippia alba* (erva-cidreira)
- *Psidium guajava* (goiabeira).

Sugestão de formulação para frio (casos agudos)

Psidium guajava (folha) .... 1.000 mg (pó)
Cinnamomum verum (casca) .... 300 mg (pó)

_____
por envelope

Preparar 21 doses envelopadas para infusão.

Modo de usar:
Tomar 1 envelope 3 vezes/dia sob a forma de chá, por 7 dias.

Sugestão de formulação para umidade e calor (casos agudos)

Camelia sinensis (folha)...................................... 1.000 mg (rasurada)
Mentha x piperita (erva) .... 500 mg (rasurada)

_____
por envelope

Preparar doses em envelopes para 5 dias.

Modo de usar:
Tomar 1 dose envelopada em infusão 3 vezes/dia.

Constipação intestinal

Constipação intestinal é definida pela presença de dois ou mais sintomas relatados a seguir: frequência menor do que três evacuações por semana, fezes endurecidas, esforço para evacuar e sensação de eliminação incompleta. Também pode ser secundária a outras doenças do intestino (câncer, doenças inflamatórias, aderências, entre outras), assim como a doenças endócrinas, neurológicas e musculares. Na prática médica, a forma mais comum é a constipação intestinal funcional originada em decorrência de fatores alimentares, culturais, sociais e psicológicos, que implicam alterações motoras intestinais. Alguns medicamentos (betabloqueadores, diuréticos e antidepressivos etc.) podem estar relacionados com a constipação intestinal, e é de amplo conhecimento que o alto teor de fibras na dieta é responsável pela retenção de água no intestino,

aumentando o volume fecal, além de estimular a propulsão das fezes, o que facilita sua eliminação. A ingestão regular e adequada de água favorece o resultado final. No que diz respeito ao uso de plantas medicinais no tratamento da constipação intestinal, vale a pena lembrar que algumas são ricas em antraquinonas (sene, cáscara-sagrada e ruibarbo), substâncias que agem aumentando a peristalse por irritação da mucosa intestinal, levando ao hábito, e por isso devem ser usadas por tempo limitado. As constipações podem se apresentar de duas maneiras principais:

- Excesso-calor-secura:
  - Constipação intestinal com fezes ressecadas
  - Peristalse aumentada
  - Secura na boca
  - Urina escassa e amarelada
  - Pulso rápido e forte
  - Língua com cobertura amarelada e ressecada

- Deficiência:
  - Constipação intestinal com fezes de consistência normal
  - Peristalse diminuída
  - Pulso fraco
  - Língua normal.

As seguintes plantas são indicadas para o tratamento:

- *Cynara scolymus* (alcachofra)
- *Maytenus ilicifolia* (espinheira-santa)
- *Peumus boldus* (boldo-do-chile)
- *Plantago indica* (psilium)
- *Rhamnus purshiana* (cáscara-sagrada)
- *Rheum officinale* (ruibarbo)
- *Senna occidentalis* (sene)
- *Tamarindus indica* (tamarindo)
- *Taraxacum campylodes (Taraxacum officinale)* (dente-de-leão).

Sugestão de formulação para excesso-calor-secura

Plantago indica (casca seca)............................... 250 mg (pó)
Citrus aurantium (fruto)... 800 mg (pó)

_____
por dose

Preparar cápsulas para 30 dias.

Modo de usar:
Tomar 1 dose em cápsulas à noite antes de deitar.

Sugestão de formulação para deficiência	
Senna occidentalis (sene) (pó)	250 mg
Angelica sinensis (raiz) (extrato seco)	400 mg
	por dose

Preparar cápsulas para 15 dias.

Modo de usar:

Tomar 1 dose em cápsulas à noite. Não ultrapassar a dose nem o tempo de uso!

SISTEMA RESPIRATÓRIO

Patologias do sistema respiratório são muito prevalentes no dia a dia e tradicionalmente são tratadas com plantas medicinais, seja em elaborados sistemas médicos, seja na medicina caseira. Pesquisas confirmam atividades antisséptica, expectorante, antitussígena, broncodilatadora e imunomoduladora em um grande número dessas espécies.

Essas patologias podem ser classificadas como do tipo frio ou do tipo calor acompanhadas ou não de umidade ou fleuma, como veremos a seguir. Nas situações agudas (rinofaringites, gripes, traqueobronquites, laringites, faringites e sinusites), essa classificação nos ajuda na escolha da droga vegetal, entretanto ela não é imprescindível, pois podemos lançar mão de plantas de fácil acesso e com grande valor na profilaxia e no tratamento. Algumas plantas muito eficazes estão quase universalmente presente nas cozinhas e nos quintais. São exemplos: o alho (*Allium sativum*), o limão (*Citrus x lemon*), a canela (*Cinnamomum verum*), o gengibre (*Zingiber officinale*), a cebolinha (*Allium fistulosum*) e a hortelã (*Mentha* sp.). Seu uso imediato no início dos sintomas, ou como profilático nos momentos de epidemia, costuma interferir de modo benigno na evolução dos quadros, evitando o contágio ou levando a apresentações com sintomatologia mais branda.

Por outro lado, as patologias de curso crônico como a rinite alérgica, a asma, as sinusites e as amigdalites de repetição pedem uma escolha mais criteriosa da droga vegetal, já que lidaremos com um organismo com tendência ao desequilíbrio. Nessas situações, a observação cuidadosa da apresentação dos sintomas e a classificação segundo critérios tradicionais podem fazer grande diferença quanto ao sucesso do tratamento.

Resfriado

É uma patologia respiratória alta causada por diferentes agentes como rinovírus, adenovírus, coronavírus e vírus *parainfluenza*. É considerado manifestação do tipo frio, já que apresenta sintomas como:

- Obstrução nasal
- Espirros
- Coriza com secreção clara
- Prurido nasal e na garganta
- Febre baixa
- Cefaleia
- Pouca sudorese
- Língua com saburra branca.

As seguintes plantas são indicadas para o tratamento:

- *Allium fistulosum* (cebolinha)
- *Allium sativum* (alho)
- *Cinnamomum verum* (canela)
- *Echinacea purpurea* (equinácea)
- *Zingiber officinale* (gengibre).

Sugestão de tratamento

Chá caseiro

Modo de preparo:

Ferver 3 pedaços de casca de canela em 600 mℓ de água por 5 min. Jogar esse líquido em um bule em que se encontre picado 1 pedaço de gengibre de aproximadamente 2,5 cm² e 3 bulbos de cebolinha fatiados. Abafar. Se necessário, adoçar com mel.

Modo de usar:

Tomar morno ao longo do dia.

Gripe

É causada por diferentes vírus *influenza*. Provoca manifestações respiratórias mais intensas e com maior repercussão orgânica que o resfriado, conduzindo a um grande mal-estar. É considerada manifestação do tipo calor por se apresentar com sinais tais como:

- Febre alta
- Sudorese
- Cefaleia
- Dor de garganta
- Tosse
- Secreção amarelada
- Sede
- Mialgia
- Língua com a saburra amarelada.

As seguintes plantas são indicadas para o tratamento:

- *Citrus aurantium* (laranja-da-terra)
- *Echinacea purpurea* (equinácea)
- *Mentha pulegium* (poejo)
- Extrato de própolis.

Sugestão de formulação

Xarope

Tintura de poejo	5%
Tintura de laranja-da-terra	5%
Tintura de guaco	5%
Tintura de própolis	2%
Mel............. q.s.p.	100 mℓ

Modo de usar:
Tomar 10 mℓ 3 a 6 vezes/dia.

Asma e rinite

Caracterizam-se por processos imunológicos semelhantes, com hiper-responsividade das vias respiratórias. São resultantes da interação de tendência genética, exposição ambiental a alérgeno e irritantes, além de outros fatores, como estado emocional. Os mecanismos imunológicos envolvidos nesse processo podem ser descritos sucintamente em três fases: a primeira é a da sensibilização, em que a exposição inicial ao alérgeno desencadeia a produção de anticorpos da classe IgE (imunoglobulina E) específicos ao alérgeno; a segunda é a reação de fase imediata, que ocorre nos minutos seguintes à exposição dos anticorpos IgE ao alérgeno. As moléculas de IgE unem-se ao alérgeno, ocorrendo degranulação dos mastócitos que libera mediadores pré-formados (histamina) e provoca a síntese e ação de mediadores como os leucotrienos cisteínicos. Isso causa uma reação aguda que produz coceiras, espirros, secreção nasal aquosa e transparente. A terceira fase, a de reação tardia, ocorre nas horas seguintes, e é consequente ao recrutamento de mais células como, por exemplo, os eosinófilos que aumentam a reação inflamatória por meio da ação de mediadores. Acontecem então alterações na integridade epitelial, anormalidades no controle neural autônomo e no tônus da via respiratória, alterações na permeabilidade vascular, hipersecreção de muco, mudanças na função mucociliar e aumento da reatividade do músculo liso da via respiratória, levando a broncoespasmo.

A principal meta do tratamento da asma é o controle dos sintomas e a prevenção das exacerbações. Plantas medicinais como o guaco (ação broncodilatadora e anti-inflamatória), a efedra (ação broncodilatadora e antialérgica), o alcaçuz (imunomoduladora, antialérgica, antitussígena) e a laranja-da-terra (anti-histamínica, expectorante e antisséptica) ajudam a modular a resposta inflamatória para o alcance dessas metas. As formulações prescritas devem ser administradas diariamente.

Algumas das plantas indicadas são as seguintes:

- *Astragalus membranaceus* (astrágalo)
- *Cinnamomum verum* (canela)
- *Citrus aurantium* (laranja-da-terra)
- *Glycyrrhiza glabra* (alcaçuz)
- *Mikania glomerata* (guaco)
- *Uncaria tomentosa* (unha-de-gato).

Podemos separar as manifestações asmáticas em dois principais tipos:

- Frio e deficiência:
  - Dispneia
  - Tosse
  - Secreção clara
  - Pouca sede
  - Língua com saburra branca
  - Pulso fraco, lento

- Calor:
  - Dispneia
  - Tosse
  - Secreção amarelada e espessa
  - Sede
  - Face avermelhada
  - Língua com saburra amarelada
  - Pulso forte.

Sugestão de formulação para frio e deficiência

Uso oral

Mikania glomerata (folhas) (pó)	1.500 mg
Cinnamomum verum (casca) (pó)	400 mg
Pfaffia paniculata (raiz) (pó)	2.000 mg
Glycyrrhiza glabra (raiz) (pó)	1.500 mg

dose diária

Preparar envelopes contendo metade da dose diária.

Modo de preparo:
Acrescentar água fervente sobre o pó, abafar por 10 min.

Modo de usar:
Tomar 2 vezes/dia durante 15 dias.

Sugestão de formulação para calor

Uso interno

Tintura

Mikania glomerata (folhas)	60 mℓ
Citrus aurantium	30 mℓ
Astragalus propinquus (raiz)	30 mℓ
Glycyrrhiza glabra (raiz)	30 mℓ
	150 mℓ

Modo de usar:

Tomar 5 mℓ diluídos em água, 3 vezes/dia, antes das refeições.

Faringite e amigdalite

Na maioria dos casos, tanto a faringite quanto a amigdalite são provocadas por vírus como rinovírus e adenovírus. Quando causadas por bactérias, frequentemente temos o acometimento por estreptococos β-hemolítico do grupo A. Os sintomas costumam ser semelhantes nas duas apresentações, com hiperemia da faringe e dor à deglutição, podendo apresentar febre, pontos purulentos e adenomegalia, geralmente mais graves quando de origem bacteriana.

A terapêutica visa ao alívio dos sintomas, à diminuição do tempo de apresentação da patologia e, nos casos de infecção por estreptococos β-hemolítico do grupo A, à erradicação da bactéria de maneira que evite uma complicação possível, a febre reumática.

O calor é um dos sintomas apresentados, e o tratamento deve incluir gargarejos. Em apresentações crônicas, devemos incluir plantas que modulem a imunidade e a inflamação:

* *Plantago major* (tanchagem)
* Própolis[a]
* *Punica granatum* (romã)
* *Salvia officinalis* (sálvia)
* *Zingiber officinale* (gengibre).

[a] **Própolis** é uma substância resinosa obtida pelas abelhas por meio da coleta de resinas de plantas e alterada pela ação das enzimas contidas em sua saliva. A cor (marrom, verde e vermelha), o sabor e o aroma da própolis variam em função da espécie de abelha que a produziu e das plantas utilizadas como "pasto" por elas. A composição química da própolis, em média, contém 30% de cera, 55% de resinas e bálsamos, 10% de óleos voláteis e 5% de pólen. O uso de própolis junto a tratamentos fitoterápicos é consagrado graças às suas ações antisséptica, anti-inflamatória, cicatrizante, antioxidante e imunoestimulante. Funciona também como substância conservante dos xaropes e melitos. Seu uso pode ser por via oral, inalatório, em gargarejos e tópico.

Sugestão de tratamento

Chá de tanchagem

Infusão de 1 colher de sobremesa de tanchagem em 1 xícara de água fervente.

Modo de usar:

Fazer gargarejos 3 vezes/dia em casos agudos.

Sinusite

É uma reação inflamatória da membrana que reveste os seios paranasais. Infecções virais, alergias e condições anatômicas como desvio de septo, pólipos e hipertrofia de adenoides predispõem o organismo à sinusite. As sinusites agudas, com duração de até 4 semanas, aparecem geralmente após uma infecção de via respiratória superior e costumam responder bem ao tratamento sintomático. As sinusites que permanecem sintomáticas por mais de 12 semanas consecutivas e geralmente com alteração permanente da mucosa são classificadas como crônicas. Em qualquer situação, devemos estar alertas para os sinais de complicação como edema ou eritema retro-orbitário, alterações visuais ou irritação meníngea. Seus principais sintomas são:

* Cefaleia
* Dor ou pressão na face
* Congestão nasal
* Secreção nasal ou pós-nasal
* Hiposmia ou anosmia
* Febre (pode não estar presente)
* Halitose
* Dor nos dentes
* Dor e pressão nos ouvidos
* Tosse.

Como nas demais patologias do trato respiratório, os quadros de sinusite que apresentam secreção abundante, amarelo-esverdeada, febre, muita sede e língua com a saburra espessa são classificados como fleuma e calor. Aqueles que se manifestam com secreção clara ou pouca secreção, a língua revele saburra escassa branca, e que surgem ou se agravam a partir da exposição ao frio, são classificados como frio. O tratamento fitoterápico para uso interno é feito utilizando as mesmas estratégias empregadas nas demais patologias como gripes e asma.

O uso de solução salina isotônica ou hipertônica é recomendado no tratamento da sinusite aguda ou crônica. A ingestão de água apresenta comprovado efeito mucolítico.

A inalação de vapor de água acrescido de plantas como o eucalipto, a menta ou a melaleuca tem efeito antisséptico e descongestionante. Embora bastante segura, há relato de reação paradoxal em paciente asmático que apresentou broncoespasmo após inalação de óleo de eucalipto. No uso de óleos essenciais, é importante certificarmo-nos da qualidade destes, pois se encontram à venda essências artificiais com maior potencial alergênico.

A buchinha-do-norte ou cabacinha (*Luffa operculata*) é utilizada para inalação (infusão de 1/4 do fruto em 500 m*l* de água) ou instilação nasal visando à liberação de muco e ao alívio dos sintomas. Por ter efeito corrosivo na mucosa, frequentemente são relatados irritação nasal, epistaxe e anosmia após uso indevido. A instilação nasal só deve ser feita a partir de um produto obtido por manipulação farmacêutica ou industrial, na concentração de 1% em soro fisiológico.

Sugestão de formulação

Astragalus propinquus (raiz) .... 200 mg
(extrato seco)
Cinnamomum verum (casca) .... 200 mg
(pó)
Citrus aurantium (folha) .... 300 mg
(pó)
Glycyrrhiza glabra (raiz) .... 100 mg
(extrato seco)

_____
                                            por dose
Preparar 60 doses em cápsulas.

Modo de usar:
Tomar 1 dose no café da manhã e 1 no jantar.

SISTEMA CARDIOVASCULAR

Nas medicinas tradicionais, em geral, o coração está ligado à alma e às emoções, sendo visto também como controlador da atividade mental. Segundo a teoria dos humores, o temperamento sanguíneo com disposição alegre e generosa seria o ideal a ser alcançado.

Hipertensão arterial sistêmica

A pressão arterial (PA) é responsável por manter a perfusão tecidual do organismo. O volume sanguíneo, o débito cardíaco e a resistência vascular periférica são determinantes para a manutenção da PA. Como podemos observar na hipotensão ortostática, valores muito baixos de pressão são incapazes de garantir a perfusão, e,

por isso, a sede, o apetite por sal, o sistema simpático, o sistema renina-angiotensina-aldosterona e o hormônio antidiurético trabalham em conjunto para impedir a queda da PA.

A hipertensão arterial frequentemente não se apresenta com sintomatologia aguda, entretanto a elevação crônica da PA produz sobrecarga circulatória que pode levar a alterações degenerativas vasculares e do miocárdio. O indivíduo hipertenso tem maior risco de apresentar acidente vascular cerebral, cardiopatia isquêmica, insuficiência cardíaca, insuficiência renal e lesões na retina. Atualmente, define-se hipertensão arterial pela medida da PA com valores iguais ou maiores que 140×90 mmHg obtidos em duas verificações em diferentes dias.

Em cerca de 95% dos casos não se detecta uma causa orgânica para a elevação da pressão. É a chamada hipertensão arterial primária ou essencial. Sabe-se que fatores tais como excessiva ingestão de cloreto de sódio, baixa ingestão de potássio, consumo excessivo de bebida alcoólica associados a uma predisposição familiar têm influência no aparecimento dessa elevação. Os outros 5% se constituem na chamada hipertensão arterial secundária, que pode ser em decorrência de nefropatias, hiperaldosteronismo primário, síndrome de Cushing, feocromocitoma, uso de estrogênios, gravidez, entre outras causas ainda menos frequentes.

As plantas podem ser utilizadas para o tratamento da hipertensão arterial de maneira isolada nas hipertensões leves ou em conjunto com anti-hipertensivos sintéticos nas moderadas e graves. Suas ações farmacológicas diurética, sedativa, inibidora da enzima conversora de angiotensina (ECA), bloqueadores do canal de cálcio são semelhantes às das substâncias sintéticas usadas nessas situações. As diferenças estão na interação sinérgica que ocorre entre os vários constituintes do fitocomplexo, a qual resulta em ação mais suave com menos efeitos colaterais.

Para fins de tratamento, podemos de maneira simplificada agrupar os portadores de hipertensão em dois principais grupos:

- Predomínio de excesso e calor, em que observamos:

  - Cefaleia
  - Irritabilidade
  - Face avermelhada
  - Olhos vermelhos.

As seguintes plantas são indicadas para o tratamento:

- *Cecropia pachystachya* (embaúba).
- *Etlingera elatior (Alpinia speciosa)* (colônia).
- *Valeriana officinalis* (valeriana).
- *Zea mays* (estigma de milho).

Sugestão de formulação no caso de predomínio de excesso e calor

Tintura

Etlingera elatior (folha)	50%
Zea mays (estigmas)	50%
	300 mℓ

Modo de usar:
Tomar 5 mℓ diluídos em água 3 vezes/dia.

- Predomínio de sinais de deficiência, em que se observam:

  - Cefaleia
  - Tontura
  - Memória fraca
  - Parestesias
  - Visão borrada
  - Sudorese noturna
  - Edemas.

As seguintes plantas são indicadas para o tratamento:

- *Angelica sinensis* (angélica chinesa).
- *Cecropia pachystachya* (embaúba).
- *Equisetum arvense* (cavalinha).
- *Etlingera elatior* (colônia).
- *Pfaffia paniculata* (pfafia).

Sugestão de formulação no caso de predomínio de sinais de deficiência

Cecropia pachystachya (folha) (pó)	3 g
Equisetum arvense (caule) (pó)	2 g
Angelica sinensis (raiz) (pó)	1 g
	por envelope

Preparar 60 envelopes.

Modo de usar:
Adicionar o conteúdo de 1 envelope a 1 xícara de água fervente. Abafar. Tomar pela manhã e à noite.

Palpitações e arritmias

As palpitações são sensações subjetivas de batimentos cardíacos que acompanham as arritmias. Quando ocasionais, as palpitações e arritmias não cursam com gravidade, apesar de causarem grande incômodo aos pacientes. Ingestão de álcool e de bebidas ricas em cafeína, tabagismo e estresse são fatores desencadeantes, e os pacientes devem ser alertados quanto a isso. Situações agudas com taquicardia ou bradicardia intensas acompanhadas de vertigem e dispneia merecem investigação cardiológica imediata. As demais situações respondem bem ao tratamento com plantas medicinais, em especial o crataego, que tem ação antiarrítmica e ansiolítica. Também podem ser utilizadas plantas ansiolíticas, como a valeriana e a camomila:

- *Crataegus rhipidophylla (C. oxyacantha)* (crataego).
- *Matricaria chamomilla* (camomila).
- *Valeriana officinalis* (valeriana).

Sugestão de formulação

Uso oral

Crataegus rhipidophylla (fruto) (extrato seco)	300 mg
Valeriana officinalis (raiz) (extrato seco)	50 mg
	por dose

Preparar cápsulas para 30 dias.

Modo de usar:
Tomar 1 dose 3 vezes/dia.

Varizes

São dilatações anormais das veias que ocorrem principalmente nos membros inferiores. Sua incidência é influenciada por fatores hereditários, obesidade e fatores hormonais tais como gestação, uso de anticoncepcionais orais e menstruação. Tende a aumentar nas pessoas que exercem atividades em pé ou sentadas por muitas horas.

Quando as válvulas que impedem o fluxo retrógrado de sangue não funcionam com eficiência, aparecem dilatações e deformidades nas veias que costumam ocasionar cansaço nas pernas, edema e dores. O tratamento nesses casos é a esclerose ou a cirurgia. O exercício físico, que promove impulso muscular sobre as veias durante a marcha, assim como o uso de meias elásticas são aliados importantes. As medicações de uso oral não são capazes de curar as varizes já instaladas, mas podem diminuir a sensação de desconforto e o edema, principalmente nos portadores de microvarizes. Agem no metabolismo e também sobre os capilares por meio de ações anti-inflamatória, venotônica, antiexsudativa e antiedematosa.

Na abordagem da fitoterapia contemporânea, consideramos que varizes são sinais de estagnação (o sangue tem dificuldade em retornar) e de deficiência (o tecido conectivo não tem "força" para manter o tônus vascular). As principais plantas utilizadas para a circulação do sangue e de líquidos são:

- *Aesculus hippocastanum* (castanha-da-índia)
- *Centella asiatica* (centela)
- *Melilotus officinalis* (meliloto)
- *Hamamelis virginiana* (hamamélis)
- *Vitis vinifera* (uva).

Sugestão de formulação

Uso oral

Aesculus hippocastanum (fruto)......................... 200 mg (extrato seco 5:1)
Centella asiatica (erva)................................. 33 mg (extrato seco 5:1)

_____
por cápsula

Preparar 60 cápsulas.

Modo de usar:
Tomar 1 cápsula 2 vezes/dia.

Hemorroidas

A doença hemorroidal, mais conhecida como hemorroidas, é a dilatação e inflamação das veias e arteríolas que se localizam em volta do canal anal. Seu sintoma mais comum é o sangramento vivo, observado nas fezes ou no papel higiênico. São classificadas quanto à gravidade e, dependendo do grau (quando se exteriorizam com frequência ou estão permanentemente expostas), têm indicação de procedimentos cirúrgicos. As causas mais comuns são constipação intestinal habitual, esforço prolongado para evacuar, diarreia, gravidez e idade avançada. Em casos em que a intervenção clínica é a indicada, podem ser tratadas com as mesmas plantas utilizadas nas varizes. É imprescindível que seja realizada uma dieta rica em fibras que evite constipação intestinal. Para alívio da dor e do desconforto, utilizam-se cremes, pomadas ou supositórios com plantas que têm ações anti-inflamatória e adstringente, tais como:

- *Aesculus hippocastanum* (castanha-da-índia)
- *Aloe* sp. (babosa)
- *Hamamelis virginiana* (hamamélis)
- *Paeonia lactiflora* (peônia-branca).

Sugestão de formulação

Uso tópico

Aesculus hippocastanum (semente)....................... 3,3% (tint.)
Paeonia lactiflora (raiz)................................ 3,3% (tint.)
Hamamelis virginiana (folha)............................ 3,3% (tint.)
Base pomada......... q.s.p. .... 30 g

Modo de usar:
Usar 4 vezes/dia até a melhora dos sintomas.

Hipercolesterolemia e hipertrigliceridemia

Gorduras são importantes fontes de energia para o organismo. O colesterol faz parte da constituição das membranas celulares e da síntese dos hormônios esteroides e dos ácidos biliares, enquanto os triglicerídios desempenham uma função na transferência da energia proveniente do alimento para dentro das células. As gorduras contêm ácidos graxos que fazem parte dos triglicerídios. Os ácidos graxos se dividem em saturados (que de maneira geral são de origem animal e estão relacionados com doenças ateroscleróticas) e insaturados, oriundos dos vegetais. Um dos ácidos graxos poli-insaturados essenciais mais importantes e que não é sintetizado pelo organismo é o ácido linoleico. Já o colesterol tem uma parte sintetizada pelo corpo humano e outra que depende da alimentação. A hipercolesterolemia e a hipertrigliceridemia são consideradas fatores de risco para as doenças cardiovasculares, influenciando a formação de placas ateromatosas.

Nas medicinas tradicionais, pode-se classificar esse tipo de alteração como umidade e fleuma, levando à estagnação.

Nota-se que muitas das plantas indicadas no controle das dislipidemias possuem ação anti-inflamatória e antioxidante, gerando proteção adicional em relação às doenças ateroscleróticas, como as citadas a seguir:

- *Allium sativum* (alho)
- *Crataegus rhipidophylla* (crataego)
- *Curcuma longa* (cúrcuma ou açafrão)
- *Cynara scolymus* (alcachofra)
- *Salvia miltiorrhiza* (sálvia-vermelha)
- *Solanum melongena* (berinjela)
- *Vitis vinifera* (uva).

Capítulo 6

Sugestão de formulação

Curcuma longa (rizoma)..........................250 mg
(extrato seco)
Vitis vinifera (semente)...........................150 mg
(extrato seco)

_____
por dose

Preparar 120 doses em cápsulas.

Modo de usar:
Tomar 1 dose após o almoço e o jantar.

SISTEMA GENITURINÁRIO

As doenças mais comuns observadas no sistema urinário são as infecções urinárias, nefrolitíases, prostatites, hiperplasia benigna da próstata e câncer. A seguir, algumas delas serão abordadas.

Infecção urinária

As infecções agudas do trato urinário, muito comuns na prática clínica, têm como responsável principal a bactéria *E. coli*. Nas infecções crônicas, geralmente estão presentes outras bactérias coliformes associadas. Classicamente, a presença de 100.000 colônias na cultura de urina firma o diagnóstico, embora atualmente sejam aceitos valores inferiores em pacientes sintomáticos. Na maioria dos casos, a origem do processo infeccioso é ascendente a partir do meato uretral em razão da sua localização na vagina, ambiente colonizado por inúmeras bactérias. Outros fatores precipitantes são relações sexuais, modificação do pH vaginal no climatério, presença de cálculos renais e hiperplasia prostática. Como regra, as infecções simples requerem 3 dias de tratamento com antibióticos, já as que se complicam necessitam de 7 a 14 dias. A principal complicação é o envolvimento do parênquima e pelve renal a partir da ascensão do processo infeccioso determinando pielonefrite. De maneira geral, a fitoterapia pode ser utilizada nas situações em que ocorrem infecções urinárias de repetição (três ou mais episódios ao ano), quando após a administração de antibiótico se preconiza o uso de drogas vegetais com ação antimicrobiana com o objetivo de diminuir a proliferação dos germes patogênicos, reduzindo as reinfecções.

Nas síndromes relacionadas com as infecções urinárias, um conceito sempre presente é o calor observado pelos sintomas de ardência miccional e urina amarelada. Outros conceitos frequentemente associados a ele são: a umidade notada pela turvação da urina e a sensação de peso no baixo-ventre, que, ao instalar-se, ocasiona certa estagnação, percebida pelo surgimento de polaciúria, sinal de excesso. A seguir, estão as formas mais comuns de apresentação:

- Umidade e calor

  - Febre
  - Urina amarelada
  - Ardência miccional
  - Turvação da urina
  - Sensação de peso no baixo-ventre
  - Pulso rápido
  - Língua com saburra amarelada e acentuada

- Estagnação (aos sinais anteriores, somam-se):

  - Polaciúria
  - Disúria
  - Gotejamento da urina.

As seguintes plantas são indicadas para o tratamento:

- *Arctostaphylos uva-ursi* (uva-ursi)
- *Coix lacryma-jobi* (lágrima-de-nossa-senhora)
- *Costus spicatus* (cana-do-brejo)
- *Echinodorus grandiflorus* (chapéu-de-couro)
- *Phyllanthus niruri* (quebra-pedra)
- *Plantago major* (transagem)
- *Taraxacum campylodes (Taraxacum officinale)* (dente-de-leão)
- *Vaccinium macrocarpon* (cranberry)
- *Zea mays* (estigma/cabelo de milho).

Sugestão de formulação

Zea mays (estigmas)................. 1 colher de sobremesa

Modo de preparo:
Fazer uma infusão de 1 colher de sobremesa dos estigmas picados em 1 xícara de água fervente. Deixar esfriar e coar.

Modo de usar:
Tomar 3 xícaras ao dia, por 15 dias.

Cálculo urinário

Os cálculos urinários são concentrados de substâncias cristaloides e matriz orgânica que se agregam a partir de um conjunto de situações que envolvem a saturação da urina, alteração do pH urinário e força iônica. Os mais comuns são compostos de cálcio e ácido úrico, e sua incidência parece estar relacionada com regiões de maior umidade e altas temperaturas. Os sintomas expressados pelo paciente durante a crise são de dor, como uma cólica lombar de forte intensidade irradiada para a região baixa do abdome, polaciúria, urgência miccional e, às vezes, hematúria. O tratamento é realizado com a utilização

Capítulo 6

de antiespasmódicos e anti-inflamatórios e forçando a diurese. Uma vez eliminado o cálculo e passada a crise, o objetivo a ser alcançado é evitar a formação de novos cálculos.

Na visão da medicina tradicional, os cálculos renais e ureterais são formados como consequência da manutenção por tempo prolongado da umidade e do calor no sistema urinário. Nesse caso, o calor provoca a evaporação dos líquidos e condensa a umidade que precipita os cristais presentes na urina, desenvolvendo os cálculos (exemplo de fleuma). Com a migração dos cálculos através do ureter em direção à bexiga, ocorrem microtraumatismos que produzem edema na mucosa ureteral, o que dificulta ainda mais sua descida. A correção dos desequilíbrios descritos a seguir e o fim das recidivas da doença consistem no objetivo a ser alcançado:

- Umidade e calor, provocando fleuma:

  - Cálculo urinário
  - Ardência miccional
  - Urina amarelo-escura
  - Hematúria
  - Pulso rápido
  - Língua avermelhada com saburra amarelada

- Estagnação (aos sintomas anteriores, acrescem-se):

  - Dor lombar, em cólica
  - Estrangúria
  - Polaciúria.

As seguintes plantas são indicadas para o tratamento:

- *Arctium lappa* (bardana)
- *Arctostaphylos uva-ursi* (uva-ursi)
- *Coix lacryma-jobi* (lágrima-de-nossa-senhora)
- *Equisetum arvense* (cavalinha)
- *Phyllanthus niruri* (quebra-pedra)
- *Smilax* sp. (salsaparrilha)
- *Taraxacum campylodes* (dente-de-leão)
- *Zea mays* (estigma de milho).

Sugestão de formulação

Phyllanthus niruri (erva)	1 g
Coix lacryma-jobi (semente)	2 g

por envelope

Preparar 40 doses envelopadas.

Modo de preparo:
Adicionar o conteúdo de 1 envelope em 1 ℓ de água. Deixar ferver por 5 min. Tomar 1 xícara de chá 4 vezes/dia.

Prostatite

A prostatite corresponde a uma infecção da próstata, que pode ser aguda ou crônica e bacteriana ou não bacteriana. Quando aguda, tem como agentes principais *E. coli* e *Pseudomonas*. As crônicas, se bacterianas, decorrem de microrganismos gram-negativos como, por exemplo, a *Chlamydia trachomatis*, e, se não são bacterianas, especula-se a participação de micoplasmas e vírus. Sinais e sintomas que refletem a inflamação e o aumento do volume da próstata são: desconforto perineal, dor na região suprapúbica que piora no ato da micção, presença de secreção prostática à expressão e, em alguns casos, febre. A cultura de secreção prostática poderá ser positiva, dependendo do microrganismo causador. Nesses casos, os desequilíbrios predominantes são o calor, a fleuma e o excesso, e as estratégias de tratamento são aquelas destinadas a eliminá-los. De forma geral, utilizamos as plantas medicinais em prostatites crônicas associadas ou não ao tratamento com antibióticos.

- Calor-fleuma-estagnação:

  - Febre
  - Secreção prostática
  - Disúria
  - Estrangúria
  - Polaciúria
  - Pulso rápido
  - Língua com saburra amarelada.

As seguintes plantas são indicadas para o tratamento:

- *Arctostaphylos uva-ursi* (uva-ursi)
- *Echinacea purpurea* (equinácea)
- *Echinodorus grandiflorus* (chapéu-de-couro)
- *Prunus africana (Pygeum africanum)* (pigeum)
- *Taraxacum campylodes* (dente-de-leão)
- *Urtica dioica* (urtiga).

Sugestão de formulação

Tintura

Echinodorus grandiflorus (folha)	33%
Echinacea purpurea (erva)	33%
Taraxacum campylodes (erva)	33%

300 mℓ

Modo de usar:
Tomar 10 mℓ misturados em água 3 vezes/dia.

Hiperplasia benigna da próstata

A hiperplasia benigna da próstata é o tumor benigno masculino mais comum, com incidência de 50% na faixa dos 51 aos 60 anos. Alguns trabalhos sugerem uma predisposição genética.

Dois fatores influenciam o aparecimento do tumor: o primeiro é a idade, que torna a glândula mais sensível aos andrógenos, e o segundo, a presença de di-hidrotestosterona, formada a partir da testosterona sob a influência da enzima 5α-redutase. Os sinais e sintomas dependem da obstrução mecânica imposta pela compressão da próstata aumentada sobre o lúmen uretral e da estimulação autonômica que eleva o tônus da uretra prostática, aumentando sua resistência e dificultando o fluxo da urina. As principais queixas são: diminuição da força e do calibre do jato, esforço para urinar, gotejamento, nictúria, urgência e aumento da frequência miccional. A sensação de esvaziamento incompleto da bexiga ocorre em função do resíduo pós-miccional aumentado. O tratamento medicamentoso pode instituir o uso de α-bloqueadores, que determinam diminuição da resposta contrátil da próstata e do colo vesical, ou os inibidores da 5α-redutase, que bloqueiam a transformação da testosterona em di-hidrotestosterona, diminuindo o volume da glândula em até 20%. Quando os resultados conservadores não são suficientes, os tratamentos invasivos passam a ser indicados.

As informações descritas anteriormente possibilitam a conclusão de que os conceitos predominantes na hiperplasia prostática são a umidade e a estagnação:

- Umidade e estagnação:
  - Aumento do volume prostático
  - Diminuição do jato urinário
  - Esforço para urinar
  - Polaciúria
  - Disúria
  - Gotejamento urinário
  - Pulso forte
  - Língua normal ou aumentada de volume.

As seguintes plantas são indicadas para o tratamento:

- *Cucurbita pepo* (abóbora)
- *Prunus africana* (pigeum)
- *Serenoa repens* (*saw palmetto*)
- *Urtica dioica* (urtiga).

Serenoa repens (fruto)............................ 500 mg
(extrato seco)

_____
por cápsula

Preparar 120 cápsulas

Modo de usar:
Tomar 1 cápsula 2 vezes/dia.

Dismenorreia

Dismenorreia é a dor no baixo-ventre relacionada com o período menstrual ovulatório em ausência de outras patologias da pelve, e que tem como causa a isquemia uterina provocada pela grande quantidade de prostaglandinas liberadas pelo endométrio secretor. A dor é em cólica, às vezes irradiada para a região sacra, com intensidade que varia desde fraca até incapacitante, e, em geral, sua duração não ultrapassa 3 dias. De acordo com os sintomas que acompanham o quadro clínico, as dismenorreias são classificadas como derivadas de:

- Estagnação:
  - Sangue menstrual com coágulos
  - Melhora da dor com a eliminação dos coágulos
  - Piora da dor com a compressão
  - Distensão abdominal
  - Irritabilidade
  - Pulso forte
  - Língua arroxeada

- Frio:
  - Sangue menstrual escuro com coágulos
  - Sensação de frio no abdome inferior
  - Dor em pontada que melhora com a aplicação de calor local
  - Urina clara
  - Pulso lento
  - Língua com tendência a palidez

- Umidade e calor:
  - Dor com predomínio de queimação
  - Sangue vermelho-vivo com poucos coágulos
  - Sensação de calor no baixo-ventre
  - Sensação de peso no baixo-ventre
  - Urina escura e escassa
  - Pulso rápido
  - Língua alargada e avermelhada.

As seguintes plantas são indicadas para o tratamento:

- *Angelica sinensis* (angélica chinesa)
- *Borago officinalis* (borragem)
- *Cinnamomum verum* (canela)
- *Cyperus rotundus* (tiririca)
- *Equisetum arvense* (cavalinha)
- *Himatanthus bracteatus (Plumeria lancifolia)* (agoniada)
- *Leonurus sibiricus* (erva-macaé)

Capítulo 6

- *Oenothera biennis* (prímula)
- *Salvia officinalis* (sálvia)
- *Vitex agnus-castus* (vítex).

Sugestão de formulação para estagnação

Angelica sinensis (raiz).............................. 300 mg
(extrato seco)
Vitex agnus-castus (fruto) .... 30 mg
(extrato seco)

_____

dose diária
Preparar cápsulas para 30 dias.

Modo de usar:
Tomar a dose diária dividida em 2 vezes/dia.
**Em situação de predominância de frio, acrescentar
à fórmula:**
Cinnamomum zeylanicum (casca).................... 600 mg
(pó)

Tensão pré-menstrual

A tensão pré-menstrual é uma síndrome cíclica que atinge mulheres de qualquer idade, no período variável de 7 a 14 dias que antecedem a menstruação, e que melhora com o início dela. A patogênese da doença é desconhecida, mas influências hormonais e transtornos emocionais têm papel relevante.

As formas mais comuns de apresentação da síndrome são como estagnação e/ou deficiência:

- Estagnação e calor:

  - Irritabilidade
  - Ansiedade
  - Depressão
  - Insônia
  - Distensão acentuada abdominal e das mamas
  - Pulso forte com tendência a rápido
  - Corpo da língua levemente vermelho-arroxeado

- Deficiência e umidade:

  - Depressão
  - Astenia
  - Dificuldade de concentração
  - Diminuição da libido
  - Distensão moderada das mamas
  - Aumento de peso e sensação de peso nas pernas
  - Edema perimaleolar
  - Lombalgia
  - Língua pálida e/ou com aumento de volume
  - Pulso fraco.

As seguintes plantas são indicadas para o tratamento:

- *Angelica sinensis* (angélica chinesa)
- *Borago officinalis* (borragem)
- *Cinnamomum verum* (canela)
- *Cyperus rotundus* (tiririca)
- *Equisetum arvense* (cavalinha)
- *Leonurus sibiricus* (erva-macaé)
- *Oenothera biennis* (prímula)
- *Salvia officinalis* (sálvia)
- *Vitex agnus-castus* (vítex).

Sugestão de formulação

Oenothera biennis (cápsulas *soft-gel*) .... 500 mg
Modo de usar:
Tomar 1 cápsula 3 vezes/dia.
Com predomínio de edema acrescentar:

Tintura
Zea mays (estigma) .... 30 mℓ
Equisetum arvensis (erva)............................. 30 mℓ

_____

60 mℓ

Tomar 40 gotas diluídas em água 3 vezes/dia.

Leucorreias

As vulvovaginites têm como característica principal a descarga vaginal e ocorrem em função da ação de diversos microrganismos, do uso de substâncias tópicas vaginais ou de pequenos traumatismos durante o ato sexual. Os principais germes envolvidos na doença são *Chlamydia trachomatis*, *Candida albicans*, *Trichomonas vaginalis*, *Neisseria gonorrhoeae*, *Gardnerella vaginalis*.

Dentre os sintomas mais frequentes, destacam-se a eliminação de secreção, que pode ser discreta ou abundante, clara ou amarelada; odor desagradável; prurido e sensação de queimação local; distensão abdominal e náuseas. Ao exame, a vagina pode se apresentar com uma pequena irritação ou de aspecto eritematoso. As formas de apresentação das leucorreias são:

- Umidade e frio:

  - Secreção abundante e clara
  - Prurido
  - Pequena irritação ao exame local
  - Pulso normal ou lento
  - Língua normal ou pálida com saburra clara e úmida

- Umidade e calor:

  - Leucorreia intensa, amarelada
  - Prurido intenso

- Mucosa vaginal eritematosa
- Pulso normal ou rápido
- Língua normal ou avermelhada.

As seguintes plantas são indicadas para o tratamento em uso tópico:

- *Calendula officinallis* (calêndula)
- *Melaleuca alternifolia* (melaleuca)
- *Stryphnodendron adstringens* (barbatimão).

O uso interno de plantas imunomoduladoras, como a *Uncaria tomentosa*, é indicado nos casos crônicos.

Sugestão de formulação

Tintura de *Calendula officinalis* (flor) 8%
Óleo essencial de *Melaleuca alternifolia* (folha) ... 1%
Base óvulo vaginal...... q.s.p. .... 1 óvulo
Preparar 14 óvulos.

Modo de usar:
Usar 1 óvulo por via intravaginal à noite durante 7 noites. Repetir após 1 semana.

SISTEMA TEGUMENTAR

A pele é o maior órgão do corpo humano e corresponde a cerca de 16% do peso corporal. Apresenta inúmeras funções, entre as quais impedir a penetração de microrganismos e regular a temperatura corporal. Desta última participam as glândulas sudoríparas, que produzem o suor para refrescar a superfície corporal, os pelos e uma camada de gordura que protege contra o frio exterior. É composta de três camadas, em que a mais externa – a epiderme – age como barreira protetora; a intermediária, chamada de derme, composta de tecido conjuntivo e que contém glândulas exócrinas, vasos sanguíneos, músculos e terminações nervosas; e a hipoderme, a mais interna, composta de tecido adiposo, vasos sanguíneos maiores e nervos.

A natureza das lesões dermatológicas é variada e inclui processos traumáticos, infecciosos, autoimunes, inflamatórios, alérgicos e tóxicos, ou de origem desconhecida. São inúmeras suas formas de apresentação: máculas, manchas, pápulas, nódulos, tumores, vesículas, pústulas, crostas, bolhas e cistos.

Apresentaremos as patologias dermatológicas mais frequentes na prática clínica ambulatorial e que se mostram passíveis de tratamento com drogas vegetais. Em alguns desses casos, são indicadas formulações para uso interno, mas muitas vezes o tratamento será exclusivamente tópico,

por isso o veículo no qual a planta estará diluída terá papel fundamental quanto à absorção e sua ação sobre a pele, no que diz respeito a umedecer, refrescar, ressecar e ocluir (ver Capítulo 5, *Farmacotécnica*).

Herpes simples

O herpes é uma infecção viral de caráter recorrente provocada pelo *Herpesvirus hominis,* que penetra no organismo pela mucosa ou pele esfoliada. Replica-se nas células da epiderme e da derme, atinge as terminações nervosas sensoriais, e é transportado pelo axônio até o corpo da célula nervosa. O sintoma mais comum é a dor local, que precede o aparecimento das pequenas vesículas que podem ocorrer em qualquer área, entretanto sua ocorrência é mais comum nos lábios, no pênis e nas regiões perianal e genital. Quando se analisa essa doença sob o olhar da medicina tradicional, ela se caracteriza por umidade, calor e estagnação:

- Umidade-calor-estagnação:
  - Eritema
  - Sensação de calor local
  - Agrupamento de bolhas
  - Dor local do tipo queimação
  - Crostas vermelho-acastanhadas
  - Prurido no local
  - Pulso normal ou rápido
  - Língua normal ou avermelhada.

As seguintes plantas são indicadas para o tratamento:

- *Echinacea* sp. (equinácea)
- *Lippia alba* (erva-cidreira)
- *Melaleuca alternifolia* (melaleuca)
- *Melissa officinalis* (melissa)
- *Spondias mombin* (cajazeira)
- *Uncaria tomentosa* (unha-de-gato).

Sugestões de formulações

Melaleuca alternifolia (óleo) – base gel aquoso a 5%.
Modo de usar:
Aplicar na lesão herpética 3 vezes/dia.

Em casos recorrentes:
Echinacea sp. (partes aéreas)........................... 400 mg
(extrato seco)

_____
por cápsula

Preparar 120 cápsulas.
Modo de usar:
Tomar 1 cápsula 2 vezes/dia.

Eczemas

A dermatite eczematosa corresponde a um processo inflamatório inespecífico recorrente, que surge na pele algumas vezes em padrão simétrico por ação de agentes internos ou externos. Pode se apresentar tanto na forma exsudativa quanto na descamativa. Tem preferência por localização na face, pescoço, tronco superior, punho e fossa poplítea, e é comum a ocorrência de histórias familiares de manifestações alérgicas. Corresponde, na visão da medicina tradicional, a uma situação de calor e umidade em geral na fase inicial ou de calor e secura na fase mais tardia e crônica. As principais manifestações a essas situações são:

- Calor e umidade:

  - Área difusamente avermelhada
  - Pápulas e bolhas
  - Erosões
  - Exsudações
  - Sensação de calor e prurido
  - Pulso normal ou levemente acelerado
  - Língua normal ou ligeiramente avermelhada com saburra úmida

- Calor e secura:

  - Pápulas de aspecto rugoso e avermelhado
  - Descamação da pele
  - Prurido
  - Pigmentação da área
  - Pulso normal ou ligeiramente acelerado
  - Língua normal ou levemente avermelhada com saburra ressecada.

As seguintes plantas são indicadas para o tratamento:

- *Aloe vera* (babosa)
- *Calendula officinalis* (calêndula)
- *Copaifera langsdorffii* (copaíba)
- *Matricaria chamomilla* (camomila)
- *Oenothera biennis* (prímula).

Sugestão de formulação

Matricaria chamomilla (tintura)		10%
Ureia		5%
Base creme	q.s.p.	50 g

Modo de usar:
Usar 2 vezes/dia na lesão.

Psoríase

A psoríase é uma doença inflamatória crônica, de características benignas, que pode se apresentar de diferentes formas, sendo mais comuns as lesões que consistem em placas eritematoescamosas, bem delimitadas, algumas vezes pruriginosas. Desenvolve-se com lentidão e acomete qualquer local da pele, com maior ocorrência nos joelhos, cotovelos, sola dos pés, palma das mãos, região interglútea e couro cabeludo, embora algumas vezes possa ser disseminada pelo corpo. Cerca de metade dos pacientes apresentam alterações nas unhas e 10% desenvolvem artrite. Sua etiologia tem um envolvimento genético e seu aparecimento está relacionado com trauma local, infecções e estresse.

Do ponto de vista da medicina tradicional, apresenta-se como uma doença de calor e de secura, que poderá ou não modificar o pulso e a língua, dependendo de sua extensão. Os seguintes sintomas são observados:

- Calor e secura:

  - Pápulas eritematosas
  - Lesões escamosas
  - Artrite (calor e rubor)
  - Pulso normal ou ligeiramente acelerado
  - Língua rosada ou ligeiramente avermelhada.

As seguintes plantas são indicadas para o tratamento:

- *Aloe vera* (babosa)
- *Arctium lappa* (bardana)
- *Calendula officinalis* (calêndula)
- *Copaifera langsdorffii* (copaíba)
- *Linum usitatissimum* (linhaça)
- *Mentha* sp. (hortelã)
- *Oenothera biennis* (prímula).

Sugestões de formulações

Uso tópico

Copaifera langsdorffii (óleo)		10%
Base creme q.s.p.		30 g

Modo de usar:
Aplicar nas lesões 2 vezes/dia.

Uso oral

Arctium lappa (fruto ou raiz)		1 g por dose

Preparar 90 doses em cápsulas.

Modo de usar:
Tomar 1 dose 3 vezes/dia.

Acne vulgar

Doença inflamatória que ocorre na puberdade, mas que pode permanecer até a vida adulta. Caracteriza-se por lesões localizadas na face e na região superior do tronco com aspecto polimórfico em que se encontram cistos, pápulas e pústulas. O sinal característico da acne é a presença de comedões (abertos ou fechados), que são cistos que se formam nos folículos pilosos e promovem a retenção do sebo, que, se contaminado por bactérias (*Propionibacterium acnes*), determina processo inflamatório dentro do cisto que pode ou não se romper.

De modo geral, a acne é vista pela medicina tradicional como uma doença de umidade, fleuma e calor. Os seguintes sintomas são observados:

- Umidade, fleuma e calor:

  - Lesões iniciais de aspecto inflamatório
  - Cistos
  - Pápulas
  - Pústulas
  - Pulso normal ou ligeiramente acelerado
  - Língua normal ou avermelhada.

As seguintes plantas são indicadas para o tratamento:

- *Aloe vera* (babosa)
- *Arctium lappa* (bardana)
- *Calendula officinalis* (calêndula)
- *Cyrtopodium punctatum* (cirtopódio)
- *Echinacea* sp. (equinácea)
- *Malva silvestris* (malva)
- *Melaleuca alternifolia* (melaleuca)
- *Smilax brasiliensis* (salsaparrilha).

Sugestão de formulação

Uso tópico
Calendula officinalis (flor)...................................... 6%
(tintura)
Própolis 3%
(tintura)
Melaleuca alternifolia... 1%
(óleo essencial)
Base loção facial .... q.s.p. .... 100 mℓ
Modo de usar:
Passar nas lesões à noite antes de deitar.

Queimaduras

As queimaduras podem ser classificadas de acordo com a profundidade: em primeiro grau, quando acometem apenas a epiderme provocando vermelhidão local; em segundo grau, quando atingem a derme, formando lesões bolhosas; e em terceiro grau, ao atingirem tecidos mais profundos. O uso de preparações vegetais de ação tópica é indicado nas situações de pequenas queimaduras, que, em geral, não implicam riscos

maiores, acompanhadas ou não de pequenas infecções localizadas. Como sabemos, lesões mais extensas e profundas provocam graves desequilíbrios hemodinâmicos e facilitam graves infecções por germes agressivos, como *Staphylococcus aureus* e *Pseudomonas aeruginosa*, elevando o risco de mortalidade, devendo ser cuidadas em ambiente hospitalar. As queimaduras se apresentam como quadros de umidade e calor:

- Umidade e calor:

  - Lesões eritematosas (1º grau)
  - Bolhas (2º grau)
  - Sensação de calor intenso no local
  - Dor local
  - Pulso rápido
  - Língua normal ou avermelhada com saburra normal ou ressecada.

As seguintes plantas são indicadas para o tratamento:

- *Aloe vera* (babosa)
- *Calendula officinalis* (calêndula)
- *Matricaria chamomilla* (camomila)
- *Symphytum officinale* (confrei).

Observação. O uso direto de gel da babosa em queimaduras do 1º grau é indicado e eficiente.

Sugestão de formulação

Uso tópico
Calendula officinalis (flor)... 15 g
(pó)
Matricaria chamomilla (flor) .... 15 g
(pó)
Modo de preparo:
Preparar uma infusão com as 2 espécies em 1 ℓ de água.
Modo de usar:
Aplicar 1 vez/dia sob a forma de compressas na área queimada.

Ulcerações

As úlceras de decúbito são lesões que se desenvolvem a partir de dificuldades circulatórias em determinadas áreas em que proeminências ósseas e cartilaginosas são submetidas a compressões prolongadas, ocasionando morte tecidual. Ocorrem em pacientes restritos ao leito em situações que determinam imobilização prolongada, entre as quais se destacam os politraumatismos, acidentes vasculares cerebrais e comas. Os locais mais frequentemente acometidos são região

Capítulo 6

sacral, bacia, tornozelos, cotovelos e orelhas. As ulcerações seguem um processo evolutivo que vai desde uma fase inicial eritematosa com a pele íntegra passando por outra, em que ocorre perda da epiderme e da derme com ferimento superficial, até fases mais avançadas, quando a úlcera atinge o tecido subcutâneo, fáscia, músculos, tendões até chegar ao osso ou às articulações, necessitando, nesses casos, de desbridamentos químicos ou cirúrgicos. Cuidados de enfermagem que implicam mudanças regulares de decúbito, higiene adequada e uso de colchões de água são fundamentais na manutenção da integridade da pele do paciente.

As úlceras varicosas são lesões que se desenvolvem nos indivíduos a partir de um grau avançado de insuficiência venosa crônica, que provoca oclusões limitadas de alguns segmentos venosos e prejudica a nutrição tecidual. A localização preferencial das ulcerações é próxima aos maléolos.

Na visão tradicional, esses quadros estão relacionados com estagnação e deficiência:

- Estagnação e deficiência:
    - Dificuldade circulatória
    - Compressão do tecido tegumentar
    - Coloração acastanhada por depósito de hemossiderina
    - Ulceração
    - Má nutrição de tecidos
    - Pulso normal ou fraco
    - Língua normal ou violácea.

As seguintes plantas são indicadas para o tratamento:

- *Calendula officinallis* (calêndula)
- *Centella asiatica* (L.) Urban (centela)
- *Copaifera langsdorffii* (copaíba)
- *Mikania glomerata* (guaco)
- *Psidium guajava* (goiaba)
- *Ruta graveolens* (arruda)
- *Schinus terebinthifolius* (aroeira)
- *Stryphnodendron adstringens* (barbatimão)
- *Symphytum officinale* (confrei).

Sugestão de formulação

Uso tópico (em preparo estéril)
Symphytum officinale (folha).. 5%
(tintura)
Calendula officinallis (flor).. 5%
(tintura)
Base creme .... q.s.p. .... 50 g
Modo de usar:
Fazer curativo no local da ulceração 1 vez/dia.

Lesões superficiais da pele

Em algumas situações que podem ocorrer em acidentes sem maior gravidade, surgem lesões na pele como arranhões, cortes, pequenos hematomas superficiais e edemas. Na avaliação tradicional, esses casos se relacionam com pequenos graus de estagnação e umidade e, como dito anteriormente, por serem limitadas, não produzem alterações em língua e pulso.

- Estagnação:
    - Hematoma
    - Dor
    - Trauma
    - Edema
    - Solução de continuidade na pele.

As seguintes plantas são indicadas para o tratamento:

- *Aloe vera* (babosa)
- *Arnica montana* (arnica)
- *Calendula officinallis* (calêndula)
- *Carapa guianensis* (andiroba)
- *Copaifera langsdorffii* (copaíba)
- *Echinacea* sp. (equinácea)
- *Matricaria chamomilla* (camomila)
- *Ruta graveolens* (arruda)
- *Schinus terebinthifolia* (aroeira)
- *Solidago chilensis* (arnica-do-campo)
- *Stryphnodendron adstringens* (barbatimão)
- *Symphytum officinale* (confrei).

Sugestão de tratamento

Uso tópico
Solidago chilensis (parte aérea)................................. 5%
(tintura)
Calendula officinallis (flor).. 5%
(tintura)
Base gel... 30 g
Modo de usar:
Aplicar 3 vezes/dia no ferimento.
Outra sugestão:
Pasta d'água mentolada em casos de brotoejas e outras lesões pruriginosas.

Ectoparasitoses

Na natureza existem inúmeros ectoparasitos que infestam a pele humana em busca de material para sua alimentação. Dentre os mais comuns na prática médica, destacamos os que causam a escabiose e a pediculose, e é delas que trataremos a seguir.

A escabiose é causada pelo ácaro *Sarcoptes scabiei*, que, por meio de suas fêmeas, deposita ovos sob a camada córnea. Ao amadurecerem, as ninfas voltam à superfície da pele, acasalam e produzem novo ciclo. Acometem principalmente as crianças e pessoas com hábitos higiênicos precários, e localizam-se preferencialmente nos punhos, nas pregas cutâneas e entre os dedos, poupando as palmas das mãos, as plantas dos pés, a face e o couro cabeludo. Os sintomas são o prurido, que piora à noite ou após banho quente, e a erupção cutânea, manifestada por pápulas e vesículas avermelhadas.

A pediculose é causada por pequenos insetos (piolhos) que se nutrem de sangue humano. A transmissão ocorre diretamente entre as pessoas por intermédio de três espécies de piolhos: o *Pediculus humanus capitis*, que infesta a cabeça; o *Pediculus humanus corporis*, que vive nas roupas; e o *Pthirus pubis*, que se localiza nos pelos pubianos. Produzem pequenas lesões inflamatórias exsudativas e intensamente pruriginosas. A confirmação do diagnóstico ocorre pela identificação das lêndeas e dos piolhos.

No que diz respeito à medicina tradicional, estão relacionadas com calor e umidade.

As seguintes plantas são indicadas para o tratamento:

- *Dysphania ambrosioides (Chenopodium ambrosioides)* (erva-de-santa-maria)
- *Mentha pulegium* (menta-poejo)
- *Momordica charantia* (melão-de-são-caetano)
- *Plectranthus barbatus* (falso-boldo)
- *Ruta graveolens* (arruda).

Pediculose

Sugestão de formulação

1. Loção capilar:
Ruta graveolens (folha)..................................... 2 mℓ
(tintura)
Plectranthus barbatus (folha)...................... 2 mℓ
(tintura)
Momordica charantia (folha) .... 2 mℓ
(tintura)
Base loção capilar .... q.s.p. .... 100 mℓ

Modo de usar:
Aplicar à noite no couro cabeludo durante 5 dias. Abafar a cabeça com um pano fino tipo fralda, e pela manhã lavar a cabeça e passar pente fino. Evitar exposição ao sol, pois pode causar fotodermatite.
2. Xampu (receita popular difundida pela Emater)
1 maço de arruda (*Ruta graveolens*)
15 folhas de boldo (*Plectranthus barbatus*)
20 folhas de melão-de-são-caetano (*Mormodica charantia*)
1/2 barra de sabão de coco

Modo de preparo:
Raspar o sabão e colocar em água fervente mexendo até derreter. Deixar esfriar, bater as plantas no liquidificador com 1 copo de água fria. Coar e juntar à água com sabão. Guardar em vidro com tampa.

Modo de usar:
Ensaboar os cabelos, deixando por 1 h; enxaguar bem. Este procedimento deve ser executado durante 8 dias consecutivos e repetido 1 vez/semana como manutenção.

SISTEMA MUSCULOESQUELÉTICO

Dores musculoesqueléticas englobam um grande número de patologias com diferentes fisiologias e origens anatômicas. A fitoterapia oferece recurso terapêutico para diminuição das dores, dos processos inflamatórios e auxílio nas doenças imunomediadas. Entre as patologias manejáveis pela fitoterapia, temos contraturas musculares, contusões, tendinites, doenças degenerativas das articulações (osteoartrose), doenças metabólicas, como a gota, e doenças imunologicamente mediadas, como a artrite reumatoide. Muitas das patologias têm natureza crônica, levando a um período prolongado de tratamento. É importante destacar a importância do diagnóstico etiológico, bem como ressaltar que a combinação de fitoterápicos com medicamentos sintéticos leva frequentemente à diminuição do uso destes últimos, com consequente redução nos efeitos colaterais, tão comuns aos fármacos usados nessas situações.

Principais plantas usadas no tratamento de afecções musculoesqueléticas:

- *Ageratum conizoides* (mentrasto)
- *Arnica montana* (arnica)
- *Boswellia serrata* (boswellia)
- *Carapa guianensis* (andiroba)
- *Copaifera langsdorffii* (copaíba)
- *Curcuma longa* (açafrão-da-terra)
- *Echinodorus grandiflorus* (chapéu-de-couro)
- *Erythrina mulungu* (mulungu)
- *Harpagophytum procumbens* (garra-do-diabo)
- *Solidago chilensis* (arnica-do-campo)
- *Urtica dioica* (urtiga)
- *Varronia curassavica* (*Cordia verbenacea*) (erva-baleeira).

Dores agudas e pós-trauma

As contusões são lesões fechadas decorrentes de trauma que conduzem à inflamação e causam dor e restrição ao movimento na região afetada.

Capítulo 6

Costuma haver extravasamento de sangue, originando equimoses. Pode-se dizer que há uma estagnação. O uso de gelo nas primeiras horas é indicado, pois ajuda a diminuir a extensão do processo inflamatório. Os principais sintomas são:

- Dor
- Edema
- Vermelhidão
- Hematoma
- Pulso e língua sem alterações.

Sugestões de formulações

Uso oral
Varronia curassavica (folha) – tintura................. 60 mℓ
Modo de usar:
Tomar 2,5 mℓ diluídos em água 3 vezes/dia.
ou
Harpagophytum procumbens............................ 400 mg
(extrato seco 5:1)
Modo de usar:
Tomar 1 cápsula 3 vezes/dia.

Uso tópico
Varronia curassavica (folhas)..................... 10%
Arnica montana (flores)............................ 10%
Base creme ou gel .... q.s.p. .... 30 g
Modo de usar:
Aplicar 3 vezes/dia no local afetado.

Osteoartrite

É um processo degenerativo que se inicia na cartilagem articular. Alguns constituintes proteicos da cartilagem modificam-se e diminuem em número ou tamanho por diferentes motivos, tais como desalinhamento articular por má postura, impacto excessivo provocado por esportes ou obesidade e outros mecanismos não conhecidos. Há uma tentativa de reparação por meio da proliferação das células da cartilagem, mas o resultado final do balanço entre destruição e regeneração é o surgimento de uma cartilagem rugosa que dificulta o deslizamento das superfícies ósseas. Esse processo acompanha-se de liberação de enzimas, com consequente reação inflamatória local e lesão tecidual. Aparecem erosões na superfície articular e a progressão da doença leva ao comprometimento do osso adjacente. As articulações tornam-se edemaciadas, e o movimento, muito doloroso. Substâncias como **sulfato de glicosamina** (1,5 g/dia) e **sulfato de condroitina** (1,2 g/dia), que são naturoterápicos de origem animal, demonstraram em alguns estudos influir positivamente, diminuindo a progressão desse processo patológico. Outro naturoterápico extraído do esterno do frango, o **colágeno tipo 2** (UC-2) na dose de 40 mg/dia, tem

sido utilizado, mais recentemente, na prevenção e no tratamento das artrites, artroses e lesões articulares, mas ainda apresenta resultados controversos. O condicionamento físico com alongamento e fortalecimento muscular contribui na manutenção da qualidade de vida.

Dores crônicas

Nas situações em que a dor se estabeleceu de maneira crônica, devemos observar sinais e sintomas que nos ajudem na escolha das plantas. Por exemplo, rigidez acentuada é um sinal de **frio**, e drogas como a canela e o gengibre têm ação anti-inflamatória e são reputadas como plantas que aquecem; logo, uma boa escolha. Os principais sintomas clínicos são:

- Dor
- Rigidez
- Melhora com calor
- Língua pálida.

A estratégia terapêutica é aquecer, desestagnar, diminuir a dor.

Sugestão de formulação

Harpagophytum procumbens (bulbo)............. 400 mg
(pó)
Cinnamomum verum (casca) .... 200 mg
(pó)
_____
por dose
Preparar doses em cápsulas para 30 dias.
Modo de usar:
Tomar 1 dose 3 vezes/dia.

Caso o paciente apresente vermelhidão e **calor** mais acentuados, podemos selecionar plantas que têm atividade anti-inflamatória, mas com propriedade refrescante. Nesse caso, os principais sintomas clínicos são:

- Dor
- Vermelhidão
- Melhora com frio
- Pulso acelerado.

A estratégia terapêutica recomendada é refrescar, desestagnar, diminuir a dor.

Sugestão de formulação

Tintura de *Varronia curassavica* (folha)................ 33%
Tintura de *Echinodorus grandiflorus* (folha) 33%
Tintura de *Curcuma longa* (rizoma)...................... 33%
_____
150 mℓ
Modo de usar:
Tomar 5 mℓ misturados em água 3 vezes/dia.

Em situações nas quais predomina o edema, que é sinal de **umidade**, podem ser acrescentados a cavalinha, o chapéu-de-couro e/ou a lágrima-de-nossa-senhora. Nessa situação clínica, é possível que encontremos a língua alargada e um pulso cheio e lento. Os principais sintomas clínicos são:

* Dor
* Edema
* Língua alargada
* Pulso cheio e lento.

A estratégia terapêutica é drenar, diminuir a dor.

Sugestão de formulação

Uso oral
Varronia curassavica (folha)..............................1 g
Equisetum arvense (parte aérea).................1 g
_____
por dose
Rasurado para chá.
Preparar 90 doses em envelopes.

Modo de preparo:
Verter 1 xícara de água fervente sobre as plantas. Abafar por 10 min.

Modo de usar:
Tomar 1 xícara 3 vezes/dia.

Caso, além das dores, o paciente apresente astenia acentuada, devemos tonificá-lo e aumentar sua resistência, acrescentando na formulação indicada plantas tônicas e adaptogênicas, por exemplo, o ginseng, a pfafia, a angélica chinesa, a marapuama, a catuaba ou a rodiola. Os principais sintomas clínicos são:

* Dores
* Cansaço
* Lombalgia
* Pulso fraco.

A estratégia terapêutica é tonificar, remover a dor.

Sugestão de formulação (*continuação*)

Acrescentar à formulação indicada
Pfaffia paniculata (raiz) ....500 mg
(extrato seco)

Nas medicinas tradicionais, doenças articulares são frequentemente relacionadas com depósitos de substâncias tóxicas e indesejáveis. São recomendadas dietas e plantas depurativas, como o dente-de-leão, o chapéu-de-couro e a urtiga.

CONTRATURAS MUSCULARES

A contratura é uma ativação intrínseca prolongada dos elementos contráteis das fibras musculares e, assim como a cãibra, pode ser definida como uma disfunção muscular sem lesão anatômica da fibra.

As principais plantas usadas no tratamento são:

* *Erythrina mulungu* (mulungu)
* *Piper methysticum* (kava-kava)
* *Valeriana officinalis* (valeriana)
* *Varronia curassavica* (erva-baleeira).

Plantas como a erva-baleeira (*Varronia curassavica/Cordia verbenacea*), a arnica-do-campo (*Solidago chilensis*) e a arnica (*Arnica montana*) têm ação analgésica e anti-inflamatória por mecanismos que envolvem a regulação da produção e ativação de mediadores inflamatórios. Elas têm boa penetração em uso tópico, sendo muito utilizadas em compressas, cremes e pomadas. É importante lembrar que, diferentemente da *Varronia curassavica*, a *Arnica montana* não deve ser consumida por via oral, exceto em preparações homeopáticas.

As contraturas musculares e dores osteoarticulares também podem ser tratadas topicamente por meio de substâncias com ação revulsiva e rubefaciente que provocam alívio pela contrairritação das áreas da pele. Preparados à base de cânfora, hortelã, *capsicum* e sementes de mostarda, por exemplo, estimulam as fibras A-delta (mielinizadas e que conduzem o impulso nervoso rapidamente), sensíveis a temperatura, que podem inibir a dor profunda mediada por fibras C (não mielinizadas e que conduzem o estímulo nervoso lentamente). A resposta inicial ao uso dessas substâncias é eritema, dor e aumento da temperatura acompanhados por período de insensibilidade pela dessensibilização reversível das fibras nervosas aferentes. O eritema e o calor se abrandam rapidamente, mas o efeito antinoceptivo pode permanecer por horas. Com o uso continuado, a resposta diminui, tornando essa estratégia menos eficaz.

SISTEMA ENDÓCRINO E OBESIDADE

Obesidade

A obesidade é uma doença crônica definida como excesso de tecido adiposo corporal que tem como causas sedentarismo, alimentação hipercalórica e influências genéticas como resultado da mutação de genes. O excesso de peso pode ser classificado pelo **índice de massa corporal (IMC)**, que é calculado dividindo-se o peso corporal em quilogramas pela altura em metros ao quadrado. O IMC normal se situa entre 18,5 e 24,9; o sobrepeso varia de 25 a 29,9; e a obesidade, a partir de 30. Outra medida importante diz respeito à circunferência abdominal, que não deve ultrapassar 102 cm no homem e 88 cm na mulher pelo aumento do risco de doenças cardiovasculares e metabólicas. Entre as patologias associadas à obesidade, podemos citar diabetes melito, doença coronariana, acidentes vasculares cerebrais, doenças da vesícula biliar, câncer de endométrio e mama nas mulheres, câncer de próstata em homens e o de cólon em ambos.

Os fatores que causam a obesidade são definidos em apenas 1% dos casos e podem ser consequências de outras patologias, como síndrome de Cushing ou hipotireoidismo.

A obesidade é multifatorial, e precisamos utilizar várias estratégias no seu tratamento: dieta hipocalórica, aumento da atividade física, acompanhamento psicológico, uso de medicamentos supressores do apetite e, por fim, manejos cirúrgicos na obesidade grau III, quando houver indicação.

Algumas drogas vegetais usadas no tratamento da obesidade agem diretamente sobre o SNC, tranquilizando e diminuindo a compulsão. Outras vão agir a partir de estímulos locais, como as que possuem alto teor de mucilagem, que, ao chegar ao estômago, é hidratada, aumenta o seu volume e cria uma sensação de saciedade, além de secundariamente produzir um efeito laxativo. Outras, ainda, agem como termogênicas, acelerando o metabolismo. Existem ainda as que atuam tanto na redução da absorção quanto no metabolismo das gorduras e dos açúcares de modo pouco claro.

No que diz respeito à visão da fitoterapia contemporânea, a obesidade é considerada um acúmulo de fleuma, pois, como foi visto anteriormente, as gorduras ocupam espaço, obstruem e determinam o aumento do peso corporal; contudo, sua forma de apresentação pode estar relacionada com dois grupos distintos: a fleuma associada ao calor e fleuma associada ao frio:

- Fleuma e calor:
  - Acúmulo de gordura no tórax
  - Abdome distendido e endurecido
  - Irritabilidade
  - Calor na parte alta do corpo
  - Pulso acelerado e cheio
  - Língua avermelhada e aumentada de volume

- Fleuma e frio:
  - Acúmulo de gordura no abdome inferior
  - Membros com musculatura flácida
  - Humor triste com tendência à depressão
  - Sensação de frio no corpo
  - Mãos frias
  - Pulso lento
  - Língua normal ou pálida de volume aumentado.

As principais plantas usadas no tratamento são:

- *Amorphophallus konjac* (glucomanan)
- *Citrus aurantium* (laranja-da-terra)
- *Crocus sativus* (açafrão-verdadeiro)
- *Cyamopsis tetragonolobus* (goma-guar)
- *Cynara scolymus* (alcachofra)
- *Fucus vesiculosus* (fúcus)
- *Garcinia gummi-gutta (Garcinia cambogia)* (garcínia)
- *Gymnema sylvestre* (gimnema)
- *Hibiscus sabdariffa* (hibisco)
- *Ilex paraguariensis* (erva-mate)
- *Plectranthus barbatus/Coleus forskohlii* (boldo-brasileiro)
- *Spirulina maxima* (espirulina)
- *Stevia rebaudiana* (estévia).

Sugestão de formulação

Amorphophallus konjac............................... 200 mg

Modo de usar:
Tomar 1 cápsula 1 h antes das principais refeições.

Sugestão de formulação complementar

Citrus aurantium (fruto)................................. 300 mg
(extrato seco)
Coleus forskohlii (raiz)................................... 150 mg
(extrato seco)
Garcinia gummi-gutta (fruto) .... 200 mg
(extrato seco)

_____
por dose

Preparar 60 doses em cápsulas.

Modo de usar:
Tomar 1 dose após o café da manhã e após o lanche da tarde.

Diabetes

O diabetes é uma doença que se caracteriza pelo aumento anormal dos níveis de glicose no sangue. Pode estar relacionada com a secreção insuficiente de insulina, como ocorre no diabetes tipo I, ou com a resistência insulínica, forma associada ao diabetes tipo II e que corresponde a mais de 90% dos casos.

O diabetes tipo I, ou insulinodependente, é uma doença autoimune em que as células beta do pâncreas, produtoras de insulina, são destruídas por anticorpos que não as reconhecem como próprias do organismo. Atualmente, o tratamento é feito pela administração de insulina humana injetável. Sem tratamento adequado, o fígado deixa de absorver a glicose e os músculos e o tecido adiposo não captam a glicose no sangue, com isso ocorre hiperglicemia. O corpo em busca de energia queima as proteínas dos músculos e utiliza os estoques de gordura armazenada, causando emagrecimento rápido. A principal complicação é a acidose metabólica.

A fisiopatologia e as dificuldades no manejo do diabetes tipo I não permitem o controle pela fitoterapia. Sendo assim, o uso as plantas medicinais e os fitoterápicos no diabetes restringem-se ao tipo II.

A causa do diabetes tipo II é desconhecida, e a resistência à insulina tem sido atribuída a fatores genéticos, obesidade abdominal e visceral e vida sedentária, além da deficiência da resposta das células β pancreáticas à glicose. Os pacientes do tipo II obesos apresentam obesidade visceral com acúmulo de gordura no mesentério e no omento, e essa situação está envolvida com resistência insulínica, enquanto aqueles com gordura abdominal subcutânea têm menor correlação com insensibilidade insulínica. Já nos diabéticos tipo II não obesos a resistência à insulina não parece ser importante.

Os sinais e sintomas comuns no diabetes são variáveis e costumam ser graves no diabetes tipo I e insidiosos no tipo II, pois a insulina nesses casos muitas vezes está até aumentada. Alguns pacientes são assintomáticos inicialmente, enquanto outros desenvolvem os sintomas clássicos de poliúria, polidipsia, polifagia com perda de peso, fadiga, infecções dermatológicas, dermatofitoses, candidíase, prurido vaginal e vulvovaginites. Diabéticos obesos costumam acumular gorduras na região superior do abdome (abdome, tórax, pescoço e face). As principais complicações são neuropatia, retinopatia, cardiopatia e nefropatia em função do acometimento de vasos sanguíneos e nervos periféricos. O tratamento inicial nesse tipo de diabetes é perda de peso, que diminui a resistência insulínica, e exercícios físicos, que combatem a hiperglicemia pelo fato de que o músculo esquelético em atividade não precisa de insulina para captar a glicose. Atualmente, os hipoglicemiantes orais agem principalmente de três maneiras: estimulando a secreção de insulina, impedindo a produção de glicose hepática e forçando a captação de glicose pelo músculo.

A análise dos sinais e sintomas do diabetes pela medicina tradicional remete a dois tipos de conceitos em desequilíbrio:

- Deficiência:
  - Poliúria
  - Polidipsia
  - Polifagia
  - Emagrecimento
  - Fadiga
  - Pulso fraco
  - Língua normal com saburra ressecada

- Fleuma e calor:
  - Poliúria
  - Polidipsia
  - Polifagia
  - Obesidade
  - Pulso rápido e cheio
  - Língua avermelhada e aumentada de volume com saburra ressecada.

As principais plantas usadas no tratamento são:

- *Anacardium occidentale* (cajueiro)
- *Bauhinia forficata* (pata-de-vaca)
- *Gymnema sylvestre* (gimnema)
- *Panax ginseng* (ginseng)
- *Sesamum indicum* (gergelim-preto)
- *Syzygium cumini* (jambolão)
- *Trigonella foenum-graecum* (feno-grego).

Sugestão de formulação

Bauhinia forficata (folha)...................400 mg por dose (rasurada)

Modo de preparo:
Fazer infusão de 1 dose para 1 xícara de água fervente, abafar e coar.

Modo de usar:
Tomar 1 xícara de chá 3 vezes/dia.

Climatério

A menopausa, última menstruação da mulher, ocorre em torno dos 50 anos e corresponde à falência ovariana. Os ovários deixam de responder aos estímulos das gonadotrofinas, que, mesmo com aumento acentuado, não conseguem forçá-los a amadurecerem mais folículos e, com isso, os hormônios ovarianos estrogênio e progesterona caem a níveis muito baixos, provocando sintomas e sinais que serão descritos adiante. Para atenuar essas manifestações, tem-se utilizado reposição hormonal farmacológica com estrogênio isolado ou em associação com progesterona, porém alguns estudos revelaram aumento na incidência de câncer uterino e de mama, e doença tromboembólica. Atualmente, com a descoberta de um novo grupo de drogas, os moduladores de receptor de estrogênio seletivos (SERM), nasce a esperança de impedir essas complicações. Para entender de que modo funcionam essas drogas, é necessário saber que há dois subtipos de receptores estrogênicos com capacidade de reconhecer a presença do hormônio e desencadear uma resposta agonista ou antagonista. O subtipo α está presente na mama, no fígado e no útero, enquanto o subtipo β é encontrado no osso, no vaso sanguíneo, no trato urogenital e nos pulmões. Portanto, um SERM pode ter uma ação agonista sobre o subtipo β e antagonista sobre o subtipo α.

Há alguns anos foi descoberto que algumas drogas vegetais possuem entre seus componentes, substâncias que se ligam aos receptores hormonais através de um anel fenólico induzindo respostas hormonais agonistas ou antagonistas, conforme ilustrados nas Figuras 4.16 e 4.17. Essas substâncias têm sido chamadas de fito-hormônios. Esta terminologia não nos parece adequada uma vez que poderia erroneamente sugerir que estas estruturas são hormônios vegetais ou que substituiriam os hormônios sexuais no corpo humano. O termo **"fitomoduladores hormonais"** vem sendo considerado pelo nosso grupo como o mais adequado para ser adotado em nossas futuras publicações.

Os principais sintomas e sinais apresentados pelas mulheres após a menopausa são fogachos, sudorese noturna, atrofia da genitália e das mamas, secura vaginal, diminuição da libido, depressão, astenia e perda de massa óssea.

Com base nessas manifestações, pode-se perceber que os conceitos tradicionais predominantes nessa situação são de calor e deficiência:

- Calor e deficiência:
  - Fogachos
  - Sudorese noturna
  - Sensação de calor no alto do corpo
  - Vermelhidão na face
  - Diminuição da libido
  - Atrofia da genitália
  - Secura vaginal e da pele (deficiência de líquidos)
  - Pulso rápido
  - Língua vermelha com saburra ressecada.

As principais plantas usadas no tratamento são:

- *Actaea racemosa (Cimicifuga racemosa)* (cimicífuga)
- *Angelica sinensis* (angélica chinesa)
- *Dioscorea villosa* (inhame mexicano)
- *Glycine max* (soja)
- *Glycyrrhiza glabra* (alcaçuz)
- *Salvia officinalis* (sálvia)
- *Trifolium pratense* (trevo-vermelho)
- *Vitex agnus-castus* (vítex).

Sugestão de formulação

Actaea racemosa (rizoma).................................... 60 mg
(extrato seco padronizado em 2,5% de triterpenos)

_____
por cápsula

Modo de usar:
Tomar 1 cápsula 2 vezes/dia.

Osteoporose

Uma das mais preocupantes complicações dessa fase da vida é a perda de densidade óssea, que se manifesta gradualmente, variando de osteopenia a osteoporose. Caracterizam-se por diminuição da massa óssea a níveis inferiores àqueles capazes de manter a integridade do osso, provocando fraturas espontâneas, em razão, principalmente, do aumento da reabsorção óssea. A osteoporose ocorre em razão direta da deficiência de estrogênio na mulher e de androgênio no homem. Outros fatores estão envolvidos, tais como: imobilização prolongada, alcoolismo, tabagismo, medicamentos (corticoides) e algumas doenças (hipertireoidismo, hiperparatireoidismo, síndrome de Cushing e doença celíaca). Atualmente, a melhor maneira de rastrear a osteoporose é por meio da densitometria óssea, que analisa o fêmur, as vértebras lombares e o punho, de modo geral, como uma amostragem de todo o esqueleto. Como pode ser evidenciado pelos sinais e sintomas, o quadro predominante é de deficiência:

- Deficiência:
  - Fraqueza
  - Diminuição da vitalidade
  - Fraturas
  - Diminuição da altura
  - Pulso deficiente
  - Língua rosada normal.

As plantas e substâncias indicadas para o tratamento são:

- *Glycine max* (soja)
- *Trifolium pratense* (trevo-vermelho)
- *Concha Ostrea* sp. (concha de ostra – rica em **cálcio**) (naturoterápico)[b]
- Vitamina D[b]
- Magnésio.[b]

Sugestão de formulação para associar ao tratamento principal e para ação remineralizante

Equisetum arvense (erva)...................................... 500 mg (extrato seco)

_____

por dose

Preparar 60 doses em cápsulas.

Modo de usar:
Tomar 1 cápsula pela manhã e 1 à tarde.

PLANTAS TÔNICAS, ADAPTOGÊNICAS, HARMONIZADORAS, IMUNOMODULADORAS E ANTINEOPLÁSICAS

Antioxidantes

O oxigênio é um elemento fundamental para a vida, e está presente em cerca de 20% na composição do ar. Efeitos tóxicos relacionados com o oxigênio são conhecidos há mais de 50 anos, quando foi criada a teoria dos radicais livres na gênese dos processos de envelhecimento e câncer. Com a descoberta da enzima superóxido dismutase, em 1969, as evidências se tornaram mais concretas.

Radicais livres são substâncias que apresentam um ou mais elétrons não pareados, que assim se tornam capazes de se ligar a qualquer molécula. Esses elementos reativos são formados durante as reações químicas fisiológicas do organismo, tanto a partir de compostos endógenos como exógenos. Pela sua configuração, o oxigênio tem a capacidade de receber um elétron de cada vez e, com isso, forma compostos altamente reativos como os radicais superóxido (O_2^-), peróxido de hidrogênio (H_2O_2) e hidroxila (OH^-), que têm a capacidade de atravessar membranas celulares e reagir com lipídios insaturados, proteínas e DNA. O primeiro radical a ser formado é o superóxido, pela sua redução. A partir dele, vêm as demais espécies reativas do oxigênio. Outros radicais serão formados a partir de reações ocorridas nas mitocôndrias, como a oxidação da semiquinona a partir da ubiquinona ou a formação do peróxido de hidrogênio catalisada pela superóxido dismutase (SOD). A peroxidação lipídica é definida como a oxidação dos lipídios poli-insaturados.

Durante a vida, ocorre constante produção de radicais livres e, para contê-los, existem os antioxidantes. Se a produção de radicais livres supera a de mecanismos antioxidantes, surge o **estresse oxidativo**, que causa danos aos sistemas biológicos. Doenças degenerativas como catarata, enfisema, artrites, diabetes, doença de Parkinson, câncer e o envelhecimento parecem sofrer influências das espécies reativas de oxigênio.

Atualmente, são estudados possíveis efeitos benéficos dos radicais livres – superóxido e peróxido de hidrogênio – na estimulação de mensageiros que agiriam no relaxamento da musculatura lisa vascular e inibição plaquetária.

Os antioxidantes agem removendo o oxigênio do meio, promovendo varredura das espécies reativas do oxigênio e aumentando a quantidade de antioxidantes endógenos. Eles podem ser classificados como enzimáticos e não enzimáticos, de acordo com a sua estrutura. Dá-se o nome de *scavenger* quando transforma um radical livre em outro menos reativo ou *quencher* para aquele que neutraliza completamente o radical livre. Em geral, o sistema antioxidante enzimático é o primeiro a agir, evitando o excesso de superóxido e peróxido de hidrogênio. Desse sistema, fazem parte as enzimas superóxido dismutase (SOD), a catalase (CAT) e a glutation peroxidase (GPx). A SOD acelera um processo que ocorre naturalmente no organismo, que é a transformação de duas moléculas superóxido em uma de peróxido de hidrogênio agindo dependendo de qual metal está associado a ela (cobre, zinco no citoplasma

_____

[b] Embora não sejam fitoterápicos, são substâncias que têm influência na restauração da massa óssea e, em geral, fazem parte de fórmulas para tratamento da osteoporose.

Capítulo 6

dos eucariontes; magnésio na matriz mitocondrial ou ferro em bactérias). A CAT transforma o peróxido de hidrogênio em água e oxigênio. A GPx atua também sobre o peróxido de hidrogênio, transformando-o em álcool e água. A seguir, agem os antioxidantes não enzimáticos, que se dividem em hidrofílicos (vitamina C, glutation e indóis) e lipofílicos (vitamina A, bioflavonas e vitamina E). A vitamina C tem ação *scavenger*, e a vitamina E, regeneradora. Por ser hidrossolúvel, a vitamina C age no plasma, enquanto a vitamina E, lipossolúvel, atua na membrana celular. Os estrógenos são considerados *scavengers* inibindo a oxidação lipídica causada pelas espécies reativas. Os antioxidantes vegetais são de natureza muito variada, mas os **flavonoides** constituem o grupo mais representativo e exercem esses efeitos como sequestradores (*scavengers*) de espécies reativas de oxigênio. Estão presentes em grande variedade de alimentos tais como frutas, sementes, vegetais e folhas. Dentre as plantas com atividades antioxidantes, destacam-se:

- *Crataegus rhipidophylla* (crataego)
- *Curcuma longa* (açafrão)
- *Ginkgo biloba* (ginkgo)
- *Ilex paraguariensis* (erva-mate)
- *Panax ginseng* (ginseng)
- *Pinus pinaster* (pinheiro-bravo)
- *Punica granatum* (romã)
- *Rosmarinus officinalis* (alecrim)
- *Silybum marianum* (cardo-mariano)
- *Thea sinensis* (chá-verde)
- *Vaccinium myrtillus* (mirtilo)
- *Vitis vinifera* (uva).

Tônicas, adaptogênicas, estimulantes

Para fins didáticos, consideraremos tônicas todas as substâncias que têm o poder de fornecer suporte e incrementar as funções fisiológicas em organismos debilitados, melhorando o desempenho físico, mental, intelectual e sexual. Plantas denominadas tônicas exercem várias ações concomitantes, o que faz com que esse termo seja excessivamente amplo. Muitas delas terão funções não só tônicas, mas também adaptogênicas, estimulantes e imunomoduladoras.

O termo "adaptogênico" se refere a substâncias capazes de aumentar a resistência do organismo submetido a estresse. O nome deriva do latim *adaptare*, que significa ajustar, e "gene" do grego *genes*, que quer dizer produzido por. Fisiologicamente, o efeito adaptogênico refere-se a uma atividade inespecífica, que pertence frequentemente a substâncias naturais e amplia a resistência do organismo a vários fatores nocivos (físicos, químicos ou biológicos), evitando danos a ele. A característica principal dos adaptogênicos está no fato de apresentarem um sinergismo farmacodinâmico que amplia suavemente o desempenho do organismo sem levar à exaustão.

Os estimulantes atuam no SNC, produzindo um aumento temporário na capacidade de trabalho e vigília. Entretanto, após o período de marcante efeito, a capacidade de trabalho ou vigília diminui acentuadamente. Se os estímulos forem repetidos com frequência, ocasionam exaustão do organismo, com diminuição dos reflexos, causada, em parte, pela depleção das catecolaminas cerebrais. No que diz respeito às plantas medicinais, os alcaloides são os componentes mais importantes em promover essa atividade. Eles estão presentes no café, no chá, na erva-mate, no chocolate e na folha da coca, que dá origem à cocaína. As substâncias amargas costumam atuar como estimulantes.

Já os imunomoduladores agem em um sentido mais amplo, restaurando as funções fisiológicas e aumentando a resistência do organismo. O modo como isso é feito ainda não está muito claro, mas é relatado um efeito modulador sobre o sistema reticuloendotelial e estimulante no processo de fagocitose dos macrófagos. Dessa maneira, seu uso está indicado nas doenças crônicas inflamatórias, degenerativas e autoimunes.

No universo das plantas medicinais, dentre várias substâncias, as saponinas parecem ser as responsáveis pela ação imunomoduladora, além de promover aumento na produção de interferona endógena.

A seguir, são exemplificadas duas patologias relacionadas fundamentalmente ao conceito de deficiência nas quais são usadas plantas tônicas.

Disfunção erétil

A ereção, explicada de maneira simplificada, ocorre a partir da vasodilatação das arteríolas penianas que promovem a entrada de sangue arterial nos tecidos eréteis. Estes se expandem, comprimem as veias e, com isso, dificultam o retorno venoso até que o clímax seja alcançado. A contração dos músculos bulbocavernoso e isquiocavernoso colabora na manutenção da rigidez do pênis.

A impotência sexual é a incapacidade do homem de conseguir e manter uma ereção que possibilite a penetração durante o ato sexual. Vários fatores estão envolvidos na disfunção, entre eles o uso de medicamentos anti-hipertensivos, antidepressivos, o uso abusivo de álcool, fatores emocionais, principalmente a depressão, e algumas patologias associadas a problemas vasculares e neurológicos, tais como diabetes melito, dislipidemias e doenças da tireoide. Embora não tenha os mesmos fatores etiológicos, a diminuição da libido pode ser incluída neste capítulo, pois o fundamento a ser utilizado para o diagnóstico é o mesmo da disfunção erétil.

Nos parâmetros clínicos usados pela medicina tradicional, a síndrome é identificada como deficiência e frio:

- Deficiência e frio:

  - Impotência
  - Diminuição da libido
  - Astenia
  - Fraqueza
  - Depressão
  - Sensação de frio no corpo
  - Frio nas extremidades
  - Pulso deficiente e lento
  - Língua pálida.

Sugestão de formulação

Ptychopetalum olacoides (raiz) (pó)	1.000 mg
Pfaffia panniculata (raiz) (pó)	1.000 mg
Ginkgo biloba (folha) (extrato seco)	160 mg
Glycyrrhiza glabra (raiz) (extrato seco)	100 mg
	————
	dose diária

Modo de usar:
Tomar a dose diária em cápsulas dividida em 3 vezes/dia, durante 45 dias.

Síndrome da fadiga crônica

A síndrome da fadiga crônica (SFC) se caracteriza por um conjunto de sinais e sintomas diversos, que acometem duas vezes mais as mulheres que os homens na faixa dos 30 aos 55 anos. Os sintomas incluem: início abrupto de cansaço e fraqueza, muitas vezes precedido por sintomas semelhantes à gripe, cefaleia, dificuldade de concentração, dor de garganta, linfonodos sensíveis, mialgia, artralgia, febrícula, dificuldade no sono, problemas psíquicos, alergias, perda ou ganho de peso corporal. A variedade de sintomas mostra que não há uma alteração específica e nem o mecanismo fisiopatogênico é único. São excluídos deste diagnóstico os pacientes portadores de doenças potencialmente causadoras de fadiga, como depressão melancólica, doenças psicóticas e obesidade severa. A SFC não é um diagnóstico de exclusão, sendo necessárias avaliações periódicas do paciente em busca de doenças insidiosas que possam se manifestar com fadiga. Até o momento, a SFC não pode ser comprovada pelo exame físico ou laboratorial. Recentemente, têm sido atribuídos como fatores causais os mecanismos autoimunes, ambientais e infecciosos. Alguns trabalhos revelam uma diminuição do cortisol plasmático nos indivíduos com essa síndrome. Até o momento, os tratamentos medicamentosos com antidepressivos, corticosteroides e imunoglobulinas não mostraram melhoras significativas. Pacientes submetidos à psicoterapia e à prática de atividade aeróbica parecem responder com algum sucesso.

De maneira geral, apresenta-se como um quadro de deficiência:

- Deficiência:

  - Cansaço
  - Fraqueza
  - Dificuldade de concentração
  - Sintomas depressivos
  - Pulso fraco
  - Língua rosada ou pálida.

Sugestão de formulação

Panax ginseng (raiz) (extrato seco)	150 mg
Angelica sinensis (raiz) (extrato seco)	300 mg
Rhodiola rosea (raiz) (extrato seco)	250 mg
Dioscorea villosa (raiz) (extrato seco)	150 mg
Glycyrrhiza glabra (raiz) (extrato seco)	250 mg
	————
	dose diária

Preparar cápsulas para 40 dias.

Modo de usar:
Tomar a dose diária dividida em 3 vezes/dia.

A seguir, estão relacionadas plantas com ações tônicas, adaptogênicas, estimulantes e imunoestimulantes e imunomoduladoras:

- *Allium sativum* (alho)
- *Angelica archangelica* (angélica)
- *Angelica sinensis* (angélica chinesa)

- *Arctium lappa* (bardana)
- *Astragalus propinquus* (astrágalo)
- *Camelia sinensis* (chá-verde)
- *Cola acuminata* (noz-de-cola)
- *Dioscorea villosa* (inhame)
- *Echinacea* sp. (equinácea)
- *Eleutherococcus senticosus* (ginseng-siberiano)
- *Ginkgo biloba* (ginkgo)
- *Ilex paraguariensis* (erva-mate)
- *Panax ginseng* (ginseng)
- *Paulinea cupana* (guaraná)
- *Pfaffia paniculata* (pfafia)
- *Ptychopetalum olacoides* (marapuama)
- *Schisandra chinensis* (schisandra)
- *Smilax* sp. (salsaparrilha)
- *Urtica dioica* (urtiga)
- *Withania somnifera* (ashwagandha)
- *Zingiber officinale* (gengibre).

Harmonizadoras

As plantas harmonizadoras entram na composição das fórmulas com algumas funções que se destacam: diminuir possíveis efeitos adversos, equilibrar a temperatura final de uma formulação, mascarar os sabores desagradáveis, melhorar a absorção de substâncias ativas. As principais plantas harmonizadoras são:

- *Citrus aurantium* (laranja-da-terra) (folha)
- *Glycyrrhiza glabra* (alcaçuz)
- *Mentha* sp. (hortelã)
- *Pinus pinaster* (pinheiro-bravo)
- *Zingiber officinale* (gengibre).

Antineoplásicas

Pesquisas revelam que a incidência de alguns tipos de câncer está relacionada com a raça e a localização geográfica. Um fator de risco, porém, é inquestionável: a idade avançada. A causa do câncer ainda é desconhecida, mas em comum entre todos os tipos há a alteração na divisão e diferenciação celular. Atualmente, um caminho começa a ser desvendado pela biologia molecular por meio da identificação de mutações de genes dos quais participariam agentes virais (*Papillomavirus* e *Epstein-Barr*), bacterianos (*H. pylori*), exposições a fatores ambientais (asbesto e benzeno), predisposição genética, terapia de radiação, reposição hormonal com associação de estrogênio e progesterona. Existe clara predisposição hereditária manifestada por história familiar em alguns tipos de câncer em uma mesma família.

As consequências do crescimento do tumor se manifestam com alterações de dor e edema no local da expansão da neoplasia; prejuízo à função dos órgãos afetados na área ou a distância pela metástase e produção de hormônios pelo tumor.

Alguns agentes, entre os quais as isoflavonas, encontradas na soja e em outras plantas, e os polifenóis presentes no chá-verde estão em estudos de avaliação quanto às suas capacidades de prevenção do câncer. Outros, como os alcaloides vimblastina e vincristina isolados da *Vinca rosea*, são empregados há longo tempo no tratamento de leucemias. Novas substâncias para o tratamento do câncer vêm sendo usadas, algumas delas inclusive derivadas de plantas, como o Taxol®, um diterpeno isolado da *Taxus brevifolia*.

O tratamento convencional com radioterapia e quimioterapia com suas indicações específicas provoca graves efeitos colaterais que debilitam o organismo, mas ainda hoje é o que se tem de melhor. O uso de plantas medicinais tem seu lugar como parceiro desse tratamento, com o objetivo de minimizar esses efeitos colaterais, atuar sobre os linfócitos T, fornecendo suporte à imunidade corporal, controlando a dor e, em alguns casos, interrompendo o crescimento do tumor. Portanto, a integração da terapêutica habitual com a fitoterápica pode ser capaz de colaborar com a resposta do paciente ao tratamento.

Na China, algumas plantas são utilizadas na prevenção e no tratamento de câncer, entre elas *Panax ginseng*, *Astragalus propinquus*, *Atractylodes macrocephala*, *Codonopsis pilosula*, *Ganoderma lucidum*, *Ligustrum vulgare*, *Camelia sinensis*, *Ginkgo biloba*, *Zingiber officinale*, *Allium sativum* e *Glycyrrhiza glabra*.

Alguns grupos químicos são considerados protetores contra o câncer: os compostos sulfurados presentes no alho e na cebola; os fitatos, nos grãos e legumes; os licopenos, limonoides, glutaratos e terpenoides; os carotenoides e flavonoides, que se encontram nos cítricos; as lignanas, nas sementes de linhaça; as isoflavonas, na soja; as saponinas, em legumes; os indóis, isotiacianato e ditioltiona presentes nos vegetais crucíferos; o ácido elágico, em uvas e outras frutas; e os fitalídeos e poliacetilenos, encontrados em vegetais umbeliformes. Há ainda o resveratrol, um polifenol inibidor da ciclo-oxigenase presente na uva e em alguns vinhos tintos, que apresenta efeitos antitumorais. Das substâncias isoladas de plantas com maiores possibilidades de eficácia contra o câncer estão os alcaloides e terpenoides.

O câncer, na visão da medicina tradicional, enquadra-se em uma síndrome de fleuma e calor, em que a aceleração do metabolismo com reprodução acelerada de células facilita a disseminação da doença para outras áreas do corpo. Os possíveis sinais e sintomas são:

- Fleuma e calor:

  - Inflamação
  - Acúmulo e condensação de líquidos no local
  - Dor
  - Febre
  - Pulso deficiente e rápido (na fase final)
  - Língua pálida, alargada e saburra ressecada (na fase final).

As plantas e substâncias indicadas para o tratamento são:

- *Astragalus propinquus* (astrágalo)
- *Camelia sinensis* (chá-verde)
- *Echinacea purpurea* (equinácea)
- *Handroanthus impetiginosus* (ipê-roxo)
- *Panax ginseng* (ginseng)
- *Rosmarinus officinalis* (alecrim)
- *Vitis vinifera* (uva).

Sugestão de formulação

Astragalus propinquus (raiz) (extrato seco)	500 mg
Uncaria tomentosa (extrato seco)	400 mg
Panax ginseng (raiz) (extrato seco)	100 mg
Vitis vinifera (semente) (extrato seco)	100 mg
	por dose

Preparar cápsulas para 45 dias.

Modo de usar:
Tomar 1 dose 2 vezes/dia.

BIBLIOGRAFIA

Alonso JR. Fitomedicina: curso para profissionais da área de saúde. São Paulo: Pharmabooks; 2008.

Alonso JR. Tratado de fitomedicina. Argentina, Buenos Aires: Isis; 1998.

Boorhem R, Botsaris A, Léda P, Machado P, Manzali I, Mussi M, Pereira MT, Rial I, Saad G, Seixlack A. Apostilas cursos fitoterapia. Núcleo de Phytoteraphia/IBPM; 2001-2005.

Botsaris AS. As fórmulas mágicas das plantas. Rio de Janeiro: Record, Nova Era; 1997.

Botsaris AS. Fitoterapia chinesa e plantas brasileiras. 2. ed. São Paulo: Ícone; 2002.

Capasso F, Gaginella TS, Grandolini G, Izzo AA. Phythotherapy: a quick reference to herbal medicina. London: Springer; 2003.

Chapel H. Imunologia para o clínico. Rio de Janeiro: Revinter; 2003.

Dennis LK, Braunwald E, Fauci AS. Medicina interna (1-2). Rio de Janeiro: McGraw-Hill; 1998.

IV Diretrizes Brasileiras para o Manejo da Asma. Jornal Brasileiro de Pneumologia. 2006;32(Supl 7):447S-474S.

Gomes ALJ, Botsaris AS, Antunes RC, Boorhen RL, Azem RP, Filho OJG. Bases da medicina tradicional chinesa. Rio de Janeiro: IARJ; 1993.

Gomes ALJ, Botsaris AS, Calmon R, Boorhen R, Azem R, Gonçalves Filho OJ. Bases da medicina tradicional chinesa. Apostila do Instituto de Acupuntura do Rio de Janeiro; 1989.

Maciocia G. A prática da medicina chinesa. São Paulo: Roca; 1996.

Maciocia G. The foundations of Chinese medicine. London: Churchill Livingstone; 1989.

Mills S, Bone K. Principles and practice of phytotherapy. London: Churchil Livingstone; 2000.

Ramos Junior J. Semiotécnica da observação clínica: síndromes clínico-propedêuticas (1-2). 5. ed. São Paulo: Sarvier; 1976.

Renz SA. Oxidação e antioxidantes, Seminário. [Citado em 2009 jan.]

Romeiro V. Semiologia médica. t. 1. Rio de Janeiro: Guanabara Koogan; 1968.

Shulz V, Hannsel R, Tyler VE. Fitoterapia racional: um guia da fitoterapia para as ciências da saúde. Barueri: Manole; 2002.

Silverthorn DU. Fisiologia humana: uma abordagem integrada. Barueri: Manole; 2003.

Simões CMO, Schenkel EP, Gosman G, Mello JCP, Mentz LA, Petrovick PR, orgs. Farmacognosia: da planta ao medicamento. 2. ed. Porto Alegre/Florianópolis: Editora da UFRGS/Editora da UFSC; 2004.

Simon D. O guia Deepak Chopra de ervas. Rio de Janeiro: Campos; 2001.

Tierney LM, Mcphee S, Papadakis MA, orgs. Current medical diagnosis & treatment. 45. ed. New York: McGraw-Hill; 2006.

Wagner W. Fitoterapia: fitofármacos, farmacologia e aplicações clínicas. São Paulo: Pharmabooks; 2006.

Weiss RF. Herbal medicine. Beaconsfield: AB Arcanum; 1988.

Yunes RA, Calixto JB, orgs. Plantas medicinais sob a ótica da moderna química medicinal. Chapecó: Argos; 2001.

Capítulo 6

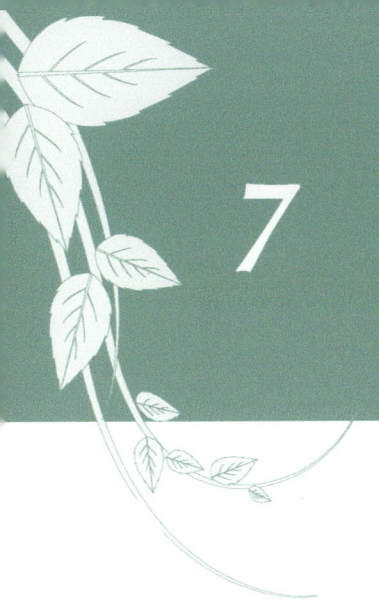

7

Monografia das Plantas Medicinais

INTRODUÇÃO

Neste capítulo, apresentamos monografias de 106 plantas medicinais, organizadas em ordem alfabética, pelo nome popular, contendo as seguintes informações: nome botânico, nome farmacêutico, família, parte utilizada, propriedades organolépticas, outros nomes populares, origem, histórico, principais componentes químicos, atividades farmacológicas, indicações, usos principais, uso etnomedicinal, posologia, extratos disponíveis no mercado brasileiro, contraindicações, precauções, toxicidade e interações.

Diante de um número expressivo de plantas utilizadas em fitoterapia, optamos por utilizar como critério de inclusão neste capítulo as plantas brasileiras e exóticas, de uso consagrado e com algum nível de estudo científico, principalmente na área de farmacologia. Também levamos em conta plantas com facilidade de aquisição e sobretudo aquelas que refletissem a experiência clínica e farmacêutica dos autores.

Consideramos fundamental mencionar que, apesar da enorme biodiversidade brasileira com potencial terapêutico, constatamos, com pesar, a escassez de pesquisas científicas baseadas em levantamentos etnobotânicos. A falta de diretrizes que contemplassem o desenvolvimento da cadeia produtiva de plantas medicinais, infelizmente, teve uma tímida mudança desde a instituição do Programa Nacional de Plantas Medicinais e Fitoterápicos, conforme explicado no material suplementar disponível no Ambiente virtual de aprendizagem do GEN | Grupo Editorial Nacional.

Esperamos que, com a formação cada vez maior de profissionais prescritores de fitoterapia, esse quadro possa ser revertido e que mais plantas usadas pelas diversas culturas do Brasil sejam agregadas ao sistema oficial de saúde nacional.

Para facilitar a consulta, organizamos a seguir os nomes das plantas de acordo com seus usos por sistemas. Aquelas que têm as monografias apresentadas neste livro aparecem **em negrito**, enquanto as demais são citadas por terem importância na clínica, e valem a pena serem pesquisadas pelo leitor. A divisão em sistemas anatomofuncionais é didática, pois, da mesma maneira que o organismo humano, uma única planta é uma unidade dinâmica com diversidade de moléculas, capaz de atuar em múltiplos alvos, como já foi mostrado em capítulos anteriores. Por esse motivo, veremos que uma planta terá indicação corriqueira para determinado sistema, mas também poderá ser empregada em outro, sendo citada mais de uma vez na lista a seguir.

PLANTAS POR SISTEMAS

Sistema nervoso

- **Ashwaganda** (*Withania somnifera*)
- **Brahmi** (*Bacopa monnieri*)

- **Camomila** (*Matricaria chamomilla*)
- **Capim-limão** (*Cymbopogon citratus*)
- **Crataego** (*Crataegus rhipidophylla*)
- **Erva-cidreira** (*Lippia alba*)
- **Funcho** (*Foeniculum vulgare*)
- **Hipérico** (*Hypericum perforatum*)
- **Huperzia** (*Huperzia serrata*)
- Jujuba (*Ziziphus jujuba*)
- **Kava-kava** (*Piper methysticum*)
- **Lúpulo** (*Humulus lupulus*)
- Macela (*Achyrocline satureoides*)
- Magnólia (*Magnolia officinalis*)
- **Maracujá** (*Passiflora* sp.)
- **Marapuama** (*Ptychopetalum olacoides*)
- Melissa (*Melissa officinalis*)
- **Mulungu** (*Erythrina verna*)
- **Sálvia** (*Salvia officinalis*)
- Sálvia-vermelha (*Salvia miltiorrhiza*)
- Scutellaria (*Scutellaria lateriflora*)
- Tuia ou tuia-da-china (*Biota orientalis*)
- **Valeriana** (*Valeriana officinalis*).

Sistema digestório | Espécies antiparasitárias

- **Abóbora** (*Cucurbita pepo*)
- **Alcachofra** (*Cynara scolymus*)
- **Alcaçuz** (*Glycyrrhiza glabra*)
- **Alecrim** (*Rosmarinus officinalis*)
- **Alevante** (*Mentha x piperita*)
- **Alho** (*Allium sativum*)
- **Artemísia** (*Artemisia vulgaris*)
- **Boldo** (*Plectranthus barbatus*)
- **Boldo-do-chile** (*Peumus boldus*)
- **Camomila** (*Matricaria chamomilla*)
- **Canela** (*Cinnamomum verum*)
- **Carqueja** (*Baccharis crispa*)
- **Cúrcuma** (*Curcuma longa*)
- **Dente-de-leão** (*Taraxacum officinale*)
- **Erva-cidreira** (*Lippia alba*)
- **Erva-de-santa-maria** (*Dysphania ambrosioides*)
- **Espinheira-santa** (*Maytenus ilicifolia*)
- **Funcho** (*Foeniculum vulgare*)
- **Gengibre** (*Zingiber officinale*)
- **Gergelim** (*Sesamum indicum*)
- **Goiaba** (*Psidium guajava*)
- **Hortelã** (*Mentha spicata*)
- **Jurubeba** (*Solanum paniculatum*)
- **Laranja-da-terra** (*Citrus aurantium*)
- Melissa (*Melissa officinalis*)
- **Mil-folhas** (*Achillea millefolium*)
- **Pitanga** (*Eugenia uniflora*)
- **Psilium** (*Plantago indica*)
- Ruibarbo (*Rheum officinale*)
- **Sálvia** (*Salvia officinalis*)

- **Sene** (*Senna occidentalis*)
- Tamarindo (*Tamarindus indica*)
- Tangerina (*Citrus reticulata*).

Sistema respiratório | Antissépticas bucais

- **Alcaçuz** (*Glycyrrhiza glabra*)
- **Alho** (*Allium sativum*)
- **Assa-peixe** (*Vernonanthura polyanthes*)
- **Canela** (*Cinnamomum verum*)
- **Cebolinha** (*Allium fistulosum*)
- **Chambá** (*Justicia pectoralis*)
- **Copaíba** (*Copaifera langsdorffii*)
- Éfedra (*Ephedra sinica*)
- **Embaúba** (*Cecropia* sp.)
- Equinácea (*Echinacea purpurea*)
- **Eucalipto** (*Eucalyptus globulus*)
- **Funcho** (*Foeniculum vulgare*)
- **Gengibre** (*Zingiber officinale*)
- **Guaco** (*Mikania glomerata*)
- **Laranja-da-terra** (*Citrus aurantium*)
- **Pitanga** (*Eugenia uniflora*)
- **Poejo** (*Mentha pulegium*)
- **Romã** (*Punica granatum*)
- **Saião** (*Bryophillum pinnatum*)
- **Transagem** (*Plantago major*).

Sistema cardiovascular | Espécies hipolipemiantes

- **Abacate** (*Persea americana*)
- **Alho** (*Allium sativum*)
- Berinjela (*Solanum melongena*)
- **Castanha-da-índia** (*Aesculus hippocastanum*)
- **Cavalinha** (*Equisetum arvense*)
- **Centela asiática** (*Centella asiatica*)
- **Chapéu-de-couro** (*Echinodorus grandiflorus*)
- **Colônia** (*Etlingera elatior*)
- **Crataego** (*Crataegus rhipidophylla*)
- **Cúrcuma** (*Curcuma longa*)
- **Embaúba** (*Cecropia* sp.)
- **Erva-macaé** (*Leonurus sibiricus*)
- **Estigma de milho** (*Zea mays*)
- Feijão (*Phaseolus vulgaris*)
- **Feno-grego** (*Trigonella foenum-graecum*)
- **Ginkgo** (*Ginkgo biloba*)
- Hamamélis (*Hamamelis virginiana*)
- **Laranja-da-terra** (*Citrus aurantium*)
- **Meliloto** (*Melilotus officinalis*)
- **Quebra-pedra** (*Phyllanthus niruri*)
- Uva (*Vitis vinifera*)
- **Valeriana** (*Valeriana officinalis*).

Sistema geniturinário

- **Abacate** (*Persea americana*)
- **Abóbora** (*Cucurbita pepo*)

- **Agoniada** (*Himatanthus bracteatus*)
- **Angélica** (*Angelica sinensis*)
- **Aroeira** (*Schinus terebinthifolius*)
- **Cana-do-brejo** (*Costus spicatus*)
- **Canela** (*Cinnamomum verum*)
- **Cavalinha** (*Equisetum arvense*)
- **Chapéu-de-couro** (*Echinodorus grandiflorus*)
- **Cranberry** (*Vaccinium oxycoccos*)
- **Dente-de-leão** (*Taraxacum officinale*)
- **Erva-macaé** (*Leonurus sibiricus*)
- **Erva-mate** (*Ilex paraguariensis*)
- **Estigma de milho** (*Zea mays*)
- Lágrima-de-nossa-senhora (*Coix lachryma-jobi*)
- **Melaleuca** (*Melaleuca alternifolia*)
- Pigeum (*Prunus africana*)
- **Quebra-pedra** (*Phyllanthus niruri*)
- Saw palmetto (*Serenoa repens*)
- **Sete-sangrias** (*Cuphea carthagenensis*)
- **Transagem** (*Plantago major*)
- **Urtiga** (*Urtica dioica*)
- **Uva-ursi** (*Arctostaphylos uva-ursi*)
- **Vítex** (*Vitex agnus-castus*).

Sistema tegumentar

- **Andiroba** (*Carapa guianensis*)
- Arnica (*Arnica montana*)
- **Arnica-do-campo** (*Solidago chilensis*)
- **Aroeira** (*Schinus terebinthifolia*)
- **Babosa** (*Aloe* sp.)
- **Barbatimão** (*Stryphnodredron adstringens*)
- **Calêndula** (*Calendula officinalis*)
- **Camomila** (*Matricaria chamomilla*)
- **Cebolinha** (*Allium fistulosum*)
- **Confrei** (*Symphytum officinale*)
- **Copaíba** (*Copaifera langsdorffii*)
- **Cravo-da-índia** (*Syzygium aromaticum*)
- **Cúrcuma** (*Curcuma longa*)
- **Dente-de-leão** (*Taraxacum officinale*)
- **Hortelã** (*Mentha* sp.)
- **Melaleuca** (*Melaleuca alternifolia*)
- **Saião** (*Kalanchoe pinnata*)
- **Salsaparrilha** (*Smilax brasiliensis*)
- **Uva** (*Vitis vinifera*).

Sistema musculoesquelético | Espécies anti-inflamatórias

- **Abacate** (*Persea americana*)
- **Andiroba** (*Carapa guianensis*)
- Arnica (*Arnica montana*)
- **Arnica-do-campo** (*Solidago chilensis*)
- **Chapéu-de-couro** (*Echinodorus grandiflorus*)
- **Cravo-da-índia** (*Syzygium aromaticum*)
- **Cúrcuma** (*Curcuma longa*)
- **Erva-baleeira** (*Varronia curassavica*)

- **Garra-do-diabo** (*Harpagophytum procumbens*)
- **Lágrima-de-nossa-senhora** (*Coix lachryma-jobi*)
- **Mentrasto** (*Ageratum conyzoides*)
- **Olíbano** (*Boswellia serrata*)
- Pimenta (*Capsicum annuum*)
- **Tanaceto** (*Tanacetum parthenium*)
- **Unha-de-gato** (*Uncaria tomentosa*)
- **Urtiga** (*Urtica dioica*).

Sistema endócrino | Obesidade

- **Açafrão-verdadeiro** (*Crocus sativus*)
- **Alcachofra** (*Cynara scolymus*)
- **Alcaçuz** (*Glycyrrhiza glabra*)
- **Angélica chinesa** (*Angelica sinensis*)
- Cajueiro (*Anacardium occidentale*)
- **Cimicífuga** (*Actaea racemosa*)
- Espirulina (*Spirulina maxima*)
- Estévia (*Stevia rebaudiana*)
- Feijão (*Phaseolus vulgaris*)
- **Feno-grego** (*Trigonella foenum-graecum*)
- Fucus (*Fucus vesiculosus*)
- **Funcho** (*Foeniculum vulgare*)
- **Garcínia** (*Garcinia gummi-gutta*)
- **Gimnema** (*Gymnema sylvestre*)
- Glucomanan (*Amorphophallus konjac*)
- Goma guar (*Cyamopsis tetragonolobus*)
- **Inhame-selvagem** (*Dioscorea villosa*)
- **Jambolão** (*Syzygium cumini*)
- **Olíbano** (*Boswellia serrata*)
- **Lúpulo** (*Humulus lupulus*)
- **Pata-de-vaca** (*Bauhinia forficata*)
- **Sálvia** (*Salvia officinalis*)
- **Soja** (*Glycine max*)
- **Trevo-vermelho** (*Trifolium pratense*)
- **Vítex** (*Vitex agnus-castus*).

PLANTAS TÔNICAS, ADAPTOGÊNICAS, IMUNOMODULADORAS, IMUNOESTIMULANTES, ANTINEOPLÁSICAS, ANTIOXIDANTES

- **Alcaçuz** (*Glycyrrhiza glabra*)
- **Angélica chinesa** (*Angelica sinensis*)
- **Ashwaganda** (*Withania somnifera*)
- **Astrágalo** (*Astragalus propinquus*)
- Atractiloide (*Atractylodes macrocephala*)
- **Babosa** (*Aloe* sp.)
- **Brahmi** (*Bacopa monnieri*)
- **Catuaba** (*Anemopaegma arvense*)
- **Chá** (*Camellia sinensis*)
- **Cranberry** (*Vaccinium oxycoccos*)
- **Cúrcuma** (*Curcuma longa*)
- **Equinácea** (*Echinacea purpurea*)
- Erva-botão (*Eclipta alba*)

- **Erva-macaé** (*Leonurus sibiricus*)
- **Erva-mate** (*Ilex paraguariensis*)
- **Gergelim** (*Sesamum indicum*)
- **Ginkgo** (*Ginkgo biloba*)
- Ginseng (*Panax ginseng*)
- **Guaraná** (*Paullinia cupana*)
- **Ipê-roxo** (*Handroanthus impetiginosus*)
- **Marapuama** (*Ptychopetalum olacoides*)
- Noz-de-cola (*Cola acuminata*)
- **Pfáfia** (*Pfaffia paniculata*)
- Pigeum (*Prunus africana*)
- **Schisandra** (*Schisandra chinensis*)
- **Unha-de-gato** (*Uncaria tomentosa*)
- Uva (*Vitis vinifera*).

Para facilitar a escolha das plantas medicinais que serão indicadas na terapêutica, sugerimos um exercício de combinar as linguagens da medicina tradicional e da biomedicina, ou seja, correlacionar conceitos tradicionais e ações farmacológicas das espécies vegetais (conforme Tabela 7.1).

Os **parâmetros para as doses** de cada planta foram baseados nas monografias da Organização Mundial da Saúde (OMS), Comissão E, da Alemanha, e da European Scientific Cooperative on Phytotherapy (Escop), no Formulário Fitoterápico da Farmacopeia Brasileira ou então em **livros de referência**, como os de Newall, Matos, Coimbra e Alonso, por exemplo. No entanto, as dosagens em fitoterapia apresentam uma ampla faixa, que pode variar de acordo com a resposta terapêutica e também quando há associação com outras plantas, como já mostram alguns estudos. Assim, ao **associarmos plantas, as doses de cada uma delas costumam ser reduzidas**, tendo em vista a sinergia entre os vários constituintes; por isso, as doses recomendadas neste livro servem como um referencial para as prescrições. Em relação aos extratos secos, encontra-se grande variabilidade deles nas dosagens indicadas, pois elas são dependentes da forma de extração e padronização. Recomendamos que as referências dos produtores sejam consultadas sempre que possível.

Tabela 7.1 Correlação entre as linguagens tradicional e biomédica.

Conceitos tradicionais	Ação farmacológica
Plantas que drenam umidade excessiva	Diuréticas Anti-inflamatórias
Plantas que corrigem a secura	Reidratantes Antianêmicas
Plantas que eliminam o calor – refrescantes	Antiácidas Antitérmicas Anti-inflamatórias
Plantas que eliminam o frio – amornantes	Energéticas Estimulantes do apetite Digestivas Antiespasmódicas
Plantas desestagnantes	Anti-inflamatórias Antiedematosas Antieméticas Vasodilatadoras Broncodilatadoras Emenagogas Antiagregantes plaquetárias Antitrombóticas
Plantas que eliminam a fleuma	Antibióticas Mucolíticas Expectorantes Antiagregantes plaquetárias Antitrombóticas Antitumorais
Plantas indicadas em quadros de deficiência	Antianêmicas Energéticas Estimulantes do apetite Ricas em vitaminas
Plantas depurativas	Antimicrobianas Diuréticas Laxativas Uricosúricas

Abacate

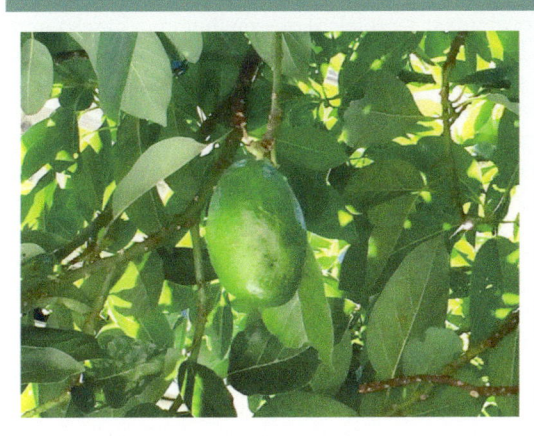

Nome botânico
Persea americana Mill.
Sinonímias: *Laurus persea* L.;
Persea gratissima C.F. Gaertn.

Nome farmacêutico
Folium Persea
Semen Persea

Família
Lauraceae

Partes utilizadas
Folha, semente e fruto

Propriedades organolépticas
Quente e seca[1]

Outros nomes populares

Abacateiro, louro-abacate, pera-abacate, avocato, avocado, aguacate, aiguacate, avacate, palta, fruta-manteiga.

Origem

América Central.[2]

Histórico[3]

Povos da América Central têm feito uso milenar do abacate. Sementes do fruto desta árvore, datadas entre 8.000 e 7.000 a.C., foram encontradas em sítios arqueológicos no vale Tehuacan (Puebla, México). Estima-se que esta árvore tenha sido uma das primeiras plantas a serem domesticadas para uso humano (em torno de 6.400 a.C.).

Relatos indicam que a etnia Maia cultivava abacateiros e outras árvores frutíferas próximo a suas moradias por acreditarem que seus ancestrais renasciam como árvores. Esta espécie tem importância multidimensional nas culturas dos povos da América Central e do Sul, e é apreciada como fonte alimentar, por seu caráter religioso e mitológico, além do uso medicinal.

O nome científico do gênero *Persea* tem origem de uma árvore grega,[4] enquanto o nome popular "abacate" deriva do nome asteca *ahuacati*, que pode ser traduzido como "testículos", ainda hoje considerado o fruto símbolo de masculinidade e vigor na cultura mexicana.

No que se refere ao uso medicinal, as folhas constam na Farmacopeia Brasileira (FB) 1ª edição[5] (1926), 2ª edição[6] (1959), 5ª edição[7] (2010), 6ª edição (2019) e na 2ª edição do Formulário de Fitoterápicos da Farmacopeia Brasileira (2021) e como diurética. Faz parte da Relação de Espécies de Interesse para o SUS (Renisus).

Principais componentes químicos

O abacate é classificado em três variedades botânicas: *Persea americana* Mill. var. *americana*, que contém a menor quantidade de óleo, *P. americana* Mill. var. *drymifolia* Blake, que possui o mais elevado teor de óleo, e *P. nubigena* var. *guatemalensis* L. Wms., que apresenta teor intermediário de óleo,[8] em uma única espécie (*Persea americana* Mill.). Essas variedades são hortícolas e conhecidas como antilhana, mexicana[a] e guatemalense.[9]

O **óleo da polpa** do fruto, independentemente da variedade, caracteriza-se pela sua riqueza lipídica em **ácidos graxos** linoleico, β-sitosterol, e principalmente o ácido oleico. Estima-se que a diferença entre as variedades possa ser entre 5 e 30%. A composição assemelha-se ao óleo de oliva. Além disso, o óleo contém **vitaminas** A, B, D, E, fitosterol e lecitina.[10]

Além de cerca de 30% de óleo, **a polpa** contém **sais minerais** (cálcio, potássio, magnésio, ferro e fósforo), **fibras dietéticas**, **vitaminas** C, E, B1, B2 e D, ácidos hidroxibenzoico, hidroxicininas, procianidinas, pigmentos representados pelos carotenoides (luteína, zeaxantina, criptoxantina,[11] α e β-caroteno) e pela crisantemaxantina, e grande teor de **5-hidroxitriptamina** (serotonina).[12]

---

[a] A variedade mexicana exala odor de anis quando as folhas são amassadas entre os dedos, enquanto a guatemalense não apresenta esse cheiro e a antilhada é conhecida como abacate "manteiga" com casca mais grossa e superfície mais lisa.

A **semente** também é constituída por **ácidos graxos**, em que se destacam α-tocoferol, amido, proantocianidinas, carboidratos, proteínas, **substâncias fenólicas**, como ácidos hidroxibenzoicos e hidroxicinâmicos,[13] **derivados esteroídicos**, enquanto a **folha** contém taninos, **óleo essencial** (estragol, metilchavicol, α-pineno, β-pineno), **alcaloides, flavonoides** (flavanóis e flavonóis), **saponinas, polissacarídeos**,[14] derivados do heptadecanol.[15]

O extrato aquoso das folhas apresentou também taninos, catecol, alcaloides, saponinas.[16]

A casca contém taninos, pigmentos como clorofila e carotenoides (luteína), ácidos graxos monoinsaturados.[8]

Atividades farmacológicas[17]

O óleo essencial das folhas revela propriedades **antibacterianas** contra *Pseudomonas aeruginosa* e *Staphylococcus aureus*; extrato das sementes contra *E.coli, Staphylococcus aureus* e *Micrococcus pyogenes*; casca do fruto contra *Salmonella typhi, Shigella dysenterieae, Staphylococcus aureus* e *Bacilus subtilis*.[17] Em revisão que estudou constituintes químicos de diferentes famílias botânicas constatou-se que extratos clorofórmicos e etanólicos de sementes da *P. americana* estão entre os mais eficientes contra *Trichomonas vaginalis* com concentração inibitória 50% (IC50) = 0,524 mg/mℓ e 0,533 mg/mℓ, respectivamente *in vitro*.[18]

No que diz respeito ao uso **em veterinária**, diversos extratos foram testados *in vitro* como **antiparasitário** contra larvas de *Haemonchus contortus*, um importante helminto que afeta o trato gastrintestinal de ovinos e caprinos. O extrato etanólico obtido de sementes secas da *Persea americana* foi o que mostrou maior eficácia, sendo a ação atribuída ao óleo essencial, e compostos polifenólicos, entre eles taninos, ácidos fenólicos e flavonoides.[19]

O extrato das folhas e talos da *Persea americana* possui **atividade antitumoral** e citotóxica sobre células tumorais de câncer de próstata *in vitro*, que foi relacionada com a presença dos carotenoides e vitamina E.[20] Outro estudo revela potencial efeito anticancerígeno da casca da raiz nos tumores de mama e no osteocarcinoma.[21]

Em outra linha de investigação, extratos aquosos e metanólico das folhas revelam atividade **hipotensora** dose-dependente de curta duração quando aplicadas por via intravenosa em ratos normotensos anestesiados.[16] Pesquisa realizada na Nigéria, em ratos normotensos, demonstrou ação anti-hipertensiva do extrato aquoso da semente, possivelmente por ação betabloqueadora.[22] O óleo da *Persea americana* possui substâncias antioxidantes e ácidos graxos (oleico) que melhoram a função mitocondrial. O ácido oleico possui também efeitos anti-hipertensivos. Em um trabalho em que ratos tiveram hipertensão arterial induzida, a ingestão do óleo de *Persea americana* diminuiu 21,2% e 15,5% a pressão arterial diastólica e sistólica, respectivamente, reduziu o estresse oxidativo e produziu vasodilatação renal. Os resultados sugerem que a ingestão do óleo atenua os efeitos deletérios da hipertensão nos rins de forma semelhante a losartana potássica.[23]

O extrato aquoso das folhas atenuou, em camundongos, as contorções induzidas por ácido acético, demonstrando efeito analgésico periférico e promovendo diminuição do edema produzido por carragenina na terceira hora, de modo semelhante à indometacina, revelando atividade anti-inflamatória. Além disso, aumentou o tempo de reação em placa quente de modo semelhante ao do ácido acetilsalicílico, indicando ação analgésica central.[24] Outro trabalho, com camundongos, na mesma linha de indução de edema de pata por carragenina e contorções pelo ácido acético intraperitoneal, mostrou atividade **anti-inflamatória e analgésica** tanto do extrato aquoso como também do extrato metanólico obtidos da semente da *Persea americana*.[25]

Estudos com a associação da fração insaponificável[b] da *Glycine max* (200 mg) e da *Persea americana* (100 mg), administrada na dose de 300 mg/dia em cápsulas, mostraram melhoras no tratamento da gonartrose e coxartrose.[26] Essa associação, que apresenta alto teor de esteroides, possivelmente induz a síntese de colágeno pelos sinoviócitos e pelos condrócitos articulares e diminui a atividade da colagenase.

Extrato hidroalcoólico das folhas mostra **atividade antidiabética** em ratos em modelo de diabetes induzido pela estreptozotocina,[27] por meio da regulação da captação de glicose pelo fígado. A ação antidiabética do extrato aquoso das folhas da *Persea americana* é descrita em razão da inibição da atividade enzimática da tirosina-fosfatase 1B (PTPP1B), que corresponde a um mecanismo importante na resistência insulínica no diabetes tipo 2.[28] Trabalho realizado na Nigéria,

---

[b] A fração insaponificável é caracterizada por fitoesteróis ou ácidos graxos que não sofrem hidrólise alcalina. Quando os ácidos graxos sofrem reações de saponificação, são produzidos sais de ácidos graxos, popularmente conhecidos como sabões. No caso do abacate, a maior parte dessa fração é constituída por β-sitosterol.

em ratos com diabetes induzido por aloxano, revelou que a administração de extrato aquoso (100 a 200 mg/kg) das folhas da *Persea americana* reduziu a glicemia, alcançando seu máximo efeito após 6 h da ingestão da dose, e que o uso continuado durante 7 dias manteve essa ação.[14]

Ações **hipolipêmica e antioxidativa** foram observadas em um estudo em que a farinha da semente da *Persea americana* foi administrada a camundongos hiperlipêmicos. Esses resultados parecem estar relacionados à presença de compostos fenólicos e ao alto teor de fibras na semente.[29] Em outro ensaio, ratos que desenvolveram hiperlipemia induzida por dieta com alto teor em gorduras, e foram alimentados com a polpa do fruto em doses de 1 a 2 mℓ/dia durante 10 semanas, também obtiveram redução dos níveis sanguíneos de colesterol.[30] Mais recentemente, em outro experimento, ratos foram submetidos a uma ingesta alimentar rica em gorduras por 14 semanas, induzindo obesidade e elevação dos lipídios séricos e hepáticos, do LDL-C e das transaminases. Foram administrados, então, extratos fluidos hidroalcoólicos do fruto da *Persea americana* em diferentes doses, sendo que a dose de 100 mg/kg promoveu: **redução nos lipídios** sanguíneos e hepático, redução no ganho de peso corporal e aumento na atividade antioxidante. Esses resultados são atribuídos, provavelmente, à modulação das atividades das enzimas HMG CoA e do ácido graxo sintase no fígado, reduzindo a biossíntese de colesterol.[31]

Em um ensaio, adultos com idades entre 25 e 45 anos com sobrepeso e obesidade foram aleatoriamente escolhidos, e receberam uma refeição isocalórica diária de abacate por 12 semanas com um grupo-controle que recebeu maior teor em gordura saturada e menor em fibras. O sangue foi coletado na linha de base e com 12 semanas para determinar o colesterol total, o HDL-C e os triglicerídeos. Polimorfismos de nucleotídio único (SNPs) de 10 genes, que são relacionados ao metabolismo de lipoproteínas, foram analisados. Os resultados dessas análises exploratórias indicam que o consumo de abacate pode ajudar a controlar a dislipidemia em adultos com sobrepeso e obesidade, no entanto, a eficácia pode diferir pelo perfil genético.[32]

Por fim, um experimento sinalizou que ratos com hepatotoxicidade induzida por tetracloreto de carbono desenvolveram esteatose hepática, elevação do colesterol total e dos triglicerídeos e variações na esfera hematológica. Essas alterações foram consideravelmente reduzidas nos animais pré-tratados com extrato aquoso das folhas secas e pulverizadas da *Persea americana*, mostrando a atividade **hepatoprotetora** e diminuição nos danos hematológicos desse extrato.[33]

Indicações e usos principais

- Osteoartrites (fração insaponificável)
- Hipertensão arterial
- Diabetes tipo 2
- Hipercolesterolemia (como alimento funcional).

Uso etnomedicinal

Frei Francisco Ximénez, em 1615, descreveu as folhas como secas e quentes e mencionou o uso das sementes raladas sobre o dorso do pé inchado e em contusões para curar e, devido às suas características adstringentes, auxiliar na interrupção de sangramento na pele e na redução da formação de pontas duplas no cabelo.[34]

Na Nigéria, as folhas são batidas com água e ingeridas como suco diariamente para o tratamento da hipertensão arterial.[16] Nesse país, as folhas são também usadas como antitussígenas e antidiabéticas e nas ameaças de abortamento.

O chá ou o alcoolato das folhas são utilizados em doenças do sistema urinário e do fígado como carminativo, diurético e emenagogo. Os indígenas da etnia Tikuna utilizam o chá das folhas antes das refeições para "limpar" o fígado, enquanto entre os Ketchwa uma decocção preparada com muitas plantas, incluindo semente da *Persea americana*, era utilizada para suspender a menstruação.

No Brasil, as propriedades medicinais foram relatadas por Peckolt,[35] em 1871, que indica o uso das folhas como diurético, carminativo, emenagogo e em cólicas menstruais. Os caroços são considerados tônicos e adstringentes. Seu suco é usado para combater a diarreia, enquanto a casca do fruto é utilizada nas disenterias e hemorroidas.

Segundo Paul Le Cointe, o chá das folhas auxilia na eliminação de ácido úrico, no combate à inflamação do fígado e em cálculos renais. Indica também que a massa ralada da semente tem propriedades cicatrizantes, e com suas fatias delgadas, torradas e moídas prepara-se um chá de gosto agradável, considerado levemente afrodisíaco e útil nas disenterias e doenças do fígado.[36]

Folhas, casca e sementes são usadas como diurético, carminativo, digestivo, antianêmico, emenagogo, estimulante da secreção biliar, balsâmico nas dores reumáticas, nas diarreias, e para tratamento de infecções do trato urinário. É comum a sua utilização em preparações cosméticas.[10]

As sementes são empregadas na medicina tradicional mexicana para tratar infecções fúngicas e bacterianas.[18]

No início do século XVIII, Juan de Esteyneffer (1978), missionário jesuíta, em seu livro *Florilegio Medicinal* (1712) escreveu sobre as aplicações medicinais claramente relacionadas aos sintomas da tuberculose, como segue: "uma decocção das folhas quebra pedaços de sangue e evita cuspir sangue". A decocção das folhas é comumente usada no México para tratar bronquite, catarro crônico, tosse brônquica e coqueluche. É relatado que as folhas de *Persea americana* possuem atividades anti-inflamatórias e antifúngicas.[37]

Posologia

- Folha (pó): 2 a 10 g/dia
- Folha fresca em infusão: 20 g de folhas para 1 ℓ de água. Tomar 1 xícara de chá 3 vezes/dia
- Tintura das folhas: 10 a 50 mℓ/dia
- Fração insaponificável de soja e do abacate: 300 mg/dia em cápsulas (pode ser encontrado com o nome Piascledine® 300)
- Extrato seco das folhas: 300 a 1.000 mg/dia.

Extratos disponíveis no mercado brasileiro

Extrato seco de *Persea americana* (folhas) padronizado em 0,2% de flavonoides.

Contraindicações

- Uso do extrato das folhas e sementes em decocção nas grávidas, pois observa-se ação estimulante uterina em animais
- O medicamento Piascledine® não deve ser administrado a grávidas, mulheres que estejam amamentando e crianças.

Precauções

Sem referências.

Toxicidade e interações

- Pode ocorrer diminuição do efeito da varfarina com o consumo do abacate, por mecanismo desconhecido
- Surgimento de crise hipertensiva em pacientes que usam inibidores da MAO pela presença da tiramina[17]
- O uso de folhas frescas por cabras durante a amamentação fez diminuir a produção do leite por atrofia dos ductos galactóforos.

REFERÊNCIAS BIBLIOGRÁFICAS

1. Kay M, Yoder M. Hot and cold in women's ethnotherapeutics: the American-Mexican west. Sot Sri Med. 1987;25(4):347-55.
2. Galindo-Tovar ME, Ogata-Aguilar N, Arzate-Fernández AM. Some aspects of avocado (*Persea americana* Mill.) diversity and domestication in Mesoamerica. Genet Resour Crop Evol. 2008;55:441-50.
3. Storey WB, Bergh B, Zentmyer GA. The origin, indigenous range, and dissemination of the Avocado. California Avocado Society. Yearbook. 1986;70:127-33.
4. Quattrocchi U. CRC World dictionary of medicinal and poisonous plants: common names, scientific names, eponyms, synonyms, and etymology. 5 Volume Set. CRC Press; 2012.
5. Silva RAD. Código farmacêutico brasileiro, Farmacopeia dos EUA do Brasil. São Paulo: Companhia Editora Nacional. Presidência da República dos EUA do Brasil, Decreto nº 17.509, de 4 novembro de 1926; 1929.
6. Farmacopeia Brasileira. 2. ed. Presidência da República dos EUA do Brasil. Decreto nº 37.843, de 1º setembro de 1955. São Paulo: Indústria Gráfica Siqueira; 1959.
7. Farmacopeia Brasileira. 5. ed. Agência Nacional de Vigilância Sanitária. Brasília: Ministério da Saúde. RDC 49, de 23 nov. 2010.
8. Yahia E, editor. Postharvest biology and technology of tropical and subtropical fruits: Fundamental issues. vol. 2. Elsevier; 2011.
9. Moreira JCH. Agentes fitoquímicos da *Persea americana* Mill. e seu potencial contributo na dermocosmética. Trabalho apresentado à Universidade Fernando Pessoa como parte dos requisitos para obtenção do grau de Mestre em Ciências Farmacêuticas. Porto: 2012.
10. Lorenzi H, Abreu Matos FJ. Plantas medicinais no Brasil: nativas e exóticas. 2. ed. Instituto Plantarum de Estudos da Flora; 2008.
11. Dreher ML, Davenport AJ. Hass avocado composition and potential health effects. Critical Reviews in Food Science and Nutrition. 2013;53(7):738-50.
12. Dembitsky VM, Poovarodom S, Leontowicz H, Leontowicz M, Vearasilp S, Trakhtenberg S et al. The multiple nutrition properties of some exotic fruits: biological activity and active metabolites. Food Research International. 2011;44(7):1671-701.
13. Tango JS, Carvalho CRL, Soares NB. Caracterização física e química de frutos de abacate visando a seu potencial para extração de óleo. Revista Brasileira de Fruticultura. 2004;26(1):17-23.
14. Antia BS, Okokon JE, Okon PA. Hypoglycemic activity of aqueous leaf extract of *Persea americana* Mill. Indian Journal of Pharmacology. 2005;37(5):325-6.

15. Lee TH, Tsai YF, Huang TT, Chen PY, Liang WL, Lee CK. Heptadecanols from the leaves of *Persea americana* var. americana. Food Chemistry. 2012;132(2):921-4.
16. Adeboye JO, Fajonyomi MO, Makinde JM, Taiwo OB. A preliminary study on the hypotensive activity of *Persea americana* leaf extracts in anaesthetized normotensive rats. Fitoterapia. 1999;70(1):15-20.
17. Alonso JR. Tratado de fitomedicina: bases clínicas y farmacológica. Buenos Aires: Isis; 1998.
18. Mehriardestani M et al. Medicinal plants and their isolated compounds showing anti-Trichomonas vaginalis-activity. Biomedicine & Pharmacotherapy. 2017;88:885-93.
19. Soldera-Silva A et al. Assessment of anthelmintic activity and bio-guided chemical analysis of *Persea americana* seed extracts. Veterinary parasitology. 2018;251:34-43.
20. Lu Q-Y, Arteaga JR, Zhang Q, Huerta S, Go VLW, Heber D. Inhibition of prostate cancer cell growth by an avocado extract: role of lipid-soluble bioactive substances. Journal of Nutritional Biochemistry. 2005;16:23-30.
21. Engel N, Oppermann C, Falodun A, Kragl U. Proliferative effects of five traditional Nigerian medicinal plant extracts on human breast and bone cancer cell lines. Journal of Ethnopharmacology. 2011;137(2):1003-10.
22. Anaka ON, Ozolua RI, Okpo SO. Effect of the aqueous seed extract of *Persea americana* Mill. (Lauraceae) on the blood pressure of sprague-dawley rats. African Journal of Pharmacy and Pharmacology. 2009;3(10):485-90.
23. Márquez-Ramírez CA et al. Comparative effects of avocado oil and losartan on blood pressure, renal vascular function, and mitochondrial oxidative stress in hypertensive rats. Nutrition. 2018;54:60-7.
24. Adeyemi OO, Okpo SO, Ogunti OO. Analgesic and anti-inflammatory effects of the aqueous extract of leaves of *Persea americana* Mill. (Lauraceae). Fitoterapia. 2002;73(5):375-80.
25. Kristanti CD et al. Anti-inflammatory and analgesic activities of avocado seed (*Persea americana* Mill.). Journal of Pharmaceutical Sciences and Community. 2017;14(2):104-11.
26. Chahade W, Samara AM, Silva NA, Seda H. Efficacy and tolerability of unsaponifiables of avocado and soy in the treatment of symptomatic hip and knee osteoarthritis. RBM – Revista Brasileira de Medicina. 2004;61(11):711-18.
27. Lima CR, Vasconcelos CFB, Costa-Silva JH, Maranhão CA, Costa J, Batista TM, Wanderley AG. Antidiabetic activity of extract from *Persea americana* Mill. leaf via the activation of protein quinase B (PKB/Akt) in streptozotocin-induced diabetic rats. Journal of Ethnopharmacology. 2012;141(1):517-25.
28. Marrero-Faz E, Sanchez-Calero J, Young L, Harvey A. Inhibitory effect of *Persea americana* Mill. leaf aqueous extract and its fractions on PTP1B as therapeutic target for type 2 diabetes. Boletín Latinoamericano y del Caribe de Plantas Medicinales y Aromáticas. 2014;13(2):144-51.
29. Pahua-Ramos ME, Ortiz-Moreno A, Chamorro-Cevallos G, Hernández-Navarro MD, Garduño-Siciliano L, Necoechea-Mondragón H et al. Hypolipidemic effect of avocado (*Persea americana* Mill.) seed in a hypercholesterolemic mouse model. Plant foods for human nutrition. 2012;67(1):10-6.
30. Al-Dosari MS. Hypolipidemic and antioxidant activities of avocado fruit pulp on high cholesterol fed diet in rats. African Journal of Pharmacy and Pharmacology. 2011;5(12):1475-83.
31. Monika P, Geetha A. Effect of hydroalcoholic fruit extract of *Persea americana* Mill. on high fat diet induced obesity: a dose response study in rats. Indian Journal of Experimental Biology. 2016;54(6):370-8.
32. Hannon BA et al. Single nucleotide polymorphisms related to lipoprotein metabolism are associated with blood lipid changes following regular avocado intake in a randomized control trial among adults with overweight and obesity. The Journal of Nutrition. 2020;150(6):1379-87.
33. Brai BIC et al. Effects of aqueous leaf extract of avocado (*Persea americana*) on total cholesterol, triacylglycerols, protein and haematological parameters in CCl 4-intoxicated rats. Clinical Phytoscience. 2020;6(1):1-6.
34. Galindo-Tovar ME, Arzate-Fernández AM, Ogata-Aguilar N, Landero-Torres I. The avocado (*Persea americana*, Lauraceae) crop in Mesoamerica: 10,000 years of history. Harvard Papers in Botany. 2007;12(2):325-34.
35. Peckolt T. História das plantas alimentares e de gozo do Brasil. Rio de Janeiro: Eduardo & Henrique Laemmert; 1871.
36. Le Cointe P. Amazônia Brasileira. Árvores e plantas úteis. 2. ed. ilustrada. vol. 3. São Paulo: Companhia Editora Nacional; 1947.
37. Gómez-Cansino R et al. Natural compounds from mexican medicinal plants as potential drug leads for anti-tuberculosis drugs. Anais da Academia Brasileira de Ciências. 2017;89(1):31-43.

Crédito da imagem:
Ivone Manzali

Capítulo 7

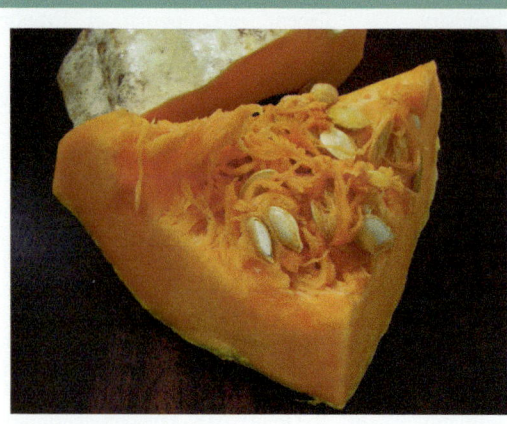

Abóbora

Nome botânico
Cucurbita pepo L.

Nome farmacêutico
Semen Cucurbitae

Família
Cucurbitaceae

Parte utilizada
Sementes

Propriedades organolépticas
Doce e neutra

Outros nomes populares

Abóbora-amarela, abóbora-comprida, abóbora-branca, abóbora-de-carneiro, abóbora-de-guiné, abóbora-de-porco, abóbora-grande, abóbora-menina, abóbora-moranga, abóbora-porqueira, abóbora-quaresma, aboboreira, aboboreira-grande, abobrinha-italiana, cabaceira, girimum, jeremum, jerimum, jurumum, moganga.

Origem

América do Norte.

Histórico

A etimologia da nomenclatura botânica é do latim. *Cucurbita* significa "vaso" e "pepo" "grande", em alusão ao formato e tamanho dos frutos.[1] Originária da América do Norte,[2] a *C. pepo* foi domesticada há milhares de anos. Há evidências do cultivo desta planta observadas em vestígios arqueológicos encontrados nas cavernas de Guilá Naqitz em Oaxaca (9.000 anos) e de Ocampo em Tamaulipas (7.000 a 5.000 anos), no México.[3]

Foram os portugueses que a introduziram no Brasil, onde são usadas outras espécies do gênero, como a *C. maxima*, conhecida como jerimum. As duas são amplamente consumidas no Brasil.[4]

Citada na Farmacopeia Brasileira 1ª e 2ª edições[5,6] e incluída para estudo no Programa de Pesquisa de Plantas Medicinais da Central de Medicamentos.[7]

Principais componentes químicos

Cerca de 1% **esteróis** (β-sitosterol), **ácidos graxos insaturados** (oleico e linoleico), **sais minerais** (selênio, magnésio, zinco e cobre), **óleo fixo, pectina**, 25 a 30% de **proteínas**. As sementes e seu óleo contêm fitoesteróis, proteínas, ácidos graxos poli-insaturados, vitaminas antioxidantes, carotenoides e tocoferóis.[8] Os quatro principais ácidos graxos presentes no óleo da semente são: **palmítico** C16:0 (13,3%), **esteárico** C18:0 (8,0%), **oleico** C18:1 (29,0%) e **linoleico** C18:2 (47,0%), **glicosídeo (cucurbitina)**, cucurbitacina B, cucurmosina, saponinas e, recentemente relatado, **alcaloide isoquinolina** (berberina e palmatina).[9,10] Na Tabela 7.2, a composição nutricional de semente, fruto e casca.[11]

Atividades farmacológicas

O **óleo fixo** da semente contém substâncias com estruturas semelhantes à di-hidrotestosterona (DHT) que interferem com seu metabolismo e inibem competitivamente a enzima **5α-redutase**, responsável pela transformação da testosterona em DHT, melhorando a **hipertrofia prostática**. Essa atividade é semelhante à de *Serenoa repens* e *Pygeum africanum*.[12,13] A esse respeito, um ensaio clínico duplo-cego e randomizado avaliou o efeito em coreanos com sintomas prostáticos, divididos em três grupos: o que fez uso de óleo de semente de *C. pepo* na dose de 320 mg/dia, o que usou *Serenoa repens* na mesma dose e outro que associou os dois. Foram analisados a qualidade de vida, os valores do PSA, o volume da próstata e o fluxo urinário, assim como suas queixas através do *International Prostate Symptom Score* (IPSS). Especificamente quanto ao óleo da semente de

Tabela 7.2 Composição nutricional de *C. pepo*.

Constituintes	Semente	Fruto	Casca
Umidade (%WW)	5,00	92,93	84,18
Ácidos graxos (%DW)	38,00	0,18	6,57
Proteínas (%DW)	27,48	15,50	23,95
Fibras (%DW)	1,00	–	–
Carboidratos (%DW)	28,03	48,40	19,45
Energia (Kcal/100 g)	564	–	–
Betacaroteno (µg/100 g)	–	3934,02	751,9
Cálcio (mg/100 g)	9,78	0,60	0,57
Magnésio (mg/100 g)	67,14	0,45	0,78
Sódio (mg/100 g)	170,35	0,33	0,33
Potássio (mg/100 g)	237,24	0,67	0,83
Fósforo (mg/100 g)	47,68	0,62	0,74
Ferro (mg/100 g)	3,75	0,65	0,78
Zinco (mg/100 g)	14,14	0,79	0,80
Manganês (mg/100 g)	0,06	0,06	0,67

WW (*wet weight*) = pp (peso por peso); DW (*dry weight*) = ps (peso seco).
Fonte: adaptada de Adnan et al.[11]

C. pepo, verificou-se que a qualidade de vida e o IPSS melhoraram a partir do terceiro mês; que a taxa do fluxo urinário máximo cresceu a partir do 6º mês; sem que houvesse redução do volume da próstata, nem do PSA. Não foram relatados efeitos colaterais, levando a concluir que seu uso é eficaz e seguro. A associação das plantas não resultou em efeitos significativamente melhores.[14]

Apresenta também efeito **anti-helmíntico**, pois a **cucurbitina**, presente nas sementes, tem ação paralisante sobre a musculatura da tênia evidenciada em ensaios *in vivo* utilizando-se extratos hidroalcoólicos. Em estudo realizado para avaliar a eficácia sobre infecções helmínticas em caprinos, observou-se uma redução média de 87,31% para 24% no grupo tratado com as sementes dessa planta.[15] Nesse sentido, um trabalho foi conduzido para avaliar a eficiência anti-helmíntica *in vitro* e *in vivo* **em veterinária** com extratos de água quente, de água fria e de etanol da semente da *C. pepo* frente aos nematoides *Caenorhabditis elegans* e *Heligmosoides bakeri*. Os resultados revelaram que todos os extratos apresentaram eficácia *in vitro*, e que o extrato etanólico mostrou redução tanto de ovos fecais de *H. bakeri* quanto da carga de vermes adultos.[10]

Estudo realizado em ratos com diabetes induzida revela que a atividade antioxidante do tocoferol presente na semente crua de *C. pepo* promoveu melhora na glicemia, na insulinemia e na dislipidemia.[16] Propriedades diuréticas também são atribuídas ao óleo da semente.[17]

Em recente ensaio foram analisadas as **propriedades cicatrizantes** em ratos do óleo da semente da *C. pepo*, extraído por prensagem a frio, no tratamento tópico de feridas provocadas pela remoção da pele. Foram comparados 3 grupos: o primeiro tratado com solução salina, o segundo com uma droga referência e o terceiro com o óleo da semente. Após 11 dias, o grupo tratado com o óleo da semente da *C. pepo* mostrou melhores resultados não só na aparência macroscópica, mas também nas análises histológicas. O fator inicial envolvido na melhora é o efeito hemostático do óleo sobre o local do sangramento. A presença, no óleo, de esteróis, ácidos graxos poli-insaturados, substâncias antioxidantes (tocoferóis-vitamina E) e antimicrobianas evidenciou ação protetora sobre a pele e na melhora de feridas e lesões.[18] Em outro experimento nessa linha, ratos foram submetidos a queimaduras de segundo grau e tratados topicamente com óleos extraídos por prensagem a frio da semente de *Linum usitatissimum* L.

Capítulo 7

(linhaça), da semente de *C. pepo* e comparados ao tratamento com droga referência e solução salina. Esses ferimentos foram acompanhados, e, até o 5º dia, todos se mostravam com a mesma aparência. Ao final do 33º dia verificou-se, entre outras análises, a contração da ferida e o aspecto histomorfométrico. A melhor resposta ocorreu com o óleo da semente de linhaça, com 98,68% de redução do tamanho da lesão, destacando-se neste caso o estímulo da angiogênese, enquanto com o óleo de semente da *C. pepo* a dimensão da área reduziu em 96,71% por aumento significativo da produção do colágeno.[19]

Outro ensaio experimental realizado em ratos teve como base estudos em homens que mostram a ação do uso oral de óleo da semente da *C. pepo* na dose de 400 mg/dia no **tratamento da alopecia**. Avaliaram, portanto, se a aplicação tópica do óleo promove o mesmo resultado em ratos. O experimento consistiu em aplicar testosterona tópica isolada (o que evita o crescimento dos cabelos), e associada a outras substâncias, como o óleo da semente de mostarda ou Minoxidil. Ao final de 3 semanas, os grupos que receberam Minoxidil ou óleo da semente de abóbora reverteram a ação da testosterona, gerando aumento no crescimento dos cabelos, o que pode ser comprovado pela microscopia, que registrou um aumento no número de folículos em fase anógena, isto é, de crescimento nestes 2 grupos. Os efeitos observados com o óleo da semente de *C. pepo* estão relacionados à presença dos fitoestrógenos, vitamina E e ácidos graxos.[20]

Indicações e usos principais

- Anti-helmíntica: contra tênia, oxiúros e áscaris
- Hipertrofia prostática benigna
- Bexiga irritada.

Uso etnomedicinal

Todas as partes desta planta são utilizadas na medicina popular brasileira. As sementes são vermífugas e indicadas no aumento da próstata; o chá das flores age como estomáquico, antitérmico, anti-inflamatório dos rins, baço e fígado. O suco das folhas amassadas é usado externamente na erisipela e nas queimaduras. O fruto cozido é utilizado como antidiarreico, como alimento, em máscaras faciais e cataplasmas, e os crus, para prisão de ventre.[21] O óleo é usado na hipertensão arterial, e em doenças carcinogênicas como antidiabético, antibacteriano, antioxidante e anti-inflamatório.[18] Na medicina islâmica é referenciada como antidepressiva, anti-inflamatória, nas icterícias e na insônia como sedativa e hipnótica.[22]

Posologia

- Como anti-helmíntico:
  - Pó da semente descascada: 200 g pela manhã em jejum. Após 2 a 3 h, ingerir um purgante
  - 50 sementes trituradas com leite e açúcar formando uma pasta. Após 2 h, ingerir óleo de rícino.

  Obs.: o uso do purgante é importante, uma vez que o verme é apenas paralisado, mas não morre.
- Na hipertrofia prostática:
  - Óleo da semente: 200 a 300 mg por cápsula. Tomar 2 vezes/dia.

Extratos disponíveis no mercado brasileiro

Sem referências.

Contraindicações

Sem referências.

Precauções

Alterações no tempo de atividade da protrombina sugerem precaução no uso do óleo da semente de abóbora concomitantemente a terapias anticoagulantes.

Toxicidade e interações

Nenhuma interação relatada na literatura pesquisada ou especializada sobre o assunto.[23]

REFERÊNCIAS BIBLIOGRÁFICAS

1. Paris HS. History of the cultivar-groups of Cucurbita pepo. Horticultural Reviews. 2010;25:2-170.
2. Paris HS. Paintings (1769-1774) by AN Duchesne and the history of *Cucurbita pepo*. Annals of botany. 2000;85:815-30.
3. Decker DS. Origin(s), evolution, and systematics of *Cucurbita pepo* (Cucurbitaceae). Economic Botany. 1988;42:4-15.
4. Câmara Cascudo L. História da alimentação no Brasil. Rio de Janeiro: Global Editora e Distribuidora Ltda.; 2017.
5. Brasil. Pharmacopeia Brasileira. Decreto nº 17.509, de 4 de novembro de 1926. Departamento Nacional de Saúde Pública. Rio de Janeiro: Brasil; 1926.
6. Brasil. Farmacopeia dos Estados Unidos do Brasil, 2ª Edição. Decreto nº 45.502, de 27 de fevereiro de 1959. Aprova a 2ª Edição da Farmacopeia Brasileira. In: Farmácia SNFM, editor. Rio de Janeiro; 1959.

7. Brasil. A fitoterapia no SUS e o Programa de Pesquisa de Plantas Medicinais da Central de Medicamentos. Brasília: Ministério da Saúde; 2006.

8. Ratnam N, Naijibullah M, Ibrahim M. A review on *Cucurbita pepo*. International Journal of Pharmacognosy and Phytochemical Research. 2017;9:1190-4.

9. Younis Y, Ghirmay S, Al-Shihry S. African *Cucurbita pepo* L.: properties of seed and variability in fatty acid composition of seed oil. Phytochemistry; 2000;54:71-5.

10. Grzybek M, Kukula-Koch W, Strachecka A et al. Evaluation of anthelmintic activity and composition of pumpkin (*Cucurbita pepo* L.) seed extracts – in vitro and in vivo studies. International Journal of Molecular Sciences. 2016;17:1456.

11. Adnan M, Gul S, Batool S et al. A review on the ethnobotany, phytochemistry, pharmacology and nutritional composition of *Cucurbita pepo* L. The Journal of Phytopharmacology. 2017;6:133-9.

12. Abdel-Rahman MK. Effect of pumpkin seed (*Cucurbita pepo* L.) diets on benign prostatic hyperplasia (BPH): chemical and morphometric evaluation in rats. World Journal of Chemistry. 2006;1:33-40.

13. Cabral-Ribeiro J, Carvalho AP, Ribeiro dos Santos A. Terapêutica actual da hipertrofia benigna da próstata. Acta Urológica. 2009;23:93-9.

14. Hong H, Kim C-S, Maeng S. Effects of pumpkin seed oil and saw palmetto oil in Korean men with symptomatic benign prostatic hyperplasia. Nutrition Research and Practice. 2009;3:323-7.

15. Almeida WVF, Silva MLCR, Farias EB, Athayde ACR, Silva WW. Avaliação de plantas medicinais em caprinos da região do semiárido paraibano naturalmente infectados por nematoides gastrintestinais. Revista Caatinga. 2007;20:1-7.

16. Bharti SK, Kumar A, Sharma NK et al. Tocopherol from seeds of *Cucurbita pepo* against diabetes: Validation by in vivo experiments supported by computational docking. Journal of the Formosan Medical Association. 2013;112:676-90.

17. Allkanjari O, Vitalone A. What do we know about phytotherapy of benign prostatic hyperplasia? Life sciences. 2015;126:42-56.

18. Bardaa S, Halima NB, Aloui F et al. Oil from pumpkin (*Cucurbita pepo* L.) seeds: evaluation of its functional properties on wound healing in rats. Lipids in Health and Disease. 2016;15:1-12.

19. Bardaa S, Moalla D, Ben Khedir S, Rebai T, Sahnoun Z. The evaluation of the healing proprieties of pumpkin and linseed oils on deep second-degree burns in rats. Pharmaceutical Biology. 2016;54:581-7.

20. Hajhashemi V, Rajabi P, Mardani M. Beneficial effects of pumpkin seed oil as a topical hair growth promoting agent in a mice model. Avicenna Journal of Phytomedicine. 2019;9:499.

21. Lorenzi H, Matos FJA. Plantas medicinais no Brasil: nativas e exóticas. 2. ed. São Paulo: Instituto Plantarum; 2008.

22. Baradaran Rahimi V, Askari VR, Tajani AS, Hosseini A, Rakhshandeh H. Evaluation of the sleep-prolonging effect of *Lagenaria vulgaris* and *Cucurbita pepo* extracts on pentobarbital-induced sleep and possible mechanisms of action. Medicina. 2018;54:55.

23. Williamson EM, Driver S, Baxter K., editors. Stockley's herbal medicines interactions: a guide to the interactions of herbal medicines, dietary supplements and nutraceuticals with conventional medicines. Chicago: Pharmaceutical Press; 2009.

Crédito da imagem:
Ivone Manzali

Capítulo 7

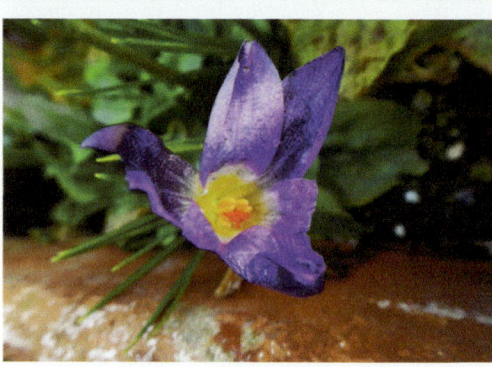

Açafrão-verdadeiro

Nome botânico
Crocus sativus L.

Nome farmacêutico
Stigma Croci

Família
Iridacea

Parte utilizada
Estigma das flores

Propriedades organolépticas
Amargo e aromático

Outros nomes populares

Açafrão oriental.

Origem

Ásia menor e Sudeste da Europa.

Histórico

O uso e cultivo dessa espécie data da Antiguidade, sendo mencionados em escritos do Antigo Egito. Foi empregado como corante de alimentos e bebidas, na perfumaria, como condimento e como medicinal.

O nome *azafran* vem do árabe, *zá-faran*, feminino de *asfar*, que significa amarelo. Na Grécia antiga, era chamado de *crocos*, de onde vem seu nome botânico, e era usado para aromatizar banhos e ambientes.

Imagens de *Crocus* pintadas em afrescos datados de 1.700 a 1.600 a.C. podem ser encontradas em antigas construções, como o Palácio de Minos em Creta, Grécia.

Crocus vem sendo cultivado tanto no Irã como na Índia, desde pelo menos o século XI, fazendo parte da medicina tradicional nessas regiões, sendo objeto de intenso comércio com os chineses.[1]

Seu alto valor comercial se dá pelas suas múltiplas qualidades e também pelas características de seu cultivo e coleta. Para conseguir 1 kg de estigmas frescos são necessários 80 kg de flores, o que corresponde a aproximadamente 120 mil flores que precisam ser colhidas manualmente.

Principais componentes químicos

Glucosídeo amargo picrocrocina (que forma o safranal),[2] licopeno, zeaxantina, carotenoides (alfa crocetina e crocina – responsável pela cor amarela), flavonoides e óleo essencial.

Atividades farmacológicas

A **atividade antidepressiva** foi avaliada em muitos estudos, por exemplo, em uma pesquisa na qual 60 adultos com depressão e ansiedade foram randomizados para receber 50 mg de extrato de *C. sativus* ou placebo por 12 semanas. Os resultados mostram significativa melhora do grupo tratado. Poucos e transitórios efeitos colaterais foram observados.[3]

Em um estudo com 40 voluntários com **síndrome metabólica** recebendo extrato de *C. sativus* por 12 semanas foram medidas 12 citocinas envolvidas nos processos inflamatórios (IL-1α, IL-1β, IL-2, IL-4, IL-6, IL-8, IL-10, TNF-α, MCP-1, IFN-γ, EGF e VEGF), assim como colesterol e triglicerídeos. O perfil das citocinas pró-inflamatórias foi modificado e houve diminuição do LDL e dos triglicerídeos, sugerindo ação **anti-inflamatória**.[4]

No tratamento das **síndromes pré-menstruais**[5] foram avaliadas 50 mulheres entre 20 e 45 anos que tomaram extrato seco de *C. sativus*, 15 mg, 2 vezes/dia, ou placebo. Ao fim de três ciclos menstruais com o tratamento, os sintomas avaliados apresentaram melhora consistente no grupo tratado em relação ao grupo placebo, enquanto os efeitos adversos foram poucos e comparáveis ao placebo.

Estudos clínicos variados foram conduzidos tentando demonstrar a utilidade de extratos de *C. sativus* para diminuir **a frequência de ingestão de alimentos fora do horário das refeições e** a sensação de **saciedade**. Mais estudos são necessários, pois alguns mostram redução e outros[6] não,[7] podendo essa variação estar relacionada ao tipo e à qualidade do extrato.

Extratos de *C. sativus* são estudados para avaliar sua atividade em vários tipos de câncer. Foram descritos mecanismos como indução da apoptose, modificação nos ciclos celulares, efeitos modulatórios nas enzimas e da Fase II de detoxificação, entre outros, que podem ser potenciais mecanismos de **ação anticâncer**.[8]

Comparações entre extrato de *C. sativus* e Donezepila oferecidos por 22 semanas a pacientes maiores de 55 anos com diagnóstico de doença de Alzheimer (DA) mostraram que ambas produzem ações semelhantes com muito menos efeitos colaterais no grupo da *C. sativus*. Efeitos **na aprendizagem** e na **memória** foram testados nas escalas de avaliação da DA e nas escalas de avaliação de demência, mostrando melhoras em relação ao início do tratamento.[9]

Em um estudo piloto, o extrato aquoso do *C. sativus* mostrou efeito hipotensor em casos de glaucoma de ângulo aberto, melhorando as ações dos colírios com timolol e dorzolamida.[10] Estudos preliminares sinalizam que *C. sativus* tem potencial para ser útil no tratamento de patologias oculares neurodegenerativas, como retinopatia diabética, retinite pigmentosa e degeneração macular ligada ao envelhecimento.[11]

Uso etnomedicinal

Os estigmas de açafrão são reputados como antiespasmódicos, emenagogos e reguladores da menstruação, sedativos, antitussígenos e anticonvulsivantes. Na Índia, é utilizado como analgésico, cardioprotetor e para muitos tipos de acometimentos mentais. Frequentemente recomendado como afrodisíaco.[12]

Posologia

Extrato padronizado em 0,3% de safranol: 30 a 150 mg/dia divididos em 2 tomadas.

Extratos disponíveis no mercado brasileiro

- Extrato de *Crocus sativus* padronizado em 0,3% de safranol
- Extrato seco de *Crocus sativus* padronizado em 3,5% de lepticrosalides.

Contraindicações

Na gestação.[12]

Toxicidade

A toxicidade oral aguda foi avaliada em ratos. A administração do extrato mostrou-se segura na dose de 2.000 mg/kg, não apontando alterações no peso corporal nem nos parâmetros bioquímicos e hematológicos. A administração por 28 dias consecutivos na dose de 100 mg/kg também não causou mortes ou anormalidades em ratos Wistar.[13]

REFERÊNCIAS BIBLIOGRÁFICAS

1. Alonso J. Tratado de fitomedicina: bases clínicas y farmacologicas. Buenos Aires: Isis; 1998.
2. Fernández JA. Biology, biotechnology and biomedicine of saffron. Recent Research Developments in Plant Science. 2004:127-59.
3. Mazidi M et al. A double-blind, randomized and placebo-controlled trial of Saffron (*Crocus sativus* L.) in the treatment of anxiety and depression. Journal of Complementary and Integrative Medicine. 2016;13.2:195-9.
4. Kermani T et al. Anti-inflammatory effect of *Crocus sativus* on serum cytokine levels in subjects with metabolic syndrome: a randomized, double-blind, placebo-controlled trial. Current Clinical Pharmacology. 2017;12.2:122-6.
5. Agha-Hosseini, M1 et al. *Crocus sativus* L. (saffron) in the treatment of premenstrual syndrome: a double-blind, randomised and placebo-controlled trial. BJOG: An International Journal of Obstetrics & Gynaecology. 2008;115.4:515-9.
6. Akhondzadeh S et al. A placebo controlled randomized clinical trial of *Crocus sativus* L. (saffron) on depression and food craving among overweight women with mild to moderate depression. Journal of Clinical Pharmacy and Therapeutics. 2020;45.1:134-43.
7. Gout B, Bourges C, Paineau-Dubreuil S. Satiereal, a *Crocus sativus* L. extract, reduces snacking and increases satiety in a randomized placebo-controlled study of mildly overweight, healthy women. Nutrition Research. 2010;30.5:305-13.
8. Khorasanchi Z et al. *Crocus sativus* a natural food coloring and flavoring has potent anti-tumor properties. Phytomedicine. 2018;43:21-7.
9. Podhorna J et al. Alzheimer's Disease Assessment Scale-Cognitive subscale variants in mild cognitive impairment and mild Alzheimer's disease: change over time and the effect of enrichment

strategies. Alzheimer's Research & Therapy. 2016;8.1:1-13.

10. Bonyadi MHJ, Yazdani S, Saadat S. The ocular hypotensive effect of saffron extract in primary open angle glaucoma: a pilot study. BMC Complementary and Alternative Medicine. 2014;14.1:1-6.

11. Fernández-Albarral JA et al. Beneficial effects of saffron (*Crocus sativus* L.) in ocular pathologies, particularly neurodegenerative retinal diseases. Neural Regeneration Research. 2020;15.8:1408.

12. Srivastava R, Ahmed H, Dixit RK. *Crocus sativus* L.: a comprehensive review. Pharmacognosy reviews. 2010 Jul;4(8):200-8.

13. Bharate SS et al. Preclinical development of *Crocus sativus*-based botanical lead IIIM-141 for Alzheimer's disease: chemical standardization, efficacy, formulation development, pharmacokinetics, and safety pharmacology. ACS Omega. 2018;3.8:9572-85.

Crédito da imagem:
Ivone Manzali

Agoniada

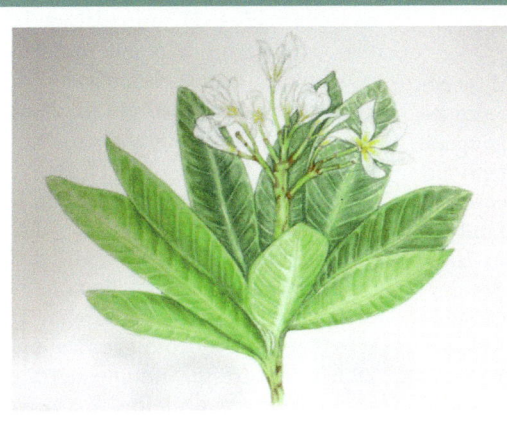

Nome botânico
Himatanthus bracteatus (A. DC.) Woodson
Sinonímias: *Himatanthus lancifolius* (Müll. Arg.) Woodson; *Plumeria lancifolia* (Müll. Arg.); *Plumeria bracteate* A. DC.

Nome farmacêutico
Cortex Himatanthi lancifoli

Família
Apocynaceae

Partes utilizadas
Casca e látex

Propriedades organolépticas
Amarga, picante e amornante

Outros nomes populares

Tapuoca, quina molle, arapué, sucuuba, jasmim-manga, sucumba.[1]

Origem

Nativa do Brasil.

Histórico

O nome popular "agoniada" refere-se ao seu uso medicinal em problemas perimenstruais, quando as mulheres ficam "agoniadas" devido às cólicas e à irritabilidade causada pela tensão pré-menstrual (TPM).[2] O nome botânico *Himatanthus* tem origem grega e faz alusão às flores, cujas brácteas envolvem os botões florais[3] como se fosse um manto, enquanto *bracteatus* vem do latim e significa provido de brácteas, devido à presença dessas estruturas na base do pedúnculo e ápice da inflorescência.[4]

Além do uso medicinal das cascas desta árvore, os ameríndios utilizavam as sementes para enfeitar os maracás. Havia a crença popular em certas populações brasileiras de que a utilização das folhas cozidas e colocadas em forma de emplastro nos órgãos genitais para reestabelecer as forças de parturientes poderia levar à esterilidade. Em 1873, Joaquim de Almeida Pinto lançou a obra intitulada *Diccionario de Botanica Brasileira ou Compendio dos Vegetaes do Brasil, tanto Indigenas quanto Acclimados*, na qual relata que a *Himatanthus bracteatus* era usada como emenagogo e antifebril.[5] O célebre farmacêutico Theodoro Peckolt (1822-1912), que chegou ao Brasil em 1847 no navio "Independência",

relatou que a casca era um remédio popular administrado como emenagogo e antifebril.[6,7] Isolou desta planta uma substância que ele denominou de agoniadina[a] e a propôs como sucedâneo da quinina, no tratamento das febres intermitentes,[8] a partir de observações desse uso pelos índios guaranis.[2]

Foi uma das espécies empregadas pelo Laboratório Flora Medicinal[b] na preparação do fitoterápico Haguniada®, em associação com a *Dorstenia multiformis* Miq., com indicação para dismenorreia, TPM, cefaleia perimenstrual, cólicas instestinais e epigastralgia.[2] A Casa Granado também a comercializou nas formas de extrato fluido e xarope com propriedades anti-histérico, antifebril, antimalárico, purgativo, alivia as cólicas menstruais, crises dispneicas de origem asmática.[9] Diante da importância terapêutica daquela época, foi incluída na Farmacopeia Brasileira 1ª edição (1926), sob o basinômio de *Plumeria lancifolia* Müll., com referência do uso das cascas do caule e tronco.[10] Entretanto, a espécie mais estudada atualmente é a *Himatanthus sucuuba* e a presença do triterpeno amirino cinamato confere

---

[a] Segundo Pinto et al. (2002), foi o primeiro iridoide isolado da natureza em forma pura. Sua estrutura química só foi determinada 88 anos depois. Hoje é uma substância comum na família Apocynaceae, sendo conhecida como plumerídeo.

[b] O Laboratório da Flora Medicinal foi fundado no Rio de Janeiro em 23 de março de 1912 pelo médico mineiro José Ribeiro Monteiro da Silva com o nome de "J. Monteiro da Silva & Cia". O nome "Flora Medicinal" só foi incorporado à razão social da Empresa em dezembro de 1961, embora desde a sua fundação a expressão "A Flora Medicinal do Dr. J. Monteiro da Silva" fosse amplamente usada.

a ela a indicação para o tratamento de furúnculos, artrites e propriedades antitumorais.[11]

Principais componentes químicos

As espécies do gênero *Himatanthus* são ricas em **alcaloides indólicos, iridoides, triterpenoides** (β-sitosterol, espinasterol, ácido ursólico, lupeol, 3-O-acil de lupeol, 3-O-acil de β-amirenonol) e **ésteres alifáticos**, isolados principalmente das cascas do caule. Estas substâncias são também encontradas em menor concentração no látex, nas folhas e nas raízes.[12] Entre os iridoides destacam-se o plumierídeo (agoniadina) e o isoplumierídeo presentes na casca, nas folhas e no látex.

Nas cascas do caule da *Himatanthus bracteatus* foram descobertos **alcaloides indólicos**, dos quais já foram isolados ioimbina, uleína, demetoxiaspidospermina, ajmalina e *ep*-iuleína.[13-16]

Barros[17] realizou prospecção fitoquímica do extrato aquoso das cascas e detectou a presença de: **saponinas, açúcares redutores, polissacarídeos, fenóis, taninos, flavonoides, catequinas, purinas e alcaloides**. Outro dado relevante do trabalho de Barros foi a não detecção dos alcaloides **uleína** e **ioimbina** nas amostras pesquisadas, provavelmente devido à variação no metabolismo vegetal, em razão das diferentes localidades de crescimento da planta. Além disso, a prospecção realizada apenas com amostras obtidas no mercado não se mostrou efetiva, pois não foi possível caracterizar nenhuma delas como *Himatanthus bracteatus*. Drogas vegetais adulteradas aliadas ao uso de métodos inadequados de preparação promovem a perda de compostos químicos, resultando em perda da eficácia do produto, conforme relatos de Brandão e colaboradores.[18]

Atividades farmacológicas

Os projetos para as pesquisas foram justificados tanto pelo uso tradicional da espécie quanto pelas informações relacionadas com a bioprospecção da família Apocynaceae, a qual contém espécies ricas em **alcaloides indólicos** como fonte importante de vários fármacos, tais como vincristina e vimblastina, usadas no tratamento do câncer. São eles também responsáveis por propriedades antimicrobianas, gastroprotetora, anti-inflamatórias, antioxidantes e citotóxica relacionadas a essa planta medicinal.[11]

Os ensaios farmacológicos experimentais realizados com extratos de *Himatanthus bracteatus* mostraram propriedades **anti-inflamatória e antiespasmódica** em músculo liso do útero e do intestino. Observou-se que a fração do extrato rica em alcaloides, cujo constituinte majoritário era a uleína, foi capaz de provocar redução nas contrações da musculatura lisa vascular e não vascular, o que pode estar relacionado com o bloqueio da entrada de cálcio na célula, com alterações na mobilização de cálcio intracelular ou com a dificuldade das células em usarem o cálcio para realizar a contração.[19] Esses resultados corroboram o uso tradicional da espécie nas **dismenorreias, regulador das menstruações** e como antiespasmódico.

Pesquisas também demonstraram que o extrato dessa espécie apresenta atividade protetora sobre a mucosa gástrica em úlcera induzida por estresse, indometacina e álcool.[12] A fração, rica em alcaloides, é a responsável pelos efeitos **gastroprotetores** por ativação de mecanismos citoprotetores, entre os quais se destacam os antioxidantes enzimáticos, por meio do aumento da glutationa sintase da mucosa gástrica, e os antioxidantes não enzimáticos, pela ação do óxido nítrico (NO). A inibição da secreção ácida gástrica foi verificada pelo bloqueio da bomba de H^+/K^+-ATPase, relacionada com os alcaloides indólicos majoritários presentes na fração avaliada, rica em uleína e demetoxiaspidospermina.[20]

A importância farmacológica dos alcaloides indólicos pode ser comprovada pela ação da uleína isolada de culturas de células endoteliais de aorta de coelhos e de células de melanoma de camundongos, a qual estimulou a produção de óxido nítrico (NO) e, consequentemente, produziu relaxamento do músculo liso. Essa ação é mais um ponto que justifica o uso tradicional da espécie em **dismenorreia, TPM, cefaleia perimenstrual** e **cólicas intestinais**.[21]

Avaliou-se a **atividade anti-inflamatória** da fração rica no alcaloide indólico uleína frente à migração de leucócitos induzida pela caseína, redução na adesão de fibronectina e vitronectina imobilizadas e diminuição da expressão de integrinas α4β1 e α5β1. Essa fração inibiu significativamente a migração leucocitária por meio da modulação de receptores opioides, assim como bloqueou a adesão destas células nas proteínas da matriz extracelular, interferindo na migração leucocitária.[22] Outro ensaio mostrou que esta mesma fração apresenta **atividade antimicrobiana** contra algumas linhagens de bactérias gram-positivas e gram-negativas, tais como *Staphylococcus aureus, Staphylococcus epidermidis, Enterococcus faecalis, Escherichia coli, Pantoea agglomerans* e *Acinetobacter baumanii*.[23]

Com o intuito de analisar o uso popular do *Himatanthus bracteatus* no câncer, foi realizado estudo com extrato etanólico da casca em células de sarcoma implantadas em ratos. Os resultados sugeriram que o extrato exerceu efeito citotóxico seletivo para células tumorais e **atividade antitumoral** comparável à 5-fluorruracila, utilizada como substância de referência.[24] Por fim, ensaios em roedores também identificam que o extrato etanólico de *Himatanthus bracteatus*, elaborado na forma de hidrogel, é promissor no **tratamento de feridas**, em razão de suas ações **anti-inflamatória, antinociceptiva** e **antioxidante**, confirmando essa utilização por certos grupos populacionais.[25]

Indicações e usos principais

- Tensão pré-menstrual
- Dismenorreia
- Cólicas intestinais.

Uso etnomedicinal

As cascas, na forma de decocto, são usadas para congestões uterinas, menstruações irregulares, difíceis e dolorosas, dores e cólicas uterinas, inflamações do útero e dos ovários, suspensão menstrual, no combate às tonturas, corrimentos, perturbações do estômago, dores de cabeça, cansaço, desânimo, gases, prisão de ventre, antiasmática, purgativa, para tratamento de doenças de pele e sífilis.[1,26,27]

Outras sugestões para as cascas incluem o tratamento de adenite, clorose, problemas digestivos, febre intermitente, histeria e como vermífugo.[28] O látex extraído do caule é considerado anti-helmíntico e febrífugo, enquanto às folhas atribuem-se ainda propriedades galactagogas.[1] A raiz é indicada para o tratamento de afecções do útero e dos ovários.[29] À casca da espécie *H. articulatus* são atribuídas atividades tripanocida e leishmanicida pela medicina popular.[11]

Posologia

- Decocção: 2 a 10 g/dia da casca rasurada sob a forma de chá 3 vezes/dia
- Pó: 300 a 1.200 mg/dia.

Extratos disponíveis no mercado brasileiro

Não há extratos secos disponíveis. Atualmente, em consulta à base de registros de produtos da Anvisa, há dois fitoterápicos registrados disponíveis: **Saúde da Mulher®** na apresentação de solução oral composta por extrato fluido de *Passiflora alata*, de *Citrus aurantium* e de *Himatanthus lancifolius*, e **Flor da Noite Composta®** nas formas farmacêuticas tintura e cápsula composta por *Dorstenia multiformis, Cereus jamacaru, Erythrina velutina* e *Himatanthus lancifolius*.

Contraindicações

Contraindicada durante a gravidez devido à presença de substâncias com mecanismo de indução do parto. Não há informações de que as substâncias dessa planta possam ser transferidas para o leite materno; entretanto, por questão de segurança, ela não deve ser utilizada nessa situação.

Precauções

Não usar por tempo prolongado em razão de poucos estudos.

Toxicidade e interações

O látex extraído da casca do caule pode ser tóxico.

REFERÊNCIAS BIBLIOGRÁFICAS

1. Corrêa MP, Penna LA. Dicionário das plantas úteis do Brasil e das exóticas cultivadas. Rio de Janeiro: Imprensa Nacional; 1926.
2. Botsaris AS. Memento terapêutico: fitoterápicos – Laboratório Flora Medicinal J. Monteiro da Silva. Rio de Janeiro: Laboratório Flora Medicinal J. Monteiro da Silva; 1999.
3. Pereira B. Árvores do Brasil Central: espécies da região geoeconômica de Brasília. Rio de Janeiro: IBGE; 2002.
4. Brasil. Arquivos do Jardim Botânico do Rio de Janeiro. Ministério da Agricultura, editor. Rio de Janeiro: Expresão e Cultura; 1986-1987.
5. Pinto JA. Diccionario de Botanica Brasileira ou Compendio dos Vegetaes do Brasil, tanto Indigenas quanto Acclimados. Rio de Janeiro: Typographia Perseverança; 1873.
6. Santos NP. Uma aventura científica no Brasil: Theodoro Peckolt. Revista Eletrônica de Jornalismo Científico. Disponível em: http://www.comciencia.br/comciencia/handler.php?section=8&edicao=14&id=126. Acesso em: 27/08/2020.
7. Santos NP. Theodoro Peckolt: a produção científica de um pioneiro da fitoquímica no Brasil. História, Ciências, Saúde-Manguinhos. 2005;12:515-33.
8. Pinto AC, Silva DHS, Bolzani VS, Lopes NP, Epifanio RA. Produtos naturais: atualidade, desafios e perspectivas. Química Nova. 2002;25:45-61.
9. Oliveira PDJMD. Reconhecimento das plantas medicinais de uso tradicional no Brasil: a relevância e o pioneirismo da Casa Granado.

Capítulo 7

(Especialização) Instituto de Tecnologia em Fármacos – Farmanguinhos. Rio de Janeiro: Fiocruz; 2014.

10. Brasil. Pharmacopeia Brasileira. Decreto nº 17.509, de 4 de novembro de 1926. Departamento Nacional de Saúde Pública. Rio de Janeiro: Brasil; 1926.

11. Soares FP, Cavalcante LF, Romero NR, Bandeira MA. *Himatanthus* Willd. ex Schult. (Apocynaceae). Pharmacognosy Reviews. 2016;10:6.

12. Cornelius MTF. Atividades biológicas e identificação dos constituintes químicos isolados das espécies vegetais: *Plumeria lancifolia* Müll. Arg. (Apocynaceae) e *Solanum crinitum* Lam. (Solanaceae) e identificação da acetanilida exsudada por *Xenohyla truncata* (Izecksohn, 1998). (Doutorado) Química de Produtos Naturais. Rio de Janeiro: Universidade Federal Rural do Rio de Janeiro; 2006.

13. França O, Brown R, Santos C. Uleine and demethoxyaspidospermine from the bark of *Plumeria lancifolia*. Fitoterapia. 2000;71:208-10.

14. Baratto LC. Estudo químico-analítico e morfoanatômico de espécies medicinais brasileiras da família Apocynaceae: *Himatanthus lancifolius* (Mull. Arg.) Woodson e *Rauvolfia sellowii* Mull. Arg. (Mestrado) Programa de Pós-graduação em Ciências Farmacêuticas. Curitiba: Universidade Federal do Paraná; 2010.

15. Souza WM. Estudo químico e das atividades biológicas dos alcaloides indólicos de *Himatanthus lancifolius* (Muell. Arg.) Woodson, Apocynaceae (Agoniada). Faculdade de Farmácia. Curitiba: Universidade Federal do Paraná; 2008.

16. Lopes JF. Ioimbina e uleina isolados de *Himatanthus lancifolius* (Muell.-Arg.) Woodson, Apocynaceae. Faculdade de Farmácia. Curitiba: Universidade Federal do Paraná; 2008.

17. Barros PMSS. Contribuição para o estudo microquímico e anatômico da casca e validação de um método espectrofotométrico para quantificação de alcaloides totais de *Himatanthus lancifolius* (Muell. Arg.) Woodson. (Mestrado) Ciências Farmacêuticas. Belém: Universidade Federal do Pará; 2010.

18. Brandão MG, Cosenza GP, Cesar IC, Tagliati CA, Marques LC. Influence of the preparation method on the low efficacy of multi-herb commercial products: the example of João da Costa e Associações. Revista Brasileira de Farmacognosia. 2010;20:250-5.

19. Rattmann YD, Terluk MR, Souza WM et al. Effects of alkaloids of *Himatanthus lancifolius* (Muell. Arg.) Woodson, Apocynaceae, on smooth muscle responsiveness. Journal of Ethnopharmacology. 2005;100:268-75.

20. Baggio CH, Otofuji GDM, de Souza WM et al. Gastroprotective mechanisms of indole alkaloids from *Himatanthus lancifolius*. Planta Medica. 2005;71:733-8.

21. Souza WM, Brehmer F, Nakao LS, Stinghen AE, Santos CA. Uleine effect on the production of nitric oxide in RAEC and B16F10 cells. Revista Brasileira de Farmacognosia. 2007;17:191-6.

22. Nardin JM, de Souza WM, Lopes JF, Florao A, de Moraes Santos CA, Weffort-Santos AM. Effects of *Himatanthus lancifolius* on human leukocyte chemotaxis and their adhesion to integrins. Planta Medica. 2008;74:1253.

23. Souza W, Stinghen A, Santos C. Antimicrobial activity of alkaloidal fraction from barks of *Himatanthus lancifolius*. Fitoterapia. 2004;75:750-3.

24. Cunha JLS, Silva AF, Júnior FDAAL, Oliveira CR, Pereira-Filho RN, Júnior RLCDA. Cytotoxic and antitumor effect of the ethanolic extract of the bark of *Himatanthus bracteatus* (a. Dc.) Woodson. Oral Surgery, Oral Medicine, Oral Pathology and Oral Radiology. 2020;129:e163-e164.

25. Cunha JLS, Silva AF, Lima-Júnior FDAA, Oliveira RM, Almeida BM, Albuquerque-Júnior RLC. Healing Potential of a Photopolymerizable Gelatin-Based Hydrogel Containing Ethanolic Extract of *Himatanthus bracteatus*. Oral Surgery, Oral Medicine, Oral Pathology and Oral Radiology. 2018;126:e156-e157.

26. Cruz GL. Dicionário das plantas úteis do Brasil. 3. ed. Rio de Janeiro: Civilização Brasileira; 1985.

27. Menezes AI. Flora da Bahia: descrição sucinta das sps nativas e aclimatadas, conhecidas pelos seus nomes vulgares na Bahia e em todo o Brasil, com as identificações científicas, suas características e utilidades. São Paulo: Companhia Editora Nacional; 1949.

28. Brandão MG, Cosenza GP, Grael CF, Netto Junior NL, Monte-Mór RL. Traditional uses of American plant species from the 1 st edition of Brazilian Official Pharmacopoeia. Revista Brasileira de Farmacognosia. 2009;19:478-87.

29. Plumel M-M. Le genre 'Himatanthus' ('Apocynaceae'): révision taxonomique. Herbarium Bradeanum; 1991.

Crédito da imagem:
Ilustração de Ivone Manzali

Alcachofra

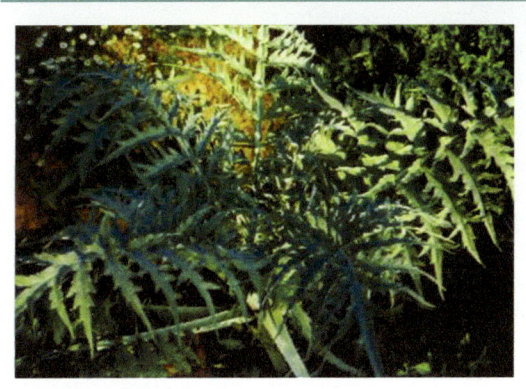

Nome botânico
Cynara scolymus L.

Nome farmacêutico
Herba Cynarae

Família
Asteraceae (Compositae)

Partes utilizadas
Folha e bráctea

Propriedade organoléptica
Amarga

Outros nomes populares

Alcachofra-hortícula, alcachofra-comum, alcachofra-de-comer, alcachofra-cultivada, alcachofra-hortense, alcachofra-rosa, cachofra.

Origem

Norte da África[1] e Mediterrâneo.

Histórico

O nome botânico *Cynara* faz alusão à cor cinza das folhas, ou na tradição de usar cinzas na adubação (latim: *cinis, cineris*), enquanto *scolymus* deriva do grego *skolymus*, referindo-se aos espinhos presentes nas brácteas que envolvem as inflorescências.[2]

Na Grécia Antiga era muito cultivada nos jardins dos palácios. Suas primeiras descrições medicinais constam de 1578, na obra de Nilzaud, e em 1672, por Bauderon. No início do século 18 alguns autores como Lange-Murray preconizavam o uso de suas folhas em casos de icterícia e hidropisia.

Foi registrada nas Farmacopeias Brasileiras 2ª edição (1959) e 3ª edição (1977) e, apesar de ser uma espécie de amplo uso, não foi incluída na 5ª edição (2010).[3,4] Porém, foi contemplada na RDC 26/2014[5] e na 1ª e 2ª edições do Formulário de Fitoterápicos da Farmacopeia Brasileira (2011; 2021).[6]

Principais componentes químicos

As folhas apresentam **ácidos fenólicos** (> 2%), principalmente ácidos clorogênico, cafeico, diéster do ácido quínico e cinarina (ácido 1,3-dicafeoilquínico). Contêm também **lactonas sesquiterpênicas**

amargas (cinaropicrina, aguerina B e grosheimina), **flavonoides** (0,1 a 1,0%) (apigenina 7-O-glucoronídeo, rutina, hesperitina, quercetina, escolimosídeo, luteolina-7-O-rutinosídeo, luteolina-7-O-glucosídeo), **fitosteróis** (lupeol, taraxasterol e β-taraxasterol), **açúcares, inulina, enzimas** e **óleo essencial** constituído principalmente de β-selineno, eugenol e cariofileno.[7,8] Os principais bioativos identificados são cinaropicrina, cinarina (ácido 1,3-dicafeoilquínico), ácido 3-cafeoilquínico (ácido clorogênico) e escolimosídeo.[8,9]

Atividades farmacológicas

Na década de 1930 foram realizados os primeiros estudos clínicos com resultados satisfatórios em doenças hepáticas para os extratos da folha de *Cynara scolymus*, mas somente na década de 1950 foram investigados os prováveis bioativos, identificando-se a cinarina (polifenol) como um dos constituintes mais importantes. Como consequência, as pesquisas pré-clínicas e clínicas demonstram que o extrato é útil no **tratamento da dispepsia** por causa do **efeito colerético** (estímulo à produção de bile),[10] enquanto as atividades antioxidante e anti-inflamatória são responsáveis pelo efeito hepatoprotetor.[11-15]

Foram obtidos ótimos resultados em pacientes com **colecistopatias**, principalmente no caso de discinesias das vias biliares e da síndrome pós-colecistectomia. Estudo clínico demonstrou que a secreção biliar aumentou em 127% e 152% em 30 e 60 min, respectivamente, após administração de extrato de *Cynara scolymus*.[16] Um ensaio revelou redução em 40% nos

Capítulo 7

sintomas dispépticos em 454 voluntários tratados durante 2 meses com extrato padronizado da planta na dose de 320 ou 640 mg/dia.[17] Outro estudo duplo-cego e controlado por placebo sugere que a associação dos extratos padronizados de *Zingiber officinale* (20 mg) e *Cynara scolymus* (100 mg), antes das refeições, é mais eficaz que cada planta individualmente. Essa associação foi eficaz em 86,2% dos casos após 28 dias de tratamento, com redução acentuada da intensidade da dispepsia.[18] Têm sido observados bons resultados com o uso da *Cynara scolymus* na melhora dos sintomas da **síndrome do intestino irritável**.[19,20] Estudos farmacológicos confirmaram a ação **hepatoprotetora**. O suco das folhas de *Cynara scolymus* provoca redução dos níveis de colesterol total, colesterol LDL e triglicerídeos, e aumenta o colesterol HDL.[21] Outro estudo realizado com extrato metanólico das folhas exibiu atividade **anti-hiperlipidêmica**[22] em função da estimulação do metabolismo dos ácidos biliares e da bilirrubina, além de inibição da oxidação do LDL e inibição da enzima hidroximetilglutaril-CoA redutase.[7] Nessa linha de investigação, foi conduzido ensaio clínico duplo-cego e randomizado, que envolveu 60 pacientes diagnosticados com esteato-hepatite não alcoólica (NASH), tendo um grupo recebido durante 2 meses extrato de folhas de *Cynara scolymus* na dose correspondente a 2.700 mg/dia e outro grupo placebo. Ao fim, os resultados mostraram que aqueles tratados com o extrato apresentaram significativa redução nos níveis das transaminases, do colesterol e triglicerídeos, o que foi relacionado às **atividades antioxidantes** da cinarina, dos ácidos clorogênico e cafeico e aos flavonoides.[23] Outro estudo clínico, controlado por placebo, avaliou o efeito do uso de 500 mg, 2 vezes/dia, de cápsulas contendo o pó de *Cynara scolymus* sobre a pressão arterial diastólica e o IMC (índice de massa corporal). Como resultado, observou-se melhora na pressão e IMC do grupo tratado com diferença significativa em relação ao placebo.[24]

A cinaropicrina testada isoladamente mostrou atividade **antiespasmódica** e estimulou a produção de suco gástrico.[21]

As brácteas cozidas representam um importante **alimento funcional com atividade hipolipemiante** e, devido ao alto teor de compostos fenólicos bioativos e inulina, a elas é conferido grande poder antioxidante. Destaca-se também o alto teor de fibras solúveis contidas no "coração" da *Cynara scolymus*, e que o consumo de 100 g/dia seria o suficiente para auxiliar na redução na biossíntese do colesterol através do sequestro biliar.[25]

Indicações e usos principais

- Hepatites
- Prevenção de hepatotoxicidade
- Colelitíases
- Discinesias biliares
- Estimulante do apetite
- Laxativo
- Diurético
- Hiperlipemias
- Aterosclerose
- Auxiliar em anemias (as brácteas como alimento)
- Síndrome do intestino irritável.

Uso etnomedicinal

Segundo Peckolt, as folhas são usadas como diurético e resolutivo contra a hidropisia; médicos europeus recomendam o suco das folhas no combate ao reumatismo e à icterícia.[26] As folhas são ainda utilizadas na medicina popular no alívio da flatulência e distensão abdominal, e na preparação de remédios para ativar a vesícula, proteger o fígado, baixar o colesterol e o açúcar no sangue, melhorar o funcionamento dos rins, facilitar a digestão e eliminar as pedras da vesícula.[27,28]

Posologia

- Planta seca rasurada: 2 g, 3 vezes/dia
- Pó: 600 a 1.500 mg/dia divididos em 2 a 4 vezes[28]
- Extrato seco (12:1): 500 mg/dia
- Extrato seco padronizado em 0,5% de cinarina: 200 a 1.200 mg/dia
- Extrato fluido (1:1): 2 mℓ, 3 vezes/dia
- Tintura: 5 a 25 mℓ/dia.

Extratos disponíveis no mercado brasileiro

Extrato seco de *Cynara scolymus* padronizado em 0,5% de cinarina.

Contraindicações

Na gravidez, por insuficiência de dados; durante a lactação, devido à presença de substâncias amargas que podem alterar o sabor e a consistência do leite materno; no caso de obstrução das vias biliares e em crianças menores de 12 anos, também por insuficiência de dados.[28]

Precauções

Foram relatados casos de diarreia leve com espasmos abdominais, queixas epigástricas como náuseas e azia, bem como reações alérgicas.[29]

Toxicidade e interações

Pode provocar dermatite de contato em função da presença de lactonas sesquiterpênicas.[30]

O uso de extrato seco das folhas da *Cynara scolymus* em ratas prenhas não revela malformações, no entanto mostrou impacto negativo no peso e comprimento dos fetos, o que estaria relacionado à redução sérica do colesterol e dos triglicerídeos nas mães.[31]

REFERÊNCIAS BIBLIOGRÁFICAS

1. Kiple KF, Ornelas KC. The Cambridge World History of Food. Cambridge: University Press; 2000.
2. Fonnegra FG. Plantas medicinales aprobadas en Colombia. Universidad de Antioquia; 2007.
3. Brasil. Farmacopeia dos Estados Unidos do Brasil. 2. ed. Decreto nº 45.502, de 27 de fevereiro de 1959. Aprova a 2ª Edição da Farmacopeia Brasileira. Rio de Janeiro: Ministério da Saúde; 1959.
4. Brasil. Farmacopeia Brasileira. 3. ed. Portaria Ministerial nº 383/1977. Brasília: Ministério da Saúde; 1977.
5. Brasil. Instrução Normativa nº 02, de 13 de maio de 2014 – Lista de medicamentos fitoterápicos de registro simplificado e Lista de produtos tradicionais fitoterápicos de registro simplificado. Brasília: Anvisa; 2014.
6. Brasil. Formulário de Fitoterápicos da Farmacopeia Brasileira. Brasília: Anvisa; 2011.
7. Goetz P, Le Jeune R. Artichaut, *Cynara scolymus*. Phytothérapie. 2007;5:219-22.
8. Blumenthal M. The Complete German Commission E Monographs – therapeutic guide to herbal medicines. A D A M Software Incorporated; 1999.
9. Gosling C. Leung's Encyclopedia of Common Natural Ingredients: Used in Food, Drugs, and Cosmetics (3rd edition). Reference Reviews. 2010;24:42-3.
10. Saénz Rodriguez T, García Giménez D, Puerta Vázquez R. Choleretic activity and biliary elimination of lipids and bile acids induced by an artichoke leaf extract in rats. Phytomedicine. 2002;9:687-93.
11. Mehmetçik G, Özdemirler G, Koçak-Toker N, Çevikbaş U, Uysal M. Effect of pretreatment with artichoke extract on carbon tetrachloride-induced liver injury and oxidative stress. Experimental and Toxicologic Pathology. 2008;60:475-80.
12. Afifi N, Ramadan A, Yassin NZ, Fayed HM, Abdel-Rahman RF. Molecular mechanisms underlying hepatoprotective effect of artichoke extract: modulates TNF-induced activation of nuclear transcription factor (NF-κB) and oxidative burst inhibition. World Journal of Pharmacy and Pharmaceutical Sciences. 2014;4:1546-62.
13. Sannia A. Phytotherapy with a mixture of dry extracts with hepato-protective effects containing artichoke leaves in the management of functional dyspepsia symptoms. Minerva Gastroenterologica e Dietologica. 2010;56:93-9.
14. Magielse J, Verlaet A, Breynaert A et al. Investigation of the in vivo antioxidative activity of *Cynara scolymus* (artichoke) leaf extract in the streptozotocin-induced diabetic rat. Molecular Nutrition & Food Research. 2014;58:211-5.
15. Shalaby M, Hammoda A. Hepatoprotective effect of artichoke leaves aqueous extract in CCl4 intoxicated rats. World Journal of Pharmacy and Pharmaceutical Sciences. 2014;4.
16. Wagner H, Wiesenauer M. Fitoterapia: fitofármacos, farmacologia e aplicações clínicas. São Paulo: Pharmabooks; 2006.
17. Marakis G, Walker A, Middleton R, Booth J, Wright J, Pike D. Artichoke leaf extract reduces mild dyspepsia in an open study. Phytomedicine. 2002;9:694-9.
18. Giacosa A, Guido D, Grassi M et al. The effect of ginger (*Zingiber officinalis*) and artichoke (*Cynara cardunculus*) extract supplementation on functional dyspepsia: a randomised, double-blind, and placebo-controlled clinical trial. Evidence-Based Complementary and Alternative Medicine. 2015;2015.
19. Walker AF, Middleton RW, Petrowicz O. Artichoke leaf extract reduces symptoms of irritable bowel syndrome in a post-marketing surveillance study. Phytotherapy Research: An International Journal Devoted to Pharmacological and Toxicological Evaluation of Natural Product Derivatives. 2001;15:58-61.
20. Bundy R, Walker AF, Middleton RW, Marakis G, Booth JC. Artichoke leaf extract reduces symptoms of irritable bowel syndrome and improves quality of life in otherwise healthy volunteers suffering from concomitant dyspepsia: a subset analysis. Journal of Alternative & Complementary Medicine. 2004;10:667-9.
21. Gruenwald J, Brendler T, Jaenicke C. Physician's Desk Reference (pdr) for Herbal Medicines. Montvale, NJ: Medical Economics Company; 2000.
22. Shimoda H, Ninomiya K, Nishida N et al. Antihyperlipidemic sesquiterpenes and new sesquiterpene glycosides from the leaves of artichoke (*Cynara scolymus* L.): structure requirement and mode of action. Bioorganic & Medicinal Chemistry Letters. 2003;13:223-8.
23. Rangboo V, Noroozi M, Zavoshy R, Rezadoost SA, Mohammadpoorasl A. The effect of artichoke

leaf extract on alanine aminotransferase and aspartate aminotransferase in the patients with nonalcoholic steatohepatitis. International Journal of Hepatology. 2016;2016.

24. Ardalani H, Jandaghi P, Meraji A, Hassanpour Moghadam M. The effect of *Cynara scolymus* on blood pressure and BMI in hypertensive patients: a randomized, double-blind, placebo-controlled, clinical trial. Complementary Medicine Research. 2020;27:40-6.

25. Santos HO, Bueno AA, Mota JF. The effect of artichoke on lipid profile: a review of possible mechanisms of action. Pharmacological Research. 2018;137:170-8.

26. Peckolt T. História das plantas alimentares e de gozo do Brasil. Rio de Janeiro: Eduardo & Henrique Laemmert; 1871.

27. Lorenzi H, Matos FJ. Plantas medicinais no Brasil: nativas e exóticas. Nova Odessa-SP: Instituto Plantarum; 2008.

28. European Medicine Agency (EMA). European Union Herbal Monograph on *Cynara cardunculus* L. (syn. *Cynara scolymus* L.), folium Final. United Kingdom: European Medicines Agency, 2018. Disponível em: https://www.ema.europa.eu/en/documents/herbal-monograph/final-european-union-herbal-monograph-cynara-cardunculus-l-syn-cynara-scolymus-l-folium_en.pdf.

29. Edwards SE, da Costa Rocha I, Williamson EM, Heinrich M. Phytopharmacy: An Evidence-Based Guide to Herbal Medicinal Products. London: John Wiley & Sons; 2015.

30. Simões C, Schenkel E, Gosmann G, Mello J, Mentz L, Petrovick P. Farmacognosia: da planta ao medicamento. Porto Alegre/Florianópolis: Ed. Universidade/UFRGS e UFSC; 2001.

31. Gotardo AT, da Silva Mattos MI, Hueza IM, Górniak SL. The effect of *Cynara scolymus* (artichoke) on maternal reproductive outcomes and fetal development in rats. Regulatory Toxicology and Pharmacology. 2019;102:74-8.

Crédito da imagem:
Ivone Manzali

Alcaçuz

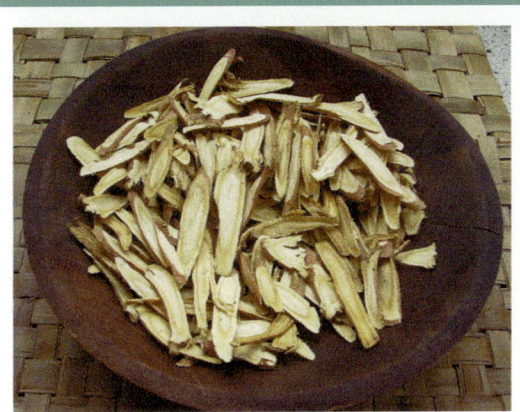

Nome botânico[a]
Glycyrrhiza glabra L.

Nome farmacêutico
Radix Glycyrrhizae

Família
Fabaceae

Parte utilizada
Raiz

Propriedades organolépticas
Doce, úmida, neutra e amornante

Outros nomes populares

Glicirriza, pau-doce, raiz doce, madeira-doce.

Origem

Sul da Europa e Ásia Central e Ocidental.

Histórico

O nome *Glycyrrhiza* é derivado do grego *glukurrhiza* (*glykos*, doce + *rhiza*, raiz) e *glabra* deriva do latim *glaber*, que significa liso ou sem pelos e refere-se à casca lisa da planta.[1] Sua descrição é encontrada no *Papiro de Ebers* (1552 a.C.) e *Codex Hammurabi* (2100 a.C.).[2] Plínio e Dioscórides fazem menção ao seu uso estomacal e relacionam-na ao signo de câncer.[3] Teophrastus e Hipócrates descreveram sua utilização nas doenças respiratórias, sendo indicada para ser mascada. Ela também tem sido utilizada tradicionalmente pelos egípcios como antivomitiva. Na Matéria Médica do imperador *Shen Nung* (150 a.C.), é citada a espécie *G. uralensis*, chamada de *Gan Cao*, que significa "erva-doce", com propriedades semelhantes à espécie *G. glabra*.

A abadisa e herbalista alemã Hildegard von Bingen, no século 12, aconselhava o uso de alcaçuz (que ela chamou de liquiricium) no tratamento de "cordis dolore" (com grande probabilidade de se referir à dor de angina).[4] Seu extrato concentrado é muito utilizado como doces para mascar nos EUA e na Europa.

Nas décadas de 1940-50, houve grande interesse no estudo das propriedades farmacológicas diante da possibilidade do desenvolvimento de produtos para o tratamento da doença de Addison,[b] úlceras pépticas e a artrite reumatoide com base no uso tradicional.[5] Estudos fitoquímicos foram iniciados antes de 1900 e aos poucos ficou claro que a glicirrizina era uma saponina e o principal constituinte responsável pelo sabor doce da planta.[6]

Pesquisa realizada por Medeiros e Albuquerque[7] demonstra seu uso medicinal no Mosteiro de São Bento, Olinda – PE, em prescrições feitas no século 19 pelo Dr. Joaquim Jerônimo Serpa. Fez parte das Farmacopeias Brasileira da 1ª à 4ª edição, mas não foi incluída na 5ª edição (2010),[8] retornando na 6ª edição (2019).[9] Consta da lista de fitoterápicos de registro simplificado da RDC 26/2014.[10] É recomendada pela Organização Mundial da Saúde (OMS) (Monographs on Selected Medicinal Plants – vol. 1)[11] e pela EMA (European Medicines Agency).[12]

Principais componentes químicos

A raiz contém **saponinas** triterpenoídicas pentacíclicas (classes α e β-amirina) que são consideradas os principais componentes, e apresentam

---

[a] O alcaçuz nativo do Brasil foi identificado botanicamente como *Periandra mediterranea* (Vell.) Taub. (Periandra dulcis Mart. ex Benth). Esta espécie é utilizada como sucedâneo da *Glycyrrhiza glabra* na indústria alimentícia. Apesar de também possuir a substância glicirrizina,[5] não deve ser utilizada substituindo a *G. glabra* como droga vegetal, já que não possui estudos ou mesmo informações etnomedicinais que sustentem sua utilização para esse fim.

[b] A doença de Addison é o nome dado à condição em que as glândulas suprarrenais não são capazes de produzir quantidades suficientes de seus hormônios. Ela foi descrita pela primeira vez pelo médico inglês Thomas Addison, em 1849.

Capítulo 7

um teor variável de 4 a 20%. Várias saponinas são citadas: ácido liquirítico, ácido licórico, ácido botulínico, ácido 18-β-glicérico, mas a **predominante é a glicirrizina**, que, quando hidrolisada, libera o ácido glicirrízico (conhecido também como ácido glicirretínico) que é 50 vezes mais doce do que o açúcar. Contém ainda **isoflavonoides** (glabridina, galbrena, glabrona, shinpterocarpina, licoisoflavonas A e B, formononetina, glizarina, kumatakenina, hispaglabridina A, hispaglabridina B, 4-O-metilglabridina, 3-hidroxi-4-O-metilglabridina), **flavonoides** (liquiritina rhamnoliquiritina, neoliquiritina, liquiritigenina, licoflavona) e **chalconas** (isoliquiritina, isoliquiritigenina, neoisoliquiritina, licurasídeo, glabrolídeo e licoflavonol) – responsáveis pela cor amarela da raiz –, **sais minerais** (cálcio, potássio e magnésio), **cumarinas** (umbeliferona, herniarina, glicirrina, licumarina, glicicumarina, licopiracumarina), **esteróis** (β-sitosterol, estigmasterol, di-hidrostigmasterol), **óleo essencial**, glicose, sacarose, amido, princípios amargos, albumina, aspargina, resina e goma.[13,14]

Atividades farmacológicas

O uso terapêutico do alcaçuz existe há mais de 2.000 anos em vários sistemas médicos de diversos países. Na Rússia, tem sido utilizado em paralelo com corticosteroides no **tratamento de doenças reumáticas** para potencializar a ação terapêutica e reduzir os efeitos colaterais.

Estudos demonstraram que extratos e constituintes isolados apresentam ampla gama de atividades biológicas, tais como anti-inflamatória, antialérgica, antioxidante, antibacteriana, antiviral, anticancerígena, antitrombótica, hipoglicemiante, antiespasmódica, gastroprotora, hepatoprotora e neuroprotora.[15,16] Embora poucos estudos clínicos apoiem todo esse conjunto de indicações, a etnobotânica e a farmacologia fornecem suporte para seu uso em **resfriados, quadros alérgicos, AIDS, hepatite viral, doença de Addison, doenças inflamatórias, gastrite e úlcera péptica, bronquite, eczema e herpes.**[15]

Estudos farmacológicos mostram que as saponinas inibem a 11-hidroxiesteroide desidrogenase, e impedem a transformação de cortisol em cortisona, o que, por sua vez, resulta em aumento dos seus níveis plasmáticos. Isso causa efeito glico e mineralocorticoide, que resulta em **atividade anti-inflamatória.**[17] As saponinas também inibem a síntese de prostaglandinas, potencializando o efeito anti-inflamatório.[14,17,18]

Essas ações ocorrem devido às semelhanças estruturais entre a glicirricina e os hormônios secretados pelo córtex adrenal, que fazem com que a glicirricina tenha perfil de ação semelhante ao da hidrocortisona.[19] Tal semelhança química foi a responsável pelas pesquisas que possibilitaram o desenvolvimento dos corticoides.

Os polissacarídeos e as saponinas apresentam **atividade imunoestimulante**, que eleva a atividade fagocitária das células de defesa, aumenta a síntese de óxido nítrico e a atividade de macrófagos e causa a liberação de interferona.[20,21] Investigações farmacológicas mostram que os flavonoides inibem a liberação de gastrina, o que reduz a produção de ácido clorídrico, e promovem a cicatrização da mucosa gástrica. Além disso, os extratos de *G. glabra*, assim como seus flavonoides, aumentam a produção de muco pela mucosa gástrica, reduzindo a quantidade de pepsinogênio e inibindo a formação de úlceras gástricas induzidas pela aspirina.[14] Ainda sobre a doença ulcerosa, ratos que tiveram úlcera gástrica induzida por ácido acético e foram tratados com extrato de *G. glabra* padronizado em licoflavona obtiveram a cura, atestando a importância da licoflavona no efeito antiúlcera através dos mecanismos de mediação inflamatória e da atividade antimicrobiana sobre o *H. pylori*.[22]

As saponinas exibem **efeito antitussígeno** por inibição central do reflexo da tosse no bulbo, sendo o ácido glicirretínico a saponina com maior atividade antitussígena, demonstrada em animais submetidos ao estímulo elétrico da traqueia. A potência do ácido glicirretínico, nesse experimento, foi a mesma da codeína. Em um ensaio clínico sobre esse tema, 70 pacientes com tosse crônica irritativa foram randomizados para receber placebo ou uma dose diária de 240 mg de *G. glabra*, através de uma pastilha produzida com extrato aquoso convertido em pó, pelo período de 14 dias. Imediatamente ao fim do período os escores para a tosse não se mostraram tão superiores ao placebo. No entanto, a avaliação 2 semanas após demonstrou melhora significativa da tosse no grupo tratado, indicando que o efeito antitussígeno permaneceu mesmo após a interrupção. Em alguns trabalhos a supressão da tosse tem sido atribuída não só às saponinas, mas também aos flavonoides apiosídeo de liquiritina e liquiritina.[23] As saponinas atuam ainda como **expectorante**, fluidificando as secreções respiratórias e reduzindo o edema inflamatório.

Os leucotrienos têm sido cada vez mais implicados em processos de indução e manutenção de doenças inflamatórias das vias respiratórias e asma.[24] Assim, parte do efeito no tratamento de bronquites e alergias respiratórias foi atribuída à inibição seletiva da enzima 5-lipo-oxigenase pelo alcaçuz, ocasionando uma significativa redução da síntese de leucotrienos.[14]

Estudos mostraram que substâncias isoladas da *G. glabra*, como a glabridina, são candidatas promissoras para a melhora da memória.[25] Em análises preliminares *in vitro* e *in vivo*, a *G. glabra* exibe efeito **neuroprotetor** por meio da inibição do estresse oxidativo induzido por dano neuronal.[26] Nesse sentido, um estudo duplo-cego randomizado desenvolvido por 6 meses com pacientes portadores de D. Parkinson concluiu que indivíduos que receberam 5 mℓ de xarope padronizado de *G. glabra* em 136 mg de extrato seco da planta contendo 12,14 mg de ácido glicirrízico e 136 µg de polifenóis resultaram em melhora nos testes motores e de rigidez após o 4º mês, sem que apresentassem nenhuma anormalidade eletrolítica, alterações significativas na pressão arterial ou níveis de glicose.[27]

Recentemente foram relatados efeitos benéficos de flavonoides derivados do extrato etanólico das raízes de *G. glabra* contra lesão aterosclerótica desenvolvida em ratos e em humanos, efeitos esses que foram associados à atividade **antioxidante** destes compostos. Demonstrou-se pela primeira vez que o extrato etanólico das raízes de *G. glabra* inibe a atividade da acilcoenzima A colesterol aciltransferase (ACAT), reduzindo a formação de éster de colesterol em linhagens de células humanas hepáticas. Esse resultado sugere que a atividade **antiaterosclerótica** possa estar relacionada com o efeito inibidor dessa enzima.[28] A administração oral de glabridina, substância ativa do alcaçuz, na dose de 10 e 50 mg/kg/dia, por 7 dias, pode melhorar a **colite** induzida por dextrana sulfato de sódio (DSS) em ratos, diminuindo a mortalidade, a perda de peso, o encurtamento do cólon e outros diversos sintomas clínicos. Isso vem associado a uma significante redução da atividade da enzima mieloperoxidase (MPO) e à produção de mediadores inflamatórios como o óxido nítrico, prostaglandinas e citoquinase pró-inflamatória.[29,30]

A redução da oxidação *in vivo* e *in vitro* de lipoproteína de baixa densidade (LDL), obtida com glabridina, pode estar relacionada com a absorção ou ligação deste composto com as partículas de LDL e sua subsequente proteção à oxidação pela inibição de peroxidases lipídica e oxiesteróis.[31]

A glicirrizina também reduz as lesões induzidas pelo tetracloreto de carbono (CCl4) no fígado, que é provavelmente consequência da indução da oxigenase-1 heme e pela inibição dos mediadores pró-inflamatórios.[32] Outras pesquisas indicam que a glicirrizina reduz a peroxidação lipídica em modelo experimental de lesão hepática em animais induzida por isquemia e reperfusão. Observa-se que a *G. glabra* exibe atividade **hepatoprotetora** ao diminuir os níveis de enzimas hepáticas no soro e melhorar os danos teciduais em pacientes com hepatite,[19] e tem papel preventivo no desenvolvimento de carcinoma hepatocelular em pacientes com hepatite crônica associada ao vírus da hepatite C.[2] Apresenta ainda ações hipoglicemiante e antiviral.[14,33] Uma preparação intravenosa comercializada no Japão com o nome de Stronger Neo-Minophagen C® contendo glicirrizina, L-cisteína e glicina tem sido usada há décadas no tratamento da hepatite crônica e resulta em queda acentuada dos níveis de transaminases com melhoras histológicas das células do fígado, fato atribuído, entre outras razões, à ação anti-inflamatória mediada pela atividade protetora sobre a membrana do hepatócito.[2]

No que diz respeito ao excesso de peso corporal, é relatado neste estudo clínico duplo-cego, controlado por placebo e randomizado, realizado em homens e mulheres com sobrepeso e obesos, que a administração de extrato seco de *G. glabra* junto com uma dieta com restrição calórica não obteve efeito antiobesidade superior ao de uma dieta isolada de baixa caloria.[34] No entanto, um amplo estudo de revisão de 26 ensaios clínicos realizado por Luís et al. (2018) apresenta resultados diferentes, constatando que o consumo de *G. glabra* reduz significativamente o peso corporal e o índice de massa corporal, mas também está relacionado à hipernatremia e aumento dos níveis da pressão arterial.[35]

Indicações e usos principais

- Gripes, resfriados, asma e bronquite: como expectorante e anti-inflamatório das vias respiratórias em gripes e resfriados acompanhados de inflamação das mucosas, secreção e tosse
- Alergia respiratória: como expectorante e anti-inflamatório das vias respiratórias em bronquite com tosse e expectoração
- Úlcera péptica e gastrite: como medicamento auxiliar para reforçar a barreira mucosa.

Uso etnomedicinal

Como anti-inflamatória, antirreumática, tônica, estimulante da suprarrenal, hipolipemiante, protetora da mucosa gástrica, antialérgica, refrescante, emoliente e edulcorante.[36] Utilizada no tratamento de gastrite, acidez e úlcera gástrica, asma, tosse, bronquite, fraqueza e artrite.[37] Há relatos de seu uso em cistite, tuberculose, diabetes e ferimentos na pele.[2]

Posologia

- Pó: 5 a 15 g/dia
- Decocto: 2 a 4 g em uma xícara de água, 3 vezes/dia após as refeições
- Extrato fluido (1:1): 2 a 4 mℓ, 3 vezes/dia
- Extrato seco padronizado (4% de glicirrizina): 400 mg, 2 a 3 vezes/dia
- Extrato seco padronizado em 10% de ácido glicirrízico: 100 a 400 mg/dia.

Obs. 1: recomenda-se que o uso contínuo não ultrapasse 6 semanas sem que haja avaliação médica.

Obs. 2: o uso em crianças e adolescentes abaixo de 18 anos não é recomendado, por falta de estudos.[12]

Extratos disponíveis no mercado brasileiro

- Extrato seco de *Glycyrrhiza glabra* padronizado em 3% de ácido glicirrhízico
- Extrato seco de *Glycyrrhiza glabra* padronizado em 10% de ácido glicirrhízico
- Extrato seco de *Glycyrrhiza glabra* padronizado em 20% de ácido glicirrhízico
- Extrato seco de *Glycyrrhiza glabra* padronizado em 30% de ácido glicirrhízico.

Contraindicações

- Hipersensibilidade
- Diabetes, uma vez que aumenta a meia-vida dos corticosteroides que têm ação anti-insulínica
- Hipopotassemia: o *G. glabra* pode potencializar a ação de mineralocorticoides, aumentando as perdas renais de potássio
- Cirrose hepática e hepatite colestática: a glicirrizina, assim como outras saponinas do alcaçuz, é excretada preferencialmente por via biliar
- Insuficiência renal: os efeitos mineralocorticoides do alcaçuz podem interferir com a concentração plasmática de potássio e aumentar a pressão arterial
- Insuficiência cardíaca congestiva
- Glaucoma
- Gravidez e lactação (atividade estrogênica).

Precauções

- Hipertensão arterial, pois o uso de *G. glabra* por tempo prolongado pode aumentar a pressão arterial
- O uso crônico da *G. glabra* ou da glicirrizina, e em doses altas, causa pseudo-hiperaldosteronismo

secundário, que resulta em hipertensão arterial, hipopotassemia, edema, dores de cabeça e fadiga. Pode causar efeitos semelhantes aos dos glicocorticoides.[1]

Toxicidade e interações

Há casos de pessoas que consumiram dosagens altas de *G. glabra*, ou seja, doses superiores a 1 g de **glicirrizina** por dia, por períodos de 1 ano ou mais, que desenvolveram quadro compatível com miopatia proximal e hipopotassemia.

Possíveis interações podem ocorrer em associação com diuréticos tiazídicos (pois aumenta o risco de surgimento de hipopotassemia); anticoncepcionais orais (relatos de hipopotassemia, edema e hipertensão arterial); digoxina (redução dos níveis de potássio sérico com riscos de intoxicação digitálica); hipoglicemiantes orais (redução da tolerância à glicose); anti-hipertensivos (redução do efeito por retenção de sal e água); corticosteroides; ibuprofeno e ácido acetilsalicílico (diminuição da irritação gastrintestinal causada por esses medicamentos).[38]

REFERÊNCIAS BIBLIOGRÁFICAS

1. Al-Snafi AE. *Glycyrrhiza glabra*: a phytochemical and pharmacological review. IOSR Journal of Pharmacy. 2018;8:1-17.
2. Tewari D, Mocan A, Parvanov ED et al. Ethnopharmacological approaches for therapy of jaundice: Part II. Highly used plant species from Acanthaceae, Euphorbiaceae, Asteraceae, Combretaceae, and Fabaceae families. Frontiers in Pharmacology, 2017;8:519.
3. Debuigne G. Dictionnaire des Plantes qui Quérissent. Paris: Larousse; 1972.
4. Fiore C, Eisenhut M, Ragazzi E, Zanchin G, Armanini D. A history of the therapeutic use of liquorice in Europe. Journal of Ethnopharmacology. 2005;99:317-24.
5. Davis EA, Morris DJ. Medicinal uses of licorice through the millennia: the good and plenty of it. Molecular and Cellular Endocrinology. 1991;78:1-6.
6. Nieman C. Licorice. In: Mrak EM, Stewart GF, editors. Advances in Food Research: Academic Press, 1957:339-81.
7. Medeiros MFT, Albuquerque UP. The pharmacy of the Benedictine monks: the use of medicinal plants in Northeast Brazil during the nineteenth century (1823-1829). Journal of Ethnopharmacology. 2012;139:280-86.
8. Brasil. Farmacopeia Brasileira. 5. ed. vol. 2. Resolução da Diretoria Colegiada – RDC nº 49, de 23 de novembro de 2010. Brasília: Anvisa; 2010.

9. Brasil. Farmacopeia Brasileira. 6. ed. Brasília: Anvisa; 2019.

10. Brasil. Instrução Normativa nº 02, de 13 de maio de 2014 – Lista de medicamentos fitoterápicos de registro simplificado e Lista de produtos tradicionais fitoterápicos de registro simplificado. Brasília: Anvisa; 2014.

11. WHO. WHO monographs on selected medicinal plants. Geneva: World Health Organization; 1999.

12. EMA. Community herbal monograph on *Glycyrrhiza glabra* L. and/or *Glycyrrhiza inflata* Bat. and/or *Glycyrrhiza uralensis* Fisch., radix. United Kingdom: European Medicines Agency; 2010.

13. Parvaiz M, Hussain K, Khalid S et al. A review: medicinal importance of *Glycyrrhiza glabra* L. (Fabaceae family). Global Journal of Pharmacology. 2014;8:8-13.

14. AJ. Tratado de fitomedicina: bases clínicas y farmacológicas. Buenos Aires: Isis; 1998.

15. Murray M. Healing Power of the Herbs. California: Prima Publishing Rocklin; 1995:228-39.

16. Bahmani M, Rafieian-Kopaei M, Jeloudari M et al. A review of the health effects and uses of drugs of plant licorice (*Glycyrrhiza glabra* L.) in Iran. Asian Pacific Journal of Tropical Disease. 2014;4:S847-S849.

17. Schambelan M. Licorice ingestion and blood pressure regulating hormones. Steroids. 1994;59:127-30.

18. Inoue H, Saito H, Koshihara Y, Murota SI. Inhibitory effect of glycyrrhetinic acid derivatives on lipoxygenase and prostaglandin synthetase. Chemical and Pharmaceutical Bulletin. 1986;34:897-901.

19. Kaur R, Kaur H, Dhindsa AS. *Glycyrrhiza glabra*: a phytopharmacological review. International Journal of Pharmaceutical Sciences and Research. 2013;4:2470.

20. Abe N, Ebina T, Ishida N. Interferon induction by glycyrrhizin and glycyrrhetinic acid in mice. Microbiology and Immunology. 1982;26:535-9.

21. Nose M, Oguri K, Ogihara Y, Yoshimatsu K, Shimomura K. Activation of macrophages by crude polysaccharide fractions obtained from shoots of *Glycyrrhiza glabra* and hairy roots of Glycyrrhiza uralensis in vitro. Biological and Pharmaceutical Bulletin. 1998;21:1110-2.

22. Yang Y, Wang S, Bao Y-r et al. Anti-ulcer effect and potential mechanism of licoflavone by regulating inflammation mediators and amino acid metabolism. Journal of Ethnopharmacology. 2017;199:175-82.

23. Ghaemi H, Masoompour SM, Afsharypuor S et al. The effectiveness of a traditional Persian medicine preparation in the treatment of chronic cough: a randomized, double-blinded, placebo-controlled clinical trial. Complementary Therapies in Medicine. 2020;49:102324.

24. Negreiros B, Ungier C. Alergologia clínica. São Paulo: Atheneu; 1995.

25. Cui YM, Ao MZ, Li W, Yu LJ. Effect of glabridin from *Glycyrrhiza glabra* on learning and memory in mice. Planta Medica. 2008;74:377-80.

26. Yu X-Q, Xue CC, Zhou Z-W et al. In vitro and in vivo neuroprotective effect and mechanisms of glabridin, a major active isoflavan from *Glycyrrhiza glabra* (licorice). Life Sciences. 2008;82:68-78.

27. Petramfar P, Hajari F, Yousefi G, Azadi S, Hamedi A. Efficacy of oral administration of licorice as an adjunct therapy on improving the symptoms of patients with Parkinson's disease, a randomized double blinded clinical trial. Journal of Ethnopharmacology. 2020;247:112226.

28. Choi JH, Rho M-C, Lee SW et al. Glabrol, an acyl-coenzyme A: cholesterol acyltransferase inhibitor from licorice roots. Journal of Ethnopharmacology. 2007;110:563-6.

29. Kwon HS, Oh SM, Kim JK. Glabridin, a functional compound of liquorice, attenuates colonic inflammation in mice with dextran sulphate sodium-induced colitis. Clinical & Experimental Immunology. 2008;151:165-73.

30. Mauricio I, Francischetti B, Monteiro RQ, Guimarães JA. Identification of glycyrrhizin as a thrombin inhibitor. Biochemical and Biophysical Research Communications. 1997;235:259-63.

31. Belinky PA, Aviram M, Fuhrman B, Rosenblat M, Vaya J. The antioxidative effects of the isoflavan glabridin on endogenous constituents of LDL during its oxidation. Atherosclerosis. 1998;137:49-61.

32. Lee CH, Park SW, Kim YS et al. Protective mechanism of glycyrrhizin on acute liver injury induced by carbon tetrachloride in mice. Biological and Pharmaceutical Bulletin, 2007;30:1898-1904.

33. Anderson DM, Smith W. The antitussive activity of glycyrrhetinic acid and its derivatives. Journal of Pharmacy and Pharmacology. 1961;13:396-404.

34. Alizadeh M, Namazi N, Mirtaheri E, Sargheini N, Kheirouri S. Changes of insulin resistance and adipokines following supplementation with *Glycyrrhiza glabra* L. extract in combination with a low-calorie diet in overweight and obese subjects: a randomized double blind clinical trial. Advanced Pharmaceutical Bulletin. 2018;8:123.

35. Luís Â, Domingues F, Pereira L. Metabolic changes after licorice consumption: a systematic review with meta-analysis and trial sequential analysis of clinical trials. Phytomedicine. 2018;39:17-24.

36. Coimbra R. Notas de Fitoterapia. 2. ed. Belém: Cejup; 1979.

37. Brown D. Encyclopedia of Herbs and Their Uses. London: The Royal Horticultural Society; Dorling Kindresley; 1995.

38. Salvi RM, Heuser ED. Interações: medicamentos × fitoterápicos: em busca de uma prescrição racional. Porto Alegre: EdiPUCRS; 2008.

Crédito da imagem:
Ivone Manzali

Alecrim

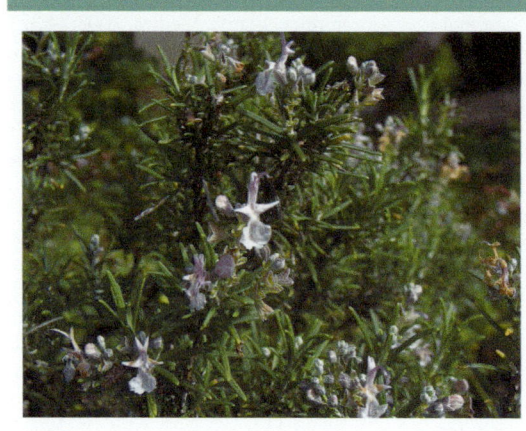

Nome botânico
Rosmarinus officinalis L.
Sinonímia: *Salvia rosmarinus*
Schleid.

Nome farmacêutico
Folium Rosmarini

Família
Lamiaceae

Parte utilizada
Folha

Propriedades organolépticas
Picante, quente e aromática

Outros nomes populares

Alecrim-comum, alecrim-de-casa, alecrim-de-cheiro, alecrim-da-horta, alecrim-de-jardim, alecrim-rosmarinho, erva-cooada, erva-da-graça, flor-de-olimpo, rosa-marinha, rosmarinho, rosmarino.

Origem

Região do Mediterrâneo.

Histórico

O nome do gênero significa *arbusto aromático* em que *ros*, do grego *rhops*, significa arbusto, e *marinus* seria uma derivação de *myrinus*, aromático. Existem registros de uso do alecrim desde o Egito Antigo, tendo sido utilizado como um dos ingredientes para embalsamar múmias. Para os gregos, esta planta simbolizava amor e morte. Era empregada em algumas regiões para confeccionar o buquê das noivas, pois representava a fidelidade. Seus ramos eram colocados, desfolhados, sobre o caixão para mostrar que o falecido jamais seria esquecido. Na linguagem das flores, alecrim significava saudade. Tradicionalmente, um galho novo era colocado debaixo do travesseiro para evitar pesadelos.[1] Em *Hamlet*, de Shakespeare, a personagem Ofélia cita o alecrim como símbolo da lembrança.[2-4] Em Portugal, no século 19, colocava-se a criança para receber a fumaça do alecrim junto a outros ingredientes para livrá-la do quebranto.[5] Além de estarem incorporados a produtos cosméticos,[6] mais recentemente, extratos de *R. officinalis* têm sido utilizados na preservação de alimentos, pois evitam a oxidação e a contaminação microbiana.[7] É aprovada pela Comissão E da Alemanha para o tratamento da dispepsia, enquanto o óleo de *R. officinalis* usado externamente é indicado para dores nas articulações e má circulação. Também recomendado pela Organização Mundial da Saúde (Monographs on Selected Medicinal Plants – vol. 4).[8] No Brasil, consta na Farmacopeia Brasileia (FB) 1ª edição (1926),[9] na FB 5ª edição (2010)[10] e no Formulário de Fitoterápicos da Farmacopeia Brasileira (FFFB) 1ª edição (2011).[11] A utilização das folhas fez parte da RDC 10/2010 tanto para uso externo (distúrbios circulatórios, antisséptico e cicatrizante) como interno (dispepsia).[12]

Principais componentes químicos

O **óleo essencial** de alecrim é obtido por destilação a vapor de galhos e folhas frescas, em quantidades de 1 a 2,5% e sua composição varia de acordo com o estágio de desenvolvimento, origem das folhas ou outros fatores, no qual os principais componentes são 1,8-cineol (10 a 25%), p-cimeno (44,02%), linalool (20,5%), timol (1,815%), acetato de bornila (1 a 5%), borneol (1 a 6%), canfeno (5 a 10%), β-pineno (3,61%), α-pineno (2,83%), eucaliptol (2,64%) e α-terpineol (12 a 24%). Ainda contém limoneno, β-cariofileno, verbenona e mirceno.[13]

Também contém **diterpenoides amargos** (carnosol, ácido carnosólico e ácido carnósico, isorosmanol, rosmanol, epirosmanol, rosmaridifenol e ácido rosmarínico), **flavonoides** (luteolina, nepetina e pepitrina) e **triterpenoides** (ácido oleanólico, ácido ursólico e α e β-amirina).[14]

Mais do que constituintes voláteis, os extratos de *R. officinalis* também contêm vários componentes antioxidantes, que pertencem principalmente às classes de ácidos fenólicos, flavonoides e diterpenoides.[7]

Atividades farmacológicas

Os constituintes estudados do *R. officinalis* são o ácido cafeico e seus derivados, o ácido rosmarínico, o ácido carnósico e do carnosol. Estes compostos apresentam **atividades antioxidantes** e estão sob investigação como potencialmente úteis no câncer, em distúrbios inflamatórios e como hepatoprotetor. O óleo essencial tem sido usado na aromaterapia, tanto no tratamento da ansiedade como para induzir um estado de alerta.[15] Nesse contexto, observou-se que o ácido rosmarínico, por ser um potente inibidor da colinesterase, mostrou-se promissor como eventual agente **protetor da memória** em pacientes com Alzheimer.[15,16] Um estudo clínico com 80 pessoas saudáveis que ingeriram 250 mℓ de água com extrato e hidrolato de *R. officinalis* revelou, através de um exame de "espectroscopia de infravermelho próximo", efeitos benéficos pequenos, mas estatisticamente significativos, sobre a cognição, consistentes com os encontrados anteriormente em indivíduos que inalaram óleo essencial de *R. officinalis*. Foi identificado nesse experimento uma maior extração de oxigênio da hemoglobina cerebrovascular em momentos de demanda cognitiva.[17] Há trabalhos ainda que relacionam melhora no desempenho em tarefas de subtração em série e na memória de longo prazo, com a atividade colinérgica desempenhada pelo 1,8 cineol, que é um componente que facilmente atravessa a barreira hematencefálica.[17] Ainda neste campo, 68 estudantes universitários foram divididos em grupos, um dos quais fez uso de *R. officinalis* sob a forma de droga vegetal pulverizada e encapsulada na dose de 500 mg, 2 vezes/dia, durante 1 mês, e o outro de placebo. Ao fim, o grupo tratado demonstrou **aumentar a memória** prospectiva e retrospectiva, **reduzir a ansiedade e a depressão** e **melhorar a qualidade do sono**.[18]

Experimentalmente, o *R. officinalis* demonstra atividade **inotrópica positiva**, que estimula o fluxo sanguíneo através das coronárias.[19] Possui efeito **antiespasmódico e digestivo** que reduz a formação excessiva de gases e também auxilia na eliminação do acúmulo de gorduras.[20]

O extrato aquoso mostra **atividade protetora sobre hepatócitos** e exibiu efeito positivo em **úlcera gástrica e inflamação**, enquanto as soluções alcoólicas apresentaram atividade **colerética, diurética, hipoglicêmica e anti-hiperglicêmica** possivelmente graças aos múltiplos efeitos que envolvem mecanismos pancreáticos e extrapancreáticos, sugerindo que, dependendo do modo de preparo (aquosa ou hidroalcoólica), podemos ter atividades diferentes que precisam ser mais bem investigadas. Também foi determinado que o extrato tem a capacidade de inibir a peroxidação lipídica e ativar enzimas antioxidantes (SOD e CAT) em diabéticos.[21-23]

Os extratos das partes aéreas, obtidos utilizando fluidos supercríticos (FSC) e extrações com *Sohxlet*, foram testados quanto às atividades antioxidante, antibacteriana (*Staphylococcus aureus, Bacillus cereus, Escherichia coli* e *Pseudomonas aeruginosa*) e **antifúngica** (*Candida albicans*) e revelaram resultados positivos.[24] Em relação à atividade contra o *S. aureus*, o ácido carnósico e o carnosol presentes no extrato alcoólico são capazes de inibir o Agr (regulador gene acessório) responsável pela virulência da bactéria.[25] O óleo essencial apresenta também **atividades antibacteriana** (*E. coli, Bacillus cereus, Staphylococcus aureus, Clostridium perfringens, Aeromonas hydrophila, Bacillus cereus* e *Salmonella choleraesuis*),[7] **anti-inflamatória e analgésica** sobre os processos inflamatórios agudo e crônico e relaxante da musculatura do trato intestinal, ocasionando pouca interferência danosa sobre a mucosa gástrica.[26,27] Extrato hidroalcoólico contendo 4,5% do ácido rosmarínico, administrado por via oral, no tratamento da neuropatia diabética dolorosa de ratos com diabetes induzido por estreptozocina, melhorou a hiperglicemia, hiperalgesia e déficit motor, sugerindo **efeitos anti-hiperalgésicos e neuroprotetores** da planta.[28] Outros trabalhos nessa mesma linha de investigação com extratos de *R. officinalis* apresentaram resultados semelhantes.[29-31]

Indicações e usos principais

- Hepatopatias
- Colecistites crônicas
- Flatulência
- Edema associado a hepatopatias (diurético)
- Cólicas menstruais e abdominais
- Tônico geral – convalescenças
- Irregularidades menstruais
- Artroses, com aplicação local.

Uso etnomedicinal

O *R. officinalis* tem sido utilizado medicinalmente para tratar distúrbios respiratórios e cólica renal, má digestão, gases, dor de cabeça, dismenorreia, fraqueza, memória fraca, hipotensão, hipertensão e diabetes. Aumenta a circulação periférica e melhora os sintomas do reumatismo e dores musculares em uso local.[32] Segundo Araújo, os galhos e as folhas são usados na forma de chá para curar febres e bronquites e como defumador de casas e das pessoas, evitando "mau-olhado".[33]

Posologia

- Infusão: 2 a 4 g/dia
- Extrato fluido (1:1, etanol 45% v/v): 1,5 a 3 mℓ/dia
- Tintura (1:5, 70% etanol): 3 a 8,5 mℓ/dia
- Óleo essencial na inalação: 1 a 6 gotas/500 mℓ de água fervente, inalar por 5 min (contraindicado em crianças)[34]
- Óleo essencial em compressas quentes ou frias: 6 gotas/ℓ de água
- Óleo essencial em banhos de imersão: 1 gota/10 ℓ de água.

Extratos disponíveis no mercado brasileiro

Extrato seco de *Rosmarinus officinalis* padronizado em 0,04% de flavonoides.

Contraindicações

- Em casos de problemas de próstata e em pacientes com gastrenterites e dermatoses em geral[15]
- Não utilizar em crianças menores de 3 anos de idade
- O uso é contraindicado em gestantes, por falta de dados.

Precauções

O óleo essencial deve ser usado com cuidado em pacientes epilépticos, evitar contato com os olhos, e não usar próximo a mucosas e tampouco em ferimentos abertos.

Toxicidade e interações

Quando utilizado cronicamente ou em doses excessivas, pode causar irritação renal.[15]

Não encontramos referências quanto a interações.

REFERÊNCIAS BIBLIOGRÁFICAS

1. Ulbricht C, Abrams TR, Brigham A et al. An evidence-based systematic review of rosemary (*Rosmarinus officinalis*) by the Natural Standard Research Collaboration. Journal of Dietary Supplements. 2010;7:351-413.
2. Lipp FJ. O simbolismo das plantas. Taschen; 2002.
3. Font Quer P. Plantas medicinales el dioscórides renovado. 7. ed. Barcelona: Labor; 1981.
4. Sangirardi Jr. Plantas eróticas. 2. ed. Rio de Janeiro: Editorial Nórdica; 1981.
5. Camargo MTA. Plantas medicinais e de rituais afro-brasileiros II: estudo farmacobotânico. São Paulo: Ícone; 1998.
6. Hassani FV, Shirani K, Hosseinzadeh H. Rosemary (*Rosmarinus officinalis*) as a potential therapeutic plant in metabolic syndrome: a review. Naunyn-Schmiedeberg's Archives of Pharmacology. 2016;389:931-49.
7. Nieto G, Ros G, Castillo J. Antioxidant and antimicrobial properties of rosemary (*Rosmarinus officinalis*, L.): a review. Medicines. 2018;5:98.
8. WHO. WHO monographs on selected medicinal plants. Genebra: World Health Organization; 1999.
9. Brasil. Pharmacopeia Brasileira. Decreto nº 17.509, de 4 de novembro de 1926. Departamento Nacional de Saúde Pública. Rio de Janeiro: Brasil; 1926.
10. Brasil. Farmacopeia Brasileira. 5. ed. vol. 2. Resolução da Diretoria Colegiada – RDC nº 49, de 23 de novembro de 2010. In: Anvisa. Brasília: Anvisa; 2010.
11. Brasil. Formulário de Fitoterápicos da Farmacopeia Brasileira. Brasília: Anvisa; 2011.
12. Brasil. Resolução da Diretoria Colegiada – RDC nº 10, de 9 de março de 2010. Dispõe sobre a notificação de drogas vegetais junto à Agência Nacional de Vigilância Sanitária (Anvisa) e dá outras providências. Brasília: Diário Oficial da União; 2010.
13. Gachkar L, Yadegari D, Rezaei MB, Taghizadeh M, Astaneh SA, Rasooli I. Chemical and biological characteristics of *Cuminum cyminum* and *Rosmarinus officinalis* essential oils. Food Chemistry. 2007;102:898-904.
14. European Scientific Cooperative on Phytotherapy (ESCOP). Monographs on the Medicinal Uses of Plant Drugs. Center for Complementary Health Studies, University of Exeter, UK; 1996.
15. Fernandez M, Nieto A. Plantas medicinais. Pamplona, Navarra: Eunsa; 1982.
16. Alkam T, Nitta A, Mizoguchi H, Itoh A, Nabeshima T. A natural scavenger of peroxynitrites, rosmarinic acid, protects against impairment of memory induced by Aβ25-35. Behavioural Brain Research. 2007;180:139-45.
17. Moss M, Smith E, Milner M, McCready J. Acute ingestion of rosemary water: evidence of cognitive and cerebrovascular effects in healthy adults. Journal of Psychopharmacology. 2018;32:1319-29.

18. Nematolahi P, Mehrabani M, Karami-Mohajeri S, Dabaghzadeh F. Effects of *Rosmarinus officinalis* L. on memory performance, anxiety, depression, and sleep quality in university students: a randomized clinical trial. Complementary Therapies in Clinical Practice. 2018;30:24-8.

19. Blumenthal M, Busse WR, Goldberg A, Gruenwald J, Hall T, Riggins CW et al., editors. The Complete German Commission E Monographs – Therapeutic guide to herbal medicines. Austin: American Botanical Council; 1998.

20. Revilla J. Apontamentos para a Cosmética Amazônica. Instituto de Pesquisas da Amazônia. Coedição Sebrae; 2004.

21. Bakırel T, Bakırel U, Keleş OÜ, Ülgen SG, Yardibi H. In vivo assessment of antidiabetic and antioxidant activities of rosemary (*Rosmarinus officinalis*) in alloxan-diabetic rabbits. Journal of Ethnopharmacology. 2008;116:64-73.

22. Daher C, Kashour B. *Rosmarinus officinalis* leaves water extract: a possible anti-inflammatory and anti-ulcerogenic remedy. Planta Medica. 2008;74:PA203.

23. Cunha AP. Farmacognosia e Fitoquímica. Lisboa: Fundação Calouste Gulbenkian; 2005.

24. Genena AK, Hense H, Smânia Junior A, Souza SMd. Rosemary (*Rosmarinus officinalis*): a study of the composition, antioxidant and antimicrobial activities of extracts obtained with supercritical carbon dioxide. Food Science and Technology. 2008;28:463-9.

25. Nakagawa S, Hillebrand GG, Nunez G. *Rosmarinus officinalis* L. (Rosemary) Extracts Containing Carnosic Acid and Carnosol are Potent Quorum Sensing Inhibitors of Staphylococcus aureus Virulence. Antibiotics. 2020;9:149.

26. Faria LRD. Validação farmacológica do óleo essencial de *Rosmarinus officinalis* L. (Alecrim): atividades anti-inflamatória e analgésica. Dissertação (Mestrado em Ciência Animal). Alfenas, MG: Universidade José do Rosário Vellano; 2005.

27. Foster S, Johnson RL. Desk Reference to Nature's Medicine. Washington: National Geographic Society; 2006.

28. Rasoulian B, Hajializadeh Z, Esmaeili-Mahani S, Rashidipour M, Fatemi I, Kaeidi A. Neuroprotective and antinociceptive effects of rosemary (*Rosmarinus officinalis* L.) extract in rats with painful diabetic neuropathy. The Journal of Physiological Sciences. 2019;69:57-64.

29. Ghasemzadeh MR, Amin B, Mehri S, Mirnajafi-Zadeh SJ, Hosseinzadeh H. Effect of alcoholic extract of aerial parts of *Rosmarinus officinalis* L. on pain, inflammation and apoptosis induced by chronic constriction injury (CCI) model of neuropathic pain in rats. Journal of Ethnopharmacology. 2016;194:117-30.

30. Rashidipour M, Hajializadeh Z, Esmaeili-Mahani S, Kaeidi A. The effect of *Rosmarinus officinalis* L extract on the inhibition of high glucose-induced neurotoxicity in PC12 cells: an in vitro model of diabetic neuropathy. Herbal Medicines Journal. 2017;2:114-21.

31. Rahbardar MG, Amin B, Mehri S, Mirnajafi-Zadeh SJ, Hosseinzadeh H. Anti-inflammatory effects of ethanolic extract of *Rosmarinus officinalis* L. and rosmarinic acid in a rat model of neuropathic pain. Biomedicine & Pharmacotherapy. 2017;86:441-9.

32. EMA. Overview of comments received on Community herbal monograph on *Rosmarinus officinalis* L., aetheroleum (EMA/HMPC/235453/2009). In: (HMPC) CoHMP, editor. United Kingdom: European Medicines Agency; 2010.

33. Araújo AM. Medicina rústica. São Paulo: Companhia Editora Nacional; 1961.

34. Marchiori VF. Monografia de *Rosmarinus officinalis*. Fitomedicina Herbarium. jul. 2004:5.

Crédito da imagem:
Ivone Manzali

Capítulo 7

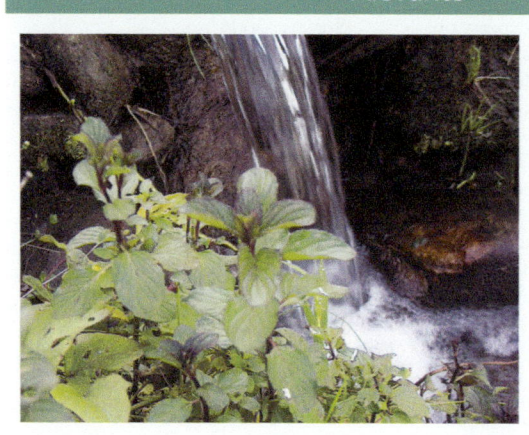

Alevante

Nome botânico
Mentha x piperita L.

Nome farmacêutico
Folium Menthae Piperitae

Família
Lamiaceae

Parte utilizada
Folhas

Propriedades organolépticas
Refrescante, picante e aromática

Outros nomes populares

Hortelã, hortelã-pimenta, menta, menta-inglesa, hortelã-apimentada, hortelã-das-cinzinhas, menta-inglesa e sândalo.

Origem

Nativa da Europa.

Histórico

O nome do gênero *Mentha* tem origem no grego *minthe*. O nome *piperita* significa "apimentado", característica que a distingue das demais espécies do gênero.[1] Na mitologia grega, *Minthe* era uma ninfa amada por Plutão, que a transformou nesta planta aromática para protegê-la dos ciúmes de sua mulher.[2]

A *Mentha x piperita* L. é um produto da hibridação de duas espécies do mesmo gênero, *Mentha aquatica* L. e *Mentha viridis* L., surgido na Inglaterra no final do século 17. As plantas do gênero *Mentha* têm sido utilizadas para finalidades medicinais, alimentícias e cosméticas, desde a mais remota antiguidade.[2] Em 1721, *M. piperita* tornou-se item oficial da Farmacopeia Inglesa denominada *Mentha piperitis sapore*.[3] Atualmente o uso medicinal é reconhecido pela European Medicines Agency (EMA)[4] e pela Organização Mundial da Saúde (Monographs on Selected Medicinal Plants – vol. 2).[5]

No Brasil, pesquisa realizada por Medeiros e Albuquerque demonstra o uso medicinal das folhas e flores dessa espécie no Mosteiro de São Bento, Olinda – PE, identificada na relação de espécies prescritas pelo Dr. Joaquim Jerônimo Serpa nesse mosteiro no século 19.[6] Fez parte da Farmacopeia Brasileira (FB) 1ª edição (1926)[7] e da FB 2ª edição (1959).[8] Foi incluída na 5ª edição da FB (2010),[9] na 1ª e 2ª edição do Formulário de Fitoterápicos da Farmacopeia Brasileira (FFFB) (2011; 2021),[10] na Instrução Normativa nº 2, de 13/05/2014 (Lista de Medicamentos Fitoterápicos de Registro Simplificado)[11] e na 6ª edição da FB (2019).[12]

Principais constituintes químicos

O principal grupo fitoquímico é o **óleo essencial** cuja concentração varia conforme maturidade, variedade genética, região geográfica e condições de beneficiamento. As classes de fitoquímicos mais abundantes no óleo essencial são **monoterpenos** oxigenados (79,50%), seguidos por hidrocarbonetos monoterpenos (16,23%) e hidrocarbonetos sesquiterpenos (2,44%).[13] Os principais constituintes identificados no óleo essencial foram: mentol (33 a 60%), mentona (15 a 32%), isomentona (2 a 8%), 1,8-cineol (eucaliptol) (5 a 13%), acetato de mentila (2 a 11%), mentofurano (1 a 10%), limoneno (1 a 7%), β-mirceno (0,1 a 1,7%), β-cariofileno (2 a 4%), pulegona (0,5 a 1,6%), piperitona (até 3,2%) e carvona (1%). As folhas contêm 1,2 a 3,9% (v/p) de óleo essencial (rendimento 0,38% a partir das folhas frescas). Estima-se que as folhas secas retenham aproximadamente 21% do **óleo essencial** original (25 mg/ℓ). As folhas apresentam ainda cerca de 19 a 23% de polifenóis, dos quais 12% são **flavonoides** e, entre estes últimos, a maior proporção é de eriocitrina e ácido rosmarínico (59 a 67%) e em menor proporção luteolina 7-O-rutinosídeo (7 a 12%) e hesperidina (6 a 10%) e pequenas quantidades de 5,6-di-hidroxi-7,8,3',4'-tetrametoxiflavona, pebrelina, gardenina B e apigenina. Cerca de 75% dos polifenólicos presentes nas folhas são extraídos por infusão (750 mg/ℓ).[14]

Atividades farmacológicas

Vários ensaios farmacológicos, em modelos *in vitro* e *in vivo*, buscaram investigar e identificar os possíveis bioativos responsáveis pelos efeitos antioxidante, antitumoral, antialérgico e antimicrobiano. Quanto à capacidade antioxidante, vários métodos *in vitro* foram utilizados e demonstraram que essa atividade é influenciada pela composição do óleo essencial, que pode variar conforme a época de coleta e tratos culturais.[14,15] Nesse aspecto, outras atividades possivelmente sofram influência conforme a composição do óleo essencial.

No que se refere aos efeitos antitumoral, antialérgico e antimicrobiano, observa-se que os constituintes do óleo essencial demonstram essas atividades *in vitro*, porém a aplicação direta do óleo em culturas de células não deve apresentar os mesmos resultados que a administração oral. Estudos indicam que os principais constituintes são a mentona e a isomentona.[16] O conhecimento da **atividade antimicrobiana** do **óleo essencial** da *M. piperita* levou ao estudo dos possíveis efeitos sinérgicos *in vitro* com antibacterianos e antifúngicos amplamente disponíveis e atualmente prescritos em terapias contra infecções. O efeito sinérgico do **óleo essencial** da *M. piperita* com gentamicina resultou em uma forte inibição de crescimento para todas as espécies bacterianas estudadas, entre elas *Bacillus cereus*, *Bacillus subtilis* e *Staphylococcus aureus*, enquanto o sinergismo com a ampicilina inibiu fortemente a *Escherichia coli* e o *Bacillus subtili*s. Estas respostas podem constituir uma nova abordagem potencial para combater o crescente fenômeno de bactérias multirresistentes. Já com os fungos os resultados foram menos pronunciados.[17]

Inúmeras investigações *in vivo* e *in vitro* demonstraram que tanto o **óleo essencial** como os extratos das folhas e os flavonoides são responsáveis pelas propriedades **espasmolítica, colerética, colagoga, antiflatulenta, antipruriginosa, anti-helmíntica e analgésica das mucosas**.[18,19] A administração oral do extrato de *M. piperita* em ratos inibiu sintomas nasais e a permeabilidade vascular nasal induzida por ação antigênica, sugerindo a eficácia desta planta no tratamento clínico de **rinite alérgica**.[20]

Estudos clínicos realizados com *M. piperita* avaliaram os efeitos sobre o trato gastrintestinal e observaram que a **atividade carminativa** é decorrente da diminuição do tônus da musculatura lisa, o que facilita a eliminação dos gases.[21] Além disso, estimula a liberação de bile, que atua sobre o metabolismo dos lipídios.[22]

Dados da farmacocinética revelam que o **óleo essencial** da *M. piperita*, ao ser ingerido, é rapidamente absorvido no aparelho digestório, mas, quando tomado em cápsulas de liberação retardada, quase 70% chegam ao cólon. Além disso, o mentol é metabolizado no fígado e excretado na bile. Os principais benefícios do **óleo essencial** da *M. piperita* parecem ser o **efeito antiespasmódico** sobre a musculatura lisa intestinal, em razão do bloqueio dos canais de cálcio e sua **ação analgésica** tópica.[23] Estudos clínicos foram realizados para avaliar o seu efeito no tratamento da **síndrome do intestino irritável** (SII). Nesse sentido, dois ensaios clínicos duplos-cegos que envolveram 47 pessoas (18 e 29 pessoas, respectivamente) com **SII**, e que receberam cápsulas de liberação entérica[a] de *M. piperita* ou placebo, 1 ou 2 cápsulas 3 vezes/dia, durante 4 semanas, revelaram que os grupos tratados com *M. piperita* tiveram redução significativa (75%) dos sintomas (dor, inchaço, flatulência e diarreia).[24,25] Outro estudo que avaliou, em 42 crianças, os efeitos da administração oral do óleo de *M. piperita* em revestimento entérico (1 ou 2 cápsulas de 187 mg, 3 vezes/dia durante 2 semanas) mostrou que, após 2 semanas de tratamento, 75% dos que pertenciam ao grupo tratado tiveram redução nos sintomas, incluindo a dor.[26] Por fim, pesquisa clínica realizada por Liu e colaboradores, em Taiwan, demonstrou que a administração oral do óleo de *M. piperita*, em revestimento entérico, a 110 pacientes, 3 a 4 vezes/dia, durante 1 mês, promoveu a redução da distensão abdominal, da frequência da evacuação e da flatulência em relação ao grupo placebo.[27] Quase 80% dos pacientes que tomaram *M. piperita* também tiveram alívio da dor abdominal.[22] Dos 8 estudos clínicos realizados, somente 2 não observaram melhora nos sintomas da **SII**.[14] Um estudo com

Capítulo 7

---

[a] As cápsulas de liberação entérica são especialmente formuladas para passarem pelo estômago e liberarem o conteúdo no intestino. Geralmente, contém 0,2 mℓ de óleo por cápsula.

o medicamento Mentaliv® originalmente desen-volvido para o tratamento da **SII**, que tem em sua composição 30 a 55% de mentol e 14 a 32% de mentona, avaliou parâmetros parasitológicos, imunológicos e histológicos em camundongos infectados com *Schistosoma mansoni*. Após trata-mento por 60 dias com o medicamento, os re-sultados mostraram diminuição do número de ovos de *S. mansoni* nas fezes, fígado e intestino e redução no número de granulomas hepáticos. Análise laboratorial mostrou redução de 84% na eosinofilia no sangue e nos níveis sanguíneos de IL-4 e IL-10.[28]

Formulações farmacêuticas contendo *M. piperita* também foram avaliadas em casos de **dispepsias**. Westphal e colaboradores avaliaram, em 70 pacientes com dispepsia crônica, uma preparação comercial denominada Lomatol® (associação dos extratos de *Carum carvi* [fru-to], de *Foeniculum vulgare* [fruto], de *M. piperita* [folha] e de *Artemisia absinthium* [parte aérea]), comparando-a à metoclopramida em um estu-do randomizado e duplo-cego. Avaliaram-se os efeitos sobre os seguintes sintomas: dor, náuseas, azia e gastroespasmos, durante 2 semanas de tra-tamento. O fitoterápico apresentou resultados considerados estatisticamente significativos e su-periores no controle dos sintomas, tendo menos reações adversas e sendo mais bem tolerado que a metoclopramida.[29]

Uma pesquisa investigou os efeitos da ad-ministração oral de **óleo essencial** de *M. piperita* sobre a cognição e o humor em jovens saudáveis com idade entre 21 e 35 anos. O estudo concluiu que o **óleo essencial** em altas doses (100 µℓ), e com elevados teores de mentol e de mentona, modulou de forma benéfica o desempenho das tarefas cognitivas exigidas, atenuou o aumento na fadiga mental associada a testes cognitivos prolongados, sem produzir alterações significa-tivas na avaliação do humor. Ao fim, os auto-res sugerem investigações com doses superiores para avaliar se os efeitos obtidos poderiam ser melhores.[30]

Além disso, observou-se que **óleo essencial a 10%** aplicado topicamente na testa foi efeti-vo na **redução da cefaleia**, sendo tão potente quanto 1 g de paracetamol administrado por via oral em estudo clínico monitorado por placebo, efeito atribuído ao mentol. Porém, não podemos desconsiderar que outros constituintes também sejam importantes para as atividades biológicas descritas.[14,31]

Além das recomendações descritas, a *M. piperita* é indicada em doenças do aparelho respi-ratório e, externamente, para mialgia e neuralgia. Entretanto, há poucos estudos clínicos que ates-tem a eficácia nestas situações.[14]

Indicações e usos principais

- Dispepsia
- Flatulência
- Cólica intestinal
- Distúrbios biliares
- Enterites
- Síndrome do intestino irritável.

Uso etnomedicinal

Dores espasmódicas, gases, dispepsias em ge-ral e doenças respiratórias. Em tribos indígenas amazônicas, é utilizada em distúrbios digestivos, como antiparasitário, e para combater cefaleias e tétano. Nas zonas rurais da Índia, o suco das folhas frescas é administrado, com sal, nas diar-reias.[18] Espasmolítico, antivomitivo, carminati-vo, estomáquico e anti-helmíntico, por via oral, e antibacteriano, antifúngico e antipruriginoso, rubefacientes, antissépticos e para o tratamento de neuralgia, mialgia, dores de cabeça e enxaque-cas por via tópica.[13,19] Na religião afro-brasileira, esta espécie é utilizada em amacis, banhos rituais de *axé* para trazer boa sorte, prosperidade e como atrativo do amor.[32]

Posologia

- Planta seca: 1 a 3 g, 3 vezes/dia
- Tintura (1:5, 45% etanol): 2 a 3 mℓ, 3 vezes/dia
- Extrato seco 1:10: 400 a 1.200 mg/dia.

Extratos disponíveis no mercado brasileiro

Extrato seco de *Mentha x piperita* 10:1.

Contraindicações

- Pessoas sensíveis ou alérgicas ao mentol po-dem apresentar dor de cabeça, prurido, coriza, asma e arritmias[31]
- Na gravidez e durante o período de lactação
- O óleo essencial não deve ser usado em crian-ças menores de 3 anos de idade.

Precauções

Os produtos farmacêuticos contendo menta que foram avaliados clinicamente se mostraram se-guros, com poucos efeitos adversos. Os efeitos relatados para a ingestão de produtos contendo o óleo essencial foram: taquicardia, náuseas, vômitos e ardência perianal.[31]

Um olhar atento deve ocorrer a partir do trabalho de revisão realizado por Cardoso e Amaral onde foi constatado que em todos os continentes mulheres fazem uso de inúmeras plantas medicinais durante a gravidez, apesar de potenciais riscos ao desenvolvimento fetal, e que a utilização independe do padrão socioeconômico ou do grau de escolarização. Entre as plantas mais consumidas estão as do gênero *Mentha*, a camomila, o gengibre, o alho e a equinácea.[33]

Toxicidade e interações

Altas doses de **óleo essencial** costumam causar estimulação do SNC. Dose de aproximadamente 1 g/kg de óleo essencial pode ser fatal. O mentol é fracamente metabolizado por recém-nascidos com deficiência de G6 PD, provocando icterícia; pessoas sensíveis ao mentol devem redobrar a atenção ao usar a planta e seus derivados.[31] Não são descritas interações até o momento.

REFERÊNCIAS BIBLIOGRÁFICAS

1. Engels G, Podraza M, Sierant A. Peppermint. HerbalGram. 2006;72:4-5.
2. Morgan M. Botanical Latin: The poetry of herb names. Disponível em: www.mediherb.com/pdf/6089_US.pdf.
3. Pushpangadan P, Tewari SK. 28 – Peppermint. In: Peter KV, editor. Handbook of Herbs and Spices: Woodhead Publishing. 2006:460-81.
4. EMA. European Union herbal monograph on *Mentha x piperita* L., aetheroleum. Amsterdam: European Medicines Agency; 2020.
5. WHO. WHO monographs on selected medicinal plants. Geneva: World Health Organization; 2002.
6. Medeiros MFT, Albuquerque UP. The pharmacy of the Benedictine monks: the use of medicinal plants in Northeast Brazil during the nineteenth century (1823-1829). Journal of Ethnopharmacology. 2012;139:280-6.
7. Brasil. Pharmacopeia Brasileira. Decreto nº 17.509, de 4 de novembro de 1926. Departamento Nacional de Saúde Pública. Rio de Janeiro: Brasil; 1926.
8. Brasil. Farmacopeia dos Estados Unidos do Brasil. 2. ed. Decreto nº 45.502, de 27 de fevereiro de 1959. Aprova a 2ª Edição da Farmacopeia Brasileira. In: Farmácia SNdFdMe, editor. Rio de Janeiro; 1959.
9. Brasil. Farmacopeia Brasileira. 5. ed. vol. 2. Resolução da Diretoria Colegiada – RDC nº 49, de 23 de novembro de 2010. Brasília: Anvisa; 2010.
10. Brasil. Formulário de Fitoterápicos da Farmacopeia Brasileira. Brasília: Anvisa, 2011.
11. Brasil. Instrução Normativa nº 4, de 18 de junho de 2014. Determina a publicação do Guia de orientação para registro de Medicamento Fitoterápico e registro e notificação de Produto Tradicional Fitoterápico. Brasília: Anvisa; 2014.
12. Brasil. Farmacopeia Brasileira. 6. ed. Brasília: Anvisa; 2019.
13. Bellassoued K, Hsouna AB, Athmouni K et al. Protective effects of *Mentha piperita* L. leaf essential oil against CCl 4 induced hepatic oxidative damage and renal failure in rats. Lipids in Health and Disease. 2018;17:9.
14. McKay DL, Blumberg JB. A review of the bioactivity and potential health benefits of peppermint tea (*Mentha piperita* L.). Phytotherapy Research. 2006;20:619-33.
15. Grulova D, Martino L, Mancini E, Salamon I, Feo V. Seasonal variability of the main components in essential oil of Mentha× piperita L. Journal of the Science of Food and Agriculture. 2015;95:621-7.
16. Mimica-Dukić N, Božin B, Soković M, Mihajlović B, Matavulj M. Antimicrobial and antioxidant activities of three *Mentha* species essential oils. Planta Medica. 2003;69:413-9.
17. Rosato A, Carocci A, Catalano A et al. Elucidation of the synergistic action of *Mentha piperita* essential oil with common antimicrobials. PloS one. 2018;13:e0200902.
18. Alonso J. Tratado de fitomedicina: bases clínicas y farmacológicas. Buenos Aires: Isis; 1998.
19. Lorenzi H, Matos FJ. Plantas medicinais no Brasil: nativas e exóticas. Nova Odessa: Instituto Plantarum; 2002.
20. Inoue T, Sugimoto Y, Masuda H, Kamei C. Effects of peppermint (*Mentha piperita* L.) extracts on experimental allergic rhinitis in rats. Biological and Pharmaceutical Bulletin. 2001;24:92-5.
21. Wagner H, Wisenauer M. Fitoterapia, fitofármacos, farmacologia e aplicações clínicas. 2. ed. São Paulo: Pharmabooks; 2006.
22. Raja RR. Medicinally potential plants of Labiatae (Lamiaceae) family: an overview. Research Journal of Medicinal Plant. 2012;6:203-13.
23. Chumpitazi BP, Kearns G, Shulman RJ. The physiological effects and safety of peppermint oil and its efficacy in irritable bowel syndrome and other functional disorders. Alimentary Pharmacology & Therapeutics. 2018;47:738-52.
24. Rees W, Evans B, Rhodes J. Treating irritable bowel syndrome with peppermint oil. British Medical Journal. 1979;2:835.
25. Dew M. Peppermint oil for the irritable bowel syndrome: a multicentre trial. The British Journal of Clinical Practice. 1984;38:398.
26. Kline RM, Kline JJ, Di Palma J, Barbero GJ. Enteric-coated, pH-dependent peppermint oil capsules for the treatment of irritable bowel syndrome in children. The Journal of Pediatrics. 2001;138:125-8.

Capítulo 7

27. Liu J-H, Chen G-H, Yeh H-Z, Huang C-K, Poon S-K. Enteric-coated peppermint-oil capsules in the treatment of irritable bowel syndrome: a prospective, randomized trial. Journal of Gastroenterology. 1997;32:765.

28. Zaia MG, Cagnazzo TdO, Feitosa KA et al. Anti-inflammatory properties of menthol and menthone in Schistosoma mansoni infection. Frontiers in Pharmacology. 2016;7:170.

29. Westphal J, Hörning M, Leonhardt K. Phytotherapy in functional upper abdominal complaints: results of a clinical study with a preparation of several plants. Phytomedicine. 1996;2:285-91.

30. Kennedy D, Okello E, Chazot P et al. Volatile terpenes and brain function: Investigation of the cognitive and mood effects of *Mentha × piperita* L. Essential oil with in vitro properties relevant to central nervous system function. Nutrients. 2018;10:1029.

31. Rotblatt M, Ziment I. Evidence-based Herbal Medicine. Hanley & Belfus; 2002.

32. Almeida MZ. Plantas medicinais. Salvador: EDUFBA; 2003.

33. Cardoso BS, Amaral VCS. The use of phytotherapy during pregnancy: a global overview. Ciência & Saúde Coletiva. 2019;24:1439-50.

Crédito da imagem:
Ivone Manzali

Capítulo 7

Alho

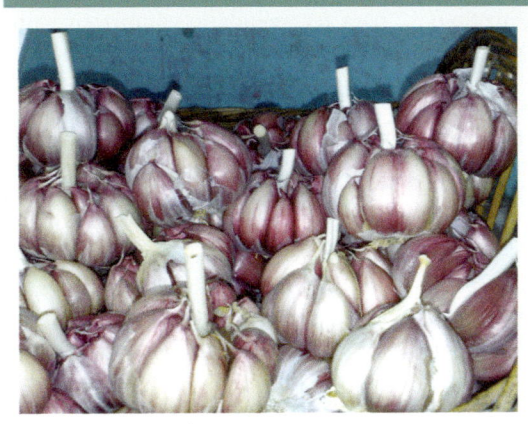

Nome botânico
Allium sativum L.

Nome farmacêutico
Bulbus Alli Sativi

Família
Amaryllidaceae (Liliaceae)

Parte utilizada
Bulbo

Propriedades organolépticas
Picante e amornante

Outros nomes populares

Alho bravo, alho comum, alho hortense, alho manso, alho ordinário, alho-do-reino.

Origem

Ásia Central.

Histórico

Os sumérios já utilizavam o alho há pelo menos 3.000 anos. É citado no papiro de Ebers do antigo Egito (1500 a.C.). Homero registrou a utilização desta planta por médicos gregos da Antiguidade para assepsia de feridas de guerra.[1] Os fenícios e *vikings* o levavam em suas embarcações para manter o vigor durante suas travessias. Na tradição ayurvédica, o *A. sativum* é utilizado com parcimônia por pessoas que trilham o caminho espiritual, pois é dito que ele pode embotar a mente e estimular a paixão sexual.[2] Um uso tão antigo e disseminado que não é possível identificar a origem para a palavra "allium", uma delas remete à imagem do bulbo composto de asas (latim *āla*) ou deriva apenas o latim de alho (*allium*), enquanto "sativus" faz alusão ao latim "semear, cultivar".[3]

A fama do *A. sativum* como "afastadora de maus espíritos" se manteve ao longo dos séculos, tanto é que se acredita que o Rei Henry VI da França foi batizado em água contendo *A. sativum* para protegê-lo dos maus espíritos e, possivelmente, de doenças. Essa lenda se perpetuou com a lenda dos vampiros que são afastados pela planta.[4]

Foi amplamente utilizado pelos trabalhadores que construíram as pirâmides egípcias, pois acreditava-se que dava força e os mantinha mais produtivos. A forte ligação com a cultura egípcia pode ser comprovada após a abertura da tumba do Rei Tutancâmon, onde foram encontrados bulbos de *A. sativum* (1.500 a.C.).[4]

Na Grécia, durante os primórdios dos jogos olímpicos, o *A. sativum* era consumido pelos atletas com o intuito de melhorar o desempenho.

Câmara Cascudo relata o uso pelos escravos no nordeste brasileiro, tanto na alimentação como na forma crua ou de chá, com o objetivo de aumentar a resistência contra doenças. Naquela época era comum usar a expressão: "alhos para os negros da levada".[5]

Consta na Farmacopeia Brasileira (FB) 4ª edição (1988-1996),[6] e integrou o Programa de Pesquisa em Plantas Medicinais da Central de Medicamento (PPPM/Ceme),[7] na 1ª e 2ª edições do Formulário de Fitoterápicos da Farmacopeia Brasileira (FFFB),[8] na 6ª edição da FB (2019)[9] e na Instrução Normativa nº 2 da RDC 26/2014[10] como medicamento fitoterápico de registro simplificado. Recomendado pela Organização Mundial da Saúde (WHO Monographs on Selected Medicinal Plants – vol. 1)[11] e pela European Medicines Agency (EMA).[12]

Principais componentes químicos

O bulbo é composto de 6 a 20 bulbilhos chamados de dente-de-alho e contém principalmente **aliina** (precursora da alicina, formada pela ação da enzima alinase). A **alicina** (tiosulfinato de dialila) também é precursora de vários **produtos de transformação** (ajoeno, vinilditiinas, oligossulfidos e polissulfidos), **flavonoides** (quercetina) **saponinas, ácidos fosfórico e sulfúrico, proteínas, sais minerais.**[13,14]

Quando o bulbo é cortado e consumido fresco, a alicina é o principal constituinte presente. No mercado são encontrados diferentes produtos: óleo, pó e extrato "envelhecido". O óleo de *A. sativum* é composto principalmente por dialil sulfeto (DAS), dialil dissulfeto (DADS), dialil trissulfeto (DATS) e sulfeto de metilalilo.

Na preparação do pó há a desativação da enzima aliinase pelo calor e pela desidratação. Como resultado, o pó de alho é rico em aliina e pequenas quantidades de compostos sulfurados lipossolúveis. O extrato "envelhecido" (*aged extract*) é assim chamado por causa do período de 6 a 20 meses que os bulbos ficam em solução de álcool ou vinagre. Durante esse tempo são eliminadas as substâncias responsáveis pelo forte odor, como o enxofre, e as que são irritantes do trato gastrintestinal quando se consome o bulbo cru ou na forma de óleo, além de estabilizar a alicina. Desse modo, o extrato "envelhecido" tem como característica apresentar constituintes mais solúveis em água, sobretudo S-alilcisteína (SAC), S-alilmercaptocisteína (SAMC) e derivados, e pequenas quantidades de compostos sulfurados lipossolúveis, sendo cada vez mais utilizada devido a essas características.[15]

Atividades farmacológicas

O *A. sativum* é empregado em todas as partes do mundo para várias doenças. Pesquisas mostram atividades **antimicrobiana, antifúngica, antitrombótica, antiagregante plaquetária, anti-hipertensiva e anti-hiperglicemiante.**[14]

Nos estudos, *in vitro*, realizados com chá, sobre nematoides parasitas de galinhas e cães, foi verificada atividade anti-helmíntica. Na avaliação toxicológica pré-clínica, concluiu-se que o chá é praticamente atóxico e isento de efeitos colaterais.[7]

A eficácia como **carminativo** foi demonstrada em estudo clínico que conclui que o *A. sativum* **diminui os espasmos, alivia a hiperperistalse e dispersa os gases.**[11]

Uma metanálise realizada em 11 estudos clínicos controlados e não controlados por placebo, entre os anos de 1997 e 2007, concluiu que a suplementação com *A. sativum* tem efeito hipotensor. A dose indicada foi de 600 a 900 mg/dia do pó (3,6 a 5,5 mg de alicina).[16] Entretanto,

apesar das evidências clínicas do uso do *A. sativum* na hipertensão, ainda não há protocolos para recomendá-lo como rotina no tratamento dessa patologia.[17] Nesse sentido, consultores da EMA relatam que os estudos clínicos realizados apresentaram deficiências metodológicas, bem como o uso de diferentes produtos a curto prazo (nenhum excedeu 12 semanas de tratamento). Portanto, os especialistas concluíram a necessidade de mais estudos para que o *A. sativum* seja considerado efetivo no combate à hipertensão.[18]

Em um estudo houve **redução da adesão e agregação plaquetária** após 3 meses de tratamento nos pacientes que sofreram infarto do miocárdio e que foram tratados com *A. sativum*. Nestes, ocorreu redução de novos ataques e morbidade em relação ao grupo-controle.[11] Segundo Kiesewetter e colaboradores (1991), é necessário o uso de 800 mg/dia do pó de *A. sativum* durante 4 semanas para observar o efeito antiagregante plaquetário.[19]

A maioria dos estudos, tanto epidemiológicos como clínicos e de laboratório, demonstra que o *A. sativum* pode ter efeitos positivos sobre os fatores de risco cardiovascular, já que **reduz a hiperlipidemia**, a **hipertensão e previne a formação de trombos**. Com base em seu potencial **antiarteriosclerótico**, pesquisadores têm apoiado o uso do *A. sativum* para a prevenção de doenças cardiovasculares.

O uso contínuo de altas doses de cápsulas de *A. sativum* em pó reduz significativamente o aumento no volume da placa arteriosclerótica e pode até resultar em uma leve regressão em um período de 48 meses. As saponinas têm mostrado ação inibidora da absorção de colesterol do lúmen intestinal em experimentos realizados com animais e, consequentemente, **reduzem a concentração de colesterol** no plasma. Outro estudo sugere que o tratamento com *A. sativum* não é só preventivo, mas também curativo na **arteriosclerose**.[19] Assim, os escassos efeitos secundários, como mau hálito e moléstias digestivas (evitadas com uso de extratos "envelhecidos"), fazem do *A. sativum* e de seus compostos químicos uma atrativa ferramenta terapêutica no campo cardiovascular.[20] Evidências sugerem que o *A. sativum* L. e seus componentes bioativos podem mitigar a esteatose hepática em pacientes com doença hepática gordurosa não alcoólica pela modulação do metabolismo lipídico hepático. Em um ensaio clínico, pacientes receberam 800 mg de *A. sativum* em pó e placebo. Ao final de 15 semanas, o grupo tratado além da perda de peso apresentou melhora significativa na esteatose hepática, avaliada por ultrassonografia, nos parâmetros sanguíneos de transaminases, glicemia de jejum, hemoglobina glicada, colesterol total, colesterol LDL e triglicerídeos.[21]

Dados epidemiológicos sugerem efeito **quimiopreventivo**, indicando o ajoeno como principal constituinte responsável por este efeito, especialmente em carcinomas gastrintestinais. Estudos *in vitro* sugerem que a inibição da biossíntese de prostaglandinas pode auxiliar nesse efeito.[22] Estudos clínicos também indicam que o *A. sativum* pode auxiliar na quimioprevenção do câncer. Entretanto, torna-se necessária a realização de mais estudos que garantam a eficácia desse tratamento.[17]

Tendo como princípio o fato de ser considerado nas medicinas tradicionais um antibiótico natural, foram testados extratos de *A. sativum* em diferentes concentrações, no **tratamento da acne**. Neste experimento, o extrato na concentração de 3%, obtido por maceração em gel, mostrou melhores resultados e não irritante para a pele.[23] Pesquisas relataram que os extratos de alho fresco e a terapia combinada de antibióticos resultaram em alta atividade antibacteriana.[24]

Indicações e usos principais

- Gripes, resfriados e afecções pulmonares
- Disenterias e parasitoses (amebíase, teníase, oxiúros)
- Leucorreia: candidíase e tricomoníase
- Hipertensão arterial e prevenção de vasculopatia aterosclerótica
- Dislipidemias
- Antioxidante.

Uso etnomedicinal

Perturbações do aparelho digestório, verminoses e parasitoses intestinais, edema, gripe, trombose, diabetes, arteriosclerose e infecções de pele e mucosa.[25] Na Índia, o alho é utilizado na congestão pulmonar, artrite e para acalmar crises histéricas.[1]

Posologia

- Planta: 2 a 6 g (bulbo fresco) ou 2 a 4 g (bulbo seco) ou 2 a 5 dentes/dia
- Pó: 60 a 100 mg/dia
- Óleo de alho: 2 a 5 mg/dia
- Extrato seco: 300 a 1.000 mg/dia
- Tintura (1:5, etanol 45%): 2 a 4 mℓ 3 vezes/dia.

Extratos disponíveis no mercado brasileiro

Extrato seco de *Allium sativum* padronizado em 1% de alicina.

Contraindicações

- Cuidado no uso externo: pode causar irritações
- Uso cuidadoso em dispepsias
- Contraindicado em gastrite e úlcera gastroduodenal em atividade
- Não usar durante a amamentação; pode alterar o sabor do leite e provocar cólicas no lactente.

Precauções

O consumo de grandes quantidades de *A. sativum* pode aumentar o risco de hemorragias pós-operatórias.[11]

Toxicidade e interações

Relato de casos de interação com varfarina. Estudos indicam que o *A. sativum* em doses terapêuticas também pode interagir com a clorpropamida (hipoglicemiante oral), provocando hipoglicemia, com a fluindiona (anticoagulante), reduzindo a biodisponibilidade, com o ritonavir (inibidor de protease), aumentando a toxicidade gastrintestinal. Outras pesquisas mostram redução na biodisponibilidade da clorzoxazona (miorrelaxante) e do saquinavir (inibidor de protease).[26] Descobriu-se que a quercetina presente no *A. sativum* interage com as vitaminas E e C, e modifica a atividade das transferases *in vitro* e *in vivo* e das isoenzimas do citocromo P450. No entanto, *in vivo* estudos revelaram que o óleo de *A. sativum* e seus três componentes de sulfeto de alila aumentam a expressão de CYP3A1, 2B1 e 1A1 no sistema de desintoxicação hepática. Além disso, tratamentos de combinação de *A. sativum* com captopril mostraram um maior efeito sinérgico em relação à inibição da ECA.[24]

REFERÊNCIAS BIBLIOGRÁFICAS

1. Alonso JR. Tratado de fitomedicina: bases clínicas y farmacológicas. Buenos Aires: Isis; 1998.
2. Chopra D, Simon DO. Guia Deepak Chopra de Ervas. 3. ed. Rio de Janeiro: Campos; 2001.
3. Vaan M. Etymological Dictionary of Latin and the Other Italic Languages. Boston: Leiden; 2008.
4. Rivlin RS. Historical perspective on the use of garlic. The Journal of Nutrition. 2001;131:951S-954S.
5. Cascudo LC. História da alimentação no Brasil. São Paulo: Ed. da Universidade de São Paulo; 1983.

Capítulo 7

6. Brasil. Farmacopeia Brasileira. 4. ed. Decreto nº 96.607, de agosto de 1988, e Portaria 175, de 19 de junho 1996. In: Conselho Nacional de Saúde, editor. Brasília: Ministério da Saúde; 1988.

7. Brasil. A Fitoterapia no SUS e o Programa de Pesquisa de Plantas Medicinais da Central de Medicamentos. Brasília: Ministério da Saúde; 2006.

8. Brasil. Formulário de Fitoterápicos da Farmacopeia Brasileira. Brasília: Anvisa; 2011.

9. Brasil. Farmacopeia Brasileira. Brasília: Anvisa; 2019.

10. Brasil. Instrução Normativa nº 02, de 13 de maio de 2014 – Lista de medicamentos fitoterápicos de registro simplificado e Lista de produtos tradicionais fitoterápicos de registro simplificado. Brasília: Anvisa; 2014.

11. WHO. WHO monographs on selected medicinal plants. vol. 1. Geneva: World Health Organization; 1999.

12. EMA. European Union herbal monograph on *Allium sativum* L., bulbus. Amsterdam: European Medicines Agency; 2017.

13. Bozin B, Mimica-Dukic N, Samojlik I, Goran A, Igic R. Phenolics as antioxidants in garlic (*Allium sativum* L., Alliaceae). Food Chemistry. 2008;111:925-9.

14. Ali M, Thomson M, Afzal M. Garlic and onions: their effect on eicosanoid metabolism and its clinical relevance. Prostaglandins, Leukotrienes and Essential Fatty Acids. 2000;62:55-73.

15. Tsai CW, Chen HW, Sheen LY, Lii CK. Garlic: health benefits and actions. BioMedicine. 2012;2:17-29.

16. Ried K, Frank OR, Stocks NP, Fakler P, Sullivan T. Effect of garlic on blood pressure: a systematic review and meta-analysis. BMC Cardiovascular Disorders. 2008;8:13.

17. Santhosha S, Jamuna P, Prabhavathi S. Bioactive components of garlic and their physiological role in health maintenance: a review. Food Bioscience. 2013;3:59-74.

18. EMA. European Union herbal monograph on *Allium sativum* L., bulbus – Final. Amsterdam: European Medicines Agency; 2017.

19. Kiesewetter H, Jung F, Pindur G, Jung E, Mrowietz C, Wenzel E. Effect of garlic on thrombocyte aggregation, microcirculation, and other risk factors. International Journal of Clinical Pharmacology, Therapy, and Toxicology. 1991;29:151.

20. García Gómez LJ, Sánchez-Muniz FJ. Revisión: efectos cardiovasculares del ajo (*Allium sativum*). Archivos Latinoamericanos de Nutrición. 2000;50:219-29.

21. Soleimani D, Paknahad Z, Rouhani MH. Therapeutic effects of garlic on hepatic steatosis in nonalcoholic fatty liver disease patients: a randomized clinical trial. Diabetes, Metabolic Syndrome and Obesity: Targets and Therapy. 2020;13:2389.

22. Dirsch VM, Vollmar AM. Ajoene, a natural product with non-steroidal anti-inflammatory drug (NSAID)-like properties? Biochemical Pharmacology. 2001;61:587-93.

23. Sopianti DS, Bulan PS. Ekstrak Bawang Putih (*Allium sativum* L.) Sebagai Zat Aktif Pada Formulasi Sediaan Gel. Jurnal Ilmiah Ibnu Sina. 2018;3:106-14.

24. El-Saber Batiha G, Magdy Beshbishy A, G Wasef L et al. Chemical constituents and pharmacological activities of garlic (*Allium sativum* L.): a review. Nutrients. 2020;12:872.

25. Lorenzi H, Matos FJ. Plantas medicinais no Brasil: nativas e exóticas. Nova Odessa: Instituto Plantarum; 2008.

26. Izzo AA. Interactions between herbs and conventional drugs: overview of the clinical data. Medical Principles and Practice. 2012;21:404-28.

Crédito da imagem:
Ivone Manzali

Andiroba

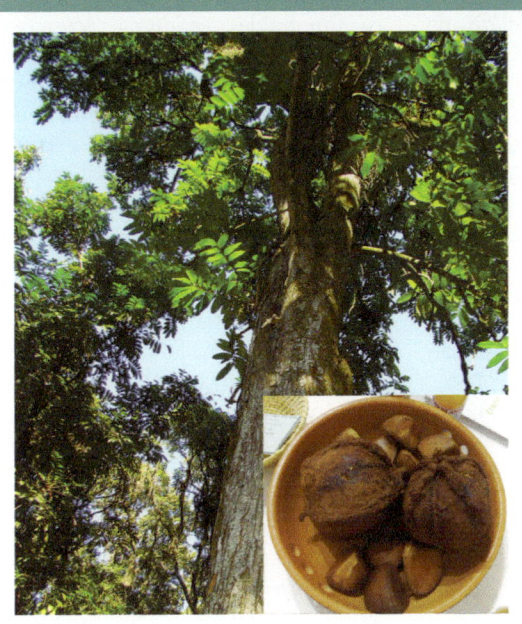

Nome botânico
Carapa guianensis Aubl.

Nome farmacêutico
Semen Carapa

Família
Meliaceae

Parte utilizada
Óleo das sementes

Propriedades organolépticas
Amarga e tônica

Outros nomes populares

Andiroba-branca, andiroba-do-igapó, andiroba-saruda, andiroba-vermelha, andirobeira, andirova, angiroba, comaçar, mandiroba, yandiroba, caropá, carapinha, gendiropa, jandiroba, penaíba-purpurga-de-santo-inácio, abocidan, carapá, iandiroba, andiroba-aruba, andiroba-saruba.[1,2]

Origem

Cuba, Honduras, Guianas, Brasil, Peru e Venezuela.

Histórico

O nome "carapa" tem origem na denominação indígena "caraipa", e "guianensis" deriva de Guiana Francesa, onde a espécie foi primeiramente descrita no ano de 1775, pelo botânico francês Jean-Baptiste Christopher Fuseé Aublet.[3] O nome popular "andiroba" deriva do tupi *yandyroba*, que significa "azeite amargo" (*yandy*, azeite, e *ob*, amargo).[4] O óleo misturado com o corante de urucum (*Bixa orellana* L.) apresenta ação repelente contra insetos e, por isso, é utilizado pelos ameríndios há muitas gerações. Os Mundurucus empregavam o óleo para mumificar a cabeça dos inimigos. Os Wayãpi e Palikur usam o óleo para remover carrapatos e piolhos.[5] O óleo também é utilizado como solvente para extrair os corantes vegetais utilizados para pintar o corpo. No entanto, foi o uso medicinal da *C. guianensis* que se consagrou nos territórios da Guatemala, Peru, Colômbia, Panamá, Trinidad, Venezuela e Brasil.[6]

Os portugueses que colonizaram a região do Pará aprenderam a utilizar com os indígenas locais o óleo de *C. guianensis* como combustível para o candeeiro.[7] A importância econômica desse óleo pôde ser observada em 1942, quando teve seu nome alterado para *aboridan* com o intuito de confundir a fiscalização, pois sua exportação fora proibida pelo Governo Federal como consequência da Segunda Guerra Mundial. Os óleos não comestíveis (como é o caso da *C. guianensis*) destinavam-se a lubrificantes, movelaria, indústria de sabões, velas, entre outros. A dificuldade de importação de óleos vegetais durante a Segunda Guerra Mundial foi, também, uma das razões dessa proibição. O óleo das sementes é um dos produtos medicinais da Floresta Amazônica, e, em função de sua importância como fonte de produtos extrativos, seu corte tem sido restringido ou proibido ao longo do tempo.[7] Apesar dessas ações estratégicas, somente um produto, velas com ação repelente, foi desenvolvido no Brasil pela Fiocruz, a partir do bagaço dos frutos e sementes desta planta.[8]

Apesar do amplo uso tradicional, não foi incluída em nenhuma das cinco edições da Farmacopeia Brasileira, nem no Formulário de Fitoterápicos da Farmacopeia Brasileira.

Principais componentes químicos

As plantas da família Meliaceae são caracterizadas por conter substâncias de gosto amargo, conhecidas como tetranortriterpenos (meliacinas) ou limonoides,[9] presentes nas cascas, sementes e outras partes do vegetal.[10]

O óleo da semente contém **ácidos graxos** (mirístico [18,1%], palmítico [9,3%], oleico [58,9%], linoleico [9,2%], esteárico [7,8%] e araquídico [1,2%]), **limonoides** (17β-hidroxiazadiradiona, xiloccesina k, gedunina, 7-desacetilgedunina, 6α-acetoxigedunina, 7-desacetoxi-7-oxogedunina, 1,2-di-hidro-3-β-hidroxi-7-desacetoxi-7-oxogedunina e angolensato de metila), **fitosteróis** (β-sitosterol, campesterol, estigmasterol).[11,12] Outros constituintes da classe dos limonoides continuam sendo estudados, isolados e caracterizados por pesquisadores japoneses.[13]

Atividades farmacológicas

O uso tradicional do óleo da *C. guianensis* tem despertado interesse desde o início da colonização brasileira em virtude da sua importância no dia a dia na iluminação (ver tópico Histórico), assim como na terapêutica. E, sem dúvida, um dos primeiros usos observados foi o de **repelente de insetos** pelos indígenas.

Na época da colonização, a atividade repelente era um recurso muito importante diante do grande número de doenças transmitidas por mosquitos. Nesse contexto, foram realizados estudos na tentativa de avaliar a ação repelente ou larvicida do óleo de *C. guianensis*. Experimentos realizados em modelos farmacológicos *in vitro* demonstram atividade do óleo frente às larvas do *Aedes aegypti*.[14] No intuito de identificar os possíveis bioativos presentes no óleo, foram isolados e testados onze limonoides por Mackinnon e colaboradores. Dentre estes, a gedunina foi a mais ativa contra clones de *Plasmodium falciparum*.[15] Esses resultados foram confirmados por Miranda Júrior e colaboradores.[16] O potencial acaricida foi demonstrado frente às espécies *Anocentor nitens* e *Rhipicephalus sanguineus*, assim como atividade vermicida contra larvas de nematoides gastrintestinais de animais (caprinos e ovinos).[17,18]

A maioria dos estudos realizados em modelos *in vitro* e/ou *in vivo* indica um potencial para o uso tópico.[19] Nesse sentido, um trabalho *in vitro* identificou no óleo da *C. guianensis* os limonoides gedunina, 6α-acetoxigedunina, 7-desacetoxi-7-oxogedunina, e 7-desacetoxi-7α-hidroxigedunina, como as substâncias relacionadas aos efeitos **promotores da síntese de colágeno** nos fibroblastos da derme humanos.[20] Outro experimento quanto à ação local investigou a atividade curativa da *C. guianensis* sobre a mucosite oral induzida pela 5-fluoruracila em hamsters. O tratamento tópico com óleo *in natura* de *C. guianensis* a 100% reduziu o grau da mucosite, em comparação ao relatado nos outros grupos-controle. No entanto, o tratamento nessa concentração de óleo mostrou potencial genotóxico. Outros trabalhos com a *C. guianensis* não referem efeitos mutagênicos ou revelam possíveis atividades antimutagênicas.[21]

De modo geral, as pesquisas mostram que os bioativos presentes no óleo de *C. guianensis* são os limonoides para os quais foram observadas atividades inseticida e antimalárica. Por outro lado, o uso oral do óleo necessita de mais estudos para garantir a eficácia e segurança contra parasitoses intestinais e confirmar o uso tradicional.[22]

No que se refere às **propriedades analgésica e anti-inflamatória**, observou-se que, em modelos farmacológicos experimentais, o óleo de *C. guianensis* inibiu a formação de tecido granulomatoso e a migração de neutrófilos para a cavidade peritoneal. Tais resultados sugerem um possível envolvimento dos constituintes do óleo sobre os mecanismos inflamatórios, demonstrando sua eficácia em **processos infecciosos agudos**. Além disso, o tratamento tópico com formulações à base de óleo de *C. guianensis* e/ou tetranortriterpenoides inibiu a exsudação pleural em pata e orelha de animais sensibilizados, induzida pela ovoalbumina, além de diminuir a hiperalgesia.[23] Possivelmente, essa atividade está relacionada com a supressão do fator nuclear κB, que inibe a produção de interleucina-5 e outras quimiocinas, promovendo as atividades anti-inflamatória e antialérgica observadas. Corroborando esse resultado, outro estudo demonstrou que uma fração rica em tetranortriterpenoides apresenta um importante efeito **anti-inflamatório em artrites** induzidas por zimosan.[24] O extrato lipídico das sementes é usado externamente, pelas suas propriedades **anti-inflamatórias, contra dores reumáticas e musculares**.

Além dessas atividades biológicas, foram observadas atividades antiúlcera, antimicrobiana e indutora da apoptose em células tumorais de leucemia (limonoide).[25] Limonoides do tipo gedunina obtidos a partir do óleo de flor de *C. guianensis*, administrados por via oral, mostraram **efeito hepatoprotetor** contra a lesão hepática induzida em camundongos.[26]

Indicações e usos principais

- Profilaxia contra picadas de insetos
- Dores reumáticas
- Ferimentos e lesões de pele.

Obs.: casca do caule, folhas e sementes são usadas como adstringente.

Uso etnomedicinal

O óleo das sementes é um dos produtos medicinais da Floresta Amazônica mais vendidos para uso externo pelas suas propriedades **anti-inflamatórias contra dores reumáticas e musculares e repelente de insetos**.[27]

O óleo geralmente é obtido nas comunidades após o cozimento das sementes e "descanso" por um período de 10 a 15 dias para fermentar. Após esse período, a semente cozida é descascada, amassada, moldada em formato de "pão" e colocada para escorrer o óleo sob o sol ou sombra. Esse método produz um óleo diferente do obtido por prensagem a frio. De modo geral, o cozimento e o aquecimento têm como consequência a produção de um óleo de coloração amarelo-avermelhada, turvo, que, se mantido em repouso (de 1 a 6 meses), dá origem a um precipitado esbranquiçado, sólido constituído principalmente de ácidos graxos (mirístico e palmítico). O óleo obtido a frio apresenta coloração amarelo-clara, aroma característico e sem precipitados.[1] Em virtude do crescimento do mercado, a fraude é frequente no comércio por meio de mistura com óleo de soja, de patauá (*Oenocarpus bataua* – palmeira da Amazônia), gorduras de animais, entre outros. Segundo os produtores, o "teste" para avaliar a qualidade do óleo consiste em espalhar uma pequena porção na pele. O "verdadeiro" tende a "secar" enquanto o "adulterado" continua "manchando" a pele.[8]

Na medicina popular, o óleo das sementes é usado para aliviar contusões, edemas, reumatismo, para auxiliar na cicatrização e recuperar a pele. Também é utilizado popularmente no tratamento de inflamações da garganta (mistura com sumo ou chá de cabacinha – *Luffa operculata*) e artrite, bem como muito empregado como repelente de insetos e na fabricação de vela, sabão e xampu. Assim como as folhas, a casca, muito amarga, é cozida, transformada em pó e

indicada para tratar feridas da pele e vermes.[28] É ainda descrita como sucedânea da quinina no combate às febres palustres.

No Amazonas, o uso do óleo não diferiu dos relatos em outras localidades. Nas comunidades da reserva de Mamirauá, foi empregado no tratamento da escabiose (curuba), traumatismos, alívio das dores no pescoço (torcicolo) e tirar "carne crescida dos olhos".[29] Os indígenas da Guiana Francesa utilizavam o óleo de *C. guianensis* misturado ao urucum como repelente de mosquito e bicho-de-pé (*Tunga penetrans*).[30]

Posologia

Óleo aplicado diretamente na região afetada, puro ou associado, em compressas e fricções.

Extratos disponíveis no mercado brasileiro

Sem referências.

Contraindicações

Sem referências.

Precauções

Sem referências.

Toxicidade e interações

Estudo de toxicidade pré-clínica demonstrou a ocorrência de lesões renais, o que é justificado pela grande presença de substâncias apolares, o que pode desencadear um possível dano renal por sobrecarga metabólica.[31]

A administração oral do óleo da semente de *C. guianensis* não apresentou qualquer efeito tóxico em ratas grávidas nem induziu fetotoxicidade, bem como não modificou os parâmetros bioquímicos e hematológicos.[32] Entretanto, provocou aumento na alanina aminotransferase sérica (TGP), na massa relativa do fígado e do testículo de ratos e no número de espermatozoides da cauda do epidídimo, indicando um possível efeito tóxico que deve ser mais investigado.[33]

REFERÊNCIAS BIBLIOGRÁFICAS

1. Pinto GP. Contribuição ao estudo químico do óleo de andiroba. Bol Tec Inst Agron Norte. 1956;31:195-206.
2. Lorenzi H, Matos FJA. Plantas medicinais no Brasil. 2. ed. Instituto Plantarum; 2008.
3. Gledhill D. The names of plants. 4. ed. Cambridge University Press; 2008.
4. Barbosa Rodrigues J. A Botânica. Nomenclatura indígena e seringueiras. Edição comemorativa

do Sesquicentenário de João Barbosa Rodrigues. Patrocínio: Fundação Andorinha Púrpura. Apoio: Sociedade Amigos do Jardim Botânico Rio de Janeiro/Ibama/Jardim Botânico Rio de Janeiro. [1905/1900, Rio de Janeiro: Imprensa Nacional]. 1992. 87 p. e 95 p.

5. Boufleuer NT. Aspectos ecológicos de andiroba (*Carapa guianensis* Aublet., Meliaceae), como subsídio ao manejo e conservação. Dissertação de Mestrado. Universidade Federal do Acre: Programa de Pós-Graduação em Ecologia e Manejo de Recursos Naturais; 2004.

6. Abrantes A. Andiroba. Disponível em: www.inova.unicamp.br/inventabrasil/andiroba.html. Acesso em: 22/01/2009.

7. Embrapa Amazônia Oriental. Carapa guianensis. Disponível em: http://tinyurl.com/q92woj9. Acesso em: 05/11/2008.

8. Homma A. Extrativismo vegetal na Amazônia: história, ecologia, economia e domesticação. Brasília, DF: Embrapa; 2014.

9. Banerji B, Nigam SK. Wood constituents of Meliaceae: a review. Fitoterapia. 1984;55(1):3-36.

10. Silva MFGF, Gottlieb OR, Dreyer DL. Evolution of Limonoids in the Meliaceae. Biochemical Systematics and Ecology. 1984; 12(3):299-310.

11. Pereira JFG, Teixeira DF, Gilbert B. Chemical study of andiroba (*Carapa guianensis* Aubl.). Bollettino Chimico Farmaceutico. 1997;136:07.

12. Pereira JFG, Teixeira DF, Mazzei JL, Gilbert B. Characterization of the chemical constituents of *Carapa guianensis* Aubl. by HPLC-DAD. Bollettino Chimico Farmaceutico. 1999;138:CLXXVII-CLXXVII.

13. Inoue T, Nagai Y, Mitooka A, Ujike R, Muraoka O, Yamada T et al. Carapanolides A and B: unusual 9,10-seco-mexicanolides having a 2R,9S-oxygen bridge from the seeds of *Carapa guianensis*. Tetrahedron Letters. 2012;53:6685-8.

14. Mendonça FA, Silva KFS, Santos KK, Júnior KR, Sant'Ana AEG. Activities of some Brazilian plants against larvae of the mosquito Aedes aegypti. Fitoterapia. 2005;76(7):629-36.

15. MacKinnon S, Durst T, Arnason JT, Angerhofer C, Pezzuto J, Sanchez-Vindas PE et al. Antimalarial activity of tropical Meliaceae extracts and gedunin derivatives. Journal of Natural Products. 1997;60(4):336-41.

16. Miranda Júnior RNC, Dolabela MF, Silva MN, Póvoa MM, Maia JGS. Antiplasmodial activity of the andiroba (*Carapa guianensis* Aublet., Meliaceae) oil and its limonoid-rich fraction. Journal of Ethnopharmacology. 2012;142:679-83.

17. Farias MPO, Sousa DP, Arruda AC, Wanderley AG, Texeira WC, Alves LC et al. Potencial acaricida do óleo de andiroba *Carapa guianensis* Aubl. sobre fêmeas adultas ingurgitadas de Anocentor nitens Neumann, 1897 e Rhipicephalus sanguineus

Latreille, 1806. Arquivo Brasileiro de Medicina Veterinária e Zootecnia. 2009;61(4):877-82.

18. Farias MPO, Wanderley AG, Texeira WC, Alves LC, Faustino MAG. Avaliação in vitro dos efeitos do óleo da semente de *Carapa guianensis* Aubl. sobre larvas de nematoides gastrintestinais de caprinos e ovinos. Revista Brasileira de Plantas Medicinais. Botucatu. 2010;12(2):220-6.

19. Miot HA, Batistella RF, Batista KA, Volparto DEC, Augusto LST, Madeira NG et al. Comparative study of the topical effectiveness of the andiroba oil (*Carapa guianensis*) and DEET 50% as repellent for Aedes sp. Revista do Instituto de Medicina Tropical de São Paulo. 2004;46(5):253-6.

20. Morikawa T et al. Collagen synthesis-promoting effects of andiroba oil and its limonoid constituents in normal human dermal fibroblasts. Journal of Oleo Science. 2018;67(10):1271-7.

21. Lemes SR et al. Antigenotoxicity protection of Carapa guianensis oil against mitomycin C and cyclophosphamide in mouse bone marrow. Anais da Academia Brasileira de Ciências. 2017;89(3):2043-51.

22. Farias MPO. Espectro de ação antiparasitária do óleo da semente da *Carapa guaianensis* Aubl. em animais domésticos. Tese apresentada ao Programa de Pós-Graduação em Ciências Veterinárias da Universidade Federal de Pernambuco. Recife; 2011.

23. Penido C, Costa KA, Pennaforte RJ, Costa MFS, Pereira JFG, Siani AC et al. Antiallergic effects of natural tetranortriterpenoids isolated from *Carapa guianensis* Aublet on allergen-induced vascular permeability and hyperalgesia. Inflammation Research. 2005;54:295-303.

24. Penido C, Conte FP, Chagas MSS, Rodrigues CAB, Pereira JFG, Henriques MGMO. Anti-inflammatory effects of natural tetranortriterpenoids isolated from *Carapa guianensis* Aublet on zymosan-induced arthritis in mice. Inflammation Research. 2006;55:457-64.

25. Silva SG. Contribuição ao conhecimento químico e de atividades biológicas dos frutos das espécies *Carapa guianensis* e Carapa procera (Meliaceae). Tese apresentada ao Programa de Pós-graduação em Química da Universidade Federal do Amazonas. Manaus; 2012.

26. Ninomiya K et al. Hepatoprotective limonoids from andiroba (*Carapa guianensis*). International Journal of Molecular Sciences. 2016;17(4):591.

27. Amaral ACF, Simões EV, Ferreira JL. Coletânea científica de plantas de uso medicinal. Curitiba: Sépia; 2005.

28. Le Cointe P. Árvores e plantas úteis: (indígenas e aclimadas): nomes vernáculos e nomes vulgares, classificação botânica, hábitat, principais

aplicações e propriedades: Amazônia brasileira III. Companhia Editora Nacional; 1947.

29. Souza NN et al. Plantas medicinais: etnobotânica na várzea do Mamirauá. Manaus. Rocha SFR, Scarda F, editores. Sebrae: 2003. In: Mendonça AP, Ferraz IDK. Óleo de andiroba: processo tradicional da extração, uso e aspectos sociais no estado do Amazonas, Brasil. Acta Amazônica. 2007;37(3):353-64.

30. Pesce C. Oleaginosas da Amazônia. Oficinas gráficas da Revista Veterinária, Belém, PA. 1941;66-69. In: Mendonça AP, Ferraz IDK. Óleo de andiroba: processo tradicional da extração, uso e aspectos sociais no estado do Amazonas, Brasil. Acta Amazônica. 2007;37(3):353-64.

31. Carvalho JCT et al. Avaliação da toxicidade em fase de tratamento e exposição subcrônica da vela de andiroba e óleo de andiroba (*Carapa guianensis*). In: Anais do IV Seminário Mineiro de Plantas Medicinais. Alfenas, MG: 1998. p. 17.

32. Costa-Silva JH, Lyra MMA, Lima CR, Arruda VM, Araújo AV, Ribeiro e Ribeiro A et al. A toxicological evaluation of the effect of *Carapa guianensis* Aublet on pregnancy in Wistar rats. Journal of Ethnopharmacology. 2007;112:122-6.

33. Silva JHC. Avaliação toxicológica pré-clínica de *Carapa guianensis* Aublet. Dissertação (mestrado) em Ciências Farmacêuticas, Universidade Federal de Pernambuco; 2006.

Crédito das imagens:
Ivone Manzali

Angélica chinesa

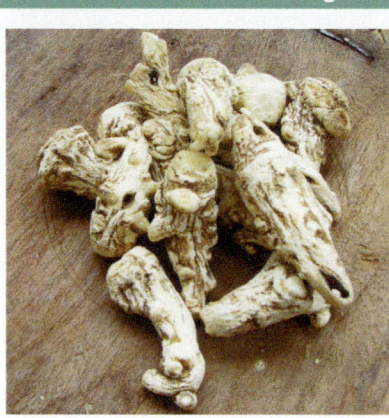

Nome botânico
Angelica sinensis (Oliv.) Diels

Nome farmacêutico
Radix Angelicae Sinensis

Família
Apiaceae

Parte utilizada
Raiz

Propriedades organolépticas
Doce, picante, acre, amarga e amornante

Outros nomes populares

Dong quai, dang-gui, danggui.

Origem

Nativa da China.

Histórico

O nome popular na China, dang-gui, origina-se de uma lenda na qual um jovem chinês partiu para uma viagem rumo a uma montanha e deixou sua esposa na vila. Caso ele não retornasse em 3 anos, sua esposa deveria considerá-lo perdido e, assim, livre para se casar novamente. Após 3 anos, ele não retornou. Porém, logo depois, voltou e a encontrou casada. Ambos ficaram com o "coração partido". Ela, então, ficou muito doente. Ele lhe deu uma raiz desconhecida que havia coletado nas montanhas, recuperando a saúde dela. O povo do vilarejo denominou a planta de "Dang-gui" em homenagem ao marido que devia ter retornado. Nesse contexto, "dang" significa "deveria" e "gui" "voltar".[1] Quanto ao nome botânico "Angelica", há duas explicações para a origem. Uma que foi revelada em sonho pelo arcanjo São Miguel a um monge, informando para usá-la no combate à peste bubônica que estava devastando a vida das pessoas na Europa.[a] Outra explicação é que planta floresceu no dia do arcanjo Miguel e, portanto, considerada sagrada e

remédio, sendo usada para afastar maus espíritos. Como consequência, já foi conhecida como "raiz do espírito santo" na Europa.[2] E o termo *sinensis* refere-se à origem da planta que é a China.

Foi citada pela primeira vez no Shennong Bencao Jing (200 a 300 a.C., Dinastia Han) e é conhecida como "ginseng feminino" por ser amplamente utilizada em distúrbios ginecológicos.[3] A *A. sinensis* é utilizada na China, Coreia e Japão como especiaria, tônico e na medicina há milhares de anos, sendo hoje uma das plantas mais usadas pela medicina tradicional chinesa (MTC).

Os primeiros relatos médicos sobre o uso medicinal na Europa constam em uma publicação do Dr. Arthur Mueller, em 1899, na Baviera – Alemanha, do produto Eumenol® da Merck, descrito nos relatórios anuais dessa empresa dos anos de 1899 e 1912, bem como na 16ª edição do The Extra Pharmacopoeia, vol. I, 1915.[4] Atualmente é recomendada pela Organização Mundial da Saúde (OMS)[5] e pela European Medicines Agency (EMA).[6] Não encontramos qualquer registro de uso tradicional no Brasil, e o seu emprego medicinal foi estimulado a partir da divulgação da MTC e seus recursos terapêuticos no Brasil.

Principais componentes químicos

Estudos fitoquímicos realizados na raiz identificaram **ácidos orgânicos** (ácido ferúlico, ácido protocatéquico, ácido cafeico, ácido ftálico, ácido ρ-hidroxibenzoico, ácido vanílico, ácido folínico, ácido fólico, ácido nicotínico e ácido succínico), **ftalídeos** (ligustulídeo [E e Z], butilidenoftalídeo

---

[a] Existe outra espécie de origem europeia do mesmo gênero, chamada *Angelica archangelica* L. No entanto, esta planta é mais indicada para desordens digestivas, como carminativa, expectorante e reconstituinte geral. Consta na Farmacopeia Brasileira 1ª edição.

[E e Z], butilftalídeo, senkynolídeo A, senkyunolídeo I, senkyunolídeo H, senkyunolídeo P, levistolídeo A, riligustilídeo, tokinolídeo B e neocnidilídeo) e **polissacarídeos** (fucose, galactose, glicose, arabinose, ramnose, arabinose, mannose e xilose), e um polissacarídeo descoberto recentemente – APS-1II[7] – composto de arabinose, glicose e fucose, como os principais constituintes. Alguns ftalídeos são termicamente instáveis.[3] Contém ainda 0,4 a 0,7% de óleo essencial (β-cadineno, carvacrol e cis-β-ocimeno), vitamina A, carotenoides (0,675%), vitamina B12 (2,5 a 4 µg/kg), vitamina E, ácido ascórbico, aminoácidos, fitosteróis (β-sitosterol), cálcio, magnésio. Há dúvidas quanto à presença de cumarinas.[8] A maioria das análises químicas atualmente se concentra no ácido ferúlico, ligustilida, *n*-butilidenoftalida, senkyunolida A e butilftalida, que têm sido considerados marcadores de *A. sinensis* para avaliação de qualidade.[9]

Atividades farmacológicas

A raiz da *A. sinensis* tem sido usada como alimento e medicamento em países asiáticos, mas também como suplemento alimentar pelas mulheres na Europa.[9]

Pesquisas farmacológicas demonstram atividades fitoestrogênica, relaxante dos músculos lisos, antialérgica, imunomoduladora, antimicrobiana, e no sistema cardiovascular.[10]

Os resultados das primeiras observações farmacológicas foram publicados por Read e Schmidt em 1923, que administraram por via intravenosa (IV), em cães anestesiados, extrato da raiz de *A. sinensis* e relataram os seguintes efeitos: (a) acentuada depressão circulatória; (b) prolongada e marcante diurese; (c) contração do útero, da bexiga e do músculo intestinal. Naquela época, o uso da raiz de sabor adocicado e odor aromático já era conhecido na Europa; era vendida em fatias finas e usada para o tratamento de distúrbios da menstruação, transtornos puerperais e esterilidade nas mulheres.[6]

Desde então, vários estudos buscam compreender o mecanismo de ação da *A. sinensis*. Apesar da baixa afinidade pelos receptores estrogênicos e progestógenos, o extrato mostra **atividade hormonal**, bem como atividade farmacológica no útero, porém os efeitos diferem de acordo com a fração do extrato avaliada. Observou-se que a fração não volátil causa contração, enquanto o óleo essencial provoca o relaxamento da musculatura uterina. Estudos sugerem que o principal componente ativo do óleo essencial é o butilidenoftalídeo, que é um potente **espasmolítico uterino** e provável responsável pelo **alívio da dismenorreia**, juntamente com o ácido ferúlico.[11] No entanto, o mecanismo de ação ainda é incerto.[3]

No que se refere ao sistema cardiovascular, *A. sinensis* tem demonstrado, em ensaios farmacológicos experimentais, prolongar o período refratário, reduzir pressão arterial e fibrilação atrial induzida por atropina, pituitrina, estrofantina, acetilcolina ou estimulação elétrica. Além disso, promove a dilatação dos vasos coronários, **aumenta o fluxo coronário** e reduz a frequência respiratória. Outro estudo em animais demonstrou que o extrato aquoso de *A. sinensis* tem ação protetora significativa contra lesão induzida no miocárdio por isquemia. Também **atua sobre o metabolismo lipídico e na aterogênese** (reduz a trigliceridemia e a formação de placas de ateroma).[3,9] Além disso, estudo realizado em ratos demonstrou que o extrato aquoso de *A. sinensis* contém componentes solúveis que exercem efeitos protetores contra endotoxemia letal e sepse.[12]

Os polissacarídeos presentes no extrato promoveram migração e proliferação de células epiteliais gástricas normais. Este resultado sugere que *A. sinensis* estimule a cura de lesões da mucosa gástrica e promova a **cicatrização de úlcera gástrica**. Polissacarídeos presentes na planta também demonstraram **atividades antitumorais** significativas, sobre adenocarcinoma pulmonar, carcinoma hepatocelular e leucemia, além de proteger a medula óssea e os tecidos gastrintestinais contra a citotoxicidade de drogas quimioterápicas. O recém-descoberto APS-1II teve eficácia terapêutica significativa em camundongos portadores de leucemia L1210 e, além disso, demonstrou ativar uma resposta imune protetora *in vivo*.[7] A outros polissacarídeos é atribuído aumento da apoptose em células de câncer de colo de útero e mama.[9]

A. sinensis tem longa tradição de uso pelos chineses e japoneses em prevenção e **tratamento dos sintomas alérgicos** em indivíduos sensíveis a várias substâncias (p. ex., pólen, poeira, alimentos etc.). Essa atividade está relacionada com sua capacidade de inibir a produção de IgE de maneira seletiva.[10]

Em ensaio clínico randomizado, duplo-cego, controlado, realizado em mulheres na pós-menopausa que receberam 4,5 g de raiz de *A. sinensis* ou placebo, diariamente, durante 24 semanas, não foram observadas diferenças entre grupos.[13] Por outro lado, Hu (2004)[14] analisou o efeito sobre 200 pacientes ambulatoriais e concluiu que a *A. sinensis* foi eficaz no **tratamento da dismenorreia e menstruação irregular** com fluxo escasso e estagnado e/ou escuro e espesso.[6]

Tradicionalmente, formulações contendo Radix Astragali e Radix Angelicae Sinensis têm sido usadas no tratamento da fibrose pulmonar idiopática e os resultados de uma revisão sistemática com metanálise mostraram eficácia e segurança no tratamento, com benefício para a função pulmonar e maior tolerância ao exercício dos pacientes.[15]

Há, na verdade, controvérsias quanto à eficácia e à segurança da *A. sinensis* no tratamento de distúrbios ginecológicos. Tais divergências entre as respostas clínicas observadas na abordagem da MTC e da medicina ocidental foram analisadas por alguns autores.[3,4] Para esses autores, deve-se considerar que na MTC a *A. sinensis* não é usada como monodroga, e sim em associação com outras drogas vegetais, em uma abordagem holística que precisa ser considerada. O efeito sinérgico é uma característica importante dos fitoterápicos.[16]

Os autores concluem que existem evidências científicas para o uso da fitoterapia chinesa na redução da dor menstrual, e que esse uso não traz resultados adversos significativos. Além disso, complementam que os dilemas quanto à eficácia da *A. sinensis* são comuns a vários outros fitoterápicos utilizados em sistemas tradicionais, em que a "adaptação" do uso de uma cultura para outra traz uma série de dificuldades, tais como linguagem, tradição, formas de uso, fatores ambientais, genética, dieta e estilo de vida dos usuários. E, no caso específico da *A. sinensis*, mostram que há diferenças entre os produtos recomendados pelas medicinas chinesa e ocidental que também podem acarretar respostas clínicas diversas.[4]

Indicações e usos principais

- Irregularidades menstruais, oligomenorreia, tensão pré-menstrual, dismenorreia
- Anemia, vertigens, fadiga
- Constipação intestinal com fezes ressecadas
- Obstrução coronariana, arritmias, tromboangeíte obliterante, tendência à trombose.

Uso etnomedicinal

Segundo a MTC, a *A. sinensis* tonifica o sangue, regula a menstruação, revigora e harmoniza o sangue, e é usada para tratar casos de "sangue congelado" e de "deficiência" de sangue. É considerada uma planta tônica, especialmente para a mulher. Por isso é tradicionalmente utilizada para o tratamento de disfunções menstruais tais como menstruação irregular, amenorreia e dismenorreia. Também como analgésica no tratamento de dores reumáticas, abdominais e no controle das dores do pós-operatório. É ainda recomendada para o tratamento da constipação intestinal, anemia, hepatite crônica e cirrose.[5] *A. sinensis* fez parte de várias prescrições criadas por médicos antigos famosos em diferentes dinastias para tratar distúrbios menstruais. Há ainda citações de seu uso na malária, calafrios e febre, sangue nas fezes, hemorroidas, membros frios e energia vital deficiente.[9]

Posologia

- Raiz seca: 4,5 a 9 g/dia em decocção
- Tintura: 4 a 8 mℓ/dia
- Extrato seco padronizado em 1% de ligustilide: 100 a 600 mg/dia.

Obs.: em nossa experiência clínica, conseguimos bons resultados em amenorreia em decorrência de anemia e menstruações com fluxo diminuído, com doses diárias de 300 a 400 mg/dia do extrato seco da raiz encapsulada.

Extratos disponíveis no mercado brasileiro

Extrato seco de *Angelica sinensis* padronizado em 1% de ligustilídeo.

Contraindicações

Não deve ser administrada a crianças ou pacientes com diarreia, hemorragias ou hipermenorreia, assim como durante a gravidez ou lactação.

Precauções

- Uso cuidadoso em pacientes com fluxo menstrual abundante, pois pode agravar a menorragia, e em pacientes utilizando medicação anticoagulante e antiagregante plaquetária
- Pode causar ginecomastia[17]
- Pode causar diarreia em pacientes sensíveis
- Por falta de estudos clínicos, o uso de *A. sinensis* no tratamento dos sintomas da peri ou pós-menopausa, especialmente em mulheres com câncer de mama, deve ser feito com restrições, necessitando de mais estudos.[4,18]

Toxicidade e interações

- Casos bem documentados de interação com varfarina[19]
- O óleo essencial em doses elevadas pode exercer um efeito paralisante no SNC.[20]

REFERÊNCIAS BIBLIOGRÁFICAS

1. Foster S, Chongxi Y. Herbal emissaries: bringing Chinese herbs to the West. A guide to gardening. Herbal wisdom and well-being. EUA: Healing Arts Press; 1992:65.

2. Ravindran P. The Encyclopedia of Herbs and Spices. Boston: CABI; 2017.

3. Xiao-Peng C, Wei L, Xue-Feng X, Zhang L-L, Chang-Xiao L. Phytochemical and pharmacological studies on Radix Angelica sinensis. Chinese Journal of Natural Medicines. 2013;11:577-87.

4. Hook IL. Danggui to *Angelica sinensis* root: are potential benefits to European women lost in translation? A review. Journal of Ethnopharmacology. 2014;152:1-13.

5. WHO. WHO monographs on selected medicinal plants. vol. 2. Geneva: World Health Organization; 2002.

6. EMA. Assessment report on *Angelica sinensis* (Oliv.) Diels, radix. United Kingdom: European Medicines Agency; 2013.

7. Liu W, Li W, Sui Y et al. Structure characterization and anti-leukemia activity of a novel polysaccharide from *Angelica sinensis* (Oliv.) Diels. International Journal of Biological Macromolecules; 2019;121:161-72.

8. Ling F, Xiao X-F, Liu C-X, Xin H. Recent advance in studies on *Angelica sinensis*. Chinese Herbal Medicines. 2012;4:12-25.

9. Wei WL, Zeng R, Gu CM, Qu Y, Huang LF. *Angelica sinensis* in China – A review of botanical profile, ethnopharmacology, phytochemistry and chemical analysis. Journal of Ethnopharmacology. 2016;190:116-41.

10. Pizzorno JE, Murray MT (org.). Textbook of Natural Medicine. 4. ed. Elsevier Health Sciences; 2013.

11. Rotblatt M, Ziment I. Evidence-based Herbal Medicine. Philadelphia: Hanley & Belfus; 2002.

12. Wang H, Li W, Li J et al. The aqueous extract of a popular herbal nutrient supplement, *Angelica sinensis*, protects mice against lethal endotoxemia and sepsis. The Journal of Nutrition. 2006;136:360-5.

13. Hirata JD, Swiersz LM, Zell B, Small R, Ettinger B. Does dong quai have estrogenic effects in postmenopausal women? A double-blind, placebo-controlled trial. Fertility and Sterility. 1997;68:981-6.

14. CH H. Clinical Summary of the Treatment of Dysmenorrhea and Irregular Menstruation by Concentrated Danggui Wan. Clinical Practice. 2004;22.

15. Zhang Y, Gu L, Xia Q, Tian L, Qi J, Cao M. Radix Astragali and Radix Angelicae Sinensis in the treatment of idiopathic pulmonary fibrosis: a systematic review and meta-analysis. Frontiers in Pharmacology. 2020;11:415.

16. Wagner H, Ulrich-Merzenich G. Synergy research: approaching a new generation of phytopharmaceuticals. Phytomedicine. 2009;16:97-110.

17. Goh S, Loh K. Gynaecomastia and the herbal tonic "Dong Quai". Singapore Medical Journal. 2001;42:115-6.

18. Lau CB, Ho TC, Chan TW, Kim SC. Use of dong quai (*Angelica sinensis*) to treat peri-or postmenopausal symptoms in women with breast cancer: is it appropriate? Menopause. 2005;12:734-40.

19. Izzo AA. Interactions between herbs and conventional drugs: overview of the clinical data. Medical Principles and Practice. 2012;21:404-28.

20. Alonso JR. Tratado de fitomedicina: bases clínicas y farmacológicas. Buenos Aires: Isis; 1998.

Crédito da imagem:
Ivone Manzali

Arnica-do-campo

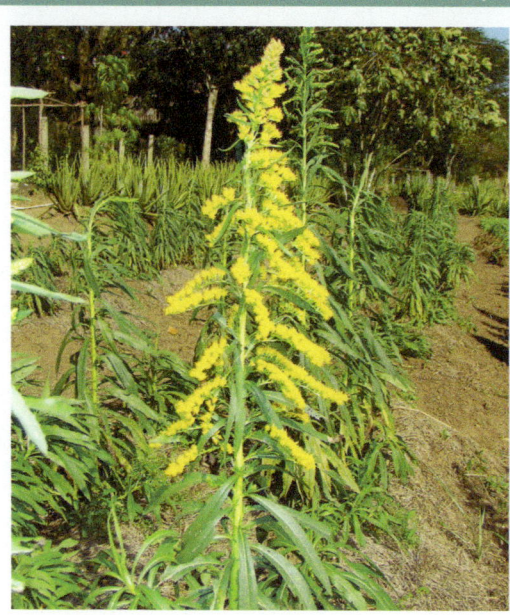

Nome botânico
Solidago chilensis Meyen.
Sinonímias: *Solidago linearifolia*
DC.; *Solidago linearifolia* var.
brachypoda Speg.; *Solidago*
microglossa var. *linearifolia* (DC.)
Baker

Nome farmacêutico
Folium et flos Solidago

Família
Asteraceae (Compositae)

Partes utilizadas
Folha e inflorescência

Propriedades organolépticas
Amarga, adstringente e
aromática

Outros nomes populares

Arnica, arnica-brasileira, arnica-do-brasil, arnica-silvestre, arnica-caseira, arnica-da-horta, vara-de-foguete, vara-de-ouro, espiga-de-ouro, sapé-macho, erva-lanceta.[1]

Origem

Espécie nativa da América do Sul. Apresenta distribuição geográfica no Brasil nas regiões Nordeste, Centro-Oeste, Sudeste e Sul, sendo bastante comum na região Sudeste. Ocorre como única espécie do gênero *Solidago* registrada no nosso país.[2]

Histórico

O nome do gênero *Solidago* foi criado por Linneu e significa *solidando vulnera*, isto é, "o que cicatriza feridas", que indica a vocação medicinal das plantas deste gênero, enquanto *chilensis* refere-se a Chile, onde o vegetal é facilmente encontrado.[3] Antes de Linneu o ter estabelecido, era conhecido por *Virga aurea*, denominação de Tournefort, em alusão à aparência e cor amarela das flores.[4]

O gênero *Solidago* compreende cerca de 160 espécies,[5] algumas com propriedades terapêuticas (*S. virgaurea*, *S. gigantea*, *S. canadensis*), cujas partes aéreas e rizomas são utilizados como anti-inflamatório, em distúrbios dos rins e bexiga.[6-8]

A espécie *S. chilensis* já era utilizada por populações indígenas brasileiras como cicatrizante, conforme cita Barbosa Rodrigues, e na nomenclatura autóctone chama-se *Mbuyboty ybám*, que significa "espiga de flores pequenas cor de ouro".[9] Esta espécie também é citada na obra de Pio Corrêa, considerada medicinal por sua propriedade amarga, empregada com vantagem nas moléstias do estômago, bem como substitui a "arnica verdadeira" (*Arnica montana* L.), produzindo efeitos semelhantes (antisséptica, analgésica e cicatrizante).[10]

No Brasil, o nome popular **arnica**[a] é utilizado para várias espécies pela similaridade do uso medicinal, como ocorre entre a *S. chilensis* e a *A. montana*. Embora as duas pertençam à mesma família botânica (Asteraceae) e tenham indicações similares, a última é nativa das regiões montanhosas da Europa e seu cultivo não é possível no Brasil.[1] Segundo Miguel, o nome "arnica" tornou-se popular no Brasil após a chegada dos imigrantes europeus, principalmente os italianos, no final do século 19, os quais deram esse nome

---

[a] É fundamental a identificação botânica em função de várias espécies de plantas serem denominadas popularmente de arnica.

para as plantas que encontraram aqui e que tinham aromas semelhantes ao da *A. montana*.[11]

Faz parte da Farmacopeia Brasileira 1ª edição (1926)[12] e da Relação de Espécies de Interesse para o SUS (Renisus).[13]

Principais componentes químicos

As folhas e inflorescência contêm **flavonoides** (quercetrina, rutina, afzelina), saponinas, diterpenoides clerodânicos e labdânicos (solidagenona, solidagolactona e derivados do solidagolactol), ácidos orgânicos (ácidos cafeico, clorogênico e hidrocinâmico). A solidagenona é o principal constituinte fitoquímico característico do gênero *Solidago*.[14,15]

No óleo essencial das partes aéreas foram identificadas 36 substâncias. Os **diterpenoides** e **sesquiterpenoides** foram os grupos identificados. Dentre estes, o principal constituinte foi o pumiloxido (15,3%), seguido por γ-cadineno (5,6%), limoneno (4,1%), óxido de cariofileno (3,6%), isospatulenol (3,2%) e β-elemeno (3,1%).[16]

Atividades farmacológicas

O gênero *Solidago* é caracterizado quimicamente por produzir diterpenoides, a solidagenona é o principal representante e um dos responsáveis por seu efeito anti-inflamatório.[17] Já a *A. montana* apresenta lactonas sesquiterpênicas como substâncias importantes para seus efeitos terapêuticos e tóxicos (alergia e cardiotônica).[18] Portanto, as duas espécies são muitos diferentes (química e morfologicamente), cabendo ressaltar que no Brasil a *S. chilensis* é amplamente usada para o tratamento de patologias inflamatórias (tinturas e cremes), sendo que, muitas vezes em produtos disponíveis no mercado, os rótulos citam erroneamente a planta como *A. montana*.

O extrato aquoso das folhas, inflorescências e raízes de *S. chilensis* apresentou **efeito anti-inflamatório** por inibir o estímulo flogístico induzido pela carragenina, reduzindo os efeitos dos mediadores pró-inflamatórios (bradicinina, histamina, substância P e óxido nítrico) liberados no local da inflamação, bem como inibindo a migração de leucócitos.[19,20] Pesquisa realizada com a administração oral do extrato aquoso da raiz de *S. chilensis* (25 a 250 mg/kg) em camundongos mostra efeitos antinociceptivo, anti-inflamatório e hipolocomotor, sendo que a maior dose (250 mg/kg) exerceu significativa depressão locomotora dos animais.[21] Ainda, em roedores, um outro trabalho indicou também atividade

antinociceptiva dose-dependente, neste caso, com administração intraperitoneal do extrato hidroalcoólico das partes aéreas da *S. chilensis* em modelos de dor e nocicepção inflamatórios e não inflamatórios, sem indução de efeito sedativo nos animais.[22]

Estudo clínico demonstrou que a aplicação local de um gel preparado a partir do extrato glicólico das partes aéreas é efetiva na redução das dores na região lombar. O extrato glicólico foi preparado após diluição do extrato obtido em etanol, que foi evaporado e dissolvido na proporção de 5% em propilenoglicol.[23] Esse mesmo gel foi avaliado em pacientes com tendinite do flexor e extensor do punho e da mão. Como resultado, observou-se significativa melhora no grupo tratado em relação à percepção da dor, sobretudo nos que apresentavam como queixa principal a dor e o inchaço no pulso e na mão.[24]

O extrato da raiz, assim como a solidagenona isolada desse extrato, apresentou efeito **gastroprotetor** em modelo de lesão gástrica induzida por ácido clorídrico em camundongos.[19,20] Os resultados indicaram efeito gastroprotetor produzido pela solidagenona, porém sem afetar a mucosa gástrica ou a secreção ácida.[25] Outros estudos corroboram o efeito gastroprotetor.[26] Nesse sentido, o efeito gastroprotetor do extrato metanólico obtido das folhas frescas de *S. chilensis* foi investigado em camundongos em modelos de úlcera gástrica induzida. Os resultados revelaram que o extrato metanólico de *S. chilensis* (100 ou 300 mg/kg) reduziu a área da úlcera induzida por etanol/HCl em camundongos quando comparado ao grupo-controle. Além disso, na dose de 300 mg/kg evitou a depleção de muco, o aumento da atividade de mieloperoxidase e a diminuição dos níveis de glutationa no tecido gástrico ulcerado. O mesmo extrato foi capaz de diminuir a úlcera gástrica induzida por indometacina em ratos na dose de 100 mg/kg. O efeito antissecretor do extrato (100 mg/kg, intraduodenal) foi confirmado pela redução do volume e da acidez em paralelo ao aumento do pH do conteúdo gástrico. Além disso, os flavonoides quercitrina e afzelina diminuíram a úlcera gástrica induzida por etanol/HCl. O trabalho mostra também que, após 4 dias de tratamento, uma administração oral de extrato metanólico de *S. chilensis* (100 mg/kg) reduziu a área da úlcera gástrica induzida por ácido acético e a regeneração da mucosa gástrica foi acompanhada por uma redução dos níveis do fator de necrose tumoral (TNF) gástrico. Esses resultados forneceram algum suporte para o uso tradicional de *S. chilensis* e confirmaram o efeito gastroprotetor do extrato metanólico, bem como seu **potencial de cura de lesões gástricas**.[27]

Alguns trabalhos avaliaram a atividade **antimicrobiana** da espécie. Em um deles, o extrato metanólico das raízes, metabólitos isolados (quercetrina, α-espinasterol e solidagenona) e óleo essencial apresentaram efeitos contra os microrganismos testados. Apenas o óleo essencial inibiu efetivamente o crescimento de todos os organismos testados (*Staphylococcus aureus, Staphylococcus epidermidis, Klebsiella pneumoniae, Escherichia coli, Salmonella setubal, Bacillus subtilis, Pseudomonas aeruginosa, Saccharomyces cerevisiae, Candida albicans*).[16,28,29]

A análise do efeito da administração intraperitoneal diária (14 dias) do extrato aquoso das partes aéreas de *S. chilensis* sobre a **cicatrização de feridas cutâneas** abertas em cobaias produziu uma pequena, mas significativa, diminuição na área das feridas. Porém, não houve mudança significativa na quantidade de fibras colágenas da cicatriz. Além disso, como a dose terapêutica do extrato foi muito próxima da dose letal, os dados indicam que há pouca segurança de uso interno sem provocar uma possível intoxicação.[30] Outro estudo mostra que o extrato dessa planta auxilia no processo de cicatrização tecidual.[31]

As partes aéreas de *S. chilensis* apresentam quantidade significativa de flavonoides. Dentre estes se destaca a quercetina como substância majoritária, que pode estar relacionada com os efeitos biológicos observados, especialmente o anti-inflamatório.[32]

Essa espécie é amplamente usada na medicina popular brasileira e os estudos farmacológicos experimentais e avaliações clínicas realizadas corroboram as indicações de uso tradicional como anti-inflamatório, especialmente no uso tópico. Portanto, sua eficácia e segurança são apoiadas no conhecimento tradicional.

Indicações e usos principais

- Anti-inflamatório
- Cicatrizante
- Gastroprotetor
- Antimicrobiano.

Uso etnomedicinal

A espécie é utilizada na medicina popular como cicatrizante, em escoriações, traumatismos, contusões e para doenças do estômago.[1] A infusão da parte aérea da espécie é utilizada em contusões, feridas, queimaduras e derrames sanguíneos.[14] Os seus rizomas frescos são utilizados na medicina tradicional como diurético, estimulante do apetite e anti-helmíntico.[16,33]

Na Argentina, tem o nome popular de "vara de oro", e a raiz é utilizada contra dor de cabeça e como sedativo, principalmente para usos digestivos ou diuréticos.[34]

Posologia

- Em aplicação direta sobre a área afetada ou por meio de compressas embebidas na mistura tintura/água ou chá de suas flores
- Infusão: uma colher de sopa das inflorescências bem picadas em uma xícara de chá de água fervente. Deixar descansar tampada por 10 min, coar e fazer compressas nos locais de dores articulares, reumatismos, contusões
- Tintura para compressa: macerar por 7 dias (deixar de molho) 200 g das inflorescências secas em 1 ℓ de álcool de cereais a 70%. Guardar protegido da luz.

Extratos disponíveis no mercado brasileiro

Sem referências.

Contraindicações

Sem referências.

Precauções

O uso tópico pode causar dermatite de contato, efeito comum às espécies medicinais da família Asteraceae.[30]

Toxicidade e interações

Em função da falta de informações toxicológicas, seu uso interno só deve ser feito com estrita indicação e acompanhamento médico,[1] inclusive por serem aventadas interações com hipoglicemiantes e anti-hipertensivos, potencializando a ação destes, além de aumentar o efeito anticoagulante da varfarina.[35]

REFERÊNCIAS BIBLIOGRÁFICAS

1. Lorenzi H, Matos FJA. Plantas medicinais no Brasil: nativas e exóticas. 2. ed. Nova Odessa: Instituto Plantarum; 2008.
2. Borges RAX. Solidago in Flora do Brasil 2020 em construção. Disponível em: http://floradobrasil.jbrj.gov.br/reflora/floradobrasil/FB5503. Acesso em: 20/10/2020.

3. Kissmann KG, Groth D. Plantas infestantes e nocivas. São Paulo: Basf; 1999.

4. Barbosa Rodrigues J. A Botânica, nomenclatura indígena e Seringueiras. Memória apresentada ao 3º Congresso Scientifico Latinoanerico. Rio de Janeiro: Imprensa Oficial, 1905:39-40.

5. TPL. The Plant List. Disponível em: http://www.theplantlist.org/tpl1.1/search?q=Solidago. Acesso em: 20/10/2020.

6. Fursenco C, Calalb T, Uncu L, Dinu M, Ancuceanu R. Solidago virgaurea L.: a review of its ethnomedicinal uses, phytochemistry, and pharmacological activities. Preprints. 2020: 2020100277.

7. Ma T, Tang W, Liu S, Yao Q. Review on the studies of the chemical constituents and pharmacological activities of Solidago canadensis L.[J]. Qilu Pharmaceutical Affairs. 2010;5.

8. Weber E, Jakobs G. Biological flora of central Europe: Solidago gigantea Aiton. Flora-morphology, distribution, functional ecology of plants. Flora-morphology, Distribution, Functional Ecology of Plants. 2005;200:109-18.

9. Barbosa Rodrigues J. A Botânica. Nomenclatura indígena e seringueiras. Edição comemorativa do sesquicentenário de João Barbosa Rodrigues. Patrocínio: Fundação Andorinha Púrpura. Apoio: Sociedade Amigos do Jardim Botânico Rio de Janeiro/IBAMA/Jardim Botânico Rio de Janeiro. [1905/1900, Rio de Janeiro: Imprensa Nacional]. 1992. 87 p. e 95 p.

10. Pio Correa M. Dicionário das plantas úteis do Brasil e das exóticas cultivadas. Rio de Janeiro: Ministério da Agricultura; 1984.

11. Miguel S. A arnica desvendada. Jornal da USP. 2007;22:22-6.

12. Brasil. Pharmacopeia Brasileira. Decreto nº 17.509, de 4 de novembro de 1926. Departamento Nacional de Saúde Pública. Rio de Janeiro: Brasil; 1926.

13. Brasil. Plantas Medicinais de Interesse ao SUS – Renisus. Brasília: Ministério da Saúde; 2009.

14. Roque NF, Vilegas W, Gianella TL et al. Compostas medicinais do Brasil. 2. Estudo químico de Solidago microglossa, Mikania triangularis, M. diversifolia, M. smilacina, M. microlepsis e Wedelia paludosa. Acta Amazonica. 1988;18:473-6.

15. Torres L, Roque N, Akisue M. Diterpenes from roots of Solidago microglossa. Revista Latinoamericana de Química. 1989;20:94-7.

16. Vila R, Mundina M, Tomi F et al. Composition and antifungal activity of the essential oil of Solidago chilensis. Planta Medica. 2002;68:164-7.

17. Razmilic IB, Schmeda-Hirschmann G. Activity of solidagenone and their semisynthetic derivatives on the glucocorticoid-mediated signal transduction. Planta Medica. 2000;66:86-8.

18. WHO. WHO monographs on selected medicinal plants. vol. 3. Geneva: World Health Organization; 2007.

19. Goulart S, Moritz MIG, Lang KL, Liz R, Schenkel EP, Fröde TS. Anti-inflammatory evaluation of Solidago chilensis Meyen in a murine model of pleurisy. Journal of Ethnopharmacology. 2007;113:346-53.

20. Liz R. Estudo do efeito anti-inflamatório da Solidago chilensis Meyen em modelo de inflamação induzida por carragenina, em camundongos. 2007. 56 f: Dissertação (Mestrado) – Florianópolis: Universidade Federal de Santa Catarina; 2007.

21. Assini F, Fabrício E, Lang K. Efeitos farmacológicos do extrato aquoso de Solidago chilensis Meyen em camundongos. Revista Brasileira de Plantas Medicinais. 2013;15:130-4.

22. Malpezzi-Marinho EL, Molska GR, Freire LI et al. Effects of hydroalcoholic extract of Solidago chilensis Meyen on nociception and hypernociception in rodents. BMC Complementary and Alternative Medicine. 2019;19:1-9.

23. Silva AG, Sousa CP, Koehler J, Fontana J, Christo AG, Guedes-Bruni RR. Evaluation of an extract of Brazilian arnica (Solidago chilensis Meyen, Asteraceae) in treating lumbago. Phytotherapy Research. 2010;24:283-7.

24. Silva AG, Machado ER, Almeida LM et al. A clinical trial with Brazilian arnica (Solidago chilensis Meyen) glycolic extract in the treatment of tendonitis of flexor and extensor tendons of wrist and hand. Phytotherapy Research. 2015;29:864-9.

25. Schmeda-Hirschmann G, Rodriguez J, Astudillo L. Gastroprotective activity of the diterpene solidagenone and its derivatives on experimentally induced gastric lesions in mice. Journal of Ethnopharmacology. 2002;81:111-5.

26. Bucciarelli A, Minetti A, Milczakowskyg C, Skliar M. Evaluation of gastroprotective activity and acute toxicity of Solidago chilensis Meyen (Asteraceae). Pharmaceutical Biology. 2010;48:1025-30.

27. Barros M, Silva LM, Boeing T et al. Pharmacological reports about gastroprotective effects of methanolic extract from leaves of Solidago chilensis (Brazilian arnica) and its components quercitrin and afzelin in rodents. Naunyn-Schmiedeberg's Archives of Pharmacology. 2016;389:403-17.

28. Duarte MCT, Figueira GM, Pereira B, Magalhães P, Delarmelina C. Atividade antimicrobiana de extratos hidroalcólicos de espécies da coleção de plantas medicinais CPQBA/UNICAMP. Revista Brasileira de Farmacognosia. 2004;14:6-8.

29. Morel A, Dias G, Porto C, Simionatto E, Stuker C, Dalcol I. Antimicrobial activity of extractives of Solidago microglossa. Fitoterapia. 2006;77:453-5.

30. Neto MAF, Fagundes DJ, Beletti ME, Novo NF, Juliano Y, Penha-Silva N. Systemic use of Solidago

microglossa DC in the cicatrization of open cutaneous wounds in rats. Journal of Morphological Sciences. 2017;21:0-0.

31. Gastaldo BC. Ação de constituintes de *Solidago chilensis* Meyen (arnica brasileira) nos mecanismos de cicatrização de feridas em ratos. Dissertação (Mestrado). São Paulo: Faculdade de Ciências Farmacêuticas da Universidade de São Paulo. Departamento de Farmácia; 2013.

32. Vechia CAD. Determinação de flavonoides totais e isolamento de quercetrina em *Solidago chilensis* MEYEN (Asteraceae). 2013. Disponível em: http://hdl.handle.net/10183/91880. Acesso em: 01/10/2015.

33. Hirschmann GS. A labdan diterpene from *Solidago chilensis* roots. Planta Medica. 1988;54:179-80.

34. Goleniowski ME, Bongiovanni G, Palacio L, Nuñez C, Cantero J. Medicinal plants from the "Sierra de Comechingones", Argentina. Journal of Ethnopharmacology. 2006;107:324-41.

35. Salvi RM, Heuser ED. Interações: medicamentos × fitoterápicos: em busca de uma prescrição racional. Porto Alegre: EdiPUCRS; 2008.

Crédito da imagem:

Paulo Léda

Aroeira

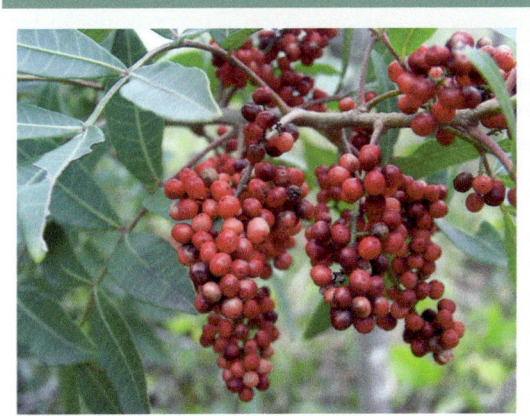

Nome botânico
Schinus terebinthifolia Raddi
Sinonímia: *Schinus terebinthifo-lius* Raddi[a]

Nome farmacêutico
Cortex Schini terebinthifolii;
Folium Schini terebinthifolii

Família
Anacardiaceae

Partes utilizadas
Casca e folha

Propriedades organolépticas
Amornante e adstringente

Outros nomes populares

Aguara-iba (tupi-guarani), aroeira-da-praia, aroeira-comum, aroeira-corneíba, aroeira-de-minas, aroeira-vermelha, aroeira-do-campo, aroeira-do-sertão, aroeira-precoce, aroeira-mansa, aroeira-pimenteira, aroeira-do-brejo, abacaíba, fruta-de-cotia, fruta-de-raposa, fruta-de-sabiá, pimenta-rosa, bálsamo, cabuí, coração-de-bugre, jejuíra, lentisco, pimenta-do-reino do Brasil.[1]

Origem

Nativa do Brasil.

Histórico

O gênero *Schinus* foi denominado por Carl Linnaeus (1707-1778) e deriva do grego e significa lentisco, em alusão a uma pequena árvore muito similar e pertencente a essa mesma família (*Pistacia lentiscus* L.). O epiteto *terebinthifolia* ou *terebinthifolius* significa "como folha de terebinto", que é outra espécie desta mesma família: *Pistacia terebinthus* L.[2]

Os naturalistas Guilherme Piso (1611-1678) e Martius (1794-1868) citam o uso da aroeira por populações autóctones do litoral do Brasil no combate a afecções de pele (feridas provenientes da sífilis) com a aplicação de emplastro preparado da resina da casca ou ainda de óleo proveniente dos frutos desta árvore.[3,4]

Spix e Martius descrevem no livro *Viagem pelo Brasil* (1817-1820)[5] que "os sertanejos baianos, entre seus remédios têm, sobretudo, muitas cascas ricas em taninos que se empregam para os mesmos fins como a nossa casca de carvalho e, às vezes também contra febre intermitente; aroeira (*Schinus terebinthifolia*), árvore alta das capoeiras...".

Outro naturalista, Richard F. Burton (1821-1890),[6] descreve: "a árvore mais valiosa, a rainha dos cerrados, é a aroeira (*Schinus terebinthifolius* ou *Schinus molle*); sua madeira duríssima, resiste admiravelmente ao tempo e fica muito bonita quando envernizada. As folhas são usadas como epispásticos, a decocção serve para aliviar o reumatismo e outras enfermidades; e a resina, esfregada em seus cachos de frutas vermelhas, é agradável, mas os habitantes da região a evitam. Dizem que quem dorme à sombra da aroeira sofre com tumores nas juntas, e as pessoas muito sensíveis que passam perto da árvore sofrem inchação no rosto. Os índios usavam o suco verde dos ramos novos para moléstias dos olhos".

Segundo Pio Corrêa (1844-1934), a *S. terebinthifolius* é uma planta adstringente, tônica, estimulante e antinevrálgica, contudo mostra-se como uma espécie tóxica, que deve ser usada com precaução.[7] Esta espécie também é utilizada nos cultos afro-brasileiros, nos quais é conhecida pelo nome àjóbi, para fazer o ritual de "sacudimento".[8]

Quanto ao uso oficial no Brasil, a *S. terebinthifolia* foi incluída na Farmacopeia Brasileira

---

[a] Outras espécies do gênero *Schinus* também são conhecidas como aroeira e utilizadas de maneira semelhante. Dentre estas, a *Schinus molle* L. é a mais conhecida e difundida na Europa e nos EUA. Outra planta conhecida como aroeira é a *Astronium urundeuva* (M. Allemão) Engl, usada tradicionalmente para os mesmos fins no Nordeste do Brasil.

(FB) 1ª edição (1926),[9] na FB 5ª edição (2017)[10] e na última e 6ª edição da FB (2019).[11] Integra o Formulário de Fitoterápicos da Farmacopeia Brasileira (2011),[12] foi selecionada para compor o Programa de Pesquisa de Plantas Medicinais da Central de Medicamentos (PPPM/Ceme),[13] a Relação Nacional de Plantas Medicinais de Interesse ao SUS – Renisus (2009)[14] e a RDC 10/2010.[15]

Principais componentes químicos

Flavonoides (luteolina, catequina, canferol, quercetina), cumarinas iridoides, taninos (32%), polifenóis (32%), metilxantinas, alcaloides, terpenoides (ácido masticadienoico, schinol aristolona, α-amirina), ácidos anacárdicos, açúcares e saponinas.[16,17]

As folhas são ricas em óleo essencial (β-pineno, sabineno, α-terpineol, β-elemeno, (E)-cariofileno, germacreno-D, biciclogermacreno, epi-α-murolol, δ-cadineno, α-felandreno, β-felandreno, α-pineno, p-cimeno, α-cadinol) e taninos.[18,19]

Atividades farmacológicas

Estudos farmacológicos realizados, tanto *in vitro* como *in vivo* (em camundongos), avaliaram as **atividades antimicrobiana, anti-inflamatória, antioxidante e cicatrizante.**

Nos estudos da atividade antimicrobiana, os microrganismos mais pesquisados foram: *S. aureus*; *P. aeruginosa*; *E. coli* e *C. albicans*.[20-30] Importante atividade frente a *C. albicans* corrobora o uso popular em infecções ginecológicas.[27]

Os extratos da *S. terebinthifolia* foram avaliados em vários modelos experimentais farmacológicos de inflamação (edema de pata, edema de orelha e pleurisia), e inibem os edemas de pata e alérgico com redução na degranulação dos mastócitos, bem como diminuindo significativamente a contagem total de leucócitos e a acumulação de eosinófilos na cavidade pleural 24 h após a injeção intratorácica de ovoalbumina. Nesses ensaios, a fração em acetato de etila foi a mais ativa.

Avaliaram-se o extrato etanólico, suas frações e constituintes isolados diante da produção de óxido nítrico e de citocinas em macrófagos. Tanto o extrato quanto a fração em acetato de etila foram capazes de inibir a produção de óxido nítrico em 73% e 72,5%, respectivamente; assim como a agatisflavona (75,5%) em concentração não citotóxica de 100 μg/mℓ. Entretanto, quando se avaliou a capacidade de inibir a produção de citocinas, a fração em acetato de etila foi a mais potente (71,2%), sendo superior à dexametasona. Além disso, essa fração também inibiu a exsudação e o acúmulo celular com efeito superior ao controle diclofenaco. Esses resultados caracterizam um **perfil anti-inflamatório** para as cascas da *S. terebinthifolia*. Em experimento, um extrato hidroetanólico bruto da casca do caule de *S. terebinthifolia* **inibiu o herpes-vírus simples** tipo 1 *in vitro* em todas as cepas testadas, e foi eficaz nos estágios de fixação e penetração, além de apresentar atividade virucida, confirmada por microscopia eletrônica de transmissão contra o herpes-vírus simples tipo 1 *in vitro* e em camundongos.[31]

Carlini e colaboradores (2010) avaliaram a atividade antiúlcera do decocto das cascas de *S. terebinthifolia* por gavagem e via intraperitoneal, que apresentou importante efeito **protetor da mucosa gástrica** contra as ulcerações induzidas por estresse.[32] Hoje em dia está no mercado um fitoterápico de nome Kios® elaborado a partir do extrato seco da casca de *S. terebinthifolia* com indicações no tratamento da gastrite e sintomas da má digestão.

Pesquisas também apontaram uma potente **atividade antioxidante** e **anticâncer**, as quais, possivelmente, estão associadas aos constituintes fenólicos.[24,33-35]

Outra atividade observada foi o **efeito cicatrizante** da aplicação tópica de um produto contendo 5% do óleo essencial das folhas que contribuiu na reparação tecidual de feridas cutâneas em ratos.[36]

Estudos clínicos foram realizados com o objetivo de avaliar a eficácia de preparações à base de *S. terebinthifolia* em doenças ginecológicas. O primeiro grupo consistiu em 100 mulheres, com idade entre 20 e 40 anos, portadoras de lesões benignas do colo do útero, que utilizaram decocto, gel e emulsão de *S. terebinthifolia*. Os bons resultados levaram ao desenvolvimento de um produto fitoterápico comercial à base dessa planta denominado Kronel® produzido pela Hebron,[37] que atualmente não mais é comercializado. O segundo ensaio clínico demonstrou a eficácia de um gel de *S. terebinthifolia* no tratamento de vaginose bacteriana em um grupo de 48 mulheres.[38] O terceiro ensaio avaliou um gel de *S. terebinthifolia* produzido pela Hebron, comparado com a aplicação vaginal de metronidazol, para vaginose bacteriana em um grupo de 227 mulheres, com idade entre 18 e 40 anos. Neste caso, o gel fitoterápico foi menos eficaz que o metronidazol, sem efeitos secundários importantes em ambos os grupos.[39] Já uma investigação testou *in vitro* um extrato aquoso preparado a partir do extrato seco padronizado de *S. terebinthifolia* 0,4%, sobre amostras do gênero *Candida* coletadas de mulheres de unidade hospitalar usando o método de difusão em disco. O extrato utilizado, neste caso, não apresentou atividade antifúngica contra as cepas testadas, enquanto a associação da nistatina com esse mesmo extrato ocasionou diminuição do halo de inibição quando comparado à nistatina isolada. O trabalho conclui, no entanto, que outros métodos de extração devem trazer resultados positivos, considerando o poder antifúngico relatado para essa espécie.[40]

Outro estudo clínico realizado verificou que a aplicação diária de *spray* de tintura de *S. terebinthifolia* a 20% (3 vezes/dia durante 15 dias) mostrou-se eficaz no **controle da estomatite protética** por *Candida* sp. com a completa eliminação das alterações clínicas inflamatórias do palato em 66,7% dos pacientes. Em nenhum paciente o tratamento foi considerado insatisfatório.[41]

Indicações e usos principais

- Anti-inflamatório nas infecções de origem ginecológica em uso externo
- Cicatrizante no pós-parto em uso externo
- Antiulceroso gástrico em uso interno.

Uso etnomedicinal

No Diccionario de Medicina Popular, 6ª edição, de Pedro Luiz Napoleão Chernoviz,[42] a casca da *S. terebinthifolia* é indicada como adstringente na proporção de 15 g da casca para 1 ℓ de água, que, após decocção e esfriamento, é usada contra inchaço nas pernas. Além disso, revela que o aquecimento da casca leva ao aparecimento de uma resina, usada no Rio Grande do Sul, na forma de emplastro contra dores reumáticas. As folhas também liberam uma resina que costuma ser usada contra úlceras.

O Prof. Matos recomenda o uso do decocto das cascas em banhos de assento após o parto como anti-inflamatório e cicatrizante, ou como medicação caseira para o tratamento de doenças dos sistemas urinário e respiratório, bem como nos casos de hemoptise e hemorragia uterina, enquanto folhas e frutos são adicionados à água de lavagem de feridas e úlceras como anti-inflamatório e cicatrizante.[43]

Como antidiarreica, antisséptica em inflamações da gengiva e da garganta, em úlceras gástricas e antitérmico.[44] Os frutos são utilizados como tempero, frequentemente chamados de pimenta-rosa.

Posologia

- Decocção de 100 g da casca em 1 ℓ de água para uso externo
- Essa decocção também pode ser ingerida na dose de 30 mℓ, 2 vezes/dia.

Extratos disponíveis no mercado brasileiro

Sem referências.

Contraindicações

Em indivíduos sabidamente alérgicos à planta.

Precauções

Irritações dérmicas.

Toxicidade e interações

A aplicação vaginal de extratos de *S. terebinthifolia* pode causar desconforto local, tais como ardor, queimação, irritação e assadura pela presença dos alquil-fenóis.[45]

REFERÊNCIAS BIBLIOGRÁFICAS

1. Menezes A. Flora da Bahia. São Paulo: Companhia Editora Nacional; 1949.
2. Quattrocchi U. CRC world dictionary of medicinal and poisonous plants: common names, scientific names, eponyms, synonyms, and etymology (5 Volume Set). CRC Press; 2012.
3. Piso G. História natural e médica da Índia Ocidental (1658). Rio de Janeiro: MEC Instituto Nacional do Livro; 1957.
4. Pio Correa M. Diccionario das plantas úteis do Brasil e das exóticas cultivadas. Rio de Janeiro: Imprensa Nacional; 1921.
5. Spix JB, Martius CFP. Viagem pelo Brasil (1817-1820). vol. 2. São Paulo: Ed. Universidade de São Paulo; 1981.
6. Burton R. Viagem do Rio de Janeiro a Morro Velho. Belo Horizonte: Itatiaia; São Paulo: EDUSP; 1976.
7. Correa MP. Dicionário das plantas úteis do Brasil e das exóticas cultivadas. vol. 1. Rio de Janeiro: Ministério da Agricultura, IBDF; 1984.
8. Barros JFP, Napoleão E. Ewé Òrìsà. Uso litúrgico e terapêutico dos vegetais nas casas de candomblé Jêje-Nagô. Rio de Janeiro: Bertrand Brasil; 1999.
9. Brasil. Pharmacopeia Brasileira. Decreto nº 17.509, de 4 de novembro de 1926. Departamento Nacional de Saúde Pública. Rio de Janeiro: Brasil; 1926.
10. Brasil. Farmacopeia Brasileira. 5. ed. vol. 2. Supl. 2017. Resolução da Diretoria Colegiada – RDC

nº 49, de 23 de novembro de 2010. Brasília: Anvisa; 2010.

11. Brasil. Farmacopeia Brasileira. Brasília: Anvisa; 2019.

12. Brasil. Formulário de Fitoterápicos da Farmacopeia Brasileira. Brasília: Anvisa; 2011.

13. Brasil. A Fitoterapia no SUS e o Programa de Pesquisa de Plantas Medicinais da Central de Medicamentos. Brasília: Ministério da Saúde; 2006.

14. Brasil. Plantas Medicinais de Interesse ao SUS – Renisus. Brasília: Ministério da Saúde; 2009.

15. Brasil. Resolução da Diretoria Colegiada – RDC nº 10, de 9 de março de 2010. Dispõe sobre a notificação de drogas vegetais junto à Agência Nacional de Vigilância Sanitária (Anvisa) e dá outras providências. Brasília: Diário Oficial da União; 2010.

16. Braz R, Wolf LG, Lopes GC, de Mello JC. Quality control and TLC profile data on selected plant species commonly found in the Brazilian market. Revista Brasileira de Farmacognosia. 2012;22:1111-8.

17. Carvalho M, Melo A, Aragão C, Raffin F, Moura T. *Schinus terebinthifolius* Raddi: chemical composition, biological properties and toxicity. Revista Brasileira de Plantas Medicinais. 2013;15:158-69.

18. Barbosa LCA, Demuner AJ, Clemente AD, Paula VFd, Ismail F. Seasonal variation in the composition of volatile oils from *Schinus terebinthifolius* Raddi. Química Nova. 2007;30:1959-65.

19. Santos AC, Rossato M, Serafini LA et al. Antifungal effect of *Schinus molle* L., Anacardiaceae, and *Schinus terebinthifolius* Raddi, Anacardiaceae, essential oils of Rio Grande do Sul. Revista Brasileira de Farmacognosia. 2010;20:154-59.

20. Montanari RM, Barbosa LC, Demuner AJ et al. Exposure to Anacardiaceae volatile oils and their constituents induces lipid peroxidation within food-borne bacteria cells. Molecules. 2012;17:9728-40.

21. Silva A, Silva T, Franco E et al. Antibacterial activity, chemical composition, and cytotoxicity of leaf's essential oil from Brazilian pepper tree (*Schinus terebinthifolius*, Raddi). Brazilian Journal of Microbiology. 2010;41:158-63.

22. Lima MRF, Souza Luna J, Santos AF et al. Anti-bacterial activity of some Brazilian medicinal plants. Journal of Ethnopharmacology. 2006;105:137-47.

23. Pereira EM, Gomes RT, Freire NR, Aguiar EG, Brandão MdGL, Santos VR. In vitro antimicrobial activity of Brazilian medicinal plant extracts against pathogenic microorganisms of interest to dentistry. Planta Medica. 2011;77:401.

24. El-Massry KF, El-Ghorab AH, Shaaban HA, Shibamoto T. Chemical compositions and antioxidant/antimicrobial activities of various samples prepared from *Schinus terebinthifolius* leaves cultivated in Egypt. Journal of Agricultural and Food Chemistry. 2009;57:5265-70.

25. Martínez MJ, Alonso González N, Betancourt Badell J. Actividad antimicrobiana del *Schinus terebenthifolius* Raddi (copal). Revista Cubana de Plantas Medicinales. 1996;1:37-9.

26. Freires IdA, Alves LA, Jovito VdC, Castro RD. Antifungal activity of *Schinus terebinthifolius* (Aroeira) on *Candida* strains. ROBRAC. 2011;20:68-72.

27. Johann S, Silva DL, Martins CV, Zani CL, Pizzolatti MG, Resende MA. Inhibitory effect of extracts from Brazilian medicinal plants on the adhesion of *Candida albicans* to buccal epithelial cells. World Journal of Microbiology and Biotechnology. 2008;24:2459-64.

28. Schmourlo G, Mendonça-Filho RR, Alviano CS, Costa SS. Screening of antifungal agents using ethanol precipitation and bioautography of medicinal and food plants. Journal of Ethnopharmacology. 2005;96:563-8.

29. Montanari RM, Barbosa LC, Demuner AJ, Silva CJ, Carvalho LS, Andrade NJ. Chemical composition and antibacterial activity of essential oils from Verbenaceae species: Alternative sources of (E)-caryophyllene and germacrene-D. Química Nova. 2011;34:1550-5.

30. Degáspari CH, Waszczynskyj N, Prado MRM. Atividade antimicrobiana de *Schinus terebenthifolius* Raddi. Ciência e Agrotecnologia. 2005;29:617-22.

31. Nocchi SR, Companhoni MVP, de Mello JCP et al. Antiviral activity of crude hydroethanolic extract from *Schinus terebinthifolia* against Herpes simplex Virus Type 1. Planta Medica. 2017;234:509-18.

32. Carlini EA, Duarte-Almeida JM, Rodrigues E, Tabach R. Antiulcer effect of the pepper trees *Schinus terebinthifolius* Raddi (aroeira-da-praia) and *Myracrodruon urundeuva* Allemão, Anacardiaceae (aroeira-do-sertão). Revista Brasileira de Farmacognosia. 2010;20:140-6.

33. Bendaoud H, Romdhane M, Souchard JP, Cazaux S, Bouajila J. Chemical composition and anticancer and antioxidant activities of *Schinus molle* L. and *Schinus terebinthifolius* Raddi berries essential oils. Journal of Food Science. 2010;75:C466-C472.

34. Gundidza M, Gweru N, Magwa M, Mmbengwa V, Samie A. The chemical composition and biological activities of essential oil from the fresh leaves of *Schinus terebinthifolius* from Zimbabwe. African Journal of Biotechnology. 2009;8.

35. Velázquez E, Tournier H, Buschiazzo PM, Saavedra G, Schinella G. Antioxidant activity of paraguayan plant extracts. Fitoterapia. 2003;74:91-7.

36. Estevão LRM, Mendonça FS, Baratella-Evêncio L et al. Effects of aroeira (*Schinus terebinthifolius*

Raddi) oil on cutaneous wound healing in rats. Acta Cirúrgica Brasileira. 2013;28:202-9.

37. Silva LBL, Albuquerque EM, Araújo EL, Santana DP. Avaliação clínica preliminar de diferentes formulações de uso vaginal à base de aroeira (*Schinus terebinthifolilus* raddi). Revista Brasileira de Medicina. 2004:381-4.

38. Amorim M, Santos LC. Tratamento da vaginose bacteriana com gel vaginal de Aroeira (*Schinus terebinthifolius* Raddi): ensaio clínico randomizado. RBGO. 2003;25:95-102.

39. Leite S, Amorim M, Sereno P, Leite T, Ferreira J, Ximenes R. Randomized clinical trial comparing the efficacy of the vaginal use of metronidazole with a Brazilian pepper tree (*Schinus*) extract for the treatment of bacterial vaginosis. Brazilian Journal of Medical and Biological Research. 2011;44:245-52.

40. Torres KAM, Lima SMRR, Ueda SMY. Activity of the aqueous extract of *Schinus terebinthifolius* Raddi on strains of the *Candida* genus. Revista Brasileira de Ginecologia e Obstetrícia. 2016;38:593-9.

41. Soares DGS, Oliveira CB, Queiroz Paulo M, Carvalho MFFP, Padilha WWN. Clinical and microbiological evaluation of the treatment of denture stomatitis with *Schinus terebinthifolius* Raddi (Aroeira) Tincture. Pesquisa Brasileira em Odontopediatria e Clínica Integrada. 2011;10:365-70.

42. Chernoviz PLN. Diccionario de medicina popular e das sciencias acessórias para uso das famílias. 6. ed. vol. 1 (A-F). Paris: Roger & Chernoviz; 1890.

43. Lorenzi H, Matos FJ. Plantas medicinais no Brasil: nativas e exóticas. Nova Odessa: Instituto Plantarum; 2008.

44. Almeida MZ. Plantas medicinais. 3. ed. Bahia: EDUFBA; 2011.

45. Simões CMO. Farmacognosia: da planta ao medicamento. 5. ed. Porto Alegre/Florianópolis: Editora da UFRGS/Editora da UFSC; 2004.

Crédito da imagem:
Ivone Manzali

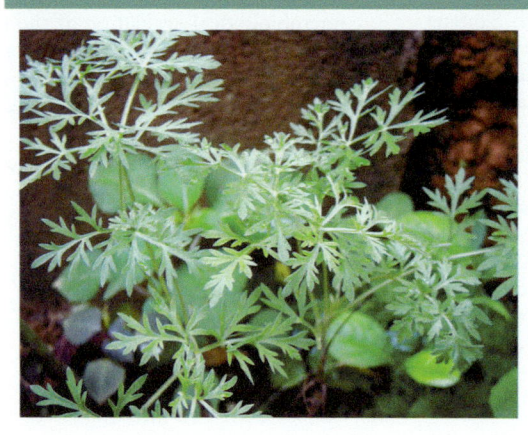

Artemísia

Nome botânico
Artemisia vulgaris L.

Nome farmacêutico
Herba Artemisiae

Família
Asteraceae (Compositae)

Partes utilizadas
Folhas e sumidades floridas

Propriedades organolépticas
Amarga, aromática, picante e amornante

Capítulo 7

Outros nomes populares

Artemigem, artemigio, flor-de-são-joão, anador, artemísia-comum, artemísia-vulgar, erva-de-são-joão, losna-brava, artemísia-verdadeira, absinto-selvagem, losna, artemijo.

Origem

Região mediterrânea.

Histórico

Existem algumas versões para o nome deste gênero. Diz-se que Artemísia era o nome da irmã e esposa do rei Mausolo, de Caria (Turquia), que reinou após a morte do marido em 350 a.C. Foi botânica e investigadora, e o seu nome foi utilizado para batizar este gênero da família Asteraceae, que reúne dezenas de espécies. Outra versão fala da homenagem a Artemis ou Diana, deusa da mitologia grega, que durante o seu nascimento, ao sair do ventre, ajudou no nascimento do seu irmão gêmeo Apolo, o deus do Sol. Ficou conhecida como a deusa que socorria as mulheres no parto e a protetora das virgens. Por esse motivo, a planta é associada à castidade feminina.[1-3] É também relatado que o nome do gênero "Artemisia" foi dado à planta em referência às suas ações no útero e no ciclo menstrual.[4]

Hipócrates, Plínio e Dioscórides fizeram menção ao uso de algumas espécies deste gênero,[a] atribuindo à influência do signo de escorpião, especialmente a *A. vulgaris*, por regular o ritmo das menstruações difíceis e dolorosas, e para o histerismo (atribuída na antiguidade ao gênero feminino). Outra espécie bastante citada, tanto pelos gregos da Antiguidade como pelos egípcios, é a *A. absinthium*, indicada para expulsar parasitas intestinais. Com ela foi desenvolvida uma bebida alcoólica destilada amarga, com suposto efeito alucinógeno, comercializada na Europa durante o século 19, o absinto.[5] O uso externo da *A. absinthium* também foi associado, na milenar medicina egípcia, ao combate à febre.[6,7] Na China, a espécie *A. annua* é usada na medicina tradicional, para combater as febres. Na década de 1970, foi comprovada sua ação antimalárica e seu princípio ativo, e a artemisinina (um sesquiterpenoide) vem sendo empregada no combate à malária. Seu derivado semissintético, o artesunato, permite a administração intravenosa e intramuscular, obtendo-se resultados rápidos e com poucos efeitos colaterais.

A *A. vulgaris* é amplamente utilizada na medicina ayurvédica para o tratamento de distúrbios ginecológicos e a *A. absinthium* é recomendada pela European Medicines Agency (EMA).[8] No Brasil, consta na Farmacopeia Brasileira 1ª edição (1926),[9] na Relação Nacional de Plantas Medicinais de Interesse ao SUS – Renisus (2009)[10] e fez parte do Programa de Pesquisa em Plantas Medicinais da Central de Medicamentos (PPPM/Ceme),[11] tendo sido investigada, em modelos farmacológicos pré-clínicos, pela possível ação anticonvulsivante do seu extrato. Os resultados foram positivos quanto a

---

[a] São utilizadas as espécies *A. vulgaris, A. abrotamum, A. dracunculus, A. absinthium, A. arborescens, A. campestris, A. genepi, A. maritima, A. granatensis* e *A. pontica*.

esta ação, embora tenham demonstrado indícios de toxicidade.

Principais componentes químicos

Contêm **óleo essencial** (1,8-cineol, isoborneol, limoneno α e β-tujona, α-pineno, cânfora, canfeno, germacreno D, β-cariofileno), **substâncias amargas ou lactonas sesquiterpênicas** (absintina, artabsina), **flavonoides** (eupafolina, diosmetina, kaempferol, luteolina, apigenina), **taninos, substâncias fenólicas, terpenoides** (p-cimeno, fenchona, cineol, cânfora, β-pineno, 4-terpinenol, borneol, α-terpineol, geraniol e cariofileno), **derivados cumarínicos, lactonas sesquiterpênicas** (santonina), flavononas (eriodictiol), flavonóis, **resinas, alcaloides e fitosteróis**.[12,13]

Atividades farmacológicas

O óleo essencial e as lactonas sesquiterpênicas têm ação **estimulante do apetite, eupéptica, colerética, colagoga** e **antiespasmódica, emenagoga** e **antidismenorreica**. Apresenta também atividades antiparasitária intestinal, antiviral, anti-inflamatória, anti-hipertensiva, antioxidante, antitumoral, imunomoduladora, hepatoprotetora, antimalárica, antisséptica, sedativa, descongestionante, expectorante e antiacne. Estas atividades são atribuídas aos constituintes presentes no óleo essencial.[14] Foi relatado que o óleo de *A. vulgaris* exibe 90% de repelência contra *A. aegypti*,[13] além de propriedades bactericida, fungicida e anti-helmíntica.[15] A capacidade **hepatoprotetora** foi evidenciada em ensaio farmacológico pré-clínico.[16]

As **propriedades emenagogas** da *A. vulgaris* estão relacionadas com a presença de fitoestrógenos, um grupo fitoquímico que inclui os coumestanos, isoflavanoides e lignanas. Para avaliar essa ação, dois constituintes – eriodictiol e apigenina – foram estudados e mostraram-se capazes de ativar a transcrição genética em células de fungos em concentração comparável ao estradiol. A presença dessas substâncias na *A. vulgaris* pode contribuir para a ação emenagoga indicada pelo uso tradicional.[17] Outros autores relataram que o extrato metanólico de *A. vulgaris* possui forte **efeito estrogênico** dose-dependente que inibiu o processo de implantação do óvulo fertilizado. Embora haja uma longa tradição de uso da *A. vulgaris*, poucas investigações farmacológicas foram realizadas para validar os seus usos tradicionais.[11]

Eriodictiol, luteolina e eupafolina são as substâncias mais abundantes encontradas na planta. As duas primeiras evidenciaram **efeitos antioxidante, anti-inflamatório e anticarcinogênico,** enquanto a eupafolina vem sendo estudada no câncer de cólon, pulmão e esôfago e demonstrou **atividade antitumoral** suprimindo o crescimento de células neoplásicas do esôfago *in vitro* e *in vivo*, através da inibição da proteína PBK que é altamente expressa no câncer de esôfago.[18] O eriodictiol exerce, ainda, atividades benéficas na retinopatia diabética.[13]

Estudos prévios já demonstraram as atividades da espécie *A. annua* como antimalárica e na toxoplasmose. Com o objetivo de avaliar se *A. vulgaris* possui a mesma ação contra o *Toxoplasma gondii*, diferentes extratos e concentrações foram testados. Os resultados obtidos revelaram que a fração do extrato em éter de petróleo da *A. vulgaris* apresenta respostas significativas, as quais podem ser atribuídas aos terpenoides em decorrência da polaridade da fração analisada.[19]

Indicações e usos principais

- Anorexia
- Dispepsias atônicas
- Parasitoses intestinais
- Dismenorreias
- Metrorragias de sangue escuro, crônicas, fluidas.

Uso etnomedicinal

O sumo das folhas é utilizado como vulnerário, enquanto o decocto das folhas e as inflorescências são considerados expectorante, carminativo e emenagogo.[14] De modo geral, as partes aéreas são usadas como anti-helmíntico, antisséptico, antiespasmódico e tônico.[17]

Na MTC, é empregada principalmente para tratar distúrbios menstruais, dismenorreia e infertilidade relacionados com condições sindrômicas de deficiência e frio.[20] As folhas secas são utilizadas para a realização de moxabustão, técnica em que a planta é queimada em pontos específicos do corpo para o equilíbrio dos meridianos.

A. vulgaris tem sido usada na medicina tradicional no Vietnã e nas Filipinas, associada ou não a outras plantas medicinais, para tratar hipertensão.[13]

No Brasil, Chernoviz recomenda o uso em distúrbios da menstruação na dose de 8 g de folhas frescas para uma xícara e meia de água fervente. Também aconselhada como emenagoga, excitante, tônica e vermífuga.[21] Na medicina popular, é indicada no tratamento das dispepsias, dores reumáticas e anemias.[22]

Posologia

- Planta seca: 1,5 a 6 g/dia
- Infusão: 3 g para cada xícara (150 mℓ), 3 vezes/dia
- Tintura 20%: 5 a 30 mℓ/dia
- Extrato fluido: 3 a 6 mℓ/dia.

Extratos disponíveis no mercado brasileiro

Sem referências.

Contraindicações

Gestação, lactação e úlceras gastroduodenais, cólon irritável e epilepsia.

Precauções

Não deve ser prescrita para crianças.

Toxicidade e interações

A tujona apresenta toxicidade sobre o SNC (psicoexcitação, tremores, convulsões).[23] Potencial alergênico.

REFERÊNCIAS BIBLIOGRÁFICAS

1. Penna M. Notas sobre plantas brasileiras. 2. ed. Rio de Janeiro: Araújo Penna e Cia.; 1930.
2. Font Quer P. Plantas medicinales el dioscórides renovado. 7. ed. Barcelona: Labor; 1981.
3. Debuigne, G. Dictionnaire des Plantes qui Quérissent. Paris: Larousse; 1972.
4. Tobyn G, Denham A, Whitelegg M. The Western Herbal Tradition: 2000 years of medicinal plant knowledge. Edinburgh, UK: Churchill Livingstone; 2011. Hardcover.
5. Padosch SA, Lachenmeier DW, Kröner LU. Absinthism: a fictitious 19th century syndrome with present impact. Substance Abuse Treatment, Prevention and Policy. 2006;1:14.
6. Ducourthial G. Flora Magique et astrologique de l'antiquité. Paris: Éditions Belin; 2003.
7. Manchinne L. An ancient Egyptian herbal. London: British Museum; 1999.
8. EMA. European Union herbal monograph on Artemisia absinthium L., herba. Amsterdam: European Medicines Agency; 2020.
9. Brasil. Pharmacopeia Brasileira. Decreto nº 17.509, de 4 de novembro de 1926. Departamento Nacional de Saúde Pública. Rio de Janeiro: Brasil; 1926.
10. Brasil. Plantas Medicinais de Interesse ao SUS – Renisus. Brasília: Ministério da Saúde; 2009.
11. Brasil. A Fitoterapia no SUS e o Programa de Pesquisa de Plantas Medicinais da Central de Medicamentos. Brasília: Ministério da Saúde, 2006.
12. Bora KS, Sharma A. The genus Artemisia: a comprehensive review. Pharmaceutical Biology. 2011;49:101-9.
13. Abiri R, Silva ALM, de Mesquita LSS et al. Towards a better understanding of Artemisia vulgaris: Botany, phytochemistry, pharmacological and biotechnological potential. Food Research International. 2018;109:403-15.
14. Ragasa CY, Jesus JP, Apuada MJ, Rideout JA. A new sesquiterpene from Artemisia vulgaris. Journal of Natural Medicines. 2008;62:461.
15. Malik S, Mesquita LSS, Silva CR et al. Chemical profile and biological activities of essential oil from Artemisia vulgaris L. cultivated in Brazil. Pharmaceuticals. 2019;12:49.
16. Corrêa-Ferreira ML, Verdan MH, dos Reis Lívero FA et al. Inulin-type fructan and infusion of Artemisia vulgaris protect the liver against carbon tetrachloride-induced liver injury. Phytomedicine. 2017;24:68-76.
17. Lee S-J, Chung H-Y, Maier CG-A, Wood AR, Dixon RA, Mabry TJ. Estrogenic flavonoids from Artemisia vulgaris L. Journal of Agricultural and Food Chemistry. 1998;46:3325-29.
18. Fan X, Tao J, Fredimoses M et al. Eupafolin Suppresses Esophagus Cancer Growth by Targeting TOPK Protein Kinase. Frontiers in Pharmacology. 2019;10:1248.
19. Naderian M, Zafarian M, Nazemosadat Arsanjani Z, Asgari Q. Anti-toxoplasmosis activity evaluation of Artemisia vulgaris L. extract and its subfractions in vitro and in vivo. Research Journal of Pharmacognosy. 2017;4:115.
20. Bensky D, Clavey S, Stoger E. Chinese herbal medicine: materia medica. 3. ed. Seattle: Eastland; 1993.
21. Menezes AD. Flora da Bahia. São Paulo: Companhia Editora Nacional; 1949.
22. Lorenzi H, Matos FJ. Plantas medicinais no Brasil: nativas e exóticas. 2. ed. Nova Odessa: Instituto Plantarum; 2008.
23. Passos CS, Arbo MD, Rates SMK, Von Poser GL. Terpenoides com atividade sobre o Sistema Nervoso Central (SNC). Revista Brasileira de Farmacognosia. 2009 Jan./Mar.;19(1A):140-9.

Crédito da imagem:
Ivone Manzali

Ashwagandha

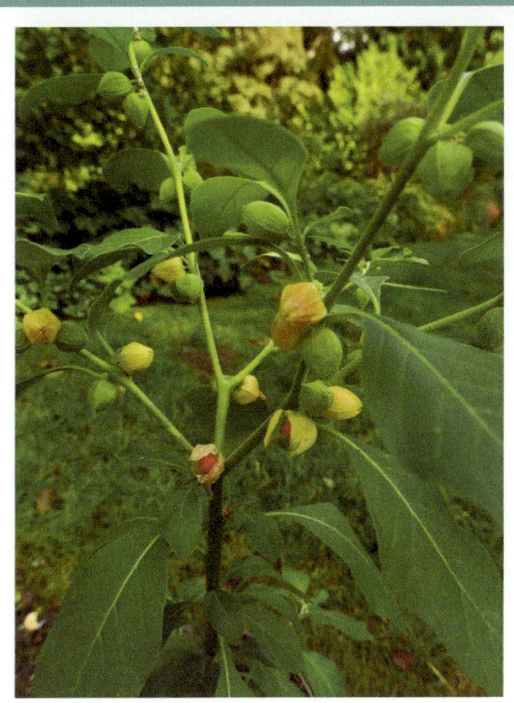

Nome botânico
Withania somnifera (L.) Dunal
Sinonímia: *Physalis somnifera*

Nome farmacêutico
Radix Withaniae somniferae

Família
Solanacea

Parte utilizada
Raízes

Propriedades organolépticas
Amarga, adstringente, morna
e doce[1]

Outros nomes populares

Ginseng-indiano, cereja-de-inverno.

Origem

Índia.

Histórico

A Withania ou Ashwagandha está descrita na Ayurveda há mais de 3.000 anos. As raízes da planta são reputadas como Rasayanas: promotoras da saúde e da longevidade, revitalizando o organismo, melhorando a capacidade do indivíduo de resistir ao estresse ambiental e mental e gerando bem-estar psíquico, sendo amplamente utilizada na Índia e ao redor do mundo.

Em textos indianos antigos, como o Charaka Samhita, Susruta Samhita e outros, é recomendada para aumentar a força, a libido e como nutridora, sendo indicada para ambos os sexos e até durante a gestação. Em regiões rurais da Índia, é usada externamente como antídoto para picada de cobras.

É extensamente cultivada em regiões secas da Índia, no Paquistão, no Afeganistão, no Sri Lanka, no Congo, na África do Sul, no Marrocos e na Jordânia.

Principais componentes químicos

Alcaloides (withanina, withananina, withasomnina, somniferina, tropeltigloato, somniferinino, somninino e nicotina), lactonas esteroidais (withaferina-A, withanona, withanolideos), esteroides (colesterol, β-sitosterol, estigmasterol, diosgenina), flavonoides (kaempferol, quercetina), fompostos nitrogenados (withanol, somnisol).

Atividades farmacológicas

Foram realizadas pesquisas diversas que demonstraram atividades **antioxidante, ansiolítica, adaptogênica, neuroprotetora** e **promnéstica.** Outras ações, como **imunomoduladora, anti-parkinson** e **anti-inflamatória,** também têm sido estudadas. Há um trabalho mostrando seu uso no hipotireoidismo subclínico.

Estudo realizado por 5 dias administrando-se glicowitanolídeos, lorazepan e imipramida em ratos comparou as respostas relacionadas a **ansiedade** e **depressão.** Os resultados mostram redução da ansiedade comparável ao lorazepan, e da depressão comparada à provocada por imipramida.[2]

Estudo controlado, duplo-cego e randomizado com 50 adultos ofereceu 300 mg de extrato de *W. somnifera* 2 vezes/dia durante 8 semanas. Os testes mostraram melhora nos parâmetros de **memória imediata e geral**, assim como na atenção e na velocidade de processamento de informações.[3]

Para avaliar a capacidade de **melhora do sono**, foi realizado um estudo randomizado, duplo-cego e placebo controlado com um total de 60 pacientes que receberam 300 mg de extrato das raízes de *W. somnifera* deglutidos com água ou leite, 2 vezes/dia durante 10 semanas. Os parâmetros de início e de manutenção de sono melhoraram consistentemente.[4]

Cinquenta pacientes com **hipotireoidismo subclínico** – taxas de TSH elevadas – foram divididos em 2 grupos randomizados, um tomando placebo e outro 600 mg de extrato de *W. somnifera* por 8 semanas. Ao fim, a taxa de TSH sanguíneo havia diminuído no grupo que tomou as cápsulas com extrato.[5]

Ensaio duplo-cego e placebo controlado em 50 mulheres saudáveis com queixas relativas à **satisfação sexual** mostrou melhora em parâmetros como excitação, lubrificação e orgasmo no grupo que utilizou extrato de *W. somnifera* 300 mg/dia em comparação ao placebo.[6]

Uma suplementação de 500 mg/dia de extrato aquoso de *W. somnifera* por homens jovens que realizaram **treinamento físico** de resistência por 12 semanas mostrou aumento de força e ganho de massa muscular.[7]

Tem sido recomendada para tratamento da **infertilidade masculina** relacionada à produção ineficiente de esperma. A melhora nos padrões do espermograma foi demonstrada em algumas avaliações, embora ainda sejam necessários mais estudos.[8]

Pesquisas *in vitro* e em animais mostram **atividade antibacteriana** corroborando indicações tradicionais. Extrato metanólico das folhas mostra atividade contra *Staphylococcus aureus* e *Enterococcus* spp e contra bactérias gram-negativas, como *Escherichia coli*, *Salmonella typhi*, *Proteus mirabilis* e *Klebsiella pneumoniae*. Os mecanismos antimicrobianos foram descritos como citotóxicos e silenciamento de genes. Extrato de *W. somnifera* atua sinergicamente com rifampicina e isoniazida, melhorando as ações contra *Salmonella* e *E. coli*.[9]

Preparações com extrato da raiz da *W. somnifera* agem modulando marcadores de estresse oxidativo do corpo, reduzindo a peroxidação de lipídios e aumentando a atividade de superóxido dismutase e catalase. **Atividade antioxidante** relacionada à withaferina A e sitoindósideos. Preparações também modulam transmissão GABAérgica e colinérgica. Withanolídeos apresentaram propriedades antagonistas de cálcio e inibidoras de colinesterases, tendo potencial para o tratamento de doença de Alzheimer. **Atividades antiparkinsonianas** também foram verificadas, sugerindo modulação do sistema dopaminérgico. Foi vista também atividade antiepiléptica e anticonvulsões, supostamente através de interação com receptores $GABA_A$. Extrato aplicado em camundongos junto com morfina reduziu o desenvolvimento de tolerância e dependência a morfina.[10]

Investigação mostra potencial condroprotetor em **osteoartroses** *in vivo* e *in vitro*.[11]

O potencial **anticancerígeno** e preventivo do câncer pode se apoiar em estudos que mostram mecanismos de modulação da apoptose, da proliferação celular e de marcadores de metástases.[12]

Indicações e usos principais

- Adaptogênica
- Ansiedade
- Insônia
- Depressão
- Desordens cognitivas.

Uso etnomedicinal[13]

- Na Ayurveda como Rasayanas – rejuvenescedora, tônica, antienvelhecimento
- Afrodisíaca, tônica
- Na ansiedade e insônia
- Diurética
- Em uso externo contra picada de cobras.

Posologia

Extrato seco: 300 a 600 mg/dia.

Extratos disponíveis no mercado brasileiro

- Extrato seco de *Withania somnifera* padronizado em 3% de withanolídeos
- Extrato seco de *Withania somnifera* padronizado em 5% de withanolídeos.

Contraindicações

Não encontrada na literatura consultada.

Precauções

Sem referências.

Toxicidade

W. somnifera tem sido usada visando várias ações farmacológicas sem demonstrar efeitos tóxicos. Estudos em ratos Wistar não demonstraram toxicidade aguda nem subaguda hematológica, hepática ou renal e também não encontraram evidências de geno ou teratotoxicidade em ratas grávidas.[14]

REFERÊNCIAS BIBLIOGRÁFICAS

1. Ody P. O guia das plantas medicinais: um guia com remédios de plantas para os problemas do dia a dia. Editora Livros e Livros; 2001.
2. Bhattacharya SK et al. Anxiolytic-antidepressant activity of *Withania somnifera* glycowithanolides: an experimental study. Phytomedicine. 2000;7.6:463-9.
3. Choudhary D, Sauvik B, Sekhar B. Efficacy and safety of Ashwagandha (*Withania somnifera* (L.) Dunal) root extract in improving memory and cognitive functions. Journal of Dietary Supplements. 2017;14.6:599-612.
4. Langade D et al. Efficacy and safety of Ashwagandha (*Withania somnifera*) root extract in insomnia and anxiety: a double-blind, randomized, placebo-controlled study. Cureus. 2019;11.9.
5. Sharma AK, Basu I, Siddarth Singh S. Efficacy and safety of ashwagandha root extract in subclinical hypothyroid patients: a double-blind, randomized placebo-controlled trial. The Journal of Alternative and Complementary Medicine. 2018;24.3:243-8.
6. Dongre S, Langade D, Bhattacharyya S. Efficacy and safety of Ashwagandha (*Withania somnifera*) root extract in improving sexual function in women: a pilot study. BioMed Research International. 2015.
7. Ziegenfuss TN et al. Effects of an aqueous extract of *Withania somnifera* on strength training adaptations and recovery: The STAR Trial. Nutrients. 2018;10.11:807.
8. Azgomi RND et al. Effects of *Withania somnifera* on reproductive system: a systematic review of the available evidence. BioMed Research International. 2018.
9. Dar NJ, Hamid A, Ahmad M. Pharmacologic overview of *Withania somnifera*, the Indian ginseng. Cellular and Molecular Life Sciences. 2015;72.23:4445-60.
10. Kulkarni SK, Ashish D. *Withania somnifera*: an Indian ginseng. Progress in Neuropsychopharmacology and Biological Psychiatry. 2008;32.5:1093-05.
11. Sumantran VN et al. Chondroprotective potential of root extracts of *Withania somnifera* in osteoarthritis. Journal of Biosciences. 2007;32.2:299-307.
12. Saggam A et al. *Withania somnifera* (L.) Dunal: a potential therapeutic adjuvant in cancer. Journal of Ethnopharmacology. 2020:112759.
13. Dar NJ, Hamid A, Ahmad M. Pharmacologic overview of *Withania somnifera*, the Indian ginseng. Cellular and Molecular Life Sciences. 2015;72.23:4445-60.
14. Prabu PC, Panchapakesan S. Prenatal developmental toxicity evaluation of *Withania somnifera* root extract in Wistar rats. Drug and Chemical Toxicology. 2015;38.1:50-6.

Crédito da imagem:
Ivone Manzali

Capítulo 7

Assa-peixe[a]

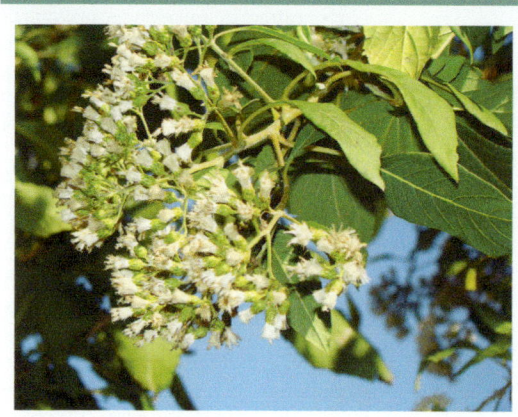

Nome botânico
Vernonanthura polyanthes (Sprengel) Vega & Dematteis
Sinonímias: *Vernonanthura phosphorica* (Vell.) H. Rob. e *Vernonia polyanthes* (Spreng.) Less

Nome farmacêutico
Folium Vernoniae Polyanthii

Família
Asteraceae (Compositae)

Parte utilizada
Folhas (broto)

Propriedade organoléptica
Amornante

Outros nomes populares

Assa-peixe-branco, estanca-sangue, tramanhém, mata-pasto, cambará-do-branco, camabará-branco, cambará-guassu, cambará-guaçu, cambará-açu, erva-preá, cafera, chamarrita.[1]

Origem

Nativa do Brasil.

Histórico

O nome do gênero *Vernonia* é uma homenagem ao botânico inglês William Vernon (1680-1711), que foi o primeiro a coletar o gênero nas Américas, enquanto o termo latino *polyanthes* se refere às muitas flores produzidas por essa espécie.[2] Por sua vez, *Vernonanthura*, gênero atual do táxon, é formada pelas palavras gregas *anthos* e *oura*, que significam flor e cauda, respectivamente, em alusão às caudas basais presentes nas anteras.[3,4]

No Brasil, são descritas 44 espécies do gênero *Vernonanthura*, sendo 25 endêmicas. Os táxons ocorrem em todos os biomas brasileiros, sendo que a *V. polyanthes* apresenta como domínio fitogeográfico a Mata Atlântica.[5] Sua florada é muito atraente para abelhas melíferas, e ao mel produzido a partir de suas flores são atribuídas propriedades medicinais.

Embora a *V. polyanthes* seja amplamente utilizada na medicina popular brasileira,[6-8] não foram encontrados registros de seu emprego medicinal em documentos oficiais no Brasil, tampouco na Farmacopeia Brasileira. No entanto, o seu uso foi reconhecido com a publicação da RDC 10/2010,[9] do Formulário de Fitoterápicos da Farmacopeia Brasileira (2011)[10] e da Relação Nacional de Espécies de Interesse para o SUS (Renisus).[11]

Principais componentes químicos

Estudos fitoquímicos realizados a partir dos extratos metanólicos e clorofórmico mostraram a presença de **terpenoides** (α-humuleno, α-amirina, lupeol, carbenoxolona, ácido oleanólico, ácido ursólico), **fitosteróis** (estigmasterol), **lactonas sesquiterpênicas** (tridecapentaineno, germacreno D, biciclogermacreno, hirsutinolida), **cumarinas, alcaloides** e **flavonoides**.[12,13] Saponinas foram identificadas em extratos aquosos e metanólicos.[14] O óleo essencial das folhas é composto por β-pineno, ciclosativeno, copaeno, β-cariofileno, α-humuleno, germacreno B, elemeno, biciclogermacreno, germacreno D[14] e tem o **mirceno** como constituinte majoritário (34,3%), seguido da **zerumbona** (15,8%).[15] Não foi estabelecido marcador químico para esta espécie.[14]

Atividades farmacológicas

Foram realizadas pesquisas que demonstram atividades **hipotensora, diurética, antiulcerogênica, leishmanicida, anti-inflamatória** e **antimicrobiana.**

---

[a] Plantas nomeadas "assa peixe", em geral, são associadas a espécies do gênero *Vernonia* (*V. amygdalina, V. westiniana, V. hilariana, V. grandiflora, V. ferrugininea, V. beyrichii, V. lindbergii, V. scorpioide*). Recente trabalho etnobotânico mostrou uma convergência de uso para problemas das vias respiratórias, com exceção da espécie *V. condensata* (*Gymnanthemum amygdalinum* (Delile) Sch.Bip. ex Walp. – nome atual), utilizada em indisposições gástricas. (Martins LG, Sá IM, Senna-Valle Esteves RL. Asteraceae medicinais de duas comunidades rurais brasileiras. Resumenes del IX Congreso Latinoamericano de Botánica; 2006).

Extratos metanólico e clorofórmico das partes aéreas de *V. polyanthes* foram investigados para atividade **antiulcerogênica**. A administração oral de ambos os extratos a ratos inibiu significativamente os danos à mucosa gástrica (64% e 90%, respectivamente) induzidos por etanol absoluto. Um dos mecanismos relacionados com o efeito gastroprotetor é o **aumento da liberação de muco**. Os resultados mostram que, com o extrato clorofórmico, houve um aumento de 22,4% da liberação de muco no lúmen gástrico.[16] Estudo aponta que o lupeol é o principal bioativo presente na *V. polyanthes* e o responsável pela atividade antiulcerogênica na mucosa gástrica contra úlceras induzidas por etanol e ácido acético, em modelos agudo e crônico. A proteção da mucosa ocorre por aumento do muco gástrico, pela elevação dos níveis de óxido nítrico (NO) e pela redução na produção de prostaglandina E2 (PGE2) com consequente diminuição da infiltração de neutrófilos na mucosa gástrica.[16]

A administração diária do extrato hidroalcoólico de folhas de *V. polyanthes* em ratos, por 7 dias, causou a **diminuição da pressão arterial** e um **notável aumento da taxa de filtração glomerular**, estimado pela creatinina, e uma queda da excreção de sódio na fração pós-proximal.[17]

Investigações realizadas com outras espécies do gênero *Vernonia* mostraram atividade **antimicrobiana** do extrato hidroalcoólico contra cepas bacterianas de *Bacillus cereus*, *Escherichia coli*, *Proteus mirabilis*, *Staphylococcus aureus*, *Salmonella typhimurium*, *Staphylococcus pyogenes*, *Pseudomonas aeruginosa* e *Klebsiella pneumoniae*,[18] sugerindo uma ação imunoestimulante. *V. polyanthes* mostrou resultado positivo contra *Mycobacterium tuberculosis*.[19]

O extrato metanólico das folhas de *V. polyanthes* apresentou-se como o mais **ativo contra** Leishmania amazonensis, em uma avaliação *in vitro* de 20 espécies utilizadas na medicina tradicional brasileira para o tratamento de doenças infecciosas ou inflamatórias.[20] O óleo essencial das folhas da *V. polytanthes* mostrou atividade contra *Leishmania infantum*, que é o agente causal da leishmaniose visceral disseminada. Embora essa ação seja resultado do sinergismo dos constituintes químicos presentes no óleo, a zerumbona foi a substância que se destacou nessa atividade.[15]

O extrato etanólico das folhas de *V. polytanthes* foi testado, nas doses de 100, 200 e 400 mg/kg, por via oral, para verificar seus efeitos anti-inflamatório e antinociceptivo em modelos farmacológicos experimentais. Observou-se que o extrato, nessas doses, apresentou **efeito antinociceptivo** tanto no modelo de contorções abdominais quanto no de formalina, promoveu aumento do tempo de reação na placa quente e reduziu o edema na pata induzido por carragenina. O **efeito anti-inflamatório** foi caracterizado tanto pela redução do edema quanto pela diminuição na migração dos leucócitos. Esse mesmo estudo sugere que os polifenóis (taninos e flavonoides) sejam os responsáveis pelos efeitos farmacológicos observados.[21]

Embora seja uma espécie com estudos etnofarmacológicos que indicam um amplo uso em **distúrbios do aparelho respiratório** principalmente como expectorante (bronquite, asma, pneumonia, resfriado, gripe e tosse), nota-se a falta de estudos farmacológicos nessa área.[14]

Indicações e usos principais

- Anti-inflamatório
- Diurético
- Hipotensor
- Bronquite
- Estados gripais.

Uso etnomedicinal

Na medicina tradicional brasileira, é considerada diurética, balsâmica, antirreumática, e muito utilizada no caso de bronquites e tosses persistentes. A infusão das raízes é indicada como diurética, para o tratamento de hemoptises e abscessos internos. O chá das folhas é usado em tosses noturnas e bronquite, e para eliminar cálculos renais. Externamente em compressas nas afecções de pele, dores musculares e reumatismo.[1]

Posologia[1]

- Como diurético: preparar infusão com 3 colheres de sopa de folha fresca picada em 1 ℓ de água fervente. Tomar durante o dia até as 17 h
- Para bronquite e tosse: preparar infusão de 1 colher de sopa de folhas picadas para 1 xícara de chá e tomar 3 xícaras/dia
- Para dores musculares: aplicar, sobre a região acometida, compressas com folhas frescas picadas amassadas, 2 vezes/dia.

Extratos disponíveis no mercado brasileiro

Sem referências.

Contraindicações

Sem referências.

Precauções

Sem referências.

Toxicidade e interações

Testes *in vitro* indicaram efeito tóxico, porém, quando testado *in vivo*, por via oral, não apresentou o mesmo resultado. São necessários mais estudos sobre a segurança.[22]

REFERÊNCIAS BIBLIOGRÁFICAS

1. Lorenzi H, Matos FJA. Plantas medicinais no Brasil: nativas e exóticas. 2. ed. Instituto Plantarum; 2008.
2. Gledhill D. The names of plants. Cambridge University Press; 2008.
3. Robinson HE. Generic and Subtribal Classification of American Vernonieae. Smithsonian Contributions to Botany; 1999.
4. Quattrocchi U. CRC world dictionary of medicinal and poisonous plants: common names, scientific names, eponyms, synonyms, and etymology (5 Volume Set). CRC Press; 2012.
5. Vernonanthura. Flora do Brasil 2020 em construção. Disponível em: http://floradobrasil.jbrj.gov.br/reflora/floradobrasil/FB602891. Acesso em: 14/10/2020.
6. Guarim Neto G, Morais RG. Recursos medicinais de espécies do cerrado de Mato Grosso: um estudo bibliográfico. Acta Botanica Brasilica. 2003;17:561-84.
7. Rodrigues VEG, Carvalho D. Levantamento etnobotânico de plantas medicinais no domínio do cerrado na região do Alto Rio Grande – Minas Gerais. Ciência e Agrotecnologia. 2001;25:102-23.
8. Rossato SC. Utilização de plantas por populações do litoral norte do estado de São Paulo. 1996. Dissertação (Mestrado) – Departamento de Ecologia Geral, Instituto de Biociência. São Paulo, Brasil: USP; 1996.
9. Brasil. Resolução da Diretoria Colegiada – RDC nº 10, de 9 de março de 2010. Dispõe sobre a notificação de drogas vegetais junto à Agência Nacional de Vigilância Sanitária (Anvisa) e dá outras providências. Brasília: Diário Oficial da União; 2010.
10. Brasil. Formulário de Fitoterápicos da Farmacopeia Brasileira. Brasília: Anvisa; 2011.
11. Brasil. Plantas Medicinais de Interesse ao SUS – Renisus. Brasília: Ministério da Saúde; 2009.
12. Souza F, Sena J, Maranho LT, Oliveira C, Guimarães ATB. Caracterização fitoquímica preliminar de infusões populares obtidas das partes aéreas das espécies *Apium leptophylum* (Pers.) F. Muell. ex Benth. (Apiaceae), *Elvira biflora* L. (DC.) e *Vernonia polyanthes* Less. (Asteraceae). Rev. Bras. Farm. 2008;89:24-7.
13. Benfatti A, Barbastefano V, Rodrigues J et al. Estudo químico do extrato clorofórmico das folhas de *Vernonia polyanthes* Less. Asteraceae. Anais da 30ª Reunião anual da Sociedade Brasileira de Química. São Paulo; 2007.
14. Souza PVR, Mazzei JL, Siani AC, Behrens MDD. *Vernonia polyanthes* (Spreng.) Less.: uma visão geral da sua utilização como planta medicinal, composição química e atividades farmacológicas. Revista Fitos. 2017:105-15.
15. Moreira RRD, Martins GZ, Varandas R et al. Composition and leishmanicidal activity of the essential oil of *Vernonia polyanthes* Less (Asteraceae). Natural Product Research. 2017;31:2905-8.
16. Barbastefano V, Cola M, Luiz-Ferreira A et al. *Vernonia polyanthes* as a new source of antiulcer drugs. Fitoterapia. 2007;78:545-51.
17. Silveira RR, Foglio M, Gontijo J. Effect of the crude extract of *Vernonia polyanthes* Less. on blood pressure and renal sodium excretion in unanesthetized rats. Phytomedicine. 2003;10:127-31.
18. Petri RD, Pletsch MU, Zeifert M, Schweigert ID. Efeito de extratos hidroetanólicos de *Vernonia tweedieana* e *Vernonia cognata* sobre imunidade de camundongos. Revista Brasileira de Farmacognosia. 2008;89:139-41.
19. Oliveira D, Prince K, Higuchi C et al. Antimycobacterial activity of some Brazilian indigenous medicinal drinks. Journal of Basic and Applied Pharmaceutical Sciences. 2007;28.
20. Braga FG, Bouzada MLM, Fabri RL et al. Antileishmanial and antifungal activity of plants used in traditional medicine in Brazil. Journal of Ethnopharmacology. 2007;111:396-402.
21. Temponi VS, Silva JB, Alves MS et al. Antinociceptive and anti-inflammatory effects of ethanol extract from *Vernonia polyanthes* leaves in rodents. International Journal of Molecular Sciences. 2012;13:3887-99.
22. Jorgetto GV, Boriolo MFG, Silva LM et al. Ensaios de atividade antimicrobiana in vitro e mutagênica in vivo com extrato de *Vernonia polyanthes* Less (Assa-peixe). Revista do Instituto Adolfo Lutz (Impresso). 2011;70:53-61.

Crédito da imagem:
Paulo Léda

Astrágalo

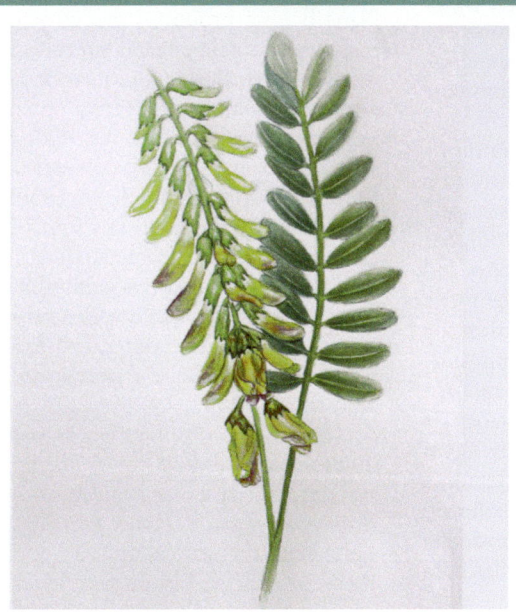

Nome botânico
Astragalus membranaceus Fisch. ex Bunge
Sinonímias: *Astragalus membranaceus* Moench; *Astragalus propinquus* Schischk.

Nome farmacêutico
Radix Astragali

Família
Fabaceae

Parte utilizada
Raiz

Propriedades organolépticas
Doce, amornante e tônica

Outros nomes populares

Astragalus.

Origem

China, República Democrática Popular da Coreia, Mongólia e Sibéria.

Histórico

O gênero *Astragalus* foi descrito por Carl Linnaeus em 1753,[1] sendo composto por mais de 2.700 espécies.[2] O nome deriva do grego "astrágalo", nome vernacular comumente empregado para plantas da família Fabaceae adotado por Linnaeus.[3]

O *A. membranaceus* é conhecido na China pelo nome *Huang Qi,* que significa "líder amarelo". O nome faz menção à cor amarela do interior da raiz e o Qi indica a superioridade da ação tônica desta planta na medicina chinesa. A espécie *A. membranaceus* (Fisch.) Bge. var. *mongholicus* (Bge.) também é conhecida pelo mesmo nome chinês e usada com as mesmas finalidades. É amplamente empregada na medicina tradicional chinesa (MTC) como tônico do baço, sangue e Qi. É um dos principais fitoterápicos da medicina oriental (China, Taiwan, Japão, Coreia do Sul, e em outras áreas da Ásia).[4]

Atualmente, é utilizado como diurético ou tônico em fórmulas fitoterápicas orientais, ou ainda como alimentos funcional e/ou nutracêutico nos países ocidentais. Recomendado pela Organização Mundial da Saúde (WHO Monographs on Selected Medicinal Plants – vol. 1).[5]

Principais componentes químicos

Foram identificados mais de 100 compostos pertencentes a vários grupos fitoquímicos. Dentre estes identificaram-se **saponinas** triterpenoídicas (denominadas astragalosídeos I-VIII, mongolicosídeo A e B, isoastragalosídeo IV, ciclocantosídeo A, asernestiosídeo C etc.), **flavonoides** (kaempferol, quercetina, isorhamnetina, ramnocitina, ononina, formononetina etc.), **lectinas** e **polissacarídeos** (glucanos, arabinose, galactose), **sais minerais** (cromo, cobalto, cobre, selênio, molibdênio, ferro, manganês e zinco), **aminoácidos** (asparagina, canavanina, prolina, arginina, ácido aspártico e alanina), cumarinas, ácido fólico, substâncias amargas, colina, ácidos linoleico e linolênico, ácido vanílico, ácido ferúlico, ácido isoferúlico, lupeol, fitosteróis e óleo essencial, entre outros. Há variações nas quantidades de saponinas de acordo com a origem e as partes do vegetal.[6,7]

Atividades farmacológicas

Investigações farmacológicas dos extratos de *A. membranaceus* demonstraram ações promissoras sobre **síndrome da fadiga crônica, doença renal, diabetes**, e como **hipotensor e imunoestimulante**.[4,7,8] Por sua vez, a **capacidade adaptogênica** do *A. membranaceus* é descrita em função da diminuição do consumo de oxigênio pela mitocôndria e pela elevação da tolerância celular ao estresse.[9]

A ação do *A. membranaceus* como **antidiabético** tem sido alvo de inúmeras investigações. No diabetes tipo I a fração de polissacarídeos totais parece proteger as células beta pancreáticas da morte celular autoimune por meio da **imunomodulação** das substâncias inflamatórias e apoptóticas. Já no diabetes tipo II todas as frações de polissacarídeos, saponinas e flavonoides agem em várias vias de sinalização para aumentar a sensibilidade à insulina, tais como o **auxílio no transporte da glicose intracelular**, a **transdução de sinal da insulina** e a **proteção das células beta da morte por apoptose**.[10]

As saponinas (astragalosídeos e derivados) mostraram importante atividade indutora de interleucina-2 (IL-2), que pode estar envolvida nos efeitos imunomoduladores e anticancerígenos descritos para essa espécie. A atividade sobre o sistema imune melhora a resposta dos linfócitos e amplia a capacidade das células *natural killer* (NK) em indivíduos normais, em pacientes com câncer e com lúpus eritematoso sistêmico.[11] Os isoflavonoides protegem as células da toxicidade provocada pelo L-glutamato, tanto pelo seu efeito antioxidante quanto pela inibição na produção de óxido nítrico (NO). Além disso, o extrato aquoso de *A. membranaceus* reduz a proliferação de macrófagos e aumenta a expressão de diversas interleucinas (IL-1R, IL-1β e IL-6) em células de macrófagos RAW264.7, assim como inibe a produção de NO estimulada por lipopolissacarídeos nestas células.[4]

Observa-se, ainda, outra importante atividade que é inibir a ativação de NF-κB, fator envolvido na regulação da transcrição de numerosas citocinas e moléculas de adesão do processo inflamatório.[11] É relatada **atividade anti-inflamatória dos flavonoides** presentes no *A. membranaceus* por meio da inibição da produção de NO e de citocinas pró-inflamatórias (IL-6, IL-1β e IL-12), da redução na expressão da enzima óxido nítrico sintase induzida (iNOS), da ciclo-oxigenase-2 (COX-2) e do fator de necrose tumoral (TNF-α).[12]

Sugere-se que os efeitos apresentados sobre o sistema imune, especialmente na regulação do NF-κB e na produção das citocinas, sejam os responsáveis pela eficácia no **tratamento tópico da dermatite alérgica**, indicando seu uso como opção terapêutica alternativa ou complementar nesses casos. Assim, os resultados demonstraram que o extrato de *A. membranaceus* apresenta marcante atividade imunomoduladora e anti-inflamatória, tanto *in vitro* como *in vivo*, o que corrobora o uso como auxiliar no tratamento de doenças inflamatórias e autoimunes.[13] Outro estudo demonstra que a aplicação tópica de um creme fitoterápico contendo *A. membranaceus* foi eficaz no combate à dermatite induzida em animais.[14]

Nessa linha de investigação sobre o sistema imunológico, pesquisa foi conduzida a fim de investigar o efeito e os mecanismos moleculares de *A. membranaceus* e *Panax ginseng* como impulsionadores e controladores de doenças imunes. Para isso, utilizou estudo sistemático em animais e computacional. Resultados obtidos evidenciaram que ambas as plantas têm a capacidade de fortalecer a função do sistema imunológico, incluindo aumento do índice do baço e do timo, proliferação de linfócitos esplênicos e atividade citotóxica de células NK. Além disso, os diferentes mecanismos moleculares de *A. membranaceus* na regulação imunológica também foram investigados através da análise de compostos bioativos potenciais, ações de enzimas e vias. E a quercetina, formononetina e kaempferol foram os principais compostos relacionados ao sistema imunológico. O metabolismo da pirimidina e o metabolismo dos esfingolipídios foram considerados a via especial em *A. membranaceus*.[15]

No sistema cardiovascular, os astragalosídeos I-VII mostraram-se eficazes na inibição da formação de peróxidos de lipídios no miocárdio e na redução da coagulação do sangue, enquanto as saponinas promoveram efeito inotrópico positivo em coração isolado, por meio da modulação de sódio, potássio e ATPase.[11] O astragalosídeo IV pode **proteger o coração** contra lesão de células miocárdicas isquêmicas e hipóxicas, inibir a hipertrofia miocárdica e a fibrose miocárdica, aumentar a contratilidade miocárdica, melhorar a disfunção diastólica, aliviar a disfunção endotelial vascular e promover a angiogênese.[8] Um estudo prospectivo e randomizado controlado realizado com mulheres hipertensas na pós-menopausa com síndrome metabólica avaliou a função diastólica de cada uma delas. Um total de 154 pacientes participaram e foram divididos em grupos. O primeiro grupo recebeu tratamento convencional. O segundo e terceiro grupos receberam o tratamento convencional somado a cápsulas de *A. membranaceus* em doses de 5 e 10 g/dia, respectivamente. Doze meses após o início do tratamento, significativas **melhoras na função diastólica e na circunferência abdominal** foram registradas no grupo que utilizou a dose de 10 g/dia. Estudos indicam que a *A. membranaceus* promove melhora na função endotelial com aumento da produção de NO e produção de monofosfato de guanosina cíclico (cGMP) no miocárdio e aorta, demonstrando um papel **anti-inflamatório e antioxidante**.[16]

Pesquisas têm demonstrado importante ação do *A. membranaceus* na **proteção na nefropatia diabética**, o que reduz a quantidade de proteínas na urina e melhora a função renal.[17-20] Entretanto, autores recomendam mais estudos clínicos para avaliar melhor esses efeitos em virtude do pequeno número de pacientes nos ensaios clínicos realizados e da falta de duplos-cegos.[21] Sobre isso, uma revisão sistemática atualizada de 66 estudos, envolvendo 4.785 pessoas, foi realizada para avaliar a eficácia e segurança das preparações de *A. membranaceus* como terapia adjuvante às terapias convencionais na doença renal diabética. Concluiu-se que, embora a qualidade dos estudos tenha sido considerada baixa, o uso adjuvante de preparações de *A. membranaceus*, isto é, associado às terapias convencionais, pode ser eficaz e tolerado para redução de albuminúria, proteinúria e creatinina sérica a curto prazo.[22]

Investigou-se também a capacidade antiviral frente a **hepatite B** em pesquisas *in vitro*, a qual estaria relacionada com o reforço na produção de interferona.[23] Alguns trabalhos iniciais mostram resultados promissores no tratamento com *A. membranaceus* isolado ou em combinação com medicamentos antivirais tipo interferona ou ribavirina de casos de miocardite infecciosa e cervicite crônica viral.[9,24] Nesse sentido, metanálise de ensaios clínicos indica que a associação de fitoterápicos chineses com interferona auxilia no combate à infecção crônica por hepatite B.[25]

Outra linha de pesquisa identificou que a formononetina extraída do *A. membranaceus* **induziu termogênese de adipócitos** *in vitro*, e, quando analisados seus efeitos em camundongos com obesidade induzida, revelou que, após 8 semanas de tratamento, houve **redução da massa gorda, no tamanho dos adipócitos**, sem alterações na massa magra. Notou-se também melhora na sensibilidade insulínica.[26]

Indicações e usos principais[9]

- Imunoestimulante
- Tônica
- Adaptogênica
- Antioxidante
- Antiviral
- Tônico do Qi, do baço e do pulmão na MTC.

Uso etnomedicinal

Tradicionalmente, é utilizado para tratar fraqueza, diarreia, feridas, anemia, febre, alergias, fadiga crônica, perda de apetite, sangramento e prolapso uterino.[7] Segundo Zang e colaboradores, *A. membranaceus* é a planta medicinal mais prescrita para diabetes na China, sendo recomendada em diretrizes de entidades médicas chinesas.[22]

Posologia

O extrato da raiz do *A. membranaceus* geralmente é usado no ocidente em preparações magistrais, contendo extrato seco padronizado em polissacarídeos, que são considerados as principais substâncias imunoestimulantes.

- Extrato seco 0,4% astragalosídeos: 1 a 2 g/dia
- Na MTC: 9 a 15 g em decocção/dia;[27] 3 a 5 mℓ da tintura 3 vezes/dia.[28]

Extratos disponíveis no mercado brasileiro

- Extrato seco de *Astragalus membranaceus* padronizado em 20% de polissacarídeos – 350 a 700 mg/dia
- Extrato seco de *Astragalus membranaceus* padronizado em 70% de polissacarídeos – 100 a 200 mg/dia.

Contraindicações

Sem referências.

Precauções

Autores ressaltam a importância da qualidade da matéria-prima em virtude de as plantas cultivadas apresentarem 4 diferentes tipos de raízes, algumas de melhor qualidade.[7]

Toxicidade e interações

Os estudos realizados até o momento demonstram que o extrato de *A. membranaceus* é seguro por via oral nas doses recomendadas.[7]

Capítulo 7

Com o uso oral há descrição de um caso isolado de aumento do antígeno para câncer 19-9 (CA 19-9) e formação de cistos nos rins e no fígado. A paciente em questão teve elevação do marcador tumoral CA 19-9 em 4 vezes acima do valor de referência quando ingeriu o chá e 27 vezes o valor referência ao usar o pó da planta.[29] Trabalhos mais recentes relacionam que alguns extratos de *A. membranaceus* podem alterar a atividade do citocromo P450 e que compostos presentes na planta poderiam interagir com o midazolam e com a teofilina.[30]

REFERÊNCIAS BIBLIOGRÁFICAS

1. IPNI. International Plant Names Index. Disponível em: https://beta.ipni.org/n/330028-2. Acesso em: 23/10/2020.
2. TPL. The Plant List (2013). Disponível em: http://www.theplantlist.org/. Acesso em: 23/10/2020.
3. Quattrocchi U. CRC world dictionary of medicinal and poisonous plants: common names, scientific names, eponyms, synonyms, and etymology (5 Volume Set). CRC Press; 2012.
4. Zhang L-J, Liu H-K, Hsiao P-C et al. New isoflavonoid glycosides and related constituents from astragali radix (*Astragalus membranaceus*) and their inhibitory activity on nitric oxide production. Journal of Agricultural and Food Chemistry. 2011;59:1131-7.
5. WHO. WHO monographs on selected medicinal plants. vol. 1. Geneva: World Health Organization; 1999.
6. He Z-Q, Findlay JA. Constituents of Astragalus membranaceus. Journal of Natural Products. 1991;54:810-5.
7. Fu J, Wang Z, Huang L et al. Review of the botanical characteristics, phytochemistry, and pharmacology of *Astragalus membranaceus* (Huangqi). Phytotherapy Research. 2014;28:1275-83.
8. Tan Y-Q, Chen H-W, Li J. Astragaloside IV: an effective drug for the treatment of cardiovascular diseases. Drug Design, Development and Therapy. 2020;14:3731.
9. Bone K, Simon Mills M, Fnimh M. Principles and practice of phytotherapy: modern herbal medicine. London: Elsevier Health Sciences; 2007.
10. Agyemang K, Han L, Liu E, Zhang Y, Wang T, Gao X. Recent advances in *Astragalus membranaceus* anti-diabetic research: pharmacological effects of its phytochemical constituents. Evidence-Based Complementary and Alternative Medicine. 2013;2013.
11. Li W, Sun YN, Yan XT et al. NF-κB inhibitory activity of sucrose fatty acid esters and related constituents from *Astragalus membranaceus*. Journal of Agricultural and Food Chemistry. 2013;61:7081-8.
12. Li W, Sun YN, Yan XT et al. Flavonoids from *Astragalus membranaceus* and their inhibitory effects on LPS-stimulated pro-inflammatory cytokine production in bone marrow-derived dendritic cells. Archives of Pharmacal Research. 2014;37:186-92.
13. Kim JH, Kim MH, Yang G, Huh Y, Kim S-H, Yang WM. Effects of topical application of *Astragalus membranaceus* on allergic dermatitis. Immunopharmacology and Immunotoxicology. 2013;35:151-6.
14. Jo SY, Kim MH, Lee H, Lee SH, Yang WM. Ameliorative and synergic effects of Derma-H, a new herbal formula, on allergic contact dermatitis. Frontiers in Pharmacology. 2020;11:1019.
15. Liu J, Nile SH, Xu G, Wang Y, Kai G. Systematic exploration of *Astragalus membranaceus* and *Panax ginseng* as immune regulators: insights from the comparative biological and computational analysis. Phytomedicine. 2019:153077.
16. Li N-Y, Yu H, Li X-L et al. *Astragalus membranaceus* improving asymptomatic left ventricular diastolic dysfunction in postmenopausal hypertensive women with metabolic syndrome: a prospective, open-labeled, randomized controlled trial. Chinese Medical Journal. 2018;131:516.
17. Liu Z, Li Q, Qin G. Effect of *Astragalus* injection on platelet function and plasma endothelin in patients with early stage diabetic nephropathy. Chinese Journal of Integrated Traditional and Western Medicine. 2001;21:274.
18. Yin X, Zhang Y, Wu H et al. Protective effects of *Astragalus* saponin I on early stage of diabetic nephropathy in rats. Journal of Pharmacological Sciences. 2004;95:256-66.
19. Bi-xun L, Li-xin Z, Hong Y, Xiao-mei L, An M. Effect of herb injection of sanqi and huangqi on type 2 diabetic nephropathy. Anthology of Medicine. 2005:2.
20. Chen J, Chen Y, Luo Y, Gui D, Huang J, He D. Astragaloside IV ameliorates diabetic nephropathy involving protection of podocytes in streptozotocin induced diabetic rats. European Journal of Pharmacology. 2014;736:86-94.
21. Li M, Wang W, Xue J, Gu Y, Lin S. Meta-analysis of the clinical value of *Astragalus membranaceus* in diabetic nephropathy. Journal of Ethnopharmacology. 2011;133:412-9.
22. Zhang L, Shergis JL, Yang L et al. *Astragalus membranaceus* (Huang Qi) as adjunctive therapy for diabetic kidney disease: an updated systematic review and meta-analysis. Journal of Ethnopharmacology. 2019;239:111921.
23. Ren S, Zhang H, Mu Y, Sun M, Liu P. Pharmacological effects of Astragaloside IV: a literature review. Journal of Traditional Chinese Medicine. 2013;33:413-6.

24. Liu ZL, Liu ZJ, Liu JP, Kwong JS. Herbal medicines for viral myocarditis. Cochrane Database of Systematic Reviews; 2013.

25. McCulloch M, Broffman M, Gao J, Colford Jr JM. Chinese herbal medicine and interferon in the treatment of chronic hepatitis B: a meta-analysis of randomized, controlled trials. American Journal of Public Health. 2002;92:1619-28.

26. Nie T, Zhao S, Mao L et al. The natural compound, formononetin, extracted from *Astragalus membranaceus* increases adipocyte thermogenesis by modulating PPARγ activity. British Journal of Pharmacology. 2018;175:1439-50.

27. Botsaris AS. Fitoterapia chinesa e plantas brasileiras. Rio de Janeiro: Ícone Editora; 2002.

28. Pizzorno Jr, Joseph E, Murray MT. Textbook of natural medicine. 4. ed. Elsevier Health Sciences; 2013.

29. Tong X, Xiao D, Yao F, Huang T. *Astragalus membranaceus* as a cause of increased CA 19-9 and liver and kidney cysts: a case report. Journal of Clinical Pharmacy and Therapeutics. 2014;39:561-3.

30. Kumar S, Sephuhle N, Bouic PJ, Rosenkranz B. HPLC/LC-MS guided phytochemical and in vitro screening of *Astragalus membranaceus* (Fabaceae), and prediction of possible interactions with CYP2B6. Journal of Herbal Medicine. 2018;14:35-47.

Crédito da imagem:
Ilustração de Ivone Manzali

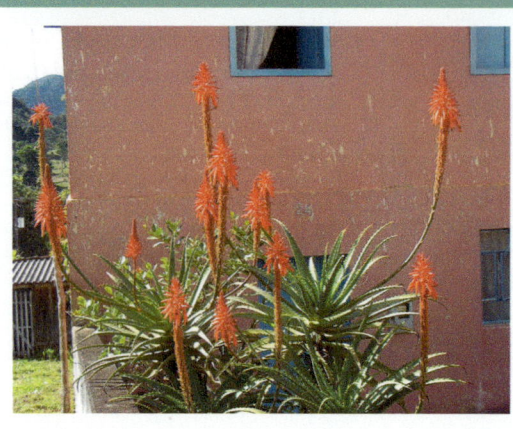

Babosa

Nome botânico[a]
Aloe vera (L.) Burm. f.
Sinonímias: *Aloe barbadensis* Mill.
Aloe africana Mill.
Aloe ferox Mill.
Aloe spicata L.f.

Nome farmacêutico
Gel Aloe

Família
Xanthorrhoeaceae

Partes utilizadas
Gel ou mucilagem e resina

Propriedades organolépticas
Amarga, refrescante e doce

Capítulo 7

Outros nomes populares

Aloé, babosa grande, babosa medicinal, erva-de-azebre, caraguatá-de-jardim, erva-babosa, aloé-do-cabo.

Origem

África.

Histórico

O nome *Aloe* deriva do grego *allohe*, que significa substância amarga e brilhante, referindo-se ao aspecto do produto derivado da seiva seca obtido após o processamento da folha fresca, e *vera* significa "verdadeira".[1,2] O gênero *Aloe* é composto de 580 espécies. A mais conhecida é a *A. vera*, mas outras plantas do gênero são utilizadas como medicinais: *A. africana* Mill; *A. andongensis* Baker; *Aloe ferox* Mill. e *A. perryi* Baker.[3-5]

O uso medicinal da *Aloe* sp. remonta ao século 4 a.C., quando os antigos médicos gregos começaram a usar a planta obtida na Ilha de Socotra. O papiro de Ebers, do antigo Egito, descreve algumas fórmulas de elixires de prolongamento da vida em que um dos ingredientes era a *Aloe* sp. Prospero Alpini (1580) relata que as mulheres egípcias utilizavam a mucilagem para higienizar suas partes íntimas.

Na tumba de Tutankhamon há muitas representações da parte vegetativa desta planta,[6] bem como foram encontradas representações da *A. ferox* em desenhos rupestres na África.[4] Os assírios a utilizavam para problemas estomacais e respiratórios, conforme mostra uma antiga prescrição expectorante, preparada com *Aloe* sp., mirra e *stibium* (antimônio) em mel. Na medicina tradicional do Yémen essa planta era muito utilizada como laxativa.[7] Dioscórides faz referências a ela tanto no uso interno quanto externo.[8]

A *Aloe* sp. tornou-se um produto bastante popular usado tanto por recomendação médica quanto de venda livre para constipação intestinal e outras indicações em diversas formulações (elixir e pílulas), como descrito em Chernoviz.[9] Apesar de o efeito laxativo ser conhecido há séculos, somente em 1851 a aloína, isolada e caracterizada por T. e H. Smith, em Edimburgo, foi reconhecida como uma das substâncias responsáveis por essa ação.[10,11] A popularização do uso da mucilagem no tratamento de queimaduras na pele teve início na década de 1930, após a divulgação do sucesso do uso da mucilagem fresca no tratamento de queimaduras ocasionadas por radiação.[10]

Hoje é recomendada pela Organização Mundial da Saúde (WHO – Monographs on Selected Medicinal Plants – vol. 1)[12] e pela European Medicines Agency (EMA).[13] Ambas as instituições recomendam o uso como laxante. Quanto ao uso oficial no Brasil, a Farmacopeia Brasileira (FB) 1ª edição (1926)[14] recomendava o emprego do "suco espesso, concentrado por meio do calor", da *A. ferox* como laxante. A FB 2ª edição (1959)[15] ampliou esse emprego para outras espécies de babosa, tais como *Aloe perryi* Baker e *Aloe spicata* L.f. A 6ª edição da FB (2019)[16] reconhece tanto o uso como laxante quanto do gel

[a] As espécies *Aloe Africana*, *Aloe ferox* e *Aloe spicata* são atualmente reconhecidas pela Farmacopeia Brasileira 6ª edição.

como cicatrizante. Entretanto, apenas o gel da *A. vera* é recomendado como cicatrizante; enquanto a *A. ferox*, a *A. africana* e a *A. spicata*, assim como a *A. vera*, podem ser usadas como laxante. Por sua vez, somente o uso como cicatrizante do gel da *A. vera* foi estabelecido no Formulário de Fitoterápicos da Farmacopeia Brasileira (FFFB) (2011).[17]

Em decorrência da ampla disseminação do uso popular do suco da folha inteira no tratamento do câncer no Brasil, além do consumo de bebidas industrializadas com diversas indicações para a saúde, estabeleceu-se uma polêmica diante da falta de estudos que garantissem a segurança e a eficácia da ingestão desses produtos. Tal fato fez com que a Anvisa suspendesse a comercialização no Brasil de produtos contendo suco ou gel de *Aloe* sp. para uso interno.[18] Dessa maneira, há apenas duas maneiras de utilização reconhecidas pelo Ministério da Saúde, uma como laxativo, em que se usa a pasta resultante do cozimento das folhas inteiras, e a segunda é o emprego do gel (mucilagem) da *A. vera* como cicatrizante.

Principais componentes químicos

O **gel** ou a **mucilagem** da *A. vera* é constituído principalmente de **água** e **polissacarídeos** (pectinas, hemiceluloses, glucomanana, acemanana e derivados de manose). Também possui **aminoácidos, lipídios, fitosteróis** (lupeol, campesterol e β-sitosterol), **taninos** e **enzimas, vitaminas e sais minerais**. A 6-fosfato-manose é o açúcar principal. A **resina** derivada da parte externa das folhas contém **antraquinonas** (aloé-emodina), **antronas** e seus glicosídeos.[2]

Atividades farmacológicas

Pesquisas clínicas mostram que preparações da mucilagem (gel) de *A. vera* auxiliam na **cicatrização de ferimentos**, nos quais os polissacarídeos estimulam a atividade dos macrófagos e dos fibroblastos. Estas últimas células são responsáveis pela síntese de colágeno e proteoglicanos que promovem a reparação do tecido.[19] Avaliou-se também a influência do uso tópico e oral do gel sobre o colágeno em animais diabéticos, demonstrando que este acelera a cicatrização de feridas e **aumenta os níveis de colágeno** nos animais (em comparação com o controle que não recebeu tratamento).[20,21] Recente trabalho de revisão em animais revela que a administração de gel de *A. vera* promove em 4 dias, em média, a cicatrização de feridas cirúrgicas.[22]

Estudos também mostraram que os polissacarídeos presentes na mucilagem têm atividades **imunoestimulante e anti-inflamatória, antibacteriana, antiviral, antifúngica, antidiabética, antineoplásica, antioxidante e auxiliam na cura de lesão provocada por radiação**.[3,23] Experimentos demonstraram que fitoesteróis e polissacarídeos têm significativa atividade anti-inflamatória.[24-26]

Estudos similares foram realizados com uma variedade de irritantes (gelatina, albumina, dextrana, carragenina) e a inflamação induzida por esses agentes foi tratada com sucesso com a mucilagem tanto no uso oral quanto no tópico. Alguns estudos também demonstraram redução da inflamação resultante da **artrite reumatoide**.[27] Nesse sentido, pesquisa que fez ensaios pré-clínico e clínico demonstrou que o uso do gel da *A. vera* pode ser útil no combate a esta doença.[28]

Contudo, análises indicam que vários ingredientes ativos parecem se deteriorar com o armazenamento, sendo recomendado o uso da mucilagem fresca.[19] Outras pesquisas farmacológicas mostraram que a mucilagem tem promissora atividade **antileishmania**, podendo ser um agente no tratamento de leishmaniose.[29-31]

Existem muitas preparações contendo *A. vera* nas mais diversas formas farmacêuticas. As diferenças na composição da mucilagem podem resultar em produtos com variações nas propriedades terapêuticas. Existem produtos para o uso interno do gel como suplemento alimentar e o uso externo como ingrediente da cosmética.[32,33] É importante ter cuidado no uso interno prolongado, sendo essencial que produtos preparados com o gel de *A. vera* sejam certificados e seus compostos, identificados.[34,35]

Ensaios clínicos indicaram que a planta tem um efeito tônico no trato intestinal e que a flora bacteriana é beneficiada. Um estudo com a indução de úlceras em animais verificou que o gel de *Aloe* tem efeito profilático e curativo contra **úlceras gástricas**.[36] Ensaio farmacológico realizado com camundongos tratados com fração de gel de baixo peso molecular de *A. vera* (IgfAv) resultou em menos lesões de úlcera do que nos animais não tratados. Além disso, o nível de transcrição de MMP-9 foi completamente aliviado pelo tratamento com a IgfAv.[37]

Alguns trabalhos científicos mostraram a **redução dos níveis de glicose** no sangue de diabéticos. Estudo clínico realizado na Índia com 3.000 pacientes diabéticos que se alimentaram com a mucilagem de *Aloe* demonstrou uma redução dos níveis de açúcar no sangue em mais

Capítulo 7

de 90% dos casos. Resultados semelhantes foram encontrados em cobaias tornadas diabéticas com aloxana. Na Tailândia, pacientes diabéticos tratados com "suco de *Aloe*" tiveram uma redução nos níveis de açúcar e triglicerídios do sangue durante o tratamento.[19]

Pesquisas apresentam a aloé-emodina com potencial ação anticâncer contra alguns tipos de células de melanoma metastático, e com poder de inibir a proliferação de linhagens de células neoplásicas do estômago.[38-40]

O **látex** (ou resina), por seu conteúdo de antraquinonas, especialmente a barbaloína, provoca **ação colerética e colagoga** em baixas doses (0,02 a 0,06 g), **laxante suave** em doses até 0,1 g e **ação purgativa** em doses a partir de 0,2 g. O efeito laxante ocorre, aproximadamente, 8 h após a ingesta; nesse período, as antraquinonas são metabolizadas pelas bactérias do intestino em aloé-emodina-9-antrona, substância que será responsável por provocar um aumento do conteúdo de água intestinal e do peristaltismo.[41]

Um total de 8 ensaios clínicos foram revisados na literatura quanto à eficácia e segurança de várias preparações de *A. vera*, tais como enxaguante bucal e dentifrício, usadas em pacientes com gengivite. Os seguintes itens foram analisados: índice de placa, de gengivite e de sangramento, a contagem microbiana, a composição da cavidade oral e biomarcadores de inflamação no fluido crevicular gengival. Concluiu-se que o *A. vera* pode **melhorar a saúde periodontal** sozinho ou como um complemento para tratamentos de raspagem e alisamento radicular. Alguns estudos também comprovaram sua eficácia igual à de outros produtos comercialmente disponíveis, como a clorexidina, sem apresentar efeitos colaterais.[42]

Embora as possibilidades terapêuticas da *A. vera* sejam amplas diante do uso tradicional de mais de 2.000 anos e pelos resultados positivos dos ensaios farmacológicos supracitados, as instituições de saúde (OMS,[12] EMA,[13] Anvisa[16,17]) a recomendam como cicatrizante, em decorrência de resultados clínicos positivos,[21,27] e laxante, por conter antraquinonas com estas propriedades. A ingesta como alimento não tem respaldo no uso tradicional e a pesquisa científica não produziu evidências suficientes para garantir a utilidade dessa forma de uso, sobretudo se feita cotidianamente.[33] Além disso, muitos fatores influenciam a composição química e, portanto, a eficácia do gel (mucilagem), tais como clima e exposição à luz, solo, irrigação e métodos de cultivo e variedades ou espécies utilizadas.[43]

Indicações e usos principais

- Gel: cicatrizante e reconstituinte em lesões térmicas (isquemia, queimaduras), radioativas (queimaduras, dermatites, telangiectasia); emoliente em psoríase, eczemas, dermatites seborreicas, furúnculos, hemorroida e fissura anal
- Resina: constipação intestinal por inércia intestinal e purgativo.

Uso etnomedicinal

O gel é muito utilizado externamente para o tratamento de queimaduras e inflamações da pele, sendo efetivo em queimaduras de primeiro e segundo graus. Internamente, o produto oriundo do processamento das folhas inteiras é utilizado como laxante. No tratamento de hemorroidas, a polpa (sem a cutícula) é recortada no formato de supositório. A planta inteira ou a resina é utilizada como laxante ou purgativa.[11]

Posologia

- Uso tópico:
  - Gel mucilaginoso fresco ou em preparações estabilizadas (referências de concentrações de 50 a 70%): aplicar no local segundo orientação médica
  - Mucilagem como cicatrizante: retirar a polpa da casca com uma colher ou faca e utilizar diretamente na lesão da pele (queimadura, feridas), 3 vezes/dia. Tomar cuidado com a assepsia da folha ao manuseio, para não ocorrer contaminação
  - Pedaços: cortados de maneira apropriada (formato supositório) e colocados na geladeira para se tornarem mais firmes, são usados como supositórios no tratamento de hemorroidas inflamadas.

Extratos disponíveis no mercado brasileiro

Extrato seco de *Aloe vera* e extrato glicólico de *Aloe vera*.

Contraindicações

O uso interno da resina na gravidez pode provocar estímulos das contrações uterinas, e no aleitamento é excretado pelo leite materno, podendo causar efeito laxativo na criança; hemorroidas (pois as congestiona), enterocolites e disenterias. Provoca cólica. Desaconselhável em crianças.[3]

Precauções

- Pode causar dermatite de contato

- O uso interno prolongado da planta inteira ou da resina provoca hipocalcemia e diminui a sensibilidade do intestino, necessitando de aumento gradativo da dose para manter o efeito desejado[3]
- O uso crônico de laxantes antranoides está associado a um risco maior de carcinoma de colorretal (CRC), visto que o extrato de *A. vera* e seus componentes ativos aloína e aloesina ativaram a via Wnt/β-catenina e inibiram a via Notch (vias intimamente associadas à progressão do CRC). Esses achados seriam úteis para entender melhor a carcinogenicidade colônica da *A. vera*.[44]

Toxicidade e interações

Doses elevadas (8 g da resina) podem causar intoxicação aguda, com desmaios, hipotensão, hipotermia, podendo levar à morte. Remédios preparados com esta planta ou com outras que tenham antraquinona (sene, cáscara-sagrada, ruibarbo) podem causar, especialmente em crianças, grave crise de nefrite aguda, provocando intensa retenção de água no corpo. O uso prolongado ou superdosagem pode resultar em diarreia aquosa, levando a desequilíbrio eletrolítico.[3]

REFERÊNCIAS BIBLIOGRÁFICAS

1. Gledhill D. The names of plants. 4. ed. Cambridge University; 2008.
2. Manvitha K, Bidya B. *Aloe vera*: a wonder plant its history, cultivation and medicinal uses. Journal of Pharmacognosy and Phytochemistry. 2014;2:85-8.
3. Reynolds T. Aloes: the genus *Aloe*. Boca Raton: CRC Press; 2004.
4. Chen W, Van Wyk B-E, Vermaak I, Viljoen AM. Cape aloes – a review of the phytochemistry, pharmacology and commercialisation of Aloe ferox. Phytochemistry Letters. 2012;5:1-12.
5. Guo X, Mei N. *Aloe vera*: a review of toxicity and adverse clinical effects. Journal of Environmental Science and Health, Part C. 2016;34:77-96.
6. Manchine L. An ancient egyptian herbal. London: Britsh Museum; 1999.
7. Fleuretin J. Guérisseurs et Plantes Médicinales du Yémen. Paris: Karthala; 2004.
8. Font Quer P. Plantas medicinales – el dioscórides renovado. Barcelona: Labor; 1981.
9. Chernoviz PLN. Diccionario de Medicina Popular e das Sciencias Accessorias. 6. ed. vol. 1 (A-F). A. Paris: Roger & F. Chernoviz; 1890.
10. Jr. JSH. A drug for all seasons. Medical and pharmacological history of aloe. Bulletin of the New York Academy of Medicine. 1990;66:647.
11. Lorenzi H, Matos FJ. Plantas medicinais no Brasil: nativas e exóticas. Nova Odessa: Instituto Plantarum; 2002.
12. WHO. WHO monographs on selected medicinal Plants. vol. 1. Geneva: World Health Organization, 1999.
13. EMA. European Union herbal monograph on *Aloe barbadensis* Mill. and on Aloe (various species, mainly *Aloe ferox* Mill. and its hybrids), folii succus siccatus. United Kingdom: European Medicines Agency; 2016.
14. Brasil. Pharmacopeia Brasileira. Decreto nº 17.509, de 4 de novembro de 1926. Departamento Nacional de Saúde Pública. Rio de Janeiro: Brasil; 1926.
15. Brasil. Farmacopeia dos Estados Unidos do Brasil. 2. ed. Decreto nº 45.502, de 27 de fevereiro de 1959. Aprova a 2ª Edição da Farmacopeia Brasileira. In: Farmácia SNFM, editor. Rio de Janeiro; 1959.
16. Brasil. Farmacopeia Brasileira. Brasília: Anvisa; 2019.
17. Brasil. Formulário de Fitoterápicos da Farmacopeia Brasileira. Brasília: Anvisa; 2011.
18. Anvisa. Informe Técnico nº 47, de 16 de novembro de 2011 – Esclarecimentos sobre comercialização de *Aloe vera* (babosa) e suas avaliações de segurança realizadas na área de alimentos da Anvisa. Brasília: Anvisa; 2011.
19. Reynolds T, Dweck A. *Aloe vera* leaf gel: a review update. Journal of Ethnopharmacology. 1999;68:3-37.
20. Chithra P, Sajithlal G, Chandrakasan G. Influence of *Aloe vera* on the healing of dermal wounds in diabetic rats. Journal of Ethnopharmacology. 1998;59:195-201.
21. Visuthikosol V, Chowchuen B, Sukwanarat Y, Sriurairatana S, Boonpucknavig V. Effect of *Aloe vera* gel to healing of burn wound a clinical and histologic study. Journal of the Medical Association of Thailand. 1995;78:403-9.
22. Pazyar N, Yaghoobi R, Rafiee E, Mehrabian A, Feily A. Skin wound healing and phytomedicine: a review. Skin Pharmacology and Physiology. 2014;27:303-10.
23. Hamman JH. Composition and applications of *Aloe vera* leaf gel. Molecules. 2008;13:1599-1616.
24. Yamamoto M, Masui T, Suoiyama K, Yokota M, Nakagomi K, Nakazawa H. Anti-inflammatory active constituents of *Aloe arborescens* Miller. Agricultural and Biological Chemistry. 1991;55:1627-9.
25. Davis RH, DiDonato JJ, Johnson R, Stewart CB. *Aloe vera*, hydrocortisone, and sterol influence on wound tensile strength and anti-inflammation. Journal of the American Podiatric Medical Association. 1994;84:614-21.
26. Davis RH, Donato J, Hartman GM, Haas RC. Anti-inflammatory and wound healing activity of a growth substance in *Aloe vera*. Journal of

the American Podiatric Medical Association. 1994;84:77-81.

27. Sharma P, Kharkwal AC, Kharkwal H, Abdin M, Varma A. A review on pharmacological properties of *Aloe vera*. International Journal of Pharmaceutical Sciences Review and Research. 2014;29:31-7.

28. Guha P, Paul S, Das A, Halder B, Bhattacharjee S, Chaudhuri TK. Analyses of human and rat clinical parameters in rheumatoid arthritis raise the possibility of use of crude *Aloe vera* gel in disease amelioration. Immunome Research. 2014;10:1.

29. Dutta A, Sarkar D, Gurib-Fakim A, Mandal C, Chatterjee M. In vitro and in vivo activity of *Aloe vera* leaf exudate in experimental visceral leishmaniasis. Parasitology Research. 2008;102:1235-42.

30. Dutta A, Bandyopadhyay S, Mandal C, Chatterjee M. *Aloe vera* leaf exudate induces a caspase-independent cell death in Leishmania donovani promastigotes. Journal of Medical Microbiology. 2007;56:629-36.

31. Dutta A, Mandal G, Mandal C, Chatterjee M. In vitro antileishmanial activity of *Aloe vera* leaf exudate: a potential herbal therapy in leishmaniasis. Glycoconjugate Journal. 2007;24:81-6.

32. Ahlawat KS, Khatkar BS. Processing, food applications and safety of *Aloe vera* products: a review. Journal of Food Science and Technology. 2011;48:525-33.

33. IARC monographs. *Aloe vera*. Monographs on the evaluation of carcinogenic risks to humans. 2016;108:37-71.

34. Shah A, Qureshi S, Tariq M, Ageel A. Toxicity studies on six plants used in the traditional Arab system of medicine. Phytotherapy Research. 1989;3:25-29.

35. Steenkamp V, Stewart M. Medicinal applications and toxicological activities of *Aloe* Products. Pharmaceutical Biology. 2007;45:411-20.

36. Borra SK, Lagisetty RK, Mallela GR. Anti-ulcer effect of *Aloe vera* in non-steroidal anti-inflammatory drug induced peptic ulcers in rats. African Journal of Pharmacy and Pharmacology. 2011;5:1867-71.

37. Park C-H, Son H-U, Yoo C-Y, Lee S-H. Low molecular-weight gel fraction of *Aloe vera* exhibits gastroprotection by inducing matrix metalloproteinase-9 inhibitory activity in alcohol-induced acute gastric lesion tissues. Pharmaceutical Biology. 2017;55:2110-5.

38. Chihara T, Shimpo K, Beppu H et al. Effects of aloe-emodin and emodin on proliferation of the MKN45 human gastric cancer cell line. Asian Pacific Journal of Cancer Prevention. 2015;16:3887-91.

39. Tabolacci C, Cordella M, Turcano L et al. Aloe-emodin exerts a potent anticancer and immunomodulatory activity on BRAF-mutated human melanoma cells. European Journal of Pharmacology. 2015;762:283-92.

40. Lin HD, Li KT, Duan QQ et al. The effect of aloe-emodin-induced photodynamic activity on the apoptosis of human gastric cancer cells: a pilot study. Oncology Letters. 2017;13:3431-36.

41. Alonso JR. Tratado de fitomedicina: bases clínicas y farmacológicas. Buenos Aires: Isis; 1998.

42. Oveissi V, Bahramsoltani R, Farzaei M, Rahimi R. Effects of *Aloe vera* (L.) Burm. f. in gingivitis: a review of clinical trials. Research Journal of Pharmacognosy. 2017;4:57-57.

43. Rodríguez ER, Martín JD, Romero CD. *Aloe vera* as a functional ingredient in foods. Critical Reviews in Food Science and Nutrition. 2010;50:305-26.

44. Peng C, Zhang W, Dai C et al. Study of the aqueous extract of *Aloe vera* and its two active components on the Wnt/β-catenin and Notch signaling pathways in colorectal cancer cells. Journal of Ethnopharmacology. 2019;243:112092.

Crédito da imagem:
Ivone Manzali

Bacopa

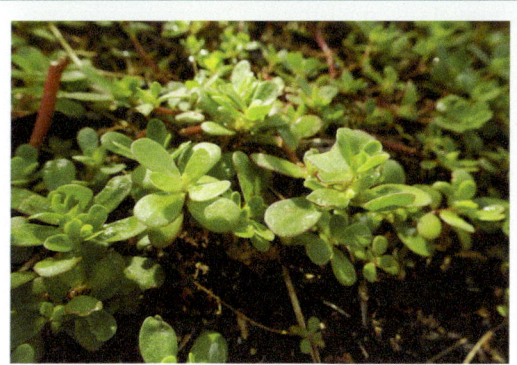

Nome botânico
Bacopa monnieri (L.) Wettst.
Sinonímia: *Lysimachia monnieri* L.

Nome farmacêutico
Herba Bacopae

Família
Plantaginaceae[a]

Parte utilizada
Partes aéreas

Propriedades organolépticas
Amarga e refrescante

Outros nomes populares

Água hissopo, erva-da-graça.

Origem

Índia e Sri Lanka.

Histórico

O nome botânico "Bacopa" vem de um termo indígena usado na Guiana Francesa, segundo a descrição de Jean Baptiste Christophore Fuséé Aublet na obra *Histoire des Plantes da Guiane Françoise*, de 1775. O epíteto específico "monnieri" foi dado em homenagem ao botânico francês Louis Guillaume Le Monnier (1717-1799).[1]

O nome "Brahmi", na Ayurveda, teria origem a partir de Brhaman, descrito como deus hindu e que tem a denominação Brhama como sua parte feminina. Brhaman é também considerada uma essência a partir da qual o Universo teria sido criado e estaria relacionado à consciência cósmica. Ao receber esse nome, a planta foi associada ao conhecimento, ao aprendizado, à memória e à concentração. O papel de Brahmi (Aindri, em sânscrito), na visão filosófica da Ayurveda, é de **pacificar os doshas**.

Usada há milhares de anos na Índia, a *B. mannieri* foi primeiro descrita em diversos textos ayurvédicos antigos, como o Caraka Samhita (2500 a.C.) e o Sushruta Samhita (2300 a.C.), nos quais foi feita referência clara à sua ação sobre o sistema nervoso central.[2]

Na medicina indiana (Ayurveda), é conhecida como "medhya rasayanas", uma referência às plantas que aumentam a memória, restauram déficits cognitivos e melhoram a função mental.[3]

Atribui-se a utilização da *B. monnieri* na Antiguidade para ajudar a memorizar os longos hinos e escrituras.

Principais componentes químicos

Na amostra obtida a partir de extrato padrão da planta integral, **o bacosídeo A** é o componente químico que possui propriedades neurofarmacológicas e neuroprotetoras. O bacosídeo A é uma saponina esteroide triterpênica (coletivamente chamada de bacosídeos/bacosinas) composta por **bacosídeo A3 e B: bacopasídeo I, bacopasídeo II, bacopasídeo III, bacopasaponina C**. Outros componentes essenciais são novas saponinas identificadas como **bacosídeos I-XII**. O percentual de saponinas no extrato é de aproximadamente 30 a 40%.[4,5] Outros componentes presentes incluem **apigenina, cucurbitacina, ácido betálico, estigmasterol, β-sitosterol**, os alcaloides **brahmina, monnierina, hersaponina, monnierasídeos I-III, d-manitol, herpestina** e **nicotina**.[6]

Atividades farmacológicas

A doença de Alzheimer (DA) é uma patologia degenerativa progressiva que ocorre principalmente na idade avançada e se caracteriza pela perda progressiva da memória, confusão mental e desorientação. O exame histopatológico revela a presença de **depósitos extracelulares de**

[a] De acordo com consenso APG IV 2016. Antes, Scrophulariaceae.

Capítulo 7

peptídeos β-amiloide em placas senis e o desenvolvimento de **emaranhados neurofibrilares** intracelulares, **microgliose reativa e astrogliose**. As lesões neuronais ativam a micróglia, o que, consequentemente, aumenta a produção de radicais superóxidos, intensificando a neurodegeneração. Os estudos sugerem que a atividade antioxidante dos **bacosídeos** reduz o depósito e a toxicidade causados pelos peptídeos β-amiloide, assim como a formação das fibrilas, e também que o bacosídeo A, presente no soro de ratos tratados com extrato *B. monnieri* (detectado por cromatografia líquida de alta eficiência), pode interagir com os sistemas de neurotransmissores.[6]

Um extrato etanólico bem caracterizado da *B. monnieri* vem sendo pesquisado como nootrópico desde a década de 1970 pelo *Indian Government's Central Drug Research Institute*. Esse extrato foi denominado CDR1-08 e é comercializado com os nomes Synapsa® e KeenMind®. Várias linhas de investigação indicaram evidências positivas do CDR1-08 no **aumento da performance cognitiva** em pessoas idosas, em pacientes com funções neurológicas comprometidas, bem como em pessoas saudáveis. Observou-se que os bacosídeos presentes no CDRI-08 são glicosídeos não polares e podem penetrar no cérebro atravessando a barreira hematoencefálica através da difusão passiva mediada por lipídios. Por outro lado, em estudo com camundongos com amnesia induzida por tratamento com escopolamina por 7 dias, aos quais foi administrado CDR1-08 (200 mg/kg) diariamente por via oral, este restaurou a memória espacial, o que foi relacionado com o significante aumento da expressão da subunidade GluN2B (receptor ionotrópico do glutamato) e redução da atividade da acetilcolinesterase no córtex pré-frontal e no hipocampo.[6]

Também foi evidenciado que um extrato padronizado em 45% de saponinas da *B. monnieri* (Bacognize®) aumentou em algum grau as funções cognitivas em um estudo que durou 6 meses com pacientes geriátricos portadores de DA. Todos os pacientes que ingeriram 300 mg do extrato, 2 vezes/dia, mostraram ao final do estudo significante melhora em vários componentes do teste *Mini-Mental State Examination Scale* (MMSES), incluindo orientação temporal, atenção local e pessoal, bem como nas habilidades linguísticas em termos de leitura, escrita e compreensão. Outro estudo refere esse mesmo extrato como seguro e sustentando efeito cognitivo quando usado por 12 meses em adultos idosos sadios. Ensaio clínico randomizado controlado avaliou o efeito do Bacognize® na memória de 60 estudantes de medicina ao fim de 42 dias de administração. O grupo tratado com 150 mg do extrato 2 vezes/dia apresentou melhora significativa em testes relacionados com funções cognitivas.[6]

Além disso, estudos extensivos têm indicado efeito **neuroprotetor** da *B. monnieri* contra espécies reativas de oxigênio (ROS), bem como inibição da peroxidação lipídica (LPO), em particular no hipocampo, no córtex frontal e no estriado de ratos. No que tange aos astrócitos de ratos, a *B. monnieri* também reduziu o dano causado por altas concentrações de óxido nítrico. Nessa mesma linha de investigação, diferentes ensaios indicam que os componentes bioativos da *B. monnieri*, por sua capacidade de **eliminar radicais livres**, podem proteger o encéfalo contra danos oxidativos, resultando em aumento da capacidade cognitiva. Nessa sequência, estudo *in vitro* com a linhagem celular SH-SY5Y evidenciou efeito inibitório do bacosídeo A sobre a formação de placas senis, e também na neurotoxicidade e interação de membrana pelos peptídeos β-amiloide (1-42), que possuem um papel proeminente na progressão da DA.[6]

Em outro trabalho, foram utilizados dois tipos de extratos aquosos que resultaram em diferentes concentrações liofilizadas (0,461 e 0,516 g) e um extrato rico em alcaloides, todos elaborados a partir do pó comercial de *B. monnieri* (Banyan Botanicals®), além de um extrato de bacosídeo A isolado fornecido por uma empresa. Com esses extratos, foram realizados testes *in vitro* na linhagem celular microglial N9 a fim de verificar seus possíveis efeitos sobre a liberação de citocinas pró-inflamatórias TNF-α e IL-6, bem como em ensaios livres de células como inibidores de caspase-1, da metaloproteinase-3 da matriz (enzimas associadas com inflamação) e caspase-3 (participante da clivagem da proteína Tau, um evento precoce no desenvolvimento da DA). Todos os extratos inibiram significativamente a liberação de TNF-α e IL-6 a partir de células microgliais N9 *in vitro*.[2]

Em um estudo visando à **prevenção da neurodegeneração** associada à idade e à promoção saudável do envelhecimento cerebral, foram usados bacosídeos purificados (obtidos a partir de extrato de origem comercial da planta integral). Para tal, avaliaram em ratas as seguintes respostas: marcador de envelhecimento lipofuscina, estresse oxidativo, níveis de acetilcolina, acetilcolinesterase e monoaminas corticais, bem como os déficits comportamentais. Foram ofertados bacosídeos nas doses de 50, 100, 200, 400 e 800 mg/kg/dia, por via oral, por 3 meses, às ratas de meia-idade e idosas. Em uma dose terapêutica de 200 mg/kg, que não evidenciou efeitos adversos, os bacosídeos apresentaram ação protetora contra alterações relacionadas à idade nos sistemas neurotransmissores, na perda de neurônios hipocampais, nos marcadores de estresse oxidativo, assim como nos paradigmas comportamentais de retenção de memória (esquiva passiva) e relacionados a comportamento depressivo (tempo de imobilidade no teste de suspensão da cauda). Os resultados sugerem que os bacosídeos apresentam potencial terapêutico em prevenir doenças como o Alzheimer.[4]

Nessa outra pesquisa, que teve como objetivo analisar o efeito neuroprotetor do bacosídeo A, ratos adultos foram divididos: em Grupo I, controle; Grupo II, expostos à fumaça de cigarro; Grupo III, administrados com bacosídeo A (10 mg/kg/dia); Grupo IV, expostos à fumaça de cigarro com administração simultânea de bacosídeo A nas mesmas doses. Todos foram submetidos a análise por um período de 12 semanas. A pesquisa concluiu que os Grupos III e IV, que receberam o bacosídeo A, apresentaram melhora das alterações peroxidativas induzidas pelo tabagismo, provavelmente por eliminação de radicais livres e pela ação antioxidante, em que se destacaram as atividades das enzimas superóxido dismutase, catalase, glutationa peroxidase (GPx) e glutationa redutase no cérebro. O estudo também indicou que a fumaça de cigarro reduz os níveis de zinco e selênio, elementos que atuam como protetores do cérebro, e, por sua vez, a administração do bacosídeo A restaurou os níveis desses elementos.[7]

Em modelo de indução de demência foi administrado em ratos adultos com dose única de colchicina (15 µg/5 µℓ) i.c.v. Essa substância induz estresse oxidativo no córtex e no hipocampo, produzindo espécies reativas de oxigênio (ROS) e de óxido nítrico, além de elevar a expressão de quimiocina (MCP-1) e das citocinas pró-inflamatórias IL-6 e TNF-α. Eleva também a expressão de COX-2, bem como aumenta a atividade da β-secretase 1 (BACE-1), acompanhada pelo incremento na produção do peptídeo β-amiloide e diminuição da função cognitiva dos animais, segundo observado pelo teste do tanque d'água de Morris. O tratamento por via oral, com suspensão aquosa de B. monnieri em pó (50 mg/kg/dia), foi iniciado 24 h após a administração da colchicina, durante 15 dias. Como consequência dessa intervenção, observou-se que a suplementação com a suspenção aquosa de B. monnieri foi capaz de atenuar a perda da função cognitiva e suprimir a produção do peptídeo β-amiloide pela redução da atividade da BACE-1, além de atenuar os marcadores de processos inflamatórios e oxidativos nas regiões encefálicas.[8] Estudo semelhante mostrou reversão da perda de memória causada pela colchicina medida no teste do labirinto em cruz elevado, diminuição de efeitos oxidativos e restauração das enzimas antioxidativas no córtex e hipocampo.[9]

Em um estudo clínico duplo-cego randomizado e com controle placebo, do qual participaram 76 pessoas adultas com idade entre 40 e 65 anos, foram observados os efeitos do extrato de B. monnieri (KeenMind®) sobre a memória e a ansiedade. Os participantes foram divididos em dois grupos: o primeiro com peso corporal até 90 kg recebeu doses de 300 mg, e o segundo com peso acima de 90 kg que recebeu doses de 450 mg. Os testes foram realizados antes do início da intervenção terapêutica, no 3º mês e 6 semanas após o término do tratamento. Os resultados mostraram efeito significativo do extrato no teste de retenção de nova informação. O teste de acompanhamento sugere que B. monnieri diminui a taxa de esquecimento das informações recém-adquiridas. Não foram afetadas, nesse estudo, tarefas que exigiram atenção, memória visual e verbal a curto prazo e recuperação do conhecimento pré-experimental, bem como a memória do dia a dia e os níveis de ansiedade.[5]

Outras pesquisas foram conduzidas no sentido de mostrar evidências de atividades antidepressiva e ansiolítica e no comportamento de um composto indiano chamado "Brahmi ghrita", que associa Brahmi (Bacopa monnieri), Vacha (Acorus calamus), Shankhapushpi (Convolvulus pluricaulis) e Kushtha (Saussurea lappa) processada em manteiga clarificada do leite de vaca (cows ghee). Os resultados revelam uma leve hiperatividade no comportamento grosseiro e efeito ansiolítico leve dependente da dose.[10]

O conjunto de ensaios pré-clínicos e clínicos realizados mostra forte evidência das **atividades anti-inflamatória e antioxidante** da B. monnieri, o que faz dela uma opção terapêutica com finalidade neuroprotetora para melhorar distúrbios do SNC e o declínio cognitivo na DA.[2,9,11]

Indicações e usos principais

- Alzheimer e outras doenças relacionadas à cognição
- Doença de Parkinson

Capítulo 7

- Distúrbios na atenção e no comportamento em crianças e adolescentes
- Ansiedade
- Adaptógeno.

Uso etnomedicinal

Na medicina ayurvédica, é uma planta tradicional descrita como tônico cerebral (tônico nervoso) para o tratamento de ansiedade, insônia, falta de concentração, comprometimento cognitivo, epilepsia e doenças mentais. Usada como diurético no trato da hidropisia e várias condições inflamatórias, tais como asma, bronquite e reumatismo.[2,4,5,9,11]

Posologia

- Extrato seco de *B. monnieri* a 20% de bacosídeos: 500 a 1.000 mg/dia
- Extrato seco de *B. monnieri* a 30% de bacosídeos: 225 a 450 mg/dia
- Extrato de folhas (*B. monnieri*) 100:1: 250 a 750 mg/dia
- Extrato padronizado de *B. monnieri* a 40% de bacosídeos: 1 cápsula/dia
- Extrato CDRI 08 de *B. monnieri* 160 mg, equivalente a 2,16 g de planta seca: 2 cápsulas/manhã.

Extratos disponíveis no mercado brasileiro

- Extrato seco de *Bacopa monnieri* padronizado em 30% de bacosídeos
- Extrato seco de *Bacopa monnieri* padronizado em 50% de bacosídeos.

Contraindicações

- Não houve registro sistemático de efeitos adversos[5]
- Não deve ser usado durante a gravidez ou lactação.

Precauções

Doses entre 400 e 800 mg/kg causaram elevação dos níveis plasmáticos das transaminases e da fosfatase alcalina, bem como redução do conteúdo de albumina e leve perda de peso.[4]

Toxicidade e interações

Ensaio farmacológico experimental revelou que a *B. monnieri* reduziu a capacidade de fertilidade de ratos machos em razão da redução da motilidade, viabilidade e morfologia dos espermatozoides, o que se mostrou reversível, em média, 56 dias após a interrupção do uso. Não houve alterações nos níveis de testosterona nem de outros parâmetros laboratoriais.[12]

Não há relatos de interações até o momento.

REFERÊNCIAS BIBLIOGRÁFICAS

1. Mut JAM. Etimología de los géneros de plantas en Puerto Rico. Puerto Rico: edicionesdigitales. info; 2016.
2. Nemetchek MD, Stierle AA, Stierle DB, Lurie DI. The Ayurvedic plant *Bacopa monnieri* inhibits inflammatory pathways in the brain. Journal of Ethnopharmacology. 2017;197:92-100.
3. Shinomol G, Bharath M. Exploring the role of "Brahmi" (*Bacopa monnieri* and *Centella asiatica*) in brain function and therapy. Recent Patents on Endocrine, Metabolic & Immune Drug Discovery. 2011;5:33-49.
4. Rastogi M, Ojha RP, Prabu P, Devi BP, Agrawal A, Dubey G. Prevention of age-associated neurodegeneration and promotion of healthy brain ageing in female Wistar rats by long term use of bacosides. Biogerontology. 2012;13:183-95.
5. Roodenrys S, Booth D, Bulzomi S, Phipps A, Micallef C, Smoker J. Chronic effects of Brahmi (*Bacopa monnieri*) on human memory. Neuropsychopharmacology. 2002;27:279-81.
6. Abdul Manap AS, Vijayabalan S, Madhavan P et al. *Bacopa monnieri*, a Neuroprotective Lead in Alzheimer disease: a review on its properties, mechanisms of action, and preclinical and clinical studies. Drug Target Insights. 2019;2019;13:1-13.
7. Anbarasi K, Vani G, Balakrishna K, Devi CS. Effect of bacoside A on brain antioxidant status in cigarette smoke exposed rats. Life Sciences. 2006;78:1378-84.
8. Saini N, Singh D, Sandhir R. *Bacopa monnieri* prevents colchicine-induced dementia by anti-inflammatory action. Metabolic Brain Disease. 2019;34:505-18.
9. Saini N, Singh D, Sandhir R. Neuroprotective effects of *Bacopa monnieri* in experimental model of dementia. Neurochemical Research. 2012;37:1928-37.
10. Deole YS, Ashok B, Shukla V, Ravishankar B, Chandola H. Psycho-Pharmacological study on Antidepressant and Anxiolytic Effect of Brahmi Ghrita. AYU (An International Quarterly Journal of Research in Ayurveda). 2008;29:77.
11. Uabundit N, Wattanathorn J, Mucimapura S, Ingkaninan K. Cognitive enhancement and neuroprotective effects of *Bacopa monnieri* in Alzheimer's disease model. Journal of Ethnopharmacology. 2010;127:26-31.
12. Singh A, Singh SK. Evaluation of antifertility potential of Brahmi in male mouse. Contraception. 2009;79:71-9.

Crédito da imagem:
Ivone Manzali

Barbatimão

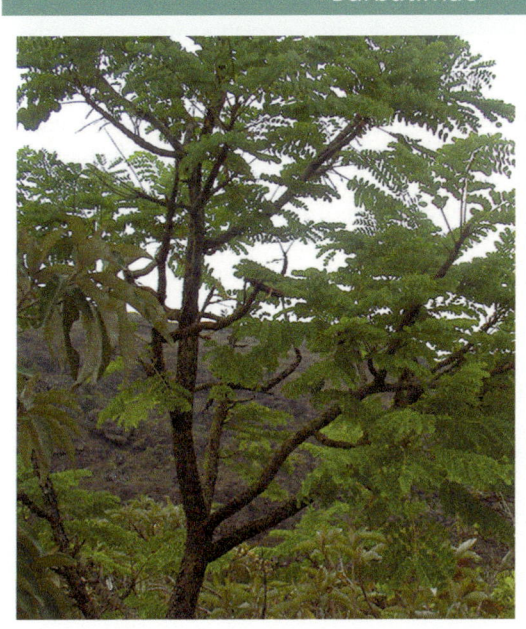

Nome botânico
Stryphnodendron adstringens (Mart.) Coville
Sinonímias: *Acacia adstringens* Mart.; *Mimosa barbadetimam* Vell.; *Mimosa virginalis* Arruda; *Stryphnodendron barbatiman* (Vell.) Martius

Nome farmacêutico
Cortex Barbadetimani

Família
Fabaceae

Parte utilizada
Casca

Propriedades organolépticas
Adstringente, amarga e fria

Outros nomes populares

Abaramotemo, barba-de-timam, barba-de-timão, barbatimão-verdadeiro, barbatimão-vermelho, borãozinho-roxo, casca da mocidade, casca-da-virgindade, charãozinho-roxo, ibatimô, paricarana, uabatimô.[1]

Origem

Nativa dos cerrados do Sudeste e Centro-Oeste do Brasil.

Histórico

O nome do gênero *Stryphnodendron* deriva da associação das palavras *stryphnos + dendro*, em que a primeira significa adstringente e a segunda, madeira. Recebeu a denominação *adstringens* devido à alta concentração de tanino na casca (22%). Carl Friedrich Philipp von Martius a denominou de "barbatiman" em razão do nome em tupi-guarani que significa "árvore que aperta", em 1837, após expedição que resultou na publicação da obra *Flora Brasiliensis*.[2] O gênero *Stryphnodendron* é tipicamente brasileiro, visto que aqui ocorrem 94% dos táxons que o compõem.[3] Foram descritas 21 espécies, sendo 13 endêmicas do Brasil. O *S. adstringens* é endêmico do Bioma Cerrado.[4]

O uso desta planta pelos nativos do Brasil foi relatado por Gabriel Soares de Souza no século 16, e por Guilherme Piso, no século 17. Além de Martius, a espécie foi também estudada por vários naturalistas europeus que visitaram o Brasil no século 19 (Auguste P. Saint-Hilaire,[5] Bernardino A. Gomes,[6] Georg H. Von Langsdorff,[7] Johann E. Pohl[8]), reforçando a ideia do uso difundido desta espécie na população brasileira, especialmente sob a forma de banhos com fins adstringentes. Como a casca da planta é rica em tanino, foi muito utilizada na indústria de curtume e, curiosamente, segundo conta Bernardino A. Gomes[6] (1768-1823), era muito procurada por prostitutas para fazer banhos da genitália, de onde veio o nome "casca-da-virgindade".

Foi incluída na Farmacopeia Brasileira (FB) 1ª edição (1926),[9] ainda com o nome indígena ybá timô, e mantida em todas as edições da FB, exceto na 3ª edição. Fez parte do Programa de Pesquisa em Plantas Medicinais da Central de Medicamentos (PPPM/Ceme),[10] em que estudo toxicológico agudo pré-clínico por via oral do decocto em animais não demonstrou toxicidade para os tecidos renal, cardíaco, pancreático e colédoco. Entretanto, exames minuciosos dos tecidos indicaram suspeita de lesão hepática de

Capítulo 7

ordem funcional, embora esse achado careça de confirmação. Tal indício de toxicidade é decorrente da alta concentração de taninos.

Foi incluída na Relação Nacional de Plantas Medicinais de Interesse ao SUS – Renisus (2009),[11] na RDC 10/2010[12] e no Formulário de Fitoterápicos da Farmacopeia Brasileira (2011).[13] A droga vegetal é constituída pelas cascas secas com um mínimo de 8% de taninos, conforme descrito na 6ª edição da FB (Brasil, 2019).[14]

Principais componentes químicos

Os principais constituintes do *S. adstringens* são os **taninos condensados**, tendo proantocianidinas como monômeros ou formando dímeros e polímeros. Pesquisas realizadas com a casca, o caule e as folhas detectaram a presença de **taninos, taninos condensados, derivados fenólicos** (flavonoides, catequinas), **saponinas, depsídeos e depsidonas**. Essa triagem fitoquímica não acusou a presença de alcaloides e antraquinonas.[15] Investigação das folhas demonstrou a presença de **terpenoides, flavonoides, saponinas, taninos, cumarinas, alcaloides e resina**.[16] É rica em constituintes fenólicos, tais como flavan-3-óis, prodelfinidinas, prorobinetinidinas e profisetenidinas. Os taninos são considerados suas substâncias bioativas em decorrência da grande capacidade de interação com proteínas.[17-19]

Atividades farmacológicas

Foi verificada atividade **antiulcerogênica** no extrato total e frações de *S. adstringens* em cobaias utilizando modelos experimentais de úlceras induzidas por estresse e etanol, o que apoia o uso da espécie no tratamento de **lesões gástricas**.[20,21]

A fração solúvel em acetona do extrato bruto da casca, avaliada em modelos de inflamação aguda e crônica, revelou inibição significativa do edema na pata de rato induzido por carragenina e dextrana. Além disso, diminuiu significativamente o aumento da permeabilidade vascular, resultado que corrobora a utilização tradicional da casca de *S. adstringens* no tratamento de condições inflamatórias.[22] Tanto o extrato bruto da casca quanto as frações apresentaram efeito **antinociceptivo** em ensaios pré-clínicos que sugerem ação por mecanismos periféricos.[23]

O decocto da casca mostrou atividade **cicatrizante** em incisões no dorso de cobaias, provavelmente devido ao alto teor de taninos.[24] Efeito semelhante foi observado com o uso de pomada preparada com 1% de extrato em

acetato de etila.[25] Esse efeito cicatrizante também foi confirmado em estudo realizado por Eurides e colaboradores em feridas cutâneas em camundongos, utilizando solução tópica aquosa de *S. adstringens* (20 g de casca em 150 mℓ de água filtrada permanecendo em ebulição durante 50 min).[26] Coelho e colaboradores usaram o mesmo método extrativo descrito anteriormente e incorporaram 10% da solução obtida em pomada base. Avaliaram o efeito dessa pomada no tratamento de feridas cutâneas em ratos, durante 7, 14 e 30 dias, com exposição da fáscia muscular do membro posterior direito. A análise dos resultados morfológicos tornou possível inferir que o grupo tratado se favoreceu do processo de cicatrização das feridas cutâneas causadas por hipertensão venosa provocada pela ligadura da veia femoral, quando comparados ao controle.[27]

Ensaio clínico avaliou a eficácia de uma pomada de *S. adstringens* na **cicatrização de úlceras de decúbito** em 27 pacientes apresentando um total de 51 úlceras, classificadas de acordo com a área e o grau de profundidade (I a III) da lesão. Aplicou-se a pomada 1 vez/dia após higienização. Como resultado, observaram que, em média, a cicatrização das lesões de graus I e II ocorreu em um período de 3 a 6 semanas, e as de grau III, entre 10 e 18 semanas. Durante a realização do estudo, 100% das lesões tratadas com o medicamento cicatrizaram completamente.[28] Portanto, há evidências quanto ao uso de *S. adstringens* como cicatrizante, porém é necessário estabelecer concentração e formulação apropriadas em decorrência do uso de diferentes extratos e preparados nas pesquisas realizadas.[29]

Extrato bruto, frações e subfrações de *S. adstringens* apresentaram atividade **antifúngica** contra *Candida albicans* comparável à de fluconazol e nistatina, provavelmente atribuída aos taninos condensados.[30,31] Nesse sentido, resultados de testes *in vitro* e *in vivo* em um modelo de candidíase vaginal mostram que taninos poliméricos de proantocianidinas obtidos da casca do caule de *S. adstringens* têm potencial para uso no tratamento tópico seguro da candidíase vaginal, corroborando o uso popular. Esses taninos têm atividade contra células de dispersão de biofilmes. Além do efeito antifúngico, a atividade anti-inflamatória dos taninos poliméricos de proantocianidinas presentes na fração aquosa pode contribuir para reduzir os sinais e sintomas da candidíase vaginal em pacientes.[32] Os extratos total e semipurificado das folhas e cascas de

S. adstringens mostraram atividade **antibacteria-na** contra *Pseudomonas aeruginosa* e *Staphylococcus aureus*.[33] Outros estudos também revelaram atividade antimicrobiana, o que possivelmente contribui para o efeito cicatrizante em virtude do controle de processo infeccioso.[34]

O extrato da casca do caule apresentou atividade **antiviral contra poliovírus 1 (P-1) e herpes-vírus bovino tipo 1 (BHV-1)** em células cultivadas, causando a inibição da replicação de ambos os vírus, bem como o bloqueio da síntese de antígenos virais em culturas de células infectadas.[35]

Um estudo investigou a atividade anticâncer *in vitro* e o mecanismo de ação de uma fração rica em polímero de proantocianidina de *S. adstringens* em linhas de células de **câncer cervical**, assim como avaliou a atividade anticâncer *in vivo*. Concluíram, ao final, ser a *S. adstringens* um potencial candidato a quimioterápico.[36] Outras substâncias fenólicas também demonstraram efeitos citotóxicos frente a linhagens celulares de **câncer de mama**.[37]

Logo, as pesquisas que avaliaram o potencial terapêutico do *S. adstringens* evidenciaram seu efeito cicatrizante. Demonstrou, ainda, possibilidades de uso em outras doenças investigadas, tais como úlcera gástrica, neoplasias, infecções geniturinárias, além de atuar como anti-inflamatório e antimicrobiano.[19]

Indicações e usos principais

- Cicatrizante[13]
- Anti-inflamatório e antisséptico em mucosa oral e genital[12]
- Antiulcerogênico.

Uso etnomedicinal

O decocto e a tintura são usados contra leucorreias, hemorragias uterinas, feridas ulcerosas, hemorragias, diarreia, hemorroidas, para limpeza de ferimentos e na forma de gotas contra conjuntivite. A espécie também é utilizada na medicina popular como um agente na cicatrização de feridas, no tratamento de lesões gástricas, contra leishmania e como agente anti-inflamatório.[1] É relatado que o uso mais frequente é como cicatrizante, seguido de doenças geniturinárias femininas e distúrbios uterinos e úlceras gástricas, sendo utilizadas as vias oral e tópica.[19]

Posologia

- Decocto: 30 g em ½ ℓ de água fervente: usar em banhos e compressas

- Extrato fluido: 1 a 5 mℓ/dia
- Tintura: 5 a 25 mℓ/dia.

Extratos disponíveis no mercado brasileiro

Sem referências.

Contraindicações

Sem referências.

Precauções

O uso interno deve ser evitado. Não há estudos que garantam a segurança. Sabe-se que os taninos são tóxicos quando ingeridos em grande quantidade.

Toxicidade e interações

Estudos toxicológicos experimentais em cobaias demonstram que a administração oral do extrato de *S. adstringens*, por um período de 30 dias, provoca efeitos deletérios que podem ser causados por sua alta concentração em taninos, os quais interferem na absorção de nutrientes e, quando absorvidos, são metabolizados em substâncias tóxicas.[38]

REFERÊNCIAS BIBLIOGRÁFICAS

1. Lorenzi H, Matos FJ. Plantas medicinais no Brasil: nativas e exóticas. Nova Odessa: Instituto Plantarum; 2002.
2. Scalon VR. Revisão taxonômica do gênero *Stryphnodendron* Mart. (leguminosae-mimosoideae). (Doutorado). Instituto de Biociências, Universidade de São Paulo; 2007.
3. Occhioni EMdL. Considerações taxonômicas no gênero *Stryphnodendron* Mart. (Leguminosae-Mimosoideae) e distribuição geográfica das espécies. Acta Botanica Brasilica. 1990;4:153-8.
4. Souza VC, Lima AG. Stryphnodendron in Flora do Brasil 2020 under construction. Disponível em: http://floradobrasil.jbrj.gov.br/reflora/floradobrasil/FB19133. Acesso em: 26/10/2020.
5. Saint-Hilaire A. Viagem pelas Províncias do Rio de Janeiro e Minas Gerais. Belo Horizonte: Itatiaia; São Paulo: Edusp; 1975.
6. Gomes BA. Observações botanico-medicas sobre algumas plantas do Brazil. Memórias de Mathematica e Phisica da Academia real das Sciencias de Lisboa. 1812;3:1-104.
7. Silva DB. Diários de Langsdorff. vol. 1. Rio de Janeiro: Editora da Fiocruz; 1997.
8. Pohl JE. Viagem ao interior do Brasil. Belo Horizonte: Itatiaia; São Paulo: Edusp; 1976.
9. Brasil. Pharmacopeia Brasileira. Decreto nº 17.509, de 4 de novembro de 1926. Departamento Nacional de Saúde Pública. Rio de Janeiro: Brasil; 1926.

Capítulo 7

10. Brasil. A Fitoterapia no SUS e o Programa de Pesquisa de Plantas Medicinais da Central de Medicamentos. Brasília: Ministério da Saúde; 2006.

11. Brasil. Plantas Medicinais de Interesse ao SUS – Renisus. Brasília: Ministério da Saúde; 2009.

12. Brasil. Resolução da Diretoria Colegiada – RDC nº 10, de 9 de março de 2010. Dispõe sobre a notificação de drogas vegetais junto à Agência Nacional de Vigilância Sanitária (Anvisa) e dá outras providências. Brasília: Diário Oficial da União; 2010.

13. Brasil. Formulário de Fitoterápicos da Farmacopeia Brasileira. Brasília: Anvisa; 2011.

14. Brasil. Farmacopeia Brasileira. Brasília: Anvisa; 2019.

15. Macedo FM, Martins GT, Rodrigues CG, Oliveira DA. Triagem fitoquímica do barbatimão [*Stryphnodendron adstringens* (Mart) Coville]. Revista Brasileira de Biociências. 2007;5:1166-8.

16. Oliveira ALS, Figueiredo ADL. Prospecção Fitoquímica das Folhas de *Stryphnodendron adstringens* (Mart.) Coville (Leguminosae-Mimosoidae). Revista Brasileira de Biociências. 2007;5:384-6.

17. Aleixo ÁA, Camargos VN, Herrera KMS et al. Synergistic activity from *Hymenaea courbaril* L. and *Stryphnodendron adstringens* (Mart.) Coville against multidrug-resistant bacteria strains. Journal of Medicinal Plants Research. 2015;9:741-8.

18. Ricardo LM, Dias BM, Mügge FL, Leite VV, Brandão MG. Evidence of traditionality of Brazilian medicinal plants: the case studies of *Stryphnodendron adstringens* (Mart.) Coville (barbatimão) barks and *Copaifera* spp. (copaíba) oleoresin in wound healing. Journal of Ethnopharmacology. 2018;219:319-36.

19. Souza-Moreira TM, Queiroz-Fernandes GM, Pietro RC. *Stryphnodendron* species known as "barbatimão": a comprehensive report. Molecules. 2018;23:910.

20. Audi E, Toledo D, Peres P et al. Gastric antiulcerogenic effects of *Stryphnodendron* adstringens in rats. Phytotherapy Research. 1999;13:264-6.

21. Martins D, Lima J, Rao V. The acetone soluble fraction from bark extract of *Stryphnodendron adstringens* (Mart.) coville inhibits gastric acid secretion and experimental gastric ulceration in rats. Phytotherapy Research. 2002;16:427-31.

22. Lima JCS, Martins D, de Souza Jr P. Experimental evaluation of stem bark of *Stryphnodendron adstringens* (Mart.) Coville for antiinflammatory activity. Phytotherapy Research. 1998;12:218-20.

23. Melo JO, Endo TH, Bersani-Amado LE et al. Effect of *Stryphnodendron adstringens* (barbatimão) bark on animal models of nociception.

24. Panizza S, Rocha AB, Gecchi R, Souza e Silva RAP. *Stryphnodendron barbadetiman* (Vellozo) Martius: teor em Tannino na casca e sua propriedade cicatrizante. Revista de Ciências Farmacêuticas. 1988:101-106.

25. Hernandes L, Pereira LMdS, Palazzo F, Mello JCPd. Wound-healing evaluation of ointment from *Stryphnodendron adstringens* (barbatimão) in rat skin. Brazilian Journal of Pharmaceutical Sciences. 2010;46:431-6.

26. Eurides D, Mazzanti A, Belleti ME, Silva LAF, Fioravante MCS, Neto NST et al. Morfologia e morfometria da reparação tecidual de feridas cutâneas de camundongos tratadas com solução aquosa de barbatimão (*Stryphynodendron barbatiman* Martius). Revista da FZVA. 2007;3(1).

27. Coelho JM, Antoniolli AB, Nunes e Silva D, Carvalho TMMB, Pontes ERJC, Odashiro AN. O efeito da sulfadiazina de prata, extrato de ipê-roxo e extrato de barbatimão na cicatrização de feridas cutâneas em ratos. Revista do Colégio Brasileiro de Cirurgiões. 2010;37:045-51.

28. Minatel AD, Pereira A, Chiaratti T et al. Estudo clínico para validação da eficácia de pomada contendo barbatimão (*Stryphnodendron adstringens* (Mart.) Coville)* na cicatrização de úlceras de decúbito. Revista Brasileira de Medicina. 2010;67:250-6.

29. Passaretti T, Guarnieri AP, Filipini R, Alves BdCA, Fonseca FLA. Effective use of Barbatiman (*Stryphnodendron barbatiman*) in the healing process of lesions: a literature review. ABCS Health Sciences. 2016;41.

30. Ishida K, de Mello JCP, Cortez DAG, Filho BPD, Ueda-Nakamura Tn, Nakamura CV. Influence of tannins from *Stryphnodendron adstringens* on growth and virulence factors of *Candida albicans*. Journal of Antimicrobial Chemotherapy. 2006;58:942-9.

31. Morey AT, Souza FC, Santos JP et al. Antifungal activity of condensed tannins from *Stryphnodendron adstringens*: effect on *Candida tropicalis* growth and adhesion properties. Current Pharmaceutical Biotechnology. 2016;17:365-75.

32. Luiz RLF, Vila TVM, de Mello JCP, Nakamura CV, Rozental S, Ishida K. Proanthocyanidins polymeric tannin from *Stryphnodendron adstringens* are active against *Candida albicans* biofilms. BMC Complementary and Alternative Medicine. 2015;15:68.

33. Audi EA, Toledo CM, Santos FS et al. Biological activity and quality control of extract and stem bark from *Stryphnodendron adstringens*. Acta Farmacéutica Bonaerense. 2004;23:328-33.

34. Souza TM, Moreira RR, Pietro RC, Isaac VL. Avaliação da atividade antisséptica de extrato seco

de *Stryphnodendron astringens* (Mart.) Coville e de preparação cosmética contendo este extrato. Revista Brasileira de Farmacognosia. 2007;17:71-5.

35. Felipe AMM, Rincao VP, Benati FJ et al. Antiviral effect of Guazuma ulmifolia and *Stryphnodendron astringens* on poliovirus and bovine herpesvirus. Biological and Pharmaceutical Bulletin. 2006;29:1092-5.

36. Kaplum V, Ramos AC, Consolaro ME et al. Proanthocyanidin polymer-rich fraction of *Stryphnodendron astringens* promotes in vitro and in vivo cancer cell death via oxidative stress. Frontiers in Pharmacology. 2018;9:694.

37. Sabino APL, Eustáquio LMS, Miranda ACF, Biojone C, Mariosa TN, Gouvêa CMCP. *Stryphnodendron astringens* ("Barbatimão") Leaf Fraction: Chemical Characterization, Antioxidant Activity, and Cytotoxicity Towards Human Breast Cancer Cell Lines. Applied Biochemistry and Biotechnology. 2018;184:1375-89.

38. Rebecca MA, Ishii-Iwamoto EL, Grespan R et al. Toxicological studies on *Stryphnodendron astringens*. Journal of Ethnopharmacology. 2002;83:101-4.

Crédito da imagem:
Ivone Manzali

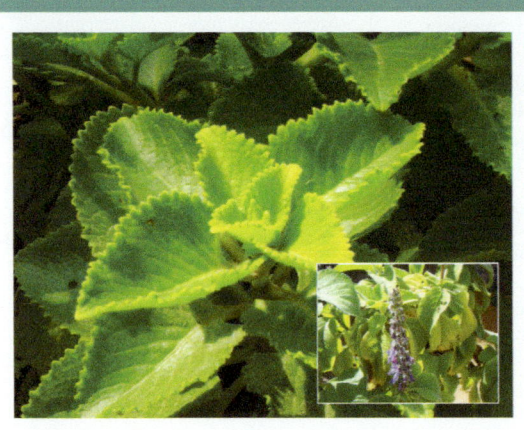

Boldo

Nome botânico[a]
Coleus forskohlii (Willd.) Briq.
Sinonímias: *Coleus barbatus* (Andr.) Bentham.; *Plectranthus barbatus* Andrews; *Plectranthus forskohlii* Willd.

Nome farmacêutico
Folium Plecthranti Barbati

Família
Lamiaceae

Parte utilizada
Folhas

Propriedades organolépticas
Amarga, refrescante, aromática e canforácea

Outros nomes populares

Falso-boldo, tapete-de-oxalá, boldo-brasileiro, boldo-do-reino, alum, boldo-nacional, boldo-africano, malva-santa, malva-amarga, sete-dores, boldo-de-jardim, boldo-do-Brasil, folha-de-oxalá.[1]

Origem

Nativo das zonas subtropicais da Índia, África, Nepal e Tailândia.

Histórico

O nome *coleus* deriva do latim *coleos* e significa "bainha", referindo-se aos filamentos unidos que formam uma bainha em torno do estilete da flor. Tal característica botânica levou à separação dos gêneros *Coleus* e *Plectranthus*, já que esse último apresenta os estames livres. O epíteto, *forskohlii*, é uma homenagem ao botânico finlandês Pehr Forskal. *Plectranthus* deriva do grego *plectron*, que significa "estimular", e de *anthos*, flor.[2,3]

Na Índia, as raízes são usadas em alimentos tais como picles e para fins terapêuticos na medicina ayurvédica, enquanto as folhas perfumadas são preparadas como especiaria em conserva. Em sânscrito seu nome é: *pashanbhedi* ou *balaka*.[4]

Povos nativos de Trichigadi em Nilgiri, no sul da Índia, consideram o decocto das raízes uma bebida tônica. Na década de 1970, foi isolado e identificado o diterpeno forscolina, denominado inicialmente coleonol. Este diterpeno é característico da espécie *C. forskohlii*.[5]

Provavelmente foi introduzida no Brasil no período colonial. Warren Dean[6] comenta que as plantas que se aclimatavam mais facilmente na costa brasileira geralmente eram de origem africana ou sul-asiática. É uma espécie de amplo uso popular, e em 2011 foi reconhecida pelo Ministério da Saúde ao ser incluída no Formulário de Fitoterápicos da Farmacopeia Brasileira (FFFB).[7] Foi uma das plantas selecionadas para estudo durante o Programa de Pesquisa em Plantas Medicinais (PPPM) da Ceme.[8]

Principais componentes químicos

A raiz contém **diterpenoides** (forscolina, forscolina I, forscolina J, deacetilforscolina, 9-deoxiforscolina, 1,9-deoxiforscolina, 1,9-dideoxi-7-deacetilforscolina), **diterpenos labdânicos** (forscoditerpenosídeo A, B, C, D e E, forscoditerpeno A), α-amirina, ácido betúlico, α-cedrol, β-sitosterol e outros.[9] O **óleo essencial da raiz**, o qual apresenta aroma agradável e picante, é constituído principalmente por 3-decanona (7%), acetato de bornila (15%), β-sesquifelandreno (13,15%) e γ-eudesmol (12,5%).

O **óleo essencial do caule** contém, principalmente, β-felandreno, α-pineno, α-copaeno, sabineno, óxido de cariofileno, limoneno, β-cariofileno e α-humuleno.[10] Na análise do **óleo essencial**

---

[a] Existem várias espécies conhecidas popularmente como boldo, tais como *P. grandis*, muito parecido com o *P. barbatus*, do qual difere por ter os talos tão amargos quanto as folhas, e o *P. ornatus*. Outra planta chamada de boldo é a *Vernonia condensata* Baker, da família Asteraceae, conhecida também como alumã ou macelão, cujo nome atual é *Gymnanthemum amygdalinum* (Delile) Sch.Bip. ex Walp. O boldo-do-chile, *Peumus boldo*, é uma arvoreta com folhas secas e quebradiças e não é cultivado no Brasil (Lorenzi H, Matos FJA. Plantas medicinais no Brasil. 2. ed. Instituto Plantarum; 2008).

obtido da folha foram identificados **monoterpenos,** sendo majoritários o α-pineno (22,20%), o mirceno (12,38%) e o β-ocimeno (Z) (6,53%); **sesquiterpenos** (eremofileno [13,32%]), cariofileno (E) [8,01%]); humulenona (10,01%) e óxido de cariofileno (0,91%) e **diterpenos.**[11]

Atividades farmacológicas

Essa planta é amplamente conhecida no Brasil para o tratamento de problemas do **fígado e disfunções digestivas.** Esse uso popular é apoiado por descobertas que demonstram que a forscolina estimula as secreções digestivas.[12] Pesquisas farmacológicas confirmaram que o extrato aquoso das folhas **aumenta o trânsito intestinal, protege contra lesões gástricas** induzidas por álcool e estresse, assim como **reduz a secreção gástrica** provocada por ligação do piloro.[13,14] Efeito **hepatoprotetor** foi observado em modelos de obstrução das vias biliares.[15,16] Além disso, avaliação farmacológica usando modelos experimentais sobre a mucosa gástrica mostrou que o diterpenoide plectrinona, presente nas folhas, inibe a enzima H^+,K^+-ATPase na mucosa gástrica de modo dez vezes mais potente que o medicamento omeprazol.[17]

O óleo essencial mostrou **atividade relaxante sobre o músculo liso.**[18]

Animais tratados com extrato do *C. forskohlii* (0,1 a 1 g/kg) por via intraperitoneal (i.p.) apresentaram diminuição da motilidade, sonolência, ptose palpebral e contorções. A administração intravenosa do extrato produziu **hipotensão reversível.** No estudo da toxicidade aguda e subaguda em animais observou-se que não houve diferença significativa entre o grupo-controle e o tratado com extrato da planta.[19] Ressaltamos, contudo, que os pronunciados efeitos sobre o SNC podem refletir um efeito oriundo do modo de administração (i.p.) distinta da que é praticada tradicionalmente, que é a via oral (suco, chá). Além disso, os diterpenoides presentes atuam sobre o SNC e o sistema cardiovascular.

Pesquisas demonstram que a forscolina aumenta a produção de cAMP e diminui a liberação de histamina, ajudando a **broncodilatação.** Esse efeito no aparelho respiratório foi observado em humanos após inalação da forscolina em pó. No sistema cardiovascular, estudos revelam aumento da força de contração do músculo cardíaco (**inotrópico positivo**),[20] **redução da pressão arterial** (por ação vasodilatadora), **inibição da agregação plaquetária** e **aumento do fluxo sanguíneo cerebral,** indicando ações promissoras na insuficiência cardíaca congestiva e na insuficiência vascular cerebral.

Outro potencial uso é no tratamento de pacientes com glaucoma,[9] pois a forscolina mostra diminuir a pressão intraocular. Ainda nessa matéria, um suplemento alimentar disponível comercialmente na Itália, contendo uma associação de forscolina, homotaurina e l-carnosina com vitaminas B1, B2 e B6, ácido fólico e magnésio foi administrado a indivíduos portadores de glaucoma primário de ângulo aberto, com a pressão intraocular (PIO) compensada por medicamentos tópicos. Dos vinte e dois pacientes, parte recebeu tratamento e outra parte serviu de controle. O tratamento consistiu em administração por via oral de 2 comprimidos/dia (1 de manhã e 1 à noite), durante 1 ano. Os resultados demonstraram que o grupo tratado apresentou uma diminuição adicional significativa da PIO e uma melhora na amplitude do eletrorretinograma por padrões em 6, 9 e 12 meses, e da sensibilidade foveal em 12 meses. Nos pacientes controle, todos os valores permaneceram estáveis. Esses resultados corroboram outros que já demonstraram efeito hipotônico da forscolina após a aplicação tópica ocular e após a suplementação oral junto com rutina.[21]

Conhecendo a toxicidade da cisplatina, usada no tratamento de vários tipos de câncer, um trabalho identificou que a administração prévia de forskolina pode proteger a ototoxicidade induzida pela cisplatina em linhagem celular e coclear removida de camundongo, ao inibir a via apoptótica mitocondrial e a produção de espécies reativas de oxigênio.[22]

A forscolina **estimula a lipólise,** assim como inibe a síntese de ácidos graxos nos adipócitos e potencializa o efeito lipolítico da epinefrina, reduzida com o avançar da idade. Ensaio clínico duplo-cego avaliou o efeito da administração de um extrato padronizado em 10% de forscolina (2 vezes/dia durante 12 semanas). Como resultado, observaram-se mudanças favoráveis na composição do corpo, tais como **aumento da densidade óssea** e dos níveis de testosterona livre em homens obesos e com sobrepeso. Por outro lado, não foram observados efeitos significativos em mulheres.[23] Nesse tema, alguns estudos investigaram o efeito de *C. forskohlii* e da forskolina em indivíduos masculinos e femininos, obtendo alguns resultados na diminuição do peso e gordura corporal de modo dose-dependente com o uso de 25 a 50 mg de forskolina por dia, sem levar em conta modificações de estilo de vida. No entanto, parece haver uma diferença entre os gêneros, uma vez que homens obesos obtiveram diminuição da gordura corporal e aumento de massa magra, enquanto em mulheres obesas a forskolina diminuiu o aumento de peso, mas não houve alterações significativas na gordura corporal ou massa gorda.[24]

Verificou-se que, sob certas condições, o extrato bruto de *C. forskohlii* é mais ativo que o diterpeno isolado, mostrando que há sinergismo entre os constituintes presentes no extrato bruto.[25]

Indicações e usos principais

- Gastrite, dispepsia, úlceras gástricas
- Ressaca
- Cefaleia
- Litíase biliar
- Adjuvante no tratamento da obesidade.

Uso etnomedicinal

Em todo o Brasil, é utilizado popularmente para os males do fígado e transtornos digestivos, prisão de ventre, azia, ressaca, dor de cabeça e laxante suave. Na Índia, é indicado para trato respiratório, afecções da pele, dor e doenças do trato geniturinário, epilepsia, insônia, doenças cardíacas.[26,24]

Posologia

- Folhas frescas: 6 a 18 g/dia
- Extrato seco padronizado em 10% de forscolina: 500 mg/dia
- Extrato fluido: 4 a 9 ml/dia
- Infusão de folhas secas: 1 a 3 g em 150 ml. Tomar 2 a 3 vezes/dia[7]
- Infusão de folhas frescas: 3 a 4 folhas frescas médias bem picadas para uma xícara de chá de água morna. Deixar descansar tampada por 10 min, coar e tomar uma xícara 2 a 3 vezes/dia
- Maceração a frio: amassar 1 a 2 folhas em um copo de água fria e deixar repousar por alguns min. Tomar 2 a 3 vezes/dia.

Extratos disponíveis no mercado brasileiro

Extrato seco de *Coleus forskolii* padronizado em 10% de forskolin.

Contraindicações

Sem referências.

Precauções

Usar com precaução em pacientes com tendência a hipotensão e úlceras pépticas. Não utilizar em gestantes, lactantes e crianças até 12 anos, hipertensos e portadores de obstrução das vias biliares. Doses acima das recomendadas e utilizadas por um período maior do que o recomendado podem causar irritação gástrica.[7,23]

Toxicidade e interações

Os estudos indicam baixa toxicidade. Em altas doses, provoca irritação gástrica.

Pesquisas em animais prenhes mostraram que o tratamento com 880 mg/kg/dia do extrato, no período pré-implantação, causa retardo no desenvolvimento e na implantação do embrião. Entretanto, após a implantação do embrião, o tratamento não interferiu com o desenvolvimento fetal ou com os parâmetros reprodutivos das fêmeas.[27] Cabe advertir que a dose usada nesse experimento é considerada alta se considerarmos que um indivíduo de 70 kg precisaria ingerir 61,6 g de extrato para reproduzir a dose utilizada no experimento.

Não deve ser usado juntamente com metronidazol ou dissulfiram, medicamentos depressores do SNC e anti-hipertensivos.[7]

REFERÊNCIAS BIBLIOGRÁFICAS

1. Lorenzi H, Matos FJA. Plantas medicinais no Brasil. 2. ed. Nova Odessa: Instituto Plantarum; 2008.
2. Morgan M. Botanical Latin: The poetry of herb names. Disponível em: www.mediherb.com/pdf/6089_US.pdf. Acesso em: 20/08/2015.
3. Nani TF. Aspectos morfopolínicos e cromossômicos de *Plectranthus* L'Herittier. Dissertação. Programa de Pós-Graduação em Genética e Melhoramento de Plantas. Lavras: Universidade Federal de Lavras; 2011.
4. Chopra D, Simon D. O guia Deepak Chopra de ervas. Rio de Janeiro: Campus; 2001.
5. Kavitha C, Rajamani K, Vadivel E. *Coleus forskohlii*: a comprehensive review on morphology, phytochemistry and pharmacological aspects. Journal of Medicinal Plants Research. 2010;4(4):278-85.
6. Dean W. A botânica e a política imperial: a introdução e a domesticação de plantas no Brasil. Revista Estudos Históricos. 1991;4(8):216-28.
7. Brasil. Ministério da Saúde. Agência Nacional de Vigilância Sanitária (Anvisa). RDC nº 60, de 10 de novembro de 2011. Aprova o Formulário de Fitoterápicos da Farmacopeia Brasileira, 1ª edição e dá outras providências. Brasília: Diário Oficial; 11 nov. 2011.

8. Brasil. Ministério da Saúde. O papel da Ceme na implantação da fitoterapia do SUS. Textos Básicos em Saúde. Brasília: Secretaria de Ciência, Tecnologia e Insumos Estratégicos; 2006.

9. Lakshmanan GMA, Manikandan S. Review on pharmacological effects of *Plectranthus forskohlii* (Willd) briq. International Letters of Natural Sciences. 2015;1:1-9.

10. Paul M, Radha A, Kumar DS. On the high value Medicinal plant, *Coleus forskohlii* Briq. Hygeia Journal for Drugs & Medicines. 2013;5:69-78.

11. Costa MCCD. Uso popular e ações farmacológicas de *Plectranthus barbatus* Andr. (Lamiaceae): revisão dos trabalhos publicados de 1970 a 2003. Revista Brasileira de Plantas Medicinais. 2006;8(2):81-8.

12. Lakshmanan GA, Manikandan S, Panneerselvam R. *Plectranthus forskohlii* (Wild) Briq. (Syn: *Coleus forskohlii*) – a compendium on its botany and medicinal uses. International Journal of Research in Plant Science. 2013;3(4):72-80.

13. Fischman LA, Skorupa LA, Souccar C, Lapa AJ. The water extract of *Coleus barbatus* Benth decreases gastric secretion in rats. Memórias do Instituto Oswaldo Cruz. 1991;86(suppl. 2):141-3.

14. Lapa AJ, Fischman LA, Gamberini MT. Inhibitors of gastric secretion from Brazilian folk medicinal plants. In: Capasso F, Mascolo N, editors. Natural drugs and the digestive tract. Napoli; 1992.

15. Battochio AP, Sartori MS, Coelho CA. Water-soluble extract of *Coleus barbatus* modulates weight gain, energy utilization and lipid metabolism in secondary biliary cirrhosis: an experimental study in young rats. Acta Cirúrgica Brasileira. 2005;20:229-36.

16. Battochio APR, Coelho KLR, Sartori MS et al. Hepatoprotective effect of water soluble extract of Coleus barbatus on cholestasis on young rats. Acta Cirúrgica Brasileira. 2008;23:220-9.

17. Ruedi P. Neue Diterpene aus Blattdr usen von *Plectranthus barbatus* (Labiatae). Die absolute Konfiguration der 2-Hydroxypropyl-Seitenkette in Coleon E. Helvetica Chimica Acta. 1986;69:972-84.

18. Câmara CC, Nascimento NR, Macedo-Filho CL, Almeida FB, Fonteles MC. Antispasmodic effect of the essential oil of *Plectranthus barbatus* and some major constituents on the guinea-pig ileum. Planta Medica. 2003;69:1080-5.

19. Amaral ACF, Rodrigues AG, Ribeiro JEG, Santos MG, Junior NLN. A fitoterapia no SUS e o programa de pesquisas de plantas medicinais da Central de Medicamentos. Ministério da Saúde, Secretaria de Ciência, Tecnologia e Insumos Estratégicos, Departamento de Assistência Farmacêutica. Brasília: Ministério da Saúde; 2006.

20. Dubey MP, Srimal RC, Nityanand S, Dhawan BN. Pharmacological studies on coleonol, a hypotensive diterpene from *Coleus forskohlii*. Journal of Ethnopharmacology. 1981;3(1):1-13.

21. Mutolo MG et al. Oral administration of forskolin, homotaurine, carnosine, and folic acid in patients with primary open angle glaucoma: changes in intraocular pressure, pattern electroretinogram amplitude, and foveal sensitivity. Journal of Ocular Pharmacology and Therapeutics. 2016;32(3):178-83.

22. Guo, Xiangrui et al. Forskolin protects against cisplatin-induced ototoxicity by inhibiting apoptosis and ROS production. Biomedicine & Pharmacotherapy. 2018;99:530-6.

23. Pizzorno JE, Murray MT, org. Textbook of natural medicine. 4. ed. Elsevier Health Sciences; 2013.

24. Flor APD. Produtos naturais usados no tratamento da obesidade: mitos e realidade. Tese de Doutorado; 2017.

25. Valdes LJ, Mislankar SG, Paul AG. *Coleus barbatus* (*C. forskohlii*) (Lamiaceae) and the potential new drug forscolin (Coleonol). Economic Botany. 1987;41(4):474-83.

26. Lukhoba CW, Simmonds MSJ, Paton AJ. *Plectranthus*: a review of ethnobotanical uses. Journal of Ethnopharmacology. 2006;103:1-24.

27. Almeida FCG, Lemonica IP. The toxic effects of *Coleus barbatus* B. on the different periods of pregnancy in rats. Journal of Ethnopharmacology. 2000;73:53-60.

Crédito das imagens:

Ivone Manzali e Paulo Léda (detalhe)

Capítulo 7

Boldo-do-chile

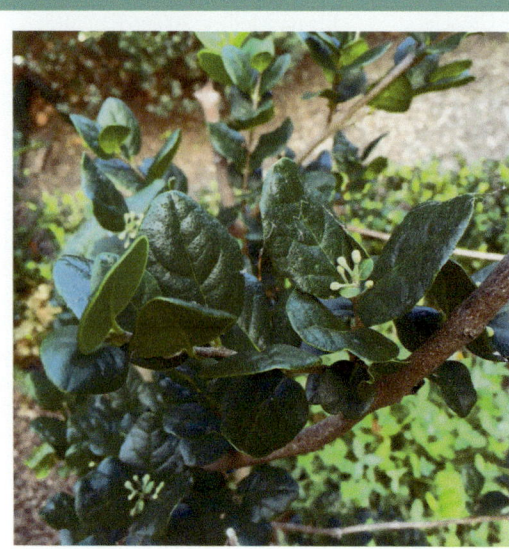

Nome botânico
Peumus boldus Molina

Nome farmacêutico
Folium Boldi

Família
Monimiaceae

Parte utilizada
Folhas

Propriedades organolépticas
Amarga e aromática

Outros nomes populares

Boldo-verdadeiro, boldo.

Origem

Andes chilenos.

Histórico

O nome *Peumus* deriva da palavra *peumo*, que provavelmente é derivada da língua dos povos indígenas mapuches do Chile, enquanto *boldus* é uma homenagem ao botânico espanhol D. Boldo. Esta planta era utilizada pelos grupos indígenas da era pré-hispânica, especialmente das etnias qollahuayas e mapuche, que a aplicavam em casos de luxações e dores reumáticas.

Arqueólogos acharam evidências do uso de 22 plantas medicinais, entre elas o *P. boldus*, em um sítio arqueológico no Chile, na área de Monte Verde, datado de 12.500 anos. Exploradores da América do Sul observaram que os nativos usavam as folhas de *P. boldus* na culinária, como agente carminativo, para o tratamento da gota, dos distúrbios do fígado, da bexiga e da próstata.[1]

Em 1872, os primeiros estudos químicos foram realizados por Claude Verne e Edouard Bourgoin, que isolaram o alcaloide boldina.[2] Três anos depois, o *P. boldus* passou a ser utilizado pelos farmacêuticos britânicos e americanos para o tratamento de disfunções do estômago, fígado, bexiga e como sedativo leve.[1]

Foi inserida em várias farmacopeias, tais como do Reino Unido, da Alemanha, da França e recomendada pela OMS, vol. 1 (1999).[3] No Brasil, foi incluída na Farmacopeia Brasileira (FB) 2ª edição (1959),[4] na 4ª edição (1988-1996)[5] e na atual 5ª edição (2010).[6] Faz parte do Formulário de Fitoterápicos da Farmacopeia Brasileira (FFFB) (2011)[7] e da Instrução Normativa 2/2014.[8]

Principais componentes químicos

As folhas de *P. boldus* contêm vários alcaloides derivados do grupo isoquinolínico (0,25 a 0,7%), tendo como majoritário a boldina (12 a 19%). Outros alcaloides presentes são isocoridina, isocoridina-N-óxido, norisocoridina, pronuciferina, sinoacutina e 6α-7-desidroboldina, N-metilaurotetanina laurolitsina, laurotetanina, reticulina, isoboldina, glaucina, **flavonoides** (ramnetina, isorramnetina, kaempferol), **óleo essencial** (1 a 3%) (p-cimeno, ascaridol, 1,8-cineol, linalol, terpinen-4-ol, α-terpineol, fenchona, limoneno), **resina, taninos** e **cumarinas**.[9,10]

Atividades farmacológicas

O *P. boldus* **estimula as secreções gástricas** e tem efeito **antiespasmódico**. Os alcaloides respondem por sua **atividade colerética**, em que a boldina é descrita como responsável por essa ação.[11] Entretanto, há autores que sugerem que os flavonoides atuem de modo sinérgico juntamente com os alcaloides para obtenção desse efeito,[9] enquanto outros identificam que a atividade anti-inflamatória da boldina é potencializada quando esse alcaloide é coadministrado com outro presente na planta, a reticulina.[10]

A maior parte dos estudos farmacológicos realizados foram ensaios pré-clínicos com ênfase na atividade do alcaloide boldina. Os ensaios demonstram que o extrato de *P. boldus* apresenta atividades **antioxidante** e **hepatoprotetora**, e aqui também a boldina mostra capacidade em sequestrar radicais hidroxila e peroxila, e de proteger o fígado de danos provocados por tetracloreto de carbono em camundongos.[12,13] Um experimento realizado em ratos mostrou que a administração prévia de extrato aquoso de *P. boldus* por via oral exerceu efeito significativo na **regeneração hepática**, 24 h após terem sido submetidos à hepatectomia parcial, mantendo a função hepática inalterada.[14]

Outra linha de pesquisa retrata a boldina exercendo um papel na proteção da perda óssea induzida pela deficiência do estrogênio em camundongas através da inibição da osteoclastogênese, abrindo uma nova área de interesse contra a osteoporose.[15]

Em estudo clínico, pacientes com disfunções moderadas do aparelho gastrintestinal receberam a associação de quatro plantas (*P. boldus*, *Rhamnus purshiana*, *Gentiana lutea* e *Rheum palmatum*) que provocaram melhora no apetite, na dispepsia e na constipação intestinal. O *P. boldus* usado sozinho aliviou os sintomas da constipação intestinal,[11] o que corrobora estudos em que animais tratados com *P. boldus* apresentam relaxamento e **melhoras do trânsito intestinal**.[16] Estudos sugerem que a boldina seja responsável por esse efeito, pois já demonstrou atividade **relaxante da musculatura lisa**.[1]

Pesquisas mostram que a boldina é rapidamente absorvida (30 min) quando administrada por via oral e concentrada preferencialmente no fígado, sendo encontradas concentrações substancialmente menores no coração e no cérebro.[17]

Indicações e usos principais

- Indigestão
- Hepatite
- Litíase biliar

- Colecistite
- Náuseas e vômito
- Constipação intestinal.

Uso etnomedicinal

No Chile, usado como regulador digestivo e sedante; externamente empregado nas dores reumáticas. No Peru, utiliza-se em gonorreia e cálculos urinários.[1]

Posologia[a]

- Planta seca: 2 a 5 g/dia
- Pó: 2 a 10 g/dia
- Infusão: 2 a 5 g/dia
- Tintura (1:5, etanol 80% v/v): 10 a 20 mℓ/dia
- Extrato fluido (etanol 80% v/v): 1 a 2 mℓ/dia
- Extrato seco (4:1): 400 mg/dia.

Extratos disponíveis no mercado brasileiro

Sem referências.

Contraindicações

No caso de obstrução das vias biliares; gestação (a esparteína tem atividade ocitócica). Na infância e lactação há perigo de neurotoxicidade pelos alcaloides.

Precauções

O óleo essencial de *P. boldus* contém **ascaridol**, que é uma substância tóxica e não deve ser utilizado para fins medicinais. Deve-se evitar o uso de altas doses, pois pode provocar danos renais devido à presença de ascaridol.[9]

Toxicidade e interações

A boldina em doses elevadas é tóxica e pode causar efeitos narcóticos ou convulsivantes. Não foi confirmada genotoxicidade.[9]

Foi descrito um caso de possível interação do *P. boldus* com o tacrolimo, medicamento utilizado em pacientes transplantados renais, no qual, durante o uso concomitante do medicamento e do extrato de *P. boldus*, o tacrolimo encontrava-se com nível sérico subterapêutico, o que foi revertido com a suspensão da administração do extrato.[18]

Capítulo 7

---

[a] O padrão farmacopeico geralmente recomenda o mínimo de 0,1% de alcaloide, tendo como marcador a boldina (Farmacopeia Brasileira 2010. 5. ed. Agência Nacional de Vigilância Sanitária. Brasília: Anvisa; 2010).

REFERÊNCIAS BIBLIOGRÁFICAS

1. Blumenthal M, Busse WR, Goldberg A, Gruenwald J, Hall T, Riggins CW et al., editors. The Complete German Commission E Monographs – Therapeutic guide to herbal medicines. Austin: American Botanical Council; 1998.

2. Maldonado MR. *Peumus boldus* M.: de la botanique a la therapeutique: etat des connaissances en 2012. Pharmaceutical Sciences. 2012.

3. WHO. WHO monographs on selected medicinal plants. vol. 1. Geneva: World Health Organization; 1999.

4. Farmacopeia Brasileira. 2. ed. São Paulo: Indústria Gráfica Siqueira; 1959.

5. Farmacopeia Brasileira. 4. ed. São Paulo: Atheneu; 1988-1996.

6. Farmacopeia Brasileira. 5. ed. Agência Nacional de Vigilância Sanitária. Brasília: Anvisa; 2010.

7. Brasil. Ministério da Saúde. Agência Nacional de Vigilância Sanitária (Anvisa). RDC nº 60, de 10 de novembro de 2011. Aprova o Formulário de Fitoterápicos da Farmacopeia Brasileira, 1ª edição e dá outras providências. Brasília: Diário Oficial; 11 nov. 2011.

8. Brasil. Agência Nacional de Vigilância Sanitária. Resolução RDC nº 26, de 13 de maio de 2014, e seu anexo, Instrução Normativa 2/14, dispõe sobre o registro de medicamentos fitoterápicos e o registro e a notificação de produtos tradicionais fitoterápicos; 2014.

9. Barnes J, Anderson LA, Phillipson JD. Fitoterápicos. Porto Alegre: Artmed; 2012.

10. Fuentes-Barros, Gonzalo et al. Variation of the alkaloid content of *Peumus boldus* (boldo). Fitoterapia. 2018;127:179-85.

11. Capasso F, Gaginella TS, Grandolini G, Izzo AA. Phythotherapy: a quick reference to herbal medicine. London: Springer; 2003.

12. Lanhers MC et al. Hepatoprotective and anti-inflammatory effects of a traditional medicinal plant of Chile, *Peumus boldus*. Planta Medica. 1991;57(2):110-5.

13. Cederbaum AI, Ukielka EK, Speiskyf H. Inhibition of rat liver microsomal lipid peroxidation by boldine. Biochemical Pharmacology. 1992;44(9):1765-72.

14. Figueiredo MBGdeA et al. The effect of the aqueous extract *Peumus boldus* on the proliferation of hepatocytes and liver function in rats submitted to expanded hepatectomy. Acta Cirurgica Brasileira. 2016;31(9):608-14.

15. Chen K et al. Boldine ameliorates estrogen deficiency-induced bone loss via inhibiting bone resorption. Frontiers in pharmacology. 2018;9:1046.

16. Gotteland M, Espinoza J, Cassels B, Speisky H. Effect of a dry boldo extract on orocecal intestinal transit in healthy volunteers. Revista Medica de Chile. 1995;123(8):955-60.

17. Ruiz ALTG, Taffarell D, Souza VHS, Carvalho JE. Farmacologia e toxicologia de *Peumus boldus* e *Baccharis genistelloides*. Brazilian Journal of Pharmacognosy. 2008;18(2):295-300.

18. Carbajal R et al. Case report: boldo (*Peumus boldus*) and tacrolimus interaction in a renal transplant patient. Transplantation Proceedings. 2014;46(7):2400-2.

Crédito da imagem:
Ivone Manzali

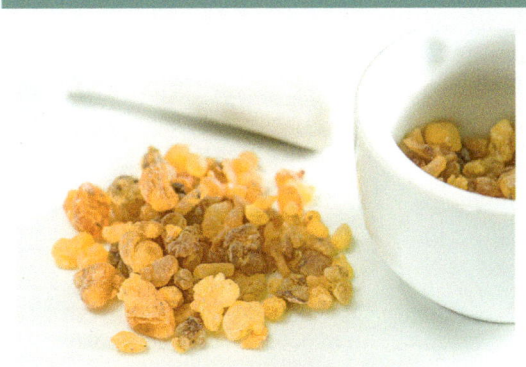

Boswellia

Nome botânico
Boswellia serrata Roxb. ex Colebr.

Nome farmacêutico
Resina Boswellia serrata

Família
Burseraceae

Parte utilizada
Goma Resina

Propriedades organolépticas
Adstringente, amargo e doce

Outros nomes populares

Olíbano, incenso-indiano, Franquincense.

Origem

Índia.

Histórico

O uso da resina da *B. serrata* é conhecido há milênios na Índia, na China, no Oriente Médio e no Norte da África com indicações analgésica, antisséptica e antiespasmódica. A resina, que é colhida a partir de cortes feitos nas cascas das árvores, tem sido utilizada em rituais religiosos e com propósitos curativos por diferentes civilizações. Foi descrita no Egito por médicos gregos e romanos, como Hipócrates, Dioscórides e Galeno.

Seu uso é mencionado na Bíblia e seria o incenso oferecido ao menino Jesus pelos Reis Magos juntamente com mirra e ouro. Na Idade Média, era queimada para espantar os maus espíritos. No Egito, era usado na composição de maquiagem para os olhos e em máscaras rejuvenescedoras. Em função de seu aroma, é usada na indústria cosmética e na perfumaria.[1]

É uma droga amplamente utilizada na Ayurveda, sendo indicada para dores reumáticas, desconfortos respiratórios e urinários.[2]

É possível que nos relatos históricos a *Boswellia serrata* e a *Boswellia sacra*, que é muito utilizada para fabricação de incensos e extração de óleo essencial, sejam eventualmente referidas com os mesmos nomes.

Principais componentes químicos

A resina da *Boswellia serrata* é uma mistura que contém mais de 200 substâncias diferentes, por exemplo, óleos, terpenoides, açúcares e óleos voláteis. Os principais ativos da resina são os ácidos triterpênicos pentacíclicos: ácidos α- e β-boswélico, ácido acetil-β-boswellico, ácido acetil-boswellico, ácido 11-ceto-boswellico (KBA) e ácido acetil-11-ceto-β-boswellico (AKBA). A análise GC-MS do óleo essencial de *B. serrata* mostrou um total de 29 constituintes, entre os quais 3-careno (34,74%), β-ocimeno (13,78%), D-limoneno (8,25%), β-cariofileno (6,65%) e terpinoleno (5,39%) registraram o maior percentual.[3]

Atividades farmacológicas

O ácido acetil-11-ceto-β-boswélico (AKBA) orgânico extraído de *B. serrata* é um triterpeno pentacíclico que possui **propriedades antioxidantes**.

Extrato de *B. serrata* administrado a ratos Wistar por 8 semanas mostrou aumento na área hipocampal CA1 e **aumento dos dendritos** nessa área em relação ao grupo-controle.[4]

A metanálise dos dados de estudos clínicos randomizados na avaliação do uso de *B. serrata* em pacientes com **osteoartrite** mostrou que tanto a planta como seus extratos podem aliviar a dor, o inchaço, e melhorar o movimento das articulações. Portanto, é uma opção segura para pacientes com osteoartrite, recomendando o uso por pelo menos 4 semanas.[5] Em estudo clínico duplo-cego com 30 pacientes com osteoartrite no joelho, o grupo que recebeu o extrato de *B. serrata* por 8 semanas relatou diminuição da dor e do inchaço, maior amplitude da flexão do joelho e possibilidade de andar longas distâncias. O extrato de *B. serrata* foi considerado seguro e recomendado para tratamento de osteoartrite do joelho e, possivelmente, outras osteoartrites.[6,7] Resultados semelhantes foram relatados na administração de fórmula contendo extratos de *B. serrata* e *Curcuma longa* combinados (500 mg, 2 vezes/dia) e também com extratos de *Boswellia thurifera* e *Elaeagnus angustifolia* combinados.[8]

O ácido boswellico, obtido da planta *B. serrata*, administrado em camundongos (dose oral única 50 a 200 mg/kg), **inibiu a expressão da reação de hipersensibilidade tardia de 24 h e resposta humoral primária a SRBC** (*sheep red blood cells*) em camundongos. A resposta secundária foi consideravelmente aumentada em doses mais baixas. Quando administradas doses múltiplas (25,5 a 100 mg/kg), o extrato reduziu o desenvolvimento da reação DTH (*delayed-type hypersensitivity*) de 24 h e os títulos de anticorpos fixadores do complemento e aumentou ligeiramente a síntese de anticorpos humorais. Com a administração oral prolongada de ácido boswellico (25 a 100 mg/kg/dia durante 21 dias), houve aumento do peso corporal, da contagem total de leucócitos e dos títulos de anticorpos humorais em camundongos. O extrato foi considerado não citotóxico e não provocou imunossupressão.[9]

O óleo essencial de *B. serrata* mostrou **atividade antimicrobiana** sobre *Propionibacterium acnes*, *Malassezia* spp., *Candida albicans*, *Trichophyton* spp. e *Staphylococcus epidermidis*. A combinação do óleo de *B. serrata* com azóis provou ter atividade sinérgica positiva contra cepas de *Candida albicans* resistente.

A administração de extrato de *B. serrata* em base de lecitina para pacientes com **síndrome do cólon irritável** leve promoveu a diminuição de sintomas, além de ser efetivo, seguro e não apresentar efeitos colaterais quando comparado com o grupo-controle submetido a tratamento convencional.[10]

Uso etnomedicinal

- As preparações da resina são tradicionalmente usadas como diaforético, diurético e anti-inflamatório para dores articulares e intestinais, para regularizar a menstruação e em casos de asma. Costuma estar presente em fórmulas para tratar obesidade
- Em uso externo, é usada para tratamento de feridas, acne e para dores articulares e também em enxaguatórios bucais.[11]

Posologia

Extrato seco a 60% de ácido boswelico: de 450 a 1.200 mg/dia.[11]

Extratos disponíveis no mercado brasileiro

- Extrato seco de *Boswellia serrata* padronizado em 20% de AKBA
- Extrato seco de *Boswellia serrata* padronizado em 45% de ácido boswelico
- Extrato seco de *Boswellia serrata* padronizado em 60% de ácido boswelico
- Extrato seco de *Boswellia serrata* padronizado em 65% de ácido boswelico.

Contraindicações

Não encontradas na literatura consultada.

Precauções

O uso durante a gestação não foi suficientemente estudado até o momento, porém, como existe indicação tradicional como emenagogo, não se recomenda o seu uso até que sejam realizadas mais pesquisas nesse sentido.

Toxicidade e interações

Os estudos de toxicidade em ratos e primatas não revelaram alterações patológicas nos parâmetros hematológicos, bioquímicos ou histológicos em doses de até 1 g/kg de extrato de *B. serrata*. A dose letal de 50% (DL50) foi superior a 2 g/kg nesse estudo. Resultados comparáveis foram observados em um estudo recente com uma preparação comercial da planta. Um estudo em coelhos sobre toxicidade subcrônica em 90 dias de uso dose-dependente não demonstrou modificações no peso de órgãos ou mudanças no peso corporal. Além disso, não foram encontradas alterações na fragmentação do DNA hepático, em parâmetros hematológicos ou em avaliações histopatológicas realizadas. Esses resultados corroboram a experiência clínica. Não foram registrados efeitos colaterais graves na metanálise de Ernst. Os **efeitos colaterais ocasionais** relatados na literatura incluem fadiga, náuseas, vômito, diarreia, erupção cutânea inespecífica, azoospermia e neutropenia.[12]

REFERÊNCIAS BIBLIOGRÁFICAS

1. Moussaieff A, Mechoulam R. Boswellia resin: from religious ceremonies to medical uses; a review of in-vitro, in-vivo and clinical trials. Journal of Pharmacy and Pharmacology. 2009;61.10:1281-93.

2. Efferth T, Greten HJ. Anti-inflammatory and anti-cancer activity of boswellic acids from frankincense (*Boswellia serrata* Roxb. et Colebr, *B. carterii Birdw.*). Forum on Immunopathological Diseases and Therapeutics. Begel House Inc. 2011;2(4).

3. Venkatesh HN et al. Antifungal and antimycotoxigenic properties of chemically characterised essential oil of *Boswellia serrata* Roxb. ex Colebr. International Journal of Food Properties. 2017;20.sup2:1856-68.

4. Hosseini-sharifabad M, Esfandiari E. Effect of *Boswellia serrata* gum resin on the morphology of hippocampal CA1 pyramidal cells in aged rat. Anatomical Science International. 2015;90.1:47-53.

5. Yu G, Xiang W, Zhang T, Zeng L, Yang K, Li J. Effectiveness of *Boswellia* and Boswellia extract for osteoarthritis patients: a systematic review and meta-analysis. BMC Complementary Medicine and Therapies. 2020 Jul 17;20(1):225.

6. Kimmatkar N, Thawani V, Hingorani L, Khiyani R. Efficacy and tolerability of *Boswellia serrata* extract in treatment of osteoarthritis of knee – a randomized double-blind placebo-controlled trial. Phytomedicine. 2003 Jan;10(1):3-7.

7. Kizhakkedath R. Clinical evaluation of a formulation containing *Curcuma longa* and *Boswellia serrata* extracts in the management of knee osteoarthritis. Molecular Medicine Reports. 2013 Nov;8(5):1542-8. Epub 2013 Aug 29.

8. Karimifar M, Soltani R, Hajhashemi V, Sarrafchi S. Evaluation of the effect of *Elaeagnus angustifolia* alone and combined with *Boswellia thurifera* compared with ibuprofen in patients with knee osteoarthritis: a randomized double-blind controlled clinical trial. Clinical Rheumatology. 2017 Aug;36(8):1849-53.

9. Alam M, Khan H, Samiullah L, Siddique K M (2012). A review on phytochemical and pharmacological studies of Kundur (*Boswellia serrata* Roxb ex Colebr.) – a Unani drug. Journal of Applied Pharmaceutical Science. 2012;2(3):148-56.

10. Riva A, Giacomelli L, Togni S, Franceschi F, Eggenhoffner R, Zuccarini MC, Belcaro G. Oral administration of a lecithin-based delivery form of boswellic acids (Casperome®) for the prevention of symptoms of irritable bowel syndrome: a randomized clinical study. Minerva Gastroenterol Dietol. 2019.

11. Chopra D, Simon D. O guia Deepak Chopra de ervas: 40 receitas naturais para uma saúde perfeita. Campus; 2001.

12. Chen M et al. Antioxidant effects of hydroxysafflor yellow A and acetyl-11-keto-β-boswellic acid in combination on isoproterenol-induced myocardial injury in rats. International Journal of Molecular Medicine. 2016;37(6):1501-10.

Crédito da imagem:
Banco de imagens: iStock

Calêndula

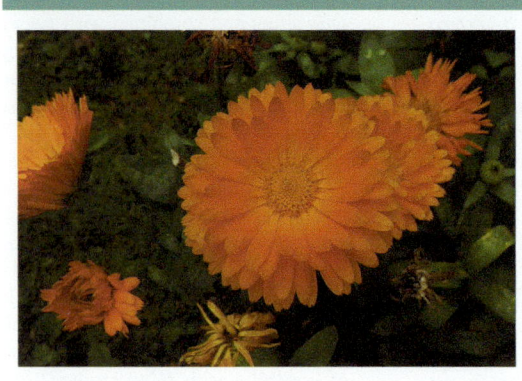

Nome botânico
Calendula officinalis L.

Nome farmacêutico
Calendulae Flos

Família
Asteraceae (Compositae)

Parte utilizada
Capítulos florais

Propriedades organolépticas
Amarga, picante e refrescante

Outros nomes populares

Bonina, flor-de-todos-os-males, malmequer, malmequer-do-jardim, maravilha, margarida-dourada, verrucária.

Origem

Região mediterrânea, Europa oriental.

Histórico

O nome "calêndula" deriva do latim *kalendae* que significa "dia da lua nova". Esse nome foi dado à calêndula em razão da tendência para o florescimento da planta, de acordo com o calendário, a cada mês em algumas regiões de clima ameno[1] ou durante o período de lua nova.

É uma planta associada ao sexo masculino, ao sol e ao elemento fogo. Culpepper e Gerard referem-se a ela como "consoladora do coração e do espírito". Tal afirmação é apoiada na aparência da flor em cor viva e brilhante associada à luz do sol que proporcionaria alívio da dor e da tristeza.[1] Segundo uma lenda grega, uma jovem se apaixonara pelo deus Apolo (Sol), e passava as noites na floresta esperando os primeiros raios do brilho de sua luz. Dessa maneira, consumida pelo amor, a jovem morreu. No lugar onde ela esperava por Apolo nasceu uma flor da cor do sol.[2]

O nome popular em inglês *marigold* refere-se à Virgem Maria por ser utilizada em festejos católicos relativos a essa santa. Usada tradicionalmente como o "açafrão dos pobres", a *C. officinalis* acrescenta tanto cor quanto sabor a alguns alimentos. Era comum encontrar em mercados europeus durante a Idade Média uma sopa com *C. officinalis*. As pétalas podem também ser adicionadas em saladas.[3] No gênero *Calendula* há cerca de 20 espécies, mas apenas a *C. officinalis* é usada com fins terapêuticos e alimentícios.[1]

Era utilizada com arnica, na elaboração de pomadas para cicatrizar as feridas dos gladiadores nos circos romanos. Os antigos gregos a usavam para enfeitar as casas e como grinaldas para seus heróis. Na Índia chama-se "planta do sol", e é consagrada à deusa *Mahadevi*, a quem são oferecidas grinaldas feitas com a planta.[2]

Faz parte de várias farmacopeias (britânica, alemã, europeia) e é recomendada pela OMS, vol. 1 (1999).[4] No Brasil, foi incluída nas Farmacopeias Brasileiras (FB) 4ª edição e 5ª edição,[5] na RDC 10/2010,[6] no FFFB (2011)[7] e na Instrução Normativa (IN) nº 2/2014.[8]

Principais componentes químicos

Rica em **flavonoides**, que são os marcadores da espécie – mínimo 0,4% (isoquercitrina, quercetina, narcissina, neo-hesperidosídeo e rutina), **terpenoides** (α e β-amirina, lupeol, longispinogenina), **fitosteróis**, **polissacarídeos**, **taninos** e **carotenoides**. O óleo essencial é constituído principalmente de mentona, isomentona, cariofileno, pedunculatina, α e β-ionona.[9]

Atividades farmacológicas

Os usos terapêuticos da *C. officinalis* são principalmente nas **patologias dermatológicas** em forma de aplicação tópica para o tratamento de **feridas e infecções na pele e mucosa**, inclusive oral. Tem uso oral menos frequente como espasmolítico. Por suas ações adstringente e anti-inflamatória, as infusões, pomadas, cremes e tinturas de *C. officinalis* são empregadas no tratamento de contusões, queimaduras, lesões da pele e da membrana mucosa, faringites, dermatites, furúnculos e úlceras da perna.[1] O óleo essencial das flores, testado na técnica da difusão em disco para várias espécies de fungos, entre eles *Candida albicans*, mostrou boa atividade.[10] Estudo evidenciou que, de forma geral, o extrato aquoso de flores de *C. officinalis* é o que apresenta o mais amplo espectro de atividade antibacteriana, sendo o mais eficaz sobre a *Escherichia coli*. Porém, contra outros microrganismos, diferentes extratos possuem atividades mais ativas, como a tintura (1:10) com álcool a 70% contra *Pseudomonas aeruginosa*, a tintura (1:5) com etanol 70% e o extrato líquido (1:2) com álcool 70% contra *Bacillus cereus*, e a tintura (1:10) com álcool 70% contra *Candida albicans*.[11]

Investigação clínica avaliou o efeito de um produto tópico contendo extrato de *C. officinalis* em mulheres que haviam sido submetidas a cirurgias em função de câncer de mama e estavam recebendo radioterapia pós-operatória. Esse estudo selecionou 254 pacientes, sendo que 128 foram tratadas com trolamina, e as outras 126 com produto contendo *C. officinalis* sobre os campos irradiados após cada sessão. A resposta terapêutica foi avaliada segundo a ocorrência de dermatite aguda de grau dois ou superior. Outros fatores, como a ocorrência de dor, a quantidade de produtos tópicos utilizados e a satisfação das pacientes, também foram avaliados. Os resultados mostraram que a ocorrência de dermatite aguda de grau dois ou superior foi significativamente menor com a utilização de *C. officinalis* que com trolamina. Além disso, as pacientes que receberam o produto contendo o extrato da planta tinham interrupção menos frequente da radioterapia e tiveram a dor induzida pela radiação reduzida significativamente. A *C. officinalis* foi considerada de mais difícil aplicação, ainda assim, na autoavaliação obteve grau maior de satisfação.[12]

Um estudo analisou, em modelo experimental de **queimaduras térmicas** induzidas em animais, a administração oral de diferentes doses do extrato de flores de *C. officinalis* (20, 100 e 200 mg/kg de peso corporal). Animais tratados com o extrato demonstraram melhora significativa na cicatrização quando comparados com o grupo-controle de animais não tratados. A análise histopatológica do tecido cutâneo do grupo tratado mostrou que o extrato estimula uma **cicatrização** mais rápida.[13] Pesquisas revelam que alguns dos mecanismos envolvidos no processo cicatricial estão relacionados à proliferação e migração de fibroblastos humanos e queratinócitos com estímulo à angiogênese e diminuição da degradação do colágeno. Além disso, o extrato etanólico aumenta o conteúdo de colágeno no sobrenadante dos fibroblastos dérmicos humanos, em parte pela redução significativa da atividade da colagenase.[14]

Extratos metanólico e aquoso a 10% das flores foram testados e apresentaram marcante atividade contra bactérias periodontais aeróbicas e anaeróbicas.[10] Uma outra pesquisa avaliou a eficácia do extrato fluido *in vitro* de *C. officinalis* no controle da placa bacteriana comparada com a solução de digliconato de clorexidina a 20%. O extrato inibiu em cerca de 60% o crescimento bacteriano com grande potencial para controle do crescimento das bactérias da placa dentária, enquanto a clorexidina inibiu 100%. Entretanto, as bactérias que resistiram e cresceram no interior dos halos de inibição provocados pelo extrato foram isoladas e identificadas e se mostraram bactérias transitórias na cavidade bucal que não apresentam papel significativo no processo da cárie dentária e da doença periodontal. Esses resultados indicam que a *C. officinalis* mostra resultado significativo, possibilitando mais uma alternativa para o **controle da placa dentária**.[15]

Os extratos apresentam atividade **anti-inflamatória**, desempenhada pelos triterpenoides, principalmente os ésteres de faradiol. Essas substâncias já comprovaram atividade anti-inflamatória em modelos experimentais. Os carotenoides auxiliam no processo de cicatrização, os polissacarídeos são imunoestimulantes e o óleo essencial é antisséptico. Estudos pré-clínicos e clínicos realizados até o momento comprovam a eficácia da *C. officinalis* no tratamento de feridas e como **antisséptico e anti-inflamatório de uso tópico**.[16]

Indicações e usos principais

- Ferimentos infectados, úlceras varicosas
- Dermatite de fraldas, queimaduras de sol
- Eczemas, acne, líquen, micoses cutâneas, intertrigo
- Leucorreias
- Hemorroidas
- Periodontopatias, inflamações na boca e faringite
- Conjuntivites.

Uso etnomedicinal

Cicatrizante, anti-inflamatória, no tratamento de úlceras, feridas, entorses, dores musculares. Internamente é utilizada na forma de chá como diurética, antiespasmódica, diaforética e em úlceras gástricas.

Infusões, extratos, pomadas e preparados com flores de *C. officinalis* foram usados pela medicina popular europeia para induzir menstruação, produzir suor durante febres e curar a icterícia. Médicos americanos do século 19 consideravam a planta útil no tratamento de úlceras estomacais, disfunções do fígado, conjuntivite, feridas superficiais e queimaduras. Em ambos os períodos, histórico e contemporâneo, os produtos com *C. officinalis* (tintura, pomadas, lavagens) são utilizados para acelerar a cicatrização de queimaduras, contusões e cortes.[17]

Posologia

- Infusão: 1 colher de sobremesa das pétalas das flores picadas em 1 xícara de chá de água fervente. Deixar descansar tampada por 10 min, coar e tomar 1 xícara antes das principais refeições
- O chá pode ser utilizado externamente em compressas e gargarejos. Pode ser usado para lavar os olhos em casos de conjuntivite, mas redobre o cuidado para coar bem, e no manuseio e higiene do material utilizado no preparo do chá
- Cremes e unguentos: a 10%
- Óvulos vaginais: a 10%
- Tintura a 10%: aplicações diretas ou em compressas
- Tintura a 10%: 2 a 10 mℓ/dia
- Extrato fluido: 0,5 a 2 mℓ/dia.

Extratos disponíveis no mercado brasileiro

Sem referências.

Contraindicações

Sem referências.

Precauções

Pode causar dermatite de contato. Existe relato de anafilaxia com calêndula. Deve-se ter atenção especial ao potencial alérgico das espécies da família Asteraceae.[17]

Toxicidade e interações

Sem referências.

REFERÊNCIAS BIBLIOGRÁFICAS

1. Foster S, Tyler VE. Tyler's honest herbal: a sensible guide to the use of herbs and related remedies. Psychology Press; 1999.
2. Lipp FJ. O simbolismo das plantas. Taschen: 2002.
3. Blumenthal M, Busse WR, Goldberg A, Gruenwald J, Hall T, Riggins CW, Rister RS, editores. The Complete German Commission E Monographs – Therapeutic guide to herbal medicines. Austin: American Botanical Council; 1998.
4. WHO. WHO monographs on selected medicinal plants. vol. 1. Geneva: World Health Organization; 1999.
5. Farmacopeia Brasileira. 5. ed. Agência Nacional de Vigilância Sanitária. Brasília: Anvisa; 2010.
6. Brasil. Ministério da Saúde. Agência Nacional de Vigilância Sanitária (Anvisa). RDC nº 10, de 9 de março de 2010. Dispõe sobre Notificação de drogas vegetais junto à Anvisa. Brasília: Diário Oficial; 10 mar. 2010.
7. Brasil. Ministério da Saúde. Agência Nacional de Vigilância Sanitária (Anvisa). RDC nº 60, de 10 de novembro de 2011. Aprova o Formulário de Fitoterápicos da Farmacopeia Brasileira, 1ª edição e dá outras providências. Brasília: Diário Oficial; 11 nov. 2011.
8. Brasil. Agência Nacional de Vigilância Sanitária. Resolução RDC nº 26, de 13 de maio de 2014, e seu anexo, Instrução Normativa 2/14, dispõe sobre o registro de medicamentos fitoterápicos e o registro e a notificação de produtos tradicionais fitoterápicos; 2014.
9. Barnes J, Anderson LA, Phillipson JD. Fitoterápicos. Porto Alegre: Artmed; 2012.
10. Muley BP, Khadabadi SS, Banarase NB. Phytochemical constituents and pharmacological activities of Calendula officinalis Linn (Asteraceae): a review. Tropical Journal of Pharmaceutical Research. 2009;8(5).
11. Afnasyeva PV et al. Determination of antimicrobial activity of extracts of Calendula officinalis flowers. Farmacia y Farmacologia. 2016;4(2).
12. Pommier P, Gomez F, Sunyach MP et al. Phase III randomized trial of Calendula Officinalis compared with trolamine for the prevention of acute dermatitis during irradiation for breast cancer. Journal of Clinical Oncology. 2004;22:1447-53.
13. Chandran PK, Kuttan R. Effect of Calendula officinalis Flower Extract on Acute Phase Proteins, Antioxidant Defense Mechanism and Granuloma Formation During Thermal Burns. Journal of Clinical Biochemistry and Nutrition. 2008;43(2):58-64.
14. Chanaj-kaczmarek, Justyna et al. Hydrogel Delivery System Containing Calendulae flos Lyophilized Extract with Chitosan as a Supporting Strategy for Wound Healing Applications. Pharmaceutics. 202;12(7):634.
15. Buffon MCM, Lima MLC et al. Avaliação da eficácia dos extratos de Malva sylvestris, Calendula officinalis, Plantago major e Curcuma zedoarea no controle do crescimento das bactérias da placa dentária. Estudo in vitro. Revista Visão Acadêmica. 2001;2(1):31-8.
16. Heinrich M, Barnes J, Gibbons S, Williamson EM. Fundamentals of pharmacognosy and phytotherapy. London: Churchill Livingstone; 2004.
17. Capasso F, Gaginella TS, Grandolini G, Izzo AA. Phythotherapy: a quick reference to herbal medicine. London: Springer; 2003.

Crédito da imagem:
Ivone Manzali

Capítulo 7

Camomila

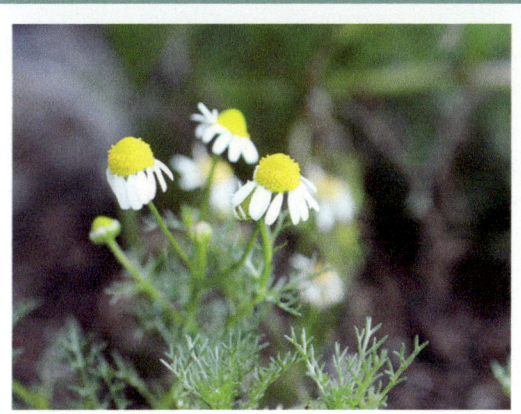

Nome botânico
Matricaria chamomilla L.
Sinonímias: *Chamomilla recutita* (L.) Rauschert; *Chamomilla vulgaris* Gray; *Chrysanthemum chamomilla* (L.) Bernh; *Matricaria recutita* L.

Nome farmacêutico
Flos Matricariae

Família
Asteraceae (Compositae)

Parte utilizada
Capítulos florais[a]

Propriedades organolépticas
Amornante, aromática e levemente amarga

Outros nomes populares

Maçanilha, camomila-comum, camomila-dos-alemães, matricária, camomila-verdadeira, camomila-legítima, camomila-vulgar.

Origem

Europa.

Histórico

O nome *Matricaria* faz referência à matriz, no sentido de útero, pois esta planta era muito utilizada nos transtornos menstruais, sendo citada para esta finalidade por Plínio e Dioscórides,[1,2] enquanto *chamomilla* deriva do grego *chamaemelon*, que significa maçã da terra em virtude do aroma que lembra o referido fruto.

Na antiga cultura anglo-saxônica, era utilizada juntamente a outras nove ervas para homenagear o deus Woden. Na época medieval, era colhida na véspera da data comemorativa de São João para evitar que as bruxas urinassem sobre elas.[3]

A *M. chamomilla* é recomendada pela Organização Mundial da Saúde (WHO Monographs on Selected Medicinal Plants – vol. 1) (1999).[4] No Brasil, a espécie foi incluída em todas as edições da Farmacopeia Brasileira (FB), exceto na 3ª edição. Está presente no Formulário de Fitoterápicos da Farmacopeia Brasileira (FFFB) (2011)[5] e na Instrução Normativa (IN) nº 2/2014.[6] Fez parte do Programa de Pesquisa em Plantas Medicinais da Central de Medicamentos (PPPM/Ceme),[7] cuja pesquisa pré-clínica demonstrou o potencial ansiolítico referido na ótica popular desta espécie.

Principais componentes químicos

Contém 0,3 a 2,0% de **óleo essencial**, que é caracterizado como uma mistura complexa de **terpenoides** e derivados.[b] Uma particularidade deste óleo é apresentar a cor azulada em decorrência da presença de camazuleno, gerado a partir da matricina por ação do calor durante o processo de extração do óleo essencial das flores.[8] A matricina e seus derivados (matricarina e desacetilmatricarina) correspondem a uma classe de terpenoides particular de plantas da família Asteraceae, denominadas **lactonas sesquiterpênicas**. Essa classe, juntamente com outros terpenoides (α-bisabolol e derivados bisabolóxidos A, B e C, bisabolonoído A, farneseno, cadineno, cisespiroéter e transespiroéter) e **flavonoides** (1 a 3%) (apigenina, quercetina e seus respectivos glicosídeos, luteolina, patuletina, lisoramnetol, apiína, rutina), representa os principais bioativos da *M. chamomilla*. Outros constituintes presentes são: **cumarinas** (umbeliferona, dioxicumarina e herniarina), **taninos, ácidos graxos, mucilagem, ácidos fenólicos, resinas e sais minerais.**[9,10]

---

[a] Pio Font Quer faz menção ao uso estrito dos capítulos florais da camomila, em que a colheita dos pedicelos que sustentam tais capítulos configuraria fraude.

[b] Para mais detalhes a respeito do assunto, veja o Capítulo 4, *Farmacotécnica*, no tópico sobre terpenoides, óleos essenciais e fenilpropanoides.

Atividades farmacológicas

O **óleo essencial** e os **flavonoides** são os responsáveis por praticamente todos os efeitos conhecidos. A atividade **ansiolítica** está relacionada com a capacidade de o flavonoide apigenina se ligar aos receptores GABA A neuronais, de maneira semelhante aos benzodiazepínicos. A presença de GABA e de triptofano, um precursor da serotonina, pode, em parte, justificar os efeitos **hipnóticos** da planta.[11] Ensaio clínico controlado e randomizado de duas fases, com duração de 8 semanas do uso de *M. chamomilla versus* placebo, a fim de prevenir recaídas de transtorno de ansiedade generalizada (TAG), revelou que a ingestão de extrato seco de *M. chamomilla* na dose de 1,5 g/dia em cápsulas produziu uma redução significativa nos sintomas do TAG durante o período avaliado, com uma **atividade ansiolítica** comparável à observada durante a terapia medicamentosa convencional e um perfil favorável de eventos adversos.[12]

A sua atividade **anti-inflamatória** é ocasionada por inibição de importantes mediadores envolvidos nos processos inflamatórios, tais como as prostaglandinas e leucotrienos. Os flavonoides, principalmente apigenina, inibem a biossíntese de leucotrienos. Por sua vez, os constituintes do óleo essencial, especialmente bisabolol, juntamente com os flavonoides, inibem a produção de prostagladinas.[13] O que explica os efeitos benéficos no tratamento de hemorroidas com pomada à base de *M. chamomilla* e de tinturas usadas em banho de assento.[14]

Quanto aos efeitos **antiespasmódicos** da *M. chamomilla*, são atribuídos aos terpenoides, sobretudo matricina, camazuleno, α-bisabololóxidos A e B e α-bisabolol, bem como aos flavonoides (apigenina), que apresentam ação similar à papaverina. Graças a sua atividade anti-inflamatória, recomenda-se o uso interno para tratamento dos distúrbios inflamatórios do trato gastrintestinal, bem como uso tópico em inflamações na boca. Também é útil nos cuidados das infecções respiratórias, na forma de infusão ou de inalação, em função da combinação dos efeitos **antimicrobiano** e anti-inflamatório.[4,13] Em um experimento envolvendo 79 crianças (0,5 a 5,5 anos) com diarreia aguda não complicada, 39 foram tratadas com um preparado de extrato de *M. chamomilla* e pectina da maçã, e 40 com placebo. As pertencentes ao primeiro grupo cessaram a diarreia mais precocemente. Esses resultados mostraram que a *M. chamomilla* pode ser usada com segurança nas cólicas infantis.[14]

Estudos clínicos demonstraram que os extratos de *M. chamomilla* aplicados na forma de creme são equivalentes à hidrocortisona 0,25% na redução da **inflamação na pele**. Esse tipo de preparação também se mostrou benéfico no tratamento de **mucosite** (por radiação em cabeça e pescoço em quimioterapia sistêmica).[4]

Três derivados de *M. chamomilla* foram avaliados quanto à sua **atividade anti-hipertensiva** em ensaios pré-clínico e clínico. Os derivados avaliados foram: extrato alcoólico total (derivado 1), óleo essencial (derivado 2) e extrato aquoso liofilizado após extração do óleo essencial (derivado 3). A administração oral dos derivados, em dose única de 200 mg/kg, diminuiu a pressão arterial sistólica e diastólica de ratos após 1, 1,5 e 2 h. Todos os grupos tratados com os derivados apresentaram uma redução significativa na pressão arterial elevada e na frequência cardíaca. Já quando se procedeu ao estudo com ratos com hipertensão induzida, o derivado 3 foi o que obteve a melhor resposta. Na sequência, desenvolveram estudo clínico em que voluntários humanos normotensos e hipertensos ingeriam uma xícara de 250 mℓ de bebidas *M. chamomilla* feitas com 1, 2 ou 3 colheres de chá de planta em pó diluídas em água. Como resultado, houve uma diminuição significativa, de forma dose-dependente, na pressão arterial sistólica, na pressão arterial diastólica e na frequência cardíaca em comparação com seus valores basais. O mecanismo de ação parece ocorrer pela inibição da enzima da conversão da angiotensina.[15]

Um ensaio clínico duplo-cego cruzado foi realizado com 100 pacientes com **enxaqueca** sem aura, que foram divididos em dois grupos. O primeiro grupo utilizou como tratamento um óleo em gel desenvolvido a partir de um preparado tradicional reformulado contendo óleo essencial da *M. chamomilla*.[c] O segundo grupo usou um óleo em gel placebo. O óleo em gel de *M. chamomilla* foi padronizado tendo como marcador o camazuleno e apigenina. Cada paciente usou dois tubos de óleo em gel de *M. chamomilla* e dois tubos de placebo durante o estudo. Os pacientes de cada grupo, quando um ataque de enxaqueca começava, aplicavam 2 mℓ do óleo em gel de *M. chamomilla* ou placebo esfregando topicamente nas áreas temporais e da testa, e em torno das orelhas, e respondiam aos questionários a respeito da dor e

---

c Produto que contém um agente estruturante, semelhante a uma esponja, que consegue carrear uma grande quantidade de óleo.

das comorbidades. Podiam fazer a aplicação 2 vezes/dia. Ao fim de 14 dias, os grupos eram invertidos. Os resultados adaptados dos questionários mostraram que dor, náuseas, vômito, fotofobia e fonofobia diminuíram significativamente no grupo tratado com a *M. chamomilla* após 30 min, e que não houve retorno da dor dos pacientes durante o ensaio.[16]

Indicações e usos principais

- Sedativa
- Anti-inflamatória
- Antiespasmódica
- Analgésica
- Hipertensão arterial
- Dermatite, inflamação cutânea.

Uso etnomedicinal

Externamente, é aplicada em dermatite de fraldas, picada de insetos, eclosão dentária, flebites, hemorroidas, aftas, gengivites, úlceras, queimaduras, ferimentos profundos e infecção da pele. Internamente, é utilizada para febre, dentição infantil, problemas relacionados com o sono, pesadelos, gases, diarreia, náuseas, vômitos e cólicas intestinais e menstruais.[14,17]

Posologia

- Infusão: 5 g em 150 mℓ (xícara), 3 vezes/dia
- Extrato fluido (1:1, 45% etanol): 1 a 4 mℓ, 3 vezes/dia
- Tintura (1:5, 45% etanol): 3 a 10 mℓ, 3 vezes/dia
- Pó encapsulado: 2 a 4 g, 3 vezes/dia
- Gel: uso tópico na dentição
- Creme, pomadas e unguentos 10%
- Infusão a 1%: compressas em conjuntivites e a 5% da tintura em bochechos em aftas e gengivites
- Óleo essencial: 5 gotas em 50 mℓ de água
- Inalação: cerca de 6 g das flores secas ou de 1 mℓ de tintura por litro de água quente.

Extratos disponíveis no mercado brasileiro

Extrato seco de *Matricaria chamomilla* padronizado em 0,1 a 0,3% de flavonoides.

Contraindicações

Sem referências.

Precauções

- Pode causar dermatite de contato, ou reações alérgicas pela inalação da planta seca
- É citada possível interferência na absorção do ferro pela presença de tanino.[18] Nesses casos,

é necessário evitar o uso de doses elevadas e prolongadas.

Toxicidade e interações

Teoricamente, poderia ter interação com o ácido acetilsalicílico em razão da presença de cumarina, além de interferir com os anticoncepcionais e estrógenos sintéticos por competição pelos receptores de estrogênio e com o tamoxifeno. Risco de potencializar os efeitos de outros medicamentos sedativos em uso concomitante.[18]

REFERÊNCIAS BIBLIOGRÁFICAS

1. Quer PF. Plantas medicinales. El dioscorides renovado. 7. ed. Barcelona: Labor; 1981.
2. Ducourthial G. Flora Magique et Astrologique de L'ntiquité. Paris: Éditions Belin; 2003.
3. Lipp FJ. O simbolismo das plantas. Taschen: 2002.
4. WHO. WHO monographs on selected medicinal plants. vol. 1. Geneva: World Health Organization; 1999.
5. Brasil. Formulário de Fitoterápicos da Farmacopeia Brasileira. Brasília: Anvisa; 2011.
6. Brasil. RDC nº 26, de 13 de maio de 2014. Dispõe sobre o registro de medicamentos fitoterápicos e o registro e a notificação de produtos tradicionais fitoterápicos. Brasília: Diário Oficial da União, 14 maio 2014.
7. Brasil. A Fitoterapia no SUS e o Programa de Pesquisa de Plantas Medicinais da Central de Medicamentos. Brasília: Ministério da Saúde; 2006.
8. Capuzzo A, Occhipinti A, Maffei ME. Antioxidant and radical scavenging activities of chamazulene. Natural Product Research. 2014;28:2321-3.
9. Gupta V, Mittal P, Bansal P, Khokra SL, Kaushik D. Pharmacological potential of *Matricaria recutita* – A review. International Journal of Pharmaceutical Sciences and Drug Research. 2010;2:12-6.
10. Phillipson JB, Anderson LA, Phillipson JD. Fitoterápicos. Porto Alegre: Artmed; 2012.
11. Capasso F, Gaginella TS, Grandolini G, Izzo AA. Phytotherapy: a Quick Reference to Herbal Medicine. Springer Science & Business Media; 2003.
12. Keefe JR, Mao JJ, Soeller I, Li QS, Amsterdam JD. Short-term open-label chamomile (*Matricaria chamomilla* L.) therapy of moderate to severe generalized anxiety disorder. Phytomedicine. 2016;23:1699-705.
13. Heinrich M, Barnes JG. Fundamentals of Pharmacognosy and Phytotherapy. London, Churchill Livingston: Elsevier, Edinburgh; 2004.

Capítulo 7

14. Srivastava JK, Shankar E, Gupta S. Chamomile: a herbal medicine of the past with a bright future. Molecular Medicine Reports. 2010;3:895-901.

15. Awaad AA, El-Meligy RM, Zain GM et al. Experimental and clinical antihypertensive activity of *Matricaria chamomilla* extracts and their angiotensin-converting enzyme inhibitory activity. Phytotherapy Research. 2018;32:1564-73.

16. Zargaran A, Borhani-Haghighi A, Salehi-Marzijarani M et al. Evaluation of the effect of topical chamomile (*Matricaria chamomilla* L.) oleogel as pain relief in migraine without aura: a randomized, double-blind, placebo-controlled, crossover study. Neurological Sciences. 2018;39:1345-53.

17. Lorenzi H, Matos FJ. Plantas medicinais no Brasil: nativas e exóticas. 2. ed. Nova Odessa: Instituto Plantarum; 2008.

18. Salvi RM, Heuser ED. Interações: medicamentos × fitoterápicos: em busca de uma prescrição racional. Porto Alegre: EdiPUCRS; 2008.

Crédito da imagem:
Ivone Manzali

Cana-do-brejo

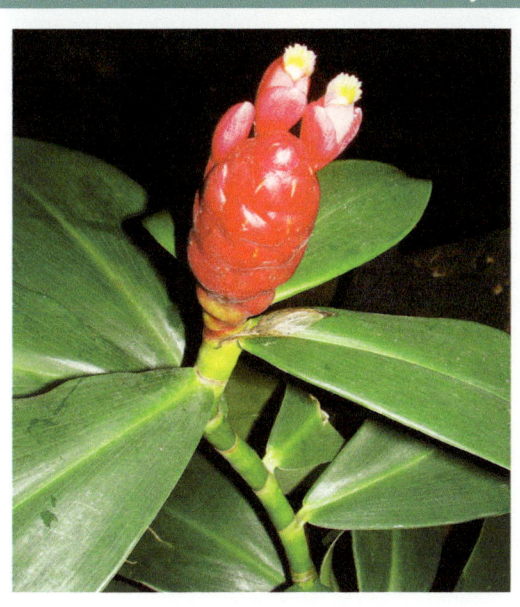

Nome botânico
Costus spicatus (Jacq.) Sw.
Sinonímias: *Alpinia spicata* Jacq.;
Costus cylindricus Jacq.

Nome farmacêutico
Folium et Caulis Costus

Família
Costaceae (Zingiberaceae)

Partes utilizadas
Folha, caule e raiz

Propriedades organolépticas
Fria e adstringente

Outros nomes populares

Cana-de-macaco, cana-mansa, periná, pobre-velha, canafista, canarana, cana-do-mato, heparena, jacuacanga, caatinga, cana-branca, paco-caatinga, pacova.

Origem

Brasil e América Central.

Histórico

Acredita-se que os indígenas no Brasil bebiam o suco desta planta para saciar a sede, sendo usado para este fim até hoje em algumas regiões do Brasil. Suas folhas, hastes e rizomas fazem parte da medicina tradicional de longa data, principalmente na Região Amazônica.[1] Muitas espécies dos gêneros *Alpinia*, *Amomum*, *Curcuma*, *Costus*, *Caempferia* e *Zingiber* estão presentes em ingredientes de tônico tradicionalmente preparado, chamado Jamu, que está comercialmente disponível.[2] Os caboclos brasileiros usam as folhas, untadas com sebo, topicamente como emoliente nas contusões e nos inchaços.[3]

Em consulta à Lista de Espécies da Flora do Brasil (http://reflora.jbrj.gov.br), a *C. spicatus* não é considerada uma espécie nativa do Brasil. Outra espécie citada por von Martius, a *Costus scaber* Ruiz & Pav, é considerada nativa.

Possivelmente ambas são usadas popularmente como se fossem idênticas.

C. scaber e *C. spicatus* estão presentes na Relação Nacional de Espécies de Interesse para o SUS e foram objeto de estudo do Programa Pesquisa em Plantas Medicinais da Ceme. Não foi incluída em nenhuma farmacopeia ou resolução da Anvisa e seu uso tem um forte elo com a tradicionalidade em várias regiões do Brasil.[4-7]

Principais componentes químicos

Contém **flavonoides** e/ou **compostos fenólicos** (tamarixetina, canferídio, quercetina), **saponinas, polissacarídeos, pectinas, mucilagem, taninos** e **heterosídeos cianogênicos**. A presença de saponinas parece ser uma característica da família, e os autores citam a presença de **alcaloides** em folha, caule e rizoma.[8]

Atividades farmacológicas

Embora o gênero *Costus* seja amplamente utilizado na medicina popular, ainda há poucos estudos farmacológicos a respeito dos extratos dessas plantas. Entretanto, os estudos existentes corroboram o uso popular.

Os resultados das investigações pré-clínicas nas pesquisas da Ceme confirmaram que o extrato de *C. spicatus* possui atividade

analgésica, bem como ação **antiedematogêni-ca** e **antiespasmódica.**[9]

Estudo em roedores com extrato metanó-lico da *C. spicatus* (100, 200 e 400 mg/kg v.o.), demonstrou significativo aumento de reação no teste de placa quente dose-dependente, indi-cando a ação **antinociceptiva.**[10] Outra pesquisa mostrou atividade **anti-inflamatória** e **imuno-moduladora** de três polissacarídeos isolados a partir do extrato aquoso dessa planta, bem como efeito anti-inflamatório para as saponinas.[11,12] Os mecanismos de ação desses polissacarídeos podem ser em função de sua ação no sistema re-ticuloendotelial, que provoca a estimulação fago-citária. Nessa linha de investigação, um trabalho avaliou a influência do extrato aquoso das folhas secas e pulverizadas de *C. spicatus* no edema, peritonite, nocicepção, coagulação, hemorragia e atividade hemolítica indireta induzida pelo veneno de *Bothrops atrox* em camundongos e *in vitro*. Diferentes concentrações do extrato foram estudadas e todas reduziram o edema e a noci-cepção (provável ação opioide dos flavonoides sobre o sistema nervoso central). No entanto, não mostrou eficácia na inibição das atividades coagulantes, hemorrágicas e hemolíticas indire-tas causadas pelo veneno. Estes achados confir-mam o uso tradicional do extrato aquoso como analgésico e anti-inflamatório.[13]

Pesquisas sugerem que o extrato aquoso de *C. spicatus* apresenta efeito hipoglicêmico pela ação do conjunto de seus componentes químicos, através da otimização da absorção de açúcar no fígado, da secreção e liberação de insulina das células, bem como do estímulo à sensibilidade à insulina do tecido, levando a um aumento da captação, armazenamento e oxidação de glicose pelos tecidos. Essas atividades poderiam se es-tender a outras espécies do gênero *Costus*.[14]

O extrato aquoso utilizado na dose de 250 a 500 mg/kg/dia durante 4 semanas reduziu signi-ficativamente o crescimento de cristais de oxala-to de cálcio na urina de animais.[15]

Indicações e usos principais

- Antisséptico das vias urinárias
- Diurético
- Cálculos urinários.

Uso etnomedicinal

É considerada depurativa e adstringente. Suas raízes são indicadas como diurético, tônico, ene-magogo e diaforético. O chá do caule é utiliza-do em gonorreia, uretrites, sífilis, nefrite, picada de insetos, problemas da bexiga, cálculos renais e diabetes. Externamente, é usada em banhos contra a leucorreia e úlceras. Nas Guianas, seu decocto é administrado no tratamento de disen-teria e cólicas.[16,13]

Posologia[17]

- Infusão ou decocção: a 5 a 50%, 20 mℓ/dia
- Decocção: cozinhar por 5 min 1 colher de so-bremesa de folhas picadas em 1 xícara de chá de água. Cobrir, deixar descansar por 10 min, coar e tomar 2 xícaras/dia, pela manhã e à noi-te. A decocção pode ser utilizada em banhos de assento para irritações vaginais
- Tintura 20%: 10 a 50 mℓ/dia
- Extrato fluido: 2 a 10 mℓ/dia
- Xarope: 20 a 100 mℓ/dia.

Extratos disponíveis no mercado brasileiro

Sem referências.

Contraindicações

Sem referências.

Precauções

Sem referências.

Toxicidade e interações

Sem referências.

REFERÊNCIAS BIBLIOGRÁFICAS

1. Breitbach UB, Niehues M, Lopes NP, Faria JE, Brandão MG. Amazonian Brazilian medici-nal plants described by CFP von Martius in the 19th century. Journal of Ethnopharmacology. 2013;147(1):180-9.
2. Gasparri S. Estudo das atividades antioxidante e mutagênica/antimutagênica induzidas pelo extra-to vegetal da *Costus spicatus*. Canoas. 2005. 79 p. Dissertação (Mestrado em Diagnóstico Genético e Molecular) – Universidade Luterana do Brasil; 2005.
3. Balbach A. As plantas curam. Itaquaquecetuba: Edel; s.d.
4. Albuquerque UP. The use of medicinal plants by the cultural descendants of African peo-ple in Brazil. Acta Farmacéutica Bonaerense. 2001;20(2):139-44.
5. Chaves MS, Matos Dantas F, Santos Fontes L, Chaves RS, Kinupp VF. Etnobotânica em uma comunidade ribeirinha do Careiro Castanho, AM, Brasil. Cadernos de Agroecologia. 2011;6(2).
6. Meyer L, Quadros KE, Zeni ALB. Etnobotânica na comunidade de Santa Bárbara, Ascurra, Santa Catarina, Brasil. Revista Brasileira de Biociências. 2012;10(3):258.

7. Lin CM. Plantas medicinais na Reserva Extrativista Chico Mendes: uma visão etnobotânica. São Paulo: Unesp; 2006.

8. Paes LS, Mendonça MS, Casas LL. Aspectos estruturais e fitoquímicos de partes vegetativas de *Costus spicatus* (Jacq.) Sw. (Costaceae). Revista Brasileira de Plantas Medicinais. 2013;15(3):380-90.

9. Amaral ACF, Rodrigues AG, Ribeiro JEG, Santos MG, Junior NLN. A fitoterapia no SUS e o programa de pesquisas de plantas medicinais da Central de Medicamentos. Ministério da Saúde, Secretaria de Ciência, Tecnologia e Insumos Estratégicos, Departamento de Assistência Farmacêutica. Brasília: Ministério da Saúde; 2006.

10. Quintans Júnior LJ, Santana MT, Melo MS, Sousa DP, Santos IS, Siqueira RS et al. Antinociceptive and anti-inflammatory effects of *Costus spicatus* in experimental animals. Pharmaceutical Biology. 2010;48(10):1097-102.

11. Silva BP, Parente JP. Bioactive polysaccharides from *Costus spicatus*. Carbohydrate Polymers. 2003;51:239-42.

12. Silva BP, Parente JP. New steroidal saponins from rhizomes of *Costus spiralis*. Z Naturforsch. 2004;59(c):81-5.

13. Picanço LCS et al. Pharmacological activity of *Costus spicatus* in experimental Bothrops atrox envenomation. Pharmaceutical Biology. 2016;54(10):2103-10.

14. Nascimento CCHC et al. A literature review on the medicinal properties and toxicological profile of *Costus spicatus* plant; 2016.

15. Viel TA, Cristina D, Monterio APS et al. Evaluation of the antiurolithiatic activity of the extract of *Costus spiralis* Roscoe in rats. Journal of Ethnopharmacology. 1994;66:193-8.

16. Lorenzi H, Matos FJA. Plantas medicinais no Brasil. Nova Odessa: Instituto Plantarum; 2002.

17. Coimbra R. Notas de Fitoterapia. Rio de Janeiro: Laboratório Clínico Silva Araújo; 1942.

Crédito da imagem:
Ivone Manzali

Canela

Nome botânico[a]
Cinnamomum verum J. Presl.
Sinonímia: *Cinnamomum zeylanicum* Blume

Nome farmacêutico
Cortex Cinnamomi

Família
Lauraceae

Parte utilizada
Casca do caule de árvores jovens
(3 a 5 anos)

Propriedades organolépticas
Picante, doce, aromática e
quente

Outros nomes populares

Canela-da-índia, canela-do-ceilão.

Origem

Nativa da Índia e Sri Lanka (antigo Ceilão).

Histórico

O nome Coptic desta espécie é *Kinamwmon*, do qual é derivado o nome do gênero *Cinnamomum*, enquanto o epíteto *zeylanicum* refere-se ao centro de origem da espécie, ou seja, do antigo Ceilão, atual Sri Lanka.[1]

Os textos clássicos da medicina tradicional egípcia não faziam distinção entre as espécies *C. verum* e *C. cassia*. Theophrastus cita a canela como um dos ingredientes do perfume egípcio chamado *megaleion*. Registros de textos faraônicos relatam o uso medicinal da planta somente para uso externo, em incensos, perfumes e na culinária. É conhecida desde a Antiguidade, sendo citada no Antigo Testamento.[2] A *C. verum* é mencionada por historiadores gregos e latinos, além de chineses (2700 a.C.), e há registros de seu cultivo no antigo Ceilão, no ano de 1200 a.C. Foi levada para a Europa pelos fenícios. Sua importância comercial estimulou a invasão do Ceilão pelos portugueses em 1536.[3,4] Em torno de 1833, a Holanda ampliou o cultivo em Java e Sumatra, e a partir de então o óleo essencial foi disseminado na medicina como estimulante e cardiotônico.

Foi introduzida no Brasil pelos jesuítas, e comercializada nas suas boticas. Entre as canelas brasileiras, Langsdorff afirma, em sua viagem pelo Brasil no início do século 19, que várias espécies pertencem à família Lauraceae:[5] *Dicypellium caryophyllaceum* (canela do maranhão), *Ocotea sassafras* (canela sassafrás) e *Nectandra puberula C. verum* (canela-preta). As espécies exóticas são citadas na FB desde a 1ª edição até a 5ª edição (2010),[6] assim como na 1ª e 2ª edições do Formulário de Fitoterápicos da Farmacopeia Brasileira (FFFB) (2011;2021).[7] É recomendada pela OMS, vol. 1 (1999), e pela EMA (European Medicines Agency).[8,9]

Principais componentes químicos

Apresenta cerca de 4% de **óleo essencial** rico em aldeídos aromáticos (cinamaldeído ou aldeído cinâmico, ácido cinâmico, eugenol, cariofileno e linalol), bem como outros componentes minoritários. Contém ainda **diterpenoides, proantocianidinas, mucilagem, taninos e açúcares** (sacarose, frutose e manitol) que lhe conferem o sabor adocicado.[10]

Atividades farmacológicas

Os constituintes presentes no óleo essencial da casca da *C. verum* apresentam atividade **carminativa**, resultado da diminuição das contrações

---

[a] Outras espécies de *Cinnamomum* são utilizadas na medicina tradicional. Na medicina chinesa, a espécie mais utilizada é a *C. cassia*, considerada uma planta com efeito tônico, empregada em doenças crônicas. No climatério, tem ótima atuação no alívio dos fogachos, assim como nas leucorreias crônicas inespecíficas, diarreia, digestão lenta, dor lombar insidiosa. Indicada em pessoas sensíveis ao frio.

do músculo liso, e o principal responsável por essa atividade é o cinamaldeído.[8]

Os constituintes do óleo também apresentam atividades **anestésica local, anti-inflamatória** e **antimicrobiana,** sendo, portanto, recomendado contra microrganismos que provocam moléstias do aparelho respiratório.[11,12] Além disso, o cinamaldeído mostrou reduzir a proliferação de linfócitos induzida por concavalina A e lipopolissacarídeos (LPS) e modular a diferenciação de células T, indicando uma possível atividade sobre doenças relacionadas com o **sistema imune.**[13,14] Estudos revelam que o óleo essencial da *C. verum* mostrou ação **antifúngica** *in vitro* sobre a *Candida glabrata* isolada resistente ao fluconazol.[15]

O chá da casca e o óleo essencial apresentam propriedades **estomática, carminativa** e **emenagoga** e **estimulante do SNC.** O chá é **adstringente** por causa da presença de taninos.[8,16]

A casca de *C. cassia* pode ajudar pacientes diabéticos, pois potencializa a ação da insulina,[13] aumenta os níveis desse hormônio no sangue, reduzindo os níveis de glicose,[17,18] assim como **diminui os níveis de triglicerídios e colesterol LDL.**[18,19] Estudos realizados *in vitro* e *in vivo* concluíram que o extrato hidroalcoólico da casca da *C. cassia* inibe a atividade da enzima alfa-amilase pancreática, reduzindo a glicemia pós-prandial.[20]

O extrato aquoso de *C. cassia* mostrou ação **antialérgica,** inibindo reações do tipo III, e em alta concentração inibiu a hemólise imunológica, a migração de neutrófilos e a produção de fatores quimiotáticos. Os resultados sugerem que esse extrato tem uma ação anticomplemento e inibe a reação alérgica complemento-dependente.[21]

Há citações sobre a possível ação da *C. verum* sobre a espermatogênese de mamíferos, e um desses trabalhos revela que a administração de 75 mg/kg/dia aumentou a quantidade, a motilidade e a viabilidade dos espermatozoides em camundongos.[22]

Em outro estudo, camundongos foram pré-tratados com *C. verum* com o objetivo de avaliar o potencial preventivo de lesões hepáticas e renais por toxicidade induzida. Foi utilizado o extrato aquoso de casca de *C. verum* (200 mg/kg/dia intragástrica) 14 dias antes da administração de uma dose tóxica única de paracetamol (200 mg/kg). Os resultados indicaram melhoras nas alterações macroscópicas e histológicas de ambos os órgãos além dos níveis elevados das transaminases, creatinina e ureia. O estudo conclui que o extrato aquoso de *C. verum* exibe um potencial preventivo altamente significativo das lesões hepáticas e renais agudas induzidas, possivelmente devido ao seu potencial antioxidante.[23]

Indicações e usos principais

- Gripes, resfriados, doenças febris, tosse, afecções das vias respiratórias superiores
- Antialérgica: asma, bronquites, rinites provocadas por frio e umidade
- Na TPM, amenorreia, dismenorreia, e como antiespasmódica, emenagoga
- Dispepsias e flatulência, diarreia e parasitoses intestinais.

Uso etnomedicinal

Tratamento de dispesias, flatulência e perda de apetite. Também usada para tratar dores abdominais associadas a diarreia, amenorreia e dismenorreia. Para o tratamento da impotência, frigidez, inflamações oculares, vaginites, reumatismos, neuralgia e dor de dente.[8] Mencionada na Ayurveda como tratamento para indigestão, diabetes, acne, problemas respiratórios e urinários.[24]

Posologia

- Planta seca: 2 a 4 g/dia (infusão ou decocção)
- Tintura: 5 a 10 mℓ/dia
- Óleo essencial: 0,05 a 0,2 mℓ/dia
- Pó: 400 mg a 4 g/dia.

Extratos disponíveis no mercado brasileiro

- Extrato seco de *Cinnamomum verum* padronizado em 50% de polifenóis
- Extrato seco de *Cinnamomum verum* padronizado em 40% de polifenóis.

Contraindicações

- Em altas doses, pode causar gastrenterite, hematúria e aborto
- O aldeído cinâmico pode causar dermatite de contato
- O eugenol pode lesar a mucosa gástrica
- Usar cuidadosamente em pacientes com sensibilidade cutânea e de mucosas
- Contraindicada na gravidez.

Precauções

Sem referências.

Capítulo 7

Toxicidade e interações

Um estudo avaliou as propriedades farmacodinâmicas e a segurança da *C. verum* em adultos saudáveis por meio de um ensaio clínico de fase I. Vinte e oito indivíduos com idade média de 38,8 ± 10,4 anos receberam cápsulas com pó refinado, sendo 85 mg/dia no primeiro mês, 250 mg/dia no segundo mês e 500 mg/dia no terceiro mês, sendo acompanhados nesses 3 meses. Não houve mudanças significativas nos parâmetros antropométricos durante o acompanhamento. Tanto a pressão arterial sistólica quanto a diastólica reduziram significativamente durante o primeiro mês, e essa redução foi mantida durante todo o acompanhamento. Hemograma completo, provas de função renal, provas de função hepática, glicemia de jejum, HDL-c, VLDL-d e triglicerídeos permaneceram dentro da normalidade, sem qualquer alteração significativa. O colesterol total e LDL-c tiveram redução importante ao final do período. Não houve efeitos adversos graves (incluindo hipersensibilidade). Em dois participantes, a dispepsia exigiu a interrupção da participação no estudo. A adesão ao medicamento foi entre 85 e 95% durante o período. Os resultados não mostraram toxicidade, incluindo hepatotoxicidade, e revelaram efeitos benéficos anti-hiperlipidêmicos e de redução da pressão arterial entre adultos saudáveis.[25]

Doses 20 vezes superiores à terapêutica são tóxicas. Os sintomas incluem irritabilidade da pele e mucosas, apreensão, insônia, agitação, vasodilatação cutânea, convulsões, hematúria e anormalidades respiratórias.

REFERÊNCIAS BIBLIOGRÁFICAS

1. Gledhill D. The names of plants. 4. ed. Cambridge University Press; 2008.
2. Manniche L. An ancient egyptian herbal. Britsh Museum; 1999.
3. Camargo MTA. Plantas medicinais e de rituais afro-brasileiros II: estudo farmacobotânico. São Paulo: Ícone; 1998.
4. Corrêa MP. Dicionário das plantas úteis do Brasil. 1. ed. vol. 1. Rio de Janeiro: Imprensa Nacional; 1926-1978. 747 p.
5. Santos FS. As plantas brasileiras, os jesuítas e os indígenas do Brasil: história e ciência na Triaga Brasílica (séc. XVII-XVIII). São Paulo: Casa do Novo Autor; 2009.
6. Farmacopeia Brasileira. 5. ed. Brasília: Anvisa; 2010.
7. Brasil. Ministério da Saúde. Agência Nacional de Vigilância Sanitária (Anvisa). RDC nº 60, de 10 de novembro de 2011. Aprova o Formulário de Fitoterápicos da Farmacopeia Brasileira, 1ª edição e dá outras providências. Brasília: Diário Oficial; 11 nov. 2011.
8. WHO. WHO monographs on selected medicinal plants. vol. 1. Geneva: 1999.
9. Disponível em: http://www.ema.europa.eu/docs/en_GB/document_library/Herbal_-_community_herbal_monograph/2010/08/WC500095879.pdf. Acesso em: 10/07/2016.
10. Sousa MP, Matos MEO, Matos FJA et al. Constituintes químicos de plantas medicinais brasileiras. Fortaleza: UFC; 1991.
11. Marongiu B, Piras A, Porcedda S, Tuveri E, Sanjust E, Meli M et al. Supercritical CO2 extract of *Cinnamomum zeylanicum*: chemical characterization and antityrosinase activity. Journal of Agricultural and Food Chemistry. 2007;55:10022-27.
12. Fichi G, Flamini G, Zaralli LJ, Perrucci S. Efficacy of an essential oil of *Cinnamomum zeylanicum* against *Psoroptes cuniculi*. Phytomedicine. 2007;14:227-31.
13. Koh WS, Yoon SY, Kwon BM et al. Cinnamaldehyde inhibits lymphocyte proliferation and modulates T cell differentiation. International Journal of Immunopharmacology. 1998;20:643-60.
14. Shan BE, Yoshida Y, Sugiura T, Yamashita U. Stimulating activity of Chinese medicinal herbs on human lymphocytes in vitro. International Journal of Immunopharmacology. 1999;21:149-59.
15. Soares IH et al. In vitro activity of essential oils extracted from condiments against fluconazol-resistant and -sensitive *Candida glabrata*. Journal de Mycologie Médicale/Journal of Medical Mycology. 2015.
16. Lorenzi H, Matos FJA. Plantas medicinais no Brasil. Nova Odessa: Instituto Plantarum; 2002.
17. Peng X, Cheng K, Ma J, Chen B, Ho C, Lo C et al. Cinnamon bark proanthocyanidins as reactive carbonyl scavengers to prevent the formation of advanced glycation endproducts. Journal of Agricultural and Food Chemistry. 2008;56:1907.
18. Cao H, Polansky MM, Anderson RA. Cinnamon extract and polyphenols a vect the expression of tristetraprolin, insulin receptor, and glucose transporter 4 in mouse 3T3-L1 adipocytes. Archives of Biochemistry and Biophysics. 2007;459:214-22.
19. Chase CK, McQueen CE. *Cinnamomum* in diabetes melito. Alternative therapies. Journal of Health-System Pharmacy. 2007;64(15):1033-5.
20. Beejmohun V et al. Acute effect of *Ceylon cinnamon* extract on postprandial glycemia: alpha-amylase inhibition, starch tolerance test in rats, and randomized crossover clinical trial in healthy volunteers. BMC Complementary and Alternative Medicine. 2014;14(1):351.

21. Nagai H, Shimazawa T, Matsuura N, Koda A. Immunopharmacological studies of the aqueous extract of *Cinnamomum cassia* (CCAq). I. Antiallergic action. Journal of Pharmacology. 1982;32:813-22.

22. Khaki A. Effect of *Cinnamomum zeylanicumon* on Spermatogenesis. Iranian Red Crescent Medical Journal. 2015;17(2).

23. Hussain Z et al. Protective effects of *Cinnamomum zeylanicum* L. (Darchini) in acetaminophen-induced oxidative stress, hepatotoxicity and nephrotoxicity in mouse model. Biomedicine & Pharmacotherapy. 2019;109:2285-92.

24. Husain I et al. Phytochemical characterization and biological activity evaluation of ethanolic extract of *Cinnamomum zeylanicum*. Journal of Ethnopharmacology. 2018;219:110-6.

25. Ranasinghe P et al. Evaluation of pharmacodynamic properties and safety of *Cinnamomum zeylanicum* (Ceylon cinnamon) in healthy adults: a phase I clinical trial. BMC Complementary and Alternative Medicine. 2017;17(1):550.

Crédito da imagem:
Ivone Manzali

Capim-limão

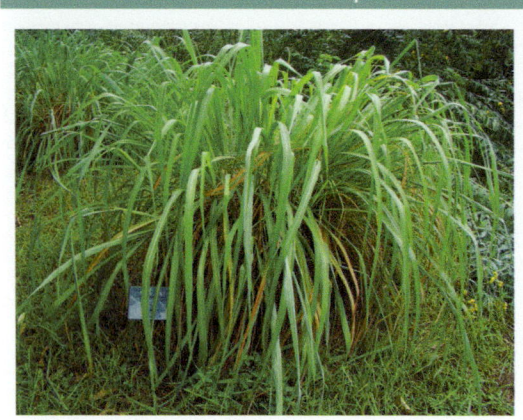

Nome botânico
Cymbopogon citratus (DC.) Stapf.
Sinonímia: *Andropogon citratus*
DC.

Nome farmacêutico
Herba Cymbopogoni

Família
Poaceae (Gramineae)

Parte utilizada
Folha

Propriedades organolépticas
Refrescante, picante e
adstringente

Outros nomes populares

Capim-cheiroso, erva-cidreira, capim-santo, capim-cidreira, capim-de-cheiro, capim-marinho, capim-cidró, chá-de-estrada, cidró, citronela-de-java, capim-cidrilho, patchuli, capim-catinga, capim-ciri, grama-cidreira, capim-citronela.[a]

Origem

Índia e sul da Ásia.

Histórico

O nome *citratus* refere-se ao aroma da planta que lembra *citrus* (limão)[1,2] e *Cymbopogon* significa *barco* (kymbe) e *barba* (pogon) em grego, referindo-se às inflorescências em forma de barco e aos frutos peludos, respectivamente, típicos desse gênero.

O bulbo desta planta é amplamente utilizado na cozinha tailandesa por conferir um sabor cítrico suave e refrescante à comida.[3] Planta historicamente ligada ao comércio indiano por suas propriedades medicinais e como objeto de lembrança deixado aos parentes por peregrinos. A infusão das folhas frescas era ingerida em forma de chá pelos ingleses em substituição ao chá da Índia. Em algumas colônias portuguesas o óleo essencial desta planta servia para aromatizar a aguardente. Também foi usada por comerciantes hindus para aromatizar tecidos e distingui-los frente aos tecidos de outras regiões.

Muito utilizado na medicina popular brasileira, desde a sua aclimatação, na época colonial.[4] Presente na Farmacopeia Brasileira a partir da 4ª edição (1988-1996).[5] Fez parte do Programa de Pesquisa em Plantas Medicinais (PPPM/Ceme)[6] e foi incluída na RDC 10/2010[7] e na 2ª edição do Formulário de Fitoterápicos da Farmacopeia Brasileira (2021). O Brasil é um dos poucos países ocidentais que recomendam o uso do *C. citratus* como medicinal.

Principais componentes químicos

As folhas contêm **óleo essencial** (0,2 a 0,5%) (α e β-citral, nerol, geraniol, citronelal, terpinoleno, acetato de geranila, mirceno, terpinol, metil-heptenona, borneol, acetato de linalol, α e β-pineno, limoneno, linalool, β-cariofileno), **triterpenoides** (cimbopogonol e cimbopogona), **fenilpropanoides** (ácidos cafeico, paracumárico e clorogênico), **flavonoides** (quercetina, kaempferol e apigenina), **sitosteróis, saponinas, sais minerais** e **vitaminas**. A presença de alcaloides no rizoma foi relatada; no entanto, precisa ser confirmada.[2,8]

Atividades farmacológicas

Estudos pré-clínicos realizados por meio do PPPM/Ceme não demonstraram efeito hipnótico com a infusão do *C. citratus*, já que ele não potencializou o efeito do pentobarbital, aumentando o tempo de sono.[6] Pesquisas clínicas realizadas até o momento também não certificaram a atividade ansiolítica ou hipnótica. Entretanto, avaliações em camundongos demonstraram **alguma atividade no SNC para o óleo essencial**[9] e

---

[a] A espécie *Cymbopogum nardus*, muitas vezes chamada de capim-citronela, é utilizada externamente como repelente de insetos e não deve ser confundida com o *Cymbopogon citratus*.

baixa toxicidade.[10] Pesquisa em camundongos revela atividade ansiolítica do óleo essencial do *C. citratus* que seria mediada pelos receptores benzodiazepínicos GABA$_A$.[11]

Ainda são necessários estudos em seres humanos para comprovar o uso tradicional como sedativo. No entanto, já foram demonstradas atividades **analgésica, hipotensora, hipocolesterolêmica, hipoglicemiante,**[12] **sedativa, antiespasmódica, antimicrobiana.**[10,13-15] Esses efeitos podem estar relacionados com a presença de citral, ao qual se atribuem as atividades **calmante e espasmolítica.** Para o mirceno se infere a atividade **analgésica**[16] e ao linalol, **efeito sedativo.**[17]

O decocto de folhas frescas produziu em adultos e em crianças atividade **expectorante e descongestionante das vias respiratórias.**[18]

O extrato de *C. citratus* (concentração de 0,2, 0,6 e 1,8%) inibe a fase inicial do hepatocarcinoma induzido em cobaias pela administração intraperitoneal de dietilnitrosamina (100 mg/kg, 3 vezes/semana), conferindo atividade antitumoral a esta planta.[19]

Recente revisão aponta para os **efeitos hepatoprotetores** dos extratos aquoso e etanólico do *C. citratus* em ratos com dano hepático induzido por tetracloreto de carbono e outras substâncias, por meio das propriedades antioxidativas desses extratos.[20] Foram investigadas as atividades **gastroprotetora e cicatrizante** do óleo essencial (OE) de *C. citratus*, do citral e do geraniol, por via oral, em úlcera aguda induzida por etanol e úlcera crônica induzida por ácido acético em camundongos. Avaliações histológica, histoquímica, e dos efeitos destes fitoquímicos sobre o H$^+$/K$^+$ *in vitro* foram feitas. Na úlcera gástrica induzida por etanol, a dose oral eficaz mínima do OE, citral e geraniol foi de 10, 100 e 3 mg/kg reduzindo a área da úlcera em 51,67, 96,57 e 55,74%, respectivamente, em comparação com o grupo que usou o dimetilsulfóxido, aqui chamado de veículo (25,82 ± 3,59 mm). Além disso, o OE de *C. citratus* (10 mg/kg, v.o.) e o geraniol (3 mg/kg) aceleraram o processo de cicatrização gástrica em 34,52 e 80,57%, em comparação com o grupo ulcerado com ácido acético e tratado com veículo (36,04 ± 1,03 mm). Esses efeitos de cura foram confirmados histologicamente pela contração da base da úlcera e pelo aumento da coloração da mucina. Juntos, esses achados confirmam as atividades gastroprotetoras e cicatrizantes do óleo essencial

das partes aéreas de *C. citratus* na úlcera gástrica, e acrescentam a informação de que o geraniol, mas não o citral, promove efeitos curativos nas úlceras instaladas.[21]

Tradicionalmente, o *C. citratus* é usado no tratamento da malária. Para avaliar esse uso, foi administrada a planta inteira de *C. citratus* em pó diluída com água, por via oral, a camundongos, o que resultou em atividade antimalárica prolongada contra *Plasmodium chabaudi* ou *P. berghei*. Os melhores resultados ocorreram com doses mais reduzidas. Quando administrado como profilático, essa forma terapêutica foi mais eficaz na prevenção da malária do que a erva em infusão ou a cloroquina.[22] Experimento mostrou que a resistência da *Escherichia* à desinfecção está associada à sua capacidade de formar biofilmes, constituídos principalmente por glucanas produzidas por glucosiltransferases. Citral e geraniol, terpenos encontrados no óleo essencial (OE) de *C. citratus*, têm atividade antibacteriana comprovada contra *E. coli* planctônica; entretanto, nenhuma informação foi encontrada sobre sua eficácia e modo de ação contra biofilmes de *E. coli*. Foi avaliado também o efeito inibitório de OE de *C. citratus*, citral e geraniol na produção de glucanas e na atividade da glucosiltransferase como mecanismo antibiofilme na *E. coli*. O OE, citral e geraniol inibiram o crescimento planctônico de *E. coli* e a adesão bacteriana (2, 2 e 4 mg/mℓ, respectivamente) em aço inoxidável.[23]

Estudo *in vitro* mostra potencial eficácia do óleo essencial do *C. citratus* no controle do carrapato bovino (*Rhipicephalus microplus*).[24]

Indicações e usos principais

- Antiespasmódica
- Calmante
- Analgésica.

Uso etnomedicinal

Na Índia, é utilizada, tradicionalmente, como antitussígeno, antirreumático e antisséptico, geralmente como infusão de folhas frescas ou secas, e na medicina chinesa, para o tratamento da dor de cabeça, dor de estômago, dores abdominais e reumáticas. No Brasil, é empregado em casos de gripe, febre, espasmos digestivos, diarreias, flatulência, dismenorreia, insônia, pé de atleta e hipertensão e malária. A decocção das folhas é usada topicamente para reumatismo, lombalgias, eczemas e neuralgias.[16,22]

Posologia

- Infusão: 4 xícaras (cafezinho) de folhas pica-das (de preferência frescas, que têm o sabor mais agradável e são mais ricas em óleo essencial) em 1 ℓ de água fervente. Deixar descansar tampada por 10 min, coar e tomar à vontade durante o dia
- Tintura (1:8, etanol 35%): 30 a 40 gotas, 2 a 3 vezes/dia
- Suco: recomenda-se utilizar o chá das folhas frescas ou um refresco preparado a partir da mistura de cerca de 40 folhas cortadas e trituradas em liquidificador juntamente com o suco de 4 a 6 limões em 1 ℓ d'água. Este preparado deve ser cuidadosamente filtrado e pode ser tomado durante todo o dia. Esta preparação tem as mesmas indicações do chá.[16]

Extratos disponíveis no mercado brasileiro

Sem referências.

Contraindicações

Sem referências.

Precauções

As infusões devem ser cuidadosamente filtradas, pois a ingestão contínua de microfilamentos que ficam em suspensão pode ocasionar ulcerações na mucosa do esôfago.

Toxicidade e interações

Estudos em ratas revelam que a administração do óleo essencial, mirceno e citral, pode afetar o embrião, levando a interrupção da gravidez e alterações esqueléticas. Outros trabalhos não mostram teratogenicidade em ratas com o uso da infusão de *C. citratus* mesmo em doses 20 vezes superiores às estimadas para o uso humano.[20]

REFERÊNCIAS BIBLIOGRÁFICAS

1. Gledhill D. The names of plants. 4. ed. Cambridge University Press; 2008.
2. Shah G, Shri R, Panchal V, Sharma N, Singh B, Mann AS. Scientific basis for the therapeutic use of *Cymbopogon citratus*, stapf (Lemon grass). Journal of Advanced Pharmaceutical Technology & Research. 2011;2(1):3.
3. Jill N. Herb & spice: the essential companion. DK; 2004.
4. Corrêa MP. Dicionário das plantas úteis do Brasil. 1. ed. vol. 1. Rio de Janeiro: Imprensa Nacional; 1926-1978. 747 p.
5. Farmacopeia Brasileira. 4. ed. São Paulo: Atheneu; 1988-1996.
6. Brasil. Ministério da Saúde. O papel da Ceme na implantação da fitoterapia do SUS. Textos Básicos em Saúde. Brasília: Secretaria de Ciência, Tecnologia e Insumos Estratégicos; 2006.
7. Brasil. Ministério da Saúde. Agência Nacional de Vigilância Sanitária (Anvisa). RDC nº 10 de 9 de março de 2010. Dispõe sobre Notificação de drogas vegetais junto à Anvisa. Diário Oficial: Brasília; 10 mar. 2010.
8. Akhila A (ed.). Essential oil-bearing grasses: the genus *Cymbopogon*. Medicinal and Aromatic Plants – Industrial Profiles CRC Press; 2009.
9. Blanco MM, Costa CARA, Freire AO, Santos Jr JG, Costa M. Neurobehavioral effect of essential oil of *Cymbopogon citratus* in mice. Phytomedicine. Disponível online. 11 jun. 2007.
10. Fandohan P, Gnonlonfin B, Laleye A et al. Toxicity and gastric tolerance of essential oils from *Cymbopogon citratus*, Ocimum gratissimum and Ocimum basilicum in Wistar rats. Food and Chemical Toxicology. 2008;46:2493-7.
11. Almeida Costa CA, Rodrigues et al. The GABAergic system contributes to the anxiolytic-like effect of essential oil from *Cymbopogon citratus* (lemongrass). Journal of Ethnopharmacology. 2011;137(1):828-36.
12. Adeneye AA, Agbaje EO. Hypoglycemic and hypolipidemic effects of fresh leaf aqueous extract of *Cymbopogon citratus* Stapf. in rats. Journal of Ethnopharmacology. 2007;112(3):440-4.
13. Viana GS et al. Antinociceptive effect of the esencial oil from *Cymbopogon citratus* in mice. Journal of Ethnopharmacology. 2000;70(supl. l):323-7.
14. Singi G, Damasceno DD, D'Andréa ED, Silva GA. Efeitos agudos dos extratos hidroalcoólicos do alho (*Allium sativum* L.) e do capim-limão (*Cymbopogon citratus* (DC) Stapf) sobre a pressão arterial média de ratos anestesiados. Brazilian Journal of Pharmacognosy. 2005;5(2):94-7.
15. Agbafor KN, Akubugwo EI. Hypocholesterolaemic effect of ethanolic extract of fresh leaves of *Cymbopogon citratus* (lemongrass). African Journal of Biotechnology. 2007;6(5):596-8.
16. Lorenzi H, Matos FJA. Plantas medicinais no Brasil. 2. ed. Nova Odessa: Instituto Plantarum; 2008.
17. Linck VM et al. Inhaled linalool-induced sedation in mice. Phytomedicine. Disponível online. 27 set. 2008.
18. Caballo SA. Plantas medicinales del Escambray cubano. Apuntes científicos. 1995. Citado por Germosén-Robineau, 1996. In: Gilbert B, Ferreira JLP, Alves LF. Monografias de plantas brasileiras e aclimatadas. Curitiba: Abifito; 2005.
19. Puatanachokchai R, Kishida H, Denda A, Murata N, Konishi Y, Vinitketkumnuen U et al. Inhibitory effects of lemon grass (*Cymbopogon citratus*, Stapf)

extract on the early phase of hepatocarcinogenesis after initiation with diethylnitrosamine in male Fisher 344 rats. Cancer Letters. 2002;183:9-15. In: Gilbert B, Ferreira JLP, Alves LF. Monografias de plantas brasileiras e aclimatadas. Curitiba: Abifito; 2005.

20. Ekpenyong CE, Akpan EE, Daniel NE. Phytochemical constituents, therapeutic applications and toxicological profile of *Cymbopogon citratus* Stapf (DC) leaf extract. Journal of Pharmacognosy and Phytochemistry. 2014;3(1):133-41.

21. Venzon L et al. Essential oil of *Cymbopogon citratus* (lemongrass) and geraniol, but not citral, promote gastric healing activity in mice. Biomedicine & Pharmacotherapy. 2018;98:118-24.

22. Chukwuocha UM, Fernández-Rivera O, Legorreta-Herrera M. Exploring the antimalarial potential of whole *Cymbopogon citratus* plant therapy. Journal of Ethnopharmacology. 2016;193:517-23.

23. Ortega-Ramirez LA et al. Inhibition of Glucosyltransferase Activity and Glucan Production as an Antibiofilm Mechanism of Lemongrass Essential Oil against *Escherichia coli* O157: H7. Antibiotics. 2020;9(3):102.

24. Silva LC, Perinotto W, Sá F, Angelo I, Souza N, Sanavria A. Estudo in vitro da eficácia de capim limão (*Cymbopogon citratus*) sob diferentes estágios de *Rhipicephalus mocroplus*.

Crédito da imagem:
Paulo Léda

Carqueja[a]

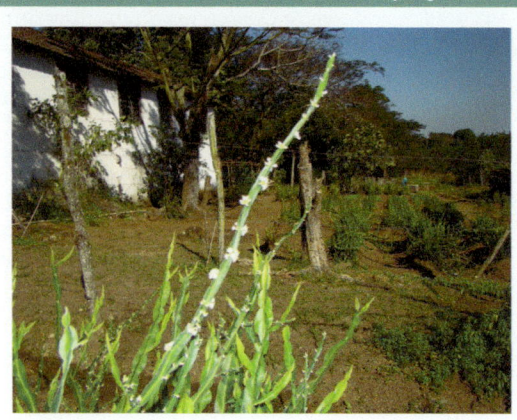

Nome botânico
Baccharis trimera (Less.) DC;
Baccharis genistelloides (Lam.)
Person

Nome farmacêutico
Herba Baccharis

Família
Asteraceae (Compositae)

Parte utilizada
Parte aérea

Propriedade organoléptica
Fortemente amarga

Outros nomes populares

Carqueja-do-mato, bacárida, cacália, condamina, quina-de-condamine, tiririca-de-babado, carqueja-amargosa, carqueja-amarga, bacanta, bacorida, carque, cacalia-amarga, vassoura.

Origem

Brasil.

Histórico

O nome do gênero *Baccharis* deriva do latim *baccar* ou *bacchar*, que se refere a plantas com raiz perfumada, ou também a espécies arbustivas. O epíteto *crispa* significa "ligeiramente ondulada".

Planta amplamente utilizada no Brasil, hábito herdado dos indígenas brasileiros há muitos séculos. O primeiro registro do seu uso no país data de 1931, notificando a utilização de suas folhas e ramos para o tratamento de esterilidade feminina e da impotência masculina, bem como de suas propriedades tônicas, febrífugas e estomáquicas.[1,2]

Foi incluída na Farmacopeia Brasileira (FB) 1ª edição (1926),[3] sendo mantida na atual 5ª edição da FB (2010),[4] na 1ª e 2ª edições do Formulário de Fitoterápicos da Farmacopeia Brasileira (FFFB) (2011; 2021)[5] e na Relação Nacional de Espécies de Interesse para o SUS. Na década de 1980, fez parte do Programa de Pesquisa em Plantas Medicinais da Ceme[6] e, mais recentemente, da RDC 10/2010.[7]

A partir das folhas das *B. dracunculifolia* e *B. genistelloides*, originárias do Sudeste do Brasil, são extraídos, por arraste a vapor, o óleo de vassoura e o óleo de carqueja, de alto valor para a indústria de fragrância.[8]

Principais componentes químicos

As partes aéreas contêm **flavonoides** (hispidulina, rutina, eupatorina, luteolina, nepetina, apigenina, kaempferol, cirsimaritina, cirsiliol, eriodictiol, 5-hidroxi-3',4',6,7-tetrametoxiflavona, quercetina, 3-o-metilquercetina, genkwanina e 7,4'-di-o-metilapigenina), **diterpenos** (bacrispina, 1-desoxibacrispina, ácido hautriwaico e sua lactona), **lactonas diterpênicas** do tipo trans-clerodano (malonil clerodanos), estigmasterol, **óleo essencial** (α-pineno, β-pineno, canfeno, limoneno, acetato de carquejilo, carquejol, α-ocimeno, ledol) e **saponinas**. Os **flavonoides** são os constituintes majoritários.[9]

Atividades farmacológicas

Os estudos pré-clínicos financiados pela Ceme com o extrato aquoso das partes aéreas da *B. trimera* verificaram **ação hipotensora**, mas não constataram ação depressora no sistema nervoso central, nem efeitos tóxicos. Outra investigação confirmou que os extratos em diclorometano e metanólico de *B. trimera* apresentam **efeito relaxante da musculatura lisa**.[7]

Os diterpenoides são as substâncias encontradas em maior quantidade no gênero *Baccharis*.

---

[a] Sob o nome popular de carqueja são conhecidas várias espécies do gênero *Baccharis*. Outras espécies desse gênero podem gerar confusão, tais como *B. crispa, B. myriocephala, B. cylindrica, B. microencephala, B. articulata* e *B. uncinella*, as duas últimas com propriedades similares e nativas do Sul do Brasil.

Contudo, apesar do grande número de diterpenoides isolados e conhecidos, pouco se sabe sobre as atividades biológicas dessa classe de substâncias isoladas desse gênero. Um estudo mostra que esses constituintes bloqueiam a contração do músculo liso vascular induzida por íons cálcio, corroborando o uso tradicional, uma vez que a *B. trimera* é usada para **melhorar a circulação sanguínea**.[10] Outro estudo revela que os diterpenoides inibem a hemorragia, a atividade proteolítica, o edema e o efeito miotóxico induzidos pelo veneno de jararaca (*Bothrops neuwiedi* e *Bothrops jararacussu*), sinalizando ser uma planta que pode fornecer substâncias para o tratamento de envenenamentos por répteis.[11]

Por outro lado, as atividades **anti-inflamatória, hepatoprotetora e colagoga** do extrato aquoso da *B. trimera* foram relacionadas com a presença de flavonoides, em especial a hispidulina, que foi a mais ativa. Entretanto, o extrato bruto e uma fração enriquecida com cinco flavonoides tiveram resultados ainda melhores, indicando um possível **efeito sinérgico**, que tem se mostrado importante para o efeito terapêutico das drogas vegetais.[8] Trabalho mostrou a ação hepatoprotetora do extrato hidroetanólico de *B. trimera* sobre a lesão inflamatória hepática aguda causada pelo paracetamol em ratos, por meio da manutenção do equilíbrio entre os fatores oxidativos e antioxidativos proporcionados pelo extrato.[12] Seguindo nessa linha, estudo investigou os efeitos de uma fração solúvel etanólica de extrato de *B. trimera* (de uso etnomedicinal) em um modelo de doença hepática gordurosa não alcoólica induzida em rato, associado a múltiplos fatores de risco. Os ratos tiveram diabetes induzida por estreptozotocina, receberam dieta enriquecida com 0,5% de colesterol, foram expostos à fumaça de cigarro por 4 semanas e foram divididos em grupos. A indução aumentou os níveis de glicose, transaminases no grupo não tratado. O grupo que recebeu tratamento com extrato de *B. trimera* (30 e 100 mg/kg) e o que recebeu insulina + sinvastatina tiveram diminuição dos lipídios hepáticos e fecais. Em contraste, apenas os que foram tratados com *B. trimera* reduziram efetivamente os níveis das transaminases, mostrando ação promissora como hepatoprotetora em exposição a múltiplos fatores de risco.[13] Resultados semelhantes ocorreram com experimentos na doença hepática gordurosa induzida por álcool em camundongos, possivelmente pela atividade antioxidante do extrato hidroalcoólico no tratamento.[14,15]

Em modelos de úlcera induzida por indometacina, o chá da carqueja reduziu as **lesões ulcerativas** produzidas por essa substância, assim como **diminuiu a secreção gástrica e lesões** induzidas por estresse e etanol. Além disso, produziu **relaxamento do músculo liso intestinal**.[16,17] Em parte, o efeito protetor de *B. trimera* nas úlceras pode ser atribuído à supressão do estresse oxidativo gástrico.[18]

Outro estudo mostrou que o extrato aquoso apresenta atividade **anti-inflamatória em modelo de artrite** induzida por colágeno em animais. Os resultados revelaram a redução drástica do desenvolvimento da doença com diminuição da migração, ativação e proliferação de linfócitos para o local da lesão, cujo efeito pode ser atribuído aos flavonoides existentes no extrato.

O tratamento dos animais saudáveis com 4,2 mg/kg **controlou os níveis de glicose e triglicerídios** e não provocou alteração nos rins, fígado ou pulmões, nem redução do peso corporal, do timo e dos linfonodos poplíteos.[19]

Estudos demonstraram que as lactonas sesquiterpênicas presentes na carqueja apresentam atividade **tripanomicida** e **antibacteriana**. O extrato aquoso foi ativo frente ao **herpes-vírus**.[16,20]

Pesquisa recente com extrato hidroalcoólico de *B. trimera* realizada *in vitro* e *in vivo* com *Caenorhabditis elegans*[b] revela ação antioxidante e **efeito protetor contra a neurodegeneração** e a toxicidade β-amiloide, o que pode ajudar no tratamento da doença de Alzheimer.[21]

Indicações e usos principais

- Anorexia
- Dispepsias
- Gastrite
- Constipação intestinal
- Litíase biliar
- Diabetes.

Uso etnomedicinal

Nos problemas hepáticos, disfunções estomacais e intestinais; como vermífugo e no diabetes.[2] Segundo Chernoviz, o infuso de *B. trimera* é tônico e antitérmico. Utilizado também contra a falta de apetite e útil nas obstruções do fígado.[22]

---

[b] *Caenorhabditis elegans* é um nematódeo muito utilizado em estudos embriológicos principalmente relacionados ao desenvolvimento e função das células nervosas.

Posologia

- Infusão de 1 xícara de chá de água fervente para 1 colher de sobremesa de talos e folhas bem picadas. Deixar descansar tampada por 10 min, coar e tomar 1 xícara 3 vezes/dia, 30 min antes das refeições e à noite ao deitar
- Planta seca: 1 a 5 g/dia
- Tintura: 5 a 25 mℓ/dia
- Extrato fluido: 1 a 5 mℓ/dia
- Extrato seco: 600 a 800 mg/dia.

Extratos disponíveis no mercado brasileiro

Extrato seco de *Baccharis trimera*.

Contraindicações

Gestação, pois pode induzir aborto (atividade uterotônica).

Precauções

Estudo realizado com animais prenhes (8,4 mg/kg de extrato hidroalcoólico) mostrou que a carqueja é tóxica para as células renais e hepáticas maternas. Essas alterações são reversíveis com a suspensão do tratamento. Entretanto, essa dose não provocou hematotoxicidade, alterações nos pesos corporais, nem toxicidades observáveis por critérios clínicos. Considerando um indivíduo de 70 kg, essa dose corresponderia a 588 mg de extrato.[23]

Toxicidade e interações

A toxicidade desta espécie ainda se encontra em estudo. Alguns ensaios indicam possível toxicidade, enquanto outros não demonstraram esses sinais. Em razão da controvérsia, recomenda-se que não se faça uso demasiadamente prolongado.

REFERÊNCIAS BIBLIOGRÁFICAS

1. Corrêa MP. Dicionário das plantas úteis do Brasil. 1. ed. vol. 2. Rio de Janeiro: Imprensa Nacional; 1926-1978.
2. Lorenzi H, Matos FJA. Plantas medicinais no Brasil. Instituto Plantarum; 2002.
3. Farmacopeia dos EUA do Brasil. 1. ed. São Paulo: Companhia Editora Nacional; 1926.
4. Farmacopeia Brasileira. 5. ed. Agência Nacional de Vigilância Sanitária. Brasília: Anvisa; 2010.
5. Brasil. Ministério da Saúde. Agência Nacional de Vigilância Sanitária (Anvisa). RDC nº 60, de 10 de novembro de 2011. Aprova o Formulário de Fitoterápicos da Farmacopeia Brasileira, 1ª Edição, e dá outras providências. Brasília: Diário Oficial; 11 nov. 2011.
6. Brasil. Ministério da Saúde. O papel da Ceme na implantação da fitoterapia do SUS. Textos Básicos em Saúde. Brasília: Secretaria de Ciência, Tecnologia e Insumos Estratégicos; 2006.
7. Brasil. Ministério da Saúde. Agência Nacional de Vigilância Sanitária (Anvisa). RDC nº 10, de 9 de março de 2010. Dispõe sobre notificação de drogas vegetais junto à Anvisa. Brasília: Diário Oficial; 10 mar. 2010.
8. Verdi LG, Brighente IMC, Pizzolatti MG. Gênero *Baccharis* (Asteraceae): aspectos químicos, econômicos e biológicos. Química Nova. 2005;28(1):85-94.
9. Karam TK, Dalposso LM, Casa DM, Freitas GBL. Carqueja (*Baccharis trimera*): utilização terapêutica e biossíntese. Revista Brasileira de Plantas Medicinais. 2013;15(2):280-6.
10. Torres LMB, Gamberini MT, Roque NF et al. Diterpene from *Baccharis trimera* with a relaxant efect on rat vascular smooth muscle. Phytochemistry. 2000;55:617-9.
11. Januario AH, Santos SL, Marcussi S et al. Neoclerodane diterpenoid, a new metalloprotease snake venom inhibitor from *Baccharis trimera* (Asteraceae): antiproteolytic and anti-hemorrhagic properties. Chemico-Biological Interactions. 2004;150(3):243-51.
12. Pádua BC et al. Protective effect of *Baccharis trimera* extract on acute hepatic injury in a model of inflammation induced by acetaminophen. Mediators of Inflammation. 2014.
13. Barbosa RJ et al. Promising therapeutic use of *Baccharis trimera* (Less.) DC. as a natural hepatoprotective agent against hepatic lesions that are caused by multiple risk factors. Journal of Ethnopharmacology. 2020;112729.
14. Reis L, Francislaine A et al. Hydroethanolic extract of *Baccharis trimera* ameliorates alcoholic fatty liver disease in mice. Chemico-Biological Interactions. 2016;260:22-32.
15. Rabelo ACS et al. *Baccharis trimera* protects against ethanol induced hepatotoxicity in vitro and in vivo. Journal of Ethnopharmacology. 2018;215:1-13.
16. Alonso JR. Tratado de fitomedicina: bases clínicas y farmacológicas. Buenos Aires: Isis; 1998.
17. Lapa AJ, Fischman LA, Gamberini MT. Inhibitors of gastric secretion from Brazilian folk medicinal plants. In: Capasso F, Mascolo N, editors. Natural drugs and the digestive tract. Roma: Emsi; 1992.
18. Rabelo AC; Costa DC. A review of biological and pharmacological activities of *Baccharis trimera*. Chemico-Biological Interactions. 2018;296:65-75.

19. Coelho MPG, Reis PA et al. Antiarthritic effect and subacute toxicological evaluation of *Baccharis genistelloides* aqueous extract. Toxicol Lett. 2004;154:69-80.

20. Abad MJ, Bermejo P, Gonzales E, Iglesias I, Irurzun A, Carrasco L et al. Antiviral activity of Bolivian plant extracts. Gen Pharmacol. 1999;32:499-503.

21. Aparecida Paiva F et al. Carqueja (*Baccharis trimera*) protects against oxidative stress and β-amyloid-induced toxicity in Caenorhabditis elegans. Oxidative Medicine and Cellular Longevity. 2015.

22. Chernoviz PLN. Diccionario de medicina popular e das sciencias acessarios. 6. ed. vol. 1 (A-F). Paris: A. Roger & F. Chernoviz; 1890.

23. Grance SRM. Efeito do extrato hidroetanólico de *Baccharis trimera* em ratas prenhes e conceptos. Dissertação apresentada à Universidade Federal de Mato Grosso do Sul, como requisito à obtenção do título de Mestre em Ciência Animal. Campo Grande, MS; 2007.

Crédito da imagem:
Paulo Léda

Castanha-da-índia

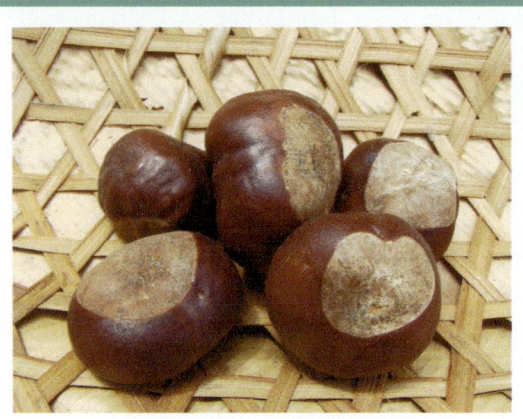

Nome botânico
Aesculus hippocastanum L.
Sinonímia: *Hippocastanum vulgare*
Gaertn.

Nome farmacêutico
Semen Aesculi Hippocastani

Família
Sapindaceae (Hippocastanaceae)

Partes utilizadas
Semente e casca dos ramos

Propriedades organolépticas
Tônica, antiestagnante, amarga,
picante e amornante

Outros nomes populares

Castanheiro-da-índia.

Origem

Ásia ou península balcânica.

Histórico

A denominação do gênero *Aesculus* deriva da palavra do latim *aesculi*, que era o nome comum de uma espécie de carvalho que Linnaeus utilizou para denominar esse gênero. O nome *hippocastanum* significa castanha de cavalo, pois os turcos administravam essas sementes aos cavalos velhos, com o objetivo de acalmá-los e aliviá-los da asma. Foi pouco ou nada citada pelos antigos herbolários gregos. Pensava-se que a árvore fosse originária da Índia e, pelo fato de suas sementes parecerem castanhas, deu-se o nome de castanha-da-índia. Sua origem é controversa; para alguns, ela procede das montanhas gregas, foi levada para a Turquia, e, no século 19, introduzida na Europa, onde é amplamente cultivada,[1] mas investigações filogenéticas e em paleontologia demonstram que a introdução da *A. hippocastanum* no continente europeu resultou da dispersão natural das sementes da Ásia Oriental.[2]

Possivelmente, a popularização do nome e do uso da "castanha-da-índia" no Brasil aconteceu a partir da obra de Garcia de Orta, *Colóquios dos simples e drogas e cousas medicinais da Índia*.[3]

Faz parte de várias farmacopeias, tais como britânica, norte-americana e europeia. No Brasil, a *A. hippocastanum* foi reconhecida como medicinal na 1ª edição da Farmacopeia Brasileira (FB) (1926)[4] e permaneceu na atual 5ª edição da FB (2010).[5] Foi incluída na extinta RDC 10/2010,[6] na Instrução Normativa (IN) nº 2/2014[7] e na 2ª edição do Formulário de Fitoterápicos da Farmacopeia Brasileira (2021).

Principais componentes químicos

- Sementes: contêm de 3 a 6% de **saponinas**: a mistura de saponinas da *A. hippocastanum* é denominada escina (3 a 10%) (α e β-escina, afrodescina, argirescina, criptoescina), **flavonoides** (canferol, quercetina, astragalina, isoquercetina, rutina), **triterpenoides** (friedelina, taraxerol e espinasterol), **fitosteróis, epicatequinas, antocianidinas** (proantocianidinas A2), **gomas, proteínas** (globulinas, hipocastaninas), **glicosídeos cumarínicos** (esculetina, escopolina, escopoletina e fraxina)[8]
- Casca dos brotos: os componentes mais característicos são os derivados da cumarina (até 7%). **Glicosídeos** (esculina, fraxinja, escopolina), **agliconas** (esculetina, fraxetina, escopoletina), taninos (até 2%), flavonoides, antocianinas.

Atividades farmacológicas

A escina é considerada o principal ativo responsável pelas atividades **anti-inflamatória, venotônica** (aumento do tônus venoso), **antiexsudativa** e **antiedematosa**. As propriedades se devem a um mecanismo molecular identificado como permeabilidade vascular seletiva, que proporciona maior sensibilidade dos canais de cálcio a esse íon, que resulta em um aumento do tônus venoso e arterial.[9,10] Os mecanismos de ação envolvidos incluem a entrada de íons nos canais, a liberação de PGF2α nas veias, o antagonismo à serotonina e à histamina, e a redução tecidual do catabolismo de mucopolissacarídeos.[9,11] A atividade **anti-inflamatória** é decorrente de um mecanismo misto: sobre a via do complemento e na inibição da cascata do ácido araquidônico.[12] Outros mecanismos de ação estão associados ao potencial antioxidante e às propriedades da β-escina na atenuação da inflamação por seu efeito modulador nas vias inflamatórias mediadas pelo TNF-α.[13]

A. hippocastanum tem como principal indicação clínica o tratamento da **insuficiência venosa crônica, hemorroidas** e **veias varicosas**,[14] e se mostrou eficiente no tratamento e na prevenção de **edemas pós-operatórios**.[9]

Um teste duplo-cego foi realizado com 80 pacientes que apresentavam hemorroida sintomática aguda (40 mg de aescina por 2 meses) e constatou melhora dos sintomas.[9]

A administração do extrato (900 mg/dia) a 15 pacientes varicosos, por 12 dias, reduziu a atividade de enzimas (glicosaminoglicanas) envolvidas na hidrólise dos proteoglicanos da parede venosa. Os proteoglicanos, junto ao colágeno, determinam a rigidez, o tamanho e a permeabilidade capilar. A *A. hippocastanum* produz uma ação estabilizadora sobre as membranas lisossomais, evitando o escape de enzimas prejudiciais,[9] e é um potente anti-inflamatório que reduz a fragilidade dos capilares e previne a saída de fluidos para outros tecidos.[15]

Ensaios clínicos que avaliaram a administração do extrato de *A. hippocastanum* (50 a 150 mg/dia de escina), durante 2 a 6 semanas, observaram que o grupo tratado teve melhora significativa das dores nas pernas, edema e prurido resultante da insuficiência venosa crônica quando comparado ao grupo placebo.[8]

Outro uso citado para a *A. hippocastanum* é na formulação cosmética contra a **celulite**. Saponinas esteroidais, triterpenoides e sapogeninas são ativas no tratamento e/ou prevenção da celulite; os mecanismos ainda não são conhecidos, mas atuam, possivelmente, na inibição da hialuronidase.[10] A alta concentração de flavonoides também pode contribuir para a atividade contra a celulite.[15]

Têm sido relatadas **atividades, antivirais e imunomoduladoras** β-escina e do extrato da semente de *A. hippocastanum* contra os vírus envelopados do herpes (HSV-1), vesiculovírus e da dengue *in vitro*. Neste estudo, ficou demonstrado que essas atividades se estendem contra o vírus sincicial respiratório (VSR), além de exibirem atividades moduladoras do NF-κB, do ativador de proteína 1 (AP-1) e citocina nas linhas celulares epiteliais e macrófagos infectados pelo VSR *in vitro*. Para avaliar essas ações *in vivo* foram utilizados modelos murinos de infecção pulmonar por VSR, os quais, ao serem submetidos ao tratamento com o extrato da semente de *A. hippocastanum* contendo de 3 a 6% de escina, evidenciaram melhora no curso da doença aguda, redução nos títulos de VSR do pulmão e atenuação da inflamação nas vias respiratórias. Já com o uso da β-escina não ocorreram reduções dos títulos virais nem atenuações da lesão pulmonar.[16]

Um trabalho levou em conta a atividade anti-inflamatória da escina e investigou o efeito da sua combinação com baixas doses de dexametasona na artrite reumatoide induzida em ratos. Os resultados deste estudo mostram efeitos antiartrite reumatoide significativos através da diminuição do índice artrítico, dos níveis séricos de IL-6 e TNF-α, da redução do inchaço da pata e da melhora da patologia articular e do órgão imunológico, com consequente redução da dose necessária de dexametasona.[17]

Indicações e usos principais

- Insuficiência venosa crônica e suas manifestações
- Dor e sensação de peso nos membros inferiores
- Cãibras noturnas nas panturrilhas
- Prurido e edema dos membros inferiores
- Fragilidade capilar
- Hemorroidas, tromboflebite, edemas, epistaxe, equimoses, metrorragias, dismenorreia, rosácea.

Uso etnomedicinal

Utilizada como medicamento para a circulação, especialmente na congestão venosa, fragilidade capilar, varizes, flebites e hemorroidas. Também como coadjuvante nos edemas resultantes de processos reumáticos.[18]

Posologia

- Extrato seco padronizado (30% de escina): 250 a 900 mg/dia
- Tintura: 2 a 10 mℓ/dia
- Creme a 20% de extrato (2% de escina): aplicar 2 vezes/dia
- Decocção: 1 a 2 g de sementes secas/dia.

Extratos disponíveis no mercado brasileiro

- Extrato seco padronizado de *Aesculus hippocastanum* padronizado em 1 a 4% de escina

Capítulo 7

- Extrato seco padronizado de *Aesculus hippocastanum* em 30% de escina.

Contraindicações

- Pode ocorrer irritação do aparelho digestivo, náuseas, vômitos, gastrite, prurido
- No Japão, o uso intramuscular de preparados de castanha-da-índia foi apontado como responsável por danos hepáticos e afecções da medula óssea
- Proibida em casos de gravidez, de lactação, para menores de 10 anos, na insuficiência hepática e renal e nas doenças do aparelho digestivo em atividade.

Precauções

- Usar com cuidado em pacientes em tratamento com anticoagulantes
- Quando aplicada externamente para massagens, pode causar irritação cutânea.

Toxicidade e interações

Teoricamente, em razão de seus constituintes, a semente de *A. hippocastanum* aumenta o risco de sangramentos quando utilizada com ácido acetilsalicílico, varfarina, heparina, clopidogrel e anti-inflamatórios como ibuprofeno ou naproxeno. Pode intensificar o efeito hipoglicemiante de usuários de medicamentos para diabetes. Não deve ser administrada com outras drogas nefrotóxicas, como a gentamicina.[19]

A escina em doses altas foi apontada como responsável por casos de nefropatia, na década de 1970. Porém, como indicado em muitos estudos, a escina geralmente é bem tolerada. Os relatos de toxicidade são em consequência da presença de esculosídeo, não de escina.[9]

REFERÊNCIAS BIBLIOGRÁFICAS

1. Font Quer P. Plantas medicinales el dioscórides renovado. 7. ed. Barcelona: Labor; 1981.
2. Harris AJ, Xiang QY, Thomas DT. Phylogeny, origin, and biogeographic history of *Aesculus* L. (Sapindales) – an update from combined analysis of DNA sequences, morphology, and fossils. Taxon. 2009;58(1):108-26.
3. Cunha AP. Aspectos históricos sobre plantas medicinais, seus constituintes activos e fitoterapia. Disponível em: www.ppmac.org/sites/default/files/aspectos_histoticos.pdf. Acesso em: 06/09/2015.
4. Brasil. Pharmacopeia Brasileira. Decreto nº 17.509, de 4 de novembro de 1926. Departamento Nacional de Saúde Pública. Rio de Janeiro: Brasil; 1926.
5. Brasil. Farmacopeia Brasileira. 5. ed. vol. 2. Resolução da Diretoria Colegiada – RDC nº 49, de 23 de novembro de 2010. In: Sanitária. ANdV, editor. Brasília: Anvisa; 2010.
6. Brasil. Resolução da Diretoria Colegiada – RDC nº 10, de 9 de março de 2010. Dispõe sobre a notificação de drogas vegetais junto à Agência Nacional de Vigilância Sanitária (Anvisa) e dá outras providências. Brasília: Diário Oficial da União; 2010.
7. Brasil. RDC nº 26, de 13 de maio de 2014. Dispõe sobre o registro de medicamentos fitoterápicos e o registro e a notificação de produtos tradicionais fitoterápicos. Brasília: Diário Oficial da União; 14 maio 2014.
8. Barnes J, Anderson LA, Phillipson JD. Fitoterápicos. Porto Alegre: Artmed; 2012.
9. Sirtori CR. Aescin: pharmacology, pharmacokinetics and therapeutic profile. Pharmacological Research. 2001;44(3). Disponível em: www.idealibrary.com.
10. Araújo CBF. Síntese de derivados solúveis de escina e algumas avaliações físico-químicas biológicas. Dissertação de mestrado. São Paulo: USP; 2008.
11. Matusda H, Li Y, Murakami T, Ninomiya K, Araki N, Yoshikawa M et al. Anti-inflammatory effects or escins Ia, Ib, IIa, and IIb from Horse Chestnut, the seeds or *Aesculus hippocastaneum* L. Bioorganic & Medicinal Letters. 1997;7(13):1611-6.
12. Cañavate RJ. Fitoterapia de la inflamación. Natura Medicatrix. 1995;37(8):80-5.
13. Domanski D et al. Molecular mechanism for cellular response to β-escin and its therapeutic implications. PloS one. 2016;11(10):e0164365.
14. Kreysel H et al. A possible role of lysosomal enzimes in the pathogenesis of varicosis and the reduction in ther activity by Venostasin. Vasa. 1983;12:377-82.
15. Kapusta I, Janda B, Szajwaj B, Stochmal A, Piacente S, Pizza C et al. Flavonoids in horse chestnut (*Aesculus hippocastanum*) Seeds and powdered waste water byproducts. Journal of Agricultural and Food Chemistry. 2007;55:8485-90.
16. Salinas FM et al. *Aesculus hippocastanum* L. seed extract shows virucidal and antiviral activities against respiratory syncytial virus (RSV) and reduces lung inflammation in vivo. Antiviral Research. 2019;164:1-11.
17. Zhang L et al. Network Pharmacology Based Research on the Combination Mechanism Between Escin and Low Dose Glucocorticoids in Anti-rheumatoid Arthritis. Frontiers in Pharmacology. 2019;10:280.
18. Alonso JR. Tratado de fitomedicina: bases clínicas y farmacológicas. Buenos Aires: Isis; 1998.
19. Nicoletti MA, Oliveira-Júnior MA, Bertasso CC, Caporossi PY, Tavares APL. Principais interações no uso de medicamentos fitoterápicos. Infarma. 2007;19(1/2).

Crédito da imagem:
Ivone Manzali

Catuaba

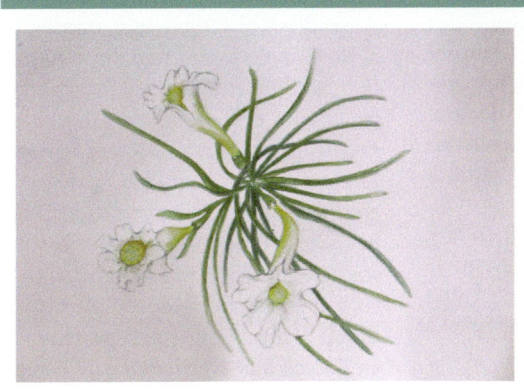

Nome botânico
Anemopaegma arvense (Vell.)
Stellfeld ex de Souza
Sinonímia: *Anemopaegma miran-
dum* (Cham.) Mart. ex DC.

Nome farmacêutico
Radix Anemopaegmae Arvense;
Cortex Anemopaegmae Arvense

Família
Bignoniaceae

Partes utilizadas
Raiz e casca do caule

Propriedades organolépticas
Tônica, amornante e
adstringente

Outros nomes populares

Alecrim-do-campo, catuaba-verdadeira, catua-binha, catuíba, catuba-pau, caramuru, tatuaba, piratançara, piratancará, marapuama, verga-teso, vergonteza, pau-de-resposta.[1,2]

Origem

Nativa do Brasil central.

Histórico

A denominação *Anemopaegma* para o gênero deriva das palavras gregas *anemos*, referente a "vento, ventania", e "paigma", "esporte, jogo, movimento", enquanto *arvense* significa "o que cresce nos campos ou vive em terras cultivadas".[3] Dessa maneira, o nome científico está intimamente relacionado com o uso tradicional dessa espécie como estimulante/tônico que "cura e restaura o primitivo vigor aos velhos e doentes", habita os campos, de onde se apanham as plantas e aproveitam as suas raízes, estas de seiva resinosa e balsâmica.[4]

O termo "catuaba" é originário do tupi-guarani (*kaá* = planta, mato; *aba* = homem), ou "catú-yba" que significa "árvore boa".[5] As raízes desta planta têm sido utilizadas há muitas gerações por homens brasileiros como afrodisíaco na forma de alcoolatos (na cachaça).

Ainda pode ter origem em palavras indígenas: "catu", bom, e "apuaba", homem, no dialeto tupinambá. As duas palavras unidas dariam o termo catua-puaba, bom para o homem, que, por transformações fonéticas, daria "catuaba".[6] Duke sugere que o uso afrodisíaco esteja relacionado com o "par emparelhado das vagens com aparência de testículos".[7]

O rizoma consta na Farmacopeia Brasileira 1ª edição (1926), descrito como quase inodoro e de sabor adstringente e fracamente amargo.

A importância desse tipo de planta no comércio pode ser ilustrada pelo relato retirado do Jornal Correio da Manhã, de 10 de março de 1971, sobre o tradicional fitoterápico Viriflora® produzido pelo extinto laboratório Flora Medicinal[a] (ver Agoniada para mais informações): "o consumo é tão grande que é preciso fazer uma *verdadeira ginástica de produção* para atender a procura".[8] Ainda hoje existe uma grande procura por plantas que estimulem a atividade sexual e vários preparados afrodisíacos que contêm a catuaba são encontrados no mercado, alguns de qualidade duvidosa, inclusive com relatos de intoxicações. A exploração para fins comerciais e a ausência de cultivo em escala suficiente para atender a demanda no país causaram um declínio populacional da espécie em torno de 50% nos últimos 10 anos. Mesmo ocorrendo em diversas unidades de conservação, está ameaçada de extinção.[9]

Principais componentes químicos

Os trabalhos de prospecção fitoquímica têm mostrado que as partes aéreas e raízes contêm

---

[a] Fitoterápico que associa as tinturas de *Ptychopetalum olacoides* Benth., *Tynanthus fasciculatus* Miers. e *Anemopaegma mirandum* De Candolle. com indicações para a impotência sexual, estresse acompanhado de fadiga física e mental, síndrome da fadiga crônica, esgotamento pós-estresse ou doença prolongada e depressão leve a moderada. (Fonte: Botsaris AS, Machado PV. Memento terapêutico: fitoterápicos. Laboratório Flora Medicinal J. Monteiro da Silva; 1999).

triterpenoides, sendo os ácidos oleanólico e betulínico os compostos majoritários. Outros estudos apontam também para a presença de flavonoides, tais como rutina, quercetina 3-O-α-L-ramnopiranosil-(1→6)-β-D-galactopiranosídeo, apigenina, crisina, wogonina, baicaleína e baicalina. Contém também alcaloides, polifenóis (catuabina A, cinchonanina Ia, cinchonaína IIa), taninos e resinas.[10,11]

Batistini avaliou a variabilidade genética e química de 106 amostras de *A. arvense* distribuídas em sete municípios no estado de São Paulo (Itatinga, Bauru, Brotas, Paraguaçú-Paulista, Moji-Guaçú, Iaras e Pedregulho).[12] As análises fitoquímicas dos triterpenoides realizadas por meio de cromatografia líquida revelaram grande variação nas concentrações de betulina e ácido oleanólico nas diferentes amostras. A importância desse estudo reside na proposição do ácido oleanólico e seu isômero, o ácido ursólico, como possíveis marcadores para a espécie, possibilitando, ainda, diferenciar quimiotipos e fornecer subsídios para a sua conservação.

Atividades farmacológicas

Há poucos estudos que avaliem os efeitos farmacológicos da *A. arvense*, apesar da "fama" e da ampla comercialização de produtos dessa planta, seja no mercado formal ou informal. Normalmente, o conhecimento relatado sobre a eficácia, modo de preparo e dosagem vem de comunidades tradicionais que, ao longo dos anos, fazem uso da espécie e a indicam como forma de melhorar, especialmente no sexo masculino, o desempenho e a qualidade da atividade sexual. Popularmente, a casca do caule e do xilopódio é empregada em casos de astenia, ansiedade, bronquite crônica e asma brônquica na forma de chá, enquanto as raízes são utilizadas em preparações afrodisíacas, no tratamento da impotência sexual.[1]

Chieregotto realizou estudo em que avaliou os efeitos da infusão da raiz de *A. hippocastanum* em duas concentrações (12,5 g/100 mℓ e 25 g/100 mℓ). De cada uma das infusões foi administrado por via oral 0,5 mℓ, durante 56 dias, a ratos machos Wistar albinos. Após esse período, observou-se que as doses administradas influenciaram significativamente os aspectos biométricos corporais e quantitativos do parênquima testicular, quando comparados ao grupo-controle. Houve aumento significativo do peso corporal dos animais tratados com a maior dose do infuso,

bem como crescimento dos testículos e do parênquima testicular com ambas as doses avaliadas. Além disso, observou-se, a ampliação na espessura do epitélio seminífero, no volume citoplasmático, no diâmetro nuclear, no volume das células de Leydig e no diâmetro tubular em ambos os grupos tratados em relação ao grupo-controle.[13] Diante desses resultados, pode-se sugerir que a espécie contém bioativos que atuam no sistema reprodutor masculino, corroborando o uso tradicional dessa planta. Por sua vez, especula-se que essa espécie apresente substância semelhante à ioimbina[b] (ou a própria), que promove a dilatação da artéria peniana e aumenta o tempo de ereção. Essa mesma substância também já mostrou eficácia na melhora de memória, depressão, ansiedade, fadiga crônica e estresse.[10,14]

A fração flavonoídica atua no sistema nervoso central com intensidade e potência semelhantes às dos benzodiazepínicos. Porém, diferentemente dessa classe de medicamentos sintéticos, os flavonoides não induzem sedação enquanto provocam o efeito ansiolítico.[15] *A. arvense* também modifica as funções vegetativas interferindo nos impulsos dos nervos motores e no SNC. Em doses elevadas, causa midríase devido à paralisia periférica das fibras musculares lisas da pupila cujo efeito pode ser provocado por alcaloide com ação semelhante à da atropina. Observou-se, ainda, que possui atividade muscarínica e adrenérgica em experimentos realizados em coelhos.[16] O extrato de *A. arvense* preveniu *in vitro* a citotoxicidade induzida pelo hidroxiperóxido, provavelmente por meio das substâncias chichonaína IIa e IIb.[17]

No Brasil, há ainda outras espécies medicinais conhecidas com o nome catuaba que pertencem a diferentes famílias botânicas. As mais populares são a *Trichilia catigua*, a *Tetragastris catuaba* e a *Erythoxylum vacciniifolium*.[18,1]

A *Trichilia catigua* é uma espécie endêmica no Brasil. Os componentes químicos observados no extrato bruto dessa planta são esteroides, taninos hidrolisáveis e condensados e saponinas. No extrato aquoso das folhas, destacam-se antocianinas glicosadas e taninos hidrolisáveis

---

[b] Alcaloide indólico isolado na década de 1930 da espécie africana *Corynanthe johimbe* K.Schum. Esse alcaloide gerou produtos comerciais (fitofármacos) que se mantiveram no mercado até a década de 1970. No entanto, devido aos inúmeros efeitos colaterais, tais como hipertensão, ansiedade, sintomas maníacos, entre outros, foi retirado do mercado.

e condensados, enquanto para o extrato aquoso da casca foram identificados os mesmos grupos fitoquímicos, bem como saponinas. Já os resultados do perfil fitoquímico do extrato alcoólico da casca e folhas foram semelhantes, revelando a presença de flavonoides e esteroides, demonstrando a semelhança da composição das duas partes da planta. São atribuídas a diferentes extratos atividades antimicrobiana, antioxidante, tripanocida, afrodisíaca, anticelulite, anti-inflamatória, analgésica, antiarrítmica e antidepressiva, sendo indicada no tratamento da fadiga, estresse, impotência sexual e déficit de memória.

A *Erythroxylum vacciniifolium* tem entre os principais constituintes encontrados nos extratos da casca alcaloides, taninos, substâncias amargas, óleos aromáticos, resina, graxa, fitoesteróis e ciclolignanas. Usada popularmente em decocção na forma de chá como estimulante do sistema nervoso central, prática introduzida pelos índios Tupi, indicado contra a impotência sexual, agitação, neurastenia, nervosismo, memória fraca, insônia e hipocondria.[19]

A *Tetragastris catuaba* é citada como a mais antiga e talvez a verdadeira catuaba e que possuiria "comprovadamente o efeito propalado pela medicina popular". No entanto, não se encontram trabalhos relevantes sobre a espécie.[1]

Indicações e principais usos

- Impotência sexual
- Estresse acompanhado de fadiga física e mental
- Estimulante do SNC, antidepressivo suave e agonista adrenérgico suave.

Uso etnomedicinal

Relatos indicam que os indígenas brasileiros foram os primeiros a descobrir a importância dessa planta, usada por eles como afrodisíaco masculino. Esse uso se mantém até hoje, acarretando sua ampla utilização para impotência e disfunção erétil masculina. Considera-se a casca um tônico sexual para homens e mulheres, sendo amplamente comercializada para esse propósito.[20]

O chá, tanto das cascas, como das raízes, é reputado de longa data como o melhor estimulante "nervino" e afrodiasíaco,[21] podendo ser tomado por tempo indeterminado sem inconveniente algum.[4]

Mendes e Carlini realizaram pesquisa em 24 livros publicados no Brasil entre 1930 e 2003 para verificar a citação de espécies indicadas como adaptogênicas/tônicas. Uma das espécies com mais indicação para esses usos foi a *A. arvense*, cujas cascas e raízes são usadas na forma de chá, decocto ou em garrafadas.[22]

Posologia

- Tintura 20%: 10 a 20 mℓ divididos em duas ou três doses diárias, administrados em intervalos não superiores a 12 h[16]
- Rasurado: 2 a 10 g/dia.[23]

Extratos disponíveis no mercado brasileiro

Extrato seco de *Anemopaegma arvense* padronizado em 4% de taninos.

Contraindicações

Sem referências.

Precauções

- Não utilizar em crianças e gestantes por falta de estudos garantindo sua segurança nessas situações
- Seguir a posologia recomendada. Pode ocorrer efeito adrenérgico e atropínico. Portanto, há risco de potencializar drogas com as mesmas atividades farmacológicas. Portadores de glaucoma devem controlar a pressão intraocular e evitar o uso continuado, pois pode ocorrer midríase, agravando essa doença. É possível que pacientes com síndrome de pré-excitação ventricular, como Wolf-Parkinson-White, desenvolvam taquicardia em função das ações atropínicas.[16]

Toxicidade e interações

As substâncias vasodilatadoras, relacionadas com a ioimbina, são capazes de gerar cefaleia em pessoas sensíveis. O uso contínuo de doses excessivas pode produzir midríase devido à ação atropínica. Não se recomenda a associação com antidepressivos inibidores da MAO.[16]

REFERÊNCIAS BIBLIOGRÁFICAS

1. Lorenzi H, Matos FJA. Plantas medicinais do Brasil – nativas e exóticas. São Paulo: Instituto Plantarum de Estudos da Flora, Editora Nova Odessa; 2002.
2. Lohmann LG, Pirani JR. Flora da Serra do Cipó, Minas Gerais, Bignoniaceae. Boletim de Botânica da Universidade de São Paulo. 1998;17:127-53.
3. Quattrocchi U. CCR World dictionary of plant names: common names, scientific names, eponyms, synonyms and etymology. CRC Press; 2012;1A-C.

4. Peixoto AM, Toledo FF, Reichardt K, Souza JSI. Enciclopédia agrícola brasileira. vol. 2 C-D. São Paulo: Editora da Universidade de São Paulo; 1998.

5. Tribuna Farmacêutica. Notas a propósito dos nomes vulgares de várias plantas estudadas por Frei Velozo principalmente as de origem tupi-guarani; 1945:275.

6. Silva AJ. Estudo botânico e químico da catuaba (*Erythroxylaceae catuaba* do Norte). Revista Brasileira de Farmacognosia. 2004;14(1):67-77.

7. Duke JA. Duke's handbook of medicinal plants of latin america. CRC Press; 2008.

8. Correio da Manhã, Rio de Janeiro, 4ª feira, 10 de março de 1971.

9. Martinelli G, Moraes MA. Vermelho da flora do Brasil. 1. ed. Instituto de Pesquisas Jardim Botânico do Rio de Janeiro. Rio de Janeiro: Andrea Jakobsson; 2013. p. 1100.

10. Silva CV, Velozo ES, Borges FM. Phytochemistry of some brazilian plants with aphrodisiac activity. Intech Open Access Publisher; 2012.

11. Costanzo CDG, Fernandes VC, Zingaretti S et al. Isolation of flavonoids from *Anemopaegma arvense* (Vell) Stellf. ex de Souza and their antifungal activity against *Trichophyton rubrum*. Brazilian Journal of Pharmaceutical Sciences. 2013;49(3):559-65.

12. Batistini AP et al. Genetic diversity of natural populations of *Anemopaegma arvense* (Bignoniaceae) in the cerrado of São Paulo state, Brazil; 2009.

13. Chieregatto LC. Efeito do tratamento crônico com extratos de *Heteropterys aphrodisiaca* O. Mach. E *Anemopaegma arvense* (Vell.) Stellf. no testículo de ratos wistar adultos. Dissertação apresentada à Universidade Federal de Viçosa; 2005.

14. Gil F. No rastro de Afrodite – plantas afrodisíacas e culinária. São Paulo: Ateliê Editorial; 2004.

15. Gomes NG, Campos MG, Órfão JM, Ribeiro CA. Plants with neurobiological activity as potential targets for drug discovery. Progress in Neuro-Psychopharmacology and Biological Psychiatry. 2009;33(8):1372-89.

16. Botsaris AS, Machado PV. Memento terapêutico: fitoterápicos. Laboratório Flora Medicinal J. Monteiro da Silva; 1999.

17. Uchino T et al. Potent protecting effects of catuaba (*Anemopaegma mirandum*) extracts against hydroperoxide-induced cytotoxicity. Toxicology in vitro. 2004;18(3):255-63.

18. Martins NO et al. Antioxidant, anticholinesterase and antifatigue effects of *Tribilia catigua* (catuaba). BMC Complementary and Alternative Medicine. 2018;18(1):172.

19. Longhini R et al. *Tribilia catigua*: therapeutic and cosmetic values. Revista Brasileira de Farmacognosia. 2017;27(2):254-71.

20. Puri RK, Puri R. Natural aphrodisiacs: myth or reality. Xlibris; 2011.

21. Le Cointe P. Amazônia brasileira III – árvores e plantas úteis; 1947.

22. Mendes FR, Carlini EA. Brazilian plants as possible adaptogens: an ethnopharmacological survey of books edited in Brazil. Journal of Ethnopharmacology. 2007;109(3):493-500.

23. Boorhem RL, Lage EB. Drogas e extratos vegetais utilizados em fitoterapia. Revista Fitos Eletrônica. 2013;4(1).

Crédito da imagem:
Ilustração de Ivone Manzali

Capítulo 7

Cavalinha

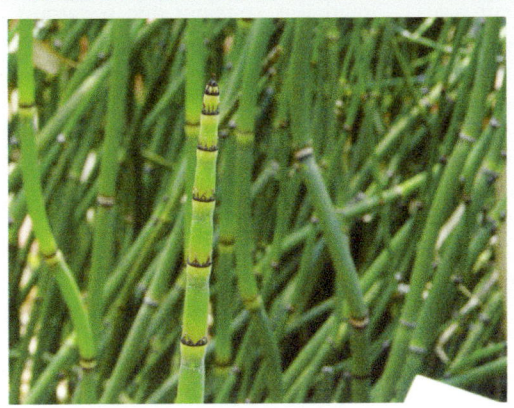

Nome botânico
Equisetum arvense L.; *Equisetum hyemale* L.

Nome farmacêutico
Herba Equiseti

Família
Equisetaceae

Parte utilizada
Partes aéreas

Propriedades organolépticas
Fria, seca, salgada, suave e amarga

Outros nomes populares

Cavalinha, cola-de-cavalo, erva-canudo.

Origem

Nativa da América do Norte, Europa e Norte da África, bem como de algumas regiões da Ásia.[1]

Histórico

Seu nome deriva do latim *equus* = cavalo e *setum* = cerda, por se assemelhar ao rabo do cavalo, e o epíteto *arvense* significa "o que cresce nos campos ou vive em terras cultivadas".[2] É utilizada desde a Antiguidade. Plínio fez referência a sua propriedade hemostática, e há registro de sua utilização por Galeno. Na época medieval, esta planta passou a ser indicada mais frequentemente como cicatrizante e na tuberculose. Também era usada no polimento de objetos de estanho e madeira. No século 18, Hoffmann preconizou seu emprego em pacientes com litíase urinária.[3] Alguns de seus usos por grupos indígenas norte-americanos são comparáveis aos dos países asiáticos e europeus.[4]

No Brasil, faz parte da Relação Nacional de Espécies de Interesse para o SUS (Renisus), sendo incluída na 2ª edição do Formulário de Fitoterápicos da Farmacopeia Brasileira (2021). É reconhecida pela OMS (2010)[1] e pela EMA (European Medicines Agency).

Principais componentes químicos

Contém mais de 10% de constituintes inorgânicos, dos quais a maior parte é constituída de **ácido silícico** (5 a 8% em forma de silicatos solúveis em água) e **sais de potássio (1,8%) e de cálcio (1,3%), além de outros sais em menor proporção** (fósforo, manganês, magnésio, alumínio, ferro). Também contém **alcaloides** (nicotina, espermidina e equisetina), **saponinas** (equisetonina), **glicosídeos fenólicos** (equisetumosídeo A, B e C), **flavonoides (0,3 a 0,9%)** (isoquercitrina, apigenina, luteolina, kaempferol, quercetina), **fitosteróis** (β-sitosterol, campestrol, taraxerol, ácido ursólico, ácido oleanólico e ácido betulínico), **taninos, ácidos fenólicos, vitaminas** (C, E, K, B1, B2, B6, ácido nicotínico, ácido fólico, ácido pantotênico) e **óleo essencial** (hexa-hidrofarnesil acetona, cisgeranil acetona, timol, transfitol).[5]

Atividades farmacológicas

Pesquisa mostra que o extrato de *E. arvense* apresenta atividade **hepatoprotetora** *in vitro* e, dentre as substâncias isoladas e testadas, além do extrato, a luteolina foi a que apresentou maior atividade.[6]

A administração crônica do extrato de *E. arvense* melhorou a cognição em animais idosos e esse efeito foi atribuído a sua potente atividade **antioxidante**, por não mostrar outras alterações no SNC, e a grande quantidade de flavonoides pode ser importante para essa ação observada.[7] Neste trabalho não foram evidenciados efeitos tóxicos durante o período analisado.

Outros trabalhos mostram que a presença de quercetina e seus glicosídeos foi considerada a principal causa pela alta atividade antioxidante demonstrada pelo extrato de *E. arvense*.[8-10] Por outro lado, estudos feitos a partir dos relatos de que a intoxicação equina e bovina por

Capítulo 7

essa planta é caracterizada por um curto período de excitação (irritabilidade, tremor e ataxia), seguida de um período de sedação, levaram a sua avaliação no SNC, mostrando que os extratos hidroalcoólicos de *E. arvense* apresentam efeitos **sedativos e anticonvulsivantes** em animais de experimentação.[11]

Pesquisas também mostram eficácia **analgésica e anti-inflamatória** para os extratos de *E. arvense*, assim como para um produto comercializado na Europa que consiste em uma associação de quatro plantas (*Chimaphila umbellata*, *Populus tremula*, *Pulsatilla pratensis* e *Equisetum arvense*), usado em **hiperplasia benigna de próstata**. O efeito **antimicrobiano** em bactérias (*Staphylococcus aureus*, *Escherichia coli*, *Klebsiella pneumoniae*, *Pseudomonas aeruginosa* e *Salmonella enteritidis*) e fungos (*Aspergillus niger* e *Candida albicans*) também pode contribuir no tratamento das **disfunções do aparelho urinário**.[12-14] Para o tratamento de sintomas da bexiga hiperativa, urgência miccional e incontinência urinária, é comercializado desde 2012, na Austrália e nos EUA, um medicamento fitoterápico de uso tradicional, considerado seguro para consumo humano, conhecido como Urox®. Sua composição é uma combinação de *Equisetem arvense* (caule), *Lindera aggregata* (raiz) e *Crataeva nurvala* (casca do caule). Com esse medicamento foi realizado um estudo fase 2, randomizado duplo-cego controlado por placebo com a participação de 150 pessoas, sendo 59% do sexo feminino. Ao fim de 8 semanas, o resultado demonstrou significância estatística na redução da frequência urinária, nos sintomas de hiperatividade da bexiga e da incontinência urinária, sem os efeitos colaterais comumente observados com medicamentos anticolinérgicos e antimuscarínicos, com melhora na qualidade de vida.[15]

É relatado que o alto teor de sílica presente na *E. arvense* ajuda na absorção e utilização de cálcio e na síntese e estabilização do colágeno através da enzima prolil hidroxilase, e por isso tem sido usado no tratamento de doenças ósseas. Em trabalhos realizados em ratas ovariectomizadas observou-se que a administração ao tratamento habitual com cálcio e vitamina D, de suplementos com L-lisina, L-prolina, L-arginina e ácido L-ascórbico, é positiva para a mineralização óssea. Este estudo acrescentou ao suplemento acima a *E. arvense*, o que resultou na mesma eficácia na reversão da perda óssea osteoporótica quando comparado ao raloxifeno, o medicamento padrão para o tratamento da osteoporose.[16]

Experimento clínico realizado com administração de extrato seco de *E. arvense* a indivíduos saudáveis concluiu que o extrato de cavalinha produziu **efeito diurético** superior ao placebo e equivalente à hidroclorotiazida, sem interferir nos eletrólitos. O mecanismo de ação permanece obscuro e são necessárias outras investigações complementares.[17]

Indicações

- Como diurético em distúrbios do aparelho urinário e próstata
- No edema pré-menstrual associado ao estigma de milho
- Como remineralizante, ação benéfica sobre tecido ósseo em fraturas com dificuldade de recalcificação
- Como tônica usada também no tratamento de enurese noturna
- Antilítica.

Uso etnomedicinal

É indicada como diurético, remineralizante, nas infecções urinárias, na consolidação de fraturas e nas hiperplasias prostáticas. Na Argentina, é utilizada em algumas comunidades para enfermidades do fígado, baço, resfriados e doenças pulmonares.[3] Na Ayurveda, é administrada no tratamento de inflamação ou hiperplasia benigna da próstata, incontinência urinária e administrada em crianças. Na América do Norte, os Cherokee a utilizam para problemas renais, enquanto os Chippewa Ojibwe usam a decocção do caule como auxílio para tratamento da disúria (micção dolorosa e difícil). Os Okanagan-Colville e Potawatomi ingerem a infusão do caule como diurético.[4]

Há relatos do uso popular em diferentes situações, tais como no tratamento de tuberculose, controle de hemorragias menstrual, nasal, digestiva, na queda de cabelo, entre outras.[18]

Posologia

- Infusão da planta seca: 2 g para uma xícara. Deixar descansar por 10 a 15 min. Esse tempo é importante para extrair as substâncias ativas. Tomar 1 xícara 3 vezes/dia
- Pó: 0,5 a 1 g, 2 vezes/dia. Como remineralizante, 1 a 3 g/dia
- Tintura: 10 a 30 mℓ/dia
- Extrato seco (5:1): 400 a 1.000 mg/dia, dividido em 3 tomadas
- Supositório (tratamento de hemorroida): 0,20 g da planta seca e excipiente q.s.p. 5 g.

Uso externo

Decocção (10 a 50 g/ℓ): aplicar na forma de compressas ou banhos.

Extratos disponíveis no mercado brasileiro

Extrato de *Equisetum arvense* padronizado em 0,01 a 0,06% de isoquercitrosídeo (hiperosídeos).

Contraindicações

- Gravidez e amamentação, graças à presença de alcaloides que podem induzir uma ação colinérgica e oxitócica
- Gastrite e úlcera gástrica e duodenal, em função da presença de taninos e sílica, que podem causar ação irritativa sobre a mucosa gástrica e duodenal
- Crianças até 12 anos, pela possível ação neuro e nefrotóxica.

Precauções

O uso em pacientes que sejam hipertensos e estejam sob utilização de drogas com atividade cardiovascular, principalmente diurético, deve ser cuidadoso, em virtude do forte efeito diurético.

Toxicidade e interações

Usar nas doses recomendadas. Doses altas e por tempo prolongado podem causar sintomas de intoxicação devido à presença de alcaloides.

REFERÊNCIAS BIBLIOGRÁFICAS

1. World Health Organization (WHO). WHO monographs on medicinal plants commonly used in the Newly Independent States (NIS); 2010.
2. Quattrocchi U. CRC world dictionary of medicinal and poisonous plants: common names, scientific names, eponyms, synonyms, and etymology (5 Volume Set). CRC Press; 2012.
3. Alonso JR. Tratado de fitomedicina: bases clínicas y farmacológicas. Buenos Aires: Isis; 1998.
4. Blumenthal M, Busse WR, Goldberg A, Gruenwald J, Hall T, Riggins CW et al., editors. The Complete German Commission E Monographs – Therapeutic guide to herbal medicines. Austin: American Botanical Council; 1998.
5. Sandhu NS, Kaur S, Chopra D. Equisetum arvense: Pharmacology and phytochemistry – a review. Asian Journal of Pharmaceutical and Clinical Research. 2010;3(3):146-50.
6. Oh H, Kim DH, Cho JH, Kim YC. Hepatoprotective and free radical scavenging activities of phenolic petrosins and flavonoids isolated from *Equisetum arvense*. Journal of Ethnopharmacology. 2004;95:421-4.
7. Santos Jr JG, Monte FHM et al. Cognitive enhancement in aged rats after chronic administration of *Equisetum arvense* L. with demonstrated antioxidant properties in vitro. Pharmacology, Biochemistry and Behavior. 2005;81:593-600.
8. Milovanoviæ V, Raduloviæ N, Todoroviæ Z et al. Antioxidant, antimicrobial and genotoxicity screening of hydroalcoholic extracts of five Serbian *Equisetum* species. Plant Foods Human Nutrition. 2007;62:113-9.
9. Nagai T, Myoda T, Nagashima T et al. Antioxidative activities of water extract and ethanol extract from field horsetail (tsukushi) *Equisetum arvense* L. Food Chemistry. 2005;91:389-94.
10. Mimica-Dukic N, Simin N et al. Phenolic compounds in field horsetail (*Equisetum arvense* L.) as natural antioxidants. Molecules. 2008;13(7):1455-64.
11. Santos Jr JG, Blanco MM, Monte FHM et al. Sedative and anticonvulsant effects of hydroalcoholic extract of *Equisetum arvense*. Fitoterapia. 2005;76:508-13.
12. Monte FH, Santos JG, Russi M, Bispo VML et al. Antinociceptive and anti-inflammatory properties of the hydroalcoholic extract of stems from *Equisetum arvense* L. in mice. Pharmacological Research 2004;49:239-43.
13. Radulovic N, Stojanovic G, Palic R et al. Composition and antimicrobial activity of *Equisetum arvense* L. essential oil. Phytotherapy Research. 2006;20(1):85-8.
14. Oka M, Tachibana M, Noda K et al. Relevance of antirreactive oxygen species activity to anti-inflammatory activity of components of Eviprostats, a phytotherapeutic agent for benign prostatic hyperplasia. Phytomedicine. 2007;14:465-72.
15. Schoendorfer N et al. Urox containing concentrated extracts of *Crataeva nurvala* stem bark, *Equisetum arvense* stem and *Lindera aggregata* root, in the treatment of symptoms of overactive bladder and urinary incontinence: a phase 2, randomised, double-blind placebo controlled trial. BMC Complementary and Alternative Medicine. 2018;18(1):1-11.
16. Kotwal SD, Badole SR. Anabolic therapy with *Equisetum arvense* along with bone mineralising nutrients in ovariectomized rat model of osteoporosis. Indian Journal of Pharmacology. 2016;48(3):312.
17. Carneiro DM et al. Randomized, double-blind clinical trial to assess the acute diuretic effect of *Equisetum arvense* (field horsetail) in healthy volunteers. Evidence-Based Complementary and Alternative Medicine. 2014.
18. Asgarpanah J, Roohi E. Phytochemistry and pharmacological properties of *Equisetum arvense* L. Journal of Medicinal Plant Research. June 2012;6(21).

Crédito da imagem:
Paulo Léda

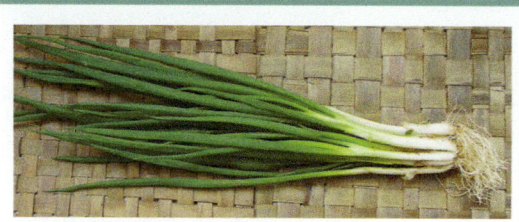

Cebolinha

Nome botânico
Allium fistulosum L.

Nome farmacêutico
Bulbus Alli Fistulosi

Família
Liliaceae

Parte utilizada
Bulbo

Propriedades organolépticas
Picante e amornante

Outros nomes populares

Cebolinha-comum, cebolinha-de-cheiro.

Origem

Ásia.

Histórico

O epíteto *fistulosum* deriva do latim *fistulosus*, que significa "oco, tubular" em alusão ao formato das folhas.

Espécies do gênero *Allium*[a] têm sido utilizadas há milhares de anos, na culinária, na dietética[1] e para fins terapêuticos, sempre associando seu uso no combate a gripes e resfriados. Na medicina tradicional chinesa, as espécies deste gênero são conhecidas como *Chong Suan* e classificadas como produtos hortículas.[2] Na tradição chinesa, a cebolinha é indicada para "expulsar vento frio por sudorificação".[3,4]

Principais componentes químicos

Contém **flavonoides** (quercetina, kaempferol), óleo essencial (dipropil dissulfido, metil propil trissulfido, dipropil trissulfido), **saponinas esteroidais**, **substâncias sulfuradas** (alicina, alilsulfito), **vitaminas** (A, B1, B2 e C), ácido palmítico, ácido esteárico, ácido aracnídico, ácido oleico, ácido linoleico, ácido málico, pectina, protopectina, mucilagem, polissacarídeo (frutano) e **sais minerais**.

Atividades farmacológicas

O gênero *Allium* é amplamente empregado para o tratamento de doenças cardiovasculares. Um estudo avaliou os **efeitos vasodilatadores** dos extratos de *A. fistulosum* (partes branca e verde) sobre anéis de aorta e mostrou que eles provocam relaxamento nos anéis contraídos. O extrato da parte verde sem cozimento provocou um efeito mais pronunciado, sugerindo o consumo da planta fresca.[5] Outra pesquisa mostrou que a *A. fistulosum* reduz o estresse oxidativo induzido pelo exercício, porém sem alterar os níveis de colesterol dos animais tratados.[6] Por outro lado, a introdução de *A. fistulosum* na dieta de animais durante 4 semanas mostrou **efeito hipocolesterolêmico, hipotensivo e antioxidante**.[7] Apresenta ainda atividades antimicrobiana, diurética e antitérmica.

Trabalho realizado isolou o frutano das folhas de *A. fistulosum* e demonstrou que esse polissacarídeo possui atividade contra o vírus A da influenza ao intensificar a resposta imune do hospedeiro.[8]

Nesta mesma linha verificou-se que o muco produzido pelas folhas da cebolinha e administrado oralmente a camundongos promoveu **aumento na imunidade** natural por meio da elevação da produção do fator de necrose tumoral (TNF-α), da interleucina 12 (IL-12), da fagocitose, além de incrementar os níveis de interferona e a atividade das células *natural killer*.[9]

Estudo relacionou o extrato etanólico de *A. fistulosum* a 70% com atividade **antiobesidade**. Os camundongos estudados tiveram obesidade induzida por dieta com alto teor de gordura. O extrato produziu redução de peso corporal e tecido branco adiposo, triglicerídios, colesterol total e LDL, concentração de leptina e elevou os níveis de adiponectina.[10] Uma outra linha de investigação produziu um experimento em que ratas foram divididas em 2 grupos. O primeiro grupo teve síndrome do ovário policístico (SOP) induzida por letrozol, e, como consequência, apresentou altos níveis de testosterona, uma alta proporção de LH/FSH e baixos níveis

---

[a] *Allium sativum, A. cepa, A. porrum,* para citar os mais conhecidos.

de estrogênio ao serem comparados com o grupo que usou placebo. Como resultado, o grupo tratado, que utilizou extrato aquoso das raízes de *A. fistulosum*, sofreu influência sobre a aromatase, teve alívio na conversão bloqueada de testosterona em estrogênio, melhorou a síntese de esteroides de estrogênio e, consequentemente, recuperou o mecanismo de retroalimentação estrogênica no sistema hipófise-ovário, restaurando o equilíbrio hormonal e a morfologia ovariana. A eficácia do extrato de *A. fistulosum* na recuperação dos níveis hormonais alterados pela SOP não pode ser subestimada com a utilização dessa planta.[11]

Indicações e usos principais

- Gripe, com sintomas de febre baixa, ausência de sudorese e congestão nasal
- Rinite causada por frio, com secreção clara e fluida, congestão nasal
- Dificuldades digestivas, digestão lenta, diarreia pastosa com restos alimentares.

Uso etnomedicinal

De acordo com a medicina tradicional chinesa, o bulbo (parte branca e raízes) é usado para o tratamento de febres, dores de cabeça, dores abdominais, diarreia e doenças oculares, e as sementes são indicadas em doenças renais, vertigens e resfriados.[12] Apresenta propriedades antifúngicas e antibacterianas.[3,13]

Posologia

- Infusão: 1 colher de sopa dos bulbos e partes aéreas frescas picadas em 1 xícara de chá de água fervente. Deixar descansar tampada por 10 min, coar e tomar 1 xícara 2 vezes/dia, pela manhã e à tarde
- Decocção: 3 a 10 g ou 3 a 5 bulbos picados frescos.

Extratos disponíveis no mercado brasileiro

Sem referências.

Contraindicações

Sem referências.

Precauções

Sem referências.

Toxicidade e interações

Sem referências.

REFERÊNCIAS BIBLIOGRÁFICAS

1. Manchinne L. An ancient Egyptian herbal. London: British Museum; 1999.
2. Huang KC. The pharmacology of Chinese herbs. 2. ed. CRC Press; 1999.
3. Botsaris AS. Fitoterapia chinesa e plantas brasileiras. 2. ed. São Paulo: Ícone; 2002.
4. Bensky D, Gamble A. Chinese herbal medicine Materia Medica. Seattle: Eastland; 1986.
5. Chen JH, Tsai SJ, Chen H. Welsh onion (*Allium fistulosum* L.) extracts alter vascular responses in rat aortae. Journal of Cardiovascular Pharmacology. 1999;33(4):515-20.
6. Choi EY, Cho YO. *Allium* vegetable diet can reduce the exercise-induced oxidative stress but does not alter plasma cholesterol profile in rats. Annals of Nutrition and Metabolism. 2006;50(2):132-8.
7. Aoyama S, Hiraike T, Yamamoto Y. Antioxidant, lipid-lowering and antihypertensive effects of red Welsh onion (*Allium fistulosum*) in spontaneously hypertensive rats. Food Science and Technology Research. 2008;14(1):99-103.
8. Lee J-B et al. Anti-influenza A virus effects of fructan from Welsh onion (*Allium fistulosum* L.). Food Chemistry. 2012;134(4):2164-8.
9. Ueda H, Takeuchi A, Wako T. Activation of immune responses in mice by an oral administration of bunching onion (*Allium fistulosum*) mucus. Bioscience, Biotechnology, and Biochemistry. 2013;77(9):1809-13.
10. Sung Y-Y et al. Antiobesity activity of *Allium fistulosum* L. extract by down-regulation of the expression of lipogenic genes in high-fat diet-induced obese mice. Molecular Medicine Reports. 2011;4(3):431-5.
11. Lee YH et al. Welsh onion root (*Allium fistulosum*) restores ovarian functions from letrozole induced-polycystic ovary syndrome. Nutrients. 2018;10(10):1430.
12. Lai W et al. Anti-ischemia steroidal saponins from the seeds of *Allium fistulosum*. Journal of Natural Products. 2010;73(6):1053-7.
13. Aoyama S, Hiraike T, Yamamoto Y. Antioxidant, lipid-lowering and antihypertensive effects of red Welsh onion (*Allium fistulosum*) in spontaneously hypertensive rats. Food Science and Technology Research. 2008;14(1):99-103.

Crédito da imagem:
Ivone Manzali

Centela asiática

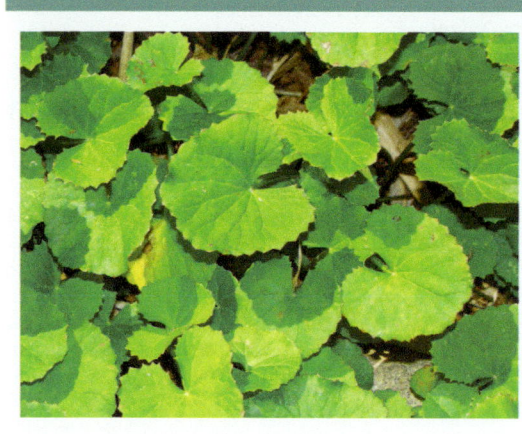

Nome botânico
Centella asiatica (L.) Urban
Sinonímia: *Hydrocotyle asiatica* L.

Nome farmacêutico
Herba Centellae Asiaticae

Família
Apiaceae (Umbelliferae)

Parte utilizada
Planta toda

Propriedades organolépticas
Amargo, picante, doce e refrescante

Outros nomes populares

Centela, dinheiro-em-penca, gotu-kola, cairuçu-asiático, acariçoba.

Origem

Regiões tropicais da Ásia.

Histórico

Historicamente, existem registros do uso pela medicina tradicional chinesa (MTC) há mais de 2.000 anos e pela medicina Ayurveda há mais de 3.000 anos.[1]

Seu nome em sânscrito, *brahmi*, significa consciência ou sabedoria. Várias espécies têm esse nome na Índia por exercerem influência sobre a memória e clarearem o pensamento. Na MTC, é considerada uma espécie com capacidade de promover a longevidade. Costuma ser utilizada associada à prática de meditação, a fim de diminuir a ansiedade e aumentar a clareza mental.[2]

Na década de 1940, foi isolado o primeiro triterpenoide por J. E. Bontems, que o denominou "asiaticosídeo". Estudos posteriores ligaram esse grupo fitoquímico aos efeitos terapêuticos observados no tratamento de pacientes com ulcerações na pele, flebites e gangrenas.[3]

É reconhecida pela OMS, vol. 1 (1999).[4] No Brasil, consta das Farmacopeias Brasileira 4ª edição (1998-1996)[5] e 5ª edição (2010).[6] Além disso, foi incluída na Instrução Normativa (IN) nº 2 (RDC 26/2014)[7] como fitoterápico de registro simplificado.

Principais componentes químicos

Os **triterpenoides** entre 1 e 8%, e seus derivados glicosilados (asiaticosídeo e madecassosídeo ou asiaticosídeo A) e agliconas (ácido asiático e ácido madecássico) são considerados os principais bioativos e marcadores para essa espécie. Outros constituintes presentes são **flavonoides** (quercetina, kaempferol, patuletina, rutina, apigenina, castiliferol), **óleo essencial** (α-terpineno, α-copaene, β-cariofileno, bornil acetato, β-elemeno, β-pineno, germacreno-D, bicicloelemeno e trans-β-farneseno), compostos poliacetilênicos (cadinol, acetoxicentelinol, centelina, centelicina e asiaticina), **ácidos graxos** (ácidos linolênico, linoleico, oleico, palmítico), ácidos fenólicos (ácido rosmarínico, ácido 3,5-di-O-cafeoilquínico, ácido 1,5-di-O-cafeoilquínico, ácido 3,4-di-O-cafeoilquínico, ácido 4,5-di-O-cafeoilquínico, ácido etacrínico, ácido clorogênico e ácido isoclorogênico), **mucilagem e pectina**. As raízes são ricas em **aminoácidos** (glutâmico, serina, alanina, treonina, aspártico, histidina e lisina), **vitaminas** (retinol, tiamina, riboflavina, ácido ascórbico, niacina) e **carotenoides**.[8]

Atividades farmacológicas

Foram demonstradas atividades **cardioprotetoras e antioxidantes** em ratos com cardiomiopatias e insuficiência cardíaca congestiva, e em infartos induzidos no miocárdio.[9,10]

O extrato aquoso de *C. asiatica* demonstrou bons resultados sobre a memória e a aprendizagem. Sugere-se que os efeitos sobre o SNC sejam determinados pelo ácido brahmico, brahminosídeo, ácido isobrahmico e brahmosídeo.[11] Várias atividades promovidas por diferentes extratos da *C. asiatica* são relacionadas com **neuroproteção**, tais como: prevenção da formação da placa amiloide presente na doença de Alzheimer, prevenção da neurotoxicidade da dopamina na doença de Parkinson e diminuição do estresse oxidativo.[12] Outro estudo clínico realizado com extrato hidroalcoólico a 70% revelou **efeitos ansiolíticos**.[13] Uma revisão delineou os processos de transdução de sinal e os mecanismos moleculares de algumas plantas medicinais ayurvédicas utilizadas para o tratamento da demência, entre elas a *C. asiatica*. Sabendo que a disfunção mitocondrial é um processo comum que contribui para a neurodegeneração, e os extratos aquosos de *C. asiatica* possuem atividade antioxidante e podem ajustar a função mitocondrial, há indicações para seu uso na prevenção das doenças neurodegenerativas. Em nível molecular, os derivados asiaticosídeos são capazes de reduzir a morte celular induzida por peróxido de hidrogênio, diminuindo os níveis de radicais livres e inibindo a morte celular neural mediada por beta-amiloide (Aβ) *in vitro*, sugerindo, dessa forma, um papel na prevenção e tratamento da toxicidade de Aβ e doença de Alzheimer.[14]

Durante os anos 1980 foram praticados ensaios clínicos tendo como base a denominada "fração total de triterpenoides da *C. asiatica*", que recebe a abreviação de TECA (*total triterpenic fraction of C. asiatica*) e contém 40% de asiaticosídeo e 60% de agliconas (ácido asiático e ácido madecássico). Atualmente, os principais fitoterápicos comercializados na Europa têm como base o extrato TECA (Madecassol®, Blastoestimulina®, Centellase®) e são usados há mais de 30 anos.[1]

A avaliação clínica em pacientes com **insuficiência venosa crônica** mostrou-se positiva em diversos parâmetros histopatológicos em 80% dos casos, após administração do extrato durante 3 meses. Resultou também em melhora de outros sinais e sintomas, tais como **edema, alterações tróficas cutâneas, cãibras, parestesias e dores nos membros inferiores**. Outra avaliação clínica controlada por placebo revelou o efeito da fração triterpênica da *C. asiatica* no tratamento de microangiopatia e edema em pacientes diabéticos. Estudo com 50 pacientes portadores de microangiopatia diabética demonstrou atividade positiva sobre a **microcirculação** com **diminuição do edema**, além de proteção contra a deterioração da microcirculação associada à microangiopatia diabética.[15,16] Nesse sentido, experimento utilizou ratos com diabetes tipo 2 induzida por estreptozotocina, os quais foram submetidos a tratamentos com diferentes doses de extrato metanólico de *C. asiatica*. O objetivo era analisar o metabolismo da glicose no músculo esquelético desses animais, usando para comparação ratos não diabéticos e o

tratamento com metformina. Os ratos tratados com o extrato tiveram restauração da estrutura e da massa muscular, sugerindo que a *C. asiatica* estimule a síntese de proteína muscular, possivelmente por meio da via de sinalização da insulina. Foram observados aumento da atividade das enzimas glicolíticas e elevação da glicogênese no músculo esquelético, o que pode reduzir o acúmulo de glicose no sangue. O extrato auxiliou ainda na utilização de glicose como fonte de energia primária no músculo, processo que impede o tecido muscular de ser uma fonte alternativa de energia, melhorando os efeitos prejudiciais do diabetes neste tecido. Esse estudo contribui com novas evidências científicas que justificam os usos tradicionais de AC no diabetes melito.[17]

Dois estudos clínicos confirmaram eficácia das frações triterpênicas em estabilizar placas ateromatosas carotídeas e femorais hipoecoicas por meio da modulação da síntese do colágeno. Esse tipo de placa ateromatosa está associado a alto risco de trombose, ruptura e embolização.[18]

Pesquisa clínica com pacientes portadores de **insuficiência venosa leve a moderada,** submetidos a viagens aéreas de longa distância, revelou vantagens significativas sobre o grupo-controle no edema e em distúrbios microcirculatórios.[19]

O asiaticosídeo e derivados têm atividade **cicatrizante** por estimular a síntese de colágeno e a angiogênese, além de contribuir no controle do estresse oxidativo durante o processo inicial da cicatrização.[20]

Indicações e usos principais

- Insuficiência venosa nos membros inferiores e celulite
- Edema dos membros inferiores de origem venosa
- Úlcera trófica venosa
- Microangiopatia diabética
- Microangiopatia hipertensiva venosa
- Microangiopatia dos viajantes de avião
- Síndrome pós-flebítica
- Cicatrizante de feridas
- Aterosclerose
- Melhora na cognição
- Ansiolítico
- Lipodistrofia graus I, II e III.

Uso etnomedicinal

É considerada na MTC antiestagnante, pois "circula" os líquidos. É utilizada no Brasil para ativação da circulação sanguínea e para eliminação de celulites.[21] Na África, é usada no tratamento da

Capítulo 7

hanseníase e da tuberculose cutânea. Na China e na Malásia, é indicada como antialérgico, antitumoral, antidiarreico, diurético, estimulante da circulação.[22]

Posologia

- Pó: 600 mg a 1,8 g/dia
- Extrato seco a 5% de terpenos: 50 a 200 mg/dia
- Extrato seco 5:1: 100 a 300 mg/dia
- Tópico: creme ou gel com tintura até a 10%.

Extratos disponíveis no mercado brasileiro

- Extrato seco de *Centella asiatica* padronizado em 2% de polifenóis
- Extrato seco de *Centella asiatica*.

Contraindicações

Na gravidez.

Precauções

Usar com cuidado na lactação e em hipertensos. Pode provocar irritações na pele e dermatite de contato. A fração saponificável contendo ácido brahmico estaria relacionada com infertilidade por alterações no esperma de humanos e ratos, além de camundongos-fêmeas.[12]

Toxicidade e interações

- Em geral, é bem tolerada nas doses usuais
- Em altas doses pode provocar cefaleia, vertigem, hipotensão e sedação leve
- Um único estudo apontou aumento do colesterol em alguns pacientes, devendo-se usar com cuidado em casos de hipercolesterolemia.

REFERÊNCIAS BIBLIOGRÁFICAS

1. EMA – European Medicines Agency. Disponível em: www.ema.europa.eu/ema.
2. Chopra D, Simon D. O guia Deepak Chopra de ervas. 3. ed. Rio de Janeiro: Campus; 2001.
3. Meulenbeld GJ, Wujastyk D. Studies on Indian medical history. Motilal Banarsidass Publ. 2001.
4. WHO. WHO monographs on selected medicinal plants. vol. 1. Geneva: World Health Organization; 1999.
5. Farmacopeia Brasileira. 4. ed. São Paulo: Atheneu; 1988-1996.
6. Farmacopeia Brasileira. 5. ed. Brasília: Anvisa; 2010.
7. Brasil. Agência Nacional de Vigilância Sanitária. Resolução RDC nº 26, de 13 de maio de 2014, e seu anexo, Instrução Normativa 2/14, dispõe sobre o registro de medicamentos fitoterápicos e o registro e a notificação de produtos tradicionais fitoterápicos; 2014.
8. Zahara K, Bibi Y, Tabassum S. Clinical and therapeutic benefits of *Centella asiatica*. Pure and Applied Biology. 2014;3(4):152.
9. Gnanapragasam A, Ebenezar KK, Sathish V, Govindaraju P, Devaki T. Protective effect of *Centella asiatica* on antioxidant tissue defense system against adriamycin induced cardiomyopathy in rats. Life Sciences. 2004;76(5):585-97.
10. Pragada RR, Veeravalli KK, Chowdary KP, Routhu KV. Cardioprotective activity of *Hydrocotyle asiatica* L. in ischemia-reperfusion induced myocardial infarction in rats. Journal of Ethnopharmacology. 2004;93(1):105-8.
11. Upadhyay SK, Abhijeet S, Bhatia BD, Suhas KK. Evaluation of the efficacy of mentat in children with learning disability. Placebo controlled double-blind clinical trial. Neurosci Today. 2002;4(3):184-8.
12. Orhan IE. *Centella asiatica* (L.) Urban: from traditional medicine to modern medicine with neuroprotective potential. Evidence-Based Complementary and Alternative Medicine. 2012.
13. Jana U et al. A clinical study on the management of generalized anxiety disorder with *Centella asiatica*. Nepal Medical College Journal. 2010;12(1)8-11.
14. Farooqui AA et al. Ayurvedic medicine for the treatment of dementia: mechanistic aspects. Evidence-Based Complementary and Alternative Medicine 2018;2018(12):1-11.
15. Incandela L et al. Treatment of diabetic microangiopathy and edema with total triterpenic fraction of *Centella asiatica*: a prospective, placebo-controlled randomized study. Angiology. 2001;52 (suppl. 2):S27-31.
16. Cesarone MR et al. Evaluation of treatment of diabetic microangiopathy with total triterpenic fraction of *Centella asiatica*: a clinical prospective randomized trial with a microcirculatory model. Angiology. 2001;52(suppl. 2):S49-54.
17. Oyenihi AB et al. Effects of *Centella asiatica* on skeletal muscle structure and key enzymes of glucose and glycogen metabolism in type 2 diabetic rats. Biomedicine & Pharmacotherapy. 2019;112:108715.
18. Incandela L et al. Modification of the echogenicity of femoral plaques after treatment with total triterpenic fraction of *Centella asiatica*: a prospective, randomized, placebo-controlled trial. Angiology. 2001;52(suppl. 2):S69-73.
19. Cesarome MR et al. Flight microangiopathy in medium-to long-distance flights: prevention of edema and microcirculation alterations with total triterpenic fraction of *Centella asiatica*. Angiology. 2001;52(suppl. 2):S33-7.
20. Cañavate RJ. Fitoterapia de la inflamación. Natura Medicatrix. 1995;37(8):80-5.
21. Lorenzi H, Matos FJA. Plantas medicinais no Brasil. Nova Odessa: Instituto Plantarum; 2002.
22. Alonso JR. Tratado de fitomedicina. Buenos Aires: Isis; 1998.

Crédito da imagem:
Ivone Manzali

Chá

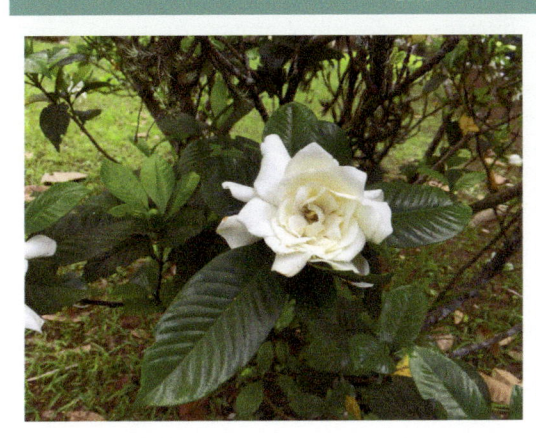

Nome botânico
Camellia sinensis (L.) *Kuntze*
Sinonímia: *Thea sinensis* L.;
Camellia thea Link

Nome farmacêutico
Folium Theae; Folium Cameliae
Sinensis

Família
Theaceae

Parte utilizada
Folhas

Propriedades organolépticas
Tônica, adstringente e amarga

Outros nomes populares

Banchá, Green Tea, chá.

Origem

Ásia e Indonésia.

Histórico

A denominação atual para gênero *Thea* deriva da palavra chinesa latinizada para chá "Te" (Theaceae). O epíteto *sinensis* refere-se à origem da planta que é a China. A denominação *camellia* é uma homenagem ao padre jesuíta George Joseph Kamel (1661-1706), cujo nome latinizado era *Camellus*.[1]

Segundo um mito chinês, o imperador Shen Nong estava sentado meditando sob um arbusto de *C. sinensis* quando algumas folhas caíram sobre uma panela com água a ferver, e assim ele provou da bebida, e passou a ensinar seu preparo. Existem referências ao uso dessa planta desde o século 3 a.C., com alusão às suas propriedades estimulantes. Inicialmente era considerado medicamento pelas propriedades tônicas, utilizando-se as folhas verdes. Por volta do século 1 a.C., a *C. sinensis* tornou-se uma bebida para ser ingerida em diversas ocasiões, sendo incorporada ao hábito diário do povo chinês. O chá-preto foi desenvolvido durante a dinastia Ming, com o objetivo de ser preservado por longos períodos, em função da grande comercialização da *C. sinensis*.[2] O uso dessa bebida foi e é tão prevalente que no Brasil tendemos a chamar todas as infusões de chá.

Os registros históricos indicam que a espécie foi introduzida em nosso país por intermédio de Luiz de Abreu, comerciante e agricultor português, que a ofereceu a D. João VI.[3]

No que se refere ao uso medicinal da *C. sinensis* no Brasil, não há registro em nenhum documento oficial na área de medicamentos. Por outro lado, no Brasil, a *C. sinensis* faz parte da lista de espécies reguladas para "chás" da Anvisa que o definiu como "o produto constituído de uma ou mais partes de espécie(s) vegetal(is) inteira(s), fragmentada(s) ou moída(s), com ou sem fermentação, tostada(s) ou não", constantes de Regulamento Técnico (RT) de Espécies Vegetais para o Preparo de Chás. Ao produto pode ser adicionado aroma e/ou especiaria para conferir aroma e/ou sabor.[4]

Existem cinco tipos principais de chás obtidos conforme o tipo de processamento da matéria-prima:

- Chá-preto: envolve quatro fases de beneficiamento – murchar (na sombra), enrolar, fermentar e secar (no forno ou fogo). As folhas são partidas em pequenas partículas
- Chá oolong: é considerado semifermentado. As folhas são murchadas ao sol, sacudidas em grandes peneiras e espalhadas ao ar para secarem e fermentarem. As folhas são comercializadas inteiras
- Chá-verde: são chás não fermentados. As folhas são passadas pelo calor (vapor d'água) para impossibilitar qualquer processo de fermentação e depois secas
- Chá-branco: os brotos das folhas são colhidos antes de abrirem, postos para murchar ao ar e depois secos, ficando com um aspecto

prateado. Esse é o tipo que contém mais compostos fenólicos

- Chá-vermelho: é preparado pela fermentação completa, e, por longo tempo, das folhas. Durante essa fermentação observa-se a presença do microrganismo *Aspergillus niger*. O processo todo de produção do chá-vermelho exige, no mínimo, 3 anos. É ao longo desse tempo que a bebida adquire a sua cor característica.

Principais componentes químicos

As folhas não fermentadas contêm **proteínas** (15 a 20%), **glicídeos** (5%), **ácido ascórbico**, vitaminas do **complexo B** e **bases púricas**, especialmente **cafeína** (2 a 4%), **polifenóis** (30%): monosídeos de flavonóis e flavonas, catecóis e epicatecóis livres e esterificados pelo ácido gálico e produtos de condensação e **taninos** (10 a 24%).[5]

Após a fermentação, a infusão resultante passa de amarelo pálido (chá-verde) para vermelho-castanho (chá-preto), pela oxidação dos polifenóis, em particular pela formação de benzotropolonas, thearubiginas e theaflavinas. O odor aromático deve-se à presença de compostos voláteis, formados durante as operações de fermentação e secagem: derivados cetônicos, resultantes da degradação de carotenos; hexenal, formado pela oxidação de ácidos graxos insaturados e heterocícliclos diversos, produtos da oxidação e rearranjo estrutural de monoterpenos.[5,6]

Atividades farmacológicas

Várias propriedades farmacológicas têm sido experimentalmente atribuídas ao chá-verde, tais como: **angioprotetora** e **antirradicais livres**, devido aos derivados flavônicos; **antimutagênica** e **antitumoral**, pela presença de substâncias fenólicas; inibidora da absorção intestinal de **colesterol** exógeno. Modula o sistema de recaptação da glicose nos tecidos adiposo e muscular e suprime a expressão e/ou ativação de fatores de transcrição relacionados com a adipogênese.[7] Tanto o chá-verde quanto o chá-preto demonstraram ter ação **antidiabética** tanto na prevenção como no tratamento, sendo apontada a fração polifenol do extrato como o responsável por essa regulação.[8] O infuso em água quente de chá-preto demonstrou ter efeito na **motilidade gastrintestinal**,[9] e poderia aumentar ou diminuir a motilidade gastrintestinal de forma dose-dependente e, portanto, ser usado para tratar diarreia e constipação intestinal. Estudo clínico randomizado simples-cego foi realizado em pacientes de 2 a 12 anos de idade, com critérios aceitáveis para diarreia aguda não bacteriana que foram divididos em 2 grupos. Ao grupo 1 foram administrados tabletes de *C. sinensis* solúvel em água e tratamento de suporte (reidratação oral e xarope de zinco); enquanto ao grupo 2, apenas o tratamento suporte. Após 24 h, a proporção de pacientes com fezes formadas foi maior no grupo de intervenção quando comparado com o grupo-controle, revelando possível efeito antidiarreico da *C. sinensis*.[6] O chá-preto, independentemente do seu teor de cafeína, não induz o refluxo esofágico.[10] São relatados possíveis efeitos das thearubiginas no tratamento de distúrbios digestivos, como doenças inflamatórias intestinais.[6] Ainda na área digestiva, este estudo utilizando o modelo de úlcera gástrica induzida por ácido acético em ratos analisou os mecanismos envolvidos na cicatrização da úlcera pelo extrato hidroalcoólico da *C. sinensis* (GEt), sua fração de acetato de etila (GEAc) e galato de epigalocatequina (EGCG). Após 7 dias de tratamento oral com GEt e GEAc, a avaliação mostrou **redução significativa da área com cicatrização da úlcera gástrica**, que foi acompanhada por aumento do conteúdo de mucina, restauração dos níveis da glutationa reduzida (GSH) e atividade de superóxido dismutase (SOD) e redução dos níveis de hidroperóxidos lipídicos (LOOH) [parâmetros oxidativos] e mieloperoxidase (MPO) [parâmetro inflamatório]. Neste ensaio, o tratamento oral de animais com GEt e GEAc não alterou a secreção de ácido gástrico nem causou sinais de toxicidade. Portanto, o efeito cicatricial se deu por meio da manutenção do conteúdo de mucina e redução da inflamação e do estresse oxidativo.[11]

Atualmente, *C. sinensis* é relacionado à redução do peso corporal, ao alívio da síndrome metabólica, na prevenção do diabetes e das doenças cardiovasculares em modelos animais e humanos. Nestes últimos, a ingesta diária preconizada é de 3 a 4 xícaras, o que corresponde a 600 a 900 mg de catequinas, sendo que o chá-verde é mais eficaz neste aspecto. Podem ser destacados como mecanismos de ação a redução de absorção de lipídios e proteínas no intestino causada pelos constituintes do chá, e a ativação do cAMP pelos polifenóis, músculo esquelético e tecido adiposo.[12]

Por outro lado, trabalhos realizados *in vitro* e estudos pré-clínicos demonstram que o chá-preto atua na inibição de alguns tipos de câncer devido à ação antioxidante exercida pelos seus componentes químicos em múltiplos alvos como

COX-2, 5-LOX, NF-κB, caspases, TNFα, entre outros.[13] Há ainda uma pesquisa realizada em ratos que revelou que uma solução de extrato etanólico de *C. sinensis* contendo 4% de flavonoides capilar foi capaz de aumentar significativamente as taxas de **crescimento do cabelo** em comparação com 2,5% do minoxidil, e isso se daria pela ação dos flavonoides.[14]

Em outra linha de investigação, camundongos hiperuricêmicos foram tratados com *C. sinensis* nas formas de chá-preto e chá-verde, e os resultados revelaram que ambos **reduziram os níveis de ácido úrico**, sendo que o chá-preto atingiu maior nível de eficácia.[15]

Embora estudos em animais tenham demonstrado que a ingestão de catequinas do chá-verde (GTC) promove o aumento da oxidação com consequente aumento da capacidade de resistência atlética durante exercícios aeróbicos, essas observações não puderam, até o momento, ser confirmadas nos seres humanos.[16]

Nos últimos tempos, tem sido atribuída à *C. sinensis* a função de suporte no tratamento da depressão, provavelmente pela ação benéfica do ácido antranílico sobre o humor.[17]

Foi realizada pesquisa clínica duplo-cega que comprovou a eficácia do enxágue bucal com extrato das folhas de *C. sinensis* a 1% de taninos no controle das placas dentárias e gengivites. Outra pesquisa randomizada em que foi comparado extrato das folhas a 0,5% com a clorexidina e fluorido sódico também mostrou benefícios na profilaxia praticamente sem efeitos colaterais.[18,19]

Indicações e usos principais

- Como antioxidante, antimutagênico e anticancerígeno
- Dislipidemias
- Fadiga crônica
- Obesidade
- Antidiarreico (chá-preto, mais rico em taninos).

Uso etnomedicinal

Na medicina tradicional chinesa, o chá-verde é utilizado para o tratamento da asma, angina de peito e doenças vasculares. O chá-preto, como tônico em geral, para gastrenterites e controle da diabetes.

Posologia

- Infusão: colocar 1 colher de chá cheia da planta em 1 xícara de água. Acrescentar água fervente, abafar e deixar descansar por 3 min. Tomar 2 xícaras/dia
- Planta seca: 5 a 10 g/dia
- Extrato seco padronizado (50% de polifenóis): 100 a 600 mg/dia.

Extratos disponíveis no mercado brasileiro

- Extrato seco de *Camellia sinensis* padronizado em 50% de polifenóis
- Extrato seco de *Camellia sinensis* padronizado em 95% de polifenóis.

Contraindicações

- Leve constipação intestinal em consumidores habituais
- Evitar o uso noturno em indivíduos com tendência à insônia
- Uso crônico pode elevar os períodos e duração de convulsões.[20]

Precauções

Extrato aquoso de *C. sinensis* pode prolongar o tempo de coagulação, portanto sua ingestão deve ser evitada por hemofílicos, e em exagero por pacientes que serão submetidos a procedimentos cirúrgicos.[21]

Toxicidade e interações

São citadas diversas possibilidades teóricas de interações com substâncias antiarrítmicas, estimulantes do sistema nervoso central, antipsicóticos, anticoagulantes, hipoglicemiantes, entre outros.[22]

REFERÊNCIAS BIBLIOGRÁFICAS

1. Bretschneider E. History of European botanical discoveries in China. Severus Verlag; 2011.
2. Petrtigren J. O guia do chá. Portugal: Livros e Livros; 1998.
3. Silva DC, Paganini-Costa P. Uma xícara (chá) de química. Revista Virtual de Química. 2011;3(1):27-36.
4. Disponível em: http://portal.anvisa.gov.br/wps/wcm/connect/40512000474583248e6ede3fbc4c6735/informe_45.pdf?MOD=AJPERES. Acesso em: 23/11/2015.
5. Simões MO et al. Farmacognosia, da planta ao medicamento. Porto Alegre: Editora da Universidade UFRGS; 2004.
6. Doustfatemeh S et al. The effect of black tea (Camellia sinensis (L) Kuntze) on pediatrics with acute nonbacterial diarrhea: a randomized controlled trial. Journal of Evidence-Based Complementary & Alternative Medicine. 2017;22(1):114-9.

Capítulo 7

7. Ashida H, Furuyashiki T, Nagayasu H, Bessho H, Sakakibara H, Hashimoto T et al. Antiobesity actions of green tea: possible involvements in modulation of the glucose uptake system and suppression of the adipogenesis-related transcription factors. Biofactors. 2004;22(1-4):135-40.

8. Gomes A, Vedasiromoni JR, Das M, Sharma RM, Ganguly DK. Anti-hyperglycemic effect of black tea (*Camellia sinensis*) in rat. Journal of Ethnopharmacology. 1995;45:223-26.

9. Chaudhuri L, Basu S, Seth P, Chaudhuri T, Besra SE, Vedasiromoni JR et al. Prokinetic effect of black tea on gastrintestinal motility. Life Sciences. 2000;66(9):847-54.

10. Wendl B, Pfeiffer A, Pehl C, Schmidt T, Kaess H. Effect of decaffeination of coffee or tea on gastro-oesophageal reflux. Alimentary Pharmacology and Therapeutics. 1994;8:283-7.

11. Borato DG et al. Healing mechanisms of the hydroalcoholic extract and ethyl acetate fraction of green tea (*Camellia sinensis* (L.) Kuntze) on chronic gastric ulcers. Naunyn-Schmiedeberg's Archives of Pharmacology. 2016;389(3):259-68.

12. Yang CS et al. Mechanisms of body weight reduction and metabolic syndrome alleviation by tea. Molecular Nutrition & Food Research. 2015.

13. Singh BN et al. Black tea: phytochemicals, cancer chemoprevention and clinical studies. Critical Reviews in Food Science and Nutrition. 2015.

14. Noviani V et al. Hair Growth Promoting Activity of Green Tea Leaves (*Camellia sinensis* L.) Ethanolic Extract. Majalah Obat Tradisional. 2019 July;24(2):104-9.

15. Zhu C et al. Comparative effects of green and black tea extracts on lowering serum uric acid in hyperuricemic mice. Pharmaceutical Biology. 2017;55(1):2123-8.

16. Jówko E. Green Tea catechins and sport performance. Antioxidants in Sport Nutrition. 2014:123.

17. Muszyńska B et al. Natural products of relevance in the prevention and supportive treatment of depression. Psychiatria Polska. 2015;49(3):435-53.

18. Radafshar G et al. Effects of green tea (*Camellia sinensis*) mouthwash containing 1% tannin on dental plaque and chronic gingivitis: a double-blinded, randomized, controlled trial. Journal of Investigative and Clinical Dentistry. 2015.

19. Hambire CU et al. Comparing the antiplaque efficacy of 0.5% *Camellia sinensis* extract, 0.05% sodium fluoride, and 0.2% chlorhexidine gluconate mouthwash in children. Journal of International Society of Preventive & Community Dentistry. 2015;5(3):218.

20. Gomes AM et al. Proconvulsive effect of tea (*Camellia sinensis*) in mice. Phytotherapy Research. 1999;13(5):376-9.

21. Adhyapak MS, Kachole MS. Investigation of adverse effects of interactions between herbal drugs and natural blood clotting mechanism. Journal of Thrombosis and Thrombolysis. 2015:1-4.

22. Salvi RM, Heuser ED. Interações: medicamentos × fitoterápicos: em busca de uma prescrição racional. EdiPUCRS; 2008.

Crédito da imagem:
Ivone Manzali

Chambá

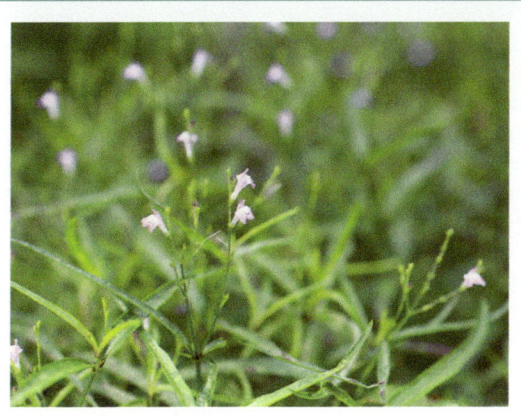

Nome botânico
Justicia pectoralis Jacq.
Sinonímias: *Dianthera pectoralis*
(Jacq.) Murray; *Stethoma pectoralis* (Jacq.) Raf.

Nome farmacêutico
Folium Justicia Pectoralis

Família
Acanthaceae

Parte utilizada
Folhas

Propriedade organoléptica
Aromática

Outros nomes populares

Anador, chachambá, trevo-cumaru, trevo-do-pará.[1] Na região oeste do Pará é conhecida como cumaruzinho, e na Amazônia peruana é chamada de Crespo.[2]

Origem

Brasil.[3]

Histórico

A denominação *pectoralis* refere-se a "peito" em alusão ao amplo uso em distúrbios do aparelho respiratório,[4] e o chá das folhas é tradicionalmente utilizado como broncodilatador e anti-inflamatório.

As folhas desta planta adicionadas à resina de *Virola theiodora* pulverizada têm sido utilizadas por pajés da tribo brasileira Waikás como rapé e consumido em rituais. Este preparado de característica alucinogênica[5] é conhecido por essa etnia como "mashi-hiri".[6] Entretanto, Prance (1972) acredita que o uso da *J. pectoralis* no rapé tenha apenas a finalidade de fornecer "aroma". Tal especulação é baseada em estudos que não identificaram constituintes ativos que atuem sobre o SNC, ao contrário da resina do gênero *Virola*.[7]

Apesar do amplo uso popular, é uma espécie que não consta em nenhuma das edições da Farmacopeia Brasileira. Entretanto, diante do amplo uso no SUS, houve a inclusão no Formulário de Fitoterápicos da Farmacopeia Brasileira (FFFB).[8]

Principais componentes químicos

Há uma grande diversidade de classes químicas encontradas nas espécies do gênero *Justicia*, principalmente alcaloides, ligninas, flavonoides e terpenoides.[9] O principal grupo fitoquímico descrito para a *J. pectoralis* contém a cumarina (1,2-benzopirona) e a 7-hidroxicumarina (umbelliferona), mas também estão presentes em quantidades menores ácido cumárico acetilado, ácido melilótico acetilado e β-sitosterol, flavonoides, saponinas, taninos, antraquinonas, ácidos graxos e terpenoides.[10,11]

Atividades farmacológicas

J. pectoralis é amplamente empregada em associações de plantas no tratamento de diversas doenças. Ensaios farmacológicos mostram **atividade antibacteriana** frente a *E. coli*, *E. faecalis* e *S. epidermidis*, bem como redução no crescimento da larva de *Aedes aegypti*. Dentre as espécies de *Justicia* avaliadas, a *J. pectoralis* apresentou maior atividade larvicida. Além disso, os extratos de *J. pectoralis* demonstraram efeitos estrogênicos, progestogênicos e anti-inflamatórios, o que explica sua utilização na menopausa e em terapias hormonais para a menopausa.[9]

A umbeliferona (grupo das cumarinas), isolada do extrato hidroalcoólico da *J. pectoralis*, mostrou atividades anti-inflamatória, antinociceptiva, broncodilatadora, estrogênica e progestogênica. Outros estudos ratificam essas atividades ao evidenciar, em modelos *in vitro*, que os extratos de *J. pectoralis* agem como agonistas dos receptores estrogênico e progestogênico, assim como apresenta atividade anti-inflamatória. Tal efeito foi mostrado pela inibição da COX-2 *in vitro*.[10,12]

Em um experimento, anéis traqueais isolados de ratos foram expostos ao cloreto de potássio (KCl) ou carbacol como agentes contráteis, e desafiados a antígeno ovalbumina e solução salina, o que desencadeou contrações de maior magnitude e hiper responsividade. Ao serem submetidos à administração de extrato hidroalcóolico de *J. pectoralis* contendo cumarina 1,49 mg/mℓ e umbeliferona 0,17 mg/mℓ, observaram-se propriedades antiasmáticas nesse modelo experimental. Os resultados demonstraram que esse extrato possui propriedades farmacológicas potenciais para ser útil em condições fisiopatológicas envolvidas com o desenvolvimento do fenótipo hiper-reativo da asma, provavelmente em razão das suas ações anti-inflamatórias.[11]

Indicações e usos principais

- Expectorante
- Tosse
- Analgésico em dores de cabeça.

Uso etnomedicinal

Há registro de uso da *J. pectoralis* no Equador para dor menstrual, em resfriados e tosse, e como diurético, sendo utilizadas as folhas frescas, retiradas de plantas adultas, como infusão aquosa.[13] No Suriname, é usada para asma (toda a planta); em crianças, dá-se banho com a decocção da planta, podendo ser adicionado *Myrciaria floribunda*, *Eugenia* sp. ou folhas secas de *Musa* sp.[14]

Na Amazônia, suas folhas e sementes são utilizadas com ação antidiabética, relaxante do músculo liso em doenças respiratórias, contra doenças da próstata, antibacteriana, sedativo.[15] A infusão das flores é utilizada para dores de cabeça.

Em Trindade e Tobago, as folhas são administradas para problemas da próstata,[16] e na Martinica são esmagadas e aplicadas na pele para rachaduras e machucados; a decocção é indicada por via oral, para dor torácica e reumatismo; a tintura é aplicada em uso tópico para "pé de atleta" e ferimentos,[17] do mesmo modo que na Guatemala, sendo a infusão usada oralmente para flatulência.[18]

Em Cuba, *J. pectoralis* é empregada em diversas misturas de plantas, tais como as partes aéreas de: 1. *Gossypium arboreum* e *Vitex agnus-castus J. pectoralis* na forma de decocção administrada por via oral no tratamento das secreções pulmonares; 2. *Ocimum tenuiflorum* e *Origanum majorana* na forma de decocção para uso oral no tratamento do diabetes; e 3. *Ocimum basilicum* e *Stachytarpheta jamaicensis* na forma de decocção para uso oral no tratamento de erupção alérgica;[19] as folhas, na forma de xarope para asma, bronquite, expectorante e tosse. Em Belize, é utilizada na epilepsia.[20]

No Nordeste do Brasil, as folhas de *J. pectoralis* são indicadas para tosse, gripe, pneumonia, asma, dores e febre.[21]

Posologia

Partes aéreas secas em infusão: 5 g para 150 mℓ, 3 vezes/dia.

Extratos disponíveis no mercado brasileiro

Não há extratos disponíveis no mercado brasileiro.

Contraindicações

Sem referências.

Precauções

Sem referências.

Toxicidade e interações

Pacientes em uso de anticoagulantes pela presença de cumarina.

REFERÊNCIAS BIBLIOGRÁFICAS

1. Lorenzi H, Matos FJA. Plantas medicinais no Brasil. 2. ed. Instituto Plantarum; 2008.
2. Sanz-Biset JC. Plant use in the medicinal practices known as "strict diets" in Chazuta valley (Peruvian Amazon). Journal of Ethnopharmacology. 1 set 2011;137(1):271-88.
3. Reflora – plantas do Brasil: resgate histórico e herbário virtual para o conhecimento e conservação da flora brasileira. Disponível em: www.reflora.jbrj.gov.br.
4. Quattrocchi U. CRC World dictionary of medicinal and poisonous plants: common names, scientific names, eponyms, synonyms, and etymology (5 volume Set). CRC Press; 2012.
5. Schultes RE. The plant kingdom and hallucinogens (part II). Disponível em: www.unodc.org/unodc/en/data-and-analysis/bulletin/bulletin_1969-01 a 01_4_page004.html.
6. Smet PAGM. A multidisciplinary overview of intoxicating snuff rituals in the western hemisphere. Journal of Ethnopharmacology. mar 1985;13(1):3-49.
7. Schultes RE. De plantis toxicariis e mundo novo tropicale commentationes XXXVI. *Justicia*

(Acanthaceae) as a source of an hallucinogenic snuff. Economic Botany. 1990;44(1):61-70.

8. Brasil. Ministério da Saúde. Agência Nacional de Vigilância Sanitária (Anvisa). RDC nº 60, de 10 de novembro de 2011. Aprova o Formulário de Fitoterápicos da Farmacopeia Brasileira, 1ª edição e dá outras providências. Brasília: Diário Oficial; 11 nov. 2011.

9. Corrêa GM, Alcântara AFDC. Chemical constituents and biological activities of species of *Justicia*: a review. Revista Brasileira de Farmacognosia. 2012;22(1):220-38.

10. Leal LKAM et al. Antinociceptive, anti-inflammatory and bronchodilator activities of Brazilian medicinal plants containing coumarin: a comparative study. Journal of Ethnopharmacology. 2000;70(2):151-9.

11. Moura CTM et al. Inhibitory effects of a standardized extract of *Justicia pectoralis* in an experimental rat model of airway hyper-responsiveness. Journal of Pharmacy and Pharmacology. 2017;69(6):722-32.

12. Locklear TD et al. Estrogenic and progestagenic effects of extracts of *Justicia pectoralis* Jacq., an herbal medicine from Costa Rica used for the treatment of menopause and PMS. Maturitas. jul. 2010;66(3):315-22.

13. Tene V, Malagon O, Finzi PV, Vidari G, Armijos C, Zaragoza T. An ethnobotanical survey of medicinal plants used in Loja and Zamora-Chinchipe, Ecuador. Journal of Ethnopharmacology. 2007;111(1):63-81.

14. Ruysschaert S et al. Bathe the baby to make it strong and healthy: Plant use and child care among Saramaccan Maroons in Suriname. Journal of Ethnopharmacology. 12 jan. 2009;121(1):148-70.

15. Oliveira SGD et al. An ethnomedicinal survey on phytotherapy with professionals and patients from Basic Care Units in the Brazilian Unified Health System. Journal of Ethnopharmacology. 27 mar. 2012;140(2):428-37.

16. Lans C. Ethnomedicines used in Trinidad and Tobago for reproductive problems. Journal of Ethnobiology and Ethnomedicine. 2007.

17. Svetaz L. Value of the ethnomedical information for the discovery of plants with antifungal properties. A survey among seven Latin American countries. Journal of Ethnopharmacology. 8 jan. 2010;127(1):137-58.

18. Longuefosse J-L, Nossin E. Medical ethnobotany survey in Martinique. Journal of Ethnopharmacology. set 1996;53(3):117-42.

19. Cano JH, Volpato G. Herbal mixtures in the traditional medicine of Eastern Cuba. Journal of Ethnopharmacology. fev 2004;90(2-3):293-316.

20. Awad R et al. Ethnopharmacology of Q'eqchi' Maya antiepileptic and anxiolytic plants: Effects on the GABAergic system. Journal of Ethnopharmacology. 7 set 2009;125(2):257-64.

21. Albuquerque UP et al. Medicinal and magic plants from a public market in northeastern Brazil. Journal of Ethnopharmacology. 1 mar 2007;110(1):76-91.

Crédito da imagem:
Ivone Manzali

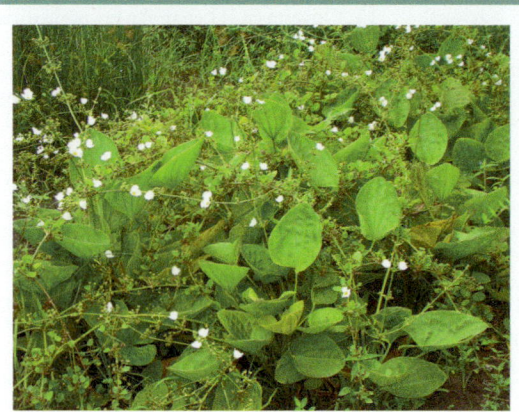

Chapéu-de-couro

Nome botânico
Echinodorus grandiflorus (Cham. & Schltr.) Micheli;
Echinodorus macrophyllus (Kunth) Micheli[a]

Nome farmacêutico
Folium Echinodorus

Família
Alismataceae

Parte utilizada
Folha

Propriedades organolépticas
Amarga e refrescante

Outros nomes populares

Erva-do-brejo, erva-do-pântano, chá-mineiro, chá-do-brejo, chá-do-pobre, aguapé, chá-de-campanha, congonha-do-brejo, erva-de-bugre.

Origem

Américas.

Histórico

Os nomes *grandiflorus* e *macrophyllus* significam "com flores grandes" e "com folhas grandes", respectivamente. Enquanto *Echinodorus* deriva do grego *echius* (casca áspera, rugosa) e *dorus* (garrafa de vinho), em alusão aos ovários que contêm estilos persistentes.

O *E. grandiflorus* e algumas espécies afins entram na composição de um chá mineiro, que era preparado por curandeiros e ervanários no interior de Minas Gerais, conhecido como o "infalível". Este chá, composto de espécies com ação depurativa, tônica e diurética, era indicado para artrite, reumatismo, sífilis, moléstias de pele e fígado e arteriosclerose.[1] Alguns grupos indígenas do sul do Brasil, como os Kaingang, os Guarani e os Xokleng, fazem uso desta planta (*sãmpe-ger*) como depurativo do sangue, diurético e cicatrizante.[2]

Há um refrigerante popular em Minas Gerais chamado Mate-Couro, que tem como

ingredientes o *E. grandiflorus* e a erva-mate (*Ilex* sp.). Outro refrigerante conhecido como "Mineirinho", atualmente fabricado no estado do Rio de Janeiro, também tem em sua composição os extratos de chapéu-de-couro e guaraná. As espécies *E. macrophyllus* e *E. grandiflorus* são plantas que se desenvolvem preferencialmente em áreas alagadas de Minas Gerais e São Paulo.

Principais componentes químicos

Contém **ácidos fenólicos** (ácidos ferúlico, cafeico e isoferúlico), **ácidos graxos** (ácido linolênico, ácido dodecanoico), **alcaloides** (echinofilinas A, B, C, D, E e F), **diterpenoides** (echinodol, ácido echinólico, fitol, chapecoderinas A, B e C, echinodolídeos A e B, solidagolactona-I), **esteróis**, **flavonoides** (isoorientina, isovitexina, vitexina), **terpenoides** (di-hidroedulano, transcariofileno, α-humuleno), **óleo essencial** (óxido de cariofileno, dilapiol, 2-tridecanona).

Atividades farmacológicas

Estudos farmacológicos experimentais foram conduzidos na tentativa de certificar propriedades medicinais de *E. macrophyllus*, tendo como base o amplo uso popular e a confirmação de que espécies da família apresentam constituintes com importantes atividades farmacológicas sobre o aparelho cardiovascular.[3]

Foram realizados estudos para avaliar uma possível atividade dos extratos de *E. macrophyllus* sobre o aparelho cardiovascular. Eles apresentaram um efeito **hipotensivo** que era comparável às drogas de referências atualmente usadas para

---

[a] A espécie *Echinodorus macrophyllus* (Kunth) Micheli ocorre especialmente nas regiões Norte (Rondonia e Roraima), Nordeste (Bahia), Sudeste (Minas Gerais e Rio de Janeiro) e Sul (Paraná e Santa Catarina). No Rio Grande do Sul predomina a espécie *E. grandiflorus*.

tratar a hipertensão arterial. A ação da planta tem relação com a produção de óxido nítrico e receptores do PAF (*platelet-activating factor*), sugerindo que ela não envolva a síntese de prostaglandinas vasodilatadoras ou a ativação de canais de cálcio. Esses efeitos foram observados em modelos experimentais de aorta e de circulação renal, assim como na administração oral em animais de experimentação.[4,5]

Investigações mostraram poder **anti-inflamatório** e **imunossupressor** para os extratos de *E. macrophyllus*, que revelaram a capacidade em **reduzir edemas** induzidos em animais, inibir a produção de anticorpos pelas células B, diminuir a hipersensibilidade mediada por células T, reduzir a infiltração leucocitária no tecido, a produção de óxido nítrico e extravasamento capilar. Apresentou também **atividade analgésica**.[6,8] Um estudo avaliou a eficácia do extrato etanólico das folhas em modelos inflamatórios agudos e subagudos em ratos. Os resultados demonstram significativa redução do edema de pata induzido, do volume do exsudato e da migração de leucócitos na pleurisia induzida, e no edema de orelha induzido por aplicação tópica de *croton-oil*.[9]

A fração solúvel em etanol obtida das folhas de *E. grandiflorus* (ES-EG) pode produzir significativa **atividade diurética**[6,7] prolongada acompanhada de efeitos **hipotensores e anti-hipertensivos**. Os mecanismos envolvidos nesta atividade foram investigados criticamente e sugerem a participação direta de bradicinina B 2 e receptores muscarínicos na libertação de óxido nítrico e prostaglandinas. Além disso, o tratamento oral com o ES-EG induz efeitos semelhantes à hidroclorotiazida com a vantagem de não induzir uma perda significativa de bicarbonato na urina.[10]

Pesquisa realizada com camundongos machos tratados por via oral com óleo essencial da *E. macrophyllus* revelou melhora de até 65% das contorções (**efeito antinociceptivo**) induzidas por ácido acético em relação ao grupo-controle.[11] Dentre as principais substâncias presentes no óleo essencial, o óxido de cariofileno é descrito na literatura por suas atividades anti-inflamatória, analgésica e antiúlcera.

Pesquisa em ratos mostrou que o extrato bruto de *E. macrophyllus* apresenta **ação nefroprotetora** nas lesões renais agudas provocadas pela administração de gentamicina, e não foram observadas alterações morfológicas renais quando o extrato foi administrado concomitantemente à gentamicina.[12]

Finalmente, outras investigações mostraram atividade **antimicrobiana** e **tripanomicida**.[6]

Indicações e usos principais

- Anti-inflamatório para doenças reumáticas, artralgias, em especial a gota
- Diurético, vasodilatador e redutor do colesterol para prevenção da aterosclerose e hipertensão arterial
- Antisséptico do trato urinário (uso tradicional) e anti-inflamatório para doenças renais e das vias urinárias (cistites, edemas, auxiliar nas infecções urinárias).

Uso etnomedicinal

As folhas são usadas como diurético e depurativo. O rizoma é utilizado na forma de cataplasma para hérnias.[13] Há relato de uso como cicatrizante e para reumatismo, entre alguns grupos indígenas do sul do Brasil.

Posologia

- Decocção: cozinhar por 5 min 1 colher de sobremesa de folhas picadas em 1 xícara de chá de água. Cobrir, deixar descansar por 10 min, coar e tomar 2 xícaras/dia. Nas lesões dermatológicas, deve ser administrado por via oral
- Tintura: 10 a 50 mℓ/dia
- Infusão: 1 g de folhas secas para 150 mℓ de água. Tomar 3 vezes/dia.

Extratos disponíveis no mercado brasileiro

Sem referências.

Contraindicações

- Em pacientes hipotensos, sem que haja reposição de fluidos
- Nos corrimentos crônicos, diarreia, espermatorreia e impotência
- Em pacientes portadores de insuficiência renal.

Precauções

Diarreia com o uso crônico ou doses excessivas.

Toxicidade e interações

Estudos preliminares sobre a possível toxicidade dos extratos de *E. macrophyllus* não demonstram efeitos genotóxicos ou qualquer alteração nos parâmetros bioquímicos e hematológicos, assim como na análise histopatológica, cuja dose avaliada foi a recomendada para uso terapêutico em humanos.[14]

REFERÊNCIAS BIBLIOGRÁFICAS

1. Corrêa MP. Dicionário das plantas úteis do Brasil. 1. ed. vol. 2. Rio de Janeiro: Imprensa Nacional; 1926-78.
2. Marquesini NR. Plantas usadas como medicinais pelos índios do Paraná e Santa Catarina, sul do Brasil. Tese. Curitiba: Universidade Federal do Paraná; 1995.
3. Yamahara J, Kobayashi G, Iwamoto M, Matsuda H, Fujimura H. The effect of alismol isolated from alismatis rhizoma on experimental hypertensive models in rats. Phytotherapy Research. 1989;3:57-60.
4. Lessa MA, Araújo CV, Kaplan MA et al. Antihypertensive effects of crude extracts from leaves of *Echinodorus grandiflorus*. Fundamental & Clinical Pharmacology. 2008;22(2):161-8.
5. Tibiriçá E, Almeida A, Caillleaux S et al. Pharmacological mechanisms involved in the vasodilator effects of extracts from *Echinodorus grandiflorus*. Journal of Ethnopharmacology. 2007;111:50-5.
6. Amaral ACF, Simões EV, Ferreira JLP. Coletânea científica de plantas de uso medicinal. Rio de Janeiro: Fiocruz; 2005.
7. Cardoso GLC, Pereira NA, Lainetti R. Avaliação das atividades antinociceptiva, anti-inflamatória e diurética de chapéu-de-couro (*Echinodorus grandiflorus* [Cham. E Schl.] Mitch., Alismataceae). Revista Brasileira de Farmácia. 2003;84:5-7.
8. Pinto AC, Rego GCG, Siqueira AM et al. Immunosuppressive effects of *Echinodorus macrophyllus* aqueous extract. Journal of Ethnopharmacology. 2007;111:435-9.
9. Tanus-Rangel E et al. Topical and systemic anti-inflammatory effects of *Echinodorus macrophyllus* (Kunth) Micheli (Alismataceae). Journal of Medicinal Food. 2010;13(5):1161-6.
10. Prando TB et al. Involvement of bradykinin B2 and muscarinic receptors in the prolonged diuretic and antihypertensive properties of *Echinodorus grandiflorus* (Cham. & Schltdl.) Micheli. Phytomedicine. 2016;23(11):1249-58.
11. Coelho MGP et al. Atividade antinociceptiva do óleo essencial de *Echinodorus macrophyllus* (Kunth.) Micheli (Alismataceae). Revista Fitos Eletrônica. 2013;7(4).
12. Portella VG et al. Nephroprotective effect of *Echinodorus macrophyllus* Micheli on gentamicin-induced nephrotoxicity in rats. Nephron Extra. 2012;2(1):177-83.
13. Lorenzi H, Matos FJA. Plantas medicinais no Brasil. 2. ed. Nova Odessa: Instituto Plantarum; 2008.
14. Lopes LC, Albano F et al. Toxicological evaluation by in vitro and in vivo assays of an aqueous extract prepared from *Echinodorus macrophyllus* leaves. Toxicology Letters. 2000;116:189-98.

Crédito da imagem:
Ivone Manzali

Cimicífuga

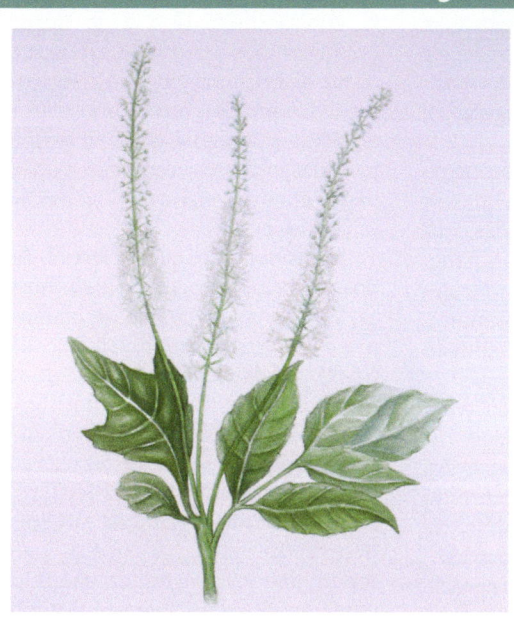

Nome botânico
Actaea racemosa L.
Sinonímia: *Cimicifuga racemosa* (L.) Nutt.

Nome farmacêutico
Rizoma Cimicifugae

Família
Ranunculaceae

Parte utilizada
Rizoma

Propriedades organolépticas
Adocicada, picante, levemente amarga e refrescante

Outros nomes populares

Acteia racemosa, *black cohosh*.

Origem

América do Norte e Canadá.

Histórico

A denominação "Cimicifuga" provém do latim *cimicis* e *fugio*, que significa "insetos em fuga", em virtude da crença de que o aroma repelia os insetos; o epíteto *racemosa* refere-se a flores em "cacho". Foi descrita pela primeira vez pelo botânico Plukenet, em 1696, e posteriormente, no século 18, por Lineu.[1]

O nome *black cohosh* em inglês decorre do aspecto de sua raiz e rizoma, que são escuros e duros. Os nativos norte-americanos a empregavam, na forma de cataplasma, para tratar picadas de cobra e no trabalho de parto. Em 1828, foi incorporada na prática médica, sendo uma das preferidas pela Escola Fisiomédica de Turner. Em 1860, foi introduzida na Europa. Na Alemanha, esta espécie vem sendo utilizada desde 1950 para tratar sintomas da menopausa.[2,3]

Principais componentes químicos

Os constituintes mais importantes da *A. racemosa* são os **glicosídeos triterpênicos** (acteína,

deoxiacetilacteol, 27-deoxiacteína, racemosídeo, cimicifugosídeo, cimigenol). Além disso, contém **alcaloides quinolizidínicos** (citisina e N-metilcitisina), **flavonoides, óleo essencial, ácidos orgânicos e fenólicos** (acético, butírico, fórmico, isoferúlico, salicílico, ácido cimicifúgico A, ácido cimicifúgico B, ácido cimicifúgico G, cimicifenol, cimicifenona, cimiracemato A, cimiracemato B, cimiracemato C, cimiracemato D e ácido fucinólico), **ácidos graxos** (oleico, palmítico), **taninos** e 15 a 20% de **resina** (cimicifugina). Ao contrário de matérias publicadas, essa espécie **não** contém formononetina, kaempferol nem genisteína.[4]

Atividades farmacológicas

Durante a menopausa ocorrem redução na produção de estrógenos e incremento na secreção de hormônio luteinizante (LH) e foliculoestimulante (FSH). Essas alterações hormonais são as responsáveis pelos **fogachos** (em função dos picos de liberação de LH), **insônia** e **depressão**. Por isso, buscam-se ativos que interfiram nesse processo para reduzir esses efeitos. A supressão dos efeitos mediados pelo LH é proposta como o mecanismo de ação da *A. racemosa*. No entanto, estudos sugerem que os mecanismos não são idênticos aos estrógenos, uma vez que efeitos agonistas e antagonistas dos receptores estrogênicos indicam falta de seletividade para os constituintes da *A. racemosa*. Além disso, pesquisa sugere que a atividade serotoninérgica pode ser importante, considerando que esse neurotransmissor está envolvido com a termorregulação, **melhorando os fogachos**.[5-7]

Em estudo randomizado duplo-cego, controlado com placebo, em 180 mulheres com queixas relacionadas ao período climatérico tratadas com extrato etanólico de *A. racemosa* Ze 450 (6,5 mg, 13 mg e placebo) demonstrou alívio significativo dose-dependente nos parâmetros vasomotor, psicológico e somático, **melhorando a qualidade de vida**.[8]

Avaliação realizada com a deoxiacteína [27-(23-epi-26-deoxiacteína)] isolada da *A. racemosa* revelou **efeitos positivos sobre a estrutura óssea** por promover estímulo do crescimento do osteócito, da atividade da fosfatase alcalina, do colágeno e da mineralização das células ósseas.[9]

Na década de 1960, foram realizados aproximadamente 30 estudos clínicos, em que se administraram extratos de *A. racemosa* em pacientes menopáusicas e pré-menopáusicas, além de jovens com distúrbios hormonais. Nesses estudos foram observados resultados satisfatórios para os casos de **oligomenorreia, dismenorreia, síndrome pré-menstrual (TPM), sintomas neurovegetativos associados a metrorragias** e **estados depressivos**. Posteriormente, outros trabalhos assinalaram que a *A. racemosa* tem compostos ativos com ações sinérgicas capazes de reduzir os níveis séricos de LH e ligar-se aos receptores de estrogênio, indicando que a acteína e o cimicifugosídeo seriam responsáveis pela redução de LH. Há também evidências indiretas que sugerem a possibilidade de uma atividade central mediada pelos receptores dopaminérgicos (D2). Nesse contexto, a principal indicação da *A. racemosa* é para o alívio dos **sintomas da menopausa**.[10,11]

Algumas pesquisas sugerem que os efeitos da *A. racemosa* estão mais associados à atividade dopaminérgica/serotoninérgica que à estrogênica. Entretanto, mais estudos são necessários para elucidar seus mecanismos de ação e avaliar as características farmacocinéticas do seu extrato.[12,13]

Estudos de acoplamento molecular sugerem que componentes da fração triterpenoide de *A. racemosa* são improváveis agentes de ligação ao receptor de estrogênio, e que qualquer atividade estrogênica do extrato de *A. racemosa* é provavelmente devida a componentes fenólicos, como ácido cimicifúgico A, ácido cimicifúgico B, ácido cimicifúgico G, cimicifenol, cimicifenona, cimiracemato A, cimiracemato B, cimiracemato C, cimiracemato D e ácido fucinólico. Outras pesquisas mostraram que extratos de rizoma de *A. racemosa* interagem com o receptor de serotonina (μ-opioide), bem como com os receptores do ácido γ-aminobutírico tipo A (GABA$_A$). A modulação desses receptores poderia contribuir para alguns dos efeitos biológicos dos extratos de *A. racemosa*.[14]

Considerando que a **secura da boca** é um dos sintomas associados à síndrome climatérica, buscou-se comparar os efeitos do estrogênio e do extrato isopropanólico de *A. racemosa* (iAR) na glândula sublingual de ratos ovariectomizados. Os resultados mostram que tanto o estradiol quanto o iAR podem inibir os danos estruturais subcelulares e regular a expressão da caspase-3 causada pela ovariectomia, conferindo **efeito protetor à glândula sublingual** de ratos ovariectomizados. No entanto, seus efeitos não foram idênticos, sugerindo que os dois fármacos atuam em localização específica e têm mecanismos de ação diferentes.[15]

Em estudo clínico para investigar o extrato da *A. racemosa* (Remifemin®) na prevenção da MPS (síndrome da menopausa) induzida por LHRH-a em pacientes com câncer de mama, o extrato mostrou reduzir a ocorrência de MPS e não aumentar E2 (estradiol) no sangue periférico. Além disso, o efeito colateral do extrato foi considerado leve e aceitável. No entanto, são necessárias mais pesquisas para confirmar se o extrato pode ser usado a longo prazo para o tratamento da MPS.[16]

Pesquisas *in vitro* e *in vivo* em ratos têm sido direcionadas para **possível ação antidiabética** no diabetes tipo 2 do extrato etanólico de *A. racemosa* Ze 450 por efeitos na redução da glicose plasmática e aumento do metabolismo da glicose.[17]

Indicações e usos principais

- Síndrome climatérica, especialmente para alívio dos fogachos e para aumento da massa óssea
- Indicada em pacientes que têm contraindicação da reposição hormonal convencional
- TPM e dismenorreia.

Uso etnomedicinal

Nativos norte-americanos utilizam a *A. racemosa* no tratamento de indisposição, problemas renais, malária, amigdalites, cólicas menstruais e no trabalho de parto. O infuso das raízes era utilizado pelos nativos americanos Cherokee para estimular a menstruação, no reumatismo, tosse e resfriado.[14]

Na Europa, a planta foi empregada no tratamento de bronquite, reumatismo, mialgia, nevralgia e alterações menstruais. Na medicina tradicional chinesa, o rizoma de várias espécies do gênero *Actaea* foi utilizado por seus efeitos anti-inflamatório, analgésico e antipirético.[18,19]

Posologia

- Extrato fluido 1:1 (álcool 90%): 0,3 a 2 mℓ/dia
- Tintura 1:10 (40 a 60% álcool): 2 a 4 mℓ/dia
- Extrato seco padronizado (2,5% de triterpenoides): 40 a 320 mg/dia
- Rizoma seco: 0,5 a 1 g 3 vezes/dia.

Extratos disponíveis no mercado brasileiro

Extrato seco de *A. racemosa* padronizado no mínimo de 2,5% de triterpenos.

Contraindicações

Contraindicada na gestação e na lactação.

Precauções

Doses excessivas levam a náuseas, vômitos, vertigem, bradisfigmia, transtornos nervosos e visuais.

A Anvisa divulga um alerta sobre a relação do uso da cimicífuga e possíveis deficiências hepáticas. A EMA (European Medicines Agency) refere a possibilidade de hepatotoxicidade e promoção de metástases em pacientes portadores de tumores.[20,21]

Trabalho de revisão de literatura e acompanhamento de 107 pacientes realizado na Itália, após alerta da EMA de possível hepatotoxicidade causada pela ingestão de *A. racemosa*, mostra que nestes casos não surgiram sinais clínicos e laboratoriais de alterações hepáticas, indicando que se trata de uma droga que até o presente momento não apresenta potencial hepatotóxico. Em outra avaliação realizada sobre casos publicados, as possíveis alterações são atribuídas à qualidade do produto administrado, à presença de impurezas e a adulterações.[22,23]

Toxicidade e interações

Há interação com ciclosporina ou azatioprina, que promove a antagonização do efeito de imunossupressão, e pode levar à rejeição de órgãos ou tecidos em pacientes transplantados. Outra possibilidade de interação descrita em pesquisa realizada *in vitro* está relacionada com diminuição da eficácia do tamoxifeno com o uso simultâneo de *A. racemosa*.[24]

Deve-se ter cautela com a associação de agentes hipotensores como betabloqueadores e bloqueadores dos canais de cálcio.

Animais tratados com extrato de *A. racemosa* na dose de > 500 μg/kg tiveram esteatose microvesicular no fígado.[25]

REFERÊNCIAS BIBLIOGRÁFICAS

1. Morgan M. Botanical Latin: The poetry of herb names. Disponível em: www.mediherb.com/pdf/6089_US.pdf. Acesso em: 12/10/2015.
2. Alonso JR. Tratado de Fitomedicina: bases clínicas y farmacológicas. Buenos Aires: Isis; 1998.
3. Wendell LC. Black cohosh. Disponível em: www.uspharmacist.com/oldformat.asp?url=newlook/files/Alte/black.cfm&pub_id=8&article_id=416-15k. Acesso em: 27/01/2009.
4. Borrelli F, Ernst E. Black cohosh (*Cimicifuga racemosa*) for menopausal symptoms: a systematic review of its efficacy. Pharmacological Research. 2008;58(1):8-14.
5. Blumenthal M, Busse WR, Goldberg A, Gruenwald J, Hall T, Riggins CW et al. (eds.). The Complete German Commission E Monographs – Therapeutic guide to herbal medicines. Austin: American Botanical Council; 1998.
6. American Botanical Council. Black cohosh – *Actaea racemosa* L. (syn. *Cimicifuga racemosa* [L.] Nutt.) Clinical overview. Excerpted from The ABC Clinical Guide to Herbs. 2002.
7. Powell SL et al. In vitro serotonergic activity of black cohosh and identification of N-methylserotonin as a potential active constituent. Journal of Agricultural and Food Chemistry. 2008;56:11718-26.
8. Schellenberg R et al. Dose-dependent effects of the *Cimicifuga racemosa* extract Ze 450 in the treatment of climacteric complaints: a randomized, placebo-controlled study. Evidence-Based Complementary and Alternative Medicine. 2012.
9. Choi EM. Deoxyactein stimulates osteoblast function and inhibits bone-resorbing mediators in MC3T3-E1 cells. Journal of Applied Toxicology. 2013;33(3):190-5.
10. WHO. WHO monographs on selected medicinal plants. vol. 2. Geneva: World Health Organization; 2002.
11. Foster S. Black cohosh: a literature review. Herbalgram. 1999;45:35-49.
12. Borrelli F et al. Pharmacological effects of *Cimicifuga racemosa*. Life Sciences. 2003;73:1215-29.
13. Winterhoff H et al. *Cimicifuga* extract BNO 1055: reduction of hot flushes and hints on antidepressant activity. Maturitas. 2003;44(1):S51-S58.

14. Setzer WN. The Phytochemistry of Cherokee Aromatic Medicinal Plants. Medicines. 2018;5:121.

15. Da Y-M et al. Does *Cimicifuga racemosa* have the effects like estrogen on the sublingual gland in ovariectomized rats? Biological Research. 2017;50.11.10.1186/s40659-017-0115-x.

16. Wang C et al. Effect of *Cimicifuga racemosa* on menopausal syndrome caused by LHRH-a in breast cancer. Journal of Ethnopharmacology. 2019 Jun 28;238:111840.

17. Moser C et al. Antidiabetic effects of the *Cimicifuga racemosa* extract Ze 450 in vitro and in vivo in ob/ob mice. Phytomedicine. 2014;21(11):1382-9.

18. Winterhoff H et al. *Cimicifuga extract* BNO 1055: reduction of hot flushes and hints on antidepressant activity. Maturitas. 2003;44(1):S51-S58.

19. Lima SMRR. Fitomedicamentos na prática ginecológica e obstétrica. São Paulo: Atheneu; 2006.

20. Anvisa. Divulgação de alerta sobre o uso da Cimicifuga e sua relação com deficiências hepáticas. Brasília: 27 jul. 2006 Disponível em: www.anvisa.gov.br/divulga/informes/2006/270706.htm. Acesso em: 27/01/2009.

21. European Medicines Agency (EMA). Final assessment report on *Cimicifuga racemosa* (L.) Nutt., rhizome; EMA/HMPC/3968/2008. 25 nov 2010. Acesso em: 9/11/2015.

22. Firenzuoli F, Gori L, Sarsina PR. Black cohosh hepatic safety: follow-up of 107 patients consuming a special *Cimicifuga racemosa* rhizome herbal extract and review of literature. Evidence-Based Complementary and Alternative Medicine 2011. 2010.

23. Teschke R et al. Herb induced liver injury presumably caused by black cohosh: a survey of initially purported cases and herbal quality specifications. Ann Hepatol. 2011;10(3):249-59.

24. Li J et al. In vitro metabolic interactions between black cohosh (*Cimicifuga racemosa*) and tamoxifeno via inhibition of cytochromes P450 2D6 and 3A4. Xenobiotica. 2011;41(12):1021-30.

25. Lüde S, Török M, Dieterle S, Knapp AC, Kaeufeler R, Jäggi R et al. Hepatic effects of *Cimicifuga racemosa* extract in vivo and in vitro Cellular and Molecular Life Sciences. 2007;64:2848-57.

Crédito da imagem:
Ilustração de Ivone Manzali

Colônia

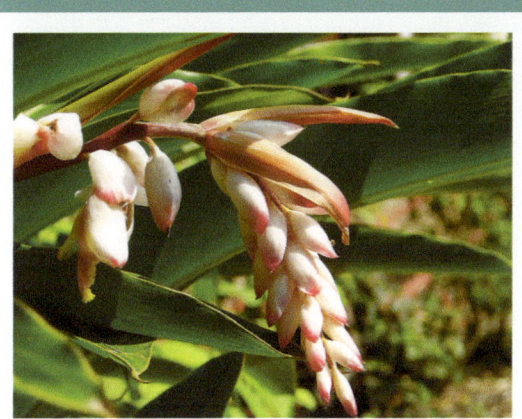

Nome botânico
Etlingera elatior (Jack) R.M.Sn.;
Alpinia galanga (L.) Willd.;
Alpinia zerumbet (Pers.) B.L.Burtt
& R.M.Sn.
Sinonímia: *Alpinia speciosa* (Blume)
D. Dier.

Nome farmacêutico
Folium Alpinae

Família
Zingiberaceae

Partes utilizadas
Folha, rizoma e flores

Propriedades organolépticas
Picante, amarga e refrescante

Outros nomes populares

Falso cardamomo, pacová, gengibre-concha, louro-de-baiano, vindivá, jardineira, falsa nozmoscada, galanga, vindica, totó, alevante-graúda, leopoldina.

Origem

Ásia oriental.

Histórico

A denominação do gênero *Alpinia* é uma homenagem ao italiano Prosper Alpino (1553-1617), professor de botânica da Universidade de Padova – Itália, que introduziu o café e a banana na Europa.[1]

O gênero *Alpinia* é originário do Oriente. Quando introduzido na Europa, foi utilizado na preparação de remédios com composição estimulante e tônica. A *A. zerumbet* foi trazida para o Brasil no século 19 para o Jardim Botânico do Rio de Janeiro.

Dentre as bebidas fermentadas usadas em Formosa e em estados malaios está o arrak javanês, cujo fermento utilizado para sua preparação, chamado ragi, utiliza rizomas fragmentados de *A. zerumbet*, que também são utilizados na culinária. É considerada planta de poderes mágicos, visto que é usada junto com canela e alecrim para tirar maus fluidos, mau-olhado e inveja. Na China meridional, usa-se o rizoma como amuleto para proteger crianças e animais domésticos dos maus espíritos, causadores das enfermidades. As folhas da *A. zerumbet* são utilizadas nos rituais afro-brasileiros na forma de chá e em banhos. É considerada folha *eró* (de calma), e dedicada aos orixás Oxóssi e Iemanjá, entrando na composição de banhos purificatórios para os iniciados.[2,3]

No Brasil, o rizoma da *A. zerumbet* consta na 1ª edição da Farmacopeia Brasileira (FB) (1926)[4] e fez parte do Programa de Pesquisa em Plantas Medicinais da Ceme.[5] Como consequência da revisão dos marcos regulatórios ocorridos após a adoção da Política Nacional de Plantas Medicinais e Fitoterápicos (PNPMF) pelo governo brasileiro, essa espécie foi incluída na 1ª e 2ª edições do Formulário de Fitoterápicos da Farmacopeia Brasileira (FFFB) (2011; 2021).[6]

Principais componentes químicos

Contém **óleo essencial** rico em mono e sesquiterpenos (cineol e terpineol), **flavonoides** (kaempferol, rutina, quercitina), **substâncias fenólicas** (catequina, epicatequina e alpinetina).[7] Os principais componentes do **óleo das flores** são 1,8-cineol, cânfora, metil cinamato e borneol; do **óleo das sementes** destacam-se: α-cadinol, T-muurolol, α-terpineol, αγ-cadineno e 4-terpineol.[8] O **óleo essencial das folhas** contém monotepenos e sesquiterpenos (4-terpineol, 1,8 cineol e γ-terpineno) e na **casca do fruto** estão presentes kavalactonas [7,8-di-hidro-5,6-desidrocavaína (DDK) e 5,6-desidrocavaína (DK)].[9]

Atividades farmacológicas

A pesquisa para a seleção das plantas mais usadas na medicina popular do Ceará, visando à recuperação de informações para o Banco de Dados de Plantas Medicinais da Ceme, destaca a *A.*

zerumbet entre as classificadas como calmantes.[5] Estudo demonstra que, com a inalação do óleo na proporção de 3,5 mg/ℓ de ar, o pico máximo de atividade ansiolítica ocorre entre 90 e 120 min.[10]

Possui atividades **hipotensora, diurética e sedativa**. O efeito anti-hipertensivo da *A. zerumbet* ocorre por diversos mecanismos de ação e envolve diferentes substâncias ativas. O efeito hipotensor do óleo essencial pode ocorrer devido à ação direta sobre o músculo liso vascular, visto que o terpineol bloqueia o influxo de cálcio.[11] Em um trabalho de pesquisa com ratos evidenciou-se a função da fração metanólica do óleo essencial de *A. zerumbet* no relaxamento dos anéis de aorta torácica submetidos à contração induzida por fenilefrina e cloreto de potássio. Essa mesma fração, quando administrada por meio intragástrico, promoveu efeito anti-hipertensivo por meio da inibição do influxo de cálcio através dos canais e também pela inibição da mobilização de cálcio do espaço intracelular.[12]

O tratamento com óleo essencial das folhas de *A. zerumbet*, em animais anestesiados ou conscientes, levou a imediata e significativa **hipotensão**, o que pode ser parcialmente atribuído ao 4-terpinenol, o principal constituinte do óleo essencial.[13]

Os extratos de *A. zerumbet* apresentam atividade depressiva sobre o SNC, já que diminuem a excitabilidade elétrica neuronal. Alguns estudos mostram que essa planta é um potente **sedativo**. O efeito **analgésico** do extrato foi efetivo em animais.[14]

Nos estudos clínicos com o chá das folhas de *A. zerumbet* os resultados apresentaram-se significativos quanto ao seu efeito **diurético**. Ensaio clínico com 22 pacientes portadores de hipertensão leve a moderada tratados durante 6 semanas com cápsulas contendo 250 mg do extrato alcoólico seco, padronizadas com base na concentração de flavonoides a 2,5%, demonstrou que o extrato bruto de *A. zerumbet* foi eficaz no controle da hipertensão arterial sem efeitos adversos.[15]

No ensaio sobre a ação **anti-inflamatória**, o óleo essencial e o extrato etanólico apresentaram **inibição do processo edematoso** em 66%. Também apresenta atividade antiproliferativa contra úlceras pépticas induzidas experimentalmente, e pode ser usado como **hepatoprotetor e antiaterosclerótico**.[16]

O extrato de *A. zerumbet* apresentou eficácia como agente **antiespasmódico intestinal** e do **músculo liso vascular**,[14] enquanto o óleo essencial apresentou um potente efeito sobre a **pressão arterial, na contração muscular e na inibição da excitabilidade neuronal**.[11,17]

No óleo das folhas, os componentes 4-terpinenol e 1,8-cineol mostraram **ação antimicrobiana** *in vitro* contra *E. coli*, *S. aureus* MRSA, *S. epidermidis* e *Cryptococcus neoformans*.[18]

Trabalho revela que o extrato aquoso do rizoma e substâncias isoladas da *A. zerumbet*, como a 5,6-desidrocavaína (DK), têm importante **ação antioxidante** sobre a elastase, hialuronidase, colagenase e tirosinase, enzimas relacionadas ao adoecimento e envelhecimento da pele,[19,20] assim como efeito antimelanogênico.

Indicações e usos principais

- Hipertensão arterial
- Ansiedade
- Problemas das vias urinárias.

Uso etnomedicinal

No Brasil, algumas espécies do gênero *Alpinia* são usadas para vários fins, como: diurético, carminativo, estomáquico, antiemético, espasmolítico, anti-inflamatório, antiofídico, anti-histérico, antifúngico, vermífugo, para lesões gástricas, no combate ao reumatismo e como tônico geral.[2,21]

É usada em afecções do aparelho respiratório (resfriados e gripes),[2] e o rizoma triturado é oferecido ao asmático em crise para que ele possa cheirá-lo. As flores conservadas em álcool são passadas na testa e nuca para combater dor de cabeça. É usada como sedativa no Pará, na forma de chá da flor para dor no coração e na forma de banho para acalmar criança e tirar dor de cabeça.

Em Cuba, é empregada externamente em afecções da pele na forma de decoctos das folhas e flores. Internamente, é utilizada para combater catarros, acrescentando que as flores e rizomas têm a virtude de "dar força".

Na República Dominicana, é usada na forma de chá para combater a gripe, sem, contudo, ser mencionada a parte utilizada; na Espanha, são usados os rizomas em dismenorreia, na prevenção de vômitos e em mastigatórios nas odontalgias.

A *A. zerumbet* é usada na Índia como afrodisíaco, e como estimulante respiratório em crianças.[2] Na medicina tradicional, os rizomas e caules da espécie são benéficos para traumas e úlceras pépticas, e as sementes são usadas para o estômago na China e Japão.[7,16]

Posologia

- Folhas ou rizomas secos: 2 a 5 g/dia
- Tintura (1:5): 10 a 25 mℓ/dia

- Pó: 200 mg a 1 g/dia
- Folhas frescas: 1 a 3 folhas para 1 ℓ de chá diário.

Extratos disponíveis no mercado brasileiro
Sem referências.

Contraindicações
Sem referências.

Precauções
Pode ocorrer discreto aumento das transaminases e da desidrogenase láctea com o uso crônico.

Toxicidade e interações
Risco de produzir depressão do sistema nervoso central e hepatoxicidade.

REFERÊNCIAS BIBLIOGRÁFICAS

1. Gledhill D. The names of plants. 4. ed. Cambridge University Press; 2008.
2. Camargo MTA. Estudo etnofarmacobotânico de Alpinia zerumbet (Pers.) B.L.Burtt. & R. M. Sm., Zingiberaceae, empregada na medicina popular e em rituais afro-brasileiros. Disponível em: www.aguaforte.com/herbarium/Alpinia.html. Acesso em: 26/12/2008.
3. Barros JFP, Napoleão E. Ewé Òrìsà: uso litúrgico e terapêutico dos vegetais nas casas de candomblé jêje-nagô. Bertrand Brasil; 2007. 514 p.
4. Farmacopeia dos EUA do Brasil. 1929. 1. ed. São Paulo: Companhia Editora Nacional; 1926.
5. Brasil. Ministério da Saúde. O papel da Ceme na implantação da fitoterapia do SUS. Textos básicos em saúde. Brasília: Secretaria de Ciência, Tecnologia e Insumos Estratégicos; 2006.
6. Ministério da Saúde. Agência Nacional de Vigilância Sanitária (Anvisa). RDC nº 60, de 10 de novembro de 2011. Aprova o Formulário de Fitoterápicos da Farmacopeia Brasileira, 1ª edição e dá outras providências. Brasília: Diário Oficial; 11 nov. 2011.
7. Xu HX, Dong H, Sim KY. Labdane diterpenes from Alpinia zerumbet. Phytochemistry. 1996;42(1):149-51.
8. Elzaawely AA, Xuan TD, Koyama H, Tawata S. Antioxidant activity and contents of essential oil and phenolic compounds in flowers and seeds of Alpinia zerumbet (Pers.) B.L. Burtt. & R.M. Sm. Food Chemistry. 2007;104:1648-53.
9. Rao YK et al. Purification of kavalactones from Alpinia zerumbet and their protective actions against hydrogen peroxide induced cytotoxicity in PC12 cells. Journal of Bioscience and Bioengineering. 2014;118(6):679-88.
10. Satou T et al. Relationship between duration of exposure and anxiolytic-like effects of essential oil from Alpinia zerumbet. Flavour and Fragrance Journal. 2011;26(3):180-5.
11. Leal-Cardoso JH, Moreira MR, Pinto da Cruz GM, Morais SM, Lahlou MS, Coelho-de-Souza AN. Effects of essential oil of Alpinia zerumbet on the compound action potential of the rat sciatic nerve. Phytomedicine. 2004;11:549-53.
12. Cunha GH et al. Vasorelaxant and antihypertensive effects of methanolic fraction of the essential oil of Alpinia zerumbet. Vascular pharmacology. 2013;58(5):337-45.
13. Lahlou S, Galindo CAB, Leal-Cardoso JH, Fonteles MC, Duarte GP. Cardiovascular effects of the essential oil of Alpinia zerumbet leaves and it main constituent, terpinen-4-ol, in rats: role of the autonomic nervous system. Planta Medica. 2002;68:1097-102.
14. Araújo Pinho FVS, Coelho-de-Souza AN, Morais SM, Ferreira Santos C, Leal-Cardoso JH. Antinociceptive effects of the essential oil of Alpinia zerumbet on mice. Phytomedicine. 2005;12:482-86.
15. Nunes-Cardoso DC. Contribuições de estudos etnofarmacológico e fitoquímico para regulamentação do uso de plantas medicinais no SUS. Dissertação de mestrado (Programa de pós-graduação em farmácia) – Universidade Federal da Bahia; 2012.
16. Lin LY, Peng CC, Liang YJ, Yeh WT, Wang HE, Yu TH et al. Alpinia zerumbet potentially elevates high density lipoprotein cholesterol level in hamsters. Journal of Agricultural and Food Chemistry. 2008;56:4435-43.
17. Freitas FP. Efeito de monoterpenos de óleos essenciais presentes em Alpinia speciosa, Cymbopogon citratus e Rosmarinus officinalis sobre ATPases de larvas de Aedes aegypti. Dissertação de mestrado. Campos dos Goytacazes, RJ: Universidade Estadual do Norte Fluminense Darcy Ribeiro (UENF); mar. 2007.
18. Victório CP et al. Chemical composition of the fractions of leaf oil of Alpinia zerumbet (Pers.) BL Burtt & RM Sm. and antimicrobial activity. Revista Brasileira de Farmacognosia: 2009;19(3):697-701.
19. Chompoo J et al. Effect of Alpinia zerumbet components on antioxidant and skin diseases-related enzymes. BMC Complementary and Alternative Medicine. 2012;12(1):106.
20. Tu PTB, Tawata S. Anti-oxidant, anti-aging, and anti-melanogenic properties of the essential oils from two varieties of Alpinia zerumbet. Molecules. 2015;20(9):16723-40.
21. Lorenzi H, Matos FJA. Plantas medicinais no Brasil. Instituto Plantarum; 2002. 544 p.

Crédito da imagem:
Paulo Léda

Confrei

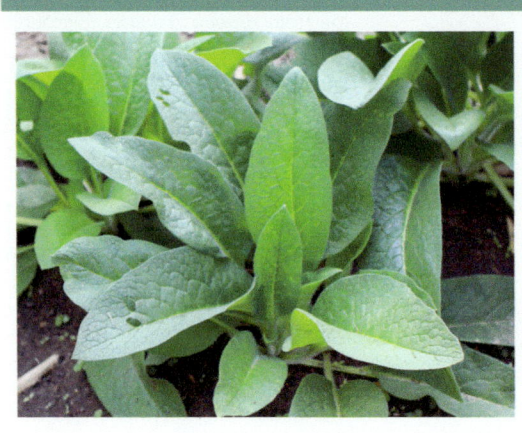

Nome botânico
Symphytum officinale L.

Nome farmacêutico
Radix Symphytii; Folium Symphytii

Família
Boraginaceae

Partes utilizadas
Folha e raiz[a]

Propriedades organolépticas
Doce e refrescante

Outros nomes populares

Confrei, consólida-maior, consólida, consólida-do-cáucaso, erva-do-cardeal, língua-de-vaca, orelha-de-vaca, orelha-de-burro, orelha-de-asno, leite-vegetal-da-rússia, confrei-russo, leite-vegetal, capim-roxo-da-rússia, erva-encanadeira-de-osso.[1]

Origem

Europa e Ásia.

Histórico

O confrei é conhecido e utilizado por populações tradicionais há muitos séculos, tendo sido encontrado em grutas ocupadas por homens pré-históricos e indicado por Dioscórides na consolidação de fraturas e por suas qualidades vulnerárias. Os nomes do gênero desta espécie (*Symphytum* ou *Consolida*) fazem referência às propriedades atribuídas a esta planta, em que *Symphyo* significa "crescer junto" e *phyton*, planta. O nome popular "confrei", derivado do francês antigo *comfrie* ou *consyre*, também carrega o mesmo significado, assim como dialetos rurais na região europeia. Já *officinale* refere-se ao termo aplicado a plantas com propriedades medicinais.[2,3]

No século 17, Nicholas Culpeper (1616-1654), médico inglês, mencionou o uso do *S. officinale* na

versão ampliada do seu livro *The English Physician*: "Diz ser um poderoso remédio para consolidar fraturas (...) e um xarope feito dessa planta é muito eficaz para todos (...) para feridas e úlceras em qualquer parte do corpo". Ele recomendou a planta para muitas outras queixas, tais como "contusões, feridas, rupturas, ossos quebrados, inflamação, gota".[4] Assim, devido ao amplo uso na consolidação de fraturas, ficou conhecido como "erva-encadeira-de-ossos".[5] Em 1912, foi reconhecido como recurso terapêutico na Inglaterra.

O uso medicinal dessa espécie se popularizou no Brasil a partir da década de 1980, sendo indicada para uso tanto interno quanto externo em diversas apresentações (crua, chás etc.) para o tratamento de várias doenças, incluindo a leucemia.[6] Esse fato fez com que as pessoas consumissem o *S. officinale* em saladas, sucos e chás indiscriminadamente.

Contudo, desde que foi demonstrada a hepatotoxicidade dos alcaloides pirrolizidínicos presentes no *S. officinale*, o uso interno foi proibido em vários países, incluindo o Brasil, neste caso, por meio da Portaria SNVS nº 19, de 30 de janeiro de 1992.[7] Na RDC 26/2014, é classificado como produto tradicional fitoterápico de registro simplificado, para uso tópico, de venda livre, e consta na 1ª e 2ª edições do Formulário de Fitoterápicos da Farmacopeia Brasileira na forma de pomada e gel.

Principais componentes químicos

A raiz contém os seguintes constituintes: alantoína (0,6 a 4,7%), mucilagem (aproximadamente

---

[a] No Brasil, a Instrução Normativa (IN) nº 2 da Anvisa, de 13 de maio de 2014, estabelece o uso das raízes como parte da Lista de Produtos Tradicionais Fitoterápicos de Registro Simplificado. A Anvisa publicou, em 2011, a 1ª edição do Formulário de Fitoterápicos da Farmacopeia Brasileira, no qual o confrei consta para uso externo, porém não especifica a parte utilizada.

29%), taninos do tipo pirocatecol (2,4%), ácidos fenólicos, tais como ácido rosmarínico (0,2%), carotenoides (0,63%), ácido clorogênico (0,012%), ácido cafeico (0,004%), ácido α-hidroxicafeico, glicopeptídios, aminoácidos, saponinas esteroidais (sinfitoxida A), fitosteróis (sitosterol, estigmasterol), ácido oleanólico e ácido litospérmico.[4,8]

Uma característica dessa espécie é a presença dos alcaloides pirrolizidínicos: sinfitina, intermedina, licopsamina, mioscorpina, 7-acetilintermedina, 7-acetil-licopsamina. Uma maneira de identificar quimicamente o *S. officinale* é avaliar a presença dos alcaloides pirrolizidínicos sinlandina e equimidina. Esses dois alcaloides não ocorrem nessa espécie e a sua presença geralmente indica a adulteração com outras espécies (*Symphytum asperum* ou *Symphytum x uplandicum*).[4] No que se refere ao teor de alcaloides pirrolizidínicos, as folhas (0,003 a 0,2%) apresentam um teor menor que as raízes (0,2 a 0,4%), sendo, portanto, consideradas menos tóxicas.[9,10]

Atividades farmacológicas

As propriedades terapêuticas do *S. officinale* baseiam-se em seus efeitos anti-inflamatórios e analgésicos, no estímulo à granulação e à regeneração dos tecidos, tanto ósseo quanto da epiderme. No entanto, os principais constituintes responsáveis pela atividade dos extratos de *S. officinale* e seus mecanismos de ação ainda não foram completamente esclarecidos. Alantoína e ácido rosmarínico são, provavelmente, fundamentais para os efeitos farmacodinâmicos, especialmente na pele.

A alantoína estimula o crescimento de uma epiderme saudável e ajuda na retirada dos restos de tecido necrosado, sendo bastante eficaz na cicatrização de feridas. As preparações tópicas contendo alantoína reduzem a neoangiogênese em cicatrizes hipertróficas e em queloides e promovem a melhora clínica de feridas cutâneas, que modulam o processo de **cicatrização** e regulam a resposta inflamatória no local.[11] Esse efeito terapêutico é tão significativo que a alantoína foi escolhida para a padronização dos extratos, que devem conter de 0,03 a 0,16 mg por 100 mg.[12]

O ácido rosmarínico demonstrou atividade anti-inflamatória em vários ensaios farmacológicos. Inibiu a formação de dialdeído em plaquetas humanas, a síntese de prostaglandinas e a agregação eritrocitária induzida por carragenina ou gelatina. O extrato também mostrou capacidade de redução do edema de pata de rato.

Ensaios clínicos constataram que o extrato de *S. officinale* aplicado topicamente é eficaz no alívio da dor e do edema associado às entorses no tornozelo, corroborando os resultados pré-clínicos que mostraram atividades **analgésicas** e **anti-inflamatórias** do extrato e/ou de seus constituintes. Além disso, o produto apresentou boa aceitabilidade pelos pacientes (≤ 90%) em estudo realizado em 2004.[13]

Estudo clínico foi realizado para avaliar o efeito de um creme em **osteoartrite** (OA) do joelho, tendo como ativo extrato da raiz de *S. officinale*. Os pacientes aplicaram 2 g do creme contendo confrei ou um creme placebo, 3 vezes/dia, durante 21 dias. Esse estudo mostrou que há redução da dor com melhora na mobilidade do joelho, aumentando a qualidade de vida dos pacientes.[14] Outro estudo mostrou que a aplicação tópica de um produto contendo *S. officinale* foi eficaz na osteoartrite, sendo equivalente ou superior ao diclofenaco tópico usado como referência na pesquisa.[9]

Um trabalho mais recente investigou o uso tópico em duas concentrações (10 ou 20%) de *S. officinale* associado a uma mistura de ácido tânico e eucalipto em 43 pacientes de ambos os sexos (45 a 83 anos) diagnosticados com OA do joelho. Esses pacientes foram divididos aleatoriamente em três grupos, e tratados com creme contendo 10 ou 20% do extrato de raiz de *S. officinale* ou placebo. O creme foi aplicado 3 vezes/dia durante 6 semanas, sendo avaliados a cada 2 semanas durante o tratamento. Os autores concluíram que ambas as concentrações tópicas de confrei (10 e 20%) foram eficazes no **alívio da dor e da rigidez**, apresentando melhora na capacidade física quando comparados ao grupo placebo, com poucos efeitos adversos (prurido e vermelhidão rapidamente reversíveis).[15]

Realizou-se também avaliação do efeito tópico de um creme de *S. officinale* em dores agudas nas costas de 120 pacientes. Os resultados mostraram diferença significativa entre os grupos tratados com *S. officinale* e placebo em relação às principais variáveis analisadas durante o movimento ativo, em que a intensidade da dor durante o movimento diminuiu em aproximadamente 95,2% no grupo tratado com *S. officinale* e em 37,8% no grupo placebo.[16]

De modo geral, há ainda poucos estudos clínicos, porém os resultados indicam boa atividade no alívio de dores musculares e em queixas articulares, bem como para a cicatrização de feridas.[4,17] Embora a maior parte dos estudos tenha sido realizada com extratos da raiz, não está claro se as folhas são menos efetivas que as raízes.

Estudo *in vitro* com extrato hidroalcoólico da raiz do *S. officinale*, e especialmente sua fração depleção de mucilagem, reduzem a expressão induzida por interleucina-1 (IL-1) de marcadores pró-inflamatórios, incluindo E-selectina, VCAM1, ICAM1 e COX-2, e prejudicam o desenvolvimento de um cenário pró-inflamatório nas células endoteliais humanas, primárias. Ambas as preparações inibem a ativação do NF-κB, um fator de transcrição de importância central para a expressão desses e de outros genes pró-inflamatórios.[18]

Indicações e usos principais

- Problemas musculares
- Tendinites
- Cicatrização de feridas, incluindo úlceras varicosas
- Cicatrização de feridas no pós-operatório
- Equimoses, hematomas
- Contusões
- Lesões articulares do joelho
- Picada de insetos.

Uso etnomedicinal

Na medicina ocidental há o registro do uso do confrei desde os anos 50 d.C. como vulnerário, anti-inflamatório, cicatrizante de feridas, no tratamento das úlceras gástricas, para doenças das articulações, contusões, entorses, estiramentos, hemorroidas e fraturas ósseas.[9]

Posologia

Uso externo: aplicar o creme ou a pomada a 10% nas lesões 1 a 3 vezes/dia.

Extratos disponíveis no mercado brasileiro

Sem referências.

Contraindicações

Uso interno.

Precauções

- Utilizar por, no máximo, 6 semanas consecutivas/ano[19]
- Não há relatos de interações medicamentosas na literatura pesquisada
- Tendo em vista a toxicidade associada à presença dos alcaloides pirrolizidínicos, não se recomenda o uso durante a gravidez e lactação.

Toxicidade e interações

Há relatos de hepatoxicidade humana associada à ingestão dos alcaloides pirrolizidínicos presentes no *S. officinale*. Quando atingem o fígado, esses alcaloides são metabolizados em pirróis, que exercem seus efeitos deletérios por reagirem com macromoléculas celulares, tais como proteínas e DNA. Os produtos resultantes dessa reação são tóxicos, provocando doença veno-oclusiva ou fibrose perivenular (sintomas que podem ser indistinguíveis de uma cirrose). (Ver a Figura 4.18 no Capítulo 4, *Fitoquímica e Farmacologia Aplicadas*.)

Existe dúvida quanto à potencialidade das diferentes espécies do gênero *Symphytum* em causar hepatoxicidade. Os alcaloides pirrolizidínicos presentes no *Symphytum x uplandicum* são mais tóxicos que os do *S. officinale*. Observa-se que o risco na formação de metabólitos tóxicos é atenuado com administração de aminoácidos contendo enxofre, tais como metionina e cisteína.[20]

REFERÊNCIAS BIBLIOGRÁFICAS

1. Lorenzi H, Abreu Matos FJ. Plantas medicinais no Brasil: nativas e exóticas. 2. ed. Instituto Plantarum de Estudos da Flora; 2008.
2. Cunha AP, Graça JAB. Farmacognosia e fitoquímica. 2005.
3. Barton BH, Castle T. The British flora medica; or History of the medicinal plants of Great Britain. vol. I. London: E. Cox, St. Thomas's Street, Southwark; 22 jan. 2015.
4. Staiger C. Comfrey: a clinical overview. Phytotherapy Research. 2012;26(10):1441-8.
5. Ortêncio WB. Medicina popular do Centro-Oeste. Thesaurus; 1997.
6. Cavallazzi ML. Plantas medicinais na atenção primária à saúde. Florianópolis. 144 f. Dissertação (Mestrado) Centro de Ciências Médicas. Florianópolis: Universidade Federal de Santa Catarina; 2006.
7. Brasil. Portaria SNVS nº 19, de 30 de janeiro de 1992. Proíbe o uso de *Symphytum officinale* L. para uso interno. Diário Oficial da União; 3 fev. 1992.
8. Barnes J, Anderson LA, Phillipson JD. Fitoterápicos. Porto Alegre: Artmed; 2012.
9. Frost R, Macpherson H, O'Meara S. A critical scoping review of external uses of *Comfrey symphytum* spp. Complementary Therapies in Medicine. 2013;21(6):724-45.
10. Roitman JN. *Comfrey* and liver damage. The Lancet. 1981;317(8226):944.
11. Horinouchi CD, Otuki MF. Botanical briefs: comfrey (*Symphytum officinale*). Cutis. 2013;91(5):225.

Capítulo 7

12. Brasil. Anvisa, RDC nº 26, de 13 de maio de 2014. Dispõe sobre o registro de medicamentos fitoterápicos e o registro e a notificação de produtos tradicionais fitoterápicos.

13. Koll R, Buhr M, Dieter R et al. Efficacy and tolerance of a comfrey root extract (Extr. Rad. Symphyti) in the treatment of ankle distortions: results of a multicenter, randomized, placebo-controlled double-blind study. Phytomedicine. 2004;11:470-7.

14. Grube B, Grunwald J, Krug L, Staiger C. Efficacy of a comfrey root (Symphyti offic. radix) extract ointment in the treatment of patients with painful osteoarthritis of the knee: results of a double-blind, randomised, bicenter, placebo-controlled trial. Phytomedicine. 2007;14(1):2-10.

15. Smith DB, Jacobson BH. Effect of a blend of comfrey root extract (*Symphytum officinale* L.) and tannic acid creams in the treatment of osteoarthritis of the knee: randomized, placebo-controlled, double-blind, multiclinical trials. Journal of Chiropractic Medicine. 2011;10:147-56.

16. Giannetti BM, Staiger C, Bulitta M et al. Efficacy and safety of a comfrey root extract ointment in the treatment of acute upper or lower back pain: results of a double-blind, randomised, placebo controlled, multicentre trial. British Journal of Sports Medicine. 2010;44:637-41.

17. Frost R, O'Meara S, Macpherson H. The external use of comfrey: A practitioner survey. Complementary Therapies in Clinical Practice. 2014;20(4):347-55.

18. Seigner J, Junker-Samek M, Plaza A, D'Urso G, Masullo M, Piacente S, Holper-Schichl YM, Martin R. (2019) A *Symphytum officinale* Root Extract Exerts Anti-inflammatory Properties by Affecting Two Distinct Steps of NF-κB Signaling. Front. Pharmacol. 2019;10:289.

19. Brasil. Agência Nacional de Vigilância Sanitária. Formulário de Fitoterápicos da Farmacopeia Brasileira/Agência Nacional de Vigilância Sanitária. Brasília: Anvisa; 2011. 126 p.

20. Rode D. Comfrey toxicity revisited. Trends in Pharmacological Sciences. 2002;23(11):497-9.

Crédito da imagem:
Ivone Manzali

Copaíba[a]

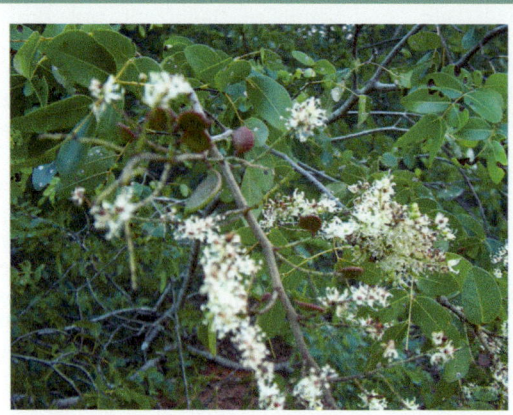

Nome botânico
Copaifera langsdorffii Desf.
Sinonímias: *Copaiba langsdorfii*
(Desf.) Kuntze; *Copaifera sellowii*
Hayne

Nome farmacêutico
Oleum Balsami Copaivae

Família
Fabaceae

Parte utilizada
Óleo-resina do interior do caule
da árvore

Propriedades organolépticas
Amarga e amornante

Outros nomes populares

Panchimouti, palo-de-aceite, cabimo, copahy-ba, copaibeira, cupiúva, copaúva, copaibarana, copaúba, copaibo, copal, caobi, maram, marima-ri, bálsamo-dos-jesuítas, pau-d'óleo, óleo-pardo, pau-óleo-do-sertão, copaíba-vermelha.

Origem

Nativa do Brasil (Amazônia, Caatinga, Cerrado, Mata Atlântica).

Histórico

O nome *Copaifera* deriva do nome popular copaíba, aparentemente derivado do tupi *cupayba*, que significa "árvore do depósito ou de guarda", em referência à quantidade de óleo-resina armazenada dentro do caule da árvore. Este é retirado através de perfurações no tronco da árvore, e sua viscosidade é diretamente proporcional à quantidade de resina presente.[1] Chamada de copaíva ou copahu pelos indígenas (do tupi: *Kupa'iwa* e *Kupa'u*, respectivamente), o óleo da copaíba era bastante utilizado entre os índios brasileiros quando os portugueses chegaram ao Brasil. Tudo indica que o uso do óleo veio da observação do comportamento de certos animais que, quando feridos, esfregavam-se nos troncos das copaibei-ras. Os índios o utilizavam principalmente como

cicatrizante e no umbigo de recém-nascidos para evitar o mal-dos-sete-dias.[2] Os guerreiros, quando voltavam das lutas, untavam o corpo com o óleo das copaibeiras e se deitavam em esteiras suspensas e aquecidas para curar eventuais ferimentos. Martius faz menção à *C. langsdorffii* como um dos ingredientes de cataplasma para aplicação externa em casos de espinhela caída, e como xarope, para uso via oral.[3]

Para contornar parcialmente a escassez de remédios no século 17, cujo suprimento à Colônia era irregular, os primeiros médicos do Brasil recorriam às drogas indígenas. Os viajantes se abasteciam dessas drogas, "comprovadamente eficazes", antes de se aventurarem por lugares desconhecidos. Entre elas, o óleo das copaibeiras era uma das que desfrutava de maior prestígio entre os viajantes, sendo também conhecido como "Bálsamo dos Jesuítas", por terem sido estes os responsáveis pela sua introdução na Europa.[4] Além disso, fez parte da composição da famosa "triaga brasílica".[5]

Theodoro Peckolt, um dos primeiros cientistas a investigar de modo sistemático as propriedades medicinais da flora brasileira, tinha a mesma opinião de Barléu sobre a *Copaifera* spp. Ele a considerava uma das dez árvores genuinamente brasileiras mais úteis na medicina. O óleo de *Copaifera* spp. já constava da Farmacopeia Britânica em 1677 e, em 1820, da Farmacopeia Americana (USP).[2] No Brasil, foi incluída na 1ª edição da Farmacopeia Brasileira (FB) (1926),[6] e o óleo-resina da *C. langsdorffii* a consta no Formulário de Fitoterápicos da Farmacopeia Brasileira (FFFB) (2011).[7]

Capítulo 7

---

[a] Várias espécies são conhecidas e utilizadas como copaíba, dentre as principais *C. reticulata* Ducke, *C. multijuga* Hayne, *C. guianensis* Desf. e *C. cearensis* Huber ex Ducke. Segundo a reflora (http://reflora.jbrj.gov.br), no Brasil há 27 espécies de copaíferas, sendo 16 endêmicas. O bioma cerrado apresenta 13 espécies, enquanto o amazônico contém 10.

Principais componentes químicos

O óleo-resina contém de 30 a 90% de **óleo essencial** rico em **sesquiterpenoides** (β-bisaboleno, β-cariofileno, δ e γ-cadineno, α e β-copaeno, α-cubebeno, humuleno, óxido de cariofileno, α-cedreno, bergamoteno, cedrol, dentre outros), **diterpenoides** (ácido caurenoico), polissacarídeos, **taninos e ácidos copaiférrico, copaiferrólico** e **copálico**.

Atividades farmacológicas

O óleo de *C. langsdorffii* é amplamente utilizado e reconhecido por suas propriedades **anti-inflamatórias**. Vários estudos mostram essa atividade em modelos farmacológicos experimentais. Investigou-se o possível mecanismo de ação, concluindo-se que os constituintes do óleo atuam por mecanismos centrais e periféricos, pois o antagonismo dos receptores opioides com naloxona reverte, em parte, a atividade **analgésica** do óleo.[8] A **atividade anti-inflamatória** pode ser mediada não só pelos diterpenoides (o ácido caurenoico mostrou esse efeito),[9,10] mas sobretudo pelo óleo-resina, que atenua os danos induzidos por isquemia-reperfusão em ensaios de retalhos cutâneos de intestino de animais, refletindo ações **antioxidante e antilipoperoxidativa**.[11,12]

Estudo com fração oleorresina (OR) de *C. langsdorffii* e extrato hidroalcoólico das folhas (EH) na forma de cremes 10% EH e 10% OR foram utilizados, respectivamente, para tratar feridas na pele de ratos. Os resultados mostraram retração macroscópica das feridas e atividade anti-inflamatória. Os resultados moleculares e imuno-histoquímicos demonstraram a atividade dos cremes de *C. langsdorffii* na **angiogênese**, **reepitelização**, **retração da ferida** e mecanismos de **remodelação**.

Outros estudos comprovaram atividade anti-inflamatória em diferentes intensidades de três óleos da *C. langsdorffii*, assim como a inibição de óxido nítrico.[13] A eficiência do óleo integral é maior que a de quaisquer de seus constituintes isolados,[14] refletindo um efeito sinérgico.

Quanto à **ação antifúngica**, o óleo-resina da *C. langsdorffii* foi testado *in vitro* sobre *Microsporum canis*, *Microsporum gypseum*, *Trichophyton mentagrophytes* e *Trichophyton rubrum*, e demonstrou que esta é apenas de discreta a moderada e recomenda outras investigações adicionais.[15]

Trabalho recente envolvendo células eutópicas e ectópicas de endométrio evidenciaram que, por meio de um sistema de nanocomposição do óleo-resina de *C. langsdorffii*, foram obtidos resultados como o aumento da apoptose e a inibição da viabilidade das células endometriais, abrindo perspectivas para um possível novo tratamento da **endometriose**.[16]

Pesquisa clínica realizada em 3 pacientes portadores de **psoríase**, tratados com uso oral e tópico do óleo-resina da *C. langsdorffii*, mostrou significativa melhora no eritema, prurido e descamação, atividade esta, anti-inflamatória, relacionada à inibição da translocação nuclear NF-κB e à secreção das citocinas proinflamatórias.[17]

Vários estudos demonstram atividade **antibacteriana, antitumoral, tripanossomicida, leishmanicida, relaxante do músculo liso e cicatrizante**.[1]

Indicações e usos principais

- Cicatrizante e antisséptico em ferimentos, úlceras
- Dores reumáticas e articulares
- Psoríase.

Uso etnomedicinal

Diurético, laxativo, antitetânico, antiblenorrágico, antirreumático, antisséptico do aparelho urinário, anti-inflamatório, antitussígeno, cicatrizante e como anticancerígeno. Na medicina popular brasileira, principalmente na Amazônia, as doses orais são na ordem de poucas gotas de óleo de *Copaifera* spp. por dia. A ingestão de algumas gotas adicionadas a um chá é indicada para febre, para curar todos os males e como fortificante. Como anticancerígeno, o óleo de *C. langsdorffii* é misturado à água morna ou com leite de sucuuba (*Himanthus sucuuba*). Para inflamações internas, sífilis, bronquites e tosses, são misturadas duas gotas do óleo em uma colher de mel e administradas em jejum diariamente. Para o tratamento de bronquite crônica, asma e tosse, são misturadas 3 gotas do óleo com água morna e ingeridas pela manhã; para agir como hipotensor, a dose é de 5 gotas pela manhã. No estado do Amapá são ingeridas 3 gotas de óleo, 1 a 2 vezes/dia, para afecções do aparelho urinário.[1] Também é muito utilizado externamente em psoríase, urticária, feridas, traumas e escoriações.

Posologia

- Fricções e aplicações locais da resina
- Embrocações na garganta: 3 gotas do óleo em 1 colher de mel 2 vezes/dia

Capítulo 7

- Uso interno:
  - 2 gotas do óleo em 1 colher de mel/dia, em jejum, nas bronquites e tosses
  - 3 gotas em água morna ingeridas pela manhã para bronquite crônica, asma e tosse
  - 3 gotas em uma xícara de água 1 a 2 vezes/dia nas afecções do aparelho urinário.

Extratos disponíveis no mercado brasileiro

Sem referências.

Contraindicações

Gravidez e aleitamento materno em uso oral por falta de estudos.

Precauções

- Podem ocorrer dermatite de contato e urticária
- O uso oral pode originar irritação dos tecidos e provocar maior desconforto local nas infecções agudas do trato urinário e nas leucorreias, por ação de algumas substâncias irritantes presentes no óleo.[1]

Toxicidade e interações

- Nas doses estudadas de 200 e 400 mg/kg os animais não mostraram sinais de toxicidade ou comportamentos anormais, sugerindo que as doses são seguras[11]
- Altas doses administradas aos animais provocaram irritações gastrintestinais, diarreia e depressão do SNC.[18]

REFERÊNCIAS BIBLIOGRÁFICAS

1. Amaral ACF. Coletânea científica de plantas de uso medicinal. Fiocruz: 2005.
2. Pinto AC, Veiga Jr. VF. O olhar dos primeiros cronistas da história do Brasil sobre a copaíba. 2007. Disponível em: www.sbq.org.br/PN-NET/causo6.htm. Acesso em: 12/10/2015.
3. Von Martius CFP. Natureza, doenças, medicina e remédios dos índios brasileiros (1844). São Paulo: Companhia Editora Nacional; 1939.
4. Melo ARPCG. História das drogas e doenças no Império Português. Porto, Portugal: Universidade Fernando Pessoa, Faculdade de Ciências da Saúde; 2013.
5. Santos FS. As plantas brasileiras, os jesuítas e os indígenas do Brasil: história e ciência na Triaga Brasílica (séc. XVII-XVIII). vol. 240. São Paulo: Novo Autor; 2009.
6. Farmacopeia dos EUA do Brasil. 1929. 1. ed. São Paulo: Companhia Editora Nacional; 1926.
7. Brasil. Ministério da Saúde. Agência Nacional de Vigilância Sanitária (Anvisa). RDC nº 60, de 10 de novembro de 2011. Aprova o Formulário de Fitoterápicos da Farmacopeia Brasileira, 1ª edição, e dá outras providências. Brasília: Diário Oficial; 11 nov. 2011.
8. Gomes NM, Rezende CM, Fontes SP, Matheus ME, Fernandes PD. Antinociceptive activity of Amazonian Copaiba oils. Journal of Ethnopharmacology. 2007;109:486-92.
9. Paiva LAF, Gurgel LA, Silva RM, Tome AR, Gramosa NV. Anti-inflammatory effect of kaurenoic acid, a diterpene from Copaifera langsdorffii on acetic acid-induced colitis in rats. Vascular Pharmacology. 2003;39:303-7.
10. Carli RBG. Desenvolvimento de formas farmacêuticas semissólidas contendo ácido caurenoico e avaliação da atividade anti-inflamatória. Dissertação submetida à Universidade do Vale do Itajaí como parte dos requisitos para a obtenção do grau de mestre em Ciências Farmacêuticas. Itajaí: 2007.
11. Paiva LAF, Gurgel LA, Campos AR, Silveira ER et al. Attenuation of ischemia/reperfusion-induced intestinal injury by oleo-resin from Copaifera langsdorffii in rats. Life Sciences. 2004;75:1979-87.
12. Silva JJL. Efeitos da Copaifera langsdorffii Desf. na isquemia-reperfusão de retalhos cutâneos randomizados em ratos. Dissertação submetida à Coordenação do Programa de pós-graduação Strictu Sensu em Cirurgia da Universidade Federal do Ceará, como requisito parcial para obtenção do grau de mestre em cirurgia. Fortaleza: 2007.
13. Veiga Júnior VF, Rosas EC, Carvalho MV, Henriques MGMO, Pinto AC. Chemical composition and anti-inflammatory activity of copaiba oils from Copaifera cearensis Huber ex Ducke, Copaifera reticulata Ducke and Copaifera multijuga Hayne A comparative study. Journal of Ethnopharmacology. 2007;112:248-54.
14. Lorenzi H, Matos FJA. Plantas medicinais no Brasil. Nova Odessa: Instituto Plantarum; 2002.
15. Zimmermam-Franco DC et al. Antifungal activity of Copaifera langsdorffii desf oleoresin against dermatophytes. Molecules. 2013;18(10):12561-70.
16. Henriques da Silva J et al. The oil-resin of the tropical rainforest tree Copaifera langsdorffii reduces cell viability, changes cell morphology and induces cell death in human endometriotic stromal cultures. Journal of Pharmacy and Pharmacology. 2015.
17. Gelmini F et al. GC-MS profiling of the phytochemical constituents of the oleoresin from Copaifera langsdorffii Desf. and a preliminary in vivo evaluation of its antipsoriatic effect. International Journal of Pharmaceutics. 2013;440(2):170-8.
18. Basile AC, Sertié JAA, Freitas PCD, Zanini AC. Anti-inflammatory activity of oleoresin from Brazilian Copaifera. Journal of Ethnopharmacology. 1988;22:101-9.

Crédito da imagem:
Ivone Manzali

Cranberry

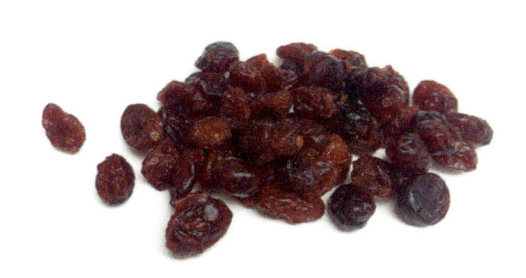

Nome botânico
Vaccinium macrocarpon Aiton;
Vaccinium oxycoccos L.

Nome farmacêutico
Vaccineae Fructus

Família
Ericaceae

Parte utilizada
Fruto

Propriedades organolépticas
Doce, ácida e azeda

Outros nomes populares

Oxicoco.

Origem

América do Norte.

Histórico

A denominação *macrocarpon* é derivada dos termos gregos *makros* + *karpos* e significa fruto grande. A palavra *cranberry* é considerada uma derivação do termo *crane-berry*, uma antiga denominação usada para essa planta no final do século 17. *Oxycoccos*, em latim, significa "fruto ácido".

Quando os colonizadores chegaram à América do Norte, observaram que a *V. macrocarpon* crescia abundantemente ao redor da península de Cape Cod, em Massachusetts. Ou seja, é uma espécie nativa da América do Norte, amplamente usada pelos habitantes tanto com fins alimentícios quanto terapêuticos, mas considerada de domesticação recente (160 anos). Essa espécie foi apresentada aos colonizadores europeus pela etnia indígena Penobscot, que a utilizava para tratar cálculos renais e outros problemas urinários. Durante o século 18, médicos alemães observaram que pacientes que consumiam os frutos apresentavam grande concentração de ácido hipúrico, que se julgava ser o agente bacteriostático. Entretanto, hoje não se considera esse constituinte o principal da ação da *V. macrocarpon*, pois acredita-se que ele não atinja a concentração adequada para a atividade antibacteriana.[1]

A maior parte dos frutos cultivados nos EUA é transformada em suco. O consumo médio anual é de 50 milhões de quilos.

Principais componentes químicos

Contém **ácidos orgânicos** (cítrico, málico, químico), **carboidratos** (frutose e oligossacarídios), **compostos fenólicos** (ácido benzoico, ácido p-cumárico, ácido sinápico, ácido cafeico, ácido ferúlico, ácido elágico, **flavonóis** [quercetina, miricetina], epicatequina, **antocianidinas**, proantocianidinas, cianidinas e peonidinas), estilbenos (resveratrol), **aminoácidos**, **peptídios**, **glicosídeos** e **fibras**. As principais antocianidinas são peonidina-3-galactosídeo, cianidina-3-galactosídeo, cianidina-3-arabinosídeo, peonidina-3-arabinosídeo, peonidina-3-glucosídeo e cianidina-3-glucosídeo.[2]

A quantidade de flavonoides no suco de *V. macrocarpon* (= 31,9 mg) é maior do que no vinho tinto (= 22 mg), entretanto, menor que no chocolate preto (= 165 mg) e na maçã (= 147 mg).[1]

Atividades farmacológicas

Estima-se que os bioativos do *V. macrocarpon* sejam as antocianidinas e as proantocianidinas (PACs), que atuam impedindo a aderência das bactérias à parede urotelial. Tal atividade é a base para a indicação na **prevenção e no combate de infecções do trato urinário**, já que o bloqueio dos filamentos bacterianos que aderem às células é importante no combate à infecção, sobretudo de bactérias gram-negativas (*Escherichia coli*, *Proteus*, *Klebsiella*, *Enterobacter* e *Pseudomonas*).

Essa mesma propriedade pode ser aplicada às infecções na boca e pelo *Helicobacter pylori*.[3,4]

A atividade antimicrobiana é dependente da concentração, conforme demonstrado em ensaios *in vitro*, assim como a redução da expressão dos filamentos.[5] Além disso, há evidências científicas que sugerem que os bioativos do *V. macrocarpon* possam atuar no controle genético, prevenindo a expressão dos filamentos de adesão bacteriana às células.[1] Outra característica dessa espécie são os tipos químicos das procianidinas que contêm ligações do tipo A (PACs tipo A). Essa característica fitoquímica faz com que atue sobre as bactérias que causam infecções urinárias.[6] Entretanto, devido ao tamanho molecular das PACs, há dúvidas quanto a sua absorção pela via oral. Calcula-se que somente 0,078 a 5% das antocianidinas sejam eliminadas pela urina. Dessa maneira, estima-se que a flora intestinal deve ser importante na metabolização dos bioativos antes que atinjam o trato geniturinário.

Vários ensaios clínicos foram realizados para avaliar o efeito de *V. macrocarpon* na prevenção de infecções do trato urinário em mulheres, crianças e homens, bem como em indivíduos com bexiga neurogênica e mulheres grávidas.[5] Em 2008, foi publicada uma revisão que cita dois ensaios clínicos randomizados considerados de boa qualidade, que sugerem que a ingestão diária do suco pode reduzir o número de infecções urinárias ao longo de 12 meses de acompanhamento.[7] Outra metanálise publicada em 2012, que avaliou o resultado de 11 ensaios clínicos, concluiu que produtos à base de *V. macrocarpon* estão associados à proteção contra infecções urinárias.[8] Contudo, alguns estudos não revelam diferença significativa entre os grupos tratado e controle. Dessa maneira, há autores que indicam o uso, até mesmo associando à antibioticoterapia, ao mesmo tempo que outros não o recomendam por falta de estudos que garantam a eficácia do produto.[9,10]

Estudo realizado indica que o suco concentrado de *V. macrocarpon* possui propriedades antimicrobianas contra microrganismos uropatogênicos mais comuns, onde as bactérias gram-positivas (*S. aureus, E. faecalis*) são mais sensíveis ao suco concentrado do que as gram-negativas (*E. coli* e *P. aeruginosa*). O suco de *V. macrocarpon* suprime a formação de biofilme de *S. aureus* com maior intensidade. Observou-se redução de 45,3 a 55,8% na intensidade de criação do biofilme na presença das diluições sub-bacteriostáticas do suco concentrado. Quando o suco concentrado foi diluído em 1:160, foi detectada inibição da capacidade de formação de biofilme de *E. faecalis* em 44,90%. O efeito dos compostos biologicamente ativos do *V. macrocarpon* na formação de biofilmes por bactérias gram-negativas foi observado na faixa de 20%. Assim, o suco concentrado poderia ser recomendado como o remédio para aplicação na prevenção de infecções recorrentes do sistema urinário.[11]

As discussões também abrangem a qualidade dos produtos disponibilizados no mercado à base de *V. macrocarpon*, entre eles os xaropes, sucos, extratos secos e encapsulados. Sánchez-Patán[12] e colaboradores observaram que os produtos apresentam grande variedade, tanto em quantidade quanto em qualidade de compostos fenólicos, tidos como os principais bioativos da espécie. Esse estudo demonstrou que em certos casos não foi detectada a presença desses bioativos, e em outras situações foram encontrados produtos considerados altamente purificados em PACs ou em antocianidinas. Além disso, as análises demonstraram que fatores como a composição do percentual em compostos fenólicos, a forma farmacêutica (xarope, extrato seco etc.) e a inclusão de outros componentes (antioxidantes etc.) influenciam na resposta dos testes *in vitro* realizados para avaliar a potência de inibição do crescimento bacteriano. Portanto, o estudo aponta para a qualidade do perfil fitoquímico dos produtos avaliados, indicando que a presença das PACs tipo A seja essencial para o controle da infecção urinária, ou seja, a qualidade fitoquímica deve ter influenciado os resultados dos diversos ensaios clínicos realizados.[13] Pode-se considerar que a variabilidade genética existente na espécie deve também influenciar a qualidade e a quantidade de fitoquímicos presentes no produto final,[14,15] especialmente das PACs.

Pacientes idosos saudáveis que fazem uso do omeprazol,[3] concomitante com o suco de *V. macrocarpon*, mostram boa absorção da vitamina B12, diferente daqueles que utilizam apenas omeprazol que, sabidamente, têm a absorção prejudicada. Além disso, pode ser usado para auxiliar a excreção de fenciclidina devido à acidificação da urina.

Indicações e usos principais

- Prevenção e tratamento de infecções recorrentes do trato urinário (UTIs)
- Como antioxidante para manutenção da saúde.

Uso etnomedicinal

V. macrocarpon foi utilizada por tripulantes de navios como fonte de vitamina C para evitar o escorbuto. Outras fontes médicas do século 17 citam a utilização no alívio de problemas do estômago, do fígado, sanguíneos, na asma,[16] câncer,[1] e na perda do apetite. Há relatos de que a população da etnia indígena *Penobscot* (América do Norte) utilizava os frutos de cranberry para tratar cálculos renais e outros problemas urinários.[1]

Posologia

- Extrato seco padronizado em 25% de antocianidinas: 50 a 160 mg/dia
- Como antioxidante: até 1.200 mg/dia de extrato seco dos frutos ou o equivalente a 950 mℓ do suco dos frutos por dia ou 30 g de frutos frescos por dia[17]
- Para profilaxia de infecção recorrente do trato urinário: 400 a 1.200 mg/dia do extrato seco dos frutos ou o equivalente a 950 mℓ do suco dos frutos por dia ou 30 g de frutos frescos por dia. Usar, no mínimo, por 4 semanas.[17]

Extratos disponíveis no mercado brasileiro

Extrato seco padronizado em 25% de antocianidinas e extrato seco solúvel.

Obs.: sucos industrializados contêm entre 27 e 33% de polpa do fruto, adicionada de água e açúcar. Esse produto é calórico, por isso os extratos também são uma alternativa para quem não gosta do sabor e representam uma forma mais conveniente de administração.

Contraindicações

Geralmente bem tolerado. Não foram relatados efeitos adversos.

Precauções

- Consultar médico em caso de histórico de cálculo renal, bem como se fizer uso de anticoagulantes.[15] Teoricamente, o uso de *V. macrocarpon* poderia estimular a formação de cálculos renais. Entretanto, não se observa aumento na excreção de oxalato de cálcio, nem há estudos que confirmem este efeito
- Interferência na glicose e na hemoglobina urinária foi relatada em pacientes que ingerem mais de 150 mℓ/dia do suco por 7 semanas[3]
- O suco em altas doses pode provocar diarreia e desconforto gastrintestinal.

Toxicidade e interações

Não há referências à toxicidade.

Alterações na biodisponibilidade da varfarina[1] devem ser monitoradas.

REFERÊNCIAS BIBLIOGRÁFICAS

1. Pizzorno JE, Murray MT, editors. Textbook of natural medicine. Elsevier Health Sciences; 2012.
2. Shaheen G, Ahmad I, Mehmood A, Akhter N, Usmanghani K, Shamim T et al. Monograph of *Vaccinium macrocarpon*. Journal of Medicinal Plants Research. 2011;5(22):5340-6.
3. Mills S, Bone K. The essential guide to herbal safety. Elsevier Health Sciences; 2005.
4. Feghali K, Feldman M, La VD, Santos J, Grenier D. Cranberry proanthocyanidins: natural weapons against periodontal diseases. Journal of Agricultural and Food Chemistry. 2011;60(23):5728-35.
5. Hisano M, Bruschini H, Nicodemo AC, Srougi M. Cranberries and lower urinary tract infection prevention. Clinics. 2012;67(6):661-8.
6. White BL, Howard LR, Prior RL. Impact of different stages of juice processing on the anthocyanin, flavonol, and procyanidin contents of cranberries. Journal of Agricultural and Food Chemistry. 2011;59(9):4692-8.
7. Jepson RG, Craig JC. Cranberries for preventing urinary tract infections. Cochrane Database of Systematic Reviews. 2008;(1):CD001321.
8. Wang CH, Fang CC, Chen NC et al. Cranberry containing products for prevention of urinary tract infections in susceptible populations: a systematic review and meta-analysis of randomized controlled trials. Archives of Internal Medicine. 2012;172(13):988-96.
9. Cayley Jr. WE. Are cranberry products effective for the prevention of urinary tract infections? American Family Physician. 2013;88(11):745-6.
10. Hout WB, Caljouw MA, Putter H, Cools HJ, Gussekloo J. Cost effectiveness of cranberry capsules to prevent urinary tract infection in long term care facilities: economic evaluation with a randomized controlled trial. Journal of the American Geriatrics Society. 2014;62(1):111-6.
11. Yatsiuk KM, Feodorovska MI, Kutsyk RV. The investigation of the cranberry (*Vaccinium oxycoccos* L.) concentrated juice antimicrobial activity. Farmacevtičnijžurnal. 2018.
12. Sánchez-Patán F, Bartolomé B, Martín-Alvarez PJ, Anderson M, Howell A, Monagas M. Comprehensive assessment of the quality of commercial cranberry products. Phenolic characterization and in vitro bioactivity. Journal of Agricultural and Food Chemistry. 2012;60(13):3396-408.
13. Patel KD, Scarano FJ, Kondo M, Hurta RA, Neto CC. Proanthocyanidin rich extracts from cranberry fruit (*Vaccinium macrocarpon* Ait.)

selectively inhibit the growth of human pathogenic fungi *Candida* spp. and *Cryptococcus neoformans*. Journal of Agricultural and Food Chemistry. 2011;59(24):12864-73.

14. Brown PN, Murch SJ, Shipley P. Phytochemical diversity of cranberry (*Vaccinium macrocarpon* Aiton) cultivars by anthocyanin determination and metabolomic profiling with chemometric analysis. Journal of Agricultural and Food Chemistry. 2011;60(1):261-71.

15. Carpenter JL, Caruso FL, Tata A, Vorsa N, Neto CC. Variation in proanthocyanidin content and composition among commonly grown North American cranberry cultivars (*Vaccinium macrocarpon*). Journal of the Science of Food and Agriculture. 2014;94(13):2738-745.

16. Health Canada. www.hc-sc.gc.ca. Disponível em: http://webprod.hc-sc.gc.ca/nhpid-bdipsn/monoReq.do?id=292&lang=eng. Acesso em: 16/05/2015.

17. Edwards SE et al. Phytopharmacy: an evidence-based guide to herbal medicinal products. John Wiley & Sons; 2015.

Crédito da imagem:
Ivone Manzali

Crataego

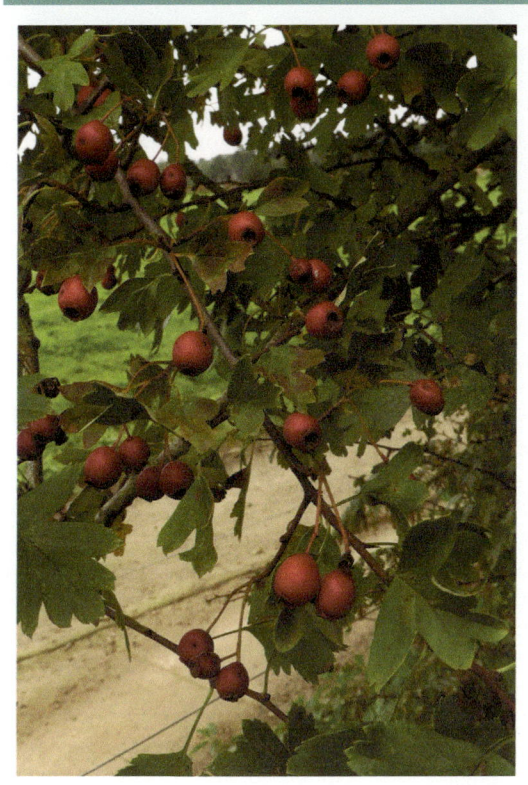

Nome botânico
Crataegus rhipidophylla Gand.
Sinonímias: *Crataegus curvisepala*
Lindm; *Crataegus oxyacantha* L.

Nome farmacêutico
Folium et Flos Crataegi; Fructus
Crataegi

Família
Rosaceae

Partes utilizadas
Folha, flor e fruto

Propriedades organolépticas
Doce, ácido e amornante

Capítulo 7

Outros nomes populares

Espinheiro-alvar, cratego.

Origem

Europa, oeste da Ásia.

Histórico

O nome *Crataegus* (*kratiegus*), em grego, significa dureza, em uma referência à consistência de sua madeira. Foi citado por Teophrasto, Plínio e Dioscórides por sua propriedade de diminuir o mal-estar das menstruações dolorosas e abundantes. No século 14, era recomendado para tratamento da gota, e no século 18, para leucorreia.

No século 19, Dr. Green, na Irlanda, ficou famoso após sucesso terapêutico no tratamento de "doença cardíaca", cujo remédio ele manteve em segredo. Após a sua morte, em 1894, sua filha revelou que o remédio era uma tintura preparada com os frutos do *C. rhipidophylla*. Em 1896, o Dr. J. C. Jennings, de Chicago, escreveu o primeiro artigo no periódico *New York Medical Journal* referente às suas propriedades cardiotônicas. Ao longo do século 20, *C. rhipidophylla* foi ganhando do reconhecimento como um agente cardiovascular eficaz.[1,2] Essa espécie foi incluída em várias farmacopeias e recomendada pela OMS, vol. 2 (2002).[3] No Brasil, foi incluída na 2ª edição da Farmacopeia Brasileira (FB) (1959),[4] na 3ª edição da FB (1977),[5] na 5ª edição da FB (2010)[6] e na 2ª edição do Formulário de Fitoterápicos da Farmacopeia Brasileira (2021), o qual reconhece o uso das sumidades floridas de *C. rhipidophylla* e outras espécies.

Principais componentes químicos

Contém **procianidinas oligoméricas** (catequina, epicatequina e procianidina B2), **flavonoides** (derivados do quercetol, como quercetina, hiperosídeo, rutina e luteolina-O-glicosídeo, e derivados do apigenol, como vitexina, vitexina-2"-O-α-L-rhamnosídeo, monoacetil-vitexina-rhamnosídeo), **compostos fenólicos** (ácidos cafeico e clorogênico), **fitosteróis** (β-sitosterol), **triterpenoides** (ácido oleanólico, ácido ursólico e ácido crataególico), **taninos, aminas** (β-fenetilamina, tiramina e acetilcolina) e **sais minerais**.

Atividades farmacológicas

Já foi evidenciado que o perfil farmacológico do extrato de *C. rhipidophylla* é diferente de outras drogas cardioativas (propranolol, milrinona). Estudos demonstram que o extrato possui **atividade cronotrópica** e que esta não é mediada pelo bloqueio dos receptores beta-adrenérgicos. As atividades biológicas devem-se à grande diversidade química dos constituintes presentes no extrato.[7]

O **efeito inotrópico positivo** (aumento da amplitude de contração), assim como o aumento da força de contração do miocárdio gerado por *C. rhipidophylla*, é ocasionado por mecanismos que aumentam a concentração intracelular de íons cálcio e pela inibição da fosfodiasterase, que leva a um incremento na concentração intracelular de cAMP.[8,9] Outro estudo, usando extrato seco padronizado em 18,75% de proantocianidinas oligoméricas, sugere que o aumento da força de contração das células do miocárdio seria consequente à inibição da bomba de sódio.[10]

O efeito **vasodilatador** exercido pelo extrato de *C. rhipidophylla* ocorre tanto por estimular a liberação de óxido nítrico (NO), em que as prociadininas foram as principais responsáveis por esse efeito, como pela inibição da enzima de conversão da angiotensina.[10] Isso ajuda a explicar seu efeito **hipotensor e potencializador do fluxo coronariano**.[11,12] Além disso, apresenta **ação antiagregante plaquetário**, conferindo proteção contra complicações tromboembólicas.

Outra atividade importante do extrato é sua atividade **antiarrítmica**, que prolonga o período refratário e aumenta a duração do potencial de ação por meio do bloqueio das correntes repolarizadoras de potássio. Esse efeito é similar ao dos fármacos antiarrítmicos classe III.[13]

As pesquisas realizadas até o momento indicam que as proantocianidinas e os flavonoides presentes no extrato são os constituintes ativos mais importantes para o aparelho cardiovascular existentes nessa droga. Vários estudos mostraram resultados positivos em casos de arritmia, como **protetor do endotélio vascular e do miocárdico para isquemia, como hipocolesterolemiante, hipotensor e calmante**.[14-19] Demonstrou também efeito **anti-inflamatório, gastroprotetor e antimicrobiano**.[20]

Estudos clínicos mostraram eficácia terapêutica do *C. rhipidophylla*, especialmente para os sintomas da **insuficiência cardíaca congestiva (ICC) melhorando a fadiga, a dispneia, a letargia e aumentando a tolerância a exercícios físicos**. Por esse espectro de atividades, o extrato é amplamente recomendado para o tratamento da ICC grau I.[21]

Atualmente, os estudos com *C. rhipidophylla* são, em sua maioria, realizados com os extratos de **folhas e flores** WS 1442 (extrato etanólico a 45% padronizado em 18,75% de procianidinas oligoméricas) e LI 132 (extrato metanólico a 70%).[10]

Indicações e usos principais

- Insuficiência cardíaca graus I e II, principalmente quando associada a insuficiência coronariana leve ou moderada[22]
- Hipertensão arterial leve e moderada
- Angina, como preventivo e em algumas arritmias cardíacas, com palpitações frequentes, taquicardias paroxísticas e extrassístoles
- Recuperação pós-infarto
- Aterosclerose
- Dislipidemias
- Espasmos musculares
- Irritabilidade, insônia, angústias, distúrbios do climatério, distonias neurovegetativas.

Obs.: na medicina tradicional chinesa, o fruto é usado para digestão (resolve estagnação alimentar), em miomas, dor abdominal pós-parto e como planta adstringente no tratamento de diarreias.

Uso etnomedicinal

C. rhipidophylla vem sendo utilizada como alimento e remédio em todo o mundo há séculos. Os chineses a utilizam no tratamento de várias doenças, como problemas digestivos, hiperlipidemias, deficiências na circulação e dispneia por broncospasmo.[23] Na Europa, são empregados os frutos, as folhas e flores como cardiotônico, diurético e para combater a aterosclerose. Relata-se que, por volta de 1800, a *C. rhipidophylla* começou a ser usada na Europa para o tratamento de doenças do aparelho cardiovascular e hoje representa uma opção terapêutica para tratar das disfunções desse sistema, como a angina, a hipertensão, as hiperlipidemias, as arritmias, e na insuficiência cardíaca congestiva classe II, com reconhecimento das associações médicas europeias e norte-americanas, como, por exemplo, a New York Heart Association (NYHA).[24]

Posologia

- Extrato seco: 450 a 900 mg, 2 vezes/dia
- Extrato seco padronizado em 2,2% de flavonoides ou 18,75% de proantocianidinas oligoméricas: 600 a 1.500 mg/dia[25]
- Tintura: 1 a 1,5 mℓ diluídos em 50 mℓ de água, 3 vezes/dia
- Fruto seco/chá: 300 mg a 1 g, 3 vezes/dia.

Extratos disponíveis no mercado brasileiro

Extrato seco de *Crataegus rhipidophylla* padronizado em 0,08 a 0,24% de hiperosídeos.

Contraindicações

- Na constipação intestinal e na esofagite de refluxo (dentro dos conceitos da medicina tradicional chinesa)
- Em observações clínicas, não foram constatadas alterações com o uso crônico.

Precauções

- Contraindicado na gravidez, pois diminui o tônus e a motilidade uterina. Por falta de dados, evitar o uso durante a lactação
- Evitar automedicação.

Toxicidade e interações

Foram observados, em um número pequeno de casos, *rash* cutâneo, cefaleia, sudorese, tontura, palpitações, sonolência, agitação e sintomas digestivos.

Sintomas de toxicidade aguda, como bradicardia e depressão respiratória, levando à parada respiratória e cardíaca, foram observados em estudos com cobaias (ratos, coelhos, guinea pig, gatos etc.).[26]

Embora trabalhos mostrem que o extrato de *C. rhipidophylla* possa ser usado junto com a digoxina,[27] deve-se ter cuidado com o uso concomitante de heterosídeos cardiotônicos, benzodiazepínicos, medicamentos anti-hipertensivos, antianginosos e antiarrítmicos, pois podem interferir nos efeitos desses medicamentos.[23]

REFERÊNCIAS BIBLIOGRÁFICAS

1. Font Quer P. Plantas medicinales el dioscórides renovado. 7. ed. Barcelona: Labor; 1981.
2. Furey A, Tassell M. Towards a systematic scientific approach in the assessment of efficacy of an herbal preparation: Hawthorn (*Crataegus* spp.). European Journal of Heart Failure. 2008;10(12):1153-7.
3. WHO. WHO monographs on selected medicinal plants. vol. 2. Geneva: World Health Organization; 2002.
4. Farmacopeia Brasileira. 2. ed. São Paulo: Indústria Gráfica Siqueira; 1959.
5. Farmacopeia Brasileira. 3. ed. São Paulo: Organização Andrei; 1977.
6. Farmacopeia Brasileira. 5. ed. Brasília: Anvisa; 2010.
7. Long SR, Carey RA, Crofoot KM et al. Effect of hawthorn (*Crataegus oxycantha*) crude extract and chromatographic fractions on multiple activities in a cultured cardiomyocyte assay. Phytomedicine. 2006;13:643-50.
8. Müller A, Linke W, Klaus W. *Crataegus* extract blocks potassium currents in guinea pig ventricular cardiac myocytes. Planta Medica. 1999;65:335-9.
9. Petkov E, Nikolov N, Uzunov P. Inhibitory effect of some flavonoids and flavonoid mixtures on cyclic AMP phosphodiesterase activity of rat heart. Planta Medica. 1981;43:183-6.
10. Wang J, Xiong X, Feng B. Effect of *Crataegus* usage in cardiovascular disease prevention: an evidence-based approach. Evidence-Based Complementary and Alternative Medicine. 2013.
11. Kim SH, Kang KW, Kim KW, Kim ND. Procyanidins in *Crataegus* extract evoke endothelium-dependent vasorelaxation in rat aorta. Life Sciences. 2000;67:121-31.
12. Veveris M, Koch E, Chatterjee SS. *Crataegus* special extract WS 1442 improves cardiac function and reduces infarct size in a rat model of prolonged coronary ischemia and reperfusion. Life Sciences. 2004;74:1945-55.
13. Chang WT, Dao J, Shao ZH. Hawthorn: potential roles in cardiovascular disease. American Journal of Chinese Medicine. 2005;33(1):1-10.
14. Shanthi S, Parasakthy K, Deepalakshmi PD, Devaraj SN. Hypolipidemic activity of tincture of *Crataegus* in rats. Indian Journal of Biochemistry & Biophysics. 1994;31(2):143-6.
15. Rajendran S et al. Effect of tincture of *Crataegus* on the LDL-receptor activity of hepatic plasma membrane of rats fed an atherogenic diet. Atherosclerosis. 1996;123(1-2):235-41.
16. Al Makdessi S, Sweidan H, Müllner S, Jacob R. Myocardial protection by pretreatment with *Crataegus oxyacantha*; an assessment by means of the release of lactate dehydrogenase by the ischemic and reperfused Langendorff heart. Arzneimittlforschung. 1996;46(1):25-7.
17. Al Makdessi S, Sweidan H, Dietz K, Jacob R. Protective effect of *Crataegus oxyacantha* against reperfusion arrhythmias after global noflow ischemia in the rat heart. Basic Research in Cardiology. 1999;94(2):71-7.
18. Hanus M, Lafon J, Mathieu M. Double-blind, randomised, placebo-controlled study to evaluate the efficacy and safety of a fixed combination

Capítulo 7

containing two plant extracts (*Crataegus oxyacantha* and *Eschscholtzia californica*) and magnesium in mild-to-moderate anxiety disorders. Current Medical Research and Opinion. 2004;20(1):63-71.

19. Vijayan, NA, Thiruchenduran M, Devaraj SN. Anti-inflammatory and antiapoptotic effects of *Crataegus oxyacantha* on isoproterenol-induced myocardial damage. Molecular and Cellular Biochemistry. 2012;367(1-2):1-8.

20. Tadic VM et al. Anti-inflammatory, gastro-protective, free-radical-scavenging, and anti-microbial activities of hawthorn berries ethanol extract. Journal of Agricultural and Food Chemistry. 2008;56:7700-9.

21. Capasso F, Gaginella TS, Grandolini G, Izzo AA. Phythotherapy: a quick reference to herbal medicine. London: Springer; 2003.

22. Degenring FH, Suter A, Weber M, Saller R. A randomized double blind placebo controlled clinical trial of a standardized extract of fresh *Crataegus* berries (Crataegisan) in the treatment of patients with congestive heart failure NYHA II. Phytomedicine. 2003;10(5):363-9.

23. Rigelsky JM, Sweet BV. Hawthorn: pharmacology and therapeutic uses. American Journal of Health-System Pharmacy. 2002;59(5):417-22.

24. Miller AL. Botanical influences on cardiovascular disease. Alternative Medicine Review. 1998;3:422-31.

25. Kashyap CP, Arya V, Thakur N. Ethnomedicinal and phytopharmacological potential of *Crataegus oxyacantha* Linn. – A review. Asian Pacific Journal of Tropical Biomedicine. 2012;2.2:S1194-S1199.

26. Newall CA, Anderson LA, Phillipson JD. Herbal Medicines: A Guide for Health-Care Professionals. London: The Pharmaceutical Press; 1996.

27. Tankanow R, Tamer HR, Streetman DS, Smith SG, Welton JL, Annesley T et al. Interaction study between digoxina and a preparation of hawthorn (*Crataegus oxyacantha*). The Journal of Clinical Pharmacology. 2003;43(6):637-42.

Crédito da imagem:
Ivone Manzali

Cravo-da-índia

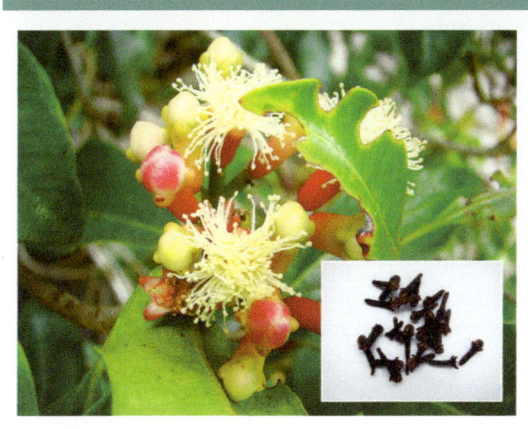

Nome botânico
Syzygium aromaticum (L.) Merr. & L.M. Perry
Sinonímias: *Caryophullus aromaticus* L.; *Caryophyllus aromaticus* (L.) Merr. & L.M. Perry; *Eugenia caryophyllata* Thunb.

Nome farmacêutico
Flos Caryophylli
Caryophylli Floris Aetheroleum

Família
Myrtaceae

Parte utilizada
Botões florais

Propriedades organolépticas
Doce, amarga, picante e ácida

Outros nomes populares

Craveiro-da-índia, craveiro, cravinho, cravo-aromático, cravo-de-doce, cravo-de-cabecinha, cravo-fétido, cravo-girofle, girofle, girofleiro.

Origem

Nativa das ilhas Molucas, na Indonésia. Atualmente aclimatado e cultivado em várias regiões do mundo.

Histórico

O nome do gênero *Caryophyllus* deriva do árabe *karanful*, que em tradução livre significa "fruto seco com folhas". Essa denominação foi utilizada na sinonímia *Eugenia caryophyllata*, e também em espécies de outros gêneros, tais como *Dianthus caryophyllus*. A designação *aromaticus* refere-se à característica aromática do fruto.[1] O nome popular "cravo", em português, deriva da palavra latina *clavus*, que significa prego, devido a sua aparência.[2]

Leva alguns Malabares, que tomou/Per força, dos que o Samorim mandara/Quando os presos feitores lhe tornou;/Leva pimenta ardente, que comprara;/A seca flor de Banda não ficou;/A noz e o negro cravo, que faz clara/A nova ilha Moluca, co' a canela/Com que Ceilão é rica, ilustre e bela.

Nesse verso de *Os Lusíadas*, Camões faz referências às especiarias transportadas pelas naus portuguesas, entre elas o "negro cravo", que se trata da espécie *S. aromaticum*, que era comercializada após a conquista do arquipélago das Molucas, de onde foram expulsos em 1605 pelos holandeses, após muitas guerras motivadas pela posse do comércio desta especiaria.[3] Segundo alguns autores, essa planta já era conhecida e usada no Egito e na China antiga, não só como condimento, mas também como antisséptico bucal. Assim, antes de qualquer audiência com o imperador, era necessário mascar cravo para melhorar o hálito.[4] Egípcios e romanos forneciam *S. aromaticum* aos trabalhadores para fortalecê-los. A Indonésia é um dos maiores consumidores mundiais de *S. aromaticum*, pois o utiliza para odorizar seus cigarros, mundialmente conhecidos como Gudang Garam.[5]

No Brasil, foi incluído na 1ª edição da Farmacopeia Brasileira (FB) (1926),[6] na 2ª edição da FB (1959)[7] e na 4ª edição da FB (1988-1996).[8] Todas essas edições da FB foram revogadas após o lançamento da 5ª edição da FB (2010),[9] a qual não incluiu esta espécie. Apesar disso, é considerada uma espécie com grande importância de uso tradicional tanto na culinária quanto na terapêutica.

Principais componentes químicos

O principal constituinte é o **óleo essencial**, caracterizado pela presença de eugenol, um fenol, (60 a 95%), acetato de eugenila (2 a 27%) e α e β-cariofileno (5 a 10%), carvacrol, humuleno e α-humuleno. Contém **flavonoides** (quercetina e derivados do kaempferol), taninos, ácidos fenólicos (ácido gálico) e pequenas quantidades de **esteróis e óleo fixo**.

Atividades farmacológicas

O óleo essencial apresenta atividades **antiagregante plaquetária, antiespasmódica, anti-inflamatória** e **anti-histamínica**. O *S. aromaticum* também apresenta importantes efeitos **antisséptico, antifúngico, antibacteriano, parasiticida e antimicótico**,[10,11] e tem sido utilizado como repelente caseiro contra insetos. Essa atividade se deve à alta concentração de eugenol.[2]

As atividades antibacterianas e fungicidas para o óleo essencial de *S. aromaticum* podem ser úteis para o tratamento e prevenção de infecções secundárias, frequentemente responsáveis pelas complicações da escabiose. Atividade **anestésica local** proporcionada pelo cariofileno, geralmente presente em alta concentração no óleo (aproximadamente 25%), pode reduzir o prurido, sintoma característico dessa doença.[12] Além disso, um estudo mostrou que o extrato de *S. aromaticum* inibe a produção de prostaglandinas, indicando efeito **anti-inflamatório**, do mesmo modo que possui um potencial uso como **antiviral**.[13,14]

No que refere à atividade sobre o SNC, avaliou-se a atividade do óleo essencial em modelos experimentais, o qual mostrou efeito **anticonvulsivante** provavelmente por causa da presença do eugenol, que possui atividades **relaxante muscular e depressora do SNC**. A substância carvacrol também demonstrou efeito anticonvulsivante em outros estudos. Trabalhos científicos usando extrato etanólico de *S. aromaticum* em ratos machos revela aumento da atividade sexual.[15,16]

O eugenol tem sido investigado em animais por sua **ação antiproliferativa e indutora da apoptose** em células de alguns tipos de câncer, como melanoma, tumores de pele e de estômago, osteossarcoma e leucemia.[17]

O óleo essencial é amplamente empregado na odontologia por suas atividades cáustica, analgésica e desinfetante.[18] Nessa área de atuação, foi realizado um estudo para avaliar a **capacidade antimicrobiana** de um extrato conhecido como EndoPan usado por indígenas, o qual é composto por *S. aromaticum, E. globulus, C. zeylanicum* e *M. piperita* na irrigação *ex vivo* de dentes pré-molares extraídos com raízes e que foram previamente infectados por culturas de *Enterococcus faecalis*. Os resultados revelaram área de inibição em cultura semelhante à solução de hipoclorito de sódio, o que mostra eficácia como irrigante na redução da contagem microbiana.[19]

Indicações e usos principais

- Artroses (uso externo)
- Micoses localizadas
- Analgésico local (odontologia)
- Flatulências, digestão lenta.

Uso etnomedicinal

Meteorismos, espasmos intestinais, vômitos, parasitoses, uretrite, cervicite. Externamente, como antisséptico, nas dores de dente, acnes e reumatismos.

Posologia

- Planta seca: 2 a 4 g/dia
- Pó: 0,1 a 1 g/dia
- Tintura (1:5, 25% etanol): 10 a 15 mℓ/dia
- Extrato fluido (1:1): 2 a 5 mℓ/dia
- Óleo de cravo: 0,05 a 0,2 mℓ/dia.

Extratos disponíveis no mercado brasileiro

Sem referências.

Contraindicações

Em casos de alergia às plantas da família das Mirtaceae.[10]

Precauções

- O óleo essencial ou o eugenol, em altas doses, pode causar irritação gástrica, queimadura da mucosa e inflamação da pele
- Pode causar dermatite de contato.

Toxicidade e interações

Óleo essencial é neurotóxico com risco de provocar tremores, alterações da marcha e convulsões, além de irritação das mucosas.[2]

REFERÊNCIAS BIBLIOGRÁFICAS

1. Gledhill D. The names of plants. 4. ed. Cambridge University Press; 2008.
2. Affonso RS et al. Aspectos químicos e biológicos do óleo essencial de cravo da Índia. Revista Virtual de Química. 2012;4(2):146-61.
3. Alvarenga J. Os lusíadas – canto X. Disponível em: www.alvarenga.net/canto10.htm. Acesso em: 27/01/2009.
4. Corrêa MP. Dicionário das plantas úteis do Brasil. 1. ed. vol. 2. Rio de Janeiro: Imprensa Nacional; 1926-1978.
5. Katzer G. Spice Pages: Cloves (*Syzygium aromaticum*). Disponível em: www.uni-graz.at/cerca de katzer/engl/Syzy_aro.html. Acesso em: 27/01/2009.
6. Farmacopeia dos EUA do Brasil. 1. ed. São Paulo: Companhia Editora Nacional; 1926.
7. Farmacopeia Brasileira. 2. ed. São Paulo: Indústria Gráfica Siqueira; 1959.

8. Farmacopeia Brasileira. 4. ed. São Paulo: Atheneu; 1988-1996.

9. Farmacopeia Brasileira. 5. ed. Brasília: Anvisa; 2010.

10. WHO. WHO monographs on selected medicinal plants. vol. 2. Geneva: World Health Organization; 2002.

11. Heinrich M, Barnes J, Gibbons S, Williamson EM. Fundamentals of pharmacognosy and phytotherapy. London: Churchill Livingstone; 2004.

12. Fichi G, Flamini G, Giovanelli F et al. Efficacy of an essential oil of *Eugenia caryophyllata* against Psoroptes cuniculi. Experimental Parasitology. 2007;115:168-72.

13. Hong CH, Hur SK, Oh OJ, Kim SS et al. Evaluation of natural products on inhibition of inducible cyclooxygenase (COX-2) and nitric oxide synthase (iNOS) in cultured mouse macrophage cells. Journal of Ethnopharmacology. 2002;83:153-9.

14. Kim HJ, Lee JS, Wo ER et al. Isolation of virus-cell fusion inhibitory components from *Eugenia caryophyllata*. Planta Medica. 2001;67:277-9.

15. Pourgholami MH, Kamalinejad M, Javadi M et al. Evaluation of the anticonvulsant activity of the essential oil of *Eugenia caryophyllata* in male mice. Journal of Ethnopharmacology. 1999;64:167-71.

16. Nóbrega de Almeida R et al. Essential oils and their constituents: anticonvulsant activity. Molecules. 2011;16(3):2726-42.

17. Jaganathan SK, Supriyanto E. Antiproliferative and molecular mechanism of eugenol-induced apoptosis in cancer cells. Molecules. 2012;17(6):6290-304.

18. Cunha APC. Farmacognosia e fitoquímica. Lisboa: Fundação Calouste Gulbenkian; 2005.

19. Mathew J et al. Evaluation of an indigenously prepared herbal extract (EndoPam) as an Antimicrobial endodontic irrigant: an ex vivo study. Journal of International Oral Health: JIOH. 2015;7(6):88.

Crédito das imagens:
Paulo Léda/Ivone Manzali (detalhe)

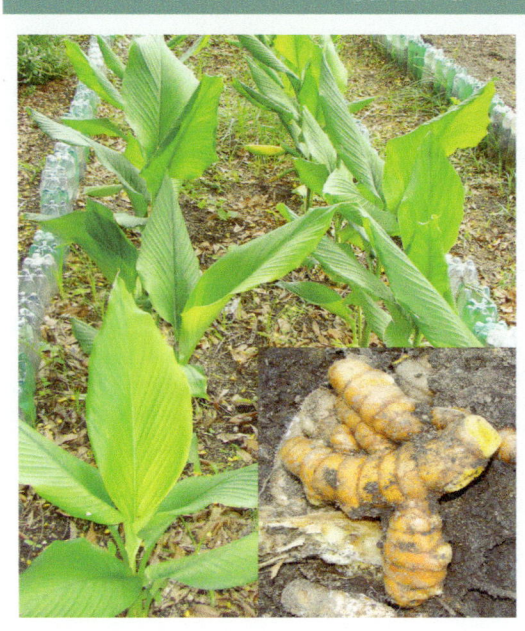

Cúrcuma

Nome botânico
Curcuma longa L.
Sinonímias: *Amomum curcuma* Jacq.; *Curcuma domestica* Valeton; *Stissera curcuma* Raeusch.

Nome farmacêutico
Rhizoma Curcumae Longae

Família
Zingiberaceae

Parte utilizada
Rizoma

Propriedades organolépticas
Aromática, amarga e levemente amornante

Outros nomes populares

Açafrão, açafrão-da-índia, açafrão-da-terra, açafroa, açafroeira, açafroeira-da-índia, batata-amarela, gengibre-amarelo, gengibre-dourada, mangarataia.

Origem

Ásia.

Histórico

O nome latino *Curcuma* deriva do árabe *kurkum* e refere-se à coloração amarela do rizoma, e *longa* é o feminino de *long,* que significa "comprido, extenso".[1] Estima-se que seja nativa do Sudeste Asiático e é considerada uma das mais importantes do sistema médico Ayurveda, tendo registros históricos de mais de 4000 a.C. O uso médico na Índia foi sistematizado pelos médicos tradicionais da Ayurveda, *Characa* e *Susruta,* que desenvolveram as aplicações medicinais.

No século 13, os comerciantes árabes foram determinantes na disseminação da planta na Europa como parte do comércio de especiarias. É um dos componentes de um tempero indiano muito utilizado chamado *curry,* e amplamente usada como conservante (protege a manteiga, a margarina, os queijos etc. da oxidação lipídica) e também como corante em alimentos. Na Índia antiga, era utilizada como cosmético, por oferecer um brilho intenso dourado, e como cicatrizante da pele.[2]

Os estudos fitoquímicos iniciaram-se no século 19 com isolamento da curcumina em 1815, cuja estrutura química foi determinada em 1910.[3]

Nos EUA, a FDA (Food and Drug Administration) classificou a *C. longa* entre as substâncias reconhecidas como seguras (GRAS – *generally recognized as safe*) e a OMS a recomenda para uso medicinal.[4] Atualmente, os principais produtos farmacêuticos disponíveis no mercado mundial são rizomas secos inteiros, em pó, oleorresina e curcumina[3] (constitui a mistura de curcuminoides).

Introduzida no Brasil, trazida da Índia, provavelmente pelos portugueses, a *C. longa* tem sido utilizada tanto como corante, para objetos e tecidos, como para alimentos[5] e como medicinal.[6]

C. longa está listada na Farmacopeia Brasileira 2ª (1959)[7] e 5ª edições (2010).[8] Constava da extinta RDC 10/2010[9] como droga vegetal, está incluída na 1ª edição do Formulário de Fitoterápicos da Farmacopeia Brasileira (FFFB),[10] na forma de infusão e de tintura, referendando o uso terapêutico no SUS, e faz parte da Relação Nacional de Espécies de Interesse do SUS (Renisus).

Principais componentes químicos

Os **curcuminoides** (polifenóis) são os principais constituintes (cerca de 70 a 80%). Dentre estes, a curcumina é o constituinte majoritário (cerca de 77%), seguido da demetoxicurcumina (cerca de 17%) e da bisdemetoxicurcumina (cerca de 3%) e outros constituintes em menor proporção.[11] Essa mistura será genericamente chamada de **curcumina** daqui em diante. O **óleo essencial** (2,5 a 7%) é constituído por **álcoois sesquiterpênicos** e **cetonas**, tais como bisabolona, germacrona, α e β-zingibereno, curcumeno, bem como **monoterpenoides** (p-cimeno, β-felandreno, terpinoleno, p-cimen-8-ol, 1-8 cineol e borneol), **diterpenoides** e **esteroides**. O **rizoma seco** apresenta entre 1,5 e 5% de **óleo essencial** constituído principalmente de **sesquitepenoides** responsáveis por seu sabor aromático e cheiro característicos, sendo a Ar-turmerona e a α-turmerona os principais sesquiterpenoides existentes nesse óleo (40%). Essa mistura de componentes voláteis é responsável pela característica aromática e confere sabor, enquanto a curcumina fornece a coloração amarela que a caracteriza como tempero e corante em alimentos. Contém também **sais minerais** (Ca, Mg, Fe, P, Na, K), **carotenoides e polissacarídeos** (arabinogalactanos).[3,12,13]

Obs.: Quando estocada, a droga perde em torno de 0,5% do óleo essencial por ano.

Atividades farmacológicas

O fitocomplexo presente na *C. longa* apresenta **atividades anti-inflamatória, carminativa, gastroprotetora, hepatoprotetora, colerética, colagoga, antioxidante** e **antimutagênica** em ensaios farmacológicos pré-clínicos.[14] Esse amplo perfil de atividades pode ser atribuído principalmente à curcumina, que demonstra alta afinidade por proteínas e que, juntamente com terpenoides e polissacarídeos, faz interações com os resíduos de aminoácidos (lisina, arginina, histidina) presentes nos receptores, influenciando a atividade de vários mediadores bioquímicos.[15]

Assim, o perfil farmacológico dos bioativos da *C. longa* auxilia no controle de doenças que exijam uma abordagem em múltiplos alvos.[16] Por isso, cada vez mais produtos à base dessa espécie têm sido indicados para o tratamento de **doenças degenerativas** e **inflamatórias**, que

necessitam de cuidado prolongado, oferecendo menor risco de efeitos colaterais do que o uso de medicamentos de síntese. Nesse rol de doenças crônicas que podem ser tratadas com *C. longa* estão as relacionadas com o aparelho locomotor (ossos, articulações e músculos), especialmente a **osteoartrite**.[17]

A importância da curcumina para o tratamento de processos inflamatórios advém das suas características físico-químicas que mostram afinidade para se ligar a inúmeros receptores biológicos, fornecendo uma grande capacidade de reatividade, especialmente devido à presença de um sistema conjugado com duas duplas ligações que possibilita a interação com uma série de alvos moleculares.[18] Atualmente, tal abordagem é considerada essencial e inovadora no controle de processos inflamatórios crônicos.

Nesse sentido, a curcumina atua no processo inflamatório em vários alvos biológicos, tais como citocinas pró-inflamatórias que englobam as interleucinas IL-1β, IL-6, IL-8, IL-17, IL-18, fator de necrose tumoral (TNF-α), fator inibidor da leucemia (LIF), fatores do crescimento e transcricionais (STATs [*signal transducers and activators of transcription*], NF-κB) e seus receptores, genes que regulam a proliferação e apoptose celular, enzimas envolvidas no metabolismo do ácido araquidônico (ciclo-oxigenases e lipo-oxigenases), óxido nítrico sintase induzida (iNOS) e metaloproteinases de matriz (MMPs). Desse modo, o mecanismo de ação da curcumina é multifacetado, e atua como inibidor da síntese de prostaglandinas, estabilizador das membranas lipossomiais, inibidor da atividade de leucotrienos e do tromboxano B4. Sem afetar a síntese de prostaciclinas, incrementa a esteroidogênese da adrenal com ação antioxidante.[19]

Animais alimentados com ração contendo 4% de pó do rizoma dessa planta tiveram uma redução dos níveis de todos os compostos lipídicos na aorta e também nos níveis de triglicerídios no sangue. Também houve uma redução na deposição de colesterol na aorta de animais com uma dieta rica em colesterol.[20] Estudos indicam atividade sobre o metabolismo lipídico **diminuindo o colesterol e lipídios totais**, elevando o HDL colesterol e **reduzindo os triglicerídios**, fosfolipídios e apolipoproteína A.[13] A curcumina isolada demonstrou **atividade antitrombótica**, além de exibir **proteção contra toxicidade hepática** de várias drogas ou substâncias. Este efeito também foi observado em pacientes com hepatite aguda e crônica. Além disso, dois ensaios clínicos para avaliação dos efeitos da droga em úlceras pépticas mostraram que a sua administração oral promoveu a **cicatrização da úlcera** e a diminuição da dor abdominal.[21]

Considerando evidências de que o estresse oxidativo pode estar envolvido no desenvolvimento da demência, foi desenvolvido estudo em ratos para investigar os efeitos da *C. longa* como **neuroprotetora** e **antioxidativa**. A administração de extrato de *C. longa* (200 mg/kg) mostrou a prevenção de déficit na memória espacial, assim como a redução parcial do número de células piramidais na região CA2-CA3, comparável com a administração de citicoline.[22]

O óleo de *C. longa* apresenta atividade **neuroprotetora contra isquemia cerebral**, o que o indica como agente promissor não apenas para tratamento de AVC, mas também no tratamento de distúrbios associados ao estresse oxidativo.[23] A *C. longa* ainda pode ser útil no tratamento das **alergias agudas e crônicas** por interferir na comunicação dos mastócitos.[24]

Estudo duplo-cego randomizado com 40 pacientes com sintomas moderados de psoríase no couro cabeludo receberam um preparado "tônico" de uso tópico de *C. longa* 2 vezes/dia durante 9 semanas. Os efeitos foram considerados satisfatórios em comparação com o grupo-controle.[25]

Inúmeros estudos pré-clínicos sugerem que a *C. longa* apresenta potencial **antiproliferativo, anti-invasivo, antiangiogênico**, contribui na **redução dos danos provocados pela quimioterapia e radioterapia**, possui ação terapêutica **na cicatrização de feridas, diabetes**, doenças de **Alzheimer**, de **Parkinson, cardiovasculares, pulmonares e artrites**.[26-28] Pesquisas indicam que essas ações não podem ser somente atribuídas à curcumina, uma vez que o extrato aquoso também é efetivo na inibição de danos oxidativos ao DNA. Além disso, outras atividades foram observadas, tais como inibir a formação de nitrosaminas, bem como potencializar o próprio sistema antioxidante natural do organismo, aumentar os níveis de glutationa e proteger o DNA de danos.[29]

No que se refere aos estudos clínicos, foram realizados alguns que mostram que a *C. longa* pode ser eficaz no tratamento de condições gastrintestinais, incluindo **dispepsia, síndrome do intestino irritável, colecistite** e **úlcera duodenal**. Outro estudo demonstrou que a *C. longa* é tão eficaz na **redução da dor** quanto o ibuprofeno em casos de osteoartrite. Atividades **antimutagênica** e **quimioprotetora** também foram relatadas em seres humanos. Um trabalho realizado com 16 fumantes crônicos demonstrou que a *C. longa* administrada em doses de 1,5 g/dia durante 30 dias reduz significativamente a excreção urinária de agentes mutagênicos, em comparação aos 6 indivíduos não fumantes do grupo-controle.[30]

Com o objetivo de conhecer a farmacocinética dos bioativos, foram realizadas pesquisas clínicas que mostram que o perfil farmacocinético da curcumina é caracterizado por baixa concentração plasmática e distribuição tecidual limitada. Essas baixas concentrações são resultantes da rápida metabolização pelo organismo.[31] Além disso, os resultados de investigações realizadas, tanto em animais de experimentação quanto em humanos, confirmam a baixa biodisponibilidade sistêmica após administração oral devido não só ao efeito de primeira passagem, mas também a um certo grau de metabolismo intestinal (antes da absorção), mostrando que somente uma dose de 3,6 g de curcumina é capaz de produzir concentração detectável dessa substância na urina e no tecido colorretal.[3]

Como estratégia para melhorar os parâmetros farmacocinéticos, buscaram-se formulações que minimizassem essas reações por meio de mecanismos farmacotécnicos. Assim, uma das estratégias foi utilizar a nanotecnologia, incorporando a curcumina a um complexo com fosfatidilcolina, e com isso os estudos mostraram aumento da biodisponibilidade como consequência da proteção dos bioativos devido à redução significativa da biotransformação êntero-hepática. Esse complexo é conhecido como "fitossoma" e atualmente há fitoterápicos no mercado mundial, inclusive no Brasil, fundamentados nessa tecnologia farmacêutica.[32] Entretanto, há autores que fazem considerações a respeito da eficácia dos bioativos da *C. longa* com ponderações em relação à biodisponibilidade dos produtos usados tradicionalmente, visto que os polifenóis presentes nessa planta, assim como os flavonoides do vinho (resveratrol) [ver tópico Uva (*Vitis vinifera*)], somente estão disponíveis para serem absorvidos pelo intestino após sofrerem biotransformação pela flora intestinal. Assim, possivelmente, fatores como alimentação, frequência de uso e quantidade são importantes para garantir a eficácia terapêutica, não desconsiderando que produtos que facilitem a absorção sejam fundamentais, porém sem descartar a importância do uso tradicional, como observado nos indianos adultos que, estima-se, consumam diariamente 80 a 200 mg de curcumina/dia. A dose terapêutica é de 400 a 600 mg de curcumina 3 vezes/dia, o que corresponde a até 60 g de raiz de *C. longa* fresca ou cerca de 15 g em pó/dia, uma vez que o conteúdo da curcumina gira em torno 4 a 5%.[33-35]

Indicações e usos principais

- Dislipidemias; aterosclerose
- Dispepsias, úlcera gástrica, flatulência
- Intoxicação alimentar
- Intoxicação por substâncias tóxicas diversas: aflatoxina B1, tetracloreto de carbono, paracetamol, ciclofosfamida
- Colecistite e litíase biliar
- Artrites e artroses
- Estresse oxidativo
- Psoríase.

Uso etnomedicinal

Na Índia, é considerado um importante agente depurador, tônico e desintoxicante, e os rizomas cozidos ou fritos, ou em pó, são misturados com mel (e outros ingredientes) para o tratamento da gripe, doenças respiratórias e de pele. O rizoma em pó é usado como carminativo, emenagogo e agente anti-inflamatório; também é aplicado localmente como antisséptico.[36] No Nordeste do Brasil, é comum pintar um círculo ao redor dos olhos ou da garganta com pedaços de *C. longa*, com a finalidade de prevenir conjuntivite e dor de garganta em crianças acometidas de sarampo.[37]

Posologia

- Material fresco: 3 a 9 g/dia
- Pó: 1,5 a 3 g/dia
- Decocção: 1 a 3 g do rizoma para uma xícara de água, 2 a 3 vezes/dia
- Extrato fluido: 1:1 (g/mℓ): 1,5 a 3 mℓ, 2 a 3 vezes/dia
- Tintura: 1:5 (g/mℓ): 0,5 a 1 mℓ, 3 vezes/dia
- Extrato seco: 95% curcuminoides – 300 a 600 mg/dia.

Extratos disponíveis no mercado brasileiro

Extrato seco de *Curcuma longa* padronizado com mínimo de 95% de curcuminoides.

Contraindicações

Obstrução das vias biliares; em caso de cálculos biliares, somente após consultar um médico; hipersensibilidade à droga.

Precauções

Houve relatos da indução de dermatite de contato alérgica e urticária em seres humanos pela curcumina.[4,23]

Espécie tradicionalmente utilizada como emenagoga, sua indicação deve ser cuidadosamente avaliada durante a gravidez, lactação e para crianças menores de 4 anos. Óleo essencial do açafrão em altas doses pode ser neurotóxico e abortivo. Podem ocorrer diarreia e dores abdominais nos primeiros dias de ingestão.

Toxicidade e interações

Apesar da falta de testes sistemáticos sobre a interação da curcumina com medicamentos sintéticos, recomenda-se usar com cautela associada a anti-inflamatórios não esteroides (AINEs) ou anticoagulantes (heparina, clopidogrel, ácido acetilsalicílico) em virtude de um possível aumento no tempo de coagulação. Há também a possibilidade de alterar a biodisponibilidade de outros medicamentos por interferência no sistema microssomal hepático ou na absorção, como foi descrito para os betabloqueadores talinolol, celiprolol e midazolam.[29] Especula-se também que possa interferir com a atividade dos antagonistas de receptores histamínicos do tipo 2 (ranitidina) e de bombas de prótons (omeprazol). Pesquisadores sugerem que a curcumina possa aumentar o efeito hipoglicemiante dos antidiabéticos ou dos antilipêmicos, por meio da inibição do sistema de biotransformação hepático ou reduzindo a fração de lipoproteínas de baixa densidade no sangue.[38]

Estudos realizados em ratos ou outros mamíferos não demonstraram efeitos tóxicos. Pesquisa clínica para artrite realizada na Índia e em Taiwan não observou efeito adverso.[34] Avaliou-se a segurança em voluntários saudáveis com doses individuais crescentes de 500 a 12.000 mg. Dentre os 24 voluntários avaliados, sete indivíduos apresentaram efeitos adversos, tais como diarreia, dores de cabeça, erupções cutâneas e fezes amareladas, sendo considerados leves. Assim, os estudos em humanos indicam que a curcumina não é tóxica em dose de 8.000 mg/dia durante 3 meses.[29,39]

REFERÊNCIAS BIBLIOGRÁFICAS

1. Gledhill D. The names of plants. 4. ed. Cambridge University Press; 2008.
2. Nair KPP. The agronomy and economy of turmeric and ginger: the invaluable medicinal spice crops. Newnes; 2013.
3. Li S, Yuan W, Deng G, Wang P, Yang P, Aggarwal BB. Chemical composition and product quality control of turmeric (*Curcuma longa* L.). Pharmaceutical Crops. 2011;2:28-54.
4. WHO. WHO monographs on selected medicinal plants. vol. 1. Geneva: World Health Organization; 1999.
5. Chernoviz PLN. Diccionario de medicina popular e das sciencias acessarios. 6. ed. vol. 1 (A-F). Paris: A. Roger & F. Chernoviz; 1890.
6. Correa MP, Penna LA. Dicionário das plantas uteis do Brasil e exóticas cultivadas. vol. 1. Rio de Janeiro: Imprensa Nacional; 1926.
7. Farmacopeia Brasileira, 1959. 2. ed. São Paulo: Indústria Gráfica Siqueira, Presidência da República dos EUA do Brasil. Decreto nº 37.843, de 1º de setembro de 1955.
8. Farmacopeia Brasileira. 5. ed. vol. 1-2. São Paulo: Atheneu; 2010.
9. Brasil. Ministério da Saúde. Agência Nacional de Vigilância Sanitária. Resolução de Diretoria Colegiada (RDC) nº 10, de 9 de março de 2010. Dispõe sobre a notificação de drogas vegetais junto à Agência Nacional de Vigilância Sanitária (Anvisa) e dá outras providências. Brasília, DF: Diário Oficial da União; 10 mar. 2010.
10. Brasil. Agência Nacional de Vigilância Sanitária. Formulário de Fitoterápicos da Farmacopeia Brasileira/Agência Nacional de Vigilância Sanitária. Brasília: Anvisa; 2011.
11. Sandur SK, Pandey MK, Sung B, Ahn KS, Murakami A, Sethi G et al. Curcumin, demethoxycurcumin, bisdemethoxycurcumin, tetrahydrocurcumin and turmerones differentially regulate anti-inflammatory and antiproliferative responses through a ROS-independent mechanism. Carcinogenesis. 2007;28(8):1765-73.
12. Khan IA, Abourashed EA. Leung's encyclopedia of common natural ingredients: used in food, drugs and cosmetics. Wiley. 2011.
13. Niranjan A, Prakash D. Chemical constituents and biological activities of turmeric (*Curcuma longa* L.) – A review. Journal of Food Science and Technology-Mysore. 2008;45(2):109-16.
14. Sueth-Santiago V, Mendes-Silva GP, Decoté-Ricardo D, Limaa MEF. Curcumina, o pó dourado do açafrão-da-terra: introspecções sobre química e atividades biológicas. Química Nova. 2015;38(4):538-52.
15. Wink M. Evolutionary advantage and molecular modes of action of multicomponent mixtures used in phytomedicine. Current Drug Metabolism. 2008;9(10):996-1009.
16. Li S, Zhang B, Zhang N. Network target for screening synergistic drug combinations with application to traditional Chinese medicine. BMC Systems Biology. 2011;5(suppl 1):S10.
17. Henrotin Y, Priem F, Mobasheri A. Curcumin: a new paradigm and therapeutic opportunity for the treatment of osteoarthritis: curcumin for osteoarthritis management. Springerplus. 2013;2(1):56.
18. Grynkiewicz G, Slifirski P. Curcumin and curcuminoids in quest for medicinal status. Acta Biochimica Polonica. 2012;59(2):201.
19. López-Alarcón C, Denicola A. Evaluating the antioxidant capacity of natural products: a review on chemical and cellular-based assays. Analytica Chimica Acta. 2013;763:1-10.
20. Raha R, Ahmad-Raus RR, Abdul-Latif ES, Mohammad JJ. Lowering of lipid composition in aorta of guinea pigs by *Curcuma domestica*. BMC Complementary and Alternative Medicine. 2001;1:6.
21. Alonso JR. Tratado de fitomedicina: bases clínicas y farmacológicas. Buenos Aires: Isis; 1998.
22. Yuliania S et al. Turmeric (*Curcuma longa* L.) extract may prevent the deterioration of spatial memory and the deficit of estimated total number of hippocampal pyramidal cells of trimethyltin-exposed rats. Drug and Chemical Toxicology. 2018;41(1):62-71.
23. Rathore P, Dohare P, Varma S, Ray A, Sharma U, Jaganathanan NR et al. Curcuma oil: reduces early accumulation of oxidative product and is antiapoptogenic in transient focal ischemia in rat brain. Neurochemical Research. 2008;33:1672-82.
24. Lee JH, Kim JW, Ko NY, Mun SH, Her E, Kim BK et al. Curcumin, a constituent of curry, suppresses IgE-mediated allergic response and mast cell activation at the level of Syk. The Journal of Allergy and Clinical Immunology. 2008;121:1225-31.
25. Bahraini P et al. Turmeric tonic as a treatment in scalp psoriasis: A randomized placebo-control clinical trial. Journal of Cosmetic Dermatology. 2018;17:461-6.
26. Santos-Neto LLS, Toledo MAV, Souza PM, Souza GA. The use of herbal medicine in alzheimer's disease – a systematic review. Evidence-Based Complementary Alternative Medicine. 2006;3(4):441-5.
27. Goel A, Kunnumakkara AB, Aggarwal BB. Curcumin as "Curecumin": From kitchen to clinic. Biochemical Pharmacology. 2007;75:787-809.
28. Salehi, B. The therapeutic potential of curcumin: A review of clinical trials. European Journal of Medicinal Chemistry. 2019;163:527e545.
29. Pizzorno JE, Murray MT. Textbook of natural medicine. Elsevier Health Sciences; 2012.

Capítulo 7

30. Edwards SE, Costa Rocha I, Williamson EM, Heinrich M. Turmeric *Curcuma longa* L. Phytopharmacy: An Evidence-Based Guide to Herbal Medicinal Products. 2015:379.

31. Gupta SC, Patchva S, Koh W, Aggarwal BB. Discovery of curcumin, a component of golden spice, and its miraculous biological activities. Clinical and Experimental Pharmacology and Physiology. 2012;39(3):283-99.

32. Bhattacharya S. Phytosomes: The new technology for enhancement of bioavailability of botanicals and nutraceuticals. International Journal of Health Research. 2009;2(3):225-32.

33. Bengmark S, Mesa MD, Gil A. Plant-derived health. The effects of turmeric and curcuminoids. Nutricion Hospitalaria. 2009;24:273-81.

34. Martin RC, Aiyer HS, Malik D, Li Y. Effect on pro-inflammatory and antioxidant genes and bioavailable distribution of whole turmeric vs curcumin: Similar root but different effects. Food and Chemical Toxicology. 2011;50:227-31.

35. Reddi PM. A touch of turmeric: examining an Ayurvedic treasure. Advances in Anthropology. 2013;3(2):91.

36. Chadwick DJ, Marsh J. Ethnobotany and the search for new drugs. [Held at the Hotel Praia Centro, Fortaleza, Brazil, 30 November-2 December 1993]. In: Ciba Foundation Symposium. Chichester [etc.]: Wiley; 1994.

37. Lorenzi H, Matos FJA. Plantas medicinais no Brasil. 2. ed. Instituto Plantarum; 2008.

38. Basnet P, Skalko-Basnet N. Curcumin: an anti-inflammatory molecule from a curry spice on the path to cancer treatment. Molecules. 2011;16(6):4567-98.

39. Lao CD, Ruffin MT, Normolle D, Heath DD, Murray SI, Bailey JM et al. Dose escalation of a curcuminoid formulation. BMC Complementary and Alternative Medicine. 2006;6(1):10.

Crédito das imagens:
Paulo Léda

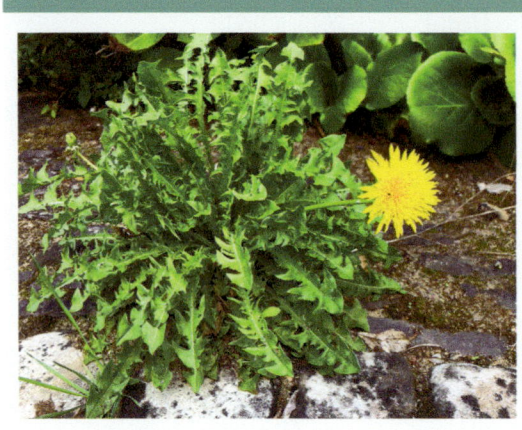

Dente-de-leão

Nome botânico
Taraxacum officinale F.H.Wigg.

Nome farmacêutico
Taraxaci Folium; Taraxaci Radix;
Taraxaci radix cum herba

Família
Asteraceae

Partes utilizadas
Folhas e raiz

Propriedades organolépticas
Quente e seco, doce e amargo

Nomes populares

Taraxaco, alface-de-cão, salada-de-topeira, amargosa, amor-dos-homens, chicória-louca, chicória-silvestre.

Origem

Europa.

Histórico

Taraxacum, do grego *taraxis*, significa "problema dos olhos"[1] (Larousse).

O uso como diurético é refletido nos nomes populares francês – *Pissenlit* (*Pisse au lit*) – e catalão – *pixallits*, que significa "urinar no leito".[2] Já o nome dente-de-leão é utilizado porque as folhas dessa planta são serradas, lembrando os dentes do leão.

Uma das primeiras referências a essa planta consta no tratado botânico chamado *Umdat al-tabib* (do autor Abu I-Jayr), no fim do século 11 na região de Andaluzia.[2,3] No século 16, o renomado botânico Leonhard Fuchs e outros médicos botânicos recomendavam o *T. officinale* como diurético, tônico, estomacal e vulnerário. O látex presente na raiz das plantas do gênero *Taraxacum* é empregado na elaboração da borracha em algumas regiões da Europa.[2]

A medicina tradicional chinesa utiliza a espécie *T. mongolicum* como tônico e para problemas gastrintestinais.[4]

Principais componentes químicos

A raiz contém **inulina** (25 a 38%) e derivados **triterpénicos pentacíclicos** presentes no látex (isolactucerol, taraxerol, taraxasterol). Também estão presentes goma, **mucilagem, lactona sesquisterpênica** (taraxerina), resina (taraxerina) e **sais minerais** (magnésio e potássio).

As folhas contêm **flavonoides** (agipenol e lutelol), **vitaminas** B, C, D, provitamina A (nas folhas frescas), **minerais** (especialmente K em folhas secas), carotenoides (luteína e violoxantina), taraxicina e cumarinas; enquanto as flores contêm lecitina, carotenoides, taraxicina e lipídios.[5-7]

Atividades farmacológicas

Em testes clínicos com ratos e camundongos, extratos etanólicos de *T. officinale* apresentaram efeitos **antiangiogênicos, anti-inflamatórios** e **antinociceptivos** ao inibir a produção de óxido nítrico e a expressão de ciclo-oxigenase-2, apresentando potencial para o desenvolvimento de novas terapias anti-inflamatórias.[8]

O extrato metanólico de *T. officinale* inibiu dramaticamente as interações de células endoteliais com monócitos induzidas por polissacarídeos, mostrando potencial em prevenção da **inflamação vascular** e **aterosclerose**,[9] além de apresentar atividade antimicrobiana contra *Staphylococcus aureus* e *Bacillus cereus*.[10] Em outro estudo, extratos de folhas e raízes apresentaram ação antioxidante *in vitro* e **reduziram acúmulo de triglicerídeos** em adipócitos 3T3-L1 maduros.[11]

Extrato de *T. officinale* à base de hexano, rico em lactonas sesquiterpênicas, terpenos e cumarinas, foi altamente eficiente contra *Staphylococcus aureus* e moderadamente eficiente contra *Escherichia coli* e *Klebsiella pneumoniae*.[12]

Estudos que envolveram o extrato aquoso de raízes de *T. officinale* apresentaram efeito **hepatoprotetor** contra estresse oxidativo induzido por álcool em camundongos pela elevação de potenciais antioxidativos e redução da peroxidação de lipídios.[13] Também foi verificada a indução da produção de TNF-α em linhagens de células de hepatoma humano, reduzindo a viabilidade dessas células e apresentando, assim, resposta **antitumoral**.[14] Extrato de *T. officinale* à base de água e etanol aplicado intraperitonealmente em camundongos inativou células estreladas hepáticas e aumentou a capacidade regenerativa do fígado.[15] O extrato etanólico e fração enriquecida com lactonas sesquiterpênicas apresentaram efeito hepatocurativo em camundongos com hepatotoxicidade induzida por tetracloreto de carbono.[16] Diversos compostos apresentam atividade inibidora de α-glucosidase,[17] o que pode contribuir para reduzir o aumento pós-prandial da glicemia nos diabéticos. No trato biliar, foi comprovado que os extratos de *T. officinale* promovem aumento do fluxo biliar em mais de 40%, e experimentos com ratos constataram forte **ação colerética**.[18]

Indicações e usos

- Indicada nos distúrbios de função digestiva, como inapetência, distúrbios hepáticos, biliares e prisão de ventre
- Diurético
- Tônico em casos de astenia
- Tratamento de diabetes
- Irritação dos olhos
- Afecções da pele, como pruridos, eczemas, escamações e vermelhidão.

A Cooperativa Científica Europeia em Fitoterapia (Escop) recomenda para restauração de função hepática e biliar, dispepsia e perda de apetite.

Uso etnomedicinal

No Brasil, as folhas são, em geral, consumidas em saladas. Como digestiva e diurética, utiliza-se preparado alcoólico composto de 2 colheres de sopa de folhas e raízes picadas, maceradas em 1 xícara de álcool de cereais 75% por 3 dias. Administra-se 1 colher de chá diluído em um pouco de água antes das refeições. Nas afecções de pele, utiliza-se o chá preparado com folhas (1 xícara) e raízes picadas (1 colher de sopa), fervidos por 5 min, coados e adicionado (1 colher) mel.[19]

Posologia

- Infuso ou decocto (5%): 50 a 200 mℓ/dia
- Extrato: 0,5 a 2 g/dia
- Extrato fluido: 2 a 10 mℓ/dia
- Tintura: 10 a 50 mℓ/dia
- Elixir: 20 a 100 mℓ/dia
- Vinho: 20 a 100 mℓ/dia
- Xarope: 20 a 100 mℓ/dia
- Raiz seca: 2 a 8 g por infusão ou decocção
- Extrato de fluido foliar: 4 a 8 mℓ de um extrato 1:1 em álcool 25%
- Tintura de raiz: 1 ou 2 colheres de chá de tintura 1:5 em álcool 45%.[20]

Extratos disponíveis no mercado brasileiro

Sem referências.

Contraindicações

Pessoas sensíveis às plantas da família Asteraceae. Obstruções do ducto da vesícula biliar ou outras doenças biliares e hepáticas e em úlcera péptica ativa.[5]

Precauções

- Pacientes com histórico de deficiência renal e/ou diabetes e/ou problemas cardíacos devem evitar o uso de *T. officinale* por risco de hipercalcemia
- Pode causar dores epigástrias e hiperacidez[5]
- Cumarinas podem aumentar o risco de sangramentos quando a planta é ingerida junto com medicamentos que aumentam riscos de sangramento, pois inibem a agregação de plaquetas[20]
- Evitar o uso em crianças menores de 12 anos
- Evitar o uso durante a gravidez e amamentação.

Toxicidade e interações

O uso pode potencializar a ação de outras medicações de efeito diurético e interferir com atividade hipoglicêmica preexistente.[5]

REFERÊNCIAS BIBLIOGRÁFICAS

1. Debuigne G. Larousse des plantes qui guérissent. Larousse; 1974.
2. Font Quer P. Plantas medicinales el dioscorides renovado. 7. ed. Barcelona: Labor; 1981.
3. Mechbal GM. Fue a e el kitāb 'umdat al-ṭabīb de abū l-jayr al-išbīlī: Problems of identification of Andalusian sources in Abū l-Jayr al-Išbīlī's Kitāb 'Umdat al-ṭabīb. Miscelánea de estudios árabes y hebraicos. 2013;62.544-408.

Capítulo 7

4. Zongzhen Z. An Illustrated Chinese Materia Medica in Hong Kong. School of Chinese Medicine, Hong Kong Baptist University; 2004.
5. Newall CA, Anderson LA, Phillipson JD. Herbal Medicines: A Guide for Health-Care Professionals. London: The Pharmaceutical Press; 1996.
6. Bradley PR, editor. British Herbal Compendium. vol. 1. Bournemouth: British Herbal Medicine Association; 1992.
7. Alonso JR. Tratado de fitomedicina: bases clínicas y farmacológicas. Buenos Aires: Isis; 1998.
8. Jeon H-J, Kang H-J, Jung H-J, Kang Y-S, Lim C-J, Misun K, Park E-H. Anti-inflamatory activity of Taraxacum officinale. Journal of Ethnopharmacology. 2008;115:82-8.
9. Jeon D, Kim S, Kim H. Anti-inflammatory evaluation of the methanolic extract of *Taraxacum officinale* in LPS-stimulated human umbilical vein endothelial cells. BMC Complementary and Alternative Medicine. 2017;17:508.
10. Kenny O et al. Characterisation of Antimicrobial Extracts from Dandelion Root (*Taraxacum officinale*) Using LC-SPE-NMRPhytoterapy Research. April 2015;29(4);526-32.
11. García-Carrasco B et al. A. In vitro Hypolipidemic and Antioxidant Effects of Leaf and Root Extracts of *Taraxacum officinale*. Medical Sciences. 2015;3:38-54.
12. Díaz K et al. Isolation and Identification of Compounds from Bioactive Extracts of *Taraxacum officinale* Weber ex F. H. Wigg. (Dandelion) as a Potential Source of Antibacterial Agents. Evidence-Based Complementary and Alternative Medicine (eCAM). 2018;2018. Article ID 2706417.
13. YangheeYou et al. In vitro and in vivo hepatoprotective effects of the aqueous extract from *Taraxacum officinale* (dandelion) root against alcohol-induced oxidative stress. Food and Chemical Toxicology. 2010 Jun;48(6):1632-7.
14. Hyun-NaKoo et al. *Taraxacum officinale* induces cytotoxicity through TNF-α and IL-1α secretion in Hep G2 cells. Life Sciences. 16 January 2004;74(9):1149-57.
15. Domitrovića R et al. Antifibrotic activity of *Taraxacum officinale* root in carbon tetrachloride-induced liver damage in mice. Journal of Ethnopharmacology. 9 August 2010;130(3):569-77.
16. Mahesh A et al. Hepatocurative potential of sesquiterpene lactones of *Taraxacum officinale* on carbon tetrachloride induced liver toxicity in mice. Acta Biologica. Hungarica. 2010;61(2).
17. Choi J, Yoon DK, Kima J. Chemical constituents from *Taraxacum officinale* and their α-glucosidase inhibitory activities. Bioorganic & Medicinal Chemistry Letters. 1 February 2018;28(3):476-81.
18. Hildebert W, Markus W. Fitoterapia: fitofármacos, farmacologia e aplicações clínicas. Pharmabooks; 2006.
19. Lorenzi H, Matos FJA. Plantas medicinais no Brasil. 2. ed. Nova Odessa: Instituto Plantarum; 2008.
20. Sweeney B et al. Evidence-Based Systematic Review of Dandelion (*Taraxacum officinale*) by Natural Standard Research Collaboration. Journal of Herbal Pharmacotherapy. 2005;5(1):79-93. Published online: 20 Aug 2009.

Crédito da imagem:
Ivone Manzali

Embaúba

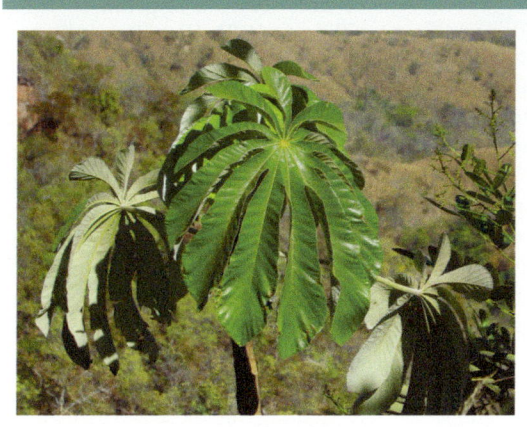

Nome botânico
Cecropia peltata L.; *C. hololeuca* Miq.; *C. glaziovi* Snethlage; *C. pachystachya* Trécul

Nome farmacêutico
Folium Cecropiae

Família
Cecropiaceae

Parte utilizada
Folhas

Propriedades organolépticas
Amarga, refrescante e diurética

Outros nomes populares

Ambahu, ambaí, ambaigba, ambati, figueira-de-sururinan, ibaíba, ibaítuga, imbaução, árvore-da-preguiça, embaúva, caixeta-do-campo, ibaíba, pau-de-preguiça, pau-de-lixa, torém, umabaúba-do-brejo, umbaubeira.

Origem

América do Sul.

Histórico

A *C. peltata* é utilizada por pajés de povos indígenas da etnia Barasana (grupo Tucano) da América do Sul em forma de uma mistura de folhas de coca pulverizadas e cinzas da planta, chamada *mambe*, colocada no canto da boca para ser absorvida aos poucos pela mucosa. Tanto a coleta quanto a queima da *C. peltata* para preparar as cinzas fazem parte de um ritual importante, e é associada à disciplina e ao conhecimento de quem tem essa prática. As cinzas das folhas de *C. peltata* são importantes, pois funcionam como uma espécie de sal, com o qual é necessário colocar a coca para "ativá-la".[1]

Principais componentes químicos

As folhas contêm **saponinas** (ambaína), **alcaloides** (cecropina), vários **ácidos orgânicos** (araquídico, cerótico, esteárico, margárico, nonadecanoico, tricosanpoico, pentacosanoico), **triterpenoides** (β-sitosterol, α e β-amirina), **flavonas** (isovitexina, isoorientina, apigenina, luteolina), **procianidinas**, **flavonoides**, **ácidos fenólicos** (ácido clorogênico), **glicosídeos cardiotônicos**, **sesquiterpenoides** e **óleo essencial** (limoneno, δ-cadineno, calameno, α-copaeno).

Atividades farmacológicas

Pesquisas realizadas com administração de extrato aquoso (EA) padronizado das folhas de *Cecropia* sp., assim como da fração butanólica purificada, demonstraram **efeito hipotensor** (principalmente com a *C. glaziovii*) em animais normais e hipertensos. Essa atividade foi atribuída ao bloqueio dos canais de cálcio do tipo L, produção de oxido nítrico (NO) e abertura de canais de potássio.[2-4] O bloqueio dos canais de cálcio no músculo liso permanece como principal responsável por esse mecanismo, embora outros também não sejam desprezados, como a inibição central da inervação do SNA que produz redução na pressão arterial por bloqueio simpático sobre os vasos, e taquicardia por inibição do nervo vago.[2-6]

Avaliações pré-clínicas também demonstraram efeitos no SNC que podem contribuir para a atividade hipotensora da embaúba e benefícios no tratamento da **tosse**. Catequinas, procianidinas e flavonoides podem ser responsáveis por esses efeitos por meio do sistema serotoninérgico e/ou por causa do bloqueio dos canais de cálcio.[7] Trabalhos mostram que os polifenóis encontrados na embaúba, principalmente na *C. pachystachya*, são responsáveis por inibir a enzima conversora da angiotensina *in vitro*, o que é confirmado com a queda na pressão arterial sistêmica e com a diminuição das lesões renais em ratos parcialmente nefrectomizados e que foram tratados com extrato da planta.

Pesquisa farmacológica demonstrou importante atividade **anti-inflamatória** da *C. pachystachya*, inibindo a exsudação e o influxo de leucócitos do tipo polimorfonucleares, células relacionadas à resposta inflamatória aguda, no local da inflamação.[8] Esse efeito, juntamente com a atividade **broncodilatadora**, pode ser importante para o tratamento da asma, como já é citado em compêndios médicos tradicionais.[9] Além disso, a **redução da secreção gástrica** representa um importante efeito, principalmente quando associada à atividade anti-inflamatória.[10]

Ação antidiabética, descrita para esse gênero (principalmente em *C. obtusifolia* e *C. peltata*), está relacionada com a presença do ácido clorogênico, responsável pela inibição da glicose 6-fosfato translocase, com consequente redução da produção de glicose pelo fígado.[11] Um trabalho realizado em ratos com administração oral do extrato aquoso e butanólico de *C. peltata* confirmou a redução da curva glicêmica e da elevação da glicemia a partir da inibição da glicose-6-P.[12] Em outro estudo, o extrato etanólico de *C. peltata* administrada em ratos alimentados com dieta rica em gorduras e água com açúcar indicou a queda de peso corporal e a diminuição de taxa de triglicerídeos. Também foram observadas a prevenção de intolerância à glicose e a redução da acumulação de lipídios no fígado associada à redução de hipertrofia de tecido adiposo.[13]

Indicações e usos principais

- Hipertensão arterial
- Afecções das vias respiratórias: asma, bronquite, dispneia, tosse
- Edemas
- Verrugas, calos e câncer de pele; nesses casos, fazer uso tópico do látex.

Uso etnomedicinal

Amplamente empregada pelos indígenas das Américas Central e Sul como broncodilatador, anti-inflamatório e antisséptico, encontrando-se referências do seu uso a partir do ano de 1535. As folhas frescas eram aplicadas sobre feridas e queimaduras e o látex do tronco utilizado para retirar verrugas. Em todo o Brasil, as folhas secas são utilizadas em chá como diurético.[14] No México, faz parte do costume popular a ingestão, pelas pessoas diabéticas, do extrato aquoso de *C. peltata* ao longo do dia como tratamento do diabetes tipo 2.[12]

Posologia

- Planta seca: 2 a 10 g/dia
- Tintura (1:5): 10 a 50 mℓ/dia
- Decocto para hipertensão: 1 a 2 folhas secas (cerca de 20 g) em ½ ℓ de água. Ferver por 10 min, manter em geladeira e tomar 1 xícara de chá 1 a 3 vezes/dia
- Xarope para asma e tosse: ferver, durante 1 min, 500 g das folhas em 1½ ℓ de água. Juntar 2 kg de açúcar e ferver por mais 3 min. A dose para crianças (entre 2 e 6 anos) é de 1 colher de sobremesa a cada 2 ou 3 h e, para adultos, 2 a 3 colheres a cada 2 h.

Extratos disponíveis no mercado brasileiro

Sem referências.

Contraindicações

Sem referências.

Precauções

Sem referências.

Toxicidade e interações

Não possui toxicidade nas dosagens habituais. Estudo no qual se administrou o extrato da planta por 90 dias em animais não demonstrou qualquer alteração bioquímica ou histopatológica.[14]

REFERÊNCIAS BIBLIOGRÁFICAS

1. Labate BC, Goulart SL. O uso ritual das plantas de poder. São Paulo: Fapesp/Mercado das Letras; 2005.
2. Lapa AJ, Lima-Landman MTR, Cysneiros RM, Borges CR, Souccar C et al. A topic on new antihypertensive drug research. In: Hostettsmann K, Gupta MP, editors. Chemistry, biological and pharmacological properties of medicinal plants from the Americas. Amsterdam: Harwood Academic Pub.; 1999.
3. Lima-Landman MTR, Borges ACR, Cysneiros RM, Lima TMA, Souccar C, Lapa AJ. Antihypertensive effect of the standardized aqueous extract of *Cecropia glaziovii* Sneth: mechanism of the induced hypotension and activity of chemical constituents isolated from the plant. Phytomedicine. 2007;14:314-20.
4. Lima-Landman MT. Identification and mechanisms of action of compounds endowed with antihypertensive/hypotensive activity isolated from *Cecropia glazioui* Sneth. In: XX Simpósio de Plantas Medicinais do Brasil, São Paulo, 2008. São Paulo: Livro de Resumos; 2008:1394.
5. Ninahuaman MFML et al. ACE activity during the hypotension produced by standardized

aqueous extract of *Cecropia glaziovii* Sneth: a comparative study to captopril effects in rats. Phytomedicine. 2007;14:321-27.

6. Consolini AE, Migliori GN. Cardiovascular effects of the South American medicinal plant *Cecropia pachystachya* (ambay) on rats. Journal of Ethnopharmacology. 2005;96:417-22.

7. Rocha FF, Lapa AJ, Lima TC. Evaluation of the anxiolytic-like effects of *Cecropia glazioui* Sneth in mice. Pharmacology Biochemistry and Behavior. 2002;71:183-90.

8. Koelzer J, Costa GM, Schenkel EP, Reginatto F, Frode TS. Avaliação da atividade anti-inflamatória do extrato bruto e frações de *Cecropia pachystachya* no modelo de pleurisia, em camundongos. XX Simpósio de Plantas Medicinais do Brasil, São Paulo. São Paulo: Livro de Resumos; 2008:1104.

9. Delarcina Jr. S, Lima-Landman MTR, Souccar C. Inhibition of histamine-induced bronchospasm in guinea pigs treated with *Cecropia glaziovii* Sneth and correlation with the in vitro activity in tracheal muscles. Phytomedicine. 2007 May;14(5):328-32.

10. Cysneiros RM et al. Evidências para ação antissecretora ácida gástrica da *Cecropia glaziovii* Sneth. In: XIV Simpósio de Plantas Medicinais do Brasil, 1996, Florianópolis. Florianópolis: Livro de Resumos; 1996:103.

11. Costa GM, Schenkel EP, Reginatto FH. Chemical and pharmacological aspects of the genus *Cecropia*. Natural Product Communications. 2011;6(6):913-20.

12. Andrade-Cetto A, Vázquez RC. Gluconeogenesis inhibition and phytochemical composition of two *Cecropia* species. Journal of Ethnopharmacology. 2010;130(1):93-7.

13. Duarte-Alonso A et al. A *Cecropia peltata* ethanolic extract reduces insulin resistance and hepatic steatosis in rats fed a high-fat diet. Journal of Ethnopharmacology. 2020 Oct 28;261:113087. Epub 2020 Jun 10. PMID: 32534116.

14. Lorenzi H, Matos FJA. Plantas medicinais no Brasil. Nova Odessa: Instituto Plantarum; 2002.

Crédito da imagem:
Paulo Léda

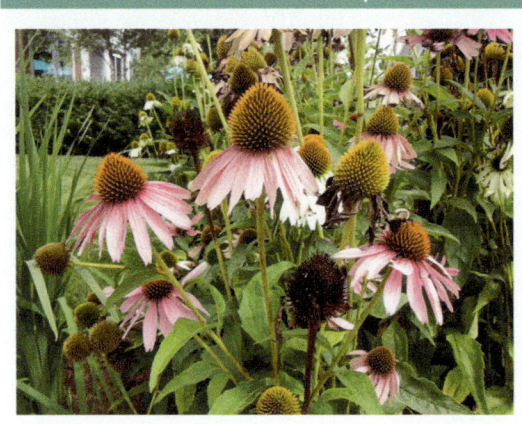

Equinácea

Nome botânico
Echinacea purpurea (L.) Moench
Sinonímia: *Rudbeckia purpurea* L.

Nome farmacêutico
Herba Echinacea Purpurea

Família
Asteraceae (Compositae)

Parte utilizada
Parte aérea

Propriedades organolépticas
Tônica e amornante

Outros nomes populares

Folha-roxa-cônica, cometa-roxo.

Origem

América do Norte.

Histórico

A denominação do gênero *Echinacea* provém do grego *echinos*, que significa ouriço, em alusão ao formato das brácteas pontiagudas do receptáculo floral. O epíteto *purpurea* refere-se à cor roxa das flores.[1]

O uso medicinal das espécies do gênero *Echinacea* era feito pelos índios norte-americanos, especialmente a etnia *Plains*, e grupos nativos das regiões adjacentes. O antropólogo Melvin Gilmore (1919), em seu livro *Uses of Plants by Indians of the Missouri River Region*, faz referência à espécie *E. angustifolia*[a] como um remédio usado para picadas de cobras e outros animais peçonhentos e envenenamentos em geral, e que naquela região, era a planta mais empregada em uso medicinal. Um dos primeiros trabalhos científicos sobre *Echinacea* sp. foi realizado por Clayton, que a utilizou no tratamento de feridas em cavalos, causadas pelo selim, em 1762. Subsequentemente, a *Echinacea* sp. foi negligenciada até ter sido notificada por John King e R. S. Newton (1852) na primeira edição do livro *Ecletic Dispensatory*, introduzindo-a na prática médica em 1887.[2] Foi incluída no Formulário Nacional dos EUA, onde permaneceu até 1950, sendo retirada após introdução dos antibióticos na terapêutica, perdendo importância no combate às infecções. Nos anos 1980, voltou a ser lembrada por naturólogos e usada pelos portadores do vírus HIV e câncer, difundindo seu uso como imunoestimulante.[3]

É recomendada pela Organização Mundial da Saúde, a qual recomenda as espécies *E. angustifolia* var. *angustifolia* e *Echinacea pallida* (WHO Monographs on Selected Medicinal Plants – vol. 1).[4] A European Medicines Agency (EMA),[5] da mesma forma que o Brasil, recomenda *E. purpurea*. A Anvisa a incluiu na lista de medicamentos fitoterápicos de registro simplificado da RDC 26/2014,[6] tendo a "venda sob prescrição médica".

Principais componentes químicos

Contém derivados do **ácido cafeico** (ácido cicórico, ácido caftárico e ácido clorogênico), **alquilamidas** (equinaceína), **polissacarídeos** (arabinogalactana, inulina), **flavonoides** (quercetina, kaempferol, isorhamnetina e seus ácidos fenólicos), **alquilamidas, terpenoides** (lactonas sesquiterpênicas), **óleo essencial** (borneol, acetato de bornila, pentadeceno, cariofileno), **ácidos graxos, proteínas, vitaminas** (tiamina e riboflavina), traços de **alcaloides** pirrolizidínicos não tóxicos. De

---

[a] Outras espécies são utilizadas: *Echinacea angustifolia* DC.; *Echinacea angustifolia* DC. var. *angustifolia*; *Echinacea pallida* (Nutt.) Nutt. No passado, *E. angustifolia* e *E. pallida* foram consideradas a mesma espécie. Em 1995, a *E. angustifolia* foi classificada como uma variedade de *E. pallida*, denominada *E. pallida* var. *angustifolia* (DC.) Cronquist. Porém, em uma revisão do gênero que ocorreu em 1968, McGregor as classificou como duas espécies diferentes. As suas raízes não podem ser diferenciadas morfologicamente, mas trabalhos mostram diferenças significativas, assim como similaridades, em seus constituintes químicos.[2]

modo geral, a composição varia de acordo com a espécie utilizada, bem como o tipo de extrato.[7,8]

Atividades farmacológicas

Fitoterápicos imunoestimulantes, como a *E. purpurea*, podem ser utilizados para melhorar os sintomas e estimular a recuperação de **resfriados e gripes**.[7]

Estudos indicam que a **modulação do sistema imunológico** pela *E. purpurea* deve-se à presença de polissacarídeos, alquilamidas e derivados do ácido cafeico, que apresentam ações não específicas sobre esse sistema. No entanto, observa-se a propriedade de incrementar a capacidade fagocitária das células de defesa, sendo as células T especialmente as estimuladas pelos constituintes dessa planta.[9]

Experimento realizado com animais, que tiveram extratos de comercial *Echinacea* sp. (50 mg/kg) adicionados à sua dieta, misturada com manteiga de amendoim durante 8 semanas, mostrou que o extrato da planta aumenta a circulação de linfócitos durante as duas primeiras semanas de tratamento e os níveis de IL-2 alcançam o ponto máximo após 5 semanas. Nenhuma alteração no sistema imune foi observada nos animais que se alimentaram somente com manteiga de amendoim, bem como não se observaram diferenças entre a função fagocitária dos animas tratados e a dos não tratados. O resultado mostra que a *Echinacea* sp. tem a capacidade de elevar os níveis de células mononuclares e os níveis circulantes de IL-2.[10] Foi conduzido estudo *in vitro* a fim de avaliar os efeitos do extrato de *E. purpurea* sobre as NK (*natural killer*) presentes no sangue humano. Como resultado, o extrato da planta potencializa a citotoxicidade mediada pelas células NK[11] e evidenciou atividade **antiviral contra o herpes-vírus**,[12] além de estimular a resposta imune e a produção de citocinas pelos macrófagos.[13] Nesse sentido, estudo clínico conduzido para avaliar o efeito do extrato de *E. purpurea*, incorporado em emulsão, evidenciou melhora da inflamação e do prurido com aumento da barreira lipídica da epiderme em tratamento de eczema atópico.[14]

Um estudo buscou avaliar a ação de agentes imunomoduladores no controle de verrugas comuns e plantares, entre os quais foi utilizada a *Echinacea* sp., mas os resultados não foram melhores que com o placebo. No entanto, mulheres com infecção genital de repetição que foram acompanhadas durante 6 meses apresentaram diminuição na recorrência de candidíase vaginal.

Ficou demonstrado influência sobre a ativação das células T, aumento no número e na atividade dos macrófagos e da produção do TNF e inibição da hialuronidase produzida pelos vírus e bactérias.[15]

Um estudo clínico duplo-cego avaliou os efeitos imunoestimulantes da *Echinacea* sp. em homens saudáveis (20 a 40 anos) por meio da utilização oral de um produto comercial estabilizado (suco) durante 14 dias. Como resultado, mostrou efeitos suaves sobre 12 tipos de linfócitos pesquisados, com incremento discreto nos linfócitos CD8 e nas células NK, o que, segundo o autor, pode ser passível de questionamento quanto a sua relevância fisiológica.[16]

Resultado de metanálise de seis publicações referentes a estudos clínicos, totalizando 2.458 participantes, mostra que o uso do extrato de *Echinacea* sp. (principalmente o etanólico) reduz o risco de recorrência de infecções e complicações por meio de sua ação imunomoduladora, antiviral e anti-inflamatória. Afirma ainda que o aumento da dose durante o período agudo da infecção reforça mais esses efeitos.[17] Outra metanálise considerou que os resultados dos estudos clínicos foram dificultados em razão da heterogeneidade dos estudos. No entanto, sugere que, quando comparados ao placebo, há redução de 10 a 20% na frequência das infecções respiratórias e os efeitos adversos são similares.[18]

Com o intuito de contribuir na **avaliação da farmacocinética**, estudo confirmou que ocorre a absorção das alquilamidas, tidas como um dos principais grupos fitoquímicos estimuladores do sistema imune, após o uso oral da tintura.[19] No que diz respeito à biodisponibilidade dos ativos, verificou-se rápida absorção desses constituintes (tempo médio de 6 min), levando a crer que a absorção aconteça a partir da mucosa oral. Observou-se, ainda, que as alquilamidas diminuem a produção de citocinas pró-inflamatórias após 24 h de administração. Assim, os resultados mostraram que uma única administração de *Echinacea* sp. provoca redução das citocinas pró-inflamatórias, revelando **influência positiva sobre o sistema imune**, em que o efeito foi independente da dose empregada. Esse fato demonstra que os efeitos não são mediados somente pelas alquilamidas, mas provavelmente por **sinergismo** entre os componentes do **fitocomplexo**.[20]

Entretanto, há divergências entre os pesquisadores sobre a utilidade da *Echinacea* sp. para estimular o sistema imune, apesar de as diversas pesquisas farmacológicas comprovarem suas ações. Nesse contexto, foram avaliadas influências positivas no tratamento de **resfriado comum**, a partir da revisão dos estudos clínicos já realizados com a *Echinacea* sp.[21] No entanto, Maxen e colaboradores afirmam que a revisão feita por esses autores não pode ser considerada uma evidência da ação da *Echinacea* sp. para esses casos.[22]

Uma ampla pesquisa em bases de dados eletrônicas buscou avaliar a segurança e a eficácia do uso da *Echinacea* sp. e do sabugueiro (*Sambucus nigra*) no tratamento das infecções das vias respiratórias superiores durante a gravidez, visto que, segundo o trabalho, essas espécies costumam ser consumidas durante a gestação. A revisão concluiu que o sabugueiro apresentou bons resultados nos estados gripais, embora o grupo testado tenha sido pequeno, enquanto os resultados da *Echinacea* sp. foram dúbios. Os estudos prospectivos controlados em humanos não demonstraram malformações fetais. No entanto, o uso dessas plantas não deve ser aconselhado durante a gravidez, ainda por falta de segurança.[23]

Indicações e usos principais

- Infecções crônicas bacterianas e virais
- Herpes
- Estados gripais
- Furunculose
- Anti-inflamatório.

Uso etnomedicinal

Os nativos norte-americanos Meswakis utilizavam a raiz ralada como antiespasmódico, e outras culturas indígenas a utilizavam na forma de cigarros para tratar a cefaleia. Sua fumaça também era aplicada nas fossas nasais de cavalos excitados ou furiosos para acalmá-los. Era mastigada em casos de dor de dente, e seu suco aplicado localmente sobre queimaduras e feridas.[24]

Posologia

- Infusão: 1 g para 1 xícara de água fervente, 3 vezes/dia
- Tintura (1:5, etanol 45%): 2 a 5 mg, 3 vezes/dia
- Extrato fluido (1:1, etanol 45%): 0,5 a 1 mg, 3 vezes/dia
- Extrato seco de *E. purpurea* a 3% de ácido cicórico 200 mg (equivalente a 6 mg de ácido cicórico): 2 a 3 vezes/dia
- Extrato das partes floridas: contendo 13 a 36 mg da soma dos ácidos caftárico e ácido cicórico por dia.[6]

Extratos disponíveis no mercado brasileiro

Extrato seco de *Echinacea purpurea* padronizado em 4% de substâncias fenólicas.

Contraindicações

- Esclerose múltipla, leucose, colagenose por possível aumento nas respostas imunológicas
- Gravidez e amamentação
- Uso concomitante com imunossupressores.

Precauções

- Podem ocorrer reações alérgicas ou anafiláticas
- Outras possíveis reações são: diarreia, dor abdominal, náuseas e vômitos
- Efeitos tóxicos hepáticos podem ser potencializados com a associação com esteroides anabolizantes, amiodarona, metotrexato e cetoconazol. Pacientes com problemas renais devem ser cuidadosamente acompanhados.[25] Por outro lado, uma análise criteriosa indicou que a *E. purpurea* tem baixo potencial de induzir o citocromo P450, estimando que os riscos de interações medicamentosas sejam baixos[26]
- Pode causar dermatite de contato
- Na literatura, descreve-se que seu consumo não deve ultrapassar 8 semanas consecutivas, pois pode causar danos hepáticos.[27]

Toxicidade e interações

Relato de caso de colestase hepática autoimune induzida por uso de extrato de *E. purpurea* foi descrito na literatura. O autor explica que a própria estimulação do sistema imune e a sensibilidade do paciente podem ter provocado essa situação.[28]

REFERÊNCIAS BIBLIOGRÁFICAS

1. Kindscher K. Ethnobotany of purple coneflower (*Echinacea angustifolia*, Asteraceae) and Other *Echinacea* species. Economic Botany. 1989;43(4):498-507.
2. Foster S. Echinacea, the purple coneflowers. American Botanical Council. Botanical Series. 1999;301.
3. Pizzorno JE, Murray MT, org. Textbook of Natural Medicine. 4. ed. EUA: Elsevier Health Sciences; 2013.
4. WHO. WHO monographs on selected medicinal plants. vol. 1. Geneva: World Health Organization; 1999.
5. EMA. European Union herbal monograph on *Echinacea purpurea* (L.) Moench, radix. United Kingdom: European Medicines Agency; 2017.

6. Brasil. Instrução Normativa nº 02, de 13 de maio de 2014. Lista de medicamentos fitoterápicos de registro simplificado e Lista de produtos tradicionais fitoterápicos de registro simplificado. Diário Oficial da União, 14 de maio de 2014. Brasília: Anvisa; 2014.

7. Manayi A, Vazirian M, Saeidnia S. Echinacea purpurea: pharmacology, phytochemistry and analysis methods. Pharmacognosy Reviews. 2015;9(17):63.

8. Braun L, Cohen M. Herbs & natural supplements. An evidence-based guide. 2nd Austrália: Elsevier; 2007.

9. Capasso F, Gaginella TS, Grandolini G, Izzo AA. Phythotherapy: a quick reference to herbal medicine. London: Springer; 2003.

10. Cundell DR, Matrone MA, Ratajczak P, Pierce Jr JD. The effect of aerial parts of Echinacea on the circulating white cell levels and selected immune functions of the aging male Sprague – Dawley rat. International Immunopharmacology. 2003;3(7):1041-8.

11. Gan X-H, Zhang L, Heber D, Bonavida B. Mechanism of activation of human peripheral blood NK cells at the single cell level by Echinacea water soluble extracts: recruitment of lymphocyte-target conjugates and killer cells and activation of programming for lysis. International Immunopharmacology. 2003;3(6):811-24.

12. Binns S, Hudson J, Merali S, Arnason J. Antiviral activity of characterized extracts from Echinacea spp. (Heliantheae: Asteraceae) against herpes simplex virus (HSV-I). Planta Medica. 2002;68(09):780-3.

13. Sullivan AM, Laba JG, Moore JA, Lee TD. Echinacea-induced macrophage activation. Immunopharmacology and Immunotoxicology. 2008;30(3):553-74.

14. Oláh A, Szabó-Papp J, Soeberdt M et al. Echinacea purpurea-derived alkylamides exhibit potent anti-inflammatory effects and alleviate clinical symptoms of atopic eczema. Journal of Dermatological Science. 2017;88(1):67-77.

15. Sinha S, Relhan V, Garg VK. Immunomodulators in warts: unexplored or ineffective? Indian Journal of Dermatology. 2015;60(2):118.

16. Schwarz E, Parlesak A, Henneicke-von Zepelin H-H, Bode J, Bode C. Effect of oral administration of freshly pressed juice of Echinacea purpurea on the number of various subpopulations of B-and T-lymphocytes in healthy volunteers: results of a double-blind, placebo-controlled cross-over study. Phytomedicine. 2005;12(9):625-31.

17. Schapowal A, Klein P, Johnston SL. Echinacea reduces the risk of recurrent respiratory tract infections and complications: a meta-analysis of randomized controlled trials. Advances in Therapy. 2015;32(3):187-200.

18. Karsch-Völk M, Barrett B, Kiefer D, Bauer R, Ardjomand-Woelkart K, Linde K. Echinacea for preventing and treating the common cold. Cochrane Database of Systematic Reviews. 2014(2).

19. Dietz B, Heilmann J, Bauer R. Absorption of dodeca-2E, 4E, 8Z, 10E/Z-tetraenoic acid isobutylamides after oral application of Echinacea purpurea tincture. Planta Medica. 2001;67(09):863-4.

20. Guiotto P, Woelkart K, Grabnar I et al. Pharmacokinetics and immunomodulatory effects of phytotherapeutic lozenges (bonbons) with Echinacea purpurea extract. Phytomedicine. 2008;15(8):547-54.

21. Shah SA, Sander S, White CM, Rinaldi M, Coleman CI. Evaluation of echinacea for the prevention and treatment of the common cold: a meta-analysis. The Lancet. 2007;7(7):473-80.

22. Maxen AV, Schoenhoefer PS, Coleman CI, Hoffman S, Smit JA. Benefit of Echinacea for the prevention and treatment of the common cold? Authors' reply. Lancet. 2008;8(6):346-8.

23. Holst L, Havnen GC, Nordeng H. Echinacea and elderberry – should they be used against upper respiratory tract infections during pregnancy? Frontiers in Pharmacology. 2014;5:31.

24. Alonso JR. Tratado de Fitomedicina: bases clínicas y farmacológicas. Buenos Aires: Isis; 1998.

25. Beaulieu J. Herbal therapy interactions with immunosuppressive agents. US Pharmacists. 2001;26(7).

26. Freeman C, Spelman K. A critical evaluation of drug interactions with Echinacea spp. Molecular Nutrition & Food Research. 2008;52(7):789-98.

27. Nicoletti MA, Oliveira-Júnior MA, Bertasso CC, Caporossi PY, Tavares APL. Principais interações no uso de medicamentos fitoterápicos. Infarma. 2007;19(1/2):32-40.

28. Kocaman O, Hulagu S, Senturk O. Echinacea-induced severe acute hepatitis with features of cholestatic autoimmune hepatitis. European Journal of Internal Medicine. 2008;19(2):148.

Crédito da imagem:
Ivone Manzali

Capítulo 7

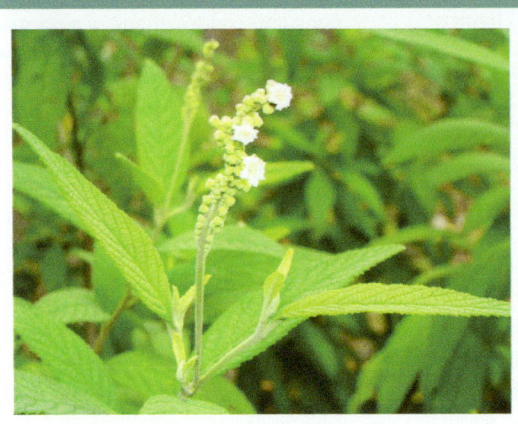

Erva-baleeira

Nome botânico[a]
Varronia curassavica Jacq.
Sinonímias: *Cordia macrostachya*
(Jacq.) Roem. & Schult.; *Cordia
verbenacea* DC.; *Cordia curassa-
vica* (Jacq.) Roem. & Schult.

Nome farmacêutico
Folium Cordiae

Família
Boraginaceae

Parte utilizada
Folhas

Propriedade organoléptica
Neutra

Outros nomes populares

Cordia, balieira-cambará, camarinha, camara-moneira-do-brejo, salicina, erva-preta, maria-milagrosa, catinga de barão, maria-preta.

Origem

Brasil.

Histórico

A denominação do gênero *Cordia* foi uma homenagem ao botânico e farmacêutico alemão Valerius Cordus (1515-1544), professor da Universidade de Marburg e considerado um dos pais da farmacognosia.[1] O epíteto *verbena-cea* significa, em latim, "galhos usados em coroas de rituais druidas".[2] Não foram encontradas referências que explicassem a origem do nome do gênero atual, *Varronia*. Por sua vez, o epíteto *curassavica* refere-se ao local de coleta, ou seja, Curaçao (arquipélago localizado no Caribe), cuja denominação foi dada por Nicolaus Joseph von Jacquin em 1760.[3-5] *Varronia* era descrito como um subgênero de *Cordia*, no entanto, houve a separação, elevando-a à categoria de gênero em decorrência dos diferentes aspectos morfológicos e moleculares.[6]

No litoral de Santa Catarina, o nome popular, erva-baleeira, ficou associado à caça da baleia, uma vez que os caçadores que se feriam foram ensinados pela população nativa a empregar a planta para curar os machucados.[7] Segundo Merétika, a *V. curassavica* é uma das espécies mais utilizadas pelas comunidades de pescadores (caiçaras)[b] do município de Itapoá, em Santa Catarina, as quais utilizam as folhas nas formas de chá, tintura e garrafada para inflamação, reumatismo, dor nas pernas, nas costas e no corpo.[8]

Pesquisas realizadas nos municípios de Quissamã e na Praia do Sono em Paraty, ambos no Rio de Janeiro, também revelaram o uso das folhas como anti-inflamatório e para contusão.[9,10] Gandolfo e Hanazaki, em pesquisa realizada no distrito de Campeche em Florianópolis, mostram que os moradores mais antigos utilizavam seus frutos na alimentação (petiscos) em caminhadas por trilhas. Outros usos citados foram como fixador de dunas e forrageiro, assim como alimento para o gado bovino.[11]

Tudo indica que a popularização do uso dessa espécie ocorreu após a demonstração da eficácia de um remédio caseiro aplicado em um dos proprietários dos Laboratórios Aché, Victor Siaulys (falecido em 2009), que precisou acalmar dores musculares quando estava no litoral, distante de

---

[a] *Cordia curassavica* (Jacq.) Roem. & Schult. foi utilizado na Flora Brasiliensis em 1857, enquanto *Varronia curassavica* Jacq., publicado em 1819 por Roemer e Schultes. Taroda e Gibbs reconheceram *Cordia verbenacea* DC. como sinonímia de *Cordia curassavica* (Jacq.) Roem. & Schult. Porém, o nome científico adotado atualmente é *Varronia curassavica* Jacq. em virtude de ser considerada a descrição mais antiga para a espécie.

[b] Caiçaras são habitantes rurais nativos da região que se estende do litoral norte do Paraná ao litoral sul do Rio de Janeiro, em áreas de Floresta Atlântica. Originaram-se da miscigenação entre indígenas e portugueses e sobrevivem da agricultura de pequena escala, da pesca artesanal e da extração de recursos do ambiente, com o que garantem a subsistência familiar.

qualquer farmácia, e um morador local receitou a "erva-baleeira". A dor passou e o empresário vislumbrou a possibilidade de produzir uma pomada com uma planta nativa, conforme descreveu a jornalista Liana John.[12] Foi então desenvolvido um produto fitoterápico, lançado no mercado com o nome comercial de Acheflan®. Diante do sucesso terapêutico deste produto, essa espécie foi incluída na 1ª edição do Formulário de Fitoterápicos da Farmacopeia Brasileira (FFFB) (2011).[13]

Principais componentes químicos

Possui **flavonoides** (artemetina), **sitosterol**, **terpenoides** (cordialina A e B), **óleo essencial** (β-cariofileno, α-pineno, β-felandreno, acetato de citronelol, β-elemeno, transcariofileno, α-humuleno, aloaromadendreno, biciclogermacreno, δ-cadineno, espatulenol e epoxicariofileno), **mucilagem, saponinas, alcaloides, xantonas, fenóis, esteroides, taninos, sais minerais, quinonas e cumarina**.[14-17]

Atividades farmacológicas

Estudos pré-clínicos em modelos experimentais de inflamação e de nocicepção demonstram que os extratos e o óleo essencial de *V. curassavica* apresentam importantes efeitos **anti-inflamatório e analgésico**, em que o óleo inibe a migração de células inflamatórias em vários ensaios farmacológicos.[18,19] É relatado que o ácido rosmarínico isolado dessa planta é capaz de inibir o edema induzido pelo veneno da serpente jararacuçu por meio da inibição da fosfolipase A2, importante enzima envolvida no processo inflamatório.[20] Também não se desconsideram os efeitos dos flavonoides, uma vez que a artemetina (flavona) demonstrou efeito em modelo de inflamação experimental em cobaias.[16]

Dois constituintes existentes no óleo essencial (α-humuleno e (−)-trans-cariofileno) também apresentaram atividade anti-inflamatória por via oral cujo efeito pode ser mediado pela ativação ou inibição de vários mediadores inflamatórios, tais como bradicinina, fator de agregação plaquetária, histamina, IL-1β, TNFα e PGE2, assim como pode estar relacionado com a sua capacidade de inibir a ativação de COX-2 e iNOS ou, ainda, a regulação da ativação de fatores transcricionais, tais como NF-κB.[19] Nesse sentido, o α-humuleno é considerado o principal bioativo do óleo essencial e também o marcador químico.[21]

Pesquisa para avaliar a atividade **gastroprotetora** da *V. curassavica* mostrou resultado positivo nos modelos empregados (etanol/HCl 0,3 M e etanol), indicando que esse efeito protetor pode ser mediado pela produção de óxido nítrico (NO), uma vez que o tratamento prévio com um inibidor de NO reduz significativamente a atividade do extrato. A interferência na biossíntese do NO é importante para a gastroproteção, já que atualmente esse mediador é reconhecido como um importante fator endógeno envolvido na proteção das células gástricas. Além disso, a presença de constituintes gastroprotetores (xantonas, saponinas, triterpenoides e flavonoides) também pode auxiliar no efeito observado. Dessa maneira, os dados obtidos corroboram o uso tradicional dessa espécie como agente **antiulcerogênico**, considerando-se que no uso tradicional recomenda-se a utilização de um decocto preparado com aproximadamente 10 g de folhas secas em 1 xícara (150 mg), sendo consumida 2 vezes/dia, isto é, 20 g/dia. Para um indivíduo de 70 kg de peso corporal, a dose dessa preparação é de cerca de 285 mg/kg. Ao avaliar a dose empregada nesse estudo, observamos que as doses de 125 e 250 mg/kg foram efetivas em reduzir as lesões induzidas por etanol puro e etanol acidificado. Além disso, o tratamento com *V. curassavica* apresentou resultado similar à dose de 250 mg/kg de carbenoxolona, apoiando resultados obtidos em pesquisa anterior.[17,22]

Recentemente, o óleo essencial das folhas frescas da *V. curassavica* demonstrou possuir atividade antifúngica contra *Candida albicans* e antibacteriana contra algumas cepas de *S. aureus* e *E. coli* multirresistente, além de produzir ação sinérgica quando usada junto aos aminoglicosídeos.[14]

Uma pesquisa experimental em ratos avaliou a capacidade de cura de **lesões de pele** com o uso tópico do medicamento Acheflan® em creme (à base de óleo essencial de *V. curassavica*). Ficou demonstrado que o grupo tratado com esse creme apresentou aumento do fator de crescimento endotelial vascular e da matriz metaloprotease-9, bem como a análise histológica pela hematoxilina-eosina revelou completa regressão das lesões. Os resultados mostram potencial ação terapêutica nos ferimentos da pele.[23]

Indicações e usos principais

- Doenças reumáticas (artralgia, artrose e artrite)
- Dores musculares.

Capítulo 7

Uso etnomedicinal

Utilizada no tratamento de tumores e de úlceras. Seus extratos alcoólicos, decoctos e infusos são utilizados como antirreumático, anti-inflamatório e hemostático.

Posologia

- Uso interno:
  - Infusão: 1 a 5 g/dia
  - Tintura: 5 a 25 mg/dia.
- Uso externo:
  - Cataplasma: 20 a 30 g da folha
  - Extrato seco: 200 a 1.000 mg/dia
  - Folhas secas em infusão: 3 g em 150 mg de água. Aplicar compressas mornas no local da dor, 3 vezes/dia.

Extratos disponíveis no mercado brasileiro

Extrato seco de *Cordia verbenacea*.

Contraindicações

Gravidez e amamentação, pois não existem estudos que garantam a segurança de seu uso nessas condições no uso interno.

Precauções

Sem referências.

Toxicidade e interações

Estudos toxicológicos mostraram que o extrato é seguro nas doses recomendadas, que somente demonstrou efeito tóxico em alta dose (4.000 mg/kg). É importante observar que a dose tóxica é bem superior à dose terapêutica, observada em camundongos (125 a 250 mg/kg). Outros estudos também demonstraram ausência de toxicidade para o feto, alterações comportamentais e redução de fertilidade para o extrato hidroalcoólico.

REFERÊNCIAS BIBLIOGRÁFICAS

1. Quattrocchi U. CRC world dictionary of medicinal and poisonous plants: common names, scientific names, eponyms, synonyms, and etymology (5 Volume Set): CRC Press; 2012.
2. Gledhill D. The names of plants. 4. ed. Cambridge University Press; 2008.
3. Silva TDS, Melo JIM. New synonym, new combination and typifications in *Varronia* (Cordiaceae, Boraginales). Phytotaxa. 2019;411(4):293-300.
4. González J. Explicación etimológica de las plantas de la selva. Flórula Digital de la Estación Biológica La Selva. 2015.
5. Howard RA. The Enumeratio and Selectarum of Nicolaus von Jacquin. Journal of the Arnold Arboretum. 1973;54(4):435-70.
6. Oliveira AFG. Contribuição ao estudo fitoquímico da espécie *Varronia dardani* – (Taroda) JS Mill. (Boraginaceae). (Mestrado) Mossoró: Universidade do Estado do Rio Grande do Norte; 2016.
7. Montanari Júnior I. Variabilidade genética em uma população de *Cordia verbenacea* DC. para características agronômicas e fitoquímicas. (Doutorado) Faculdade de Ciências Agronômicas, Universidade Estadual Paulista; 2011.
8. Merétika AHC. Conhecimento e utilização de plantas medicinais por comunidades de pescadores do município de Itapoá – SC. (Mestrado). Santa Catarina, Universidade Federal de Santa Catarina; Centro de Ciências Biológicas. Programa de Pós-Graduação em Biologia Vegetal; 2008.
9. Boscolo OH, de Senna Valle L. Plantas de uso medicinal em Quissamã, Rio de Janeiro, Brasil. Iheringia. Série Botânica. 2008;63(2):263-78.
10. Brito MRd, Senna-Valle Ld. Plantas medicinais utilizadas na comunidade caiçara da Praia do Sono, Paraty, Rio de Janeiro, Brasil. Acta Botanica Brasilica. 2011;25(2):363-72.
11. Gandolfo ES, Hanazaki N. Etnobotânica e urbanização: conhecimento e utilização de plantas de restinga pela comunidade nativa do distrito do Campeche (Florianópolis, SC). Acta Botanica Brasilica. 2011;25(1):168-77.
12. John L. Erva-baleeira, a salvação dos esportistas bissextos. Disponível em: http://planetasustentavel.abril.com.br/blog/biodiversa/erva-baleeira-a-salvacao-dos-esportistas-bissextos. Acesso em: 05/11/2015.
13. Brasil. Formulário de Fitoterápicos da Farmacopeia Brasileira. Brasília: Anvisa; 2011.
14. Rodrigues FF, Oliveira LG, Rodrigues FF et al. Chemical composition, antibacterial and antifungal activities of essential oil from *Cordia verbenacea* DC leaves. Pharmacognosy Research. 2012;4(3):161.
15. Velde VV, Lavie D, Zelnik R, Matida AK, Panizza S. Cordialin A and B, two new triterpenes from *Cordia verbenacea* DC. Journal of the Chemical Society. 1982:2697-700.
16. Sertié JA, Basile AC, Panizza S, Matida AK, Zelnik R. Anti-Inflammatory Activity and Sub-Acute Toxity of Artemetin. Planta Medica. 1990;56(01):36-40.
17. Freitas Roldão E, Witaicenis A, Seito LN, Hiruma-Lima CA, Di Stasi LC. Evaluation of the antiulcerogenic and analgesic activities of *Cordia verbenacea* DC.(Boraginaceae). Journal of Ethnopharmacology. 2008;119(1):94-8.
18. Sertié J, Woisky R, Wiezel G, Rodrigues M. Pharmacological assay of *Cordia verbenacea* V:

oral and topical anti-inflammatory activity, analgesic effect and fetus toxicity of a crude leaf extract. Phytomedicine. 2005;12(5):338-44.

19. Fernandes ES, Passos GF, Medeiros R et al. Anti-inflammatory effects of compounds alpha-humulene and (–)-trans-caryophyllene isolated from the essential oil of *Cordia verbenacea*. European Journal of Pharmacology. 2007;569(3):228-36.

20. Ticli FK, Hage LI, Cambraia RS et al. Rosmarinic acid, a new snake venom phospholipase A2 inhibitor from *Cordia verbenacea* (Boraginaceae): antiserum action potentiation and molecular interaction. Toxicon. 2005;46(3):318-27.

21. Facanali R, Marques MOM, Hantao LW. Metabolic Profiling of *Varronia curassavica* Jacq. Terpenoids by Flow Modulated Two-Dimensional Gas Chromatography Coupled to Mass Spectrometry. Separations. 2020;7(1):18.

22. Sertié J, Basile A, Panizza S, Oshiro T, Azzolini C, Penna S. Pharmacological assay of *Cordia verbenacea* III: oral and topical antiinflammatory activity and gastrotoxicity of a crude leaf extract. Journal of Ethnopharmacology. 1991;31(2):239-47.

23. Perini JA, Angeli-Gamba T, Alessandra-Perini J, Ferreira LC, Nasciutti LE, Machado DE. Topical application of Acheflan on rat skin injury accelerates wound healing: a histopathological, immunohistochemical and biochemical study. BMC Complementary and Alternative Medicine. 2015;15(1):1-8.

Crédito da imagem:
Paulo Léda

Erva-cidreira

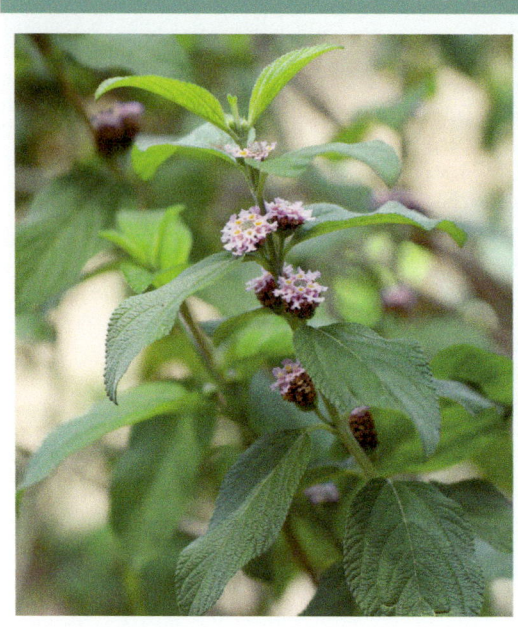

Nome botânico[a]
Lippia alba (Mill.) N. E. Br. ex P. Wilson
Sinonímias: *Lantana alba* Mill.; *Lantana geminata* (Kunth) Spreng.

Nome farmacêutico
Folium Lippiae Albae

Família
Verbenaceae

Parte utilizada
Folha

Propriedades organolépticas
Amornante, picante e cítrica

Outros nomes populares

Falsa-melissa, carmelitana, erva-cidreira-do-campo, cedrilha, cidrilha, salsa-brava, salsa-limão, lípia, chá-de-tabuleiro, erva-cidreira-de-arbusto, cidreira-brava, alecrim-selvagem, alecrim-do-campo, salva, salva-limão, pronto-alívio, sálvia.

Origem

América do Sul.

Histórico

A denominação do gênero *Lippia* é uma homenagem ao naturalista e botânico italiano Augustin Lippi (1678-1701). O epíteto *alba* significa "branco, alvo". Foi Linnaeus (1753)

que descreveu o gênero *Lippia* a partir da espécie *L. americana*, cuja origem era de Veracruz, México.[1] Os principais centros de diversidade específica das espécies de *Lippia* estão localizados no México e no Brasil.[2] Nosso território contém cerca de 70 a 75% das espécies conhecidas, sendo a maior representatividade na Cadeia do Espinhaço, em Minas Gerais, e nos campos rupestres do estado de Goiás.[3]

Quanto aos registros históricos de uso, observa-se que a 1ª edição da Farmacopeia Brasileira (FB) (1926)[4] faz menção à espécie *L. pseudothea* Schauer, a qual é nativa e endêmica do bioma cerrado, e que foi citada por Auguste de Saint-Hilaire como uma espécie que produzia uma bebida de sabor muito agradável e estimada no Brasil daquela época.[5] Pio Corrêa mencionou as atividades antiespasmódicas e emenagogas da *L. alba* e o seu uso como sucedâneo de duas outras plantas europeias: *Salvia officinalis* e *Melissa officinalis*, sendo esta última também conhecida como erva-cidreira.[6]

Após a 1ª edição da FB, nenhuma espécie de *Lippia* foi incluída nas quatro edições seguintes dessa Farmacopeia. Na década de 1980, a *L. alba* fez parte do elenco de espécies do Programa de Pesquisas de Plantas Medicinais (PPPM).[7] Como consequência do amplo uso

[a] A composição química da *Melissa officinalis* é constituída por óleo essencial (citral, citronelal, citronelol, limoneno, linalol e geraniol), taninos, triterpenoides, flavonoides, mucilagens, resinas e substâncias amargas. Portanto, a composição do seu óleo essencial é semelhante, até certo ponto, à de um dos quimiotipos de *Lippia alba*. A *Melissa officinalis* é recomendada internamente contra dores de cabeça, problemas digestivos, cólicas intestinais, ansiedade e nervosismo 3 e externamente contra os vírus do herpes tipos 1 e 2 e da varicela zóster, na forma de cremes 70:1 e solução a 2%, respectivamente.[4] A *Lippia alba* e o *Cymbopogon citratus*, em razão de suas propriedades organolépticas semelhantes, são usadas como adulterantes da *Melissa officinalis*, principalmente se as folhas estiverem fragmentadas ou pulverizadas.

popular e da revisão dos marcos regulatórios promovidos pela Política Nacional de Plantas Medicinais e Fitoterápicos (PNPMF), a *L. alba* foi incluída na 1ª edição do Formulário de Fitoterápicos da Farmacopeia Brasileira (2011).[8]

Principais componentes químicos

Contém **óleo essencial** (0,5 a 1,5%) (geranial, neral, β-cariofileno, metil-heptenona, citronelal, geraniol, borneol, óxido de cariofileno, borneol, cis-α-bisaboleno, limoneno, 1,8-cineol, mirceno, carvona), **iridoides** (geniposídeo, tevesídeo), **fenilpropanoide** (verbascosídeo) e **flavonoides**.

Foram separadas espécies, de acordo com a composição química (**quimiotipos**) do **óleo essencial**, em três tipos fundamentais: a **primeira** caracterizada por elevados teores de **citral, mirceno** e **limoneno**, a **segunda** por altos teores de **citral** e **limoneno** e a **terceira** com elevados teores de **carvona** e **limoneno**.[9]

Atividades farmacológicas

Estudos pré-clínicos empregando modelos experimentais para avaliar **dor, inflamação** e **atividade ansiolítica** do óleo essencial e do extrato hidroalcoólico, obtidos das folhas, demonstraram efeitos positivos nos testes utilizados. Julga-se que o mirceno, presente em outras espécies, como o *Cymbopogon citratus*, é provavelmente um dos componentes responsáveis pelas propriedades analgésicas. Entretanto, outros trabalhos citam que as atividades **anti-inflamatória** e **analgésica** estão relacionadas a vários monoterpenoides, dentre estes a carvona e o limoneno.[b]

Mulheres que sofrem de enxaqueca se submeteram a tratamento por via oral com extrato hidroetanólico de *L. alba* (quimiotipo rico em geranial e carvenona), e, como resultado, ficou demonstrado que mais de 70% tiveram redução na intensidade e na frequência dos episódios.[10] Os constituintes carvona e limoneno também podem ter importante papel nas atividades **depressoras sobre o SNC**, sendo a carvona a menos importante para esse efeito. Pelo fato de o perfil da atividade mostrada assemelhar-se ao dos benzodiazepínicos, não se descarta a hipótese de seu efeito central ser mediado por esses receptores.[11] Além disso, os três diferentes tipos de óleos essenciais (quimiotipos) apresentaram atividade **anticonvulsivante** em modelo de convulsão induzida por pentilenotretazol em camundongos, que pode ser mediada por receptores GABA.

Apresentaram também atividade **relaxante muscular**.[12] Não é descartada a possibilidade de **efeitos sinérgicos** entre os componentes presentes no óleo essencial para as atividades observadas no SNC,[13,14] bem como a participação de outros constituintes, como os flavonoides ou outros fitoquímicos, uma vez que atividade sedativa foi observada em estudos de extratos sem a presença de óleos essenciais.[15]

Assim, segundo Lorenzi e Matos, pode-se utilizar a *L. alba* de acordo com seus quimiotipos. Um quimiotipo é caracterizado pela predominância de citral e mirceno no óleo essencial, sendo atribuídas as atividades calmante, espasmolítica e analgésica mais importantes para esse quimiotipo. O segundo contém maior quantidade de citral e limoneno, apresentando as propriedades sedativa e ansiolítica como as mais relevantes. O terceiro tipo é rico em carvona e limoneno, conferindo ação mucolítica, contribuindo para fluidificar a secreção dos brônquios e facilitar a expectoração. Por fim, o quimiotipo rico em citral é mais útil para combater pequenas crises de cólicas uterinas e intestinais, bem como no tratamento de nervosismo e ansiedade.[16]

O infuso de *L. alba* **protege a mucosa gástrica** de cobaias contra lesões induzidas por indometacina. Entretanto, a infusão não altera o pH gástrico, nem a produção de muco, e também não interfere na glutationa, aminoácido importante na proteção da mucosa. Assim, o mecanismo de ação responsável por essa proteção gástrica permanece desconhecido.[17]

Investigação mostrou ação vasodilatadora do óleo essencial de *L. alba* em anéis de artéria mesentérica de ratos que parece, pelo menos em parte, estar relacionado ao bloqueio nos canais de cálcio.[18] Outra atividade pesquisada trata do efeito inibitório do óleo essencial da *L. alba*, rico em linalool, sobre as atividades da peptidase e queratinase de alguns fungos, demonstrando possibilidades de sua utilização como antifúngico.[19]

Estudo realizado em traqueias de ratos Wistar mostrou que o óleo essencial de *L. alba* e seus principais constituintes citral e limoneno foram eficazes em promover relaxamento no músculo liso no qual haviam sido induzidas contrações.[20]

Indicações e usos principais

- Sedativa
- Antiespasmódica
- Ansiolítica
- Analgésica.

---

[b] Trabalho recente já relata a presença de sete quimioipos.

Uso etnomedicinal

O chá é usado principalmente como antiespasmódico (cólicas uterinas e intestinais), digestivo e calmante. Também é empregado com antitussígeno, como sudorífico, expectorante, emenagogo, anticatarral, antigripal e antidiarreico.

Posologia

* Planta seca ou pó: 3 a 6 g/dia
* Tintura (1:5, etanol 70): 25 a 30 gotas, após as refeições
* Infusão: 3 a 6 g para cada xícara, 1 a 2 vezes/dia
* Xarope: pesos iguais do infuso e açúcar, aquecer lentamente até ficar homogêneo. Tomar 10 ml 3 a 6 vezes/dia (nas gripes e como expectorante).[21]

Extratos disponíveis no mercado brasileiro

Sem referências.

Contraindicações

Popularmente, não se recomenda o uso por hipotensos,[22] e crianças de 0 a 5 anos.

Toxicidade e interações

Sem referências.

REFERÊNCIAS BIBLIOGRÁFICAS

1. Munir AA. A taxonomic revision of the genus *Lippia* [Houst. ex] Linn. (Verbenaceae) in Australia. Journal of the Adelaide Botanic Garden. 1993;129-45.
2. Soares BV, Tavares-Dias M. Espécies de *Lippia* (Verbenaceae), seu potencial bioativo e importância na medicina veterinária e aquicultura. Biota Amazônia. 2013;3(1):109-23.
3. Entomofauna visitante das flores de *Lippia alba* (Mill.) N. E. Brown (Lamiales, Verbenaceae) em Juiz de Fora, Minas Gerais.
4. Farmacopeia dos EUA do Brasil. 1. ed. São Paulo: Companhia Editora Nacional; 1926.
5. Saint-Hilaire A. Plantas usuais dos brasileiros. Org. Marc Pignal & Maria das Graças Lins Brandão. 2. ed. Belo Horizonte, MG: Fino Traço; 2014.
6. Corrêa MP. Dicionário das plantas úteis do Brasil. 1. ed. Rio de Janeiro: Imprensa Nacional; 1926-1978. v. 1, 747 p.
7. Brasil. Ministério da Saúde. O papel da Ceme na implantação da fitoterapia do SUS. Textos Básicos em Saúde. Brasília: Secretaria de Ciência, Tecnologia e Insumos Estratégicos; 2006.
8. Brasil. Ministério da Saúde. Agência Nacional de Vigilância Sanitária (Anvisa). RDC nº 60, de 10 de novembro de 2011. Aprova o Formulário de Fitoterápicos da Farmacopeia Brasileira, 1ª edição, e dá outras providências. Brasília: Diário Oficial; 11 nov. 2011.
9. Matos FJA, Machado MIL, Craveiro AA, Alencar JW. The essential oil composition of two chemotypes of *Lippia alba* grown in Northeast Brazil. Journal of Essential Oil Research. 1996;8:695-8.
10. Carmona F et al. *Lippia alba* (Mill.) NE Brown hydroethanolic extract of the leaves is effective in the treatment of migraine in women. Phytomedicine. 2013;20(10):947-50.
11. Vale TG, Matos FJA, Lima TCM, Viana GSB. Behavioral effects of essential oils from *Lippia alba* (Mill.) N. E. Brown chemtypes. Journal of Ethnopharmacology. 1999;167:127-33.
12. Viana GSB, Vale TG, Matos FJA. Anticonvulsant activity of essential oils and active principles from chemotypes of *Lippia alba* (Mill.) N. E. Brown. Brown. Biological & Pharmaceutical Bulletin. 2000;23:1314-7.
13. Neto AC. *Lippia alba* (Mill.).: Caracterização neuroquímica, neuroetológica e fitoquímica. Dissertação apresentada à Universidade de Ribeirão Preto – Unaerp, para a obtenção do grau de mestre em biotecnologia. São Paulo: Universidade de Ribeirão Preto; 2007.
14. Vale TG, Furtado EC, Santos Jr. JG, Viana GSB. Central effects of citral, myrcene and limonene, constituents of essential oil chemotypes from *Lippia alba* (Mill.) N.E. Brown. Phytomedicine. 2002;9:709-14.
15. Zétola M et al. CNS activities of liquid and spray-dried extracts from *Lippia alba* Verbenaceae (Brazilian false melissa). Journal of Ethnopharmacology. 2002;82:207-15.
16. Lorenzi H, Matos FJA. Plantas medicinais no Brasil. 2. ed. Nova Odessa: Instituto Plantarum; 2008.
17. Pascual ME, Slowing K, Carretero ME, Villar A. Antiulcerogenic activity of *Lippia alba* (Mill.) N. E. Brown (Verbenaceae). Il Farmaco. 2001;56:501-4.
18. Maynard LG et al. Chemical composition and vasorelaxant effect induced by the essential oil of *Lippia alba* (Mill.) NE Brown. (Verbenaceae) in rat mesenteric artery. Indian Journal of Pharmacology. 2011;43(6):694.
19. Costa DCM et al. Inhibitory effect of linalool-rich essential oil from *Lippia alba* on the peptidase and keratinase activities of dermatophytes. Journal of Enzyme Inhibition and Medicinal Chemistry. 2014;29(1):12-7.
20. Carvalho PMM et al. Effect of the *Lippia alba* (Mill.) N.E. Brown essential oil and its main constituents, citral and limonene, on the tracheal smooth muscle of rats. Biotechnol Rep (Amst). 2017 Dec 6;17:31-4.
21. Gilbert B. Monografia de plantas medicinais brasileiras e aclimatadas. Abifito; 2005.
22. Reis MCP, Léda PHO. Guia de plantas medicinais e aromáticas. Rio de Janeiro: Gráfica Velha Lapa; 2008.

Crédito da imagem:
Ivone Manzali

Erva-macaé

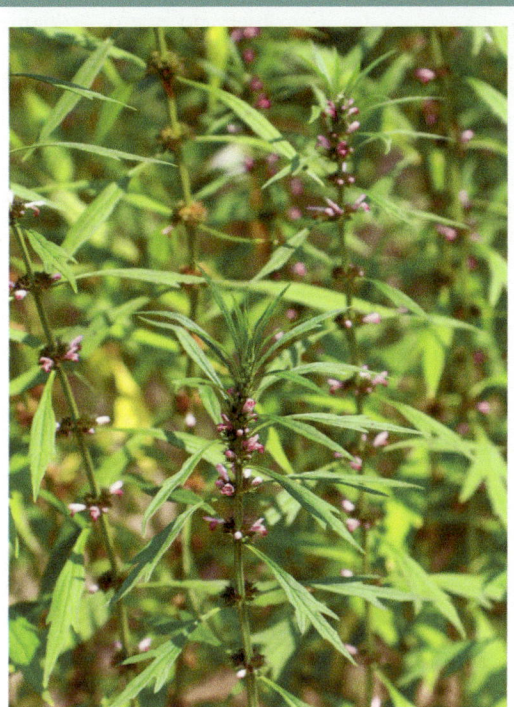

Nome botânico
Leonurus sibiricus L.
Sinonímias: *Lamium sibiricum*
(L.) Cordem.
Phlomis sibirica (L.) Medik.

Nome farmacêutico
Herba Leonuri

Família
Lamiaceae

Parte utilizada
Toda a planta

Propriedades organolépticas
Amarga, picante e refrescante[1]

Outros nomes populares

Rubim, erva-das-lavadeiras, quinino-dos-pobres, chá-de-frade, amor-deixado, erva-mãe.

Origem

Ásia.

Histórico

De origem asiática e naturalizada em quase todo o território brasileiro. É considerada uma planta alelopática, isto é, que interage quimicamente com outras plantas, beneficiando ou prejudicando seus cultivos, isto é, uma erva daninha.[2]

No México, na região de Chiapas, a planta é conhecida como "marahuanilla" ou "maconha pequena" e suas sementes utilizadas como substitutas da *Cannabis sativa*, sendo vendida como cigarro.[3] Foi incluída na 1ª edição da Farmacopeia Brasileira (1926).

Principais componentes químicos

Rica em **terpenoides** e **compostos fenólicos** (ácido cafeico, leosibirina, isoleosibirina, leosibiricina e ácido gálico); **diterpeno lactonas** (leonotinina, leonotina, dubiina, nepetaefurano, LS-2), **alcaloides** (estaquidrina, leonurina, leonuridina), **óleo essencial** (os sesquiterpenos trans-cariofileno, alfa-humuleno e germacreno-D), diterpenoides tipo bis-espirolabdano (preleosibirona A, 13-epi-preleosibirona A, isopreleosibirona A, leosibirona A, leosibirona B, e 15-epi-leosibirona B e leojaponina), **flavonoides glicosídeos** p-coumaril (apigenina e luteolina, furanoditerpeno LS-1, rutina), **fitosteróis** (β-sitosterol e β-sitosterol glicosídeo) e **flavonas metoxiladas**, as quais são consideradas marcadores taxonômicos.[2,4]

Em raízes transformadas (RT)[a] são identificados outros compostos fenólicos como ácido vanílico, gentísico, 4-hidroxibenzoico e 1,3 dicafeolquínico, e os flavonoides catequina e rutina.

---

[a] RT – Raízes obtidas por infecção *in vitro* de brotações de 5 semanas de *L. sibiricus* pelo *Agrobacterium rhizogenes* cepa A4. As RTs apresentam concentrações de ácido fenólico total bem superiores à das raízes não transformadas, com destaque para os ácidos clorogênico e vanílico e teor de flavonoides, 1,5 vezes maior do que nas raízes não transformadas, em que a rutina é composto dominante.

Atividades farmacológicas

Compostos como LS-1, LS-2, leonotinina, leonotina, dubiina e nepetaefurano isolados de *L. sibiricus* demonstraram **efeito citotóxico** considerável contra células de leucemia *in vitro*.[5] São atribuídas ao extrato atividades inibidoras sobre o crescimento de pré-neoplasias e neoplasias mamárias em camundongos, o crescimento de cânceres mamários originários de nódulos alveolares hiperplásicos e adenomiose uterina.[2]

Um ensaio com *L. sibiricus* foi realizado com óleo essencial extraído de raízes normais e transformadas (TR) que foram obtidas por infecção de brotações *in vitro* de *L. sibiricus*, com 5 semanas de idade, com *Agrobacterium rhizogenes*) em astrócitos humanos normais.[6] Em estudos anteriores do mesmo autor, ficou demonstrado que o extrato de *L. sibiricus* induziu apoptose em glioma de grau IV. Essa pesquisa mostra o **potencial antiproliferativo** do tratamento com extrato de raízes TR em vários graus (I-III) de células de glioma ao ativar a apoptose através das vias intrínsecas e extrínsecas, possivelmente em razão do alto teor de compostos fenólicos.[7]

Uma pesquisa *in vitro* concluiu que o extrato alcoólico de *L. sibiricus* apresenta marcante **atividade antibacteriana** contra Gram-negativas e Gram-positivas, com exceção da *Escherichia coli*.[6] Outra mostrou que *Staphylococcus aureus*, *Pseudomonas aeruginosas* e *Candida albicans* foram as bactérias inibidas pelo extrato hidroalcoólico da planta.[8]

Trabalhos recentes revelam a capacidade da planta em promover uma série de **atividades benéficas ao coração**. Entre elas destacam-se diminuição da isquemia miocárdica, aumento do fluxo coronariano através do efeito **antioxidante** ("scavenger", e inibição de espécies reativas do oxigênio, promoção da angiogênese no músculo cardíaco), **antiadesivoplaquetária** e **redução da trombose**.[9]

Nas últimas duas décadas, os autores relataram que a leonurina, um alcaloide único encontrado em Herba Leonuri, exibe várias atividades biológicas, como **antioxidante, antiapoptóticas**, eliminação de radicais livres e efeitos **anti-inflamatórios**, além de melhorar a microcirculação.[10]

No útero, o extrato da *L. sibiricus* tem ação estimulante relacionada ao estímulo do receptor H1 e do receptor alfa-adrenérgico.[11]

Um trabalho foi realizado na China para determinar o papel dos Th1/Th2/Th17/Treg (células relacionadas ao sistema imune) no sangramento uterino de camundongos que sofreram abortos induzidos por mifepristona (RU486), substância usada para induzir aborto em grávidas. Foi observado que o sangramento uterino induzido foi reduzido após a administração do cloridrato de estaquidina, substância considerada o principal constituinte da *L. sibiricus*, por mudança no paradigma das células para Th1 e Th17, o que ajuda a entender o seu uso tradicional na **redução nos sangramentos uterinos**.[12]

A atividade **anti-inflamatória** é observada pela inibição da secreção do fator de necrose tumoral (TNF-alfa) e interleucina (IL-6; IL8), provavelmente por inibir a liberação de NF-κB presente nos Linfócitos-T e em muitas células do organismo. Outro trabalho mostra que o extrato metanólico das partes aéreas de *L. sibiricus* administrado i.p. na dose de 250 e 500 mg/kg apresentou um importante efeito **analgésico** na contorção induzida por ácido acético em camundongos. Além disso, quando administrado por via oral a ratos nas doses de 200 e 400 mg/kg, mostrou atividade anti-inflamatória contra o edema de pata de rato induzido por carragenina.[5,13] O extrato etanólico em camundongos revelou ações **antioxidante** (com consumo de óxido nítrico, aumento do poder férrico redutor/antioxidante e inibição da peroxidação lipídica), **antinociceptiva** (reduziu o tempo de lamber/morder na segunda fase no teste da formalina) e **anti-inflamatória tópica** (reduziu significativamente o edema, a atividade da mieloperoxidase, os níveis de fator de necrose tumoral-α e interleucina-1β e lipoperoxidação).[5]

Uma pesquisa demonstra, através do método ELISA, que os extratos aquoso e metanólico de *L. sibiricus* **aumentam a secreção de insulina** e a proliferação de células de insulinoma INS-1E de rato. Esses efeitos podem ser, em parte, atribuídos à ativação direta dos canais de cálcio com elevação transitória desse íon nas células, pela ação da quercetina presente nesses extratos. Esses resultados podem corroborar o uso **no tratamento do diabetes melitus** nas medicinas tradicionais da Mongólia e de Bangladesh.[14] Com o mesmo objetivo, foram estudados, em ratos, os efeitos insulinotrópicos do extrato de *L. sibiricus* levando em conta as conhecidas propriedades antidiabéticas exercidas, *in vivo*, pela quercetina e rutina presentes nos extratos, e concluíram que a quercetina estimula agudamente liberação tanto de insulina basal quanto da insulina estimulada pela glicose.[15]

Pesquisadores brasileiros desenvolveram um trabalho a partir da constatação das **atividades** depressora do SNC, narcótica e "cannabis-like" da *L. sibiricus* de origem africana. Investigaram, então, essas mesmas atividades na planta naturalizada no Brasil. Para tanto, foi avaliada a capacidade de inibição que substâncias extraídas do extrato bruto metanólico das partes aéreas da *L. sibiricus* poderiam exercer sobre as enzimas prolil oligopeptidase (POP) e acetilcolinesterase (AChE), enzimas essas relacionadas a diferentes patologias, como doença de Alzheimer, esquizofrenia, depressão e doença bipolar. O estudo conclui que apenas o fitosterol β-sitosterol glicosídeo tem boa capacidade de inibir o POP, e que, apesar de a leojaponina apresentar fraco efeito inibitório, esse diterpeno do tipo labdano mostra potencial como molécula inicial para a obtenção de novos derivados para esse fim.[4]

Em veterinária, foi realizado um experimento em 24 bezerros mestiços, aos quais foram administrados três tratamentos: tratamento 1 – Ivermectina a 1% (controle positivo); tratamento 2 – solução aquosa de *L. sibiricus* a 10%; tratamento 3 – solução aquosa de pau jacaré (*Piptadenia gonoacantha*) com 100 mℓ de cada extrato para cada 50 kg de peso do animal. Foram três aplicações dos extratos, com intervalos de 7 dias cada, ocorrendo coleta de fezes dos animais após 48 h de cada aplicação. Verificou-se que ambos os extratos se mostraram eficientes como **antiparasitário** para diminuir a infestação por ovos de nematoides no decorrer dos períodos, sendo que o extrato aquoso de *Piptadenia gonoacantha* mostrou ser mais eficiente que o da erva-macaé.[16]

Indicações e usos principais

- Doença coronariana
- Menstruação dolorosa e excessiva
- Endometriose
- Sangramento pós-parto
- Edema
- Litíase renal
- Dispepsia
- Diarreia
- Malária
- Diabetes
- Tosse e bronquite (flores)
- Eczemas e abscessos (uso tópico).

Uso etnomedicinal

Na MTC, está incluída nas ervas que **"promovem a circulação de sangue"**, em geral causada por estagnação, frio prolongado ou déficit da essência.[5] Tem ampla utilização na MTC como tônica e em distúrbios ginecológicos que requerem ativação do fluxo de Qi e sangue.[1] Na MTC, outras espécies são relatadas com as mesmas ações, como a *L. japonica* e *L. heterophylli*. Suas sementes são usadas como afrodisíacas.[17]

As folhas de *L. sibiricus* são usadas nas gastralgias, dispepsias e malária, e as flores, nas bronquites e tosses, inclusive da coqueluche. A planta inteira e as sementes são indicadas nos sangramentos do pós-parto, na regulação da menstruação excessiva, nos abscessos e problemas renais.[9,18,19]

Na medicina popular brasileira, um de seus usos mais frequentes é como anti-inflamatório nas doenças reumáticas.[1]

A folha também é utilizada como afrodisíaco. Na Ásia, é usada como anti-hemorrágico uterino no pós-parto.[5]

Posologia

- Extrato seco de *L. sibiricus* (10:1): 100 a 200 mg, até 2 vezes/dia
- Planta rasurada (na MTC): 9 a 30 g/dia
- Infusão: 20 g de folhas ou flores secas em ½ ℓ de água, tomar 3 vezes/dia
- Xarope: colocar um punhado das folhas e flores picadas em 1 xícara de cafezinho de água fervente, abafar, coar, adicionar 2 xícaras (café) de açúcar, homogeneizar. Para adultos, fornecer uma colher (sopa) 3 vezes/dia. Crianças podem tomar uma colher (chá) 3 vezes/dia
- Em doença articular: tintura (preparo caseiro): 2 xícaras (café) de álcool de cereais e 1 xícara (café) de água a um punhado da erva picada, deixar em maceração por 7 dias, agitar sempre, coar, armazenar em vidro escuro. Tomar 1 colher (chá) diluída em água[20]
- Em uso externo, friccionar as folhas sobre as articulações afetadas.

Extratos disponíveis no mercado brasileiro

Extrato seco de *Leonurus sibiricus* (10:1).

Contraindicações

Não deve ser usado durante a gravidez e lactação.

Precauções

Cuidado no uso por **cardiopatas**.

Toxicidade e interações

O estudo que analisou a administração em ratos do extrato aquoso de *Leonurus sibiricus* por via oral, 1 vez/dia, nas doses de 0, 125, 250, 500,

1.000 e 2.000 mg/kg/dia durante 13 semanas concluiu que em doses muito elevadas, em torno de 2.000 mg/kg/dia, produziu **hiperplasia das células escamosas do estômago**, e que a dose ideal, nesse estudo, é em torno de 10 mg/kg/dia.[21] Pode interagir com **cardiotônicos**.

REFERÊNCIAS BIBLIOGRÁFICAS

1. Botsaris AS. Fitoterapia chinesa e plantas brasileiras. Icone Editora; 2002.
2. Scremin FM, Fabro PR, Debiasi JZ. Leonurus sibiricus L.: farmacobotânica e fitoquímica. Revista de Pesquisa e Inovação Farmacêutica. 2012;4(1).
3. Disponível em: http://premierelandscapeinc.blogspot.com/2010/05/leonurus-sibiricus-marijuanilla.html. Acesso em: 21/05/2020.
4. Zachow LL et al. Chemical composition and evaluation of prolyl oligopeptidase and acetylcholinesterase inhibitory activities of *Leonurus sibiricus* L. from Brazil. Natural Product Research. 2017;31(12):1459-63.
5. Sayed, MdA et al. *Leonurus sibiricus* L. (honeyweed): a review of its phytochemistry and pharmacology. Asian Pacific Journal of Tropical Biomedicine. 2016;6(12):1076-80.
6. Sitarek P et al. Antibacterial, anti-inflammatory, antioxidant, and antiproliferative properties of essential oils from hairy and normal roots of *Leonurus sibiricus* L. and their chemical composition. Oxidative Medicine and Cellular Longevity. 2017;2017.
7. Sitarek P et al. Transformed root extract of *Leonurus sibiricus* induces apoptosis through intrinsic and extrinsic pathways in various grades of human glioma cells. Pathology & Oncology Research. 2017;23(3):679-87.
8. Wadt NSY, Ohara MT, Sakuda-kaneko TM, Bacchi EM. Atividade antimicrobiana de *Leonurus sibiricus* L. Revista Brasileira de Farmacognosia. 1996;5(2):167-74.
9. Liu X-H, Xin H, Zhu YZ. More than a "mother-benefiting" herb: cardioprotective effect of Herba Leonuri. Sheng li xue bao: [Acta physiologica Sinica]. 2007;59(5):578-84.
10. Zhu YZ, Wu W, Zhu Q, Liu X. Discovery of Leonuri and therapeutical applications: From bench to bedside. Pharmacol Ther. 2018;188:26-35.
11. Shi M, Chang L, He G. Stimulating action of *Carthamus tinctorius* L., *Angelica sinensis* (Oliv.) Diels and *Leonurus sibiricus* L. on the uterus. Zhongguo Zhong yao za zhi = Zhongguo zhongyao zazhi = China Journal of Chinese Materia Medica. 1995;20(3):173-5,192.
12. Li X, Wang B, Li Y et al. The Th1/Th2/Th17/Treg paradigm induced by stachydrine hydrochloride reduces uterine bleeding in RU486-induced abortion mice. Journal of Ethnopharmacology. 2013;145(1):241-53.
13. Islam M. Amirul et al. Analgesic and anti-inflammatory activity of *Leonurus sibiricus*. Fitoterapia. 2005;76(3-4):359-62.
14. Schmidt S et al. Extracts from *Leonurus sibiricus* L. increase insulin secretion and proliferation of rat INS-1E insulinoma cells. Journal of Ethnopharmacology. 2013;150(1):85-94.
15. Kittl M et al. Quercetin stimulates insulin secretion and reduces the viability of rat INS-1 beta-cells. Cellular Physiology and Biochemistry. 2016;39(1):278-93.
16. Bastos JAR et al. Tratamento Antiparasitário em Bovinos com Erva de Macaé (*Leonurus sibiricus*) e Pau Jacaré (*Piptadenia gonoacantha*) – Uma alternativa terapêutica. Revista Científica UniScientiae. 2018;1(2).
17. Oliveira AS et al. The ethanol extract of *Leonurus sibiricus* L. induces antioxidant, antinociceptive and topical anti-inflammatory effects. Journal of Ethnopharmacology. 2017;206:144-51.
18. Almeida LFR. Composição química e atividade alelopática de extratos foliares de *Leonurus sibiricus* L. (Lamiaceae) [Tese]. Botucatu: UNESP - Universidade Estadual Paulista; 2006.
19. Lorenzi H, Matos FJA. Plantas medicinais no Brasil: nativas e exóticas. 2. ed. Nova Odessa, Brasil: Instituto Plantarum de Estudos da Flora Ltda.; 2008.
20. Disponível em: https://www.ppmac.org/content/macae-rubim. Acesso em: 18/05/2020.
21. Han SR, Han HY, Lee BS et al. Toxicity assessment of Leonuri Herba aqueous extract orally administered to rats for 13 consecutive weeks. Journal of Ethnopharmacology. 2013;149(1):371-6.

Crédito da imagem:
Ivone Manzali

Erva-mate

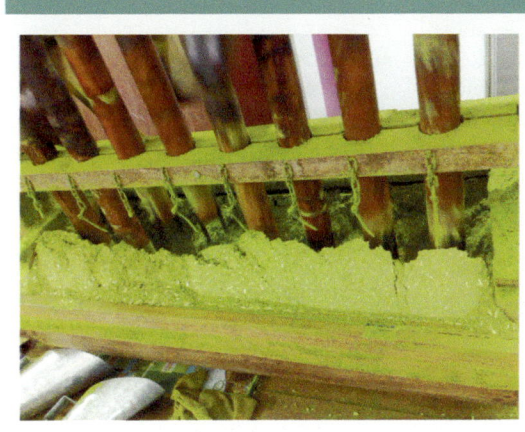

Nome botânico
Ilex paraguariensis A. St.-Hil.
Sinonímia: *Ilex domestica* Reissek

Nome farmacêutico
Folium Mate

Família
Aquifoliaceae

Partes utilizadas
Folhas e ramos

Propriedade organoléptica
Amarga

Outros nomes populares

Mate, congonha, erva-congonha, erva, erveira, erva-verdadeira, chá-mate.

Origem

Regiões tropicais da Ásia e América do Sul.

Histórico

A *Ilex paraguariensis* foi descrita por Auguste de Saint-Hilaire em 1882, cuja amostra encontra-se depositada no *Muséum National d'Histoire Naturelle,* em Paris. Recebeu esse nome por causa da semelhança com outra espécie europeia (*Quercus ilex*), associado ao local de coleta (Paraguai).[1]

Registros históricos revelam o uso do *I. paraguariensis* pelos Ameríndios há 10.000 anos.[2] O termo *mati* é de origem quíchua, que é o nome atribuído ao recipiente (cabaça, cuia ou porongo obtido dos frutos da planta *Lagenaria* sp.) no qual se prepara a bebida tradicional chamada de chimarrão. O hábito de preparar esta beberagem é fortemente identificado com as populações locais dessas regiões, em especial entre o povo de etnicidade guarani. Padres jesuítas descreveram essa prática no século 17, atribuindo a esta bebida, originalmente, o uso restrito por parte de pajés (assim como o tabaco), pois ajudava no labor espiritual. A bebida também era oferecida aos habitantes mais velhos e doentes como um tônico, e depois foi incorporada pela população em geral, inclusive entre os portugueses, e persiste até hoje.[3]

Os padres jesuítas das regiões do Guairá chegaram a chamá-la de "erva-do-diabo" e proibir seu uso com base nos efeitos emocionais e sexuais (erotismo e virilidade) descritos pelos índios. No entanto, como era um hábito arraigado, a proibição não logrou êxito e a bebida permaneceu sendo utilizada pela população.[4] A forte relação com os jesuítas pode ser observada no nome popular que consta na Farmacopeia Brasileira (FB) 1ª edição (1926): chá dos jesuítas.[5]

Principais componentes químicos

Alcaloides xantínicos (cafeína 0,2 a 2,0%, teobromina 0,1 a 0,2%, teofilina 0,05%), **flavonoides** (kaempferol, quercetina e rutina), **taninos** (4 a 16%), **terpenos** (ácido ursólico, β-amirina, ilexosídeo A, ilexosídeo B, metiléster, metassaponinas 1, 2 e 3), **vitaminas** A, C, B1, B2 e B6, **minerais** (magnésio, cálcio, potássio, ferro, magnésio) e **saponinas**.[1,6]

Atividades farmacológicas

O extrato alcoólico do *I. paraguariensis* **melhora a cognição, a memória e a aprendizagem** de curto e longo prazos em ratos. O mecanismo de ação parece ser o antagonismo para os receptores de adenosina. Atua na prevenção de efeitos adversos do haloperidol como a discinesia orofacial.[7] Resultados obtidos em ratos com lesão cerebral induzida por 1-metil-4-fenil-1,2,3,6-tetraidropiridina (MPTP), uma toxina que tem alvo específico sobre os neurônios envolvidos na doença de Parkinson, e pela reversão da catatonia induzida por reserpina sugerem que o extrato hidroalcoólico de *I. paraguariensis* pode ter um perfil antiparkinsoniano, provavelmente por meio da sua atividade antioxidante e ação antagonista sobre os receptores de adenosina A2.[7]

A combinação dos componentes químicos presentes na infusão das folhas da planta age como **digestivo, colerético** (aumento do fluxo biliar) **e na propulsão intestinal**, confirmando o uso popular.[8]

Pesquisa revelou **efeito hepatoprotetor** do extrato de *I. paraguariensis* contra danos hepáticos induzidos por etanol e pelo tetracloreto de carbono tanto *in vitro* quanto *in vivo* em ratos.[9]

A presença de compostos bioativos no *I. paraguariensis* (cafeína, ácidos fenólicos e saponinas) fornece a **capacidade antioxidativa** da planta contra os danos provocados pelos radicais livres.[10] Essa ação antioxidativa é confirmada em inúmeros estudos realizados com a ingestão do extrato aquoso.[6,11-13]

A ação na **síndrome metabólica** do extrato aquoso de *I. paraguariensis* foi estudada em ratos e demonstrou efeitos de proteção e de melhoramento da resistência à insulina, diabetes e dislipidemia pela diminuição dos níveis de triglicerídios, ácidos graxos e colesterol total. Além disso, melhora significativamente o nível de adiponectina (AD), reduz o peso do tecido adiposo branco e o índice de adiposidade com diminuição da esteatose hepática. Mostrou, ainda, reduzir o esvaziamento gástrico. Tudo isso sugere que o *I. paraguariensis* atue na síndrome metabólica por mecanismos que envolvem o aumento da sensibilidade periférica à insulina e a absorção de glicose celular, modulando o nível de metabólitos lipídicos e AD circulante.[14,15]

Pesquisas realizadas durante 3 semanas com o extrato aquoso preparado a partir de folhas frescas de *I. paraguariensis* em camundongos demonstraram a redução significativa da ingestão de alimentos, do peso corporal, das gorduras no sangue, no fígado e no tecido adiposo por aumento nos níveis do peptídio 1 glucagon-*like* (GLP-1) e nos níveis de leptina, em comparação ao grupo-controle.[16] Um estudo duplo-cego randomizado com controle de placebo para avaliar a eficácia e segurança de *I. paraguariensis* certificado, administrado em 60 indivíduos com excesso de peso com idade entre 20 e 39 anos, mostrou que esse extrato contribuiu para a **redução da gordura corporal** após 6 semanas.[17]

Atividade antiviral do extrato bruto das folhas e frações purificadas da *I. paraguariensis* foi reconhecida contra o herpes-vírus HSV-1 e HSV-2 *in vitro* pela redução da infectividade viral, inibição da entrada do vírus nas células e da propagação de vírus de célula para célula. Nesse trabalho, a fração de acetato de etila foi a mais ativa.[18]

Estudo mostrou que o chá de *I. paraguariensis* quente promoveu efeitos protetores do DNA e carcinogênese induzida por dietilnitrosamina e por lesão térmica no esôfago.[19]

São citados em diferentes trabalhos a capacidade antiproliferativa de células cancerígenas de tumor de cólon *in vitro* e o poder antioxidativo *in vivo* (por meio de clister em ratos com colite induzida) com o uso de extrato aquoso de folhas secas do *I. paraguariensis*.[20,21]

Trabalho acompanhou mulheres na pós-menopausa por 4 anos e concluiu que aquelas que ingeriram 1 ℓ de chá de *I. paraguariensis* por dia apresentaram **aumento da densidade óssea** em 9,7% na coluna lombar e 6,2% no fêmur, do que aquelas que não ingeriram a bebida.[22]

O efeito adstringente da folha do *I. paraguariensis*, em razão da presença de taninos, faz com que seja uma opção de uso tópico na cosmetologia no tratamento de rugas, estrias e celulite.[6]

Teste com um produto padronizado em 35 mg/g de ácido clorogênico foi administrado em cápsulas por 12 semanas a um grupo de 15 pessoas com controle placebo de outras 15. Ao fim desse tempo, foi constatada perda de gordura corporal estatisticamente significante em relação ao grupo placebo sem relatos de efeitos colaterais ou alterações bioquímicas.[23]

Indicações e usos principais

- Estimulante
- Antioxidante
- Hepatoprotetor
- Diurético
- Digestivo
- Termogênico em regimes de emagrecimento
- Hipolipemiante.

Uso etnomedicinal

O *I. paraguariensis* é uma das espécies vegetais mais utilizadas na América do Sul devido às suas propriedades nutricionais e medicinais.[24] A infusão de folhas secas é amplamente consumida região Sul do Brasil, Argentina, Uruguai e Paraguai, e representa parte da cultura local, sendo conhecida como "chimarrão" quando é preparada com água quente e pó, e "tererê" quando as folhas são maceradas em água fria. Já o chá-mate é preparado a partir da infusão das folhas tostadas do *I. paraguariensis*.

É consumido socialmente no Oriente Médio pelos drusos do Líbano, da Síria e nas Colinas de Golã, no norte de Israel.

Externamente, é usado como cataplasma em feridas e úlceras.

Posologia[7]

- Folhas secas: 2 a 4 g para 150 mℓ de água em infusão por 10 a 15 min, 3 vezes/dia
- Extrato fluido 1:1 em álcool a 25° GL 2 a 4 mℓ, 3 vezes/dia.

Extratos disponíveis no mercado brasileiro

- Mate verde, extrato seco
- Extrato seco de *Ilex paraguariensis* 20:1 padronizado em 3 a 10% de cafeína.

Contraindicações

Sem referências em doses habituais.

Precauções

O *I. paraguariensis* deve ser usado com cautela em pessoas ansiosas, com tremores e sensíveis à cafeína e derivados, na hipertensão arterial, na taquicardia e nos distúrbios do ritmo cardíaco, assim como em casos de colite, gastrite, na gravidez e durante o aleitamento. Em relação a isso, é relatado o caso de uma mãe que bebeu exageradamente o chá caseiro da planta durante toda a gravidez e que seu filho recém-nato prematuro apresentou quadro de nervosismo e irritabilidade, choro agudo, hipertonia nos membros e reflexos bruscos que só melhorou após 84 h de vida e foi relacionado com síndrome de abstinência neonatal.[6,25]

Toxicidade e interações

A associação da ingesta de chimarrão e fumo de tabaco parece aumentar a incidência de câncer de esôfago, pela exposição a hidrocarbonetos aromáticos policíclicos. Essa correlação ainda não está totalmente estabelecida. Embora o mecanismo exato da carcinogênese ainda seja desconhecido, a informação disponível sugere que beber produtos contendo *I. paraguariensis* sob a forma de extrato aquoso deve ser considerado um dos fatores de risco para o câncer de boca e orofaringe, da mesma maneira que para o desenvolvimento de carcinoma de células escamosas esofágico. Segundo alguns autores, a elevada temperatura da água no preparo do chimarrão seria o principal responsável pelo aumento de câncer de esôfago nos bebedores de mate.[26-29]

A toxicidade aguda de *I. paraguariensis* em extrato seco foi investigada em ratos Wistar a partir de uma dose única de 2 g/kg de peso corporal por administração intragástrica e monitorados por 14 dias. A toxicidade subcrônica foi investigada em ratos Wistar, por via intragástrica e em coelhos da Nova Zelândia por administração oral de 2 g/kg de peso corporal, durante 12 semanas. Os resultados dessa investigação toxicológica pré-clínica indicam que o extrato seco de *I. paraguariensis* é bem tolerado tanto para administração única quanto crônica.[30]

Interações medicamentosas relacionadas ao *I. paraguariensis* revelam que a ingestão concomitante pode aumentar a ação do ácido acetilsalicílico, do paracetamol, dos agonistas adrenérgicos, dos diuréticos e da teofilina e diminuir o efeito dos benzodiazepínicos. Seu uso alteraria os níveis das catecolaminas e aumentaria o tempo de protrombina. A associação com os IMAO poderia desenvolver crise hipertensiva.[6]

REFERÊNCIAS BIBLIOGRÁFICAS

1. Berté K, Rucker N, Hoffmann-Ribani R. Yerba maté *Ilex paraguariensis* A. St.-Hil. Phytothérapie. jun 2011; 9(3):180-4.
2. Brandão MGL, Grael CCF, Fagg CW. European naturalists and medicinal plants of Brazil. Biological Diversity and Sustainable Resources Use. Croatia: Intech. 2011;101-2.
3. Linck V, Manzali de Sá I, Elisabetsky E. Chinese herbal medicines. 2014;6(3):253-4.
4. Bondarik R, Kovaleski JL, Pilatti L. Produção de erva-mate e a iniciação industrial do Paraná. Congresso Internacional de Administração. vol. 19; 2006.
5. Farmacopeia dos EUA do Brasil. 1. ed. São Paulo: Companhia Editora Nacional; 1929.
6. Goetz P. Ilex, *Ilex paraguariensis* A. St. Hil. (Aquifoliaceae). Phytotherapie. abr 2013;11(2):116-20.
7. Milioli EM, Cologni P, Santos CC, Marcos TD, Yunes VM, Fernandes MS, Schoenfelder T, Costa-Campos L. Effect of acute administration of hydroalcohol extract of *Ilex paraguariensis* St Hilaire (Aquifoliaceae) in animal models of Parkinson's disease. Phytotherapy Research. 2007;21(8):771-6.
8. Gorzalczany S et al. Choleretic effect and intestinal propulsion of "mate" (*Ilex paraguariensis*) and its substitutes or adulterants. Journal of Ethnopharmacology. 2001;75(2):291-4.
9. Kojima-Yuasa A, Tamura A, Sasaki M, Yamashita H, Saku T, Hikima T et al. Yerba-mate (*Ilex paraguariensis*) extract prevents the liver against ethanol-induced liver injury in rats. Faseb Journal. 2013;27.

Capítulo 7

10. Barg M, Rezin GT, Leffa DD, Balbinot F, Gomes LM, Carvalho-Silva M et al. Evaluation of the protective effect of *Ilex paraguariensis* and Camellia sinensis extracts on the prevention of oxidative damage caused by ultraviolet radiation. Environmental Toxicology and Pharmacology. 2014;37(1):195-201.

11. Matsumoto RLT, Bastos DHM, Mendonça S, Nunes VS, Bartchewsky W, Ribeiro Jr ML et al. Effects of Mate tea (*Ilex paraguariensis*) ingestion on mRNA expression of antioxidant enzymes, lipid peroxidation, and total antioxidant status in healthy young women. Journal of Agricultural and Food Chemistry. 11 mar 2009;57(5):1775-80.

12. Boaventura BCB, Di Pietro PF, Stefanuto A, Klein GA, Morais EC, Andrade F et al. Association of mate tea (*Ilex paraguariensis*) intake and dietary intervention and effects on oxidative stress biomarkers of dyslipidemic subjects. Nutrition. 2012;28(6):657-64.

13. Schinella GR, Troiani G, Dávila V, Buschiazzo PM, Tournier HA. Antioxidant effects of an aqueous extract of *Ilex paraguariensis*. Biochemical and Biophysical Research Communications. 2000;269(2):357-60.

14. Hussein GME, Matsuda H, Nakamura S, Akiyama T, Tamura K, Yoshikawa M. Protective and ameliorative effects of mate (*Ilex paraguariensis*) on metabolic syndrome in TSOD mice. Phytomedicine. 15 dez 2011;19(1):88-97.

15. Ribeiro MQ et al. Efeitos da ingestão crônica de extrato aquoso de erva-mate (*Ilex paraguariensis*) preparado na forma de "chimarrão" sobre os níveis séricos de colesterol, triglicerídios e glicose. Revista Interdisciplinar de Estudos em Saúde. 2012;1(1):25-37.

16. Hussein GME, Matsuda H, Nakamura S, Hamao M, Akiyama T, Tamura K et al. Mate tea (*Ilex paraguariensis*) promotes satiety and body weight lowering in mice: Involvement of glucagon-like peptide-1. Biological and Pharmaceutical Bulletin. dez 2011;34(12):1849-55.

17. Kim HJ, Ko J, Storni C, Song HJ, Cho YG. Effect of green mate in overweight volunteers: A randomized placebo-controlled human study. Journal of Functional Foods. 2012;4(1):287-93.

18. Luckemeyer DD, Muller VDM, Moritz MIG, Stoco PH, Schenkel EP, Barardi CRM et al. Effects of *Ilex paraguariensis* A. St. Hil. (yerba mate) on herpes simplex virus types 1 and 2 replication. Phytotherapy Research. 2012;26(4):535-40.

19. Silva JF, Bidinotto LT, Furtado KS, Salvadori DMF, Rivelli DP, Barros SBD et al. Mate attenuates DNA damage and carcinogenesis induced by diethylnitrosamine and thermal injury in rat esophagus. Food and Chemical Toxicology. 2009;47(7):1521-9.

20. Mejía EG, Song YS, Heck CI, Ramírez-Mares M. Yerba mate tea (*Ilex paraguariensis*): Phenolics, antioxidant capacity and *in vitro* inhibition of colon cancer cell proliferation. Journal of Functional Foods. jan 2010;2(1):23-34.

21. da Cunha FL, da Silva CMG, de Almeida MG, Lameiro TMM, Marques LHS, Margarido NF et al. Redução dos níveis de estresse oxidativo na mucosa cólica sem trânsito intestinal após aplicação de enemas contendo extrato aquoso de *Ilex paraguariensis*. Acta Cirúrgica Brasileira. jul 2011;26(4):289-96.

22. Conforti AS, Gallo ME, Saravi FD. Yerba mate (*Ilex paraguariensis*) consumption is associated with higher bone mineral density in postmenopausal women. Bone. 2012;50(1):9-13.

23. KIM, Sun-Young et al. Anti-obesity effects of Yerba Mate (*Ilex paraguariensis*): a randomized, double-blind, placebo-controlled clinical trial. BMC complementary and alternative medicine. 2015;15(1):338.

24. Isolabella S, Cogoi L, López P, Anesini C, Ferraro G, Filip R. Study of the bioactive compounds variation during yerba mate (*Ilex paraguariensis*) processing. Food Chemistry. 1 out 2010;122(3):695-9.

25. Martín I, López-Vílchez MA, Mur A, García-Algar O, Rossi S, Marchei E et al. Neonatal withdrawal syndrome after chronic maternal drinking of mate. Therapeutic Drug Monitoring. 2007;29(1):127.

26. Goldenberg D. Maté: a risk factor for oral and oropharyngeal cancer. Oral Oncology. 2002;38(7):646-9.

27. Andrici J, Eslick GD. Mate consumption and the risk of esophageal squamous cell carcinoma: a meta-analysis. Diseases of the Esophagus. 2013;26(8):807-16.

28. Szymańska K, Matos E, Hung RJ, Wünsch-Filho V, Eluf-Neto J, Menezes A et al. Drinking of maté and the risk of cancers of the upper aerodigestive tract in Latin America: a case-control study. Cancer Causes & Control: CCC. 2010;21(11):1799-806.

29. Ribeiro MQ et al. Efeitos da ingestão crônica de extrato aquoso de erva-mate (*Ilex paraguariensis*) preparado na forma de "chimarrão" sobre os níveis séricos de colesterol, triglicerídios e glicose. Revista Interdisciplinar de Estudos em Saúde. 2012;1(1):25-37.

30. Andrade F, Albuquerque CAC, Maraschin M, Silva EL. Safety assessment of yerba mate (*Ilex paraguariensis*) dried extract: results of acute and 90 days subchronic toxicity studies in rats and rabbits. Food and Chemical Toxicology. 2012;50(2):328-34.

Crédito da imagem:
Ivone Manzali

Espinheira-santa

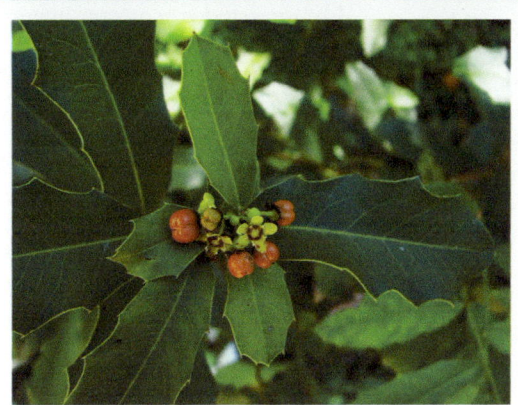

Nome botânico[a]
Maytenus ilicifolia Mart. ex Reissek
Sinonímias: *Maytenus muelleri* Schw.; *Maytenus officinalis* Mabb.; *Maytenus aquifolia* Mart.; *Monteverdia ilicifolia* (Mart. ex Reissek)

Nome farmacêutico
Folium Mayteni Ilicifoliae; Folium Mayteni Aquifoliae

Família
Celastraceae

Parte utilizada
Folhas

Propriedades organolépticas
Doce, amarga e neutra

Outros nomes populares

Cancerosa, cancorosa, cancorosa-de-sete-espinho, cancrosa, congorça, coromilho-do-campo, espinheira divina, espinho-de-deus, maiteno, salva-vidas, sombra-de-touro,[b] erva-cancrosa, erva-santa, quina-do-mato, canela-do-mato, quina.

Origem

Sul e sudeste do Brasil.

Histórico

A denominação *Maytenus* deriva do nome popular chileno *maiten* e foi descrito pela primeira vez em 1725, pelo padre francês Louis Éconches Feuillée. Tem sido utilizada por muitos séculos por índios do sul do Brasil, do Peru, da Argentina e do Paraguai, como os Kaigang, Guaranis, Xokleng, Mbyá-guaranis, entre outros. É conhecida pelo nome *Yvyra napo jy, nhamderatiu poá* cangorosa.[2,3]

Em 1922, o prof. Aluízio França, da Faculdade de Medicina do Paraná, durante uma viagem ao interior do estado, observou resultados positivos de indivíduos que usaram a planta e resolveu estudá-la. Meses depois relatou seu sucesso ao empregá-la no tratamento de pacientes portadores de úlcera gástrica em comunicação à Sociedade de Medicina do Paraná. A notícia motivou o interesse de outros pesquisadores da época. O Dr. Monteiro da Silva, fundador do laboratório Flora Medicinal, iniciou a administração da planta em pacientes ambulatoriais e defendeu sua aprovação.[4]

Os laboratórios farmacêuticos da primeira metade do século 20, em seus "Catálogos de Extratos Fluidos", apresentavam o extrato feito com as folhas de *M. ilicifolia*. Suas folhas misturadas às da erva-mate (*Ilex paraguaniensis*), na proporção de 10 a 15%, foram comercializadas para o preparo do chimarrão, bebida preparada pelos guaranis. A mistura de *M. ilicifolia* servia para combater azia e gastralgia provocada pelo chimarrão.[1]

Na década de 1980, a *M. ilicifolia* foi uma das espécies estudadas pelo Programa de Pesquisa em Plantas Medicinais da Ceme.[5] Ambas as espécies, *M. ilicifolia* e *M. aquifolium*, foram incluídas na 4ª edição da Farmacopeia Brasileira (FB).[6] Entretanto, na 5ª edição da FB[7] e na 1ª edição do Formulário de Fitoterápicos da Farmacopeia Brasileira,[8] somente é citada a *M. ilicifolia*. Ambas as espécies fazem parte da lista de produtos tradicionais fitoterápicos de registro simplificado da RDC 26/2014[9] com venda sem prescrição médica.

---

[a] Duas espécies semelhantes, *Sorocea bomplandii* e *Zollermia ilicifolia*, são muito utilizadas como adulterantes. Embora pesquisas indiquem uma possível atividade medicinal para esses adulterantes, esse fato implica o uso incorreto da espécie medicinal, levando a riscos tanto do ponto de vista terapêutico quanto de intoxicação do usuário. Esse fato é sério e precisa ser combatido, pois os especialistas estimam que cerca de 30% das plantas comercializadas para a produção de medicamentos podem ser de outras espécies.[1]

[b] O nome "sombra-de-touro" deve-se ao costume desse animal de buscar refúgio sob a copa dessa planta, especialmente durante o inverno, quando os outros arbustos encontram-se sem folhas. (Alonso JR. Tratado de fitomedicina: bases clínicas y farmacológicas. Argentina: Isis; 1998).

Principais componentes químicos

Contém **alcaloides** (maitanprina, maitansina, maitanbutina), **monoterpenoides, sesquiterpenoides, triterpenoides** (friedelina, maitenina, friedelanol, pristimerina), **fitosteróis** (campesterol, simiarenol, brassicasterol, estigmasterol), **flavonoides** (catequina, epicatequina, quercetina, kaempferol), **antocianinas, ácidos fenólicos** (ácido clorogênico), **taninos, saponinas, resina, mucilagem e trações de sais minerais** (ferro, cálcio, sódio, enxofre).[10]

Atividades farmacológicas

A atividade da *M. ilicifolia* em **úlcera péptica** e **gastrite** envolve mais de um mecanismo de ação e vários constituintes. Foi demonstrado, por exemplo, que tanto os taninos quanto os terpenoides, especialmente o friedenelol, são responsáveis por parte dos efeitos protetores da mucosa gástrica.[11,12]

Nos estudos com o abafado (chá) dessa planta, realizados na Escola Paulista de Medicina durante o projeto da Ceme, o tempo de tratamento aumentou a **proteção da mucosa**, sem causar elevações adicionais do pH, o que indica que um mecanismo provavelmente relacionado ao incremento da barreira mucosa possa estar envolvido.[13]

A presença de flavonoides também justifica seu uso como **anti-inflamatório** e **antiulcerogênico**.[14] A atividade para esse efeito foi mostrada por meio de testes com uma fração rica em flavonoides isolados das folhas, que demonstrou atividade gastroprotetora por inibir a enzima H^+, K^+-ATPase de membrana das células da mucosa gástrica, reduzindo a produção de ácido e também modulando a formação de óxido nítrico (NO).[15,16]

Pesquisa demonstrou atividade **gastroprotetora** em modelos farmacológicos experimentais, tanto para *M. ilicifolia* como para *M. aquifolium*, tendo atividade semelhante à da cimetidina, um medicamento sintético bloqueador dos receptores histamínicos H2 que inibe o aumento da produção de ácido clorídrico pelas células oxínticas do fundo gástrico induzido pela histamina e usado para tratar gastrites.[15,17]

Outros mecanismos de ação que estão sendo propostos, e que podem explicar parte de seus efeitos, são: a atividade analgésica, o efeito cicatrizante sobre pele e mucosas, a ação bactericida sobre *Helicobacter pylori*, além de um efeito direto sobre o SNC.[12,18,19] Suas atuações podem, além disso, envolver aspectos preventivos, especialmente sobre neoplasias do estômago e tubo digestivo, tanto em função do efeito antioxidante,

quanto ao efeito direto de seus triterpenoides sobre células malignas.[20]

Outros estudos mostram que a *M. ilicifolia* não causa alterações morfológicas na mucosa uterina e nos ovários, mas apresenta atividade estrogênica, sendo considerado um resultado que desperta a atenção quanto ao uso indiscriminado dessa espécie vegetal.[21] Ela também tem demonstrado atividades citotóxica e antimutagênica em modelos farmacológicos experimentais.[22,23] Os estudos farmacológicos e clínicos apresentam resultados consistentes com as experiências médicas e tradicionais no tratamento de queixas dispépticas, e suportam eficácia e segurança terapêutica da *M. ilicifolia* no tratamento de casos de úlcera péptica e dispepsia.

Foi investigada a ação de um extrato hidroalcoólico de *M. robusta* na úlcera gástrica induzida por ácido-acético em ratos, e ficou demonstrado efeito positivo na redução da área ulcerada com aumento do muco, redução do estresse oxidativo e dos parâmetros inflamatórios,[24] mostrando potencial para uso como fitoterápico.

Pesquisa realizada *in vitro* demonstrou que os triterpenoides maitenina e pristimerina isolados da casca da raiz de *M. ilicifolia* apresentaram potente ação contra diversos fungos, sendo que a maiteína foi superior à pristimerina, exceto contra *Histoplasma capsulatum* e *Paracoccidioides brasiliensis*, em que os resultados foram semelhantes.[25]

Nesse contexto, a associação dos efeitos **anti-inflamatório** e **gastroprotetor** da *M. ilicifolia* pode representar uma importante opção terapêutica para tratar disfunções inflamatórias e gástricas.[26] Por sua eficácia, atualmente faz parte da Relação Nacional de Medicamentos Essenciais (Rename).[27]

Indicações e usos principais

- Úlceras gástricas e duodenais, gastrites
- Digestão lenta
- Constipação intestinal
- Como cicatrizante em uso externo.

Uso etnomedicinal

Emplastro das folhas no câncer de pele, e o chá no tratamento de úlceras, indigestão, gastrites crônicas, dispepsias, analgésico e contraceptivo. Na região da mata atlântica, o chá das folhas é usado como cicatrizantes, contra dores de barriga, nas costas e "dor no ciático".[28]

Posologia

- Infuso ou decocto: 5 g para cada xícara (150 ml), 3 vezes/dia
- Planta seca: 3 a 20 g/dia
- Extrato seco 10:1: 300 a 600 mg/dia
- Extrato seco padronizado em 3% de taninos: 200 a 500 mg/dia
- Tintura: 15 a 30 ml/dia.

Extratos disponíveis no mercado brasileiro

- Extrato seco de *Maytenus ilicifolia* padronizado em 3% de taninos
- Folhas secas de *Maytenus ilicifolia* contendo no mínimo 2,0% de taninos totais, expressos em pirogalol, dos quais no mínimo 2,8 mg/g equivalem a epicatequina.

Contraindicações

- Lactação, por reduzir a secreção láctea
- Gestação
- Crianças (por falta de mais estudos).[10]

Precauções

Os efeitos adversos mais relatados foram cefaleia, sonolência, boca seca, náuseas, gosto estranho na boca, tremor nas mãos, poliúria, cistite e dor articular nas mãos.[10] Em nossa experiência clínica, observamos relatos de diarreia.

Toxicidade e interações

Embora citada como abortiva, não demonstrou efeitos tóxicos ou teratogênicos nos estudos realizados.

Trabalho recente em que foi administrado extrato hidroacetônico de *M. ilicifolia* a ratas durante o perído organogênico e gestacional, não revelou toxicidade materna e tampouco interferiu com o desenvolvimento fetal.[29]

Estudo realizado com 24 voluntários adultos de ambos os sexos administrou doses crescentes (de 200 mg a 1.000 mg) de extrato de *M. ilicifolia* e avaliou semanalmente por um período de 8 semanas parâmetros bioquímicos e funções psicomotoras sem encontrar alterações.[28]

REFERÊNCIAS BIBLIOGRÁFICAS

1. Sheffer MC. Produção de espinheira-santa (*Maytenus ilicifolia* Mart. Ex Reiss) na região metropolitana de Curitiba, Paraná, Brasil. Disponível em: www.cifor.cgiar.org/publications/pdf_files/Books/NTFPLatin_America/Chapter17-Chapter20.PDF. Acesso em: 01/2009.
2. Marquesini NR. Plantas usadas como medicinais pelos índios do Paraná e Santa Catarina sul do Brasil. Tese apresentada à Universidade Federal do Paraná; 1995.
3. Gonzalez JG, Delle Monache G, Delle Monache F, Marini-Bettolo GB. Chuchuhuasha – a drug used in folk medicine in the Amazonian and Andean areas. A chemical study of Maytenus laevis. Journal of Ethnopharmacology. 1982;5(1):73-7.
4. Santos-Oliveira R, Coulaud-Cunha S, Colaço W. Revisão da *Maytenus ilicifolia* Mart. ex Reissek, Celastraceae. Contribuição ao estudo das propriedades farmacológicas. Revista Brasileira de Farmacognosia. 2009;19:650-9.
5. Brasil. Ministério da Saúde. O papel da Ceme na implantação da fitoterapia do SUS. Textos Básicos em Saúde. Brasília: Secretaria de Ciência, Tecnologia e Insumos Estratégicos.
6. Farmacopeia Brasileira 1988-1996. 4. ed. São Paulo: Atheneu.
7. Agência Nacional de Vigilância Sanitária. Farmacopeia Brasileira. 5. ed. Brasília: Anvisa; 2010.
8. Brasil. Ministério da Saúde. Agência Nacional de Vigilância Sanitária (Anvisa). RDC nº 60, de 10 de novembro de 2011. Aprova o Formulário de Fitoterápicos da Farmacopeia Brasileira, 1ª Edição, e dá outras providências. Brasília: Diário Oficial; 11 nov 2011.
9. Brasil. Agência Nacional de Vigilância Sanitária. Resolução RDC nº 26, de 13 de maio de 2014, e seu anexo, Instrução Normativa 2/14, dispõe sobre o registro de medicamentos fitoterápicos e o registro e a notificação de produtos tradicionais fitoterápicos; 2014.
10. Amaral ACF, Simões EV, Ferreira JLP. Coletânea científica de plantas de uso medicinal. Rio de Janeiro: Fiocruz; 2005.
11. Pereira AMS et al. Isolamento de metabólitos de associadas à ação antiúlcera gástrica. XII Simpósio de Plantas Medicinais do Brasil, 1992. Curitiba. Livro de Resumos. Curitiba: 1992.
12. Ming LC et al. Plantas medicinais aromáticas e condimentares. vol. 2. Ubatuba: Universidade Estadual Paulista; 1998:9-32.
13. Carlini EA et al. Estudo da ação antiúlcera gástrica de plantas brasileira: (espinheira-santa) e outras. Brasília: Central de Medicamentos, Ceme, Afip; 1988.
14. Leite JPV, Rastrelli L, Romussi G et al. Isolation and HPLC quantitative analysis of flavonoid glycosids from Brazilian beverages (and). Journal of Agricultural & Food Chemistry. 2001;49:3796-801.
15. Murakami S, Muramatsu M, Otomo S. Gastric H+ K(+) ATPase inhibition by catechins. Journal Pharm Pharmacol. 1992;44(11):926-8.
16. Baggio CH, Freitas CS, Otofuji GM et al. Flavonoid-rich fraction of Mart. ex. Reiss protects

the gastric mucosa of rodents through inhibition of both H+, K+-ATPase activity and formation of nitric oxide. Journal of Ethnopharmacology. 2007;113:433-40.

17. Souza-Formigoni MLO, Oliveira MGM, Monteiro MG et al. Antiulcerogenic effects of two species in laboratory animals. Journal of Ethnopharmacology. 1991;34:21-7.

18. Oliveira MGM et al. Pharmacologic and toxicologic effects of two species in laboratory animals. Journal of Ethnopharmacology. 1991;34:29-41.

19. Mabe K, Yamada M, Ogumi I, Takahashi T. In vitro and in vivo activities of tea catechins against Helicobacter pylori. Antimicrob Agents Chemother. 1999;43(7):1788-91.

20. Yamane T et al. Inhibition of N-methyl-N'-nitro-N-nitroguanidine carcinogenesis by (-)-epigallocatechin gallate in the rat. Cancer Res. 1995;55(10):2081-4.

21. Montanari T, Bevilacqua E. Effect of Maytenus illicifolia Mart. on pregnant mice. Contraception. 2002;65:171-17.

22. Shirota O, Morita H, Takeya K, Itokawa H. Cytotoxic aromatic triterpenes from and. Journal of Natural Products. 1994;57:1675-81.

23. Horn RC, Vargas VMF. Antimutagenic activity of extracts of natural substances in the Salmonella/microsome assay. Mutagenesis. 2003;18:113-8.

24. Silva LM et al. Evidence of gastric ulcer healing activity of Maytenus robusta Reissek: in vitro and in vivo studies. Journal of Ethnopharmacology. 2015;175:75-85.

25. Gullo FP et al. Antifungal activity of maytenin and pristimerin. Evidence-Based Complementary and Alternative Medicine 2012.

26. Jorge RM, Leite JPV, Oliveira AB, Tagliati CA. Evaluation of antinociceptive, anti-inflammatory and antiulcerogenic activities of. Journal of Ethnopharmacology. 2004;94:93-100.

27. Brasil. Ministério da Saúde. Secretaria de Ciência, Tecnologia e Insumos Estratégicos. Departamento de Assistência Farmacêutica e Insumos Estratégicos. Relação Nacional de Medicamentos Essenciais: RENAME 2014. 9. ed. rev. e atual. Brasília: Ministério da Saúde; 2015.

28. Tabach R, Joaquim M.D-A, Carlini EA. Pharmacological and Toxicological Study of Maytenus ilicifolia Leaf Extract Part II – Clinical Study (Phase I). Phytotherapy Research. 2017;31.6:921-6.

29. Cunha-Laura AL et al. Effects of Maytenus ilicifolia on reproduction and embryo-fetal development in Wistar rats. Genetics and molecular research: GMR. 2014;13(2):3711.

Crédito da imagem:
Ivone Manzali

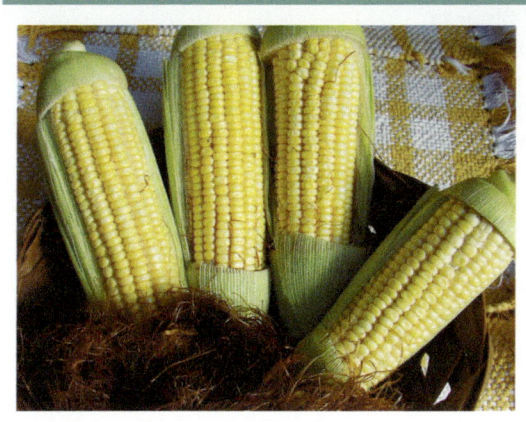

Estigma de milho

Nome botânico
Zea mays L.

Nome farmacêutico
Stigma Maydis

Família
Poaceae (Gramineae)

Parte utilizada
Estigmas

Propriedades organolépticas
Suave, levemente adocicada e refrescante

Outros nomes populares

Milho, abati, avati, barba de milho, cabelo de milho.

Origem

Nativa da América Central.

Histórico

A denominação *Zea* vem do grego, e *mays* deriva do nome mexicano *mahiz* para milho.[1]

Foram encontrados pólens de *Z. mays* fossilizados (6.000 a 6.500 anos), e sua origem remonta aos Astecas.[2]

O cultivo na Europa teve início no século 15, quando Cristóvão Colombo levou o cereal para a Espanha e, a partir daí, teve uma grande expansão para o sul da Europa, norte da África e oeste da Ásia. O propalado uso medicinal dos estigmas possivelmente foi difundido pelos jesuítas espanhóis, sobretudo José de Acosta, autor da obra *Historia Natural y Moral de las Indias*. Nessa obra, ele descreveu mais de 150 plantas, muitas delas com benefícios médicos ou de saúde. A sua descrição da *Z. mays* como diurético influenciou a prática médica europeia daquela época.[3]

O uso dos estigmas de *Z. mays* como diurético foi registrado como dado clínico em 1712, por Nicolas Lemery. Na obra *Flora Espanhola*, está assinalado que índios americanos asseguravam que, em função da alimentação com milho, não conheciam a doença de pedra nos rins.[3] A partir de sua chegada na América do Norte, o cultivo se expande para a China durante o século 16.[4,5] Atualmente, representa um dos cereais mais importantes devido à importância do amido para a alimentação e para a indústria.

No Brasil, o estigma de *Z. mays* fez parte da 1ª edição da Farmacopeia Brasileira (1926) e, recentemente, foi incluído na 2ª edição do Formulário de Fitoterápicos da Farmacopeia Brasileira (2021). Também é recomendado pela OMS (2010).[6]

Principais componentes químicos

Os principais constituintes presentes nos estigmas são **flavonoides**, especialmente flavonas glicosiladas, sendo a majoritária a maisina. **Outros flavonoides** incluem apigenina, crisoeriol, maisin-3-metil éster, rutina, antocianidinas e flavanóis (luteoforol, apiferol). Contém aproximadamente 2% de **ácidos graxos** (ácido pantotênico e ácido linoleico), cerca de 0,2% de **óleo essencial** (carvacrol, α-terpineol, mentol e timol), **polifenóis, alcaloides, sais minerais (rico em potássio), fitosteróis** (sitosterol e estigmasterol), **polissacarídeos, ácidos fenólicos, saponinas, taninos, mucilagem, carotenoides, vitamina K1 e alcaloides.**[7]

Atividades farmacológicas

Pesquisas farmacológicas experimentais demonstraram o **efeito diurético** de diferentes preparados (extrato metanólico, hidroalcoólico 50%, infuso 2 g/ℓ) obtidos dos estigmas de *Z. mays*. Observou-se também redução na excreção de magnésio e fosfato. Esses efeitos foram observados em animais que receberam dieta padrão, mas não em animais com dieta rica em proteínas ou carboidratos.[8-10] Outra investigação realizada em ratos comprovou efeito diurético do extrato aquoso a 5% com **aumento da filtração glomerular** e **inibição da reabsorção tubular de sódio e cloreto** provocado por fatores não identificados.[11] O extrato aquoso de *Z. mays*, administrado em camundongos nas doses de 350 e 500 mg/kg, mostrou efeito **excretor de potássio** e diurético,[7] bem como evidenciou prevenir a hiperfiltração glomerular e reduzir a progressão da esclerose diabética glomerular em ratos com diabetes induzido por estreptozocina.[12] Um estudo realizado demonstrou que os polissacarídeos presentes nos estigmas suprimiram ou **preveniram a hiperglicemia** aguda em ratos diabéticos.[13]

Constatou-se efeito **hipotensor** de diferentes preparados (infuso na dose de 1,37 a 22 mg/kg e extrato hidroalcoólico 50% na dose de 40 mℓ/kg, ambos dos estigmas frescos) em experimentos realizados em animais.[14]

A atividade diurética também foi avaliada em ensaio clínico aberto não randomizado, em que 30 pacientes com problemas cardíacos e retenção de líquidos receberam infuso dos estigmas secos (30 g em 200 mℓ de água), uma colher de sopa 6 vezes/dia durante 4 a 5 dias. Como resultado, observou-se aumento da diurese em 65% dos pacientes. Pacientes com outras patologias (nefrite crônica e pleurite exsudativa), com o mesmo esquema terapêutico, tiveram aumento da diurese entre 32 e 36%.

Estudo em 40 voluntários avaliou a pressão intraocular e a pressão sanguínea após a administração de extrato aquoso de *Z. mays*, mostrando diminuição em ambas de maneira dose dependente.[15]

Indicações e usos principais

- Cistite
- Uretrite
- Litíase renal
- Gota: devido à ação diurética tipo uricosúrica.

Uso etnomedicinal

Tradicionalmente, o estigma de *Z. mays* é usado por suas propriedades diuréticas em caso de edemas, oligúria, hipertensão arterial, infecções urinárias, diabetes, hiperplasia benigna de próstata, hiperuricemia e gota.[16] No Brasil, é muito utilizado na medicina popular como diurético, colagogo e hipotensor.[17] No Haiti, a semente moída é usada localmente para a consolidação de fraturas; em Cuba, é empregada como cataplasma em casos de contusões e fraturas. Na Martinica,

o decocto ou infuso do estigma é usado para o sarampo. É utilizado na medicina tradicional chinesa na hidropisia e hipertensão.[17]

Posologia[6]

- Infusão ou decocto a 5 a 10%: 50 a 200 mℓ/dia
- Tintura: 5 a 10 mℓ/dia
- Tintura 1:5 em etanol 25%: 5 a 15 mℓ, 3 vezes/dia
- Infusão: 4 a 8 g dos estigmas em 200 mℓ de água fervente, 1 colher de sopa, 3 vezes/dia.

Extratos disponíveis no mercado brasileiro

Extrato seco de *Zea mays* 10:1.

Contraindicações

Sem referências.

Precauções[6]

- Uso cuidadoso em pacientes com insuficiência renal
- Reações alérgicas, dermatite de contato e urticária foram documentadas.

Toxicidade e interações

É considerada uma espécie de baixa toxicidade.

Uso cuidadoso em pacientes que utilizam drogas hipoglicemiantes orais e anti-hipertensivas, pois pode potencializar os efeitos dessas drogas, assim como os efeitos de drogas cardiotônicas, devido à eliminação de potássio.

REFERÊNCIAS BIBLIOGRÁFICAS

1. Gledhill D. The names of plants. 4. ed. Cambridge University Press; 2008.
2. Kalil LGA, Silva RD. O pão das índias: o milho nos relatos de Diego Durán e José de Acosta. Clio-Revista de Pesquisa Histórica. 2014;32(1).
3. Anagnostou S. Jesuits in Spanish America: contributions to the exploration of the American materia medica. Pharmacy in History. 2005;3-17.
4. Font Quer P. Plantas medicinales el dioscórides renovado. 7. ed. Barcelona: Labor; 1981.
5. Alonso JR. Tratado de fitofármacos y nutracéuticos. Argentina: Corpus; 2004.
6. WHO. Monographs on medicinal plants commonly used in the Newly Independent States (NIS); 2010.
7. Velazquez DV, Xavier HS, Batista JE, Castro-Chaves CL. Extracts modify glomerular function and potassium urinary excretion in conscious rats. Phytomedicine. 2005;12(5):363-9.

8. Rebuelta M et al. Study of the diuretic effect of different preparations of the stigma of Zea mays L. Planta Medica Phytotherapia. 1987;3:267-75.

9. Ribeiro RA et al. Acute diuretic effects in conscious rats produced by some medicinal plants used in the state of São Paulo, Brazil. Journal of Ethnopharmacology. 1988;24:19-29.

10. Grases F et al. The influence of Zea mays on urinary risk factors for kidney stones in rats. Phytotherapy Research. 1993;7:146-9.

11. Maksimoviæ Z et al. Diuretic activity of Maydis stigma extract in rats. Pharmazie. 2004;59(12):967-71.

12. Suzuki R, Okada Y, Okuyama T. The favorable effect of style of Zea mays L. on streptozotocin induced diabetic nephropathy. Biological and Pharmaceutical Bulletin. 2005;28:919-20.

13. Zhang Y et al. Study on hypoglycemic health care function of Stigma Maydis polysaccharides. African Journal of Traditional, Complementary and Alternative Medicines. 2013;10(5):401-7.

14. Martin N et al. Hemodynamic effects of a boiling water dialysate of maize silk in normotensive anaesthetized dogs. Journal of Ethnopharmacology. 1991;31:259-62.

15. George GO, Idu FK. Corn silk aqueous extracts and intraocular pressure of systemic and non-systemic hypertensive subjects. Clin Exp Optom. 2015 Mar;98(2):138-49.

16. Wright CI, Van-Buren L, Kroner CI, Koning MMG. Herbal medicine as diuretic: a review of the scientific evidence. Journal of Ethnopharmacology. 2007;114:1-31.

17. Coimbra R. Notas de fitoterapia. 2. ed. Rio de Janeiro: Edição do L.C.S.A; 1958:128-9.

Crédito da imagem:
Ivone Manzali

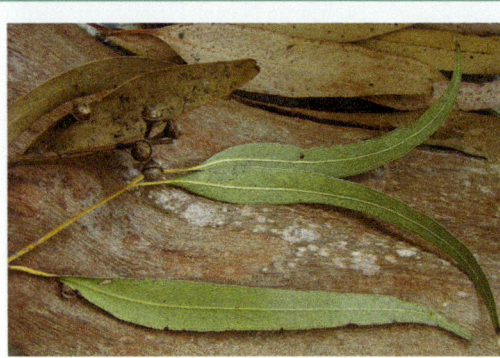

Eucalipto

Nome botânico
Eucalyptus globulus Labill.

Nome farmacêutico
Folium Eucalypti Globuli

Família
Myrtaceae

Parte utilizada
Folhas

Propriedades organolépticas
Aromática, picante, amarga e refrescante

Outros nomes populares

Árvore-da-febre, comeiro-azul, gomeiro-azul, mogno-branco, eucalipto-limão.

Origem

Austrália e Tasmânia.

Histórico

A denominação *Eucalyptus* deriva do grego *eu*, que significa "bem", e *kalypto*, *kalyptein*, "oculto, tampado, coberto", referindo-se à estrutura arredondada de seu fruto, caracterizando o opérculo que protege bem as suas sementes; e *globulus* significa em forma de "globo".[1]

O *E. globulus* foi introduzido na Europa, em 1856, por Ramel, que divulgou os efeitos benéficos produzidos por essa árvore quando cultivada em áreas com malária, aliados ao rápido crescimento e à capacidade em drenar terrenos pantanosos, conhecimento aprendido na Austrália. Devido aos esforços de Ramel, o *E. globulus* logo adquiriu uma grande reputação.[2]

Por esses fatos, o *E. globulus* era chamado em alguns locais da Austrália de *fever tree* ou ainda *fever prevention tree*, pois acreditava-se que nas casas em que o óleo essencial dessa planta era frequentemente utilizado não havia mosquito transmissor da malária. O óleo essencial do *E. globulus* tem sido produzido e comercializado desde 1852 pela Austrália. Outras espécies do gênero *Eucalyptus* foram posteriormente incorporadas a esse comércio. Portugal e Espanha, no entanto, são os maiores produtores do óleo de *E. globulus*.[3]

No Brasil, não há certeza do início da sua introdução. Frederico de Albuquerque é citado como um dos pioneiros no cultivo, no Rio Grande do Sul. Em 1868, o tenente Pereira da Cunha plantou alguns exemplares na Quinta da Boa Vista, no Rio de Janeiro.[4]

Entretanto, a importância do seu uso como planta medicinal foi logo reconhecida, visto que essa espécie foi incluída na 1ª edição da Farmacopeia Brasileira (FB) (1926), sendo mantida na 2ª edição (1959) e na 4ª edição (1988-1996). Foi incluída também na RDC 26/2014 na lista de produtos tradicionais fitoterápicos de registro simplificado. Faz parte da 2ª edição do Formulário de Fitoterápicos da Farmacopeia Brasileira (2021) como auxiliar no alívio da tosse produtiva associada ao resfriado comum. É uma espécie recomendada pela OMS vol. 2 (2002) e pela EMA.[5-9]

Principais componentes químicos

As folhas contêm **taninos** (> 11%), **ácidos fenólicos** (cafeico, ferúlico, gálico, gentísico), **flavonoides** (eucaliptrina, hiperina, hiperosídeo, quercetina, quercetrina e rutina), **óleo essencial** (1 a 3%) (eucaliptol (1,8-cineol), pineno, limoneno, cimeno, piperitona), **triterpenoides** (derivados do ácido ursólico), **sesquiterpenoides**.[10]

Atividades farmacológicas

Apresenta atividades **expectorante**, **fluidificante** e **antisséptica** da secreção brônquica. O constituinte mais ativo é o eucaliptol, que é eliminado por via respiratória. Apresenta ainda atividades **anti-histamínica** e **antisséptica** das vias urinárias. O óleo, rico na fração contendo piperitona, mostrou atividade **antimicrobiana** *in vitro* contra *Pseudomonas fragi*, *Escherichia* *coli, Salmonella typhimurium, Listeria monocytogenes, Staphylococcus aureus, Saccharomyces cerevisiae.*[11] Outro estudo *in vitro* mostrou atividade do extrato metanólico contra *Escherichia coli, Pseudomonas aeruginosa* e *Candida albicans.*[12] Estudos *in vitro* e *in vivo* sobre a atividade antimicrobiana do óleo de *E. globulus* têm se mostrado contraditórios, demonstrando que essa eficácia ocorreria apenas em doses mais elevadas do que as propostas para uso humano. O efeito analgésico e a ação sobre a atividade fagocitária são reconhecidos nas doses habituais.

Foram investigadas 20 cepas de *Staphylococcus aureus* resistentes à meticilina (MRSA) com relação às suas capacidades de formação de biofilme. Posteriormente, foram avaliados os efeitos antibiofilme do óleo essencial de *E. globulus* e seu principal componente 1,8 cineol, contra o MRSA, bem como seu potencial de detecção de antiquorum. Os resultados mostraram a potente eficácia do óleo essencial de *E. globulus* e do 1,8-cineol contra o desenvolvimento de biofilmes formados pelas cepas resistentes à meticilina.[13]

Vários trabalhos revelam que o monoterpeno 1,8-cineol apresenta boa absorção pela pele, o que leva a um aumento da circulação local, colaborando com redução da dor muscular e articular, da mesma maneira que a absorção dessa mesma substância pela mucosa das vias respiratórias contribui com a melhora das doenças respiratórias. Sendo assim, com base em suas propriedades anti-inflamatória, antioxidante, mucolítica e espasmolítica das vias respiratórias, a eficácia no controle das exacerbações da doença pulmonar obstrutiva crônica e da asma é relatada em estudos pré-clínicos.[14,15]

Quarenta pacientes que estavam perdendo a função olfatória foram expostos 2 vezes/dia a 4 odores intensos (álcool feniletílico da rosa, eucaliptol do eucalipto, citronelal do limão e eugenol do cravo). Foi observada melhora nos escores do teste Sniffin' Sticks. Já em pacientes que não foram expostos, não houve modificação da sensibilidade olfatória.[16]

Indicações e usos principais

- Gripes, resfriados e febres
- Tosse produtiva, sinusite, amigdalite, bronquite
- Infecção urinária, cistite, uretrite e leucorreias
- Uso externo: como cicatrizante de feridas. Cataplasma em inflamações de pele e contusões e dores.

Uso etnomedicinal

Dores espasmódicas, gases ou dispepsia geral. Espasmolítico, antiemético, carminativo, estomáquico e anti-helmíntico por via oral, e antibacteriano, antifúngico e antiprurido em uso tópico. Em tribos indígenas amazônicas, é utilizado em distúrbios digestivos, como antiparasitário e para combater cefaleias e tétano. Nas zonas rurais da Índia, o suco das folhas frescas é administrado com sal para tratamento das diarreias. No México, é empregado em bronquites, gripes, resfriados, asma, faringite e febre.[12] Na Austrália, o chá das folhas é utilizado pelos aborígenes nas gripes e nos resfriados; a inalação das folhas aquecidas é usada para dores de cabeça; em uso externo para dores de coluna e reumatismo.[17]

Posologia

- Planta seca: 4 a 6 g/dia
- Infusão: 2 a 3 g/xícara, 2 vezes/dia
- Extrato fluido (1:1): 2 a 3 mℓ, 2 vezes/dia
- Tintura (1:5): 10 a 15 mℓ, 2 vezes/dia
- Uso inalatório: 5 g em infusão ou 2 gotas de óleo essencial em 150 mℓ de água fervente em adultos
- Óleo essencial: 0,3 a 0,6 mℓ/dia por via oral
- Óleo essencial e extratos: 14 a 42,5 mg de cineol/dia em uso oral e inalatório (segundo consta na lista de produtos tradicionais fitoterápicos de registro simplificado)
- Pomada: 10% de óleo essencial (maiores de 12 anos).

Extratos disponíveis no mercado brasileiro

Sem referências.

Contraindicações

- Queimação epigástrica
- Em uso externo pode provocar reações alérgicas, urticária e eczemas
- Em asmáticos pode causar efeito paradoxal, ocasionando broncospasmo
- Contraindicada em gastrite, úlcera péptica, disfunção hepática, cistite intersticial, gravidez e para crianças menores de 2 anos de idade.

Precauções

Produtos contendo *E. globulus* não devem ser aplicados na face, principalmente no nariz de recém-nascidos ou em crianças com menos de 2 anos de idade.

Toxicidade e interações

Doses superiores a 3,5 mℓ de óleo essencial são tóxicas. Os sintomas são náuseas, vômitos, hipoacusia, miose, taquicardia, delírio, convulsões, hematúria e gastrenterite. Pode causar óbito por depressão bulbar respiratória.

REFERÊNCIAS BIBLIOGRÁFICAS

1. McCarthy T, Lassak EV. Australian Medicinal Plants. Australia: New Holland Publishers; 2006.
2. Pinto AM. Do *Eucalyptus globulus*: seus effeitos na economia humana. 1876. Dissertação apresentada a Escola Médica Cirúrgica do Porto. Portugal; 1876.
3. McCarthy T, Lassak EV. Australian Medicinal Plants. Australia: New Holland Publishers; 2006.
4. Bertola A. Eucalipto – 100 anos de Brasil – Falem mal, mas continuem falando de mim! Setor de Inventário Florestal – V&M Florestal Ltda. [sn]; 2000.
5. Farmacopeia dos EUA do Brasil. 1. ed. São Paulo: Companhia Editora Nacional; 1929.
6. Farmacopeia Brasileira 1959. 2. ed. São Paulo: Indústria Gráfica Siqueira.
7. Farmacopeia Brasileira 1988-1996. 4. ed. São Paulo: Atheneu.
8. Brasil. Agência Nacional de Vigilância Sanitária. Resolução RDC nº 26, de 13 de maio de 2014, e seu anexo, Instrução Normativa 2/14. Dispõe sobre o registro de medicamentos fitoterápicos e o registro e a notificação de produtos tradicionais fitoterápicos; 2014.
9. WHO. WHO monographs on selected medicinal plants. vol. 2. Geneva: World Health Organization; 2002.
10. Blumenthal M, Busse WR, Goldberg A, Gruenwald J, Hall T, Riggins CW et al., editors. The Complete German Commission E Monographs – therapeutic guide to herbal medicines. Austin: American Botanical Council; 1998.
11. Delaquis P, Stanich JK, Girard B, Mazza G. Antimicrobial activity of individual and mixed fractions of dill, cilantro, coriander and eucalyptus essential oils. International Journal of Food Microbiology. 2002;74:101-9.
12. Navarro V, Villarreala L, Rojasa G, Lozoya X. Antimicrobial evaluation of some plants used in Mexican traditional medicine for the treatment of infectious diseases. Journal of Ethnophannacology. 1996;53:143-7.
13. Merghni A et al. Assessment of the antibiofilm and antiquorum sensing activities of *Eucalyptus globulus* essential oil and its main component 1, 8-cineole against methicillin-resistant Staphylococcus aureus strains. Microbial pathogenesis. 2018;118:74-80.
14. Disponível em: file:///C:/Users/Antonio/DownloadsEMA_eucalipto.pdf. Acesso em: 22/11/2015.
15. Juergens UR. Anti-inflammatory properties of the monoterpene 1.8-cineole: current evidence for comedication in inflammatory airway diseases. Drug Research. 2014;64(12):638-46.
16. Hummel, Thomas et al. Effects of olfactory training in patients with olfactory loss. The Laryngoscope. 2019;119.3:496-9.
17. Isaacs J. Bush Food. Aboriginal food and herbal medicine. Australia: New Holand Publishers; 2002.

Crédito da imagem:
Ivone Manzali

Feno-grego

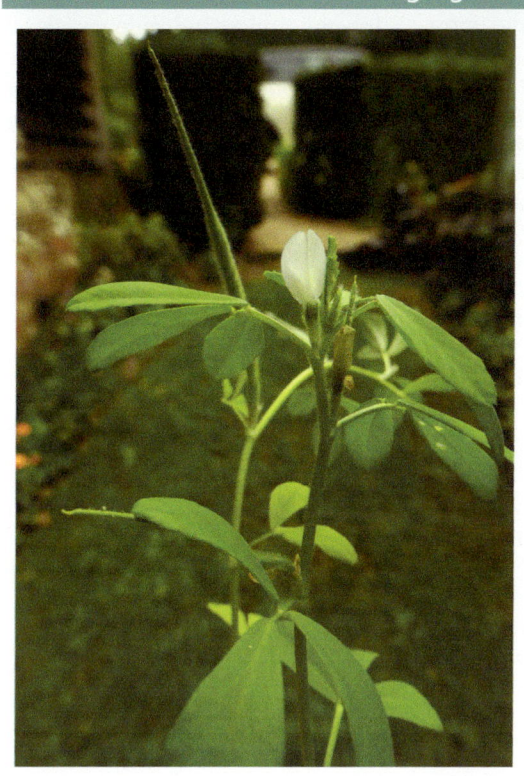

Nome botânico
Trigonella foenum-graecum L.

Nome farmacêutico
Semen Trigonellae/Trigonellae
Foenugraeci Semen

Família
Fabaceae

Parte utilizada
Sementes

Propriedades organolépticas
Seco e amornante

Outros nomes populares

Alforvas (Portugal).

Origem

Mediterrâneo e Ásia.

Histórico

O nome *Trigonella* significa "três ângulos", fazendo referência ao formato triangular dos folíolos que compõem as folhas compostas da planta.[1,2] O nome popular feno-grego faz alusão ao uso da planta na Grécia antiga.[2]

O uso de *T. foenum-graecum* remonta aos egípcios e à ancestralidade das populações orientais. Sementes dessa planta foram encontradas junto à tumba de Tutankhamum.[3] No Egito antigo, utilizavam-se as sementes para induzir o parto,[3] e, segundo indicações no Papiro de Ebers, uma preparação com as sementes seria utilizada externamente para alívio de queimaduras.[4]

Hipócrates fez menção à mucilagem presente no feno-grego, enquanto Dioscórides recomendava o uso, tanto externo como interno, de um preparado com a farinha das sementes de *T. foenum-graecum* como emoliente e resolutivo nos abscessos.[4]

Durante o Império Romano, as sementes de *T. foenum-graecum* eram oferecidas nas refeições hipercalóricas de atletas e gladiadores. Também era muito apreciado na alimentação de pessoas convalescentes. Há referências de que populações árabes utilizavam as sementes como afrodisíaco.[5]

As sementes de *T. foenum-graecum* são muito utilizadas na Índia tanto na culinária (como um dos ingredientes do curry) quanto na medicina tradicional ayurvédica.[1]

No Brasil, Pio Correa cita o uso de *T. foenum-graecum* como planta forrageira, cultivada junto ao pasto para alimentação do gado.[4] Não foi incluída em nenhuma normativa do SUS, mas seu uso medicinal é recomendado pela OMS.

Principais componentes químicos

Rica em vitaminas e sais minerais e com alto conteúdo **proteico**. É também uma importante fonte de diosgenina.

Capítulo 7

- **Folhas frescas** (pelo menos 40 mg/100 g de sementes): proteínas, lipídios, fibras, sais minerais (cálcio, magnésio, fósforo, sódio, ferro, zinco), vitamina C e tiamina.
- **Sementes maduras** (pelo menos 40 mg/100 g de sementes): proteínas (23 a 25%); alcaloides (gentianina e trigonelina), consideráveis quantidades de aminoácidos (lisina e triptofano); flavonoides (apigenina, luteolina), vitexin e quercitina; saponinas (diogenina e yamogenina); cumarinas, lipídios, vitamina C e sais minerais (cálcio, magnésio, fósforo, potássio, cloro). As sementes de *T. foenum-graecum* contêm fibras em uma extensão de 51,7%, com 19,2% de fibras mucilaginosas e com 32,5% de fibras neutras.[6]

Atividades farmacológicas

Diversos pesquisadores têm relatado a supressão de glicosúria em **diabetes** leve, bem como a melhora do diabetes pelo tratamento com a decocção de sementes de *T. foenum-graecum*. Testes pré-clínicos e clínicos, conduzidos pelo National Institute of Nutrition da Índia, demonstraram os efeitos benéficos nos diabetes tipo I e tipo II. Adicionalmente, estudos pré-clínicos e alguns estudos clínicos também têm demonstrado que uma dieta com *T. foenum-graecum* (folhas e sementes) tem efeito **hipocolesterolêmico**.[7]

Administração oral de pó de sementes cruas de *T. foenum-graecum*, misturado com a dieta diária em doses de 2 e 8 g/kg em ratos de ambos os sexos, normais e com diabetes induzida por aloxano, produziu significativa redução da glicose sanguínea tanto nos ratos normais (15,59 e 23,09%) quanto nos diabéticos (13,2 e 21,33%), aumentando o **efeito hipoglicêmico** com o aumento da dose. Por outro lado, estudo preliminar mostrou que as sementes torradas não tiveram efeitos sobre os níveis de glicose sanguínea.[8]

No estudo com extratos aquoso e etanólico, folhas secas de *T. foenum-graecum* reduzidas a pó foram testadas com relação à atividade **hipoglicêmica** em ratos normais e com diabetes induzido com aloxano. O extrato aquoso reduziu significativamente a concentração de glicose no sangue em ambos os grupos. Por outro lado, o extrato etanólico da folha não produziu redução da glicose no sangue em ratos normais, enquanto nos ratos diabéticos produziu redução significativa em 2 e 24 h após a administração.[9] Os resultados sugerem que o extrato aquoso de folhas de *T. foenum-graecum* administrado por via oral e intraperitoneal (i.p.) possui um efeito hipoglicêmico em ratos normoglicêmicos e com hiperglicêmicos induzido por aloxano.[9]

Em um estudo clínico duplo-cego com 25 pacientes com diabetes tipo 2 foi administrado diariamente a um grupo 1 g de extrato hidroalcoólico seco de sementes, enquanto o segundo grupo consumiu dieta seguida de exercício para controlar o açúcar no sangue. Após 2 meses, houve **diminuição dos níveis de glicose** no sangue em ambos os grupos (de 148,3 para 119,9 mg/dℓ no grupo *T. foenum-graecum* e de 137,5 para 113 mg/dℓ no grupo dieta + esporte). Os pesquisadores concluíram que o *T. foenum-graecum*, assim como a dieta e o exercício, podem ser eficazes no controle e na diminuição do açúcar no sangue de pacientes com diabetes tipo 2.[10]

O extrato etanólico de sementes de *T. foenum-graecum* produziu efeito anti-inflamatório significativo em ratos quando foi administrada carragenina (0,1 mℓ a partir de 10 mg/mℓ de solução) na aponeurose plantar da pata traseira direita dos animais 30 min após a administração do extrato. Tal efeito **anti-inflamatório** foi dose dependente. Além disso, camundongos tratados com o extrato (200 mg/kg i.p.) não apresentaram efeitos tóxicos em relação ao peso corporal ou à aparência geral. Não foram observadas mudanças patológicas nos órgãos vitais e se verificou que o LD50 do extrato foi superior a 1 g/kg via i.p.[11]

Indicações e usos

- Externamente em abscessos cutâneos
- Digestivo
- Diminuição do nível de colesterol
- Diabetes tipo 2
- Inapetência.

Etnomedicina

Partes aéreas e sementes de *T. foenum-graecum* vêm sendo utilizadas na região mediterrânea e Ásia por muitos séculos na nutrição humana e animal. Na terapêutica tradicional na Pérsia e na Índia, vêm sendo usadas como antidiabético, anti-inflamatório, carminativo, laxativo, antiespasmódico, afrodisíaco, adstringente, tônico cardíaco, hipotensor, regulador do nível de triglicerídeos e também para aumentar o leite em mães lactantes.[1,2]

Na Índia, utiliza-se um preparado de sementes de *T. foenum-graecum* (1 colher de chá) em leite quente adoçado com mel como relaxante antes de dormir. O chá também é utilizado como digestivo.[1]

Posologia

- Cataplasma para uso externo: 50 g de sementes em 250 mℓ de água filtrada morna
- Sementes secas ou em chá: 1 a 6 g/dia, 3 vezes/dia
- Extrato seco padronizado em fenosídeos 50%: 300 mg, 2 vezes/dia.

Extratos disponíveis no mercado brasileiro

- Extrato seco de *Trigonella foenum-graecum* padronizado em 50% de fenosídeos
- Extrato seco de *Trigonella foenum-graecum* padronizado em 70% de fenosídeos.

Contraindicações

Evitar o uso na gravidez e em crianças.

Precauções

- Podem ocorrer desconfortos gastrintestinais, como flatulência e diarreia
- Há relatos de reações no trato respiratório, como crises de asma e rinite alérgica
- Podem ocorrer reações alérgicas no uso tópico[12]
- Recomenda-se o monitoramento glicêmico em pacientes sob tratamento de diabetes melito.[12]

Toxicidade e interações

A superdosagem de extrato aquoso das folhas secas pode ter efeitos adversos no SNC, tóxicos e letais em camundongos.[9]

Foi relatada a diminuição do hormônio da tireoide T3 em estudos com roedores tratados com extratos hidroetanólicos (110 mg/kg/dia).[12]

Foram relatadas alterações em estudos com ratos após 2 a 3 meses de tratamento com o pó da semente de *T. foenum-graecum*, compatíveis com toxicidade testicular como: alteração de parâmetros de espermas, diminuição do peso testicular, diminuição da espermatogênese e degeneração dos túbulos seminíferos.[12]

REFERÊNCIAS BIBLIOGRÁFICAS

1. Simon D. O Guia Deepak Chopra de ervas: 40 receitas naturais para uma saúde perfeita. Rio de Janeiro: Campus; 2001.
2. Bahmani M et al. A review on ethnobotanical and therapeutic uses of fenugreek (*Trigonella foenum-graceum* L.) Journal of Evidence-Based Complementary & Alternative Medicine. 2016;21(1):53-62.
3. Manniche L. An Ancient Egyptian Herbal. The American University in Cairo Press; 2006.
4. Font Quer P. Plantas medicinales: el dioscorides renovado. 7. ed. Barcelona: Labor; 1981.
5. Debuigne G. Larousse des plantes qui guérissent. Larousse; 1974.
6. Newall CA, Anderson LA, Phillipson JD. Herbal medicines: a guide for health-care professionals. London: The Pharmaceutical Press; 1996.
7. Srinivasan K. Fenugreek (*Trigonella foenum-graecum*): A Review of Health Beneficial Physiological Effects. Food Reviews International. 2006,22(2):203-24.
8. Khosla P, Gupta DD, Nagpal RK. Effect of *Trigonella foenum-graecum* (Fenugreek) on blood glucose in normal and diabetic rats. Indian Journal of Physiology and Pharmacology. 1995;39(2):173-4.
9. Abdel-Barry A. et al. Hypoglycaemic and antihyperglycaemic effects of *Trigonella foenum-graecum* leaf in normal and alloxan induced diabetic rats. Journal of Ethnopharmacology. 1997 Nov;58(3):149-55.
10. Bahmani M et al. A review on ethnobotanical and therapeutic uses of fenugreek (*Trigonella foenum-graceum* L.). Journal of Evidence-Based Complementary & Alternative Medicine. 2016;21(1):53-62.
11. Bin-Hafeez B et al. Immunomodulatory effects of fenugreek (*Trigonella foenum-graecum* L.) extract in mice. International Immunopharmacology. 2003 Feb;3(2):257-65.
12. Committee on Herbal Medicinal Products (HMPC). Community herbal monograph on *Trigonella foenum-graecum* L., semen. 27 January 2011 EMA/HMPC/146221/2010. Disponível em: https://www.ema.europa.eu/en/documents/herbal-monograph/final-community-herbal-monograph-trigonella-foenumgraecum-l-semen_en.pdf. Acesso em: 02/10/2020.

Crédito da imagem:
Ivone Manzali

Funcho

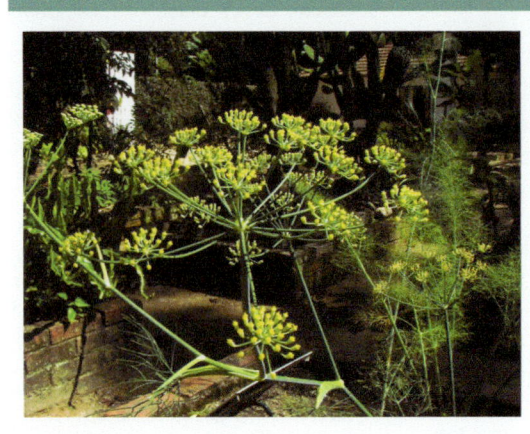

Nome botânico
Foeniculum vulgare Mill.

Nome farmacêutico
Fructus Foeniculi Vulgaris

Família
Apiaceae

Parte utilizada
Fruto

Propriedades organolépticas
Doce, picante e amornante

Outros nomes populares

Erva-doce, erva-doce-brasileira, erva-doce-de-cabeça, falsa-erva-doce, falso-anis, fiolho, fiolho-de-florena, fiolho-doce, funcho, funcho-bastardo, funcho-comum, funcho-doce, funcho-italiano, funcho vulgar, pinochio.

Origem

Nativa da Europa e amplamente cultivada em todo o Brasil.

Histórico

A denominação do gênero *Foeniculum* deriva do diminutivo em latim *fenum*, *faenum*, que se refere ao nome popular em latim do funcho (*feniculum*, *faeniculum*). O epíteto *vulgare* em tradução livre significa "comum, vulgar".[1]

Foi utilizada pelos antigos egípcios e Dioscórides já a citava em sua matéria médica. Na Grécia antiga, os atores de Ática usavam grinaldas de *F. vulgare* e era considerada um símbolo de sucesso. Os romanos também eram grandes apreciadores da planta, tanto na medicina quanto na culinária, em que as folhas eram um alimento comum em seus lares, sendo utilizadas em cozidos e saladas, e os frutos colocados embaixo dos pães que iam ao forno. Os gladiadores se alimentavam de *F. vulgare*, pois achavam que os dotava de coragem e mais força, e as coroas utilizadas pelos vencedores dos combates também eram feitas a partir de seus ramos. Na Europa, o imperador Carlos Magno foi um grande disseminador do uso da espécie, ordenando que o *F. vulgare* fosse cultivado em todos os quintais

reais, assim como nos conventos medievais e nas hortas dos aldeões, sendo utilizado para apaziguar a fome durante o jejum da quaresma.[2]

Na antiga festa fenícia do solstício de verão, vasos de *F. vulgare* eram colocados em torno da imagem de Adônis, para invocar chuva; na Europa medieval, coroas dessa planta eram penduradas nas portas das casas para afastar bruxas, enquanto nos Pirineus, eram colocadas nos telhados, para proteção contra feitiços maléficos.[2]

No que se refere ao uso medicinal no Brasil, o *F. vulgare* foi incluído na 1ª (1926)[3] e 4ª (1988-1996)[4] edições da Farmacopeia Brasileira (FB). Na década de 1980, foi uma das plantas selecionadas para estudo pelo Programa de Pesquisa em Plantas Medicinais da Ceme (2006).[5] Foi incluída na 1ª e 2ª edições do Formulário de Fitoterápicos da Farmacopeia Brasileira (FFFB) (2011; 2021),[6] e é uma espécie recomendada pela OMS, vol. 3 (2007),[7] e pela European Medicines Agency (EMA).[8]

Principais componentes químicos

O principal constituinte dos frutos é o **óleo essencial** (2 a 6%), constituído majoritariamente por transanetol (50 a 82%), (+)-fenchona (6 a 27%), estragol (metilchavicol) (3 a 20%), limoneno (2 a 13%), p-anisaldeído (6 a 27%), α-pineno (1 a 5%) e α-felandreno (0,1 a 19,8%).[7] Contém também **ácidos graxos** (ácido linoleico [54,9%], ácido palmítico [5,4%] e ácido oleico [5,4%]), **compostos fenólicos** (ácido 3-cafeoilquínico, ácido 4-cafeoilquínico, ácido 1,5-O-dicafeoilquínico, ácido rosmarínico, eriodictiol-7-O-rutinosídeo, quercetina-3-O-galactosídeo, kaempferol-3-

O-rutinosídeo e kaempferol-3-O-glucosídeo), **flavonoides** (quercetina, rutina e isoquercitrina), **poliactilenos** (falcarinol, falcarindiol e 3-acetato falcarindiol).[9]

Atividades farmacológicas

O óleo essencial estimula a motilidade gastrintestinal, apresenta atividade **hepatoprotetora**[10] e, em altas concentrações, atividade **antiespasmódica**.[11] Os constituintes anetol e fenchona estimulam a secreção do trato respiratório, bem como demonstram atividade **antimicrobiana**. Além disso, os constituintes voláteis apresentam atividade carminativa.[12] Por isso, preparações farmacêuticas contendo *F. vulgare* são utilizadas como **carminativo**, **antiespasmódico** e **expectorante**, principalmente para crianças.[13]

Estudo clínico comparativo entre o uso oral de óleo essencial de *F. vulgare* e ácido mefenâmico revelou que ambas as drogas são eficientes no combate à dor em casos de **dismenorreia**,[6,14] na qual sua atividade anti-inflamatória foi comprovada em cobaias com a administração de 250 mg de extrato metanólico por via oral.[15] Nesse sentido foram realizados dois trabalhos com 60 estudantes com dismenorreia primária e em ambos mostrou-se a eficácia do uso oral em reduzir a gravidade da dismenorreia, embora em um deles a maioria das voluntárias tenha se queixado de sabor desagradável.[16,17]

Em investigação realizada, o óleo essencial do *F. vulgare* apresentou *in vitro* moderada atividade contra larvas adultas de *Schistosoma mansoni*, embora menor do que com o uso do praziquantel, e marcante efeito inibitório contra o desenvolvimento dos ovos com baixos sinais de toxicidade.[18]

Emulsão óleo-água com extrato etanólico em base creme das sementes de *F. vulgare* usada durante 8 meses reduziu a perda de água transepitelial e a rugosidade da pele. Outro estudo com a mesma formulação mostrou diminuir a hiperpigmentação pela redução dos níveis da melanina com um efeito de clareamento (efeitos atribuídos ao ácido linoleico), e reduzir a produção de sebo com melhora da acne (ação devida aos ácidos oleico, linoleico e linolênico) e o eritema, demonstrando ação anti-inflamatória e antienvelhecimento sobre a pele.[19]

Estudo duplo-cego controlado com placebo revelou que pacientes apresentando hirsutismo de leve a moderado e que foram submetidos a tratamento com gel de *F. vulgare* a 3% tiveram significativa diminuição da espessura do pelo facial medido por microscopia.[20]

Estudo triplo cego realizado com 90 mulheres na **menopausa** utilizou por 8 semanas 100 mg de *F. vulgare* ou placebo, 2 vezes/dia. Aplicação do *Menopause Rating Scale* (MRS) mostrou redução dos sintomas com diferença significativa em relação ao grupo placebo sem relato de efeitos colaterais.[21] Outros estudos avaliam a ação do funcho na depressão, apontando a necessidade de mais pesquisas.

Indicações e usos principais

- Cólicas abdominais e menstruais
- Dispepsia, digestão lenta
- Distensão abdominal, flatulência
- Diarreias pastosas e crônicas
- Anorexia
- Hipogalactia
- Dismenorreia
- Irregularidades menstruais
- Tosses produtivas.

Uso etnomedicinal

Frutos. Inapetência, flatulência, cólicas digestivas, expectorante, como colírio em conjuntivites e para favorecer a lactação. As sementes podem ser mastigadas como digestivo.[22] Na medicina árabe, é utilizado como diurético, digestivo e estimulante do apetite, enquanto a medicina ayurvédica recomenda os frutos secos ou o extrato fluido para dispepsias, anorexia, cólicas e flatulência em crianças. Suas indicações na medicina chinesa incluem dores provocadas por distensão epigástrica com anorexia, dismenorreia com dor abdominal baixa e sensação de frio, vômitos e diarreia.[13]

Folhas. A infusão das folhas após as refeições é considerada sedativa e digestiva.[23]

Posologia

- Planta seca: 5 a 7 g/dia
- Infuso ou decocto a 2,5%: 50 a 200 mℓ/dia
- Pó: 1 a 5 g/dia
- Tintura: 5 a 25 mℓ/dia
- Tintura a 10% em álcool 70%: 2,5 mℓ, até 3 vezes/dia
- Óleo essencial: 0,1 a 0,6 mℓ
- Extrato fluido: 20 a 30 gotas, 3 vezes/dia.

Extratos disponíveis no mercado brasileiro

Sem referências.

Contraindicações

- Agitação
- Hipermenorreia.

Capítulo 7

Precauções

Pode causar dermatite de contato.

Um trabalho tratou da segurança do uso da decocção do *F. vulgare* levando em conta a referida ação hepatocarcinogênica do estragol presente em seu óleo essencial. No entanto, as pesquisas demonstram que o estragol é inativado por outras substâncias contidas no decocto. Vale destacar que no óleo essencial está presente o anetol, que é considerado uma substância com propriedades anticancerígenas.[24]

Toxicidade e interações

O óleo essencial em altas doses pode causar delírios, confusão mental, agitação, convulsões e mania.

REFERÊNCIAS BIBLIOGRÁFICAS

1. Gledhill D. The names of plants. 4. ed. Cambridge University Press; 2008.
2. Lipp FJ. O simbolismo das plantas. Taschen; 2002.
3. Farmacopeia dos EUA do Brasil. 1. ed. São Paulo: Companhia Editora Nacional; 1929.
4. Farmacopeia Brasileira 1988-1996. 4. ed. São Paulo: Atheneu.
5. Brasil. Ministério da Saúde. O papel da Ceme na implantação da fitoterapia do SUS. Textos básicos em saúde. Brasília: Secretaria de Ciência, Tecnologia e Insumos Estratégicos; 2006.
6. Brasil. Ministério da Saúde. Agência Nacional de Vigilância Sanitária (Anvisa). RDC nº 60, de 10 de novembro de 2011. Aprova o Formulário de Fitoterápicos da Farmacopeia Brasileira, 1ª Edição, e dá outras providências. Brasília: Diário Oficial; 11 nov. 2011.
7. WHO. WHO monographs on selected medicinal plants. vol. 3. Geneva: World Health Organization; 2007.
8. EMA – European Medicines Agency. Disponível em: www.ema.europa.eu/ema. Acesso em: 12/10/2015.
9. He W, Huang B. A review of chemistry and bioactivities of a medicinal spice: *Foeniculum vulgare*. Journal of Medicinal Plants Research. 2011;5(16):3595-600.
10. Özbek H, Uðraþ S, Dülger H, Bayram I, Tuncer I, Öztürk G et al. Hepatoprotective effect of Foeniculum vulgare essential oil. Fitoterapia. 2003;74(3):317-9.
11. Alonso JR. Tratado de fitomedicina: bases clínicas y farmacológicas. Buenos Aires: Isis; 1998.
12. Simões MO et al. Farmacognosia, da planta ao medicamento. Rio Grande do Sul: Editora da UFRGS; 1999.
13. Blumenthal M, Busse WR, Goldberg A, Gruenwald J, Hall T, Riggins CW et al., editors. The Complete German Commission E Monographs – Therapeutic guide to herbal medicines. Austin: American Botanical Council; 1998.
14. Jahromi NB, Tartifizadeh A, Khabnadideh S. Comparison of fennel and mefenamic acid for the treatment of primary dysmenorrhea. International Journal of Gynecology & Obstetrics. 2003;80(2):153-7.
15. Choi E, Hwang J. Anti-inflammatory, analgesic and antioxidant activities of the fruit of *Foeniculum vulgare*. Fitoterapia. 2004;75(6):557-65.
16. Bokaie M et al. Oral fennel (*Foeniculum vulgare*) drop effect on primary dysmenorrhea: Effectiveness of herbal drug. Iranian Journal of Nursing and Midwifery Research. 2013;18(2):128.
17. Omidvar S et al. Effect of fennel on pain intensity in dysmenorrhoea: a placebo-controlled trial. Ayu. 2012;33(2):311.
18. Wakabayashi KAL et al. Anthelmintic effects of the essential oil of fennel (*Foeniculum vulgare* Mill., Apiaceae) against Schistosoma mansoni. Chemistry & Biodiversity. 2015;12(7):1105-14.
19. Jadoon S, Karim S, Asad MHHB, Akram MR, Khan AK, Malik A et al. Anti-aging potential of phytoextract loaded-pharmaceutical creams for human skin cell longevity. Oxidative Medicine and Cellular Longevity. Vol. 2015, Article ID 709628, 17 p. Disponível em: http://dx.doi.org/10.1155/2015/709628. Acesso em: 15/09/2015.
20. Akha O et al. The effect of fennel (*Foeniculum vulgare*) gel 3% in decreasing hair thickness in idiopathic mild to moderate hirsutism, A randomized placebo controlled clinical trial. Caspian Journal of Internal Medicine. 2014;5(1):26.
21. Rahimikian F et al. Effect of *Foeniculum vulgare* Mill. (fennel) on menopausal symptoms in postmenopausal women: a randomized, triple-blind, placebo-controlled trial. Menopause. 2017 Sep;24(9):1017-21.
22. Coimbra R. Notas de fitoterapia. 2. ed. Belém: Laboratório Clínico Silva Araújo; 1958:32-3.
23. Albert-Puleo M. Fennel and anise as estrogenic agents. Journal of Ethnopharmacology. 1980;2(4):337-44.
24. Gori L et al. Can estragole in fennel seed decoctions really be considered a danger for human health? A fennel safety update. Evidence-based Complementary and Alternative Medicine 2012. 2012.

Crédito da imagem:
Ivone Manzali

Garcínia

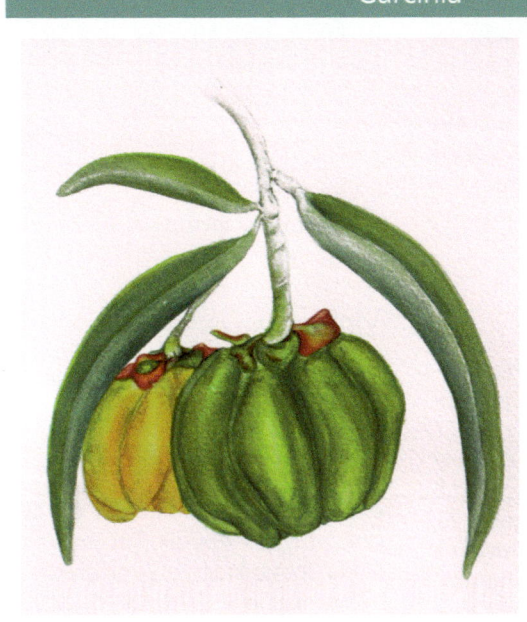

Nome botânico
Garcinia gummi-gutta (L.) N. Robson
Sinonímias: *Garcinia cambogia* (Gaertn.) Desr.; *Cambogia binucao* Blanco; *Cambogia gemmi-gutta* L.; *Cambogia solitaria* Stokes; *Garcinia affinis* Wight & Arn.

Nome farmacêutico
Fructus Garciniae

Família
Clusiaceae

Parte utilizada
Frutos

Propriedades organolépticas
Azeda, ácida e amornante

Outros nomes populares

Tamarindo-malabar.

Origem

Ásia, sul da África e Polinésia.

Histórico

A denominação do gênero *Garcinia* é uma homenagem a Laurent Garcin (1683-1751), naturalista francês que foi o primeiro a publicar descrições das espécies desse gênero. O epíteto ***gummi-gutta*** refere-se à resina pegajosa produzida em gotas, cuja tradução livre é "gotas pegajosas".[1] Essa resina apresenta uma cor amarelo-acastanhada que é utilizada como pigmento, purgativo e catártico.[2]

As cascas do fruto são tradicionalmente usadas como condimento na culinária, bem como na preparação de peixes defumados na Índia e no Sri Lanka. Além disso, o córtex dessa planta vem sendo utilizado por camponeses indianos desde pelo menos 1000 a.C. com finalidades adstringentes e antissépticas. O fruto é comestível e tem sabor semelhante ao tamarindo, sendo por isso chamado tamarindo malabar.[2] Na Índia, é muito empregado para fazer doces.[3] O óleo dessa planta é utilizado na culinária indiana e thai.

Na década de 1960, o ácido hidroxicítrico (HCA) foi identificado como constituinte majoritário e confirmada sua presença em alta concentração nas cascas dos frutos. Estudos posteriores demonstraram a importância do seu extrato no controle do peso[2] e no auxílio na conservação dos alimentos (efeito bacteriostático).

No Brasil, há registro de 8 espécies nativas do gênero *Garcinia*, sendo a mais conhecida a *G. brasiliensis* (bacuri), cujas folhas são utilizadas no tratamento de tumores, inflamações do trato urinário, artrite e para aliviar dores. Na FB 1ª edição (1926)[4] a resina da *G. hanburyi* consta como medicinal. Essa espécie fez parte do arsenal terapêutico utilizado no Mosteiro de São Bento do Rio de Janeiro.[5] Os registros demonstram que a *G. gummi-gutta* apresenta uso recente no Brasil, embora já tenha fitoterápico registrado na classe dos "moduladores do apetite e produtos para dietas especiais".[6]

Principais componentes químicos

Possui **quinonas** e **hidroquinonas preniladas** (atrovirinona e 4-metil-hidroatrovirinona), **xantonas** (garbogiol, oxi-gutiferona I, oxi-gutiferona K, oxi-gutiferona K2, oxi-gutiferona M), **benzofenonas** (garcinol [camboginol ou gutiferona E]), isogarcinol (cambogina), gutiferona I, gutiferona N, gutiferona J, gutiferona K, gutiferona M), **flavonoides, biflavonoides, aminoácidos** (arginina, asparagina, glutamina, treonina, glicina, prolina, ácido γ-aminobutírico, leucina, isoleucina, ornitina e lisina) e **ácidos orgânicos**, sendo o **ácido hidroxicítrico (HCA)** o constituinte majoritário (> 30%) e considerado o principal bioativo.[7]

Atividades farmacológicas

O ácido hidroxicítrico (HCA) é um potente inibidor da enzima ATP citrato liase, que catalisa a clivagem extramitocondrial do citrato para oxaloacetato e acetil-CoA. A inibição dessa reação limita a disponibilidade de acetil-CoA necessário para a síntese de ácidos graxos e para a lipogênese.[8] Nesse sentido, estudos experimentais têm indicado que os extratos assim como o HCA **inibem** a **síntese de ácidos graxos**, a **lipogênese**, a **ingestão de alimentos** e **induzem a perda de peso** ao regularem os níveis de serotonina relacionados com a saciedade, aumentarem a oxidação das gorduras e diminuírem a nova lipogênese.[7] Além disso, reduzem a síntese hepática de colesterol e de ácidos graxos, com diminuição dos níveis séricos de triglicerídios e colesterol em ratos normolipidêmicos.[2] São atribuídas ao extrato bruto e aos constituintes da planta ações hipolipêmica, antidiabética, anti-inflamatória, antineoplásica, anti-helmíntica e hepatoprotetora *in vitro* e *in vivo*.

Experimentalmente, o HCA parece ser capaz de reduzir a concentração plasmática de insulina, influenciando, portanto, o metabolismo da glicose. O tratamento por 20 dias com 1 ou 2 g/kg de extrato de *G. gummi-gutta* em camundongos reduziu significativamente o peso dos animais, com aumento transitório do nível de colesterol.[9] No entanto, alguns ensaios clínicos mostram resultados diferentes em relação ao efeito da *G. gummi-gutta* no **tratamento da obesidade**, provocando dúvidas quanto à sua eficácia para esse fim.[10]

Em uma determinada pesquisa, ratos foram alimentados com dieta rica em gorduras e, consequentemente, tiveram aumento do peso, da intolerância à glicose, dos níveis de leptina no plasma e dos níveis do fator inflamatório TNF-α. Quando administrado o extrato bruto etanólico da casca da *G. gummi-gutta*, houve redução de todos esses parâmetros, sem alterações na função renal, indicando ação terapêutica do extrato na obesidade.[11]

A administração de 2,4 g (800 mg, 3 vezes/dia) de extrato de *G. gummi-gutta* a 50% de HCA por 60 dias mostrou redução da hipertrigliceridemia.[12]

Indicações e usos principais

- Diabetes tipo 2
- Obesidade
- Redutor do apetite.

Uso etnomedicinal

Adstringente, antisséptico, catártico, emético, vermífugo, anti-inflamatório em dores reumáticas. O infuso é utilizado externamente nas afecções bucais.

Posologia

- Extrato seco padronizado em 60% de HCA: 415 mg, 3 vezes/dia, 1 h antes das refeições
- Há recomendação para que as doses sejam fracionadas ao longo do dia, e com tempo de administração de 30 min a 60 min antes das refeições, favorecendo melhor resultado.[9,13]

Extratos disponíveis no mercado brasileiro

- Extrato seco de *Garcinia cambogia*
- Extrato seco de *Garcinia cambogia* padronizado em 60% de HCA.

Contraindicações

Na Ayurveda: não é recomendado para pessoas de constituição "Vatha". Pode causar diarreia quando administrado em pessoas "Pitta". Para evitar esse efeito, deve ser formulada com outras plantas refrescantes.[3]

Precauções

Sem referências.

Toxicidade e interações

Em altas doses, causa atrofia testicular em ratos,[14] que pode não se confirmar em humanos.[3] Estudos em seres humanos demonstraram segurança,[15] e os efeitos adversos observados foram sintomas nos tratos digestório e respiratório e dor de cabeça.[16]

Quatro pacientes na Eslovênia apresentaram lesão hepática aguda após a ingestão de um produto para emagrecer contendo *G. gummi-gutta* e extrato de chá verde. Não foi possível atribuir a toxicidade a um componente isolado.[17]

REFERÊNCIAS BIBLIOGRÁFICAS

1. Gledhill D. The names of plants. 4. ed. Cambridge University Press; 2008.
2. Jena BS, Jayaprakasha GK, Singh RP, Sakariah KK. Chemistry and biochemistry of (-)-hydroxy-citric acid from Garcinia. Journal of Agricultural and Food Chemistry. 2002;50:10-22.
3. Tirtha S, Shiva S. The Ayurveda encyclopedia. EUA: Ayurveda Holistic Center Press; 1998.
4. Farmacopeia dos EUA do Brasil. 1. ed. São Paulo: Companhia Editora Nacional; 1929.
5. Medeiros MFT, Andreata RHP, Valle LS. Identificação de termos oitocentistas relacionados às plantas medicinais usadas no Mosteiro de São Bento do Rio de Janeiro, Brasil. Acta Botânica Brasílica. 2010;3:780-9.
6. Ribeiro LHL. Contribuições da geografia às políticas públicas: território usado como condicionante dos programas de fitoterapia do Sistema Único de Saúde (SUS). Boletim Goiano de Geografia. 2014;34(2):381-97.
7. Semwal RB et al. A comprehensive scientific overview of Garcinia cambogia. Fitoterapia. 2015;102:134-48.
8. Burdock G. Garcinia cambogia toxicity is misleading. Food and Chemical Toxicology. 2005; 43:1683-4.
9. Martins NH, Monteiro DA, Pinto FG. Efeito da Administração de Garcinia cambogia sobre parâmetros bioquímicos do sangue e ganho de peso em ratos sadios. Revista Brasileira de Plantas Medicinais. 2006;8(4):137-43.
10. Heymsfield SB, Allison DB, Vasselli JR, Pietrobelli A, Greenfield D, Nunez C. Garcinia cambogia (hydroxycitric acid) as a potential antiobesity agent: a randomized controlled trial. JAMA. 1998;280:1596-600.
11. Sripradha R, Magadi SG. Efficacy of Garcinia cambogia on body weight, inflammation and glucose tolerance in high fat fed male wistar rats. Journal of Clinical and Diagnostic Research: JCDR. 2015;9(2):BF01.
12. Vasques CAR et al. Hypolipemic effect of Garcinia cambogia in obese women. Phytotherapy Research. 2014;28.6:887-91.
13. Sullivan AC, Triscari J, Hamilton JG, Miller ON, Wheatley VR. Effect of (")-hydroxycitrate upon the accumulation of lipid in the rat: I. Lipogenesis. Lipids. fev 1974a;9(2).
14. Saito M, Ueno M, Ogino S, Kubo K, Nagata J, Takeuchi M. High dose of Garcinia cambogia is effective in suppressing fat accumulation in developing male Zucker obese rats, but highly toxic to the testis. Food and Chemical Toxicology. 2005;43(3):411-9.
15. Hayamizu K et al. Safety of Garcinia cambogia extract in healthy men: high-doses administration study I. Journal of Oleo Science. 2003;52(9):499-504.
16. Lenz TL, Hamilton WR. Supplemental products used for weight loss. Journal of the American Pharmacists Association. 2004;44:59-68.
17. Gavrić, Aleksandar et al. Fat burner – induced acute liver injury: case series of four patients. Nutrition. 2018;47:110-4.

Crédito da imagem:
Ilustração de Ivone Manzali

Capítulo 7

Garra-do-diabo

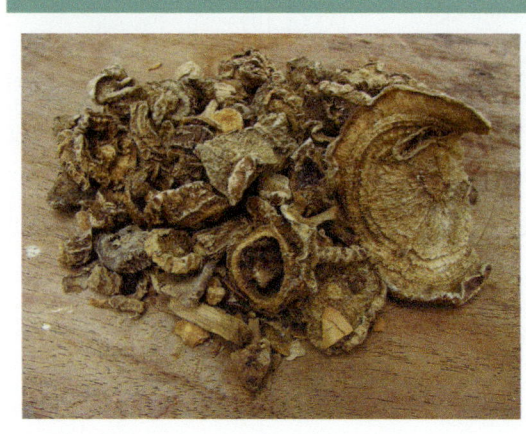

Nome botânico
Harpagophytum procumbens
DC. ex Meisn[a]

Nome farmacêutico
Radix Harpagophyti

Família
Pedaliaceae

Parte utilizada
Tubérculo secundário

Propriedades organolépticas
Extremamente amarga e inodora

Outros nomes populares

Harpagófito.

Origem

África.

Histórico

O botânico Meisner, em 1840, publicou esta planta com o nome de *Harpagophytum*, que em grego significa planta com garras. Outro significado para o nome do gênero remete ao radical grego *harpago*, que significa "gancho", uma vez que a característica morfológica desta planta são os ganchos do fruto que agarram nas pessoas e animais, muitas vezes causando machucados. O nome da espécie – *procumbens* – faz referência ao seu hábito rasteiro.[1] Tem sido utilizado por muitas gerações pelos povos autóctones do deserto da Kalahari, especialmente os San e Nama, na Namíbia.[2] Desde a década de 1970 é uma espécie protegida por leis ambientais na África.[3]

A descoberta da importância medicinal dessa espécie para os europeus teve início em 1904, quando um agricultor alemão, G. A. Menhert, na África do Sul, testemunhou o tratamento, por um curandeiro, de um nativo que havia sido desenganado pelos médicos. Menhert descobriu a planta utilizada e começou a divulgar suas propriedades medicinais.[4]

Na década de 1950, o infuso do tubérculo seco foi estudado na Alemanha e demonstrou potente efeito anti-inflamatório em animais. Em 1962, Tunmann e Lux isolaram um glicosídeo que denominaram harpagosídeo e posteriormente outros glicosídeos foram identificados e associados aos efeitos anti-inflamatórios do *H. procumbens*.[5]

Em 1978, foi autorizada a comercialização do primeiro fitoterápico industrializado na Alemanha,[4] e atualmente são encontrados produtos na Bélgica, na Dinamarca, na França, na Hungria e em Malta.[6] Em 2007, foi reconhecida pela OMS, vol. 3 (2007).[7]

No Brasil, foi citado na extinta RDC 10/2010.[8] Faz parte da Relação Nacional de Espécies de Interesse para o SUS (Renisus), da lista de produtos tradicionais fitoterápicos de registro simplificado (RDC 26/2014)[9] e consta na 2ª edição do Formulário de Fitoterápicos da Farmacopeia Brasileira (2021).

Principais componentes químicos

Possui **glicosídeos iridoides** (harpagosídeo, harpagídeo, procumbina, procumbosídeo e seus ésteres p-cumarínicos), que representam cerca de 0,5 a 3% da droga vegetal seca, **glicosídeos fenólicos** (verbascosídeo, acetosídeo, isoacetosídeo e biosídeo), **flavonoides** (kaempferol, luteolina), **fitosteróis** (β-sitosterol, estigmasgterol), **triterpenoides pentacíclicos** (ursanos, oleananos), **ácidos orgânicos** (ácido cafeico, ácido cinâmico e ácido clorogênico), **aminoácidos** e **harpagoquinona**. Os tubérculos secundários contêm, aproximadamente, duas vezes mais harpagosídeos que os tubérculos primários.[5]

---

[a] Na Europa, outra espécie é também utilizada, *Harpagophytum zeyheri* Decne. Entretanto, tem menor concentração de harpagosídeos.

Atividades farmacológicas

O extrato aquoso de *H. procumbens* demonstrou suprimir a síntese de PGE_2 e a produção de óxido nítrico induzidas por lipopolissacarídeo (LPS) por meio da inibição das enzimas ciclo-oxigenase-2 (COX-2) e óxido nítrico sintase (iNOS) em linhagens de fibroblastos L929. Esses resultados sugerem que os efeitos **anti-inflamatório** e **analgésico** do *H. procumbens* são, em parte, pela ação supressora da expressão de COX-2 e iNOS por meio da inibição do fator NF-κB.[10] Esta planta também se mostrou eficaz no **tratamento da osteoartrite** do joelho e quadril, mostrando um efeito anti-inflamatório pela inibição do fator de necrose tumoral (TNF-α) induzido por LPS em monócitos.[11] Outros estudos sugerem que seu efeito pode ser mediado por inibição da lipo-oxigenase, importante enzima na produção de mediadores inflamatórios.[12]

Pesquisas clínicas relatam alívio dos sintomas da **artrite, dores de origem inespecífica**[13] no **sistema musculoesquelético, joelhos e coluna**. Outros estudos apontam para um efeito protetor da cartilagem (*in vitro*) no qual o mecanismo de ação envolvido sugere uma inibição de metaloproteinases.[14,15]

Trabalho realizado com 42 pacientes com média de idade de 67 anos portadores de dor decorrente de osteoartrite aguda e crônica, aos quais foi administrada uma combinação de extratos de 3 plantas consideradas anti-inflamatórias (*H. procumbens, Curcuma longa* e bromelina extraída do *Ananas comosus*), demonstrou melhora clínica relevante sem efeitos colaterais significativos.[16]

Em estudo duplo-cego, 92 pacientes com artrite de joelho receberam um composto de suco de *Rosa canina*, extrato da folha de *Urtica dioica* e extrato de raiz de *H. procumbens* mais suplementação de vitamina D. O grupo que recebeu o tratamento apresentou melhora da dor e não registrou efeitos colaterais significativos.[17]

A combinação de uma dose subanalgésica de *H. procumbens* e uma dose subanalgésica de morfina apresentou efeito sinergístico contra hiperalgesia e alodínia, melhorando os sintomas de dores neuropáticas. Assim, *H. procumbens* pode agir como uma droga adjuvante que melhora a eficiência analgésica de opioides.[18]

Indicações e usos principais

- Artralgias, doenças reumáticas (artrite, artrose) e tendinite
- Dores crônicas da coluna vertebral
- Dispepsia inespecífica.

Uso etnomedicinal

Em algumas tribos africanas é utilizada como remédio amargo, em complicações digestivas e antidispéptico. Sua infusão também é recomendada para aliviar as febres, as doenças do sangue, como anti-inflamatório e analgésico. É administrada em mulheres para aliviar as dores do pós-parto. Externamente, são preparados unguentos e pomadas para aplicar em entorses, feridas e úlceras.[2]

Posologia

- Decocção: 1 g da raiz para 1 xícara de chá, 2 a 3 vezes/dia
- Tintura (1:10): 50 a 100 gotas, 2 a 4 vezes/dia
- Pó: 1 a 3 g/dia
- Extrato seco de *H. procumbens* padronizado em 5% de harpagosídeo: 400 a 1.200 mg/dia

Obs.: embora não haja consenso entre os pesquisadores, alguns recomendam as formulações orais gastrorresistentes. Há a hipótese de que o ambiente ácido do estômago acarrete a hidrólise ou inativação de princípios ativos.[12]

Extratos disponíveis no mercado brasileiro

- Extrato seco de *Harpagophytum procumbens* padronizado em 0,8% de harpagosídeos
- Extrato seco de *Harpagophytum procumbens* padronizado em 5% de harpagosídeos
- Extrato seco de *Harpagophytum procumbens* padronizado em 20% de harpagosídeos.

Contraindicações

No caso de úlceras gástrica e duodenal, obstrução das vias biliares, gravidez e amamentação, pois *H. procumbens* apresentou efeito ocitóxico em animais devido ao estímulo da musculatura uterina.

Precauções

- Usar com cuidado em pacientes portadores de litíase biliar
- Pode provocar indisposição gástrica leve e causar diarreia.

Toxicidade e interações

O *H. procumbens* possui baixa toxicidade.

Usar com cuidado em cardiopatas, pois doses excessivas de *H. procumbens* podem interferir no tratamento de pacientes com problemas cardíacos e em tratamento para pressão arterial, assim como nos pacientes diabéticos em uso de antidiabético oral ou insulina devido a uma possível redução da glicemia. Esses dados ainda carecem de avaliações clínicas.[19]

Há o relato na literatura de um caso de agravamento de insuficiência renal de um paciente, possivelmente após fazer uso por conta própria de medicamento contendo *H. procumbens*. Nesse caso, fica a dúvida se a piora da função renal poderia ter sido pelo próprio medicamento ou como consequência de interação medicamentosa pelo uso concomitante de valsartana,[20] que sabidamente pode provocar lesão renal.

REFERÊNCIAS BIBLIOGRÁFICAS

1. Morgan M. Botanical Latin: the poetry of herb names. Disponível em: www.mediherb.com/pdf/6089_US.pdf. Acesso em: 12/10/2015.
2. Wegener T. Devil's claw: from african traditional remedy to modern analgesic and anti-inflammatory. HerbalGram. 2000;50:47-54.
3. Strohbach M, Cole D. Population dynamics and sustainable harvesting of the medicinal plant *Harpagophytum procumbens* in Namibia. BfN Skripten. 2007;203:59.
4. Ragusa S, Circosta C, Galati EM, Tumino G. A drug used in traditional medicine. *Harpagophytum procumbens* DC I. Scanning electron microscope observations. Journal of Ethnopharmacology. 1984;11(3):245-57.
5. Mncwangi N, Chen W, Vermaak I, Viljoen AM, Gericke N. Devil's claw – A review of the ethnobotany, phytochemistry and biological activity of *Harpagophytum procumbens*. Journal of Ethnopharmacology. 2012;143(3):755-71.
6. EMA – European Medicines Agency. Disponível em: www.ema.europa.eu/ema. Acesso em: 16/10/2015.
7. WHO. WHO monographs on selected medicinal plants. vol. 3. Geneva: World Health Organization; 2007.
8. Brasil. Ministério da Saúde. Agência Nacional de Vigilância Sanitária (Anvisa). RDC nº 10, de 9 de março de 2010. Dispõe sobre Notificação de drogas vegetais junto à Anvisa. Brasília: Diário Oficial; 10 mar. 2010.
9. Brasil. Agência Nacional de Vigilância Sanitária. Resolução RDC nº 26, de 13 de maio de 2014, e seu anexo, Instrução Normativa 2/14. Dispõe sobre o registro de medicamentos fitoterápicos e o registro e a notificação de produtos tradicionais fitoterápicos; 2014.
10. Jang M, Lim S, Han S, Park H, Shin I, Kim J et al. *Harpagophytum procumbens* Suppresses lipopolysaccharide-stimulated expressions of cyclooxygenase-2 and inducible nitric oxide synthase in fibroblast cell line L929. Journal of Pharmacological Sciences. 2003;93:367-71.
11. Leblan D, Chantre P, Fournié B. *Harpagophytum procumbens* in the treatment of knee and hip osteoarthritis. Four-month results of a prospective, multicenter, double-blind trial *versus* diacerhein. Joint Bone Spine. 2000;67(5):462-7.
12. Capasso F, Gaginella TS, Grandolini G, Izzo AA. Phythotherapy: a quick reference to herbal medicine. London: Springer; 2003.
13. Chrubasik S, Thanner J, Kunzel O, Conradt C, Black A, Pollak S. Comparison of outcome measures during treatment with the proprietary *Harpagophytum* extract doloteffin in patients with pain in the lower back, knee or hip. Phytomedicine. 2002;9(3):181-94.
14. Chrubasik JE, Lindhorst E, Neumann E, Gerlach U, Faller-Marquardt M, Torda T et al. Potential molecular basis of the chondroprotective effect of *Harpagophytum procumbens*. Phytomedicine. 2006;13(8):598-600.
15. Schulze-Tanzil G, Hansen C, Shakibaei M. Effect of a *Harpagophytum procumbens* DC extract on matrix metalloproteinases in human chondrocytes *in vitro*. Arzneimittelforschung. 2004;54:213-20.
16. Conrozier T et al. A complex of three natural anti-inflammatory agents provides relief of osteoarthritis pain. Alternative Therapies in Health and Medicine. 2014;20:32.
17. More M et al. A Rosa canina – Urtica dioica – Harpagophytum procumbens/zeyheri Combination significantly reduces gonarthritis symptoms in a randomized, placebo-controlled double-blind study. Planta Medica. 2017;83.18:1384-91.
18. Parenti C et al. *Harpagophytum procumbens* extract potentiates morphine antinociception in neuropathic rats. Natural Product Research. 2016;30.11:1248-55.
19. Romero GB, Castella RMT. Actualización en fitoterapia y plantas medicinales. FMC – Formación Médica Continuada en Atención Primaria. 2012;19(3):149-60.
20. Jurado C, Nouaille Y. Médicament conseil à base d'*Harpagophytum*: risque d'aggravation d'insuffisance rénale. Actualités Pharmaceutiques. 2013;52(527):50-1.

Crédito da imagem:
Ivone Manzali

Gengibre

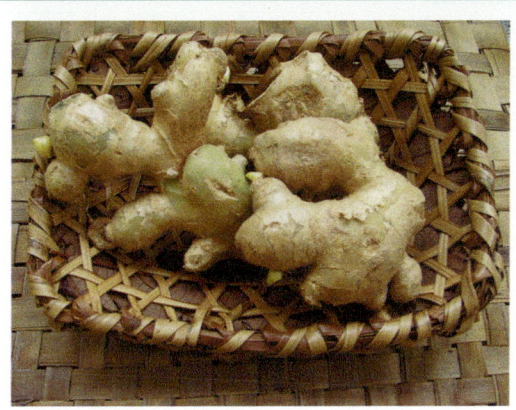

Nome botânico
Zingiber officinale Roscoe

Nome farmacêutico
Rhizoma Zingiberis Officinale

Família
Zingiberaceae

Parte utilizada
Rizoma

Propriedades organolépticas
Picante, aromática e quente

Outros nomes populares

Gengivre, gingibre, mangarataia, mangaratiá, gingibirra.

Origem

Ásia.

Histórico

O *Zingiber officinale* foi descrito, em 1807, pelo botânico inglês William Roscoe. O nome *Zingiber* deriva de uma palavra em sânscrito (*stringavera* ou *shrigavera*) que significa "em forma de chifre", em referência às protuberâncias na superfície do rizoma.[1] O epíteto *officinale* refere-se às espécies com propriedades medicinais.

Na China antiga já era citado por Confúcio (551 a 479 a.C.). No século 15, um xarope preparado pelos chineses, chamado xarope de gengibre verde, popularizou-se. Tem sido amplamente utilizado na medicina ayurvédica, sendo chamado de "medicina universal".[2] Seus rizomas são utilizados como tempero de carnes e bebidas desde a antiga civilização greco-romana. Os gregos já utilizavam o gengibre, que era importado do Oriente, anteriormente à sua divulgação por Dioscórides.[3,4]

Também fez parte da farmacopeia árabe, citado por Avicena por suas propriedades quentes, sendo tradicionalmente preparado com açúcar para sua conservação, e valorizado como ingrediente culinário. A sua propagação seguiu as rotas de comércio através do Mar Vermelho, do Golfo Pérsico e do Mediterrâneo pela então poderosa Portuguesa "Companhia das Índias" (*East India Company*). Nas primeiras décadas do século 14, D. Manuel I, rei de Portugal, encomendou grandes quantidades de *Z. officinale* para o seu próprio consumo.[5]

No Brasil, o *Z. officinale* foi introduzido por volta de 1550 pelos colonizadores portugueses, trazido da Ilha de São Tomé para ser cultivado e comercializado. Devido às qualidades do clima e do solo, sua adaptação foi excepcionalmente bem-sucedida, e com ampla difusão, que eventualmente se tornou quase espontânea. Houve um período em que por questões políticas foi proibido o seu cultivo no Brasil, mas o *Z. officinale* era tão utilizado no século 17 que até os colonizadores holandeses o consideravam uma espécie nativa. Dessa maneira, tornou-se muito popular na medicina brasileira, mesmo entre os povos indígenas. Esse fato foi registrado pelo naturalista brasileiro Alexandre Rodrigues Ferreira, que viajou no período 1783-1792,[5] e descrito por outros pesquisadores.[6] Assim, popularizou-se de tal maneira que hoje faz parte de produtos utilizados tanto com fins medicinais quanto alimentares e culturais, como o famoso "quentão", bebida tradicional do sertanejo, composto de cachaça, gengibre, canela, cravo, manjericão e açúcar.

No que se refere ao uso oficial do *Z. officinale*, é recomendado pela OMS, vol. 1 (1999),[7] e pela European Medicines Agency (EMA).[8] No Brasil, foi incluído apenas na 1ª edição da Farmacopeia Brasileira (FB) (1926)[9] e consta na 1ª e 2ª edições do Formulário de Fitoterápicos da Farmacopeia Brasileira (FFFB) (2011; 2021),[10] bem como na lista de medicamentos fitoterápicos de registro simplificado da RDC 26/2014.[11]

Principais componentes químicos

O rizoma contém **óleo essencial** (1 a 4%) (bisaboleno, zingibereno, canfeno, α-pineno, cimol, citral, borneol, mirceno, limoneno, sesquifelandreno, gingeróis, gingeronas e shagaol) e **óleo resina**. Há uma discreta variação na composição do óleo essencial de acordo com a origem geográfica. Entretanto, os constituintes responsáveis por seu aroma permanecem inalterados. Contém ainda **compostos fenólicos** que conferem sabor picante (gingeróis e shogaóis), carboidratos, principalmente **amido** (40 a 60%); **proteínas** (9 a 10%); **lipídios** (6 a 10%) constituídos de triglicerídios, ácido fosfatídico, lecitina e ácidos graxos; **vitaminas** (niacina e vitamina A); **sais minerais** e **aminoácidos**.[7,12]

Atividades farmacológicas

Estudos clínicos demonstraram que a administração oral de rizoma em pó (940 mg) é efetiva para tratar os **sintomas da cinetose**, e os **compostos fenólicos** (gingeróis e shogaóis) provavelmente sejam os responsáveis pela propriedade antiemética. Os resultados sugerem que esse efeito não é mediado pelo SNC,[7] e sim por ação direta no trato digestivo. O pré-tratamento com 1 a 2 g do pó reduz efetivamente as náuseas, a hiperatividade estomacal e a liberação de vasopressina em indivíduos com doença induzida pelo movimento.[13] Além disso, estudo clínico duplo-cego randomizado demonstrou eficácia em hiperemese gravídica, na dose de 250 mg 4 vezes/dia.[14] Uma revisão recente quanto ao uso e efeito de diversas intervenções no cuidado a náuseas e vômitos no início da gravidez concluiu que o uso do *Z. officinale* pode ser útil, embora a evidência acerca da eficácia seja limitada. No entanto, nessa mesma revisão, é relatado que essa espécie foi superior ao placebo em três estudos recentes.[15] Pesquisa mostra que suplementação com gengibre antes e durante quimioterapia ajuda a diminuir náuseas e vômito.[16]

A Comissão E o indica como **antiemético, inotrópico positivo, promotor das secreções gástricas** e **salivares** e **colagogo**. Também estimula o peristaltismo e o tônus intestinal.

Os gingeróis são inibidores das prostaglandinas e leucotrienos, contribuindo para seus efeitos **anti-inflamatórios**.[17] Os gingeróis são os principais compostos presentes no rizoma do *Z. officinale*, que, por serem muito lábeis, se degradam com a desidratação e, como consequência, transformam-se em shogaóis. Essas duas substâncias

são responsáveis pelas propriedades anticâncer, antioxidante, antimicrobiana, anti-inflamatória e antialérgica do rizoma. Os extratos de *Z. officinale* podem fornecer proteção ainda contra o diabetes e doenças hepáticas.

O extrato fluido de *Z. officinale* mostrou ser estimulante (ergogênico) em doses entre 15 e 30 mg/kg por via oral, e a fração de saponosídeos triterpenoides foi a responsável por esse efeito.[18,19]

Em relação às infecções respiratórias virais, pesquisa realizada em cobaias relaciona a atividade antitussígena aos polissacarídeos presentes no rizoma e obtidos pela extração aquosa, e não induzem ao vício.[20] A razão pela qual a medicina chinesa usa os rizomas frescos no tratamento do resfriado comum é possivelmente em decorrência da maior atividade destes em relação ao desidratado, visto que durante a secagem e armazenagem ocorre decomposição do sesquifelandreno e do zingibereno, levando à diminuição de ação.[21] Ainda nesse aspecto, um composto natural chamado de "Phytorelief CC", que apresenta em sua composição o *Z. officinale*, é benéfico na evolução do resfriado comum se utilizado na fase inicial do aparecimento dos sintomas.[22] Uma das ações do *Z. officinale* seria sobre a agregação plaquetária. Em função disso, foi realizada uma revisão na literatura compreendendo 10 trabalhos científicos e 2 estudos clínicos observacionais. Destes, apenas 4 trabalhos revelaram redução na agregação das plaquetas, sendo todos questionáveis, enquanto os demais não relataram esse efeito. Os estudos clínicos realizados foram conflitantes, o que deixa dúvidas quanto a essa ação.[23]

Pacientes com colite ulcerativa tratados com 2.000 mg de gengibre dividido em 4 doses/dia apresentaram ligeira melhora de parâmetros inflamatórios e na qualidade de vida após 12 semanas de tratamento.[24]

Cabe ressaltar que o óleo essencial, em uso tópico, tem propriedades analgésicas, mas pode causar alergia.[25]

Indicações e usos principais

- Gripes, resfriados, tosse, bronquites
- Irritação e inflamação da garganta, rouquidão
- Digestão lenta, plenitude pós-prandial; gastrites e epigastralgias; flatulência; refluxo gastresofágico
- Intoxicação alimentar, principalmente por frutos do mar
- Doenças reumáticas, dores e processos inflamatórios articulares

- Como tônico e afrodisíaco
- Náuseas, vômitos pós-cirúrgicos, cinetose, hiperêmese gravídica.

Uso etnomedicinal

Para o tratamento de dispepsias, flatulência, cólicas, vômitos, diarreias, espasmos e outros distúrbios do sistema digestório. Ainda é empregado para resfriados e gripes, asma, bronquite, menorragia,[26] bem como estimulante do apetite e agente anti-inflamatório para o tratamento de enxaqueca, dores reumáticas e musculares. Também utilizado para tratar catarata, dor de dente, insônia, hemorroidas e como tônico.[7] Na Ásia e na África, é usado para "acender o fogo interno" do corpo. Médicos chineses e indianos indicam *Z. officinale* para pacientes com mãos e pés frios. Também é conhecido como afrodisíaco.[4]

Posologia

- Decocção: cozinhar por 10 min uma colher (chá) de rizoma triturado em 1 xícara de chá de água. Cobrir, deixar descansar por 10 min, coar e tomar 3 xícaras/dia
- Planta seca: 1 a 4 g/dia
- Pó: 250 mg a 3 g/dia
- Tintura: 2 a 10 ml/dia
- Tintura: preparada com 20 g de rizoma seco em 100 ml de álcool 70%: 50 gotas em água, 1 a 3 vezes/dia[27]
- Tintura-mãe: 3 a 18 ml/dia
- Cataplasmas: bem moído ou ralado, amassado em um pano e deixar no local (para reumatismos, furúnculos e traumatismos)
- Extrato do rizoma: crianças acima de 6 anos, 4 a 16 mg de gingeróis/dia; adultos, 16 a 32 mg de gingeróis/dia.[28]

Extratos disponíveis no mercado brasileiro

- Extrato seco de *Zingiber officinale* padronizado em 1% de gingeróis
- Extrato seco de *Zingiber officinale* padronizado em 5% de gingeróis.

Contraindicações

Sem referências.

Precauções

- Na gravidez, a dose máxima diária recomendada é de 1 g/dia
- Uso cauteloso em pacientes hipertensos
- Contraindicado o uso interno em hipertensos graves
- Dermatite de contato em pacientes sensíveis.[7]

Toxicidade e interações

Sem referências.

REFERÊNCIAS BIBLIOGRÁFICAS

1. Elpo ERS, Negrelle RRB. Zingiber officinale roscoe: aspectos botânicos e ecológicos. Visão Acadêmica. 2004;5(1).
2. Chopra D. O guia Deepak Chopra de ervas. Rio de Janeiro: Campus; 2001.
3. Alonso JR. Tratado de fitomedicina: bases clínicas y farmacológicas. Buenos Aires: Isis; 1998.
4. Sangirardi Jr. Plantas eróticas. 2. ed. Rio de Janeiro: Editorial Nórdica; 1981.
5. Sá IM, Elisabetsky E. Medical knowledge exchanges between Brazil and Portugal: an ethnopharmacological perspective. Journal of Ethnopharmacology. 2012;142(3):762-8.
6. Milliken W, Albert B. The use of medicinal plants by the Yanomami Indians of Brazil. Economic Botany. 1996;50(1):10-25.
7. WHO. WHO monographs on selected medicinal plants. vol. 1. Geneva; World Health Organization; 1999.
8. EMA – European Medicines Agency. Disponível em: www.ema.europa.eu/ema. Acesso em: 25/08/2015.
9. Farmacopeia dos EUA do Brasil. 1. ed. São Paulo: Companhia Editora Nacional; 1929.
10. Brasil. Ministério da Saúde. Agência Nacional de Vigilância Sanitária (Anvisa). RDC nº 60, de 10 de novembro de 2011. Aprova o Formulário de Fitoterápicos da Farmacopeia Brasileira, 1ª edição, e dá outras providências. Brasília: Diário Oficial; 11 nov. 2011.
11. Brasil. Agência Nacional de Vigilância Sanitária. Resolução RDC nº 26, de 13 de maio de 2014, e seu anexo, Instrução Normativa 2/14. Dispõe sobre o registro de medicamentos fitoterápicos e o registro e a notificação de produtos tradicionais fitoterápicos; 2014.
12. Blumenthal M, Busse WR, Goldberg A, Gruenwald J, Hall T, Riggins CW et al., editors. The Complete German Commission E Monographs – Therapeutic guide to herbal medicines. Austin: American Botanical Council; 1998.
13. Lien HC, Sun WM, Chen YH, Kim H, Hasler W, Owyang C. Effects of ginger on motion sickness and gastric slow-wave dysrhythmias induced by circular vection. American Journal of Physiology-Gastrointestinal and Liver Physiology. 2003;284(3):G481-9.
14. Ernst E, Pittler MH. Efficacy of ginger for nausea and vomiting: a systematic review of randomized clinical trials. British Journal of Anaesthesia. 2000;84(3):367-71.
15. Matthews A et al. Interventions for nausea and vomiting in early pregnancy. Cochrane Database Syst Rev 3. 2014.

Capítulo 7

16. Ryan JL et al. Ginger (*Zingiber officinale*) reduces acute chemotherapy-induced nausea: a URCC CCOP study of 576 patients. Supportive Care in Cancer. 2012;20.7:1479-89.

17. Tjendraputra E, Tran VH, Liu-Brennan D, Roufogalis BD, Duke CC. Effect of ginger constituents and synthetic analogues on cyclooxygenase-2 enzyme in intact cells. Bioorganic Chemistry. 2001;29(3):156-63.

18. Pérez de Alejo JL, Miranda R, Rodríguez G. Acción estimulante del extrato fluido del *Zingiber officinale* Rosc. (Jengibre). Revista Cubana de Plantas Medicinales. 1996;1(1):42-5.

19. Pérez de Alejo JL, Miranda R, Rodríguez G, Flores RM. Actividad Estimulante de la Fracción de Saponósidos Triterpénicos de la Polyscias Fruticosa (L.) Harms (Aralia) y la Fracción de Gingeroles del *Zingiber oficinale* Roscoe (Jengibre). Revista Cubana de Plantas Medicinales. 1999;1(4):6-10.

20. Bera K et al. Structural elements and cough suppressing activity of polysaccharides from zingiber officinale rhizome. Phytotherapy Research. 2015.

21. Mills S, Bone K. Principles and practice of phytotherapy. Modern herbal medicine. Churchill Livingstone. 2000.

22. Luzzi R et al. Phyto-relief CC: prevention of cold episodes. Control of signs/symptoms and complications. Minerva Gastroenterológica e Dietológica. 2015.

23. Marx W et al. Correction: the effect of ginger (*Zingiber officinale*) on platelet aggregation: a systematic literature review. PloS One. 2015;10(11).

24. Nikkhah-Bodaghi M et al. *Zingiber officinale* and oxidative stress in patients with ulcerative colitis: a randomized, placebo-controlled, clinical trial. Complementary Therapies in Medicine. 2019;43:1-6.

25. Disponível em: http://www.kew.org/science-conservation/plants-fungi/zingiber-officinale-ginger. Acesso em: 21/11/2015.

26. Lorenzi H, Matos FJA. Plantas medicinais no Brasil. Instituto Plantarum; 2002.

27. Disponível em: http://www.anvisa.gov.br/hotsite/farmacopeiabrasileira/conteudo/Formulario_de_Fitoterapicos_da_Farmacopeia_Brasileira.pdf. Acesso em: 18/12/2015.

28. Disponível em: http://bvsms.saude.gov.br/bvs/saudelegis/anvisa/2014/int0002_13_05_2014.pdf. Acesso em: 08/12/2015.

Crédito da imagem:
Ivone Manzali

Gergelim

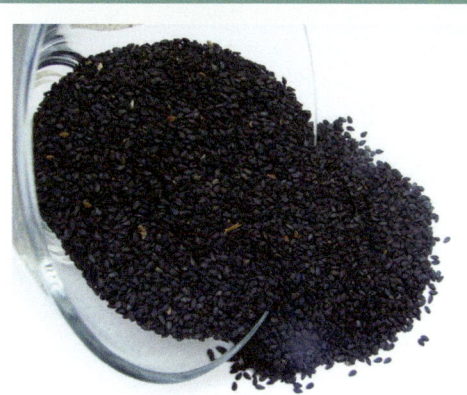

Nome botânico
Sesamum indicum L.
Sinonímia: *Sesamum orientale* L.

Nome farmacêutico
Semen Sesami Indici

Família
Pedaliaceae

Partes utilizadas
Semente e óleo da semente

Propriedades organolépticas
Doce, neutra e adstringente

Outros nomes populares

Sésamo.

Origem

África e Índia.

Histórico

A denominação do gênero *Sesamum* possivelmente tem três diferentes raízes etiológicas: assíria, árabe e do sânscrito. Todas as palavras trazem a ideia de "planta de óleo", muito provavelmente fazendo referência à produção de óleo por meio das sementes. O epíteto *indicum* refere-se ao centro de origem da espécie, que é a Índia.[1,2] Há evidências arqueológicas do cultivo do *S. indicum* no vale indiano de Harappa, entre os anos 2250 e 1750 a.C. As sementes desse vegetal também foram identificadas na tumba de Tutankhamun no Egito, indicando a ancestralidade do uso desta planta.[1]

No Egito antigo, o óleo foi usado em unguentos e em lamparinas. Dioscórides cita o uso do óleo de *S. indicum* pelos egípcios.[1] Segundo uma lenda assíria, quando Deus criou o mundo, ele bebeu vinho feito de sementes desta espécie. Outra lenda hindu identifica as sementes de *S. indicum* como o símbolo da imortalidade. A famosa frase "abra-te sésamo", do conto árabe das Mil e Uma Noites, faz referência à abertura do grão de *S. indicum* quando está maduro.[3]

As sementes de *S. indicum* são tradicionalmente utilizadas na culinária de povos de cultura árabe, hindus e asiáticos em geral. Ela é tradicionalmente consumida tostada ou cozida, na forma de pasta (*tahine*) pelos árabes, ou ainda as sementes salpicadas no pão e nas saladas.[1]

Existem três variedades de sementes: branca, preta e marrom. A branca é mais rica em óleo, mas a preta é a mais utilizada como planta medicinal[4] e apresenta maior concentração de cálcio.[5]

Registros históricos indicam que o *S. indicum* foi introduzido no Brasil pelos portugueses. Nos anos de 1800, Carl Friedrich P. von Martius documentou o uso da espécie na região amazônica.[6] Foi incluído na 1ª edição (1926) e na 4ª edição (1988-1996) da Farmacopeia Brasileira (FB).

Principais componentes químicos

As sementes contêm **ácidos graxos** insaturados (principalmente oleico, linoleico, palmítico e esteárico), **lignanas** (sesamina e sesamolina), **flavonoides**, **fitosteróis** (estigmasterol, sitosterol, campesterol), **globulinas**, **vitaminas A, B, E**, **proteínas, carboidratos, sais minerais** e **glicosídeos iridoide** (sesinosídeo).[7]

Atividades farmacológicas

As lignanas, flavonoides e globulinas aumentaram a atividade das enzimas hepáticas envolvidas com a oxidação de ácidos graxos, incluindo acil-CoA oxidase, carnitina-palmitoiltranferase, 3-hidroxiacil-CoA desidrogenase, e 3-cetoacil-CoA tiolase, com efeitos benéficos no metabolismo lipídico.[8,9] Ensaio isolou das cascas do *S. indicum* preto uma substância conhecida por antrasesamona F, que tem acentuado potencial **antioxidante**,[10] do mesmo modo que as lignanas.[11]

Pesquisa revela a capacidade das sementes em restaurar a função da **memória** ao interagir com os componentes colinérgicos em ratos[12] intoxicados com escopolamina. Investigação em humanos com o uso oral de sementes de *S. indicum* indicou resultados benéficos na melhora dos sintomas e sinais da **osteeoartrite** em joelhos,[13] o que corrobora o uso popular.

Pacientes que sofreram trauma nas extremidades inferiores e superiores e que utilizaram localmente o óleo de *S. indicum* para o **alívio de dor** reduziram a frequência no consumo de anti-inflamatórios.[14]

O sesamol, um dos constituintes do óleo de *S. indicum*, mostra em ratos atividades neuroprotetoras do SNC, **melhorando a capacidade cognitiva**. No sistema metabólico, demonstrou **reduzir o colesterol** total, o LDL **e os triglicerídeos** e elevar o HDL.[15] Estudo clínico randomizado e duplo-cego ofereceu diariamente 28 g de pasta de gergelim no café da manhã a um grupo de 21 pacientes diabéticos do tipo 2. Após 6 semanas, houve queda significante nos triglicerídeos e ligeira no colesterol total e no LDL-C.[16]

O cálcio presente nas sementes de *S. indicum* é facilmente absorvido pelo organismo, sendo uma boa fonte para uso na dieta.[17] Além disso, tanto a semente quanto o óleo **aumentam o trânsito intestinal** e o número de evacuações.

Mel de *S. indicum* apresentou atividade antibacteriana contra bactérias patogênicas *S. typhi*, *S. typhimurium* e *E. coli* e atividade estimulante para o crescimento de linhagens probióticas de *L. acidophilus* e *B. bifidum*.[18]

Indicações e usos principais

- Diabetes e dislipidemias
- Constipação intestinal
- Síndrome climatérica (na MTC).

Uso etnomedicinal

Na medicina ayurvédica, o óleo de *S. indicum* é utilizado nas massagens para harmonizar problemas associados à Vata. Tem ações emoliente, demulcente, diurética, galactagoga, emenagoga e tônica.[4] Em outras culturas, misturado à água de cal é usado externamente em queimaduras e furúnculos. Em produtos contendo cânfora, é massageado nos locais de dores articulares e artrites. O decoto da raiz é indicado tradicionalmente na asma e tosse.[17]

Na MTC, a semente é considerada **tônica do rim e do fígado**, usada para queda e embranquecimento dos cabelos, cáries dentárias, *tinnitus*, perda de memória, miofasciculações e tiques, além de lubrificar o intestino.[19]

Posologia

Infusão ou decocto de 9 a 30 g/dia.

Obs.: deve ser tostado antes de ser consumido, o que aumenta a ação tônica.

Extratos disponíveis no mercado brasileiro

Extrato seco de *Sesamum indicum* padronizado em 98% de sesamina.

Contraindicações

Sem referências.

Precauções

Sem referências.

Toxicidade e interações

Sesamol e sesamolina podem causar reações alérgicas de contato.

REFERÊNCIAS BIBLIOGRÁFICAS

1. Manniche L. An ancient Egyptian herbal. 2. ed. British Museum Press; 1999.
2. Gledhill D. The names of plants. 4. ed. Cambridge University Press; 2008.
3. Sangirardi Jr. Plantas eróticas. 2. ed. Rio de Janeiro: Editorial Nórdica; 1981.
4. Swami T, Sada S. The Ayurveda encyclopedia. EUA: Ayurveda Holistic Center Press; 1998.
5. de Paula Queiroga V et al. Qualidade fisiológica e composição química das sementes de gergelim com distintas cores. Revista Agro@mbiente On-line. 2011;4(1):27-33.
6. Breitbach UB, Niehues M, Lopes NP, Faria JE, Brandão MG. Amazonian Brazilian medicinal plants described by CFP von Martius in the 19th century. Journal of Ethnopharmacology. 2013;147(1):180-9.
7. Takase R et al. Sesinoside, a new iridoid glucoside from sesame (*Sesamum indicum*) seedlings. Natural Product Communications. 2014;9(11):1539-40.
8. Sirato-Yasumoto S, Katsuta M, Okuyama Y, Takahashi Y, Ide T. Effect of sesame seeds rich in sesamin and sesamolin on fatty acid oxidation in rat liver. Journal of Agricultural and Food Chemistry. 2001;49(5):2647-51.
9. Rajamohan T, Kurup PA. Lysine: arginine ratio of a protein influences cholesterol metabolism. Part 1 – Studies on sesame protein having low lysine: arginine ratio. Indian J Exp Biol 1997;35(11):1218-23.

10. Furumoto T, Nishimoto K. Identification of a characteristic antioxidant, Anthrasesamone F, in black sesame seeds and its accumulation at different seed developmental stages. Bioscience, Biotechnology and Biochemistry. 2015:1-6.

11. Kumar CM, Singh SA. Bioactive lignans from sesame (*Sesamum indicum* L.): evaluation of their antioxidant and antibacterial effects for food applications. Journal of Food Science and Technology. 2015;52(5):2934-41.

12. Chidamabaram SB et al. *Sesame indicum*, a nutritional supplement, elicits antiamnesic effect via cholinergic pathway in scopolamine intoxicated mice. Environmental Toxicology. 2015.

13. Eftekhar Sadat B et al. Effects of sesame seed supplementation on clinical signs and symptoms in patients with knee osteoarthritis. International Journal of Rheumatic Diseases. 2013;16(5):578-82.

14. Shamloo MBB et al. The effects of topical sesame (*Sesamum indicum*) Oil on Pain Severity and amount of received non-steroid anti-inflammatory drugs in patients with upper or lower extremities trauma. Anesthesiology and Pain Medicine. 2015;5(3).

15. John J et al. Sesamol, a lipid lowering agent, ameliorates aluminium chloride induced behavioral and biochemical alterations in rats. Pharmacognosy Magazine. 2015;11(42):327.

16. Mirmiran P et al. Ardeh (*Sesamum indicum*) could improve serum triglycerides and atherogenic lipid parameters in type 2 diabetic patients: a randomized clinical trial. Archives of Iranian Medicine. 2013;16.11:0-0.

17. Disponível em: www.pfaf.org/user/Plant.aspx?LatinName=Sesamum+indicum. Acesso em: 20/11/2015.

18. Das A et al. Evaluation of antioxidative, antibacterial and probiotic growth stimulatory activities of *Sesamum indicum* honey containing phenolic compounds and lignans. LWT-Food Science and Technology. 2015;61.1:244-50.

19. Botsaris AS, Boorhem RL, Corrêa CBV. Fitoterapia chinesa e plantas medicinais brasileiras; 2002.

Crédito da imagem:
Ivone Manzali

Gimnema

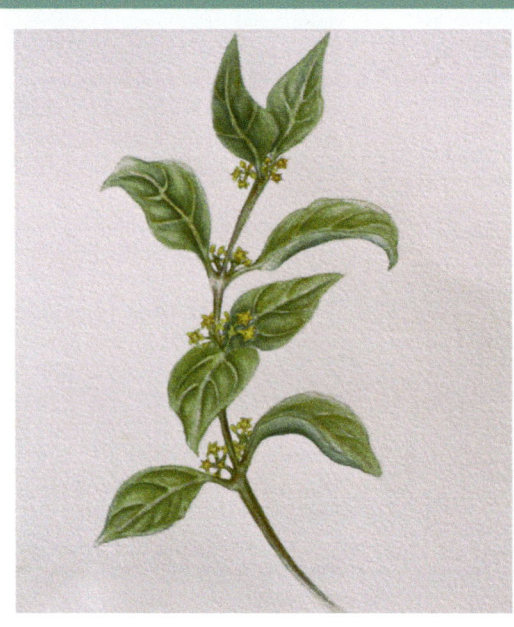

Nome botânico
Gymnema sylvestre (Retz.) R. Br.
ex Schult.

Nome farmacêutico
Folium Gymnemae Sylvestreae

Família
Apocinaceae

Parte utilizada
Folhas

Propriedades organolépticas
Adstringente, picante, levemente
amornante e amarga

Outros nomes populares

Não há referências em virtude de a espécie não ter uso medicinal popular no Brasil.

Origem

Ásia.

Histórico

A denominação do gênero *Gymnena* deriva das palavras gregas *gymnos* (nua, sem pelos) e *nema* (filamento, fio), referindo-se aos estames sem pelos. O epíteto *sylvestre* em tradução livre significa "selvagem, silvestre".[1]

A *G. sylvestre* é uma trepadeira medicinal de crescimento lento utilizada há séculos na Índia. Em hindi, as folhas são denominadas *gudmār*, que significa "destruidor de açúcar". Quando suas folhas são mastigadas, a língua fica insensível ao sabor doce por algumas horas, e por isso ela é associada, na medicina ayurvédica, ao controle do açúcar no corpo.[2,3] Essa planta tem sido usada há mais de 2.000 anos na medicina ayurvédica para tratar o excesso de açúcar no sangue ou "urina doce", agora conhecida como diabetes.[4]

Na década de 1960, foram desenvolvidas pesquisas que resultaram no isolamento e na identificação dos ácidos gimnêmicos (saponinas triterpenoídicas) e demonstraram seus efeitos hipoglicemiantes, corroborando o uso na medicina tradicional indiana. Tais estudos proporcionaram o desenvolvimento de produtos que têm como base o extrato seco padronizado desses constituintes, sendo, em geral, comercializados como "suplementos alimentares". No Brasil, não foi identificado fitoterápico registrado contendo *G. sylvestre*, tampouco está incluído em farmacopeias ou resoluções sanitárias, porém encontra-se disponível no mercado brasileiro como extrato seco padronizado. Dessa maneira, podemos considerá-la uma espécie de uso recente no Brasil e sem nenhuma tradição cultural em nosso país. Hoje a popularidade da espécie advém da ampla divulgação do produto como auxiliar do emagrecimento.

Principais componentes químicos

Os constituintes principais são as **saponinas triterpenoídicas** dos tipos **oleanano** (ácidos gimnêmicos I, IV, V, VIII e IX e gimnessaponinas) e **damarena** (gimnemasídeos a, b, c, d, e, f). Contém ainda **resina**, **alcaloides** (gimnamina), **ácidos graxos**, **ácidos orgânicos**, **princípios amargos**, **antraquinonas**, **proteínas** (gurmarina) e **polipeptídios**.[5,6]

Atividades farmacológicas

Vários mecanismos de ação podem contribuir para os efeitos **antidiabéticos** da *G. sylvestre*. Estudos experimentais demonstram que a planta aumenta a liberação de insulina pelas células β do pâncreas, estimula a captação de glicose pelas células e reduz a absorção de glicose pelos intestinos. Além disso, a ingestão de glicose pode ser reduzida pela presença de gurmarina, que **diminui o prazer do sabor doce dos alimentos**. Além disso, o ácido gimnêmico, que provoca a secreção de insulina, e as saponinas, que **reduzem a absorção intestinal de glicose**, são responsáveis, em parte, por seus efeitos hipoglicemiantes.[4]

Estudo avaliando as propriedades de um extrato aquoso de *G. sylvestre* mostrou aumento do efeito da insulina exógena em animais normoglicêmicos, ampliou a tolerância a glicose em normo e hiperglicêmicos e diminuiu a glicose no plasma de animais com diabetes leve.[7]

Em suma, as pesquisas em animais e *in vitro* sugerem em torno de 5 mecanismos de ação para os constituintes da *G. sylvestre*: (1) promove a regeneração das células do pâncreas; (2) inibe a absorção de glicose nos intestinos; (3) aumenta a secreção de insulina pelo pâncreas; (4) aumenta a sensibilidade dos tecidos à insulina; e (5) reduz a ingestão de calorias por causa da alteração do sabor doce no nível da língua.[7] Essa espécie é amplamente empregada em fórmulas da medicina ayurvédica para o tratamento do diabetes, e avaliações clínicas preliminares apresentaram resultados positivos, porém são necessários mais estudos para estabelecer sua eficácia e segurança.[4]

A *G. sylvestre* auxilia na perda de peso, possivelmente pela sua capacidade em reduzir o desejo por doces e por controlar os níveis de açúcar no sangue. No entanto, há autores que afirmam que os efeitos na redução de peso não são significativos.[8] Outras investigações farmacológicas experimentais também revelaram que o extrato da folha promove a queda dos triglicerídios, do colesterol total, do VLDL e do LDL de modo similar ao medicamento usado como referência (clofibrato).[9]

Em estudo *in vitro* com células de ratos, o ácido gimnêmico do extrato metanólico das folhas de *G. sylvestre* mostrou propriedades imunomodulatórias, estimulando os componentes mieloides e linfoides do sistema imunológico ao regenerar macrófagos e restabelecer a capacidade de proliferação de linfócitos.[10]

Indicações e usos principais

- Diabetes tipo 2
- Obesidade
- Redutor do apetite.

Uso etnomedicinal

Na Índia, é utilizado no tratamento do diabetes, nas infecções do trato respiratório, na febre, como estimulante do sistema circulatório, acalma o *Kapha* e, externamente, a pasta das folhas, nas infecções cutâneas.[2,3] Outros usos citados são como diurético, antidispéptico, laxativo e nas icterícias.[9] Algumas etnias mascam as folhas verdes de *G. sylvestre* para manter a urina clara e reduzir a glicosúria.

Posologia

Extrato seco padronizado de 400 a 600 mg/dia, administrado junto às refeições.

Obs.: no exterior, o extrato seco é padronizado em 24% de ácidos gimnêmicos.[11]

Extratos disponíveis no mercado brasileiro

Extrato seco de *Gymnema silvestre* padronizado em no mínimo 75% de ácidos gimnêmicos.

Contraindicações

Na gravidez, por falta de informações confiáveis sobre sua segurança em gestantes.[11]

Precauções

Os níveis da glicemia devem ser monitorados com rigor e mais frequentemente se houver uso concomitante com medicamentos hipoglicemiantes ou insulina.[11]

Toxicidade e interações

Sem referências.

REFERÊNCIAS BIBLIOGRÁFICAS

1. Morgan M. Botanical latin: the poetry of herb names. Disponível em: www.mediherb.com/pdf/6089_US.pdf. Acesso em: 20/11/2015.
2. Chopra D. O guia Deepak Chopra de ervas. Rio de Janeiro: Campus; 2001.
3. Tirtha S, Shiva S. The Ayurveda encyclopedia. EUA: Ayurveda Holistic Center Press; 1998.
4. Capasso F, Gaginella TS, Grandolini G, Izzo AA. Phytotherapy: a quick reference to herbal medicine. London: Springer; 2003.
5. Ahmed ABA, Komalavalli N, Muthukumar M, Benjamin JHF, Rao AS, Kim SK et al. Pharmacological activities, phytochemical investigations and in vitro studies of Gymnema sylvestre R.

Br. – a historical review. Comprehensive Bioactive Natural Products. 2009;1:75-99. Potential and Challenges.

6. Patel P, Harde P, Pillai J, Darji N, Patel B. Antidiabetic herbal drugs a review. Pharmacophore. 2012;3(1):18-29.

7. Ayurvedic interventions for diabetes melito: a systematic review. Disponível em: www.ncbi.nlm. nih.gov/books/bv.fcgi?rid=hstat1.section.95397. Acesso em: 02/12/2008.

8. Verrengia EC, Kinoshita SAT, Amadei JL. Medicamentos fitoterápicos no tratamento da obesidade. Uniciências. 2015;17(1).

9. Saneja A, Sharma C, Aneja KR, Pahwa R. *Gymnema sylvestre* (Gurmar): a review. Der Pharmacia Lettre. 2010;2(1):275-84.

10. Singh VK et al. Immunomodulatory effect of *Gymnema sylvestre* (R. Br.) leaf extract: an in vitro study in Rat model. PloS one. 2015;10.10:e0139631.

11. Braun L, Cohen M. Herbs & natural supplements. An evidence-based guide. 2. ed. Austrália: Elsevier; 2007.

Crédito da imagem:
Ilustração de Ivone Manzali

Ginkgo

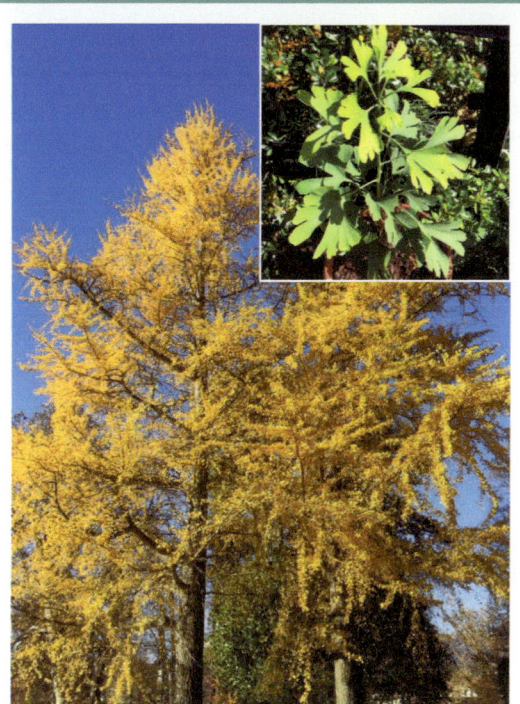

Nome botânico
Ginkgo biloba L.

Nome farmacêutico
Folium Ginkgo

Família
Ginkgoaceae

Parte utilizada
Folha

Propriedades organolépticas
Amarga, levemente azeda e refrescante

Outros nomes populares
Sem referências.

Origem
China.

Histórico

A denominação do gênero *Ginkgo* deriva da palavra sino-Japonesa *gin-kyo*, que significa damasco, pois seu fruto é comestível. O epíteto *biloba* faz referência ao formato das folhas, que apresentam dois lóbulos (*bi-lobus*), ou seja, são bilobadas.[1,2]

A espécie *G. biloba* é a única espécie viva da família Ginkgoaceae, sendo um dos exemplos mais conhecidos de um fóssil vivo. A sua origem é do período Paleozoico, mais de 225 milhões de anos atrás.[3]

Os primeiros registros históricos do *G. biloba* encontrados foram relacionados com as Dinastias Song, no século 11, e Ming, no 16, que se referem à beleza das suas folhas, dos frutos comestíveis e da utilização medicinal. Há dúvidas nos relatos quanto à importância para aquela época do *G. biloba* nos rituais religiosos, embora a espécie seja amplamente encontrada próxima aos templos budistas e taoístas. Esse amplo uso da espécie teve significativo papel na sua conservação e disseminação em toda a China.[2,4]

Foi introduzida na Europa no século 18 para fins ornamentais. Na Alemanha, o Dr. Willmar Schwabe criou, em 1866, a empresa que leva seu nome, com a missão de desenvolver fitoterápicos. Na década de 1950, essa empresa lançou um programa de pesquisa para sistematizar o conhecimento etnomedicinal. O neto do fundador, Dr. Willmar Schwabe III, realizou expedições a várias partes do mundo para identificar espécies medicinais de uso tradicional em vários países. Na China, ele conheceu o *G. biloba* e ficou impressionado com a beleza dessa planta, sobretudo das folhas, e decidiu fazer extrato dessa parte do vegetal e realizar ensaios farmacológicos para avaliá-lo. Ele detectou importante atividade em preparações *in vitro* e *ex vivo* (*Langerdorff heart*), que foram associadas aos flavonoides presentes no extrato. Dessa maneira, na década de 1970, padronizou o conteúdo do extrato nesses constituintes e realizou ensaios clínicos para avaliar seus efeitos. Como resultado, observou

que o extrato auxiliava no tratamento de doenças vasculares periféricas e aumentava o fluxo
sanguíneo cerebral. Como fruto dessas investigações, a empresa lançou no mercado europeu um
fitoterápico com base no extrato das folhas de *G.
biloba*, denominado EGb 761, de nome comercial Tebonin®,[5] e tornou-se um dos fitoterápicos
mais comercializados na Alemanha.

Atualmente, é nativo da China, que produz aproximadamente 20.000 toneladas de folhas, principalmente nas províncias de Jiangsu,
Shandong, Zhejiang, Hubei, Anhui e Guangxi.[3]

O curioso é que, na própria China, as folhas
tinham menos importância medicinal na prática
da medicina tradicional chinesa (MTC) que os
frutos. No entanto, o uso das folhas prevaleceu e
foi adotado oficialmente nos anos 1970, na forma
de extrato seco, como consequência dos estudos
realizados pelos europeus.[4] Desde então, é considerado um dos produtos fitoterápicos mais conhecidos e utilizados no mundo. É uma espécie
recomendada pela OMS, vol. 1 (1999),[6] e pela
European Medicines Agency (EMA).[7]

No Brasil, a introdução do fitoterápico foi
promovida por empresas farmacêuticas europeias, sendo a espécie com maior número de produtos registrados aqui, embora não conste ainda
na Farmacopeia Brasileira.[8] Além disso, o *G. biloba* também faz parte da RDC 26/2014 como
parte da lista de medicamentos fitoterápicos de
registro simplificado.

Principais componentes químicos

As folhas de *G. biloba* contêm **diterpenoides**
(ginkgolídeos A, B, C, J), **sesquiterpenoides**
(bilobalido), **flavonoides** (quercetina, luteolina,
tricetina, kaempferol, quercetol), **biflavonas** (bi-
lobetina, ginkgetina, isoginkgetina e esciadopiti-
na), **poliprenóis, catequinas, proantocianidinas,
terpenoides, lactonas terpênicas** (ginkgolídeos e
bilobalídeo), **ácido 6-hidroxiquinurênico, citoci-
ninas, β-lectinas, carotenoides.**

Atividades farmacológicas

Os extratos de *G. biloba* (EGB) são mundialmente utilizados como um vasodilatador que
melhora as disfunções cerebrais, bem como por
seus efeitos antioxidantes e moduladores de diversos neurotransmissores como a serotonina, a
norepinefrina, a dopamina e a acetilcolina, elevando o nível cerebral dos três últimos.[9]

Para os efeitos **vasodilatadores** do EGB são
sugeridos vários mecanismos, tais como liberação de óxido nítrico (NO), ativação dos canais

de cálcio dependentes de potássio e liberação de
prostaciclina. Entretanto, estudos indicam que,
além destes, outros mediadores podem estar envolvidos, tais como proteínas quinases (PK-A,
PK-G e PK-C), bem como outros constituintes,
tendo em vista que o flavonoide quercetina também mostrou atividade vasodilatadora.[10]

Apesar de os estudos focarem sobre as atividades dos ginkgolídeos e suas propriedades (vasodilatadoras e antagonista do PAF), pesquisas
demonstram que os flavonoides são importantes
para os efeitos relatados do EGB, indicando um
importante sinergismo entre os constituintes
desse extrato.[11]

Além disso, estudos *in vivo* indicam que a
administração sistêmica de bilobalídeo **reduz
edema cerebral** induzido por trietiltina, diminui
o volume do infarto cortical em modelos experimentais e **reduz a isquemia cerebral.**[12]

Estudos clínicos sobre a **memória** apresentam resultados conflitantes, pois em um estudo
com pacientes portadores de Alzheimer o EGB
mostrou resultados positivos quando administrado por 75 a 90 dias, em que a melhora, apesar de
modesta, foi superior à do grupo-controle.[13]

Avaliação realizada em homens jovens e saudáveis não se mostrou positiva, sendo questiona-
dos, neste caso, o tempo (5 dias) e a dose administrada (120 mg/dia).[14] Observa-se uma grande
heterogeneidade entre os desenhos dos estudos
clínicos realizados com EGB, produzindo dificuldades na avaliação dos resultados. Porém,
nota-se um modesto efeito sobre cognição e
demência, mas que talvez não seja clinicamente
significativo.[15,16] Enquanto por um lado estudos indicam eficácia para EGB no tratamento
da **demência de origem vascular e doença de
Alzheimer,** apesar das limitações metodológicas
das avaliações clínicas,[17] por outro o tratamento individualizado e o acompanhamento clínico
adequado definirão a melhor estratégia terapêutica para cada caso.

Trabalhos de pesquisa nos quais foram
levantados dados do Medline, Embase e
Cochrane com o objetivo de avaliar a eficácia
e os efeitos colaterais do *G. biloba* nas disfunções cognitivas e demência concluíram que o
extrato EGb 761 na dose de 240 mg/dia é capaz de reduzir ou **estabilizar a função cognitiva
e o comportamento** após 22 a 26 semanas de
uso, especialmente em pacientes com sintomas
neuropsiquiátricos, sem implicar efeitos colaterais.[18,19] O mesmo resultado foi alcançado
com pacientes diabéticos tipo 2 com disfunção

cognitiva.[20] Trazendo à tona a discussão sobre a eficácia, outra revisão não demonstrou que a *G. biloba* possa prevenir o desenvolvimento de demência em indivíduos que ainda não são portadores da doença.[21]

Nova análise de revisões sistemáticas sobre *G. biloba* corrobora os efeitos potencialmente positivos sobre desempenho cognitivo, atividades cotidianas e impressão global clínica no tratamento de demência em doses maiores que 200 mg/dia e administradas por 22 semanas ou mais.[22]

Há estudos que revelam que os **poliprenóis** presentes nas folhas têm as seguintes atividades: **protetora contra lesão hepática** induzida por tetracloreto de carbono e álcool; **antitumoral** e **antibacteriana**. Ensaios com o uso oral dos poliprenóis das folhas de *G. biloba* tanto *in vitro* quanto *in vivo* não demonstraram sinais de toxicidade aguda ou subcrônica nas doses testadas.[23]

Uma investigação randomizada foi realizada com ratos que tiveram o nervo cavernoso lesionado, e aos quais foram administradas diferentes doses do extrato de *G. biloba*. Aqueles que usaram extrato em doses elevadas mostraram recuperação do nervo cavernoso e da função erétil, o que pode ser favorável na **melhora da disfunção erétil** após prostatectomia radical.[24]

No tratamento do zumbido, novos estudos parecem mostrar que o uso de *G. biloba* pode ajudar a diminuir o incômodo e o estresse relacionados a ele.[25]

Indicações e usos principais

- Otimizar a memória
- Estabilizar a função cognitiva
- No tratamento de zumbidos e vertigens
- Nas claudicações intermitentes.

Uso etnomedicinal

O uso tradicional dos chineses pelas folhas é o mesmo da medicina ocidental. As sementes também são utilizadas na MTC para transtornos pulmonares tais como asma e bronquite, incontinência urinária e leucorreia.

Posologia

- Extrato seco das folhas EGb 761: 120 a 160 mg/dia
- Extrato seco das folhas padronizado 50:1: 120 a 240 mg/dia
- Extrato das folhas: 26,4 a 64,8 mg de ginkgo-flavonoides e 6 a 16,8 mg de terpenolactonas/dia.[26]

Extratos disponíveis no mercado brasileiro

Extrato seco das folhas de *Ginkgo biloba* padronizado em 24% de flavonoides.

Contraindicações

Gravidez e lactação, por falta de dados.

Precauções

- Suspender o uso 3 dias antes de procedimentos cirúrgicos
- Relatos de casos de hemorragias utilizando somente extrato de ginkgo
- A utilização de *G. biloba* por pacientes portadores de diabetes tipo 2 pode aumentar a taxa de *clearance* hepático da insulina e dos hipoglicemiantes, o que resulta na redução do metabolismo da glicose com consequente aumento da glicose sanguínea.[27]

Toxicidade e interações

- É bastante segura e bem tolerada. São raros os relatos de náuseas, vômitos, cefaleias e acidez gástrica
- Evitar o uso concomitante com anticoagulantes em função do possível risco de induzir hemorragia. Pode potencializar o efeito de antiagregantes plaquetários
- Evitar uso concomitante com antirretrovirais, pois pode induzir toxicidade ou interferir na concentração sérica desses medicamentos.[28]

REFERÊNCIAS BIBLIOGRÁFICAS

1. Gledhill D. The names of plants. 4. ed. Cambridge University Press; 2008.
2. Chopra D, Simon D. O guia Deepak Chopra de ervas. Rio de Janeiro: Campus; 2001.
3. Li Y, Hu C. *Ginkgo biloba* L. 银杏 (Yinxing, Baiguo, Ginkgo). In dietary chinese herbs. Springer Vienna; 2015:391-402.
4. Van Beek TA et al., editor. *Ginkgo biloba*. Harwood Academic; 2000.
5. Drieu K, Jaggy H. 15. History, Development and constituents of EGb 761. *Ginkgo biloba*. 2000:267.
6. WHO. WHO monographs on selected medicinal plants. vol. 1. Geneva: World Health Organization; 1999.
7. EMA – European Medicines Agency. Disponível em: http://www.ema.europa.eu/ema/. Acesso em: 20/12/2015.
8. Carvalho ACB et al. Situação do registro de medicamentos fitoterápicos no Brasil. Revista Brasileira de Farmacognosia. 2008;18(2):314-9.
9. Stein C et al. Effects of *Ginkgo biloba* extract EGb 761, donepezila e their combination

on central cholinergic function in aged rats. Journal of Pharmacy & Pharmaceutical Sciences. 2015;18(4):634-46.

10. Nishida S, Satoh H. Mechanisms for the vaso-dilations induced by *Ginkgo biloba* extract and its main constituent, bilobalide, in rat aorta. Life Sciences. 2003;72:2659-67.

11. Maclennan KM, Darlington CL, Smith PF. The CNS effects of *Ginkgo biloba* extracts and ginkgo-lide B. Progress in Neurobiology. 2002;67:235-57.

12. Defeudis FV. Bilobalide and neuroprotection. Pharmacological Research. 2002;46(6):565-8.

13. Le Bars PL, Katz MM, Berman N et al. A placebo-controlled, double-blind, randomized trial of an extract of *Ginkgo biloba* for dementia. JAMA. 1997;278:1327-32.

14. Moulton PL, Boyko LN, Fitzpatrick JL, Petros TV. The effect of *Ginkgo biloba* on memory in healthy male volunteers. Physiology & Behavior. 2001;73:659-65.

15. Burns A, O'Brien J. Clinical practice with antidementia drugs: a consensus statement from British Association for Psychopharmacology. Journal of Psychopharmacology. 2006;20(6):732-55.

16. DeKosky ST et al. *Ginkgo biloba* for prevention of dementia: a randomized controlled trial. JAMA. 2008;300(19):2253-62.

17. Bornhöft G, Maxion-Bergemann S, Matthiessen PF. External validity of clinical trials for treatment of dementia with *Ginkgo biloba* extracts. Z Gerontol Geriat. 2008;41:298-312.

18. Tana M-S et al. Efficacy and adverse effects of *Ginkgo biloba* for cognitive impairment and dementia: a systematic review and meta-analysis. Meta. 2015;3:4.

19. Solfrizzi V, Panza F. Plant-based nutraceutical interventions against cognitive impairment and dementia: meta-analytic evidence of efficacy of a standardized *Gingko biloba* extract. Journal of Alzheimer's Disease, JAD. 2015;43(2):605-11.

20. Khaĭrullin IK, Esin RG, Pozdniak AO. Cognitive impairment in patients with diabetes melito type 2 and possibilities of its treatment. Zhurnal nevrologii i psikhiatrii imeni SS Korsakova/Ministerstvo zdravookhraneniia i meditsinskoi promyshlennosti Rossiiskoi Federatsii, Vserossiiskoe obshchestvo nevrologov [i]. Vserossiiskoe Obshchestvo Psikhiatrov. 2013;114(9):25-9.

21. Charernboon T, Jaisin K. *Ginkgo biloba* for prevention of dementia: a systematic review and meta-analysis. Journal of the Medical Association of Thailand. 2015;98(5):508.

22. Yuan Q et al. Effects of *Ginkgo biloba* on dementia: an overview of systematic reviews. Journal of Ethnopharmacology. 2017;195:1-9.

23. Wang C-Z et al. In vivo and in vitro toxicity evaluation of polyprenols extracted from *Ginkgo biloba* L. Leaves. Molecules. 2015;20(12):22257-71.

24. Wu Y-N et al. Effect of *Ginkgo biloba* extract (EGb-761) on recovery of erectile dysfunction in bilateral cavernous nerve injury rat model. Urology. 2015;85(5):1214-e7.

25. Procházková K et al. *Ginkgo biloba* extract EGb 761® *versus* pentoxifylline in chronic tinnitus: a randomized, double-blind clinical trial. International Journal of Clinical Pharmacy. 2018;40.5:1335-41.

26. Disponível em: http://bvsms.saude.gov.br/bvs/saudelegis/anvisa/2014/int0002_13_05_2014.pdf. Acesso em: 21/12/2015.

27. Evans JL, Bahng M. Non-pharmaceutical intervention options for type 2 diabetes: diets and dietary supplements (botanicals, antioxidants, and minerals). 2000.

28. Fasinu PS, Gurley BJ, Walker LA. Clinically relevant pharmacokinetic herb-drug interactions in antiretroviral therapy. Current Drug Metabolism. 2015;17:52-64.

Crédito das imagens:
Ivone Manzali

Goiaba

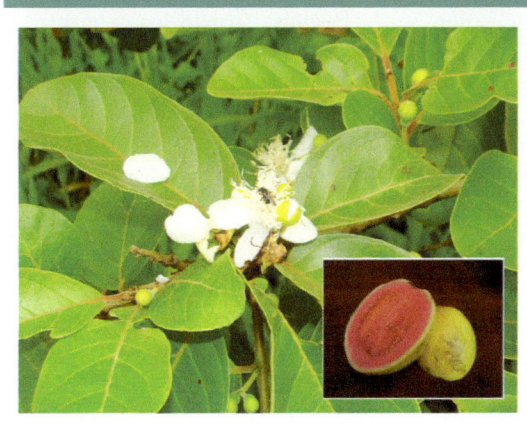

Nome botânico
Psidium guajava L.
Sinonímias: *Guajava pyrifera*
(L.) Kuntze; *Myrtus guajava* (L.)
Kuntze

Nome farmacêutico
Folium Psidium Guajavae

Família
Myrtaceae

Parte utilizada
Folhas (brotos)

Propriedades organolépticas
Levemente amarga, adstringente
e fresca

Outros nomes populares

Guaiaba, guaiava, araçá, araçá-uaçu, araçá-das-almas, araçá-goiaba, araçú-goiaba, guaiba, guava.

Origem

Espécie nativa da América do Sul.

Histórico

A denominação do gênero *Psidium* deriva do grego *sidion*, antigo nome para a romã, devido à similaridade entre os frutos. O epíteto *guaja-va* refere-se ao nome em espanhol *guayaba*, que significa goiaba.

Várias plantas do gênero *Psidium* são conhecidas e utilizadas pelos ameríndios há muitos séculos, tanto por seus frutos comestíveis quanto pelas suas propriedades medicinais. Os nomes araçá e goiaba têm origem tupi-guarani, significando, respectivamente: *a*, fruta; *eça*, olhos;[a] e *koyba*, sementes aglomeradas.[1,2] Era conhecida pelos astecas como *xalxocotl*, que significa "fruto arenoso". No *Libellus de Medicinalibus* (1552), a infusão das folhas é indicada no tratamento da disenteria.[3] Registros nos anos de 1560 relatam o envio de geleias dos frutos de araçá para Portugal, com a observação sobre sua utilização nos casos de disenterias, e como digestivos.[4]

As primeiras descrições da natureza do Brasil ocorreram no século 17 por Guilherme Piso e George Marcgrave, membros da comitiva de Maurício de Nassau. Piso coletou material para escrever o primeiro tratado de medicina tropical, *De Medicina Brasiliensis* (1648), no qual descreve as doenças então existentes no Brasil e como as tratar. Em 1658, Piso publica a *História Natural e Médica da Índia Ocidental*, em que descreve as propriedades terapêuticas de várias plantas medicinais, dentre as quais a *P. guajava*.[5] Atualmente é recomendada pela OMS, vol. 4 (2009).[6] No Brasil foi incluída nas Farmacopeias Brasileira 1ª (1926) e 4ª edição (1988-1996). Foi uma das espécies selecionadas para estudo pelo Programa de Pesquisas em Plantas Medicinais (PPPM) da Ceme. Como consequência da revisão da legislação sanitária promovida pela Política Nacional de Plantas Medicinais e Fitoterápicos (PNPMF), a *P. guajava* foi incluída na RDC 10/2010. Entretanto, essa RDC foi revogada pela RDC 14/2014.[7-11] No entanto, o uso foi reconsiderado na 2ª edição do Formulário de Fitoterápicos da Farmacopeia Brasileira (2021) como auxiliar no tratamento da diarreia leve não infecciosa.

Principais componentes químicos

Contém **taninos hidrolisáveis** (pedunculagina, guavinas A, C e D), **flavonoides** (quercetina, quecitrina, e derivados glicosídicos [guajaverina]), **terpenoides, ácidos fenólicos** (ácido gálico) e **óleo essencial** (bisaboleno, 1.8-cineol, p-cimeno, monoterpenos, acetato de α-terpenilo).[6]

Atividades farmacológicas

Os brotos (folhas jovens) da *P. guajava* são tradicionalmente empregados no tratamento da

---

[a] Segundo nota de Barbosa Rodrigues, o nome é uma alusão ao receptáculo da flor, que, em todos os frutos desta família, era chamado de olho.

diarreia, principalmente em crianças. Trabalhos etnofarmacológicos comprovam esse emprego, e dados de ensaios farmacológicos demonstram que o extrato das folhas da *P. guajava* apresenta efeito significativo contra o crescimento de bactérias patogênicas (***Salmonella* spp., *Shigella* spp.** [*S. flexneri*, *S. virchow* e *S. dysenteriae*] e *Escherichia coli*).[12] Outro trabalho revela que o extrato da casca do caule também apresenta atividade antibacteriana contra *Bacillus subtilis*, *Staphyllococcus aureus*, *Escherichia coli* e *Pseudomonas aeruginosa*.[13] Ensaios farmacológicos mostraram atividade contra *Entamoeba histolytica* (**decocto das folhas**) e *Plasmodium falciparum* (**extrato da casca**).[14,15] Estudo confirma que o efeito antidiarreico é devido à sua capacidade antimicrobiana e redutora da motilidade gastrintestinal.[15]

Um estudo identificou 25 espécies de plantas, entre elas a *P. guajava*, utilizadas na medicina popular em Gana para tratar infecções da pele. O uso popular pode ser explicado pelo poder antimicrobiano do extrato das folhas testado em ambientes de bactérias patogênicas (*Escherichia coli*, *Staphylococcus aureus*, *Proteus vulgaris*, *Pseudomonas aeruginosa* e *Streptococcus pyogenes*). A presença de taninos é relacionada aos efeitos **antimicrobiano e cicatrizante**.[16] Pesquisa revela ação do extrato da *P. guajava* e de outras plantas sobre as bactérias produtoras de **cáries dentárias e doença periodontal**, corroborando o uso popular nessa área.[17] Esse uso é recomendado pela OMS.[6]

Uma investigação clínica randomizada duplo-cego foi realizada com o objetivo de avaliar o efeito antidiarreico de um extrato padronizado (1 mg de quercetina/500 mg) feito a partir das folhas. Foram administradas cápsulas oralmente contendo 500 mg a um grupo de 50 pacientes adultos, a cada 8 h durante 3 dias, com doenças diarreicas agudas. Outro grupo de 50 pessoas recebeu placebo. Os resultados obtidos mostram que as cápsulas contendo o extrato de *P. guajava* apresentam efeito **espasmolítico**, diminuindo a duração das dores abdominais nesses pacientes, porém não foram detectadas alterações significativas na consistência das evacuações líquidas.[18]

Estudos em modelos farmacológicos experimentais revelam que o extrato aquoso, nas doses de 2 a 5 g/kg, diminui a frequência de tosse induzida por capsaicina em aerossol, quando comparado ao controle, dentro de 10 min após a administração do extrato. Os resultados sugerem que o extrato pode ser usado no combate à **tosse**.[19] Além disso,

o crescimento de *Staphylococcus aureus* foi inibido pelos extratos das folhas da espécie.

Pesquisa farmacológica mostra que o extrato aquoso das folhas causa **contração dos anéis da aorta** de animais de experimentação. Esse ensaio mostrou que a sensibilidade dos anéis da aorta foi significativamente melhorada com doses cumulativas de *P. guajava* na presença de fentolamina, sugerindo que o efeito do extrato foi, em grande parte, mediado por ativação dos α-adrenorreceptores e, em menor medida, agindo através dos canais iônicos de cálcio.[20] Por outro lado, o extrato hidroalcoólico das folhas causou diminuição na contração do átrio, reprimindo o miocárdio. Esse resultado pode indicar a utilização da planta para tratar arritmias cardíacas.[21]

A análise histológica do fígado das cobaias após a injeção intraperitoneal do extrato revelou diminuição significativa no número de gotículas lipídicas em comparação ao controle. O extrato tem efeitos benéficos no tratamento e na prevenção da hiperglicemia do diabetes tipo 2, caracterizada pela resistência do músculo e tecidos adiposos hepático e periféricos à insulina. O pâncreas compensa secretando mais insulina, mas eventualmente as células beta poderão falhar nesse processo.[22] Nesse sentido, um estudo em ratos com diabetes induzido confirmou que o extrato etanólico das folhas de *P. guajava* promoveu **diminuição nos níveis de glicemia** e da hemoglobina glicada com elevação da insulina plasmática, mostrando potencial antidiabético, atribuído principalmente aos flavonoides e aos componentes fenólicos presentes no extrato.[23]

Durante o diabetes, a glicosilação do LDL pode ser acelerada pela hiperglicemia, que estimula o surgimento de doenças cardiovasculares e neurodegenerativas.[24] O extrato de *P. guajava* se mostrou um potente agente que inibe a glicosilação do LDL, contribuindo para a prevenção dos efeitos degenerativos ocasionados pelo excesso de glicose no sangue.[25] Outros experimentos mostram que os extratos das folhas e raízes são ativos nas células adiposas e musculares; no entanto, essa atividade foi acompanhada de toxicidade em alguns tipos celulares, que precisa ser mais bem investigada, já que o teste *in vitro* serve somente como indicativo de atividade na seleção de plantas oriundas de estudos etnofarmacológicos.[26] A atividade do extrato aquoso da casca do fruto imaturo foi investigada em ratos com diabetes induzido por estreptozotocina e demonstrou resultados significativos na redução da glicemia e da hiperlipidemia.[27]

Um extrato do fruto de *P. guajava* preparado a partir de extração supercrítica de CO_2 mostrou valores de glicose menores que o grupo-controle em dosagens pós-prandial no teste de tolerância realizado em 30, 60 e 90 min.[28]

O extrato das folhas de *P. guajava* exibiu atividades **anti-inflamatória** e **analgésica**, pois inibiu o edema induzido por carragenina e reduziu a dor induzida por ácido acético em modelo experimental. Também apresentou atividade **antipirética** e **antidiarreica**, pois administrado oralmente reduziu o tempo do trânsito intestinal e impediu a diarreia em animais. Além disso, foi observada uma ação depressora do SNC, potencializando o tempo de sono das cobaias.[29]

A combinação de extrato de *P. guajava* com fluconazol apresentou um efeito sinérgico, potencializando o efeito antimicótico contra *Candida albicans* e *Candida tropicalis*.[30]

Indicações e usos principais

- Antidiarreico
- Antimicrobiano e cicatrizante
- Espasmolítico
- Hipoglicemiante.

Uso etnomedicinal

O extrato aquoso (chá) é empregado na medicina popular do Sudão para o tratamento de bronquite, asma e disenteria. A casca é usada para o tratamento da diarreia, dor de estômago e diabetes.[13]

Na medicina popular brasileira, a infusão é indicada para diarreia, para bochecho ou gargarejo em inflamações na boca e garganta e em lavagens locais de úlceras ou leucorreias.[2,31]

Posologia

- Infusão: utilizar cerca de 12 brotos foliares bem picados, incluindo o primeiro par de folhas jovens já crescidas, mas ainda tenras, para 500 mℓ de água fervente. Deixar descansar tampada por 10 min, coar e tomar 1 xícara em caso de diarreia, 3 vezes/dia. Associar soro caseiro em diarreias agudas (para preparar o soro caseiro, acrescentar 1 colher de sobremesa de açúcar e 1 de café de sal para 1.000 mℓ de infusão). Banhos de assento em casos de leucorreia e gargarejos nas inflamações da boca
- Tintura: 10 a 50 mℓ/dia
- Extrato fluido: 2 a 10 mℓ/dia.

Extratos disponíveis no mercado brasileiro

Sem referências.

Contraindicações

Sem referências.

Precauções

Sem referências.

Toxicidade e interações

Sem referências.

REFERÊNCIAS BIBLIOGRÁFICAS

1. Barbosa Rodrigues J. A Botânica. Nomenclatura Indígena e seringueiras. Edição comemorativa do Sesquicentenário de João Barbosa Rodrigues. Patrocínio: Fundação Andorinha Púrpura. Apoio: Sociedade Amigos do Jardim Botânico Rio de Janeiro/Ibama/Jardim Botânico Rio de Janeiro. [1905/1900, Rio de Janeiro, Imprensa Nacional]. 1992. 87 p. e 95 p.
2. Corrêa MP. Dicionário das plantas úteis do Brasil. 1. ed. vol. 1. Rio de Janeiro: Imprensa Nacional; 1926-1978.
3. De La Cruz. Libellus de medicinalibus Indorum herbis. manuscrito azteca de 1552. México: Fondo de Cultura Econômica, Instituto Mexicano Del Seguro Social; 1991.
4. Hue SM. Delícias do descobrimento – a gastronomia brasileira do século XVI. Jorge Zahar Editor; 2009.
5. Alves LF. Produção de fitoterápicos no Brasil: história, problemas e perspectivas. Revista Virtual de Química. 2013;5(3):450-513.
6. WHO. WHO monographs on selected medicinal plants. vol. 4. Geneva: World Health Organization; 2009.
7. Farmacopeia dos EUA do Brasil. 1. ed. São Paulo: Companhia Editora Nacional; 1929.
8. Farmacopeia Brasileira 1988-1996. 4. ed. São Paulo: Atheneu.
9. Brasil. Ministério da Saúde. O Papel da Ceme na implantação da fitoterapia do SUS. Textos básicos em saúde. Brasília: Secretaria de Ciência, Tecnologia e Insumos Estratégicos; 2006.
10. Brasil. Ministério da Saúde. Agência Nacional de Vigilância Sanitária (Anvisa). RDC nº 10, de 9 de março de 2010. Dispõe sobre notificação de drogas vegetais junto à Anvisa. Brasília: Diário Oficial; 10 mar. 2010.
11. Brasil. Agência Nacional de Vigilância Sanitária. Resolução RDC nº 26, de 13 de maio de 2014, e seu anexo, Instrução Normativa 2/14. Dispõe sobre o registro de medicamentos fitoterápicos e o registro e a notificação de produtos tradicionais fitoterápicos; 2014.

Capítulo 7

12. Lin J, Puckree T, Mvelase TP. Antidiarrhoeal evaluation of some medicinal plants used by Zulu traditional healers. Journal of Ethnopharmacology. 2002;79:53-6.

13. Abdelrahim SI, Almagboul AZ, Omer MEA, Elegami A. Antimicrobial activity of Psidium guajava L. Fitoterapia. 2002;73:713-5.

14. Tona L, Kambu K, Ngimbi N, Cimanga K, Vlietinck AJ. Antiamoebic and phytochemical screening of some Congolese medicinal plants. Journal of Ethnopharmacology. 1998;61:57-65.

15. Ezekwesili JO, Nkemdilim UU, Oke CU. Mechanism of antidiarrhoeal effect of ethanolic extract of Psidium guajava leaves. Biokemistri. 31 dez. 2010;22(2).

16. Pesewu GA, Cutler RR, Humber DP. Antibacterial activity of plants used in traditional medicines of Ghana with particular reference to MRSA. Journal of Ethnopharmacology. 2008;116:102-11.

17. Shekar BRC et al. Herbal extracts in oral health care – A review of the current scenario and its future needs. Pharmacognosy Reviews. 2015;9(18):87.

18. Lozoya X, Reyes-Morales H, Chávez-Soto MA, Martínez-García MC, Soto-González Y, Doubova SV. Intestinal antisspasmodic effect of a phytodrug of Psidium guajava folia in the treatment of acute diarrheic disease. Journal of Ethnopharmacology. 2002;83:19-24.

19. Jaiarj P, Khoohaswan P, Wongkrajang Y, Peungvicha P, Suriyawong P, Sumal Saraya ML et al. Anticough and antimicrobial activities of Psidium guajava Linn. leaf extract. Journal of Ethnopharmacology. 1999;67:203-12.

20. Olatunji-Bello II, Odusanya AJ, Raji I, Ladipo CO. Contractile effect of the aqueous extract of Psidium guajava leaves on aortic rings in rat. Fitoterapia. 2007;78:241-3.

21. Conde Garcia EA, Nascimento VT, Santiago Santos AB. Inotropic effects of extracts of Psidium guajava L. (guava) leaves on the guinea pig atrium. Brazilian Journal of Medical and Biological Research. 2003;36:661-8.

22. Oh WK, Lee CH, Lee MS, Bae EY, Sohn CB, Oh H et al. Antidiabetic effects of extracts from Psidium guajava. Journal of Ethnopharmacology. 2005;96:411-5.

23. Khan HBH et al. Protective effect of Psidium guajava leaf extract on altered carbohydrate metabolism in streptozotocin-induced diabetic rats. Journal of Dietary Supplements. 2013;10(4):335-44.

24. Hsieh CL, Lin YC, Ko WS, Peng CH, Huang CN, Peng RY. Inhibitory effect of some selected nutraceutic herbs on LDL glycation induced by glucose and glyoxal. Journal of Ethnopharmacology. 2005;102:357-63.

25. Roman-Ramos R, Flores-Saenz JL, Alarcon-Aguilar FJ. Anti-hyperglycemic effect of some edible plants. Journal of Ethnopharmacology. 1995;48:25-32.

26. Van de Venter M, Roux S, Bungu LC, Louw J, Crouch NR, Grace OM et al. Antidiabetic screening and scoring of 11 plants traditionally used in South Africa. Journal of Ethnopharmacology. 2008;119:81-6.

27. Rai PK, Mehta S, Watal G. Hypolipidaemic & hepatoprotective effects of Psidium guajava raw fruit peel in experimental diabetes. The Indian Journal of Medical Research. 2010;131(6):820-4.

28. König A et al. Guava (Psidium guajava) Fruit extract prepared by supercritical CO_2 extraction inhibits intestinal glucose resorption in a double-blind, randomized clinical study. Nutrients. 2019;11.7:1512.

29. Olajide OA, Awe SO, Makinde JM. Pharmacological studies on the leaf of Psidium guajava. Fitoterapia. 1999;70:25-31.

30. Morais-Braga MFB et al. Psidium guajava L. and Psidium brownianum Mart ex DC.: Chemical composition and anti-Candida effect in association with fluconazole. Microbial Pathogenesis. 2016;95:200-7.

31. Lorenzi H, Matos FJA. Plantas medicinais no Brasil. Instituto Plantarum; 2002.

Crédito das imagens:
Ivone Manzali

Guaco

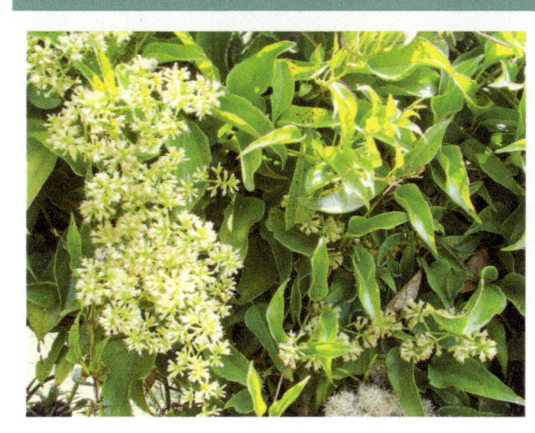

Nome botânico
Mikania glomerata Spreng.
Sinonímias: *Mikania hatschbachii*
G.M. Barroso; *Mikania scansoria*
DC. *Mikania laevigata* Sch.Bip.
ex Baker

Nome farmacêutico
Folium Mikaniae Glomeratae

Família
Asteraceae (Compositae)

Parte utilizada
Folha

Propriedades organolépticas
Aromática, tônica e amarga

Outros nomes populares

Cipó-almecega-cabeludo, cipó-catinga, cipó-su-curiju, coração-de-jesus, erva-cobre, erva-das-serpentes, erva-de-cobra, erva-de-sapo, erva-du-tra, guaco-de-cheiro, guaco-liso, guaco-trepador, uaco, huaco.

Origem

Sul e sudeste do Brasil.

Histórico

O nome do gênero *Mikania* é uma homenagem ao botânico Joseph Gottfried Mikan (1743-1814), autor de *Catalogus Plantarum Omnium, Pragae de 1776*. Outros autores sugerem que foi uma homenagem dedicada a Johann Christian Mikan (1769-1844), filho de Joseph Gottfried Mikan, botânico, entomologista, autor da obra *Delectus Florae et Faunae Brasiliensis, Vindobonae de 1820*.[1,2]

O gênero *Mikania* compreende cerca de 450 espécies. No Brasil, segundo a Reflora,[3] há 199 espécies, sendo 143 endêmicas, muitas usadas pelos nativos da América do Sul na medicina popular.

No final do século 18, o naturalista espanhol José Celestino Mutis relatou uma ave que capturava as cobras para se alimentar, e que para se proteger do veneno fazia uso de uma planta, depois identificada como *Mikania guaco*,[4] a mesma utilizada pelos Maias contra picadas de cobras. O nome "guaco" sugere uma corruptela do nome quíchua, *huaco*, que faz referência ao nome dessa ave.[5-8]

Nos idos de 1870, Antonio Gonçalves de Araujo Penna preparava e comercializava o que ele denominou "opodeldoc de guaco", um preparado para aplicação tópica em "affecções rheumáticas e gotosas, nevralgias, queimaduras, tumores e contusões dolorosas em geral", conforme descrito em folheto da época.[2]

As espécies *M. glomerata* e *M. hirsutissima*, conhecidas como guaco e cipó-cabeludo, respectivamente, foram incluídas na 1ª edição da Farmacopeia Brasileira (FB) (1926)[9] e excluídas das demais, retornando com a espécie *M. laevigata* na 4ª edição.

Na década de 1980, a espécie *M. glomerata* foi selecionada para estudo no Programa de Pesquisa em Plantas Medicinais da Ceme.[10] A *M. laevigata* mostrou possuir morfologia, substâncias químicas majoritárias e ações semelhantes às de *M. glomerata*. Como consequência, na elaboração do Formulário de Fitoterápicos da Farmacopeia Brasileira (FFFB) (2011),[11] houve a inclusão da *M. glomerata* e da *M. laevigata*, bem como na RDC 26/2014.[12]

Principais componentes químicos

Contém **cumarinas** (1,2-benzopirona), **taninos, óleo essencial** com destaque para diterpenos tipo caurano (ácido caurenoico) e sesquiterpenos, **glicosídeos** (guacosídeo), **friedelina**, β-**sitosterol, estigmasterol, ácido benzoico** (precursor do ácido salicílico) **princípio amargo** (guacina), **saponinas, taninos hidrolisáveis**[13] e **resinas.**

Atividades farmacológicas

Apresenta atividades **broncodilatadora** (cumarinas), manifestadas por meio da inibição do broncospasmo induzido por histamina em traqueia isolada, e **relaxante da musculatura lisa** da árvore respiratória, provavelmente por bloqueio dos canais de cálcio, **expectorante e emoliente**,[14] observadas no extrato hidroalcoólico. A cumarina e o ácido cumarínico de *M. laevigata* possuem efeito **anti-inflamatório** em pneumonia alérgica.[15] Outro constituinte bioativo presente nestas espécies é um diterpeno tipo caurano, o ácido caurenoico, que mostra atividade **antibacteriana**[16] contra *Staphylococcus aureus, Candida albicans, Streptococcus pneumoniae, Staphylococcus epidermidis, Bacillus cereus, Bacillus subtilis*, formas tripomastigotas de *Trypanosoma cruzi*, e ação relaxante sobre a musculatura uterina.[13]

A infusão de folhas de *M. glomerata* secas ou frescas demonstrou atividade anti-inflamatória, sendo capaz de neutralizar os efeitos tóxicos, farmacológicos e enzimáticos de venenos de cobras do tipo *Bothrops jararaca* e *Crotalus* sp., em que foi observada redução de edema e da atividade hemorrágica.[17,18] Também revela atividades **antimicrobiana e antialérgica**.[19,20] Foi investigado em ratos o efeito ansiolítico do extrato etanólico padronizado das folhas de *M. glomerata*, que parece ser mediado pelo sistema GABAérgico.[21]

Estudo *in vitro* mostra que o extrato da *M. glomerata* e seu componente ácido caurenoico apresentaram atividade antibacteriana com o último, sendo um potencial agente inibitório de biofilmes e agentes importantes contra bactérias presentes em infecções endodônticas.[22]

Indicações e usos principais

- Febres, gripes e resfriados
- Tosses rebeldes, bronquite, asma
- Faringites, laringites, rouquidão
- Eczemas
- Uso externo: gargarejos em infecções de garganta, em loções no eczema pruriginoso.

Uso etnomedicinal

Bronquite, asma, estados gripais, tosse, expectorante, picadas de cobra, inflamação de garganta e boca, tônica, depurativa, antipirética e estimulante do apetite. Externamente em traumatismos, nevralgias, pruridos e dores reumáticas.[23]

Posologia

- Planta seca: 1 a 4 g/dia em infusão ou decocção
- Tintura: 10 a 25 mℓ/dia
- Uso externo: infuso ou decocto a 5%; aplicar várias vezes/dia
- Xarope caseiro: 40 folhas de guaco frescas picadas para 2 copos de água e 1 xícara de açúcar. Queima-se o açúcar em fogo brando até obter um caramelo. Adicionam-se as folhas de guaco e a água. Deixa-se cozinhar em fogo brando até o cheiro de cumarina (característico do guaco) aparecer. Apaga-se o fogo, deixa-se esfriar e guarda-se em frasco higienizado. Tomar 1 colher de sopa, 1 a 2 vezes/dia
- Chá: infuso com 4 a 6 folhas para 1 xícara de água fervente. Tomar 1 xícara, 2 a 3 vezes/dia.

Extratos disponíveis no mercado brasileiro

Sem referências.

Contraindicações

Em hepatopatias crônicas, hipertensos graves e gravidez.

Precauções

- Pode provocar aumento do fluxo menstrual
- Vômitos e diarreias em altas doses.[23]

Toxicidade e interações

- Ausente em doses terapêuticas
- O uso crônico pode causar aumento do tempo de protrombina (inibição da vitamina K)
- Pode interagir com medicamentos anticoagulantes.

REFERÊNCIAS BIBLIOGRÁFICAS

1. Quattrocchi U. CRC World Dictionary of medicinal and poisonous plants: common names, scientific names, eponyms, synonyms, and etymology (5 Volume Set). CRC Press; 2012.
2. Penna M. Notas sobre plantas brasileiras. 2. ed. Rio de Janeiro: Araújo Penna & Cia.; 1930.
3. *Mikania* in Flora do Brasil 2020 em construção. Jardim Botânico do Rio de Janeiro. Disponível em: http://floradobrasil.jbrj.gov.br/reflora/floradobrasil/FB5344. Acesso em: 06/11/2020.
4. Alzate Echeverri AM. Las experiencias de José Celestino Mutis sobre el uso del guaco como antiofídico. Asclepio. 2003;55(2):257-80.
5. Silva RZ. Estudo fitoquímico e biológico das partes aéreas da *Mikania lanuginosa* DC. (Asteraceae). Dissertação de Química Orgânica apresentada à Universidade Federal de Santa Catarina; 2000.
6. Alonso JR. Tratado de fitomedicina: bases clínicas y farmacológicas. Buenos Aires: Isis; 1998.
7. Encyclopedia Britannica, Online Encyclopedia. Huaco. Originally appearing in Volume V12, Page 644 of the 1911. Disponível em: http://

encyclopedia.jrank.org/GRA_GUI/GUACO_HUACO.html (2 of 6)14/1/2009 08:53:41. Acesso em: 14/01/2009.

8. Manfrin A. O fundamento das palavras e a continuidade na cultura Guarani: o caso de Nuestra Señora de Loreto del Pirapó. Tellus. 2014;7:37-57.

9. Brasil. Pharmacopeia Brasileira. Decreto nº 17.509, de 4 de novembro de 1926. Departamento Nacional de Saúde Pública. Rio de Janeiro: Brasil; 1926.

10. Brasil. Ministério da Saúde. O papel da Ceme na implantação da fitoterapia do SUS. Textos Básicos em Saúde. Brasília: Secretaria de Ciência, Tecnologia e Insumos Estratégicos; 2006.

11. Brasil. Ministério da Saúde. Agência Nacional de Vigilância Sanitária (Anvisa). RDC nº 60, de 10 de novembro de 2011. Aprova o Formulário de Fitoterápicos da Farmacopeia Brasileira, 1ª edição, e dá outras providências. Brasília: Diário Oficial; 11 nov. 2011.

12. Brasil. Agência Nacional de Vigilância Sanitária. Resolução RDC nº 26, de 13 de maio de 2014, e seu anexo, Instrução Normativa 2/14. Dispõe sobre o registro de medicamentos fitoterápicos e o registro e a notificação de produtos tradicionais fitoterápicos; 2014.

13. Czelusniak KE et al. Farmacobotânica, fitoquímica e farmacologia do Guaco: revisão considerando *Mikania glomerata* Sprengel e *Mikania laevigata* Schulyz Bip. ex Baker. Revista Brasileira de Plantas Medicinais. 2012;14:400-9.

14. Soares de Moura R, Costa SS, Jansen JM, Silva CA, Lopes CS, Bernardo-Filho M et al. Bronchodilator activity of *Mikania glomerata* Sprengel on human bronchi and guinea-pig trachea. Journal of Pharmacy and Pharmacology. 2002;54:249-56.

15. Santos SC. Caracterização cromatográfica de extratos medicinais de guaco: *Mikania laevigata* Schultz bip. ex baker e *M. glomerata* Sprengel

16. Gasparetto JC et al. *Mikania glomerata* Sprengel e *M. laevigata* Sch. Bip. ex Baker, Asteraceae: agronomic, genetic, anatomical, chemical, pharmacological, toxicological studies and its use in herbal therapy programs in Brazil. Revista Brasileira de Farmacognosia. 2010;20(4):627-40.

17. Ruppelt BM, Pereira EF, Gonçalves LC, Pereira NA. Pharmacological screening of plants recommended by folk medicine as antissnake venom. I. Analgesic and anti-inflammatory activities. Memórias do Instituto Oswaldo Cruz. 1991;86:203-5.

18. Maiorano VA, Marcussi S, Daher MAF, Oliveira CZ, Couto LB, Gomes O et al. Antiophidian properties of the aqueous extract of *Mikania glomerata*. Journal of Ethnopharmacology. 2005;102:364-70.

19. Fierro IM, da Silva AC, Lopes CS, de Moura RS, Barja-Fidalgo C. Studies on the antiallergic activity of *Mikania glomerata*. Journal of Eihnopharmacology. 1999;66:19-24.

20. Holetz FB, Pessini GL, Sanches NR, Cortez DAG, Nakamura CV, Filho BPD. Screening of some plants used in the brazilian folk medicine for the treatment of infectious diseases. Memórias do Instituto Oswaldo Cruz. 2002;97:1027-31.

21. Santana LCLR et al. *Mikania glomerata*: Phytochemical, pharmacological, and neurochemical study. Evidence-Based Complementary and Alternative Medicine. 2014;2014.

22. Dora L et al. *Mikania glomerata* Sprengel extract and its major compound ent-kaurenoic acid display activity against bacteria present in endodontic infections. Anaerobe. 2017;47:201-8.

23. Lorenzi H, Matos FJA. Plantas medicinais no Brasil. Instituto Plantarum; 2002.

e ação de M. laevigata na inflamação alérgica pulmonar. Dissertação (mestrado). Itajaí: Universidade do Vale do Itajaí; 2005.

Crédito da imagem:
Ivone Manzali

Guaraná

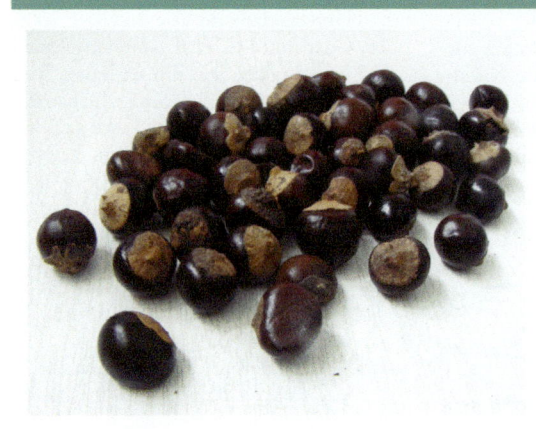

Nome botânico
Paullinia cupana Kunth
Sinonímia: *Paullinia sorbilis* Mart.

Nome farmacêutico
Semen Paulliniae

Família
Sapindaceae

Parte utilizada
Sementes[a]

Propriedades organolépticas
Adstringente e levemente amarga

Outros nomes populares

Guaraná-uva, guaranazeiro, uaraná.

Origem

Brasil.

Histórico

A denominação do gênero *Paullinia* pode ser uma homenagem ao médico e botânico alemão Simon Paulli (1603-1680) ou ao botânico dinamarquês Charles Frederick Paulli (1643-1742). A espécie *P. cupana* foi domesticada na região entre os rios Tapajós e Madeira, na Amazônia Central do Brasil, pela etnia indígena Sateré-Mawé. O nome guaraná vem do tupi *wara'ná*, em que *wará* ou *guará* significa "o que tem vida", gente, e *ná*, igual, semelhante; dessa maneira, podemos traduzir como: "bagos ou frutos iguais a olhos de gente".[1]

Segundo a lenda indígena, o deus Tupã abençoou um casal com um menino bonito, gentil e muito inteligente. No entanto, enquanto a criança crescia, o demônio Jurupari começou a invejá-la; assim, transformou-se em cobra e picou o pequeno, que morreu. Tupã, comovido pela tristeza dos pais e de toda a aldeia, ordenou que os olhos do menino fossem enterrados no solo, de onde brotaria uma planta cujos frutos os fariam felizes.[1]

Os Sateré-Mawé são conhecidos como "filhos do guaraná" e reconhecidamente são grandes especialistas no cultivo e beneficiamento dessa planta. A primeira descrição do guaraná e sua importância para os Sateré-Mawé datam de 1669, ano que coincide com o primeiro contato do grupo com os brancos. Segundo relata o jesuíta João Felipe Betendorf: "têm os Andirazes em seus matos uma frutinha que chamam guaraná, a qual secam e depois pisam, fazendo dela umas bolas, que estimam como os brancos o seu ouro, e desfeitas com uma pedrinha, com que as vão roçando, e em uma cuia de água bebida, dá tão grandes forças, que indo os índios à caça, 1 dia até o outro não têm fome, além do que faz urinar, tira febres e dores de cabeça e cãibras."

Os Sateré-Mawé utilizam o guaraná como estimulante, regulador intestinal, antiblenorrágico, tônico cardiovascular e afrodisíaco.[2]

O beneficiamento do guaraná envolve torrefação das sementes e moagem, que são transformadas em uma pasta macia e homogênea de cor cinzenta, que, depois da defumação para secagem, tem sua coloração modificada para o vermelho-escuro, às vezes quase roxo, escurecendo com o tempo, por causa da oxidação. É na fase de massa moldável que se preparam os "pães", de formas cilíndricas, elípticas ou ovais, que, depois de adquirirem consistência extremamente dura e inalterável, são oferecidos no comércio. O "pão" de guaraná é constituído por massa duríssima e, para ser consumido, precisa ser desbastado, como o fazem as populações rurais da Amazônia, ou limado com o osso hioide (erradamente chamado de língua) do peixe pirarucu.[1] Nos últimos anos, surgiram no mercado inúmeras bebidas consideradas energéticas que apresentam entre seus constituintes o guaraná, e seu uso indiscriminado

---

[a] A primeira edição da Farmacopeia Brasileira, de 1926, preconiza a utilização das sementes levemente torradas, ou a pasta seca, feita das sementes, o que nos remete à preparação típica dos índios Maués.

com consequente excesso na ingestão de cafeína tem sido responsável por mascarar sinais de intoxicação alcoólica e desidratação,[3] levando a sintomas agudos e atendimento emergencial.[4]

Atualmente é uma espécie recomendada pela European Medicines Agency (EMA).[5] No Brasil, a *P. cupana* foi incluída na 1ª edição da Farmacopeia Brasileira (1926).[6] Permaneceu na atual e vigente 5ª edição da FB (2010),[7] bem como consta na 1ª e 2ª edições do Formulário de Fitoterápicos da Farmacopeia Brasileira (FFFB) (2011; 2021)[8] e na lista de medicamentos fitoterápicos de registro simplificado da RDC 26/2014.[9]

Principais componentes químicos

Contém **óleos fixo** e **essencial, amido, taninos, proantoncianidinas, alcaloides do grupo xantina** (cafeína 2 a 7,5%),[4] teobromina e teofilina, **saponinas** e **alantoína.**

Atividades farmacológicas

Estudo farmacológico, no nível comportamental, realizado com o objetivo de avaliar a atividade da *P. cupana* em animais de laboratório revelou ausência de efeitos tanto na aprendizagem como na memória. Por outro lado, mereceram atenção especial o efeito **estimulante** e a ausência de ações tóxicas obtidos.[10]

A avaliação da administração crônica de uma única dose de guaraná em animais evidenciou aumento da **resistência ao estresse e à atividade física**, assim como **incremento da memória**. Este estudo é interessante, pois os extratos totais apresentam melhores resultados que uma dose similar de cafeína, indicando efeitos sinérgicos entre os constituintes do extrato.[11]

Graças a seu importante conteúdo rico em metilxantina, o guaraná é capaz, entre outras ações, de bloquear os receptores de adenosina e inibir a fosfodiasterase, que aumenta as ações da norepinefrina, estimulando a liberação de epinefrina de seus estoques.[12] Essas ações provocam aumento da **diurese**, dos batimentos cardíacos e relaxamento dos vasos sanguíneos musculares. É empregado nos esquemas terapêuticos de **emagrecimento**.[13] Os efeitos sobre o metabolismo lipídico de animais sedentários e ativos tratados com suplementação de guaraná com cafeína e descafeinado foram avaliados durante 14 dias. Esse trabalho mostrou que a *P. cupana*, na dose de 320 mg/kg, provoca alterações no metabolismo lipídico. Entretanto, essas alterações não são observadas no uso do extrato descafeinado.[14]

Estudo em humanos mostrou que a *P. cupana* possui efeitos **estimulantes** que podem ser atribuídos a seu importante conteúdo de cafeína, bem como outros constituintes, tais como taninos e saponinas, que podem exercer atividades psicoativas, melhorando o desempenho cognitivo e reduzindo a **fadiga mental**.[15,16] É descrito que na *P. cupana* a cafeína está ligada aos taninos e isso confere a ela um efeito estimulante mais duradouro que o do café.[4]

Em função da importante atuação antioxidante, a *P. cupana* também se mostrou fundamental na **quimioproteção**, reduzindo a proliferação de células pré-neoplásicas, assim como **hepatoprotetor**.[17,18]

As características **antioxidante** e **antibacteriana** dos extratos das sementes sugerem que o guaraná pode ser utilizado como aditivo em alimentos, cosméticos e na indústria farmacêutica.[19]

Um levantamento bibliográfico listou um total de 1.317 citações de uso a partir de cerca de 766 plantas com possível atividade adaptógena (antiestresse, aumento de memória, melhoramento físico e/ou desempenho sexual), dentre elas foram indicadas as sementes de *P. cupana* como tônico e afrodisíaco, para promover a atividade sexual, reduzir a fadiga física e o esgotamento mental.[20]

Trabalho em que foi administrado, oralmente, extrato seco de *P. cupana* nas doses de 50 mg 2 vezes/dia a pacientes durante quimioterapia e de 75 mg/dia a pacientes em tratamento radioterápico contra câncer de mama demonstrou melhora significativa na **fadiga física e mental**, praticamente sem efeitos colaterais. Esses resultados estariam relacionados à presença das metilxantinas, que agem bloqueando a ação da adenosina endógena, um neuromodulador que produz sedação, nos seus receptores A1 e A2A.[3,21] O extrato de *P. cupana* contendo 7,97% de cafeína e 1,47% de tanino foi administrado por via oral (VO) a mulheres tratadas de câncer de mama e que sofriam de **fogachos**. Esse estudo prospectivo fase II demonstrou que os sintomas foram reduzidos tanto na frequência quanto na intensidade, sinalizando que a *P. cupana* atua no controle dos fogachos.[22]

Um estudo realizado com habitantes idosos da região amazônica que avaliou a relação da ingestão de guaraná a problemas metabólicos revelou que aqueles que habitualmente utilizam guaraná tiveram menor prevalência de hipertensão arterial, obesidade e síndrome metabólica do que os que não usam. Nesse estudo os homens apresentaram menor circunferência abdominal, enquanto as mulheres, níveis de colesterol total e LDL mais reduzidos, concluindo os efeitos protetores do guaraná na **síndrome metabólica**.[23]

Extrato hidroalcoólico de *P. cupana* aumentou, *in vitro*, a proliferação e reduziu os indicadores de estresse oxidativo em células-tronco de adipócito senescentes. Isso indica o potencial uso de *P. cupana* para reverter processos iniciais de senescência nessas células, podendo levar à sua aplicação em medicina regenerativa.[24]

Indivíduos idosos com melhor capacidade visual relataram maior consumo de *P. cupana* durante a vida. Estudos *in vitro* revelaram o potencial citoprotetor sobre as células do epitélio pigmentado da retina, reduzindo apoptose e necrose e modulando expressão gênica.[25]

Indicações e usos principais

- Estimulante, na fadiga mental e física
- Antioxidante
- Emagrecimento
- Diurético
- Diarreia (uso tradicional).

Uso etnomedicinal

A *P. cupana* é usada para uma variedade de finalidades terapêuticas, tais como antidiarreico, diurético, afrodisíaco, estimulante, tônico, analgésico, antipirético e no tratamento da enxaqueca.[1,2,19]

Posologia

- Infuso ou decocto (5%): 50 a 200 mℓ/dia
- Pó: 2 a 10 g/dia
- Extrato seco 5% de cafeína: 100 a 300 mg/dia
- Extrato: 15 a 70 mg de metilxantinas expressas em cafeína (RDC 26/2014).[9]

Obs.: é usual no Brasil a utilização do pó em água fria por via oral.

Extratos disponíveis no mercado brasileiro

Extrato seco de *Paullinia cupana* padronizado em 5% de cafeína.

Contraindicações

Na gravidez, pois a cafeína atravessa a placenta,[26] e no aleitamento, porque a cafeína chega ao leite materno.[5]

Precauções

Hipertensão arterial grave, arritmias e hipertireoidismo.[5]

Toxicidade e interações

Está citado na literatura o caso de um homem, portador de cardiomiopatia hipertrófica, que intencionalmente se intoxicou com superdosagem de extrato de guaraná, por via oral, contendo 1,6 g de cafeína. Apresentou sintomas agudos de náuseas, vômitos, ansiedade, palpitações e fibrilação atrial de alta frequência 45 h após, que foi controlada com medicamentos antiarrítmicos.[22]

REFERÊNCIAS BIBLIOGRÁFICAS

1. Zucconi AJ. O guaraná. Disponível em: www.terrabrasileira.net/folclore/regioes/3contos/guarana.html (3 of 5). Acesso em: 30/01/2009.
2. Baze A. Índios da Amazônia: uma raça em extinção. 2003. Disponível em: http://portalamazonia.globo.com/detalhe-artigo.php?idArtigo=4. Acesso em: 29/01/2009.
3. Pennay A, Lubman DI, Miller P. Combining energy drinks and alcohol: a recipe for trouble? Australian Family Physician. 2011;40(3):104.
4. Smith N, Atroch AL. Guarana's journey from regional tonic to aphrodisiac and global energy drink. Evidence-Based Complementary and Alternative Medicine. 2010;7(3):279-82.
5. EMA – European Medicines Agency. Disponível em: http://www.ema.europa.eu/ema/. Acesso em: 30/11/2015.
6. Farmacopeia dos EUA do Brasil. 1. ed. São Paulo: Companhia Editora Nacional; 1926.
7. Anvisa. Farmacopeia Brasileira 2010. 5. ed. Brasília: Anvisa; 2010.
8. Brasil. Ministério da Saúde. Agência Nacional de Vigilância Sanitária (Anvisa). RDC nº 60, de 10 de novembro de 2011. Aprova o Formulário de Fitoterápicos da Farmacopeia Brasileira, 1ª Edição, e dá outras providências. Brasília: Diário Oficial; 11 nov. 2011.
9. Brasil. Agência Nacional de Vigilância Sanitária. Resolução RDC nº 26, de 13 de maio de 2014, e seu anexo, Instrução Normativa 2/14. Dispõe sobre o registro de medicamentos fitoterápicos e o registro e a notificação de produtos tradicionais fitoterápicos; 2014.
10. Amaral ACF, Rodrigues AG, Ribeiro JEG, Santos MG, Junior, NLN. A Fitoterapia no SUS e o programa de pesquisas de plantas medicinais da Central de Medicamentos. Ministério da Saúde, Secretaria de Ciência, Tecnologia e Insumos Estratégicos, Departamento de Assistência Farmacêutica. Brasília: Ministério da Saúde; 2006.
11. Adams M, Gmunder F, Hamburger M. Plants traditionally used in age related brain disorders – A survey of ethnobotanical literature. Journal of Ethnopharmacology. 2007;113:363-81.

12. Carlini EA. Plants and the central nervous system. Pharmacology, Biochemistry and Behavior. 2003;75:501-12.

13. Roth A. Diabetes mellitus and obesity. Prim Care Clin Office Pract. 2002;29:279-95.

14. Lima WP, Carnevali Jr LC, Eder R et al. Lipid metabolism in trained rats: Effect of guarana (*Paullinia cupana* Mart.) supplementation. Clinical Nutrition. 2005;24:1019-28.

15. Haskell CF et al. The acute behavioral effects of guarana. Appetite. 2006;47:257-79.

16. Kennedy DO, Haskell CF, Robertson B et al. Improved cognitive performance and mental fatigue following a multivitamin and mineral supplement with added guarana (*Paullinia cupana*). Appetite. 2008;50:506-13.

17. Fukumasu H, Avanzo JL, Heidor R et al. Protective effects of guarana (*Paullinia cupana* Mart. var. Sorbilis) against DEN-induced DNA damage on mouse liver. Food and Chemical Toxicology. 2006;44:862-7.

18. Fukumasu H, Silva TC, Avanzo JL et al. Chemopreventive effects of *Paullinia cupana* Mart var. sorbilis, the guarana, on mouse hepatocarcinogenesis. Cancer Letters. 2006;233:158-64.

19. Majhenic L, Skerget M, Knez Z. Antioxidant and antimicrobial activity of guarana seed extracts. Food Chemistry. 2007;104:1258-68.

20. Mendes FR, Carlini EA. Brazilian plants as possible adaptogens: An ethnopharmacological survey of books edited in Brazil. Journal of Ethnopharmacology. 2007;109:493-500.

21. Oliveira Campos MP et al. Fadiga relacionada ao câncer: uma revisão. Revista da Associação Médica Brasileira. 2011;57(2):211-9.

22. Oliveira SS et al. *Paullinia cupana* for control of hot flashes in breast cancer patients: a pilot study. Einstein (São Paulo). 2013;11(4):435-8.

23. Costa Krewer C et al. Habitual intake of guaraná and metabolic morbidities: an epidemiological study of an elderly Amazonian population. Phytotherapy Research. 2011;25(9):1367-74.

24. Machado AK et al. Guaraná (*Paullinia cupana*) improves the proliferation and oxidative metabolism of senescent adipocyte stem cells derived from human lipoaspirates. Food Research International. 2015;67:426-33.

25. Bonadiman BSR et al. Guarana (*Paullinia cupana*): cytoprotective effects on age-related eye dysfunction. Journal of Functional Foods. 2017;36:375-86.

26. Ernst E. Herbal medicinal products during pregnancy: are they safe? International Journal of Obstetrics and Gynaecology. 2002;109:227-35.

Crédito da imagem:
Ivone Manzali

Capítulo 7

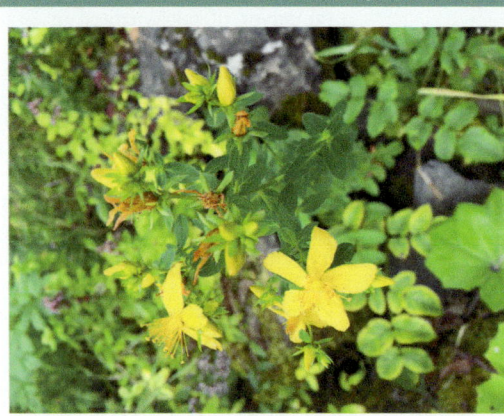

Hipérico[a]

Nome botânico
Hypericum perforatum L.

Nome farmacêutico
Flos Hyperici Perforati

Família
Hypericaceae

Parte utilizada
Flor

Propriedades organolépticas
Aromática, amarga e ácida

Outros nomes populares

Erva-de-são-joão, hipericão, milfurada, milfacada, alecrim-bravo, orelha-de-gato.

Origem

América do Norte, Europa, Ásia e regiões temperadas da África.

Histórico

O nome do gênero *Hypericum* provavelmente deriva do grego *hiper* (sobre) e *iekon* (imagem), significando algo como "aquele que está acima do imaginado", fazendo referência aos efeitos protetores frente aos demônios.[1] O epíteto *perforatum* faz alusão à aparência das folhas, que apresentam pequenos pontos translúcidos que são mais bem visualizados contra a luz.[2]

O nome popular erva-de-são-joão (*St. John's wort*) provavelmente foi utilizado historicamente em função da época de floração, que coincide com a decapitação de São João Batista (24 de junho). Além disso, o pigmento vermelho, hipericina, que flui como sangue de suas flores, quando amassadas entre os dedos, simbolizaria o sangue do santo.

Na Europa Medieval, nas festas de São João, as pessoas enfeitavam-se de grinaldas com *H. perforatum* e lançavam hastes da planta na fogueira para assegurar boas colheitas e proteger o gado de feitiço. Era muito utilizado como amuleto contra bruxaria, para proteger as casas, os bebês e as mulheres. Os guerreiros medievais só eram admitidos em torneios após jurarem não portar o *H. perforatum*, pois era considerado uma vantagem desleal. As flores de brilho amarelo intenso aparecem no solstício de verão, portanto, a planta era associada aos raios de sol, que faziam desaparecer o mau tempo, a escuridão e o mal.[3]

Um dos primeiros registros de uso oficial foi encontrado na Farmacopeia Britânica de 1618, e a utilização para distúrbios do sistema nervoso central (SNC) é relatada a partir do século 19. Ensaios clínicos visando avaliar seus efeitos sobre o SNC se iniciaram na década de 1980.[4] Atualmente, consta em várias farmacopeias: British Herbal Pharmacopoeia, European Scientific Cooperative on Phytotherapy (ESCOP), American Herbal Pharmacopeia, European Pharmacopoeia, bem como é recomendada pela OMS, vol. 2 (2002). No Brasil, faz parte da lista de medicamentos fitoterápicos de registro simplificado da RDC 26/2014[4,5] e foi incluída no 1º suplemento do Formulário de Fitoterápicos da Farmacopeia Brasileira (2018).

Principais componentes químicos

Contém 0,1 a 0,15% de **naftodiantronas** (hipericina, pseudo-hipericina, iso-hipericina, protohipericina) que são os constituintes característicos, além de **flavonoides** 2 a 5% (hiperosídeo, hiperina, rutina, quercitrina, quercetina, kaempferol, luteolina, bioapigenina, amentoflavona e proantocianidinas), **óleo essencial** 0,1 a 1% (majoritariamente n-alcanos), **taninos** (tipo catequina e

---

[a] O nome popular "erva-de-são-joão", tradução literal da designação em língua inglesa *St John's wort*, pode causar confusão com outras plantas também conhecidas no Brasil como erva-de-são-joão, que, no entanto, são outras espécies utilizadas para outros fins como o *Ageratum conyzoides* (Asteraceae) e *Pyrostegia venusta* (Bignoniaceae).

condensados), **ácido cafeico, pectina, ácido nicotínico, colina, xantonas,** derivados do florogluci-nol, principalmente **hiperforina** 2 a 4%.

Atividades farmacológicas

A **atividade antidepressiva** do *H. perforatum* parece ser decorrência de sua interação com vários receptores que resultam em inibição da recaptação de neurotransmissores no SNC. Além disso, foi observada afinidade significativa pelos receptores $GABA_A$, $GABA_B$, glutamato e adenosina.[6]

A hipericina inibe a monoaminoxidase A e B (MAO) e reduz a recaptação sináptica de serotonina, dopamina e norepinefrina,[7] e a hiperforina atua como um tranquilizante suave e aparentemente tem grande contribuição para a atividade antidepressiva, conforme observado em estudo duplo-cego, controlado por placebo.[8,9]

Vários estudos clínicos comprovam a atividade antidepressiva em casos leves e moderados. Alguns trabalhos obtiveram melhores resultados do que com antidepressivos tricíclicos, em que os pacientes também apresentaram menos efeitos colaterais. Porém, o mecanismo de ação do *H. perforatum* ainda não está totalmente elucidado.[8,9]

Alguns estudos mostram que a administração do extrato de *H. perforatum* em mulheres na menopausa contribuiria de forma leve na diminuição de sintomas como fogachos e ansiedade.[10]

A administração diária de extrato metanólico de *H. perfuratum* atenuou as anormalidades comportamentais, bioquímicas e neuroquímicas de ratos com doença de Alzheimer induzida por cloreto de alumínio.[11]

Extrato seco de *H. perforatum* mostrou em animais efeito analgésico contra dores agudas e crônicas, além de aumentar o poder analgésico de opioides. O efeito é provavelmente causado por hiperforina e hipericina e aparece mesmo em doses baixas, minimizando os riscos de interação de hiperforina com outros medicamentos.[12]

Indicações e usos principais

* Depressão leve e moderada
* Ansiedade
* Insônia associada à depressão
* Transtorno afetivo sazonal (humor depressivo associado aos meses de inverno e pouca luz solar)
* Distúrbios neurovegetativos associados ao climatério
* Terror noturno, enurese
* Espasmos gastrintestinais, gastrite, diarreias, colón irritável.

Uso etnomedicinal

Todas as partes da planta são utilizadas medicinalmente como adstringente, antisséptico, analgésico, calmante do sistema nervoso, redutor de inflamações e promotor da cicatrização. Também é indicada como remédio eficiente para asma brônquica, bronquite crônica, tosses, cefaleias e dores de origem reumática. Externamente, é aplicada em casos de queimaduras, escoriação, ferimentos profundos ou muito doloridos envolvendo dano a nervos, dor ciática, neuralgia e cotovelo de tenista.[13] Com as flores e folhas prepara-se um unguento oleoso, utilizado para edemas, cãibras musculares, reumatismo, artrite e inflamação cutânea,[3] também empregado em varizes, hemorroidas e fragilidade vascular.

Posologia

* Planta seca: 2 a 4 g/dia
* Infusão: 15 a 30 g, 2 a 3 xícaras/dia
* Extrato fluido (1:1): 25 a 50 gotas, 2 a 3 vezes/dia
* Tintura (1:5, álcool 60%): 10 a 30 mℓ/dia
* Extrato seco padronizado (0,3% hipericina): 600 a 900 mg/dia
* Extrato seco (5:1): 600 a 900 mg/dia.

Extratos disponíveis no mercado brasileiro

Extrato seco de *Hypericum perforatum* padronizado em 0,3% de hipericina.

Contraindicações

Na gravidez e na lactação.

Precauções

Pode provocar fotossensibilização na pele em caso de exposição à radiação solar, provocando eritemas, queimaduras e ulcerações. Evitar exposição prolongada à luz solar ou bronzeamento artificial.

Embora não haja relato de risco, sugere-se evitar associação com plantas ou alimentos que contenham grande quantidade de tiramina, pois poderia levar a um aumento da pressão arterial.

Toxicidade e interações

H. perforatum estimula as enzimas hepáticas, responsáveis pela metabolização de vários medicamentos, diminuindo a concentração sérica de drogas como varfarina, digoxina, teofilina, ciclosporina e indinavir.

Deve-se administrar cuidadosamente em paciente em uso de inibidores da MAO e de inibidores seletivos da recaptação de serotonina (ISRS), pois pode causar síndrome serotoninérgica: confusão, febre, sudorese, diarreia, espasmos musculares.[14] Foram relatados casos de rejeição de transplante hepático durante o uso de *H. perforatum* e caso de intoxicação digitálica. Em uso associado com anticoncepcionais, pode causar sangramento intermenstrual.[15] Não foi observada interação de *H. perforatum* com álcool.[6]

De modo geral, o *H. perforatum* é bastante seguro e bem tolerado.[16,17]

REFERÊNCIAS BIBLIOGRÁFICAS

1. Alonso JR. Tratado de fitofármacos y nutracéuticos. Buenos Aires: Corpus; 2004.
2. Gledhill D. The names of plants. 4. ed. Cambridge University Press; 2008.
3. Lipp FJ. O simbolismo das plantas. Taschen; 2002.
4. Parmar HK. *Hypericum* – a review. SK Patel College of Pharmaceutical Education & Research. 2005.
5. Barnes J, Anderson LA, Philipson JD. St John's wort (*Hypericum perforatum* L.): a review of its chemistry, pharmacology and clinical properties. Journal of Pharmacy and Pharmacology. 2001;53(5):583-600.
6. Mennini T, Gobbi M. The antidepressant mechanism of *Hypericum perforatum*. Life Sciences. 2004;75(9):1021-7.
7. Yoshitake T, Iizuka R, Yoshitake S, Weikop P, Müller WE, Ogren SO et al. *Hypericum perforatum* L. (St John's wort) preferentially increases extracellular dopamine levels in the rat prefrontal cortex. The British Journal of Psychiatry. 2004;142(3):414-8.
8. Blumenthal M, Busse WR, Goldberg A, Gruenwald J, Hall T, Riggins CW et al., editors. The Complete German Commission E Monographs – Therapeutic guide to herbal medicines. Boston: American Botanical Council; 1998.
9. Linde K, Berner M, Egger M, Mulrow C. St John's wort for depression: meta-analysis of randomised controlled trials. The British Journal of Psychiatry. 2005;186:99-107.
10. Abdali K, Khajehei M, Tabatabaee HR. Effect of St John's wort on severity, frequency, and duration of hot flashes in premenopausal, perimenopausal and postmenopausal women: a randomized, double-blind, placebo-controlled study. Menopause. 2010;17(2):326-31.
11. Cao Z et al. *Hypericum perforatum* extract attenuates behavioral, biochemical, and neurochemical abnormalities in aluminum chloride-induced Alzheimer's disease rats. Biomedicine & Pharmacotherapy. 2017;91:931-7.
12. Galeotti N. *Hypericum perforatum* (St John's wort) beyond depression: a therapeutic perspective for pain conditions. Journal of Ethnopharmacology. 2017;200:136-46.
13. Lorenzi H, Matos FJA. Plantas medicinais no Brasil. Nova Odessa: Instituto Plantarum; 2002.
14. Mills S, Boné K. Principles and practice of phytotherapy. London: Churchill Livingstone; 2000.
15. Bombardelli E, Morazzoni P. *Hypericum perforatum*. Fitoterapia. 1995;LXVI(1):43-68.
16. Knüppel L, Linde K. Adverse effects of St. John's Wort: a systematic review. The Journal of Clinical Psychiatry. 2004;65(11):1470-9.
17. Arold G, Donath F, Maurer A, Diefenbach K, Bauer S, Henneicke-Von Zepelin HH et al. Roots No relevant interaction with alprazolam, caffeine, tolbutamide, and digoxina by treatment with a low-hyperforin St John's wort extract. Planta Medica. 2005;71(4):331-7.

Crédito da imagem:
Ivone Manzali

Hortelã

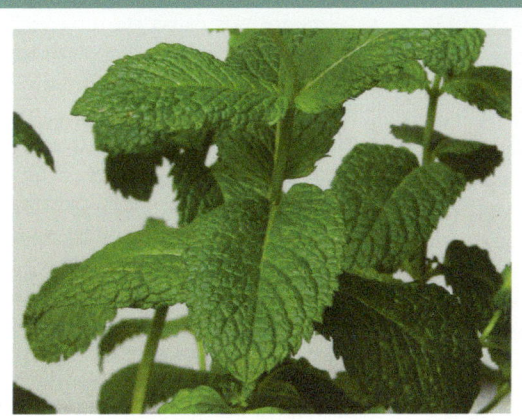

Nome botânico[a]
Mentha arvensis L.;
Mentha x piperita L.;
Mentha spicata L.
Sinonímia: *Mentha crispa* L.;
Mentha x villosa Huds

Nome farmacêutico
Herba Menthae

Família
Lamiaceae

Partes utilizadas
Parte aérea

Propriedades organolépticas
Picante, refrescante e seca

Outros nomes populares

Hortelã-do-brasil, hortelã-japonesa, vique, hortelã, menta, hortelã-pimenta, hortelã-das-cozinhas, menta-inglesa.

Origem

Ásia.

Histórico

O nome do gênero *Mentha* tem origem no grego *minthe*, que, segundo a mitologia grega, era uma ninfa amada por Plutão que a transformou nesta planta aromática para protegê-la dos ciúmes de sua mulher.[1,2] Quanto aos epítetos, *arvensis* faz alusão às espécies que são cultivadas; *piperita* refere-se ao sabor picante e aromático; *spicata* está relacionado ao formato de espiga e ao tipo de inflorescência; *villosa* refere-se ao tipo de pelos presentes na espécie, que são grossos e ásperos.[3]

Dioscórides cita o nome *kalaminthê* (*kala*, bela ou excelente; *minthê*, menta) quando se refere às espécies do gênero *Mentha*, indistintamente. Ele qualifica essa planta como possuidora de uma grande força e pertencente ao signo de Virgem. Cita seu uso como cicatrizante e nas inflamações cutâneas e, ainda, para dor de cabeça, em que, a partir de uma preparação com aloé, obtém-se uma pasta para ser aplicada sobre as têmporas. Outro preparado para uso interno consistia na mistura desta planta com óleo essencial de rosas, para cessar a febre; e são citados ainda o emprego como vermífugo, diurético, antiasmático, entre outros. No entanto, para as mesmas indicações, Plínio cita o nome de *Mentrasto*,[b] e distingue duas mentas: uma fêmea e cultivada (*M. spicata*) e outra masculina e selvagem (*M. pulegium*). Para Galeno, o que distinguia uma espécie da outra era que a selvagem tinha um odor menos apreciado, mais quente e eficaz que a cultivada.[4]

No Brasil, a *M. piperita* consta na relação das plantas usadas no Mosteiro de São Bento – Olinda – PE, responsável pela elaboração de livros de receitas e manipulação de produtos para o tratamento dos mais diversos problemas de saúde no século 19.[5,6] Quanto ao uso oficial, a *M. piperita* foi incluída na 1ª edição da Farmacopeia Brasileira (FB) (1926), na atual 5ª edição da FB (2010), na 1ª e 2ª edições do Formulário de Fitoterápicos da Farmacopeia Brasileira (FFFB) (2011; 2021) e na relação de fitoterápicos de registro simplificado (RDC 26/2014). É também uma espécie recomendada pela OMS e pela EMA. A *M. arvensis* foi inserida na 2ª edição da FB (1959). Essa espécie juntamente com a *M. spicata* foram estudadas pelo Programa de Pesquisa em Plantas Medicinais da Ceme (2006).

Principais componentes químicos

Contém **óleo essencial** (carvona, mentol, mentona, mentofurano, pulegona,[1,2] epoxipulegona, acetato de metila, felandreno, limoleno, pipeno, piperitona, cineol, valerianato, isovalerianato, β-bourboneno, cis-di-hidrocarveol),[7] **taninos, flavonoides**

---

[a] Várias espécies de *Mentha* são utilizadas para o mesmo fim terapêutico. As identificações botânicas são muito difíceis, dada a tendência das plantas deste gênero botânico de se hibridizarem.

[b] Não se trata aqui do *Ageratum conyzoides*, apesar da coincidência do seu nome popular no Brasil.

(apigenol, luteolina, isoroifolina, mentosídeo, rutina), **triterpenoides, sesquiterpenoides, ácidos fenólicos, princípios amargos, vitaminas** (C e D).

Atividades farmacológicas

Estudo mostrou que os extratos polares (acetato de etila e aquoso) de *M. spicata* apresentam efeitos **anti-inflamatórios** mais potentes que as frações menos polares, sugerindo que os flavonoides são significativos para o efeito observado, tendo em vista que esses constituintes são importantes inibidores da cascata do ácido araquidônico, que produz as prostaglandinas e leucotrienos durante o processo inflamatório.[8] Por outro lado, a carvona, um componente do óleo essencial das mentas, apresenta atividade **analgésica** que pode ser determinada pela diminuição da excitabilidade neuronal. Assim, os vários constituintes existentes no extrato contribuem para os efeitos analgésico e anti-inflamatório demonstrados nos estudos.[8,9]

O chá de *M. spicata* tem sido estudado em cobaias por sua atividade antiandrogênica. Atua como indutor do estresse oxidativo no hipotálamo, determinando diminuição na síntese das gonadotrofinas e consequente redução na produção de testosterona; promovendo alteração de todo eixo hipotálamo-pituitária-gônadas.[10] O efeito **espermatogênico** foi observado em animais tratados com o chá de *M. spicata*. Entretanto, o autor relativiza se esse resultado observado nos animais pode ser traduzido no corpo humano quando comparada à dose do estudo (40 g/ℓ) com a dose empregada no preparo do chá (5 g das folhas secas).[11]

O óleo essencial de *M. x villosa* mostra atividades **antiespasmódica e miorrelaxante** em experimentos com animais, explicando o uso tradicional das espécies de menta. Além disso, evidenciou efeito analgésico periférico e central que não foi alterado pela naloxona, um antagonista dos receptores opioides.[12,13] A investigação sobre os efeitos **vasodilatadores** mostra que ele provoca indução de óxido nítrico, pois antagonistas da produção desse mediador reduzem o efeito induzido pelos constituintes do óleo.[14] Nessa mesma linha de pesquisa, outro estudo revela que o efeito **hipotensor** provavelmente é determinado por vasodilatação periférica e ações **cardiodepressoras**, que podem ser atribuídas à produção de óxido nítrico e bloqueio dos canais de cálcio ou a uma estimulação não seletiva de receptores muscarínicos. Portanto, a ação hipotensora da rotundifolona (óxido de piperitenona) pode ser incumbida a uma redução na frequência cardíaca e na resistência vascular periférica, provavelmente por causa de uma estimulação não seletiva de receptores muscarínicos.[15] O óleo essencial de *M. villosa* exibe atividade **antiparasitária** (amebíase, giardíase e tricomoníase) e **antimicrobiana**.[16-19] Vários trabalhos científicos ao redor do mundo referem-se às atividades do óleo essencial de *M. spicata* contra os mais diferentes microrganismos, comprovadas na maioria por testes *in vitro*.[20-22]

O fato de causar irritação na derme e a alta volatilidade do óleo de menta têm dificultado seu uso tópico. Um recente experimento conseguiu encapsular microesferas de *M. spicata* em uma matriz de quitosana e assim corrigir esses problemas, abrindo espaço para o tratamento tópico de micoses de pele.[23]

Um ensaio duplo-cego randomizado mostrou que o uso de óleo essencial de *M. spicata* e *M. x piperita* foi eficaz e seguro em reduzir os vômitos e náuseas em pacientes submetidos à quimioterapia.[24]

Os estudos clínicos realizados com *M. piperita* avaliaram os efeitos sobre o trato gastrintestinal e observaram que a **atividade carminativa** é decorrente da diminuição do tônus da musculatura lisa, facilitando a eliminação dos gases;[25] além de estimular a liberação de bile, que promove o metabolismo dos lipídios.[26]

Outros estudos em humanos foram realizados para avaliar o resultado no tratamento da síndrome do intestino irritável (SII). Um grupo de 47 pessoas com SII recebeu cápsulas de liberação entérica[c] de *M. piperita* ou placebo, 12 cápsulas 3 vezes/dia, durante 4 semanas. O grupo tratado com *M. piperita* teve redução significativa (75%) dos sintomas (dor, inchaço, flatulência e diarreia).[27,28] Pesquisa avaliou em 42 crianças os efeitos da administração oral do óleo de *M. piperita* em revestimento entérico (1 ou 2 vezes 187 mg, 3 vezes/dia durante 2 semanas). Após 2 semanas de tratamento, concluiu-se que 75% dos que pertenciam ao grupo tratado haviam reduzido os sintomas, incluindo a dor).[29] Por fim, investigação clínica realizada por Liu e colaboradores, em Taiwan, demonstrou que a administração oral do óleo de *M. piperita*, em revestimento entérico, a 110 pacientes, 3 a 4 vezes/dia, durante 1 mês, promoveu a redução da distensão

---

[c] As cápsulas de liberação entérica são especialmente formuladas para passarem pelo estômago e liberarem o conteúdo no intestino. Geralmente contêm 0,2 mℓ de óleo por cápsula.

abdominal, da frequência da evacuação e da flatulência em relação ao grupo placebo.[30] Quase 80% tratados com *M. piperita* também tiveram alívio da dor abdominal.[26] Dos 8 estudos clínicos realizados, somente dois não observaram melhora nos sintomas da SII.[31]

Formulações farmacêuticas contendo *M. piperita* foram também apreciadas em casos de dispepsias. Westphal e colaboradores avaliaram, em 70 pacientes com dispepsia crônica, uma preparação comercial denominada Lomatol® (associação dos extratos de *Carum carvi* [fruto], de *Foeniculum vulgare* [fruto], de *M. piperita* [folha] e de *Artemisia absinthium* [parte aérea]), comparando à metoclopramida em um estudo randomizado e duplo-cego. Avaliaram-se os efeitos sobre os seguintes sintomas: dor, náuseas, azia, e gastrospasmos, durante 2 semanas de tratamento. O fitoterápico demonstrou resultados considerados estatisticamente significativos e superiores no controle dos sintomas que a metoclopramida, tendo menores reações adversas e sendo mais bem tolerado.[32] Outro ensaio clínico analisou também um fitoterápico comercializado na Europa (Iberogast®d) em 60 pacientes com dispepsia funcional, durante 4 semanas. Observou-se melhora significativa no grupo tratado com o fitoterápico.[33]

Estudo em animais avalia o efeito do óleo essencial de *M. arvensis* em asma induzida. Houve relaxamento da musculatura brônquica e diminuição da contagem de eosinófilos e IgE total.[34]

Em suma, as formulações contendo *M. piperita* são recomendadas para o tratamento de distúrbios do trato gastrintestinal (TGI), estímulo à liberação de bile, da SII, doenças do aparelho respiratório e, externamente, para mialgia e neuralgia. Entretanto, exceto para os distúrbios do TGI e da SII, há poucos estudos clínicos que comprovem a eficácia nas indicações descritas anteriormente.[31]

Indicações e usos principais

- Resfriados e gripes
- Faringite, amigdalite
- Rinite alérgica
- Asma brônquica, bronquites e sinusites (favorece a expectoração)

- Dispepsias em geral, cólicas abdominais, flatulência
- Síndrome do intestino irritável
- Patologias dentárias, dores, inflamações etc. (bochechos)
- Nas dermatoses como antipruriginoso, em dores reumáticas e nevrálgicas, pois o uso na pele e nas mucosas resulta em sensação refrescante, diminuindo a sensibilidade e a dor
- Amebíase e giardíase (comprovadas em ensaios clínicos).

Uso etnomedicinal

Em todo o Brasil é utilizado popularmente para os males do fígado e transtornos digestivos. Na Índia, é indicada para o trato respiratório, com ações espasmolítica, antivomitiva, carminativa, estomáquica, anti-helmíntica. Uso externo como antisséptica e antiprurido.[35]

Posologia

- Planta seca: 1 a 4 g/dia
- Extrato seco: 400 a 1,2 g/dia
- Tintura: 20%, 5 a 20 mℓ/dia
- Tintura-mãe: 4 a 6 mℓ
- Óleo essencial:
  - Uso interno: 6 a 12 gotas/dia
  - Uso inalatório: 3 a 4 gotas em água fervente.

Extratos disponíveis no mercado brasileiro

Extrato seco de *Mentha spicata* padronizado em 14,5% de ácido rosmarínico.

Contraindicação

O uso do **óleo essencial** é contraindicado em lactentes e na gravidez. Pode irritar a mucosa ocular e provocar insônia em pessoas sensíveis.

Precauções

Pessoas sensíveis podem ter problemas gástricos.

Toxicidade e interações

O óleo essencial mentol em doses elevadas é tóxico, pode causar choque, confusão mental, coma, arritmias e morte. A dose letal é de 1.000 mg/kg, em adultos. Crianças são mais sensíveis ao mentol; casos de choque foram descritos com aplicação local nas narinas e peito. Pode ocorrer hipersensibilidade cutânea, mas é raro. O uso interno em pacientes sensibilizados causa vermelhidão facial e cefaleia.

A *M. spicata* apresentou atividade nefrotóxica em modelos experimentais.[36] Estudo com o óleo

---

d Associação de 9 extratos vegetais, sendo um obtido de planta fresca (*Iberis amara*) e o restante das drogas vegetais: Chelidonii Herba, Cardui Mariae Fructus, Melissae Folium, Carvi Fructus, Liquiritiae Radix, Angelicae Radix, Matricariae Flos e Menthae Piperitae Folium.

essencial de *M. spicata* administrado por via oral a ratos-machos não evidenciou alterações tóxicas no sistema reprodutivo ou infertilidade. No entanto, afirma que esses problemas podem ocorrer com doses mais elevadas.[37]

REFERÊNCIAS BIBLIOGRÁFICAS

1. Mythography. Minthe in Greek mythology. Disponível em: www.loggia.com/myth/minthe. html. Acesso em: 22/01/2009.

2. Almeida MZ. Plantas medicinais. 2. ed. Salvador, BA: EDUFBA; 2003.

3. Gledhill D. The names of plants. 4. ed. Cambridge University Press; 2008.

4. Ducourthial G. Flore magique et astrologique de l'antiquité. Paris: Éditions Belin; 2003.

5. Alencar NL, Medeiros PM, Medeiros MFT. Medicinal plants prescribed in the hospital of the São Bento Monastery between 1823 and 1824 in Olinda – Northeastern Brazil. The Open Complementary Medicine Journal. 2010;2:74-9.

6. Medeiros MFT, Albuquerque UP. The pharmacy of the Benedictine monks: the use of medicinal plants in northeast Brazil during the nineteenth century (1823-1829). Journal of Ethnopharmacology. 2012;139(1):280-6.

7. Shahbazi Y. Chemical composition and in vitro antibacterial activity of *Mentha spicata* essential oil against common food-borne pathogenic bacteria. Journal of Pathogens. 2015.

8. Arumugam P, Gayatri Priya N, Subathra MA et al. Anti-inflammatory activity of four solvent fractions of ethanol extract of *Mentha spicata* L. investigated on acute and chronic inflammation induced rats. Environmental Toxicology and Pharmacology. 2008;26:92-5.

9. Gonçalves JCR, Oliveira FS, Benedito RB. Antinociceptive activity of (-)-carvone: evidence of association with decreased peripheral nerve excitability. Biol Pharm Bull. 2008;31(5):1017-20.

10. Kumar V, Kural MR et al. Spearmint induced hypothalamic oxidative stress and testicular antiandrogenicity in male rats – altered levels of gene expression, enzymes and hormones. Food and Chemical Toxicology. 2008;46:3563-70.

11. Akdogan M, Ozguner M, Kocak A et al. Effects of peppermint teas on plasma testosterone, follicle-stimulating hormone, and luteinizing hormone levels and testicular tissue in rats. Urology. 2004;64:394-8.

12. Lahlou S et al. Cardiovascular effects of the essential oil of *Mentha x vilosa* and its main constituent, piperitenona oxide, in normotensive anesthetized rats: role or the autonomic nervous system. Planta Medica. 2001;67:638-43.

13. Almeida RN, Hiruma CA, Barbosa-Filho JM. Analgesic effect of rotundifolone in rodents. Fitoterapia. 1996;67(4):334-8.

14. Lahlou S et al. Involvement of nitric oxide in the mediation of the hypotensive action of the essential oil of *Mentha x vilosa* in normotensive conscious rats. Planta Medica. 2002;68:694-9.

15. Guedes DN, Silva DF, Barbosa-Filho JM, Medeiros IA. Endothelium-dependent hypotensive and vasorelaxant effects of the essential oil from aerial parts of *Mentha x villosa* in rats. Phytomedicine. 2004;11:490-7.

16. Sousa PJC et al. Effects of piperitenone oxide on the intestinal smooth muscle of the guinea pig. Brazilian Journal of Medical and Biological Research. 1997;30:787-91.

17. Adam K, Sivropoulou A, Kokkini S et al. Antifungal activities of *Origanum vulgare subsp. hirtum, Mentha spicata, Lavandula angustifolia,* and *Salvia fruticosa* essential oils against human pathogenic fungi. Journal of Agricultural and Food Chemistry. 1998;46:1739-45.

18. Santana CF, Almeida ER, Santos ER et al. Actions of *Mentha crispa* hydroethanoliz extrct inpacients bearing intestinal protozoan. Fitoterapia. 1992;63:409-10.

19. Leal-Cardoso JH, Fonteles MC. Pharmacological effects of essential of oils plants of the northeast of Brazil. Anais da Academia Brasileira de Ciências. 1999;71:210-3.

20. Shahbazi Y. Chemical composition and *in vitro* antibacterial activity of *Mentha spicata* essential oil against common food-borne pathogenic bacteria. Journal of Pathogens. 2015.

21. Khosravi AR, Shokri H, Fahimirad S. Efficacy of medicinal essential oils against pathogenic Malassezia sp. isolates. Journal de Mycologie Médicale/Journal of Medical Mycology. 2015.

22. Snoussi M et al. *Mentha spicata* essential oil: chemical composition, antioxidant and antibacterial activities against planktonic and biofilm cultures of *Vibrio* spp. strains. Molecules. 2015;20(8):14402-24.

23. Mishra N et al. Encapsulation of *Mentha* oil in chitosan polymer matrix alleviates skin irritation. AAPS PharmSciTech. 2015;1-11.

24. Tayarani-Najaran Z et al. Antiemetic activity of volatile oil from *Mentha spicata* and *Mentha x piperita* in chemotherapy-induced nausea and vomiting. ecancermedicalscience. 2013;7.

25. Wisenauer W. Fitoterapia, fitofármacos, farmacologia e aplicações. clínicas. 2. ed. Pharmabooks; 2006.

26. Raja RR. Medicinally potential plants of labiatae (lamiaceae) family: an overview. Research Journal of Medicinal Plants. 2012;6(3):203-13.

27. Rees W, Evans B, Rhodes J. Treating irritable bowel syndrome with peppermint oil. British Medical Journal. 1979;6:835-6.

28. Dew H, Evans B, Rhodes J. Peppermint oil for the irritable bowel syndrome: a multicentre trial. The British Journal of Clinical Practice. 1984;38:394-8.

29. Kline R, Kline J, Di Palma J, Barbero G. Enteric-coated, pH-dependent peppermint oil capsules for the treatment of irritable bowel syndrome in children.Journal of Pediatrics. 2001;138:125-8.

30. Liu JH, Chen GH, Yeh HZ, Huang CK, Poon SK. Enteric-coated peppermint-oil capsules in the treatment of irritable bowel syndrome: a prospective, randomized trial. Journal of Gastroenterology. 1997;32(6):765-8.

31. McKay DL, Blumberg JB. A review of the bioactivity and potential health benefits of peppermint tea (*Mentha piperita* L.). Phytotherapy Research. 2006;20(8):619-33.

32. Westphal J, Horning M, Leonhardt K. Phytotherapy in functional upper abdominal complaints. Results of a clinical study with a preparation of several plants. Phytomedicine. 1996;2:285-91.

33. Madisch A, Melderis H, Mayr G, Sassin I, Hotz J. Commercially available herbal preparation and its modified dispense in patients with functional dyspepsia. Results of a double-blind, placebo-controlled, randomized multicentre trial. Z Gastroenterol. 2001;39:511-7.

34. Sharma S et al. *Mentha arvensis* essential oil suppressed airway changes induced by histamine and ovalbumin in experimental animals. Natural Product Research. 2018:32.4:468-72.

35. Lorenzi H, Matos FJA. Plantas medicinais no Brasil. Instituto Plantarum; 2002.

36. Akdogan M, Kilinc L, Oncu M, Karaoz E, Delibas N. Investigation of biochemical and histopathological effects of *Mentha piperita* L. and *Mentha spicata* L. on kidney tissue in rats. Human & Experimental Toxicology. 2003;22(4):213-9.

37. Nozhat F et al. Evaluation of possible toxic effects of spearmint (*Mentha spicata*) on the reproductive system, fertility and number of offspring in adult male rats. Avicenna Journal of Phytomedicine. 2014;4(6):420.

Crédito da imagem:
Caio Manzali

Huperzia

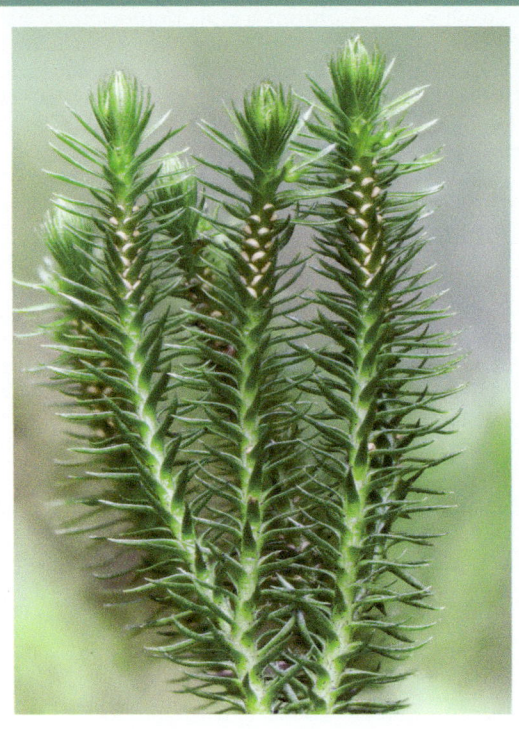

Nome botânico
Huperzia serrata (Thunb.) Trevis.
Sinonímia: *Lycopodium serratum* Thunb.

Nome farmacêutico
Herba Huperziae serratae

Família
Lycopodiaceae[a]

Parte utilizada
Planta inteira – musgo

Propriedade organoléptica
Não disponível

Outros nomes populares

Musgo chinês.

Origem

Sudeste Asiático.

Histórico

A denominação do gênero *Huperzia* é uma homenagem ao botânico alemão Johann Peter Huperz (1771-1816), e *serrata* faz alusão às margens das folhas (serrilhadas).[1]

O registro mais antigo de uso medicinal de **Qian Ceng Ta** remonta à antiga farmacopeia chinesa *Ben Cao Shi Yi*, escrita por Zangqi Chen em 739 (durante a dinastia Tang). A planta foi nomeada **Shi Song** naquele livro e foi prescrita para aliviar reumatismo e resfriados, relaxar músculos e tendões e promover a circulação sanguínea. A mesma espécie surge com nomes diferentes em outras dinastias chinesas, mas com as mesmas indicações, ao mesmo tempo em que

o nome **Shi Song** passa a ser denominação de outras espécies.[2] Atualmente, denomina-se Qian Ceng Ta (a planta inteira de *H. serrata*) e é tradicionalmente usada na medicina chinesa para o tratamento de contusões, contraturas, inchaços, esquizofrenia, miastenia gravis e envenenamento por organofosfatos, e mais recentemente na doença de Alzheimer (DA). A distribuição dessa família de plantas é global, mas são encontradas em abundância em *habitat* muito especializados. Por ser pouco cultivada e de crescimento lento, a *H. serrata* tem sofrido uma grande pressão populacional decorrente da extensa colheita das plantas em seu ambiente natural, correndo risco de extinção. Assim, é imperativo que os recursos naturais de outras plantas produtoras de huperzina A sejam claramente identificados, não apenas para proteger *H. serrata* da extinção, mas também no sentido de desenvolver um método de síntese de HupA ou um derivado semissintético como uma nova droga para o tratamento da DA.[3] Embora alguns pesquisadores já tenham sintetizado a huperzina A em laboratório, a atividade obtida é três vezes menor, dificultando a sua

---

[a] Alguns autores consideram que o gênero *Huperzia* pertence à subfamília Hyperzioideae da família Lycopodiaceae.

industrialização, o que pode ser explicado pela possibilidade de outras substâncias presentes na planta contribuírem para a resposta terapêutica observada. Vale a pena registrar que a huperzina A é encontrada em outras famílias, Huperziaceae e Selaginellaceae, mas, como são mais escassas na natureza, a obtenção não é viável.[4]

Principais componentes químicos

Os principais constituintes ativos da *H. serrata* são alcaloides que pertencem a quatro tipos principais: **fawcettimina, licodina, licopodina** e **flegmarina**. No entanto, o principal alcaloide é a huperzina A, um alcaloide sesquiterpênico. Uma característica biológica comum desse grupo de alcaloides é a capacidade de inibir a enzima acetilcolinesterase (AChE). Além da huperzina A, esse grupo é representado por **6b-hidroxiHupA, huperzina B, N-metil-huperzina B** e **huperzina**. Estima-se que sejam produzidos cerca de 90 alcaloides. Outros constituintes produzidos pertencem à classe dos **terpenoides**, tais como 21-episerratenodiol-3-acetato, serratiol-21-acetato, serratenodiol-3-acetato, 21-episerratenodiol, toogenol, serratriol, toogenina.[4]

Embora exista a possibilidade de síntese da huperzina A em laboratório, o método não pode ser aplicado em escala industrial. Portanto, existe uma dependência de fontes naturais, tais como a *H. serrata*, como fonte de HupA.[5] Nos últimos tempos, pesquisadores identificaram a presença abundante de **fungos endofíticos** na *H. serrata*, com destaque para os gêneros *Aspergillus, Podospora, Penicillium, Colletotrichum, and Acremonium*. Muitos deles possuem **ação inibidora da AChE** *in vitro*, e alguns são capazes de produzir a huperzina A, o que poderá vir no futuro a ajudar na produção dessa substância.[6] Os fungos endofíticos são um grupo de organismos que infectam internamente as plantas sem promover doença manifesta, vivendo em íntima associação com elas, e podem ser capazes de produzir metabólitos bioativos semelhantes aos das plantas hospedeiras.

Atividades farmacológicas

H. serrata, uma planta da medicina tradicional chinesa (MTC), tornou-se conhecida mundialmente desde que a huperzina A foi isolada por cientistas chineses nos anos 1980. À época, identificou-se esse alcaloide como um potente inibidor, reversível e seletivo da AChE e um inibidor fraco da butirilcolinesterase (BChE). Tais características o tornaram um medicamento promissor e inovador para o tratamento dos sintomas da **DA** e de outras doenças relacionadas à deficiência da acetilcolina (ACh).[4] Esse potencial foi demonstrado quando se verificou que a huperzina A apresenta atividade três vezes superior à fisostigmina, a qual está associada a uma resposta positiva quanto à melhora na memória de curto e longo prazo de pessoas que sofrem arteriosclerose cerebral com prejuízo da memória.[7]

Outro ensaio farmacológico experimental, *in vivo*, corroborou a eficiência da huperzina A em proteger da AChE cortical da inibição por soman e prevenir convulsões subsequentes. Soman é uma substância altamente tóxica com alta lipossolubilidade em membranas biológicas, que interfere no sistema nervoso dos mamíferos por meio da inibição da enzima colinesterase. A liberação de ACh foi acompanhada durante o experimento, no córtex de ratos em movimento livre. Os resultados mostraram que o pré-tratamento com huperzina A na dose de 500 µg/kg reduziu a inibição da AChE para 54% e aumentou o nível de ACh em 230 vezes o valor basal, e assim 93% dos animais sobreviveram à administração do soman, e nenhum deles apresentou convulsões. Em resumo, a huperzina A demonstrou ser um alcaloide promissor para proteger os indivíduos **contra a intoxicação por organofosforados**.[8] Outro experimento foi realizado com o propósito de avaliar a **ação neuroprotetora** na epilepsia. Ratos tiveram crises epilépticas induzidas por administração intraperitoneal (i.p.) de pentilenotetrazol (PTZ), uma substância que provoca convulsões e muito usada em modelos farmacológicos experimentais em animais. Os resultados revelam que em testes de potencial antiepiléptico a huperzina A **suprimiu convulsões** e picos epilépticos no eletroencefalograma (EEG). A análise espectral de EEG também revelou maior potência da banda de frequência gama com a huperzina A. Além disso, ficou evidenciada, pela estimulação magnética transcraniana de pulso pareado (ppTMS), que a huperzina A aumenta a inibição intracortical e bloqueia a excitação cortical induzida por PTZ. Esses dados suportam aplicações antiepilépticas de huperzina A e sugerem que essa atividade pode ser via de aprimoramento da inibição intracortical GABAérgica.[9]

Até o momento, sabe-se que a huperzina A é um potente inibidor da AChE, livre de toxicidade colinérgica, além de ter se mostrado um antagonista do receptor cerebral N-metil-D-aspartato (NMDA), o que sugere poder ser administrado a indivíduos com **epilepsia**, além de proteger contra diversos estados neurodegenerativos observados durante a isquemia ou a DA.[4] Foi demonstrado que a huperzina A interage, portanto, com os canais iônicos NMDA induzindo uma inibição da ligação, de forma dose dependente, que **aumenta os níveis de acetilcolina** nos receptores colinérgicos e previne a ação tóxica dos β-amiloides.[10] Outro dado importante diz respeito ao estímulo à proliferação de células-tronco neurais embrionárias do hipocampo e de células recém-geradas na zona subgranular do hipocampo em camundongos adultos pela huperzina A. Esses achados sugerem um novo papel da huperzina A na **neurogênese** e fornecem uma nova visão sobre seus efeitos terapêuticos em distúrbios neurológicos por meio de um mecanismo relacionado à neurogênese.[11]

Os ensaios clínicos realizados demonstraram que a huperzina A possui uma meia-vida prolongada e produz melhoras significativas nas **deficiências de memória** em pacientes idosos e com DA. A maioria desses estudos foi realizada na China, onde cerca de 100.000 pessoas foram tratadas com esse alcaloide. Os resultados desses estudos indicam que a huperzina A é um medicamento eficaz e seguro que **melhora a função cognitiva**.[3] Deve ser salientado que os inibidores da AChE são atualmente as substâncias mais promissoras para o tratamento da DA, já que promovem o aumento da disponibilidade de acetilcolina em sinapses colinérgicas no SNC.[6] Nesse sentido, estudos revelaram que ratos tratados com huperzina A nas doses de 0,3, 0,5 ou 2 mg/kg tiveram aumento da ACh cerebral 6 h após a administração e que esse aumento se prolongou por todo o cérebro em níveis maiores que a tacrina, fisostigmina e metrifonato.[12]

Diante desse cenário, um estudo multicêntrico, randomizado e duplo-cego Fase II foi realizado na Universidade da Califórnia e envolveu 210 pessoas com diagnóstico de DA leve a moderada. Esse ensaio clínico analisou os seguintes parâmetros: segurança, tolerabilidade e eficácia no tratamento com huperzina A. As avaliações foram feitas através do *Alzheimer's Disease Assessment Scale – cognitive subscale* e concluíram que, ao fim de 16 semanas, os que usaram a dose de 400 μg tiveram **benefícios na cognição** a curto prazo, resultados que necessitam de confirmação por outros trabalhos. O medicamento mostrou ser seguro e bem tolerado.[13]

O único estudo conhecido de huperzina A para **miastenia gravis**, do qual participaram 128 pacientes, demonstrou uma **melhora sobre a fraqueza muscular**. A duração do efeito da huperzina A, nesse estudo, foi de 7 h, correspondendo a 3 h a mais que o da neostigmina.[14]

Estudo sobre a farmacocinética em camundongos revela que, 15 min após a administração intravenosa, a huperzina A radiomarcada foi encontrada em níveis altos no rim e no fígado e que, 12 h após, não havia sinais no organismo. Em camundongas grávidas, pequena quantidade foi evidenciada no feto. A principal via de eliminação é renal. Já em humanos, uma dose superior à terapêutica foi administrada oralmente a voluntários e mostrou que o pico sérico é alcançado em 79 min e a meia-vida foi de 288 min, sugerindo que as doses devem ser administradas a cada 8 ou 12 h.[12]

Como consequência, múltiplos benefícios e efeitos colaterais mínimos da huperzina A, já avaliados com animais e ensaios clínicos (a avaliação clínica de Fase IV está em curso na China), fazem dele um tratamento promissor para a DA e um pré-tratamento muito eficaz e seguro contra produtos químicos, como gases usados como armas que atuam no SNC.

Indicações e usos principais

- Doença de Alzheimer
- Demência cerebrovascular
- Miastenia gravis
- Envenenamento por organofosfato.

Uso etnomedicinal

Na MTC, a planta inteira é classicamente utilizada nas deficiências da memória, convulsões, esquizofrenia, contusões, inchaço (anti-inflamatório), febre, doenças do sangue e hipertensão arterial.[12,15]

Posologia

Extrato seco de *Huperzia serrata* padronizado em 1% de huperzina A: 50 a 200 μg 2 vezes/dia.

A huperzina A é classificada como suplemento dietético pelo Food and Drug Administration nos EUA e disponibilizada em cápsulas ou comprimidos na dose de 200 a 400 μg/dia.[4]

Obs.: Shuangyiping®, um comprimido de huperzina A produzido a partir de extratos de

H. serrata, foi desenvolvido em 1996 na China como um novo medicamento para o tratamento sintomático da DA. A huperzina A também é comercializada nos EUA como um suplemento dietético em forma de comprimido ou cápsula. O ZT-1, um derivado semissintético da huperzina A, foi originalmente produzido por Zhu e colaboradores no Instituto de Matéria Médica de Xangai, Academia Chinesa de Ciências. Dados experimentais demonstraram que o ZT-1 possui atividade inibidora de AChE semelhante à da huperzina A.[2]

Extratos disponíveis no mercado brasileiro

Extrato seco de *Huperzia serrata* padronizado em 1% de huperzina A.

Contraindicações

Gravidez e amamentação.

Precauções

Efeitos colinérgicos leves, tais como tonturas, náuseas, sintomas gastroenterológicos, dores de cabeça e frequência cardíaca deprimida.[12]

Toxicidade e Interações

A huperzina A é bem tolerada pelo ser humano, mesmo em doses acima das recomendadas. Não são descritas na literatura, até o presente momento, interações medicamentosas *in vivo* envolvendo esse alcaloide.[4] Embora atravesse a barreira hematencefálica, não parece produzir efeitos colaterais centrais indesejados. Também possui meia-vida prolongada e excelente estabilidade química.[8]

Estudos toxicológicos conduzidos em diferentes espécies animais indicaram que efeitos colaterais associados à ativação colinérgica são menos intensos para huperzina A do que para outros inibidores da AChE, como fisostigmina e tacrina. Os exames histopatológicos não mostraram alterações no fígado, rim, coração, pulmão ou cérebro após a administração da huperzina A por 180 dias, ou em cães (0,6 mg/kg IM) ou ratos (1,5 mg/kg via oral). Nenhuma mutagenicidade foi encontrada em ratos e nenhum efeito teratogênico foi observado em camundongos ou coelhos.[2] As avaliações de segurança animal e humana demonstraram que a huperzina A é desprovida de toxicidade inesperada.[12]

A huperzina A dificilmente pode ser metabolizada pelos microssomas do fígado humano e é improvável que cause interações medicamentosas clinicamente relevantes quando coadministrado com medicamentos metabolizados pelo sistema de isoenzimas do citocromo P450.[16]

REFERÊNCIAS BIBLIOGRÁFICAS

1. Hyde MA, Wursten BT, Ballings P, Coates Palgrave M. Flora of Mozambique: Genus page: Huperzia. Disponível em: https://www.mozambiqueflora.com/speciesdata/genus.php?genus_id=2. Acesso em: 01/09/2020.
2. Ma X, Tan C, Zhu D, Gang DR, Xiao P. Huperzine A from *Huperzia* species – an ethnopharmacolgical review. Journal of Ethnopharmacology. 2007;113:15-34.
3. Ma X, Tan C, Zhu D, Gang DR. A survey of potential huperzine A natural resources in China: the Huperziaceae. Journal of Ethnopharmacology. 2006;104:54-67.
4. Ferreira A, Rodrigues M, Fortuna A, Falcão A, Alves G. Huperzine A from *Huperzia serrata*: a review of its sources, chemistry, pharmacology and toxicology. Phytochemistry Reviews. 2016;15:51-85.
5. Wang Y, Zeng QG, Zhang ZB, Yan RM, Wang LY, Zhu D. Isolation and characterization of endophytic huperzine A-producing fungi from *Huperzia serrata*. Journal of Industrial Microbiology & Biotechnology. 2011;38:1267-78.
6. Wang Y, Lai Z, Li X-X et al. Isolation, diversity and acetylcholinesterase inhibitory activity of the culturable endophytic fungi harboured in *Huperzia serrata* from Jinggang Mountain, China. World Journal of Microbiology and Biotechnology. 2016;32:20.
7. Zhu X-Z. Development of natural products as drugs acting on central nervous system. Memórias do Instituto Oswaldo Cruz. 1991;86:173-5.
8. Tonduli LS, Testylier G, Masqueliez C, Lallement G, Monmaur P. Effects of Huperzine used as pre-treatment against soman-induced seizures. Neurotoxicology. 2001;22:29-37.
9. Gersner R, Ekstein D, Dhamne S, Schachter S, Rotenberg A. Huperzine A prophylaxis against pentylenetetrazole-induced seizures in rats is associated with increased cortical inhibition. Epilepsy Research. 2015;117:97-103.
10. Gordon RK, Nigam SV, Weitz JA, Dave JR, Doctor BP, Ved HS. The NMDA receptor ion channel: a site for binding of Huperzine A. Journal of Applied Toxicology: An International Journal, 2001;21:S47-S51.
11. Ma T, Gong K, Yan Y et al. Huperzine A promotes hippocampal neurogenesis in vitro and in vivo. Brain Research. 2013;1506:35-43.
12. Zangara A. The psychopharmacology of huperzine A: an alkaloid with cognitive enhancing

and neuroprotective properties of interest in the treatment of Alzheimer's disease. Pharmacology Biochemistry and Behavior. 2003;75:675-86.

13. Rafii M, Walsh S, Little J et al. A phase II trial of huperzine A in mild to moderate Alzheimer disease. Neurology. 2011;76:1389-94.

14. Pepping J. Huperzine A. American Journal of Health-System Pharmacy. 2000;57:530-4.

15. Domingues Bertuzzi L, Santos da Silva P, Pereira Neto ÉF, Nicolaidis R, de Oliveira Jr AA. Animal model of cognitive decline and neural transplantation of stem cells as a prospective therapy. Avances en Psicología Latinoamericana. 2017;35:165-75.

16. Lin P-p, Li X-n, Yuan F, Chen W-l, Yang M-j, Xu H-r. Evaluation of the *in vitro* and *in vivo* metabolic pathway and cytochrome P450 inhibition/induction profile of Huperzine A. Biochemical and Biophysical Research Communications. 2016;480:248-53.

Crédito da imagem:
Banco de imagem: iStock

Inhame selvagem

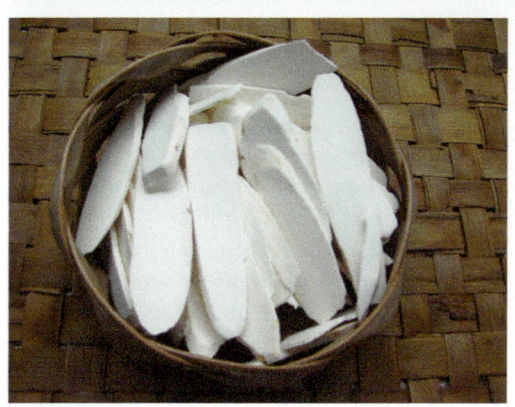

Nome botânico
Dioscorea villosa L.

Nome farmacêutico
Rhizoma Dioscoreae villosae

Família
Dioscoreacae

Parte utilizada
Rizoma

Propriedades organolépticas
Amarga, acre e fria

Outros nomes populares

Dioscorea, yam, yam mexicano.

Origem

Américas do Norte e Central.

Histórico

A denominação do gênero *Dioscorea* é uma homenagem ao grego Pedanios Dioscórides, médico do século I e autor da *Materia Medica*. O epíteto *villosa* faz alusão ao aspecto dos rizomas, que são cobertos com pelos.[1]

Nos séculos 17 e 19, herbalistas utilizaram a *D. villosa* no tratamento de distúrbios menstruais, da fertilidade e para enjoos matinais decorrentes de gravidez.[2] Há indícios de que esses costumes foram observados nos povos nativos norte-americanos, pois atualmente ainda se utilizam tradicionalmente dos rizomas da *D. villosa* no tratamento das cólicas menstruais, tanto que o nome dessa planta em seu idioma significa "raiz para cólica".

Na década de 1940, a descoberta de diosgenina no rizoma da planta teve papel fundamental na produção industrial dos hormônios e no desenvolvimento da pílula anticoncepcional, pois a substância tem estrutura semelhante aos esteroides, servindo então como matéria-prima para a semissíntese da progesterona.[3]

Principais componentes químicos

Possui **triterpenoides**, **alcaloides** (dioscorina), **carotenoides**, **mucilagem** e **saponinas esteroidais** (diogenina e diosgenina), **glicosídeos esteroides** (dioscoreavilosídeos A e B).[4]

Atividades farmacológicas

Os componentes considerados ativos da *D. villosa* são as saponinas diosgenina e a dioscina, esta última a forma glicosilada da diosgenina. Estudos experimentais demonstram que as saponinas apresentam atividades **citotóxica, antitumoral, antifúngica, anti-inflamatória e antiosteoporótica**.[5] No entanto, poucos estudos clínicos com os rizomas da *D. villosa* foram feitos, apesar de seus extratos serem preconizados pelo mercado e comercializados na terapia de reposição hormonal. Investigações realizadas em animais e humanos sugerem que essa espécie proteja contra a **osteoporose** e contra os **cânceres de mama** e de origem **ginecológica**.[6]

As atividades terapêuticas das espécies de *Dioscorea* são atribuídas à ação das várias saponinas esteroidais, que têm a diosgenina como a principal representante, bem como aos fitosteróis, que apresentam efeitos anti-inflamatórios e emolientes, sendo muito úteis para o tratamento do ressecamento da pele.[7] Um estudo clínico realizado durante 3 meses sugere que a aplicação tópica não apresenta efeito colateral em mulheres na menopausa, mas, por outro lado, também não mostrou ação na redução dos sintomas do climatério.[8] Na verdade, não existem estudos que forneçam informações a respeito da absorção dessas substâncias pela pele.[9]

Com o intuito de avaliar as ações antinociceptiva e anti-inflamatória da *D. villosa*, foram realizados testes em camundongos com dor induzida por formalina e contorções abdominais por ácido acético. Foram administradas doses de extrato seco de *D. villosa* por via oral. Os resultados confirmaram as propriedades **antinociceptivas e anti-inflamatórias** do extrato e não evidenciaram toxicidade aguda (em dose única) e tampouco subaguda (após 30 dias de uso) em parâmetros hematológicos, bioquímicos e histopatológicos estudados.[10]

Glicosídeos esteroides de *D. villosa* apresentaram efeito hepatoprotetor em hepatotoxicidade induzida por peróxido de hidrogênio em células hepáticas humanas *in vitro*, mostrando potencial como agentes terapêuticos para doenças do fígado.[11]

Obs.: a diosgenina é convertida em laboratório (*in vitro*) em progesterona, porém não há trabalhos científicos que corroborem a hipótese de que isso ocorra no organismo humano.[2,12,13]

Indicações e usos principais

- Tensão pré-menstrual
- Síndrome climatérica
- Síndrome da fadiga crônica
- Artrites
- Diabetes.

Uso etnomedicinal

É empregada como anti-inflamatório, no tratamento de espasmos musculares, asma,[14] artralgia e artrites reumatoides. Outras espécies do gênero *Dioscorea* são utilizadas na Amazônia e América Central no tratamento de febre, infecções do trato urinário, gripes, reumatismo, artrite, hemorroida e disenteria. Na medicina tradicional chinesa, a espécie *D. oppositae* é preconizada para diarreia, doenças respiratórias, diabetes, leucorreia e localmente para nódulos e abscessos.[15,16]

Posologia

- Tintura: 40 a 120 gotas, 3 vezes/dia
- Planta seca rasurada: 2 a 5 g, em infusão para cada xícara, 3 vezes/dia
- Extrato fluido: 10 a 40 gotas, 3 vezes/dia
- Extrato seco padronizado em 6% de diosgenina: 250 a 500 mg/dia.

Extratos disponíveis no mercado brasileiro

Extrato seco de *Dioscorea villosa* padronizado em 6% de diosgenina.

Contraindicações

Não é tradicionalmente usada ou recomendada durante a gravidez.

Precauções

A ingestão de altas doses pode provocar náuseas, vômitos e diarreia.

Toxicidade e interações

Estudo avaliou o efeito do extrato de *D. villosa* administrado durante 4 semanas em animais de experimentação. Nesse período não houve alterações dos parâmetros sorológicos que indicassem uma provável alteração no fígado ou nos rins. Entretanto, mostrou um pronunciado aumento dos marcadores bioquímicos, que indica um possível efeito fibrótico nos rins e, em menor extensão, no fígado, alertando que os extratos de *D. villosa* não devem ser consumidos por longos períodos e que é necessário monitorar seus efeitos sobre os rins e o fígado.[17]

REFERÊNCIAS BIBLIOGRÁFICAS

1. Gledhill D. The names of plants. 4. ed. Cambridge University Press; 2008.
2. University of Maryland Medical Center. 2002. Wild yam. Disponível em: www.umm.edu/altmed/articles/wild-yam-000280.htm#Medicinal%20Uses%20ªnd%20Indications. Acesso em: 06/2006.
3. Alonso JR. Tratado de fitomedicina: bases clínicas y farmacológicas. Buenos Aires: Isis; 1998.
4. Ali Z, Smillie TJ, Khan IA. Cholestane steroid glycosides from the rhizomes of *Dioscorea villosa* (wild yam). Carbohydrate Research. 2013;370:86-91.
5. Sautour M, Mitaine-Offer AC, Lacaille-Dubois M. The *Dioscorea* genus: a review of bioactive steroid saponins. Journal of Natural Medicines. 2007;61:91-101.
6. Depypere HT, Comhaire FH. Herbal preparations for the menopause: beyond isoflavones and black cohosh. Maturitas. 2014;77(2):191-4.
7. Dweck AC. The wild yam – review of *Dioscorea* species. Personal Care Magazine. 2002;3:7-9.
8. Komesaroff PA, Black CVS, Cable V, Sudhir K. Effects of wild yam extract on menopausal symptoms, lipids and sex hormones in healthy menopausal women. Climacteric. 2001;4(2,1):144-50.
9. Mills S, Bone K. Principles and practice of phytotherapy. Modern herbal medicine. Churchill Livingstone; 2000.
10. Lima CM et al. Bioassay-guided evaluation of *Dioscorea villosa* – an acute and subchronic

toxicity, antinociceptive and anti-inflammatory approach. BMC Complementary and Alternative Medicine. 2013;13(1):195.

11. Siddiqui MA et al. Hepatoprotective effect of steroidal glycosides from *Dioscorea villosa* on hydrogen peroxide-induced hepatotoxicity in HepG2 cells. Frontiers in Pharmacology. 2018;9:797.

12. Komesaroff PA, Black CV, Cable V, Sudhir K. Effects of wild yam extract on menopausal symptoms, lipids and sex hormones in healthy menopausal women. Climacteric. 2001;4(2):144-50.

13. Schulz V, Hansel R, Tyler VE. Fitoterapia racional. 1. ed. Barueri: Manole; 2002.

14. Manda VK et al. Characterization of in vitro ADME properties of diosgenin and dioscin from *Dioscorea villosa*. Planta Medica. 2013;79(15):1421-8.

15. Botsaris AS. Fitoterapia chinesa e plantas brasileiras. São Paulo: Ícone; 1995.

16. Kee CH. The pharmacology of chinese herbs. London: CRC Press; 1993.

17. Wojcikowski K, Wohlmuth H, Johnson DW, Gobe G. *Dioscorea villosa* (wild yam) induces chronic kidney injury via pro-fibrotic pathways. Food and Chemical Toxicology. 2008;46:3122-31.

Crédito da imagem:
Ivone Manzali

Ipê-roxo

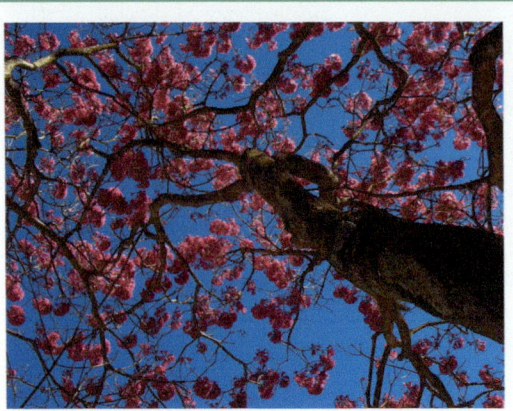

Nome botânico
Handroanthus impetiginosus
(Mart. ex DC.) Mattos
Sinonímias: *Tecoma impetigi-
nosa* Mart. ex DC.; *Gelseminum
avellanedae* (Lorentz ex Griseb.)
Kuntze; *Handroanthus avellane-
dae* (Lorentz ex Griseb.) Mattos;
Tabebuia avellanedae Lorentz ex
Griseb.; *Tabebuia dugandii* Standl.;
Tabebuia ipe var. *integra* (Sprague)
Sandwith; *Tabebuia* impetiginosa
(Mart. ex DC.) Standl.

Nome farmacêutico
Cortex Tabebuiae

Família
Bignoniaceae

Parte utilizada
Casca

Propriedades organolépticas
Adstringente e amarga

Outros nomes populares

Pau-d'arco, ipê, lapacho, ipê-roxo-de-bola, ipê-cavatã, apê-rosa, pau-d'arco-roxo.

Origem

Sudeste da América Latina.

Histórico

O nome do gênero *Tabebuia* origina-se da língua tupi e significa pau que flutua ou formiga. O epíteto *avellanedae* foi dado em 1847 em homenagem ao presidente da Argentina, Jorge Avellaneda, que governava o país na época (1846-1852).[1] O médico botânico Carl F. P. von Martius (1794-1868) relatou o uso do ipê contra a sarna, sugerindo o nome de *Tecoma impetiginosa*, em função do uso da planta no impetigo, uma doença da pele.[2]

Em 2007, estudos moleculares realizados conduziram a uma profunda revisão do gênero e produziram alterações na classificação, reduzindo o número de espécies de *Tabebuia*, e algumas das anteriores, inclusive esta, foram incluídas no gênero *Handroanthus*,[3] o qual foi descrito por João Rodrigues de Mattos, em 1970, em homenagem ao botânico brasileiro Oswaldo Handro e é aceito atualmente.

A *H. impetiginosus* produz madeira de ótima qualidade utilizada em construção de casas. Sua serragem era utilizada em decoctos contra sífilis e blenorragia.[4] Freire Alemão também cita a espécie na gazeta médica do Rio de Janeiro em 1863, pelas suas atividades semelhantes às da caroba (*Jacaranda caroba*).[5] Os indígenas andinos a utilizavam como protetor contra as enfermidades, o mau-olhado e os inimigos. Várias tribos indígenas usaram a madeira de pau-d'arco durante séculos para a confecção dos arcos de caça, daí a origem de um dos nomes populares. Os índios Guarani e Tupi chamam a árvore de *tajy*, o que significa "ter força e vigor" e usam a casca para o tratamento de várias enfermidades.[6]

Em 1882, foi isolado o primeiro constituinte, o lapachol, por E. Paterno, o qual teve a estrutura química elucidada por Hooker em 1896.[7] A espécie ganhou muito destaque depois que a revista *O Cruzeiro* (18 e 25 de março de 1967) relatou a "milagrosa" cura de pacientes com câncer no Hospital das Clínicas em São Paulo e no Hospital Municipal de Santo André.[8] Como consequência, foram realizados estudos clínicos e pré-clínicos com o objetivo de avaliar o potencial do lapachol no tratamento de vários tipos de câncer.[9] Entretanto, os estudos dos extratos dessa espécie contra o câncer não foram conclusivos. Há questões relacionadas com a qualidade e com a identidade correta da droga vegetal que precisam ser consideradas.[10]

Houve uma proposição (PL 3.380/1961) de que a flor do ipê e a árvore do pau-brasil fossem considerados os símbolos do Brasil, mas a Lei nº 6.607, de 07/12/1978, instituiu o pau-brasil como a árvore símbolo nacional do Brasil.

Principais componentes químicos

Contém **naftoquinonas** (lapachol, lapachenol, α e β-lapachona, menaquinona, tabebuína, tectoquina), **antraquinonas, alcaloides, flavonoides, saponinas esteroidais, glicosídeos** (glicosídeos iridoides e isocumarínicos).

Atividades farmacológicas

O **lapachol** mostrou atividade **antitumoral** em alguns modelos experimentais com altos níveis de toxicidade e a β-**lapachona** também apresentou um importante efeito contra várias **linhagens de células tumorais**, o que estimulou o interesse científico nessa classe de compostos.[8,11]

Os ensaios clínicos que avaliaram a atividade antitumoral de substâncias isoladas e extratos de *H. impetiginosus* revelam que a atividade é menor nas frações e nos componentes químicos isolados que nos extratos totais. Assim, a atividade observada resultaria do efeito sinérgico de vários princípios ativos,[8,11,12] corroborando as indicações tradicionais para essa espécie.

Os extratos das cascas de *H. impetiginosus* apresentaram atividade **antimicrobiana** contra *Helicobacter pylori*, um agente causador de lesões gastroduodenais. Contudo, são necessários mais estudos para averiguar a segurança e o modo de ação antibacteriano.[13] Um trabalho realizado em ratos com úlceras gástricas induzidas por ácido acético revelou que o extrato etanólico das cascas de *H. impetiginosus* nas doses de 100 ou 300 mg/kg durante 7 dias demonstrou ação **antiulcerogênica**, pois reduziu o tamanho das ulcerações em 44 e 36%, respectivamente, promovendo o aumento do muco e da proliferação celular[14] no estômago.

O extrato da casca também apresentou atividades **antiagregante plaquetária** e **antiproliferativa** de células vasculares do músculo liso, indicando um possível efeito terapêutico sobre distúrbios do aparelho cardiovascular, uma vez que esses eventos são essenciais na patogênese das doenças vasculares, como trombose e aterosclerose.[15] Enquanto constituintes isolados apresentaram atividade **anti-inflamatória**,[16] o extrato aquoso da casca inibia a produção de prostaglandinas.[17,18]

Em estudo sobre a atividade do extrato na redução do sobrepeso e da **dislipidemia** – importantes fatores no desenvolvimento do **diabetes**

tipo 2 e de doenças coronarianas – somente o extrato etanólico do ipê foi capaz de diminuir o acúmulo pós-prandial de triglicerídios em cobaias.[19] Investigação semelhante realizada em ratos com o chá de *H. impetiginosus* por via oral resultou na inibição da lipase pancreática, o que ocasionou **retardo na elevação dos triglicerídios**, mas concluiu que o lapachol isoladamente não produz esse efeito *in vitro*.[20]

Um complexo estudo envolvendo modelos de indução de depressão em camundongos avaliou a capacidade **antidepressiva** com o consumo oral do extrato etanólico das cascas da *H. impetiginosus* e sinalizou que esta planta pode ser considerada uma nova estratégia para o tratamento dessa doença.[21]

Pesquisas mostraram atividade *in vitro* de oito compostos contra o crescimento dos queratinócitos humanos, sugerindo que esses constituintes são bons candidatos para o desenvolvimento de novos produtos para o tratamento da **psoríase**.[8,22]

Administração concomitante de tintura de casca de *H. impetiginosus* reduziu os efeitos genotóxicos de hidrocloreto de doxorrubicina, um agente quimioterápico, na medula óssea de camundongos.[23]

Indicações e usos principais

- Anti-inflamatória
- Antimicrobiana
- Antialérgica
- Cicatrizante
- Antitumoral.

Uso etnomedicinal

Espécies do gênero *Tabebuia* (Bignoniaceae) têm uma história de uso na região amazônica para o tratamento de várias doenças, incluindo sífilis, febres, malária, infecções cutâneas e doenças do estômago.[5] A casca de *H. impetiginosus* tem sido utilizada por comunidades ameríndias e outras da América do Norte e Sul para o tratamento de artrose, febre, depressão, distúrbios intestinais, circulatórios, e como anticancerígeno, antifúngico, antibacteriano e anti-inflamatório.[12,16] É empregada na medicina tradicional como diurético e adstringente.[24]

A casca de *H. impetiginosus* é administrada no tratamento de doenças de pele (exemplos: infecções bacterianas ou virais, eczema, dermatite, psoríase, acne, erupção cutânea e seus sintomas) pelos Zapotecas em Oaxaca, no México.[25]

Posologia

- Decocto: 3 colheres de sopa da entrecasca em 1 copo de água. Tomar 2 xícaras/dia
- Pó: 1,5 a 3,5 g/dia
- Pó: 25 mg/kg/dia
- Tintura (etanol 45%, 20%): 5 a 10 mℓ/dia
- Tintura: 1,5 a 5 mℓ/dia
- Uso externo: utilizar o decocto para lavagens locais, ou a tintura diluída em duas partes de água filtrada.

Extratos disponíveis no mercado brasileiro

Extrato seco de *Tabebuia impetiginosa* padronizado em 10% de taninos.

Contraindicações

Sem referências.

Precauções

Pode causar náuseas e vômitos.

Toxicidade e interações

A maior parte da toxicidade da espécie tem sido associada com a intervenção no ciclo biológico da vitamina K no organismo, com perturbação da formação da coagulação ou inibição de propriedades da vitamina K.[12] Os pacientes em tratamento com anticoagulante não devem utilizar a espécie sem prévia consulta médica.[6]

Tintura da casca de *H. impetiginosus* não mostrou efeitos genotóxicos independentemente de dosagem, tempo e gênero, na medula óssea de camundongos.

REFERÊNCIAS BIBLIOGRÁFICAS

1. Abrantes A. Ipê roxo. Disponível em: www.inova.unicamp.br/inventabrasil/iperoxo.htm (1 of 5). Acesso em: 18/01/2009.
2. Von Martius CFP. Natureza, doenças, medicina e remédios dos índios brasileiros (1844). São Paulo: Companhia Editora Nacional; 1939.
3. Pires TCSP. Comparação da bioatividade do entrecasco e diferentes formulações de pau d'arco (*Tabebuia impetiginosa* Martius ex DC). 2014.
4. Corrêa MP. Dicionário das plantas úteis do Brasil. 1. ed. vol. 1. Rio de Janeiro: Imprensa Nacional; 1926-1978.
5. Pereira NA. A contribuição de Manuel Freire Alemão de Cisneiros para o conhecimento de nossos fitoterápicos. Rio de Janeiro: Brasileira de Artes Gráficas; 1982.
6. Maia GN. Caatinga, árvores e arbustos e suas utilidades. São Paulo: Leitura & Arte; 2004.
7. Araújo EL, Alencar JRB, Neto PJR. Lapachol: segurança e eficácia na terapêutica. Revista Brasileira de Farmacognosia. 2002;12:57-9.
8. Castellanos JRG, Prieto JM, Heinrich M. Red lapacho (*Tabebuia impetiginosa*) – A global ethnopharmacological commodity? Journal of Ethnopharmacology. 2009;121:1-13.
9. Hussain H et al. Lapachol: an overview. Arkivoc. 2007;2:145-71.
10. Pizzorno JE, Murray MT, org. Textbook of natural medicine. 4. ed. EUA: Elsevier Health Sciences; 2013.
11. Cragg GM, Newman DJ. Plants as a source of anticancer agents. Journal of Ethnopharmacology. 2005;100:72-9.
12. Alonso JR. Tratado de fitomedicina: bases clínicas y farmacológicas. Buenos Aires: Isis; 1998.
13. Park B-S, Lee H-K, Lee S-E, Piao X-L, Takeoka GR, Wong RY et al. Antibacterial activity of *Tabebuia impetiginosa* Martius ex DC (Taheebo) against Helicobacter pylori. Journal of Ethnopharmacology. 2006;105:255-62.
14. Pereira IT et al. Antiulcer effect of bark extract of *Tabebuia avellanedae*: activation of cell proliferation in gastric mucosa during the healing process. Phytotherapy Research. 2013;27(7):1067-73.
15. Son D, Lim Y, Park YH, Chang S, Yun Y, Hong J et al. Inhibitory effects of *Tabebuia impetiginosa* inner bark extract on platelet aggregation and vascular smooth muscle cell proliferation through suppressions of arachidonic acid liberation and ERK1/2 MAPK activation. Journal of Ethnopharmacology. 2006;108:148-51.
16. Koyama J, Morita I, Tagahara K, Hirai KY. Cyclopentene dialdehydes from *Tabebuia impetiginosa*. Phytochemistry. 2000;53:869-72.
17. Miranda FGG, Vilar JC, Alves IAN, Cavalcanti SCH, Antoniolli AR. Antinociceptive and antiedematogenic properties and acute toxicity of *Tabebuia avellanedae* Lor. ex Griseb. inner bark aqueous extract. BMC Pharmacology. 2001;1:6. Disponível em: www.biomedcentral.com/1471-2210/1/6.
18. Byeon SE, Chung JS, Lee YG, Kim BH, Kim KH, Cho JY. In vitro and in vivo anti-inflammatory effects of taheebo, a water extract from the inner bark of *Tabebuia avellanedae*. Journal of Ethnopharmacology. 2008;119:145-52.
19. Roos N, Möller N, Marohn K, Schrezenmeir J. Extract of *Tabebuia impetiginosa* inhibits pancreatic lipase activity and decreases postprandial triglyceride levels in rats. Comparative Biochemistry and Physiology, Part A. 2008;150:S180-S185.
20. Kiage-Mokua BN, Roos N, Schrezenmeir J. Lapacho tea (*Tabebuia impetiginosa*) extract inhibits pancreatic lipase and delays postprandial

Capítulo 7

triglyceride increase in rats. Phytotherapy Research. 2012;26(12):1878-83.

21. Freitas AE et al. Antidepressant-like action of the bark ethanolic extract from *Tabebuia avellanedae* in the olfactory bulbectomized mice. Journal of Ethnopharmacology. 2013;145(3):737-45.

22. Müller K, Sellmer A, Wiegrebe W. Potential antipsoriatic agents: lapacho compounds as potent inhibitors of HaCaT cell growth. Journal of Natural Products. 1999;62:1134-6.

23. Boriollo MFG et al. Reduction of doxorubicin-induced genotoxicity by *Handroanthus impetiginosus* in mouse bone marrow revealed by micronucleus assay. Brazilian Journal of Biology. 2018;78.1:1-12.

24. Warashina T, Nagatani Y, Noro T. Constituents from the bark of *Tabebuia impetiginosa*. Phytochemistry. 2004;65:2003-11.

25. Frei B, Baltisberger M, Sticher O, Heinrich M. Medical ethnobotany of the Zapotecs of the Isthmus-Sierra (Oaxaca, Mexico): Documentation and assessment of indigenous uses. Journal of Ethnopharmacology. 1998;62:149-65.

Crédito da imagem:
Ivone Manzali

Jambolão

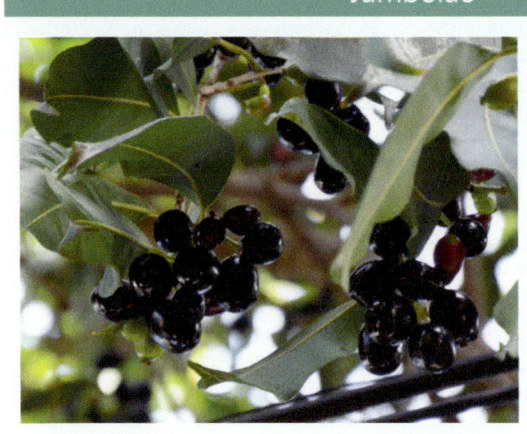

Nome botânico
Syzygium cumini (L.) Skeels
Sinonímias: *Eugenia jambolana*
Lam.; *Myrtus cumini* L.; *Syzygium*
jambolanum (Lam.) DC.

Nome farmacêutico
Semen Syzygii Cumini; Fructus
Syzygii Jambolani; Cortex Syzygii
Jambolani

Família
Myrtaceae

Partes utilizadas
Folhas, frutos, sementes e cascas

Propriedade organoléptica
Fria

Outros nomes populares

Ameixa-roxa, azeitona-do-nordeste, azeitona, cereja, jalão, jamelão, jambo, jambolão, jambu, jambul, murta.[1]

Origem

Índia. Naturalizada no Brasil.

Histórico

O termo *Syzygium* é derivado do grego *syzygos*, cujo significado é "unido", "junto" em referência às folhas emparelhadas semelhantes a uma espécie jamaicana para a qual o nome foi usado originalmente, enquanto *cumini* refere-se ao termo latino *cuminum*, que significa cominho (especiaria) em referência ao aroma da planta.

Nas cosmologias Indu e budista, a fruta do *S. cumini* é considerada a preferida dos deuses, pois, segundo a tradição hindu, o deus Rama alimentou-se somente desse fruto na floresta por 14 anos durante o seu exílio de Ayodhya.[2] As folhas são utilizadas como oferendas em rituais, em decoração nas paredes e portas de templos e casas, com o objetivo de garantir estabilidade nos casamentos. Os frutos são símbolo de prosperidade na região de Kerala. A cor púrpura do fruto é tradicionalmente comparada àquela da pele de *Lord Krishna*.

O *S. cumini* foi citado na obra do português Garcia da Orta (*Colóquios dos simples e drogas da Índia* – 1563), e acredita-se que foi introduzido no mundo ocidental durante o período colonial. Partindo de Goa, Índia, para países da América Central e do Sul, particularmente no Brasil, a árvore se naturalizou, se dispersou espontaneamente para as regiões Norte, Nordeste, Sudeste e Sul, onde seus frutos são consumidos por várias espécies de pássaros nativos, como sabiá, sanhaço e bem-te-vi.[3]

Na tradição afro-brasileira, esta árvore é atribuída ao orixá Oxum e o pó das sementes é utilizado como repelente de "negatividade".

Foi uma das espécies selecionadas para estudo pelo Programa de Pesquisa em Plantas Medicinais da extinta Central de Medicamentos (PPPM/Ceme) do Ministério da Saúde na década de 1980, e hoje faz parte de Relação Nacional de Plantas de Interesse do SUS (Renisus).[4]

Principais componentes químicos

As cascas do caule contêm **terpenoides** (friedelina, friedelan-3-α-ol, ácido betulínico, β-sitosterol e glicosídeos), **taninos** (ácido gálico, ácido elágico, galotaninos e elagitaninos), **flavonoides** (miricetina).

O óleo essencial obtido das folhas contém α-terpinenoleno, mirtenol, α e β-pineno, canfeno, p-cimeno, fenchol, acetato de bornila β-cariofileno, α-humuleno, trans-β-ocimeno β-ocimeno, β-felandreno, mirceno, α-mirtenol 1,8-cineol, α-cadinol, pinocarvona, limoneno cadineno e salicilato de metila.[5]

As folhas também contêm terpenoides (β-sitosterol, ácidos betulínico e maslínico [cratególico]), carboidratos (micaminosa, glicose e frutose) alcanos (n-heptacosano, n-nonacosano, noctasanol, n-triacontanol), alcoóis alifáticos (hentriacontano), flavonoides (quercetina, miricetina miricitrina, flavonóis glicosilados), ácidos orgânicos (ácidos oxálico, cítrico e glicólico).[6]

As flores contêm triterpenoides, taninos (ácido elágico), flavonoides (quercetina, kaempferol, miricetina, isoquercetina e isoquercitrina), terpenoides (ácido acetil olenólico, ácido oleanólico e ácido crotególico).[7]

A triagem fitoquímica da polpa demonstrou a presença de ácidos orgânicos, carboidratos, taninos, catequinas, flavonoides, glicosídeos, saponinas, vitaminas A, C, tiamina, riboflavina, ácido nicotínico, ácido fólico e seus conjugados, minerais e antocianinas.[8] As maiores concentrações de compostos fenólicos encontrados nos frutos *in natura* foram para epicatequina (34%), ácido cafeico (16%) e ácido gálico (41%), sendo também identificados ácido cumárico, ácido para-hidroxibenzoico, ácido elágico, mircitina e quercetina. Alguns autores atribuem a cor púrpura dos frutos à presença de antocianinas, delfinidina, malvidina, cianidina e petunidina.[9,10]

As sementes contêm jambosina, ácido gálico, ácido elágico, corilagina, 3,6-hexa-hidroxidifenoilglicose, 4,6-hexa-hidroxidifenoilglicose, 1-galoilglicose, 3-galoilglicose, quercetina e β-sitosterol.[6]

Atividades farmacológicas[11]

Os primeiros estudos dessa planta foram realizados na década de 1960 em Madagascar e demonstram regredir a catarata e a hiperglicemia em ratos albinos tratados com seu extrato.[12]

Revisão realizada por Ayyanar e colaboradores em 2013[13] mostra que os estudos clínicos e experimentais realizados em animais com diferentes partes da planta, sobretudo as sementes, apresentam uma **promissora atividade antidiabética**. Os autores concluem que até o momento não estão disponíveis estudos pré-clínicos e clínicos que possibilitem comprovar definitivamente a atividade antidiabética da planta, e que os mecanismos de ação dos bioativos presentes em *S. cumini* ainda não foram completamente elucidados. Sugere-se que atue de modo semelhante às sulfonilureias (estimulando a secreção de insulina pelo pâncreas) e biguanidas (aumentando a captação de glicose), bem como elevando a quantidade de glicose-6-fosfatase no fígado, que resulta em maior consumo da glicose, e atua também como agente hipoglicemiante por meio de maior secreção de insulina por estimular a atividade da catepsina B. Além disso, os resultados das pesquisas pré-clínicas mostram que os extratos das sementes, parte do vegetal usada

tradicionalmente na Índia, são os que apresentam melhor perfil hipoglicemiante. Tais efeitos seriam promovidos pela **capacidade antioxidante**, pela redução da peroxidação lipídica e pela regeneração e proteção das células β do pâncreas, com melhora na homeostase da glicose e da dislipidemia.[6]

No Brasil, os resultados dos estudos pré-clínicos, realizados pelo PPPM/Ceme, não demonstraram ação antidiabética para essa espécie, embora não se tenha informações de qual parte da planta foi utilizada nessa avaliação. Estudos feitos com o decocto das folhas, tanto pré-clínicos quanto clínicos, também não produziram qualquer efeito hipoglicemiante nos modelos experimentais utilizados.[4,14,15]

No que se refere aos estudos clínicos em outros países, o pó (4 a 24 g) das sementes administrado em 28 pacientes com diabetes mostrou redução na taxa de glicemia em jejum, bem como no pós-prandial. Outro ensaio clínico também demonstrou que a administração de 12 g de pó das sementes, divididas em 3 doses diárias por 3 meses, em 30 pacientes com diabetes não insulinodependente provocou moderado efeito hipoglicemiante, sendo comparável à clorpropamida usada como referência de tratamento. Além disso, Sahana e colaboradores[16] observaram que a administração do pó da semente provoca diminuição significativa da glicemia em jejum em pacientes resistentes à insulina, assim como aumentou a taxa de HDL após 3 meses de uso. No entanto, não houve redução significativa da glicemia pós-prandial, nem da hemoglobina glicosilada ao final do terceiro e do sexto mês de uso, bem como não houve alteração nos níveis de triglicerídios, colesterol total e LDL.[17]

Além do amplo uso como hipoglicemiante, há outros efeitos farmacológicos, tais como antioxidante, **hipolipidêmico, protetor gástrico, hepatoprotetor, anti-inflamatório, antimicrobiano**. Esses efeitos têm sido atribuídos aos polifenólicos e flavonoides presentes em *S. cumini*. Contudo, a falta de padronização quanto à parte do vegetal usada e do tipo de preparado dificulta a avaliação dos ensaios farmacológicos realizados, demonstrando a necessidade de mais estudos em seres humanos.[18]

Ratos alimentados com dieta rica em carboidratos e gorduras, mas com suplementação com pó da semente de *S. cumini*, tiveram redução significativa do ganho de peso, massa de tecido adiposo e níveis sanguíneos de glicose, insulina e lipídios. Houve aumento das atividades

Capítulo 7

de aspartato aminotransferase, alanina aminotransferida e fosfatase alcalina. O pó da semente também reduziu substâncias reativas de ácido tiobarbitúrico hepático e elevou a atividade das enzimas superóxido dismutase e catalase, além de aumentar a concentração de glutationa. Avaliação histológica demonstrou que o suplemento preveniu infiltração celular inflamatória, deposição de gotículas lipídicas e fibrose no fígado.[19]

Indicações e usos principais

- Diabetes
- Antimicrobiana (extrato etanólico dos frutos)
- Diarreia (extrato da casca).[20]

Uso etnomedicinal

É uma espécie vegetal com uma longa história de uso medicinal e tem sido objeto de estudos há mais de 100 anos. Na Ásia, o fruto é considerado tônico, adstringente, carminativo e útil para doenças do baço. As sementes, juntamente com a polpa, são usadas no tratamento da faringite e das micoses. A casca do caule é adstringente, refrescante, carminativa, anti-helmíntica, febrífuga, antidiarreica, diurética e digestiva, e as folhas são amplamente empregadas para o tratamento de diabetes, constipação intestinal, leucorreias, dores no estômago, febre, doenças dermatológicas e como antimicrobiano da cavidade oral.

É uma espécie comumente usada pelos sistemas médicos asiáticos. Na tradição Ayurveda, é indicado para amigdalite, bronquite, asma, disenteria e diabetes, e na Ásia faz parte da composição de vários fitoterápicos usados para o tratamento do diabetes.[6]

Na medicina unani, é considerado tônico para o fígado, bronquite, asma, disenteria e diabetes. No sistema siddha, é utilizado também para promover o calor do corpo.[6] A casca é um dos ingredientes do clássico produto ushiraasava, disponível para venda livre e que é prescrito para hematêmese, epistaxe, hemorragia no reto e nas vias urinárias.[21]

O uso tradicional dessa planta em Madagascar para o tratamento do diabetes resultou no desenvolvimento do produto Madeglucyl®, um extrato patenteado em 2005, obtido das sementes, e atualmente comercializado na Europa, Índia e em outros países da Ásia como medicamento para o diabetes tipo 2, o qual é caracterizado quimicamente por conter no mínimo 2% de ácido elágico.

Os frutos maduros são indicados no tratamento da diarreia, e o xarope ou vinagre preparado com esses frutos é considerado útil no aumento do baço e eficaz nos casos de diarreia crônica.

No Brasil, as cascas são usadas como adstringente e antidiarreica, os frutos como adstringente, antidiarreico, contra leucorreia e hipoglicemiante, e as sementes são hipoglicemiantes. No Rio Grande do Sul, as folhas são comercializadas por erveiros como eupéptico e adstringente, e no controle do diabetes.[22,23]

As sementes secas e reduzidas a pó e misturadas na água são usadas no tratamento do diabetes.[24]

Posologia

- Pó das sementes: 3 a 6 g 3 vezes/dia[21]
- Extrato seco dos frutos (1:1): 0,3 a 2,0 g por infusão ou decocto
- Infusão: 300 mg do pó do fruto ou das sementes secas para 1 xícara de chá, até 4 vezes/dia
- Extrato hidroetanólico (1:1 em 25% de álcool): 2 a 4 mℓ em doses diárias, 3 vezes/dia.[20]

Extratos disponíveis no mercado brasileiro

Sem referências.

Contraindicações

Sem referências.

Precauções[11]

Sem referências.

Toxicidade e interações

Estudos experimentais para avaliar a toxicidade aguda em camundongos não identificaram mudanças comportamentais, nem mortalidade após a administração oral de doses entre 100 e 2.000 mg/kg. Estudos de toxicidade subaguda realizados durante 4 semanas de tratamento com 1 g/kg de extrato em ratos não constataram alteração nos parâmetros fisiológicos avaliados (peso corporal, ingesta de alimentos e de água), peso dos órgãos (fígado, rins, adrenais e testículos), hematológicos (hemoglobina e células brancas), função hepática (bilirrubina total, transaminase glutâmico-oxalacética e transaminase glutâmico-pirúvica, fosfatase alcalina, albumina e proteínas totais) e função renal (ureia e creatinina). Estudos histológicos também não demonstraram qualquer alteração nos órgãos avaliados (fígado, rins, testículos e ovários). Além disso, os ensaios realizados não demonstraram efeitos carcinogênicos ou teratogênicos, nem outros efeitos colaterais.[25]

REFERÊNCIAS BIBLIOGRÁFICAS

1. Lorenzi H, Matos FAJ. Plantas medicinais no Brasil: nativas e exóticas. Nova Odessa: Instituto Plantarum; 2008.

2. Singh P. A fruit of the gods, jamun plays host to planned urban spaces. Disponível em: www.sunday-guardian.com/view-askew/a-fruit-of-the-gods-jamun-plays-host-to-planned-urban-spaces. Acesso em: 06/06/2015.

3. Disponível em: finslab.com/enciclopedia/letra-j/jambolao. Acesso em: 15/07/2015.

4. Brasil. Ministério da Saúde. Secretaria de Ciência, Tecnologia e Insumos Estratégicos. Departamento de Assistência Farmacêutica. A fitoterapia no SUS e o Programa de Pesquisa de Plantas Medicinais da Central de Medicamentos. Brasília: Ministério da Saúde; 2006.

5. Sobral-Souza CE, Leite NF, Cunha FA, Pinho AI, Albuquerque RS, Carneiro JN et al. Cytoprotective effect against mercury chloride and bioinsecticidal activity of *Eugenia jambolana* Lam. Arabian Journal of Chemistry. 2014;7(1):165-70.

6. Watson RR, Preedy VR, editors. Bioactive food as dietary interventions for diabetes. Bioactive foods in chronic disease states. Boston (Massachusetts): Academic Press; 2013.

7. Bangladesh_Ethnobotany_Online_Database_Syzygium cumini L. Disponível em: www.ebbd.info/. Acesso em: 13/07/2015.

8. Pereira RJ. Composição centesimal, aspectos fitoquímicos, atividades antioxidante, hipoglicemiante e anti-hiperlipidêmica de frutos do gênero *Syzygium*. Tese (doutorado). Lavras: Universidade Federal de Lavras; 2011.

9. Barcia MT. Composição centesimal e de fitoquímicos em jambolão (*Syzygium cumini*). 2009. 79 p. Dissertação (Mestrado em Ciência e Tecnologia Agroindustrial). Pelotas: Universidade Federal de Pelotas; 2009.

10. Veigas JM, Narayan MS, Laxman PM, Neelwarne B. Chemical nature stability and bioefficacies of anthocyanins from fruit peel of *Syzygium cumini* Skeels. Food Chemistry. 2007;105:619-27.

11. Mostafa S, El-Shenawy A. Preedy VR, Watson RR, Patel VB, editors. Nuts and seeds in health and disease prevention. Biological activities of *Eugenia jambolana* (family Myrtaceae). In: Technology & Engineering; 2011.

12. Ratsimamanga SU. *Eugenia jambolana*: Madagascar, Malagasy Institute of Applied Research, Antananarivo. Disponível em: http://ssc.undp.org/uploads/media/Eugenia_Jambolana_Madagascar.pdf. Acesso em: 21/04/2015.

13. Ayyanar M, Subhash-Babu P, Ignacimuthu S. *Syzygium cumini* (L.) Skeels, a novel therapeutic agent for diabetes: folk medicinal and pharmacological evidences. Complementary Therapies in Medicine. 2013;21(3):232-43.

14. Teixeira CC, Rava CA, Mallman da Silva P, Melchior R, Argenta R, Anselmi F et al. Absence of antihyperglycemic effect of jambolan in experimental and clinical models. Journal of Ethnopharmacology. 2000;71:343-7.

15. Teixeira CC, Weinert LS, Barbosa DC, Ricken C, Esteves JF, Fuchs FD. *Syzygium cumini* (L.) Skeels in the treatment of type 2 diabetes: results of a randomized, double-blind, double-dummy, controlled trial. Diabetes Care. 2004;27:3019-20.

16. Sahana DA, Shivaprakash G, Baliga R et al. Effect of *Eugenia jambolana* on plasma glucose, insulina sensitivity and HDL-C levels: Preliminary results of a randomized clinical trial. Journal of Pharmacy Research.2010;3:1268-70.

17. Baliga MS, Fernandes S, Thilakchand KR, D'Souza P, Rao S. Scientific validation of the antidiabetic effects of *Syzygium jambolanum* DC (Black Plum), a traditional medicinal plant of India. The Journal of Alternative and Complementary Medicine. 2013;19(3):191-7.

18. Srivastava S, Chandra D. Pharmacological potentials of *Syzygium cumini*: a review. Journal of the Science of Food and Agriculture. 2013; 93(9):2084-93.

19. Ulla A et al. Supplementation of *Syzygium cumini* seed powder prevented obesity, glucose intolerance, hyperlipidemia and oxidative stress in high carbohydrate high fat diet induced obese rats. BMC Complementary and Alternative Medicine. 2017;17.1:289.

20. Migliato KF et al. Ação farmacológica de *Syzygium cumini* (L.) Skeels. Acta Farm. Bonaerense. 2006;25(2):310-4.

21. Khare CP, editor. Indian herbal remedies: rational Western therapy, ayurvedic, and other traditional usage. Botany. Springer Science & Business Media; 2003.

22. Menezes AI. Flóra da Bahia. Descrição sucinta das Sps nativas e aclimadas, seus nomes vulgares, regional e de todo território brasileiro, com a respectiva identificação científica, morfologia e suas utilidades. São Paulo: Companhia Editora Nacional; 1949.

23. Alice CB. Plantas medicinais de uso popular: atlas farmacognóstico. vol. 7. Editora da ULBRA; 1995.

24. Souza JSI, Peixoto AM, Toledo FF. Enciclopédia agrícola brasileira: I-M; 1995.

25. Watson RR, Preedy VR, editors. Bioactive food as dietary interventions for diabetes. Academic Press; 2012.

Crédito da imagem:
Ivone Manzali

Capítulo 7

Jurubeba

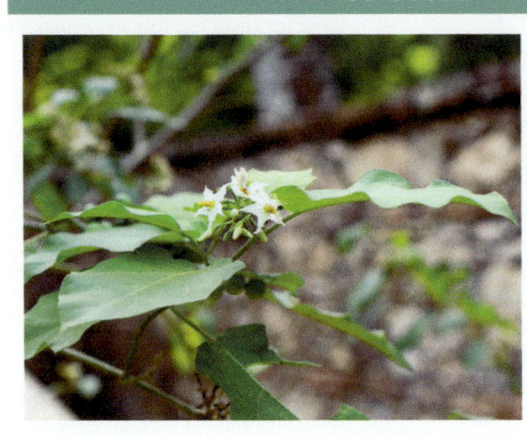

Nome botânico
Solanum paniculatum L.

Nome farmacêutico
Radix, Folium e Fructus Solani
Paniculatae

Família
Solanaceae

Partes utilizadas
Raiz, folhas e frutos

Propriedade organoléptica
Amarga

Outros nomes populares

Caapeba, joa-tica, jubeba, jupeba, jurepeba, juripeba, jurubeba-branca, jurubeba-do-pará, jurubeba-mansa, jurubeba-roxa, jurubeba-verdadeira, jurubebinha, jurubena, jurumbeba, juuna, juvena, juveva, miechet ti (kayapó).[1]

Origem

Nativa da América tropical.

Histórico

A denominação *Solanum* deriva do latim em alusão ao aspecto das folhas com pelos, que lembram "uma lã, um acolchoado", enquanto a origem do nome *paniculatum* deriva do adjetivo latino "paniculado", em virtude da inflorescência, em panículas.[2] Por sua vez, o nome popular jurubeba é originário do tupi guarani (*yú*, espinho; *beba*, significa "chato").

Espécie medicinal tradicional de ameríndios brasileiros. O uso da *S. paniculatum* para males do fígado e outras doenças foi relatado pelo naturalista Guilherme Piso, no século 17: "aplicam-se muitas vezes com sucesso, em lugar das raízes aperientes, para eliminar as obstruções do fígado e das parasitas".[3] Como consequência, os jesuítas a incorporaram na formulação da triaga, um antigo remédio usado para tratar febre e intoxicação, que continha várias plantas.[4]

Seus frutos são consumidos como condimento, e incorporados em aguardente.[1] Ela é utilizada nos cultos afro-brasileiros em banho ritual para Ossaim.[5] Uma das espécies selecionadas para compor a 1ª edição da Farmacopeia Brasileira (FB) (1926),[6] onde foi apontada como "jurubeba-verdadeira", e suas raízes foram indicadas no tratamento da anemia e dos distúrbios hepáticos e digestivos.

Principais componentes químicos

Estudos fitoquímicos recentes das espécies de *Solanum* relataram a ocorrência de flavonoides, amidos, esteroides, ligninas, saponinas (jurubina, neoclorogenina, paniculogenina), óleo essencial (tuiona, cariofileno, bisaboleno, nerolidol) e alcaloides esteroidais (jurubidina, jurubina e solanina). Esses últimos são considerados os constituintes majoritários.[7]

O fracionamento dos extratos das partes aéreas (folhas e galhos) de *S. paniculatum*, em etanol (70%), levou ao isolamento de duas novas saponinas: (22R,23S,25R)-3β, 6α, 23-tri-hidroxi-5α-espirostano 6-O-β-D-xilopiranosil(1'''→3''')-O--[β-D-quinovopiranosil(1'''→2')]-O-[α-L-ramnopiranosil(1''→3')]-β-D-quinovopiranosideo e diosgenina 3-O-β-D-glucopiranosil(1''→6')-O-b-D-glucopiranosideo e de mais quatro compostos: ácido cafeico, diosgenina β-D-glucopiranosideo, rutina e quercetina 3-O-α-L-ramnopiranosil (1'''→6'')-O-β-D-galactopiranosideo.[8] A análise de extrato das folhas identificou 35 flavonoides.[9]

Atividades farmacológicas

Quanto aos estudos farmacológicos, observamos que não foram realizados ensaios clínicos para essa espécie, somente ensaios pré-clínicos. Um estudo verificou que todas as partes da planta (flor, folha, fruto, caule e raiz) apresentam atividade antiulcerogênica, por ação antissecretora de suco gástrico.[10] Outro estudo, em modelo experimental de úlcera induzida em ratos, mostrou que os extratos aquosos liofilizados da flor e do fruto apresentam **atividade gastroprotetora**, mas sem atividade para o da folha.[11] Por sua vez, a raiz demonstrou propriedade antidiarreica.[12] Por outro lado, o extrato etanólico da folha mostrou-se ativo contra úlcera induzida por etanol em ratos na dose de 215 mg/kg, reduzindo as lesões, bem como os níveis de mieloperoxidases (MPO) na mucosa gástrica.[8] Além disso, a fração purificada do extrato aquoso de raiz e talo inibiu a secreção ácida gástrica produzida por estímulo colinérgico em ratos.[13] Tal diferença nos resultados pode ocorrer em função do tipo de extrato avaliado, da dose testada, do modelo experimental utilizado e de outros fatores (origem da espécie, tratos culturais).

Os testes farmacológicos que avaliaram a capacidade **hepatoprotetora** indicam que os alcaloides são importantes para essa atividade.[9,14,15] Não foi observado efeito diurético dos extratos aquosos e etanólico das folhas.[16] Outras pesquisas demonstraram propriedades anti-inflamatória e antimicrobiana.[17-19]

As pesquisas mostram que os extratos etanólicos das folhas e dos frutos não apresentam efeito mutagênico ou citotóxico. Além disso, o extrato etanólico da folha demonstrou efeito antineoplásico *in vitro*.[7,20,21]

Indicações e usos principais

- Dispepsias
- Hepatoprotetor.

Uso etnomedicinal

É indicada no combate a problemas respiratórios (tosse, gripes, resfriados, bronquites), anemia e problemas hepáticos, além de as raízes serem apontadas como tônicas. As partes utilizadas são as flores, raízes e os frutos por meio de decocção, infusão e xaropes. As raízes também são usadas em garrafadas.[22]

Segundo Chernoviz, todas as partes da planta contêm princípio amargo, sendo a infusão da raiz (2 g/250 mℓ água) aconselhada nas obstruções do fígado. As folhas frescas podem ser aplicadas em feridas.[23] Le Cointe recomenda o infuso da raiz contra a hepatite, e o suco dos frutos é um poderoso remédio contra

icterícia, inflamações do baço, catarro da bexiga. Externamente, empregam-se as folhas contra as úlceras.[24] Nesse contexto, as pesquisas etnobotânicas mostram que: frutos, folhas, raízes e sementes são indicados no tratamento de anemia, inflamação do baço, do fígado, diabetes e tuberculose.[25] Flores, frutos e sementes são utilizados para gastrite, tuberculose, anemia, inflamações em geral, problemas hepáticos e renais, estimulante, diurético e antiemético.[26] Há indicação do decocto de um "punhado de sementes", em 1 ℓ de água após as refeições, como diurético e contra doenças do fígado.[27] O decocto das folhas é recomendado para vermes parasitas e doenças do estômago.[28] Frutos e folhas, sob a forma de decocção, são utilizados para males no fígado, estômago e também para câncer.[29] Em compilação de Saint-Hilaire, a *S. paniculatum* aparece como uso alimentício, em que os frutos eram cozidos como tomates.[4] Os teores de sais minerais e proteínas foram descritos por Kinupp e Barros.[30]

Posologia

- Infusão: 1 g da planta seca em 150 mℓ de água, 3 a 4 vezes/dia
- Tintura (1:4): 1 a 3 mℓ/dia.

Extratos disponíveis no mercado brasileiro

Sem referências.

Contraindicações

Sem referências.

Precauções

Doses acima das recomendadas podem provocar náuseas, vômitos, diarreia, cólicas abdominais, confusão mental, edema cerebral e morte.[31] Se a droga vegetal for para qualquer uso que não o externo, não pode conter mais que 10 mg (dez miligramas) de alcaloides esteroidais, segundo a RDC 26/2014.[32]

Toxicidade e interações

Estudos realizados com extrato etanólico de folha e fruto de *S. paniculatum* não demonstraram atividade genotóxica ou tóxica em modelos experimentais.[7,19]

REFERÊNCIAS BIBLIOGRÁFICAS

1. Lorenzi H, Matos FJ. Plantas medicinais no Brasil: nativas e exóticas. Nova Odessa-SP: Instituto Plantarum; 2008.

2. Gledhill D. The Names of Plants. Cambridge University Press; 2008.

3. Piso G. História natural do Brasil ilustrada. Rio de Janeiro: Companhia Editora Nacional; 1948.

4. Brandão MG, Pignal M, Romaniuc S, Grael CF, Fagg CW. Useful Brazilian plants listed in the field books of the French naturalist Auguste de Saint-Hilaire (1779-1853). Journal of Ethnopharmacology. 2012;143:488-500.

5. Verger P. Ewé: o uso das plantas na Sociedade Iorubá. Rio de Janeiro: Companhia das Letras; 1995.

6. Brasil. Pharmacopeia Brasileira. Decreto nº 17.509, de 4 de novembro de 1926. Departamento Nacional de Saúde Pública. Rio de Janeiro: Brasil; 1926.

7. Vieira PM, Marinho LP, Ferri S, Chen-Chen L. Protective effects of steroidal alkaloids isolated from *Solanum paniculatum* L. against mitomycin cytotoxic and genotoxic actions. Anais da Academia Brasileira de Ciências. 2013;85:553-60.

8. Júnior GMV, da Rocha CQ, de Souza Rodrigues T, Hiruma-Lima CA, Vilegas W. New steroidal saponins and antiulcer activity from *Solanum paniculatum* L. Food Chemistry. 2015;186:160-7.

9. Souza GRd, Oliveira ACAXd, Soares V et al. Chemical profile, liver protective effects and analgesic properties of a *Solanum paniculatum* leaf extract. Biomedicine & Pharmacotherapy. 2019;110:129-38.

10. Mesia-Vela S, Santos M, Souccar C, Lima-Landman M, Lapa A. *Solanum paniculatum* L. (Jurubeba): potent inhibitor of gastric acid secretion in mice. Phytomedicine. 2002;9:508-14.

11. Falcão H, Mariath I, Diniz M, Batista L, Barbosa-Filho J. Plants of the American continent with antiulcer activity. Phytomedicine. 2008;15:132-46.

12. Tenório JA, Dulciana S, da Silva TM, da Silva TG, Ramos CS. *Solanum paniculatum* root extract reduces diarrhea in rats. Revista Brasileira de Farmacognosia. 2016;26:375-8.

13. Fischman L, Gamberini M, Lapa A. Inibição da secreção ácida gástrica pelo extrato aquoso de S. paniculatum. XII Simpósio de Plantas Medicinais do Brasil. UFPR. Curitiba, Paraná: 15-17 set. 1992:35.

14. Gazolla MC, Marques LMM, e Silva MG et al. Characterization of 3-aminospirostane alkaloids from roots of *Solanum paniculatum* L. with hepatoprotective activity. Rapid Communications in Mass Spectrometry. 2019:e8705.

15. Sousa MP, Matos MEO, Abreu Matos FJ. Constituintes químicos ativos de plantas medicinais brasileiras. Laboratório de Produtos Naturais: UFC; 1991.

16. Ribeiro RA, de Barros F, de Melo MMRF et al. Acute diuretic effects in conscious rats produced by some medicinal plants used in the state of São Paulo, Brasil. Journal of Ethnopharmacology. 1988;24:19-29.

17. Silva JW. Estudo etnofarmacológico de *Solanum paniculatum* L. (Solanaceae). (Mestrado) Universidade Federal de Pernambuco; 2016.

18. Ferraz APC, Sussulini A, Garcia JL et al. Hydroethanolic Extract of *Solanum paniculatum* L. Fruits Modulates ROS and Cytokine in Human Cell Lines. Oxidative Medicine and Cellular Longevity. 2020;2020.

19. Macêdo-Costa MR, Sette-de-Souza PH, do Rego Carneiro SE et al. Phytochemical screening, toxicity and antimicrobial action of *Solanum paniculatum* Linn extract against dental biofilm bacteria. African Journal of Microbiology Research. 2017;11:1676-80.

20. Vieira PM, Paula JR, Chen-Chen L. *Solanum paniculatum* L. leaf and fruit extracts: assessment of modulation of cytotoxicity and genotoxicity by micronucleus test in mice. Journal of Medicinal Food. 2010;13:1424-30.

21. Valadares YM, Brandão GC, Kroon EG, Souza Filho JD, Oliveira AB, Braga FC. Antiviral activity of *Solanum paniculatum* extract and constituents. Zeitschrift für Naturforschung C. 2009;64:813-8.

22. Cordeiro J, Félix L. Conhecimento botânico medicinal sobre espécies vegetais nativas da caatinga e plantas espontâneas no agreste da Paraíba, Brasil. Revista Brasileira de Plantas Medicinais. 2014;16:685-92.

23. Chernoviz PLN. A Grande Farmacopeia Brasileira. Formulário e Guia médico. vol. 2. 19. ed. Belo Horizonte: Itatiaia; 1996:984-5.

24. Cointe PL. Árvores e plantas úteis: Amazônia brasileira. Brasil: Companhia Editora Nacional; 1947.

25. Albuquerque UP, Monteiro JM, Ramos MA, Amorim ELC. Medicinal and magic plants from a public market in northeastern Brazil. Journal of Ethnopharmacology. 2007;110:76-91.

26. Albuquerque UP, Medeiros PM, Almeida ALS et al. Medicinal plants of the caatinga (semi-arid) vegetation of NE Brazil: a quantitative approach. Journal of Ethnopharmacology. 2007;114:325-54.

27. Agra MdF, Baracho GS, Nurit K, Basílio IJLD, Coelho V. Medicinal and poisonous diversity of the flora of "Cariri Paraibano", Brazil. Journal of Ethnopharmacology. 2007;111:383-95.

28. Di Stasi L, Oliveira G, Carvalhaes M et al. Medicinal plants popularly used in the Brazilian Tropical Atlantic Forest. Fitoterapia. 2002;73:69-91.

29. Albertasse P, Thomaz L, Andrade M. Medicinal plants and their uses in Barra do Jucu community, Vila Velha Municipality, Espírito Santo State,

Brazil. Revista Brasileira de Plantas Medicinais. 2010;12:250-60.

30. Kinupp VF, Barros IBId. Teores de proteína e minerais de espécies nativas, potenciais hortaliças e frutas. Food Science and Technology. 2008;28:846-57.

31. Brasil. Resolução da Diretoria Colegiada – RDC nº 10, de 9 de março de 2010. Dispõe sobre a notificação de drogas vegetais junto à Agência Nacional de Vigilância Sanitária (Anvisa) e dá outras providências. Brasília: Diário Oficial da União; 2010.

32. Brasil. Resolução da Diretoria Colegiada – RDC nº 26, de 13 de maio de 2014. Dispõe sobre o registro de medicamentos fitoterápicos e o registro e a notificação de produtos tradicionais fitoterápicos. Brasília: Diário Oficial; 14 maio 2014.

Crédito da imagem:
Ivone Manzali

Capítulo 7

Kava-kava

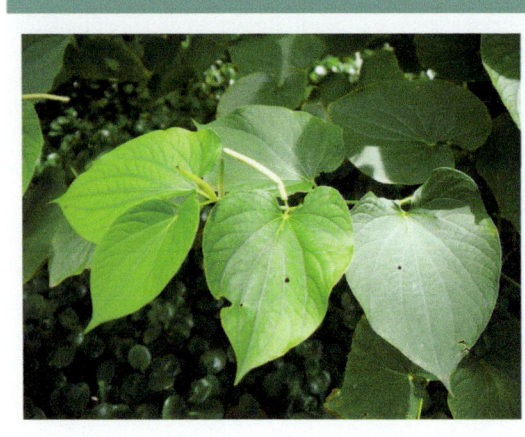

Nome botânico
Piper methysticum G. Forst.

Nome farmacêutico
Rhizoma Piperis Methystici

Família
Piperaceae

Parte utilizada
Raiz

Propriedades organolépticas
Picante, refrescante, ácida e amarga

Outros nomes populares

Kava, pimenta-embriagante.

Origem

Oceania, incluindo Micronésia, Polinésia e Melanésia.

Histórico

A denominação do gênero *Piper* deriva do grego *peperi*, em alusão ao sabor picante que se experimenta quando se mastiga o córtex, e *methysticum* significa "bebida embriagante", referindo-se ao efeito provocado pela ingestão do preparado dessa espécie.[1] O nome "kava" significa "amargo" em várias línguas nativas da Oceania.[2] Planta utilizada tradicionalmente pelos nativos do Pacífico em forma de uma bebida empregada em cerimônias importantes, tais como: início de um importante trabalho, casamentos, funerais, comemorações.[3]

No século 18, o capitão inglês James Cook visitou o sul do Pacífico e relatou que alguns membros da sua tripulação apresentaram sintomas semelhantes aos induzidos pelo ópio após a ingestão de bebida contendo *P. methysticum*, feita a partir das raízes e da parte inferior do caule. Após esse episódio, Daniel Sholander, botânico e artista da comitiva de Cook, fez o desenho botânico da espécie, em 1769. Esse é um dos primeiros desenhos da *P. methysticum* conhecido, que se encontra depositado no Museu de História Natural de Londres.[4] No entanto, a primeira descrição detalhada da espécie é creditada a Johann Georg Forster.

Nos primeiros contatos entre os indígenas do Pacífico e os europeus, foram observados aspectos psicoativos da planta devido à sua utilização como bebida "reconciliadora", que provoca euforia e sedação, costume que ainda hoje se mantém. A bebida tradicional de *P. methysticum* é preparada a partir da maceração das raízes com água fria ou leite de coco,[5,6] e tem grande importância cultural para os povos da Oceania, que pode ser comparada, em *status* e significado, ao *peiote*, para muitas tribos nativas ou indígenas da América do Norte; às folhas de coca, para os andinos da América do Sul; e ao ópio e às suas substâncias no Oriente Médio.[4]

As investigações fitoquímicas foram iniciadas em meados do século 19, quando os pesquisadores Gobley (1860) e Cuzent (1861) relataram, quase simultaneamente, a extração do primeiro composto: a metisticina (ou kavakina). Em 1874, Nolting e Kopp, e posteriormente Lewin (1886), isolaram uma substância cristalina, chamada de yangonina. Em 1908, Winzheimer conseguiu o isolamento de di-hidrometisticina. O primeiro estudo farmacológico foi publicado por Lewin em 1886, enquanto outro, realizado por Schübel (1924), demonstrou uma fraca ação narcótica das kavalactonas isoladas da *P. methysticum*, cujo efeito foi também observado a partir da hidrólise dos constituintes da resina.[7] Contudo, os estudos mais abrangentes em relação aos efeitos farmacológicos foram realizados durante os anos 1950 e 1960 por um grupo de pesquisadores do Instituto de Farmacologia da Universidade de Freiburg, na Alemanha. Esse grupo demonstrou que os efeitos sobre o sistema nervoso central (sedativo, analgésico, anticonvulsivante, relaxante muscular) eram provocados pelas kavalactonas.[8]

Em meados da década de 1990, milhares de norte-americanos, europeus e australianos começaram a usar produtos à base de *P. methysticum* não só como um produto alternativo aos ansiolíticos sintéticos, mas também pelo seu propalado efeito relaxante. Dessa maneira, drogarias e supermercados ofereciam uma variedade de produtos contendo *P. methysticum* em várias formas farmacêuticas (comprimido, cápsula, chá e tintura).[4]

No entanto, em 2002, o uso da *P. methysticum* foi proibido na Alemanha e em outros países da Europa, devido a relatos de casos de toxicidade hepática ocorridos entre 1999 e 2000. Somente em junho de 2014 o German Federal Institute for Drugs and Medical Devices (Bundesinstitut für Arzneimittel und Medizinprodukte) revogou a proibição por considerá-la inapropriada em razão de poucas evidências de riscos causados pela espécie e pelos riscos maiores que outras terapêuticas usadas podem oferecer.[9] Segundo Saroya e Singh, a substância pipermetistina presente nas partes aéreas é tóxica, razão pela qual devem ser utilizadas apenas as raízes, que são desprovidas desse alcaloide.[10]

Esta espécie é recomendada pela Organização Mundial da Saúde (OMS).[11] No Brasil, faz parte da lista de medicamentos fitoterápicos de registro simplificado da RDC 26/2014.[12]

Principais componentes químicos

Contém de 5 a 10% de **resina** constituída de **kavalactonas** ou **kavapironas**. Essas substâncias apresentam estruturalmente um núcleo α-pirona substituído na posição 6 com substituintes de estiril ou feniletil aromático. São majoritariamente representadas por **kavaína, 7,8-di-hidrokavaína, yangonina, desmetoxi-yangonina, metisticina** e **7,8-di-hidromethisticina**. Outros constituintes presentes são **alcaloides, chalconas** (flavokavaínas A – C), **saponinas, glicosídeos, avanonas**, derivados do **ácido cinâmico, ácidos graxos** de cadeia longa, **álcoois** e **esteróis**. As partes aéreas da planta contêm o alcaloide **pipermetistina**, o qual deve ser evitado por sua toxicidade hepática. Cabe ressaltar que a quantidade de **kavalactonas** é influenciada pela região de cultivo e seus métodos de manejo, variedades e idade da planta.[2,10]

Atividades farmacológicas

Os efeitos **sedativo, anticonvulsivante, antiespasmódico** e **relaxante muscular** central da *P. methysticum* são atribuídos principalmente às kavalactonas (kavapironas), dentre as quais se destacam a kavaína e a di-hidrokavaína, por apresentarem maior atividade **ansiolítica**. Sabe-se que as kavalactonas se ligam aos receptores GABA (ácido gama-aminobutírico) e benzodiazepínicos. Os mecanismos de ação atribuídos são: modulação dos receptores do GABA pelo bloqueio dos canais de sódio dependentes de voltagem no cérebro, com redução da excitabilidade neuronal,[13] diminuição da liberação de neurotransmissor excitatório por meio do bloqueio dos canais de cálcio e, por fim, intensificação da ligação aos receptores GABA$_A$. Outros efeitos neuroquímicos observados são: inibição reversível da monoamina oxidase B (MAOB) e da ciclo-oxigenase (COX) e redução da recaptação neuronal da dopamina e da norepinefrina no córtex pré-frontal.[14]

Ao estimularem os receptores GABA$_A$, as kavapironas promovem o relaxamento muscular e a redução da excitabilidade do sistema límbico, contribuindo para as atividades **anticonvulsivante, tranquilizante** e **analgésica branda**.[10] Nesse sentido, estudo clínico indicou redução da ansiedade após 4 a 12 semanas de tratamento com extratos de *P. methysticum* em dosagens equivalentes a 60 a 240 mg de kavalactonas/dia.[15] Outras pesquisas clínicas bem conduzidas e controladas têm demonstrado a eficácia dessa espécie no tratamento de **ansiedade, tensão** e **agitação**.[16]

Estudo clínico foi conduzido em 75 pacientes com **transtorno de ansiedade generalizado (TAG)**, que foram tratados durante 6 semanas com extrato aquoso de *P. methysticum* (120 a 240 mg de kavalactonas/dia). Os resultados revelaram melhora moderada dos sintomas de ansiedade no grupo que usou o extrato, quando comparado ao placebo, e o efeito adverso mais comum dentre os que consumiram o extrato foi a cefaleia.[17] No entanto, um ensaio clínico Fase III, duplo-cego, realizado na Austrália utilizando outro extrato de *P. methysticum*, também em pacientes portadores de **TAG**, não obteve resultado semelhante. Utilizou-se de extrato padronizado em 120 mg de kavalactonas, 2 vezes/dia, em 171 participantes. Ao final do estudo, não foi observada diferença significativa entre os grupos tratado e placebo. Anormalidades na função hepática foram significativamente mais frequentes no grupo tratado com o extrato, embora nenhum participante tenha sofrido de lesão hepática. Os pesquisadores concluíram que o extrato analisado, em particular, não foi eficaz no tratamento da TAG. Os autores sugerem que o uso seja mais apropriado antes da instalação do transtorno.

Vale ressaltar ainda que se utilizou um cultivar específico nesse estudo.[14,18]

Estudos mostram que as kavalactonas são mais rapidamente absorvidas e apresentam maior concentração no SNC quando administradas por via oral, na forma de extrato, do que quando isoladas.[19] Dessa maneira, acredita-se que os outros constituintes do **fitocomplexo** contribuam na absorção dos bioativos, aumentando a biodisponibilidade. Em virtude da grande variedade na concentração de kavalactonas (3 e 20%), recomenda-se que sejam usados extratos padronizados.[8]

Do ponto de vista clínico, a *P. methysticum* é uma opção segura para o tratamento da **ansiedade** e de **transtornos relacionados (insônia)**, cujo efeito é comparável ao dos benzodiazepínicos. No entanto, nem todos os mecanismos de ação foram esclarecidos, bem como a predisposição genética individual é importante para a resposta aos estímulos neuronais promovidos pelas kavalactonas, por já ser conhecido que polimorfismos do transportador GABA modificam as respostas ansiolíticas dessas substâncias. Outra possibilidade de uso clínico diz respeito ao potencial para aliviar o vício em drogas pesadas, como heroína e cocaína, em decorrência da neuroproteção e sedação ocasionadas pela planta. Uma vez que múltiplos fatores influenciarem na resposta clínica, recomenda-se atendimento **individualizado** com avaliação da resposta terapêutica ao longo do tratamento.[2]

Indicações e usos principais

- Ansiedade
- Insônia.

Uso etnomedicinal

Para os nativos do Havaí, a *P. methysticum* é usada na preparação de uma bebida que apresenta efeitos: refrescantes, redutores da fadiga, ansiolíticos, antiasmáticos, reguladores do sono, nos espasmos musculares e em problemas menstruais. Em outras ilhas da região do Pacífico também é utilizada como anti-infeccioso urinário, antissifilítico, antigonorreico, reconstituinte de crianças debilitadas, redutor do peso e antiarrítmico. Com a folha, prepara-se um cataplasma para ser usado em casos de cefaleia e febre.[7]

Posologia

- Planta seca: 1,5 a 4 g/dia
- Extrato seco padronizado (30% de kavalactonas): 200 a 400 mg/dia
- Extrato do rizoma: 60 a 210 mg de kavalactonas/dia.[12]

Extratos disponíveis no mercado brasileiro

Extrato seco de *Piper methysticum* padronizado no mínimo de 30% de kavalactonas.

Contraindicações

Durante a gravidez e a lactação. Em hepatopatas, alcoólatras e em pacientes em uso de drogas hepatotóxicas.

Precauções

O uso crônico pode provocar lesões de pele do tipo ictiose, principalmente nas palmas das mãos, no antebraço e na região plantar. Costumam surgir após alguns meses ou 1 ano de uso. Esse efeito estaria relacionado com a interferência no metabolismo de colesterol, produzindo um déficit de niacina. Porém, uma pesquisa não comprovou essa interferência no metabolismo do colesterol, havendo necessidade de mais estudos para saber o que provoca a ictiose.[20]

Relatos de estado semicomatoso quando associado a alprazolam[21] e de indução de parkinsonismo grave.[22]

Em bebedores crônicos, ocorrem diminuição da ureia, da albumina e da bilirrubina; hematúria, anemia, trombocitopenia, dispneia e hipertensão arterial. Pode ocorrer redução dos reflexos para dirigir ou operar máquinas pesadas. Pode inibir enzimas do sistema P450, havendo potencial de interações medicamentosas.[20] Risco de provocar distúrbios gastrintestinais leves e reações alérgicas.

Recomenda-se a suspensão do uso pelo menos 24 h antes de procedimentos cirúrgicos.[23]

Toxicidade e interações

As kavalactonas aumentam o tempo de sono induzido por barbitúricos em animais de laboratório. Foram relatadas interações com vários medicamentos do SNC, tendo, portanto, potencial para aumentar os efeitos de tranquilizantes, sedativos e anestésicos. O uso a longo prazo pode causar dependência, tolerância e sintomas agudos de abstinência. Dados farmacocinéticos sugerem potencialização dos efeitos de anestésicos.[23]

A *P. methysticum* costuma ocasionar toxicidade hepática, que pode estar associada a uma rara reação idiossincrática ligada ao metabolismo.[24]

Pesquisa comparando as quantidades de kavalactonas do extrato aquoso usado tradicionalmente com extratos obtidos a partir de solventes orgânicos (etanol, metanol e acetona) e de um extrato seco comercial revelou grandes diferenças entre as concentrações de kavalactonas. Os extratos etanólico, metanólico, acetônico e o extrato seco comercial apresentaram concentrações superiores, respectivamente, em 235, 208, 256 e 328% em relação ao aquoso. Esse estudo também mostrou que todos os extratos interferem com o citocromo P450 (principal enzima metabolizadora do fígado). Entretanto, o extrato aquoso foi o que menos interferiu, sugerindo que a hepatotoxicidade demonstrada em humanos para os extratos orgânicos e comercial pode ser em decorrência da alta concentração de kavalactonas, que promoveria maior influência sobre essa enzima hepática, responsável pela biotransformação de várias drogas. Corroborando esses dados, estudos *in vitro* e em animais confirmaram que as frações aquosas de *P. methysticum* são menos citotóxicas do que as obtidas de solventes orgânicos.[5,25,26]

REFERÊNCIAS BIBLIOGRÁFICAS

1. Thomson L, Doran J, Clarke B. Trees for Life in Oceania: conservation and utilisation of genetic diversity. Australian Centre for International Agricultural Research (ACIAR); 2018.
2. Volgin A, Yang L, Amstislavskaya T et al. DARK Classics in Chemical Neuroscience: Kava. ACS Chemical Neuroscience. 2020.
3. White CM. The pharmacology, pharmacokinetics, efficacy, and adverse events associated with Kava. The Journal of Clinical Pharmacology. 2018;58:1396-405.
4. Singh YN. Kava: from ethnology to pharmacology. Boca Raton: CRC Press LLC; 2004.
5. Côté CS, Kor C, Cohen J, Auclair K. Composition and biological activity of traditional and commercial kava extracts. Biochemical and Biophysical Research Communications. 2004;322:147-52.
6. Lüde S, Török M, Dieterle S, Jäggi R, Büter KB, Krähenbühl S. Hepatocellular toxicity of kava leaf and root extracts. Phytomedicine. 2008;15:120-31.
7. Singh YN. Kava: an overview. Journal of Ethnopharmacology. 1992;37:13-45.
8. Pizzorno JE, Murray MT. Textbook of natural medicine. 4. ed. EUA: Elsevier Health Sciences; 2013.
9. Kuchta K, Schmidt M, Nahrstedt A. German Kava ban lifted by court: the alleged hepatotoxicity of Kava (*Piper methysticum*) as a case of ill-defined herbal drug identity, lacking quality control, and misguided regulatory politics. Planta Medica. 2015;81:1647-53.
10. Saroya AS, Singh J. *Piper methysticum* G. Forst: a potent antianxiety agent. Pharmacotherapeutic Potential of Natural Products in Neurological Disorders: Springer. 2018:95-106.
11. WHO. WHO monographs on selected medicinal plants. Geneva: World Health Organization; 2002.
12. Brasil. Instrução Normativa nº 02, de 13 de maio de 2014 – Lista de medicamentos fitoterápicos de registro simplificado e Lista de produtos tradicionais fitoterápicos de registro simplificado. Brasília: Anvisa; 2014.
13. Capasso F, Gaginell TS, Grandolini G, Izzo AA. Phythotherapy: a quick reference to herbal medicine. London: Springer; 2003.
14. Savage KM, Stough CK, Byrne GJ et al. Kava for the treatment of Generalised Anxiety Disorder (GAD): study protocol for a randomised controlled trial. Trials. 2015;16:493.
15. Heinrich M, Barnes J, Gibbons S, Williamson E. Fundamentals of Pharmacognosy and Phytotherapy. EUA: Churchill Livingstone; 2004.
16. Foster S, Johnson RL. Desk reference to nature's medicine. EUA: National Geographic Society; 2006.
17. Sarris J, Stough C, Bousman CA et al. Kava in the treatment of generalized anxiety disorder: a double-blind, randomized, placebo-controlled study. Journal of Clinical Psychopharmacology. 2013;33:643-8.
18. Sarris J, Byrne GJ, Bousman CA et al. Kava for generalised anxiety disorder: a 16-week double-blind, randomised, placebo-controlled study. Australian & New Zealand Journal of Psychiatry. 2020;54:288-97.
19. Houghton PJ, Mukherjee PK. Evaluation of herbal medicinal products: perspectives on quality, safety and efficacy. London: Pharmaceutical Press; 2009.
20. Blumenthal M, Goldberg A, Brinckmann J. Herbal Medicine. Expanded Commission E monographs. Newton: Integrative Medicine Communications; 1998.
21. Izzo AA, Ernst E. Interactions between herbal medicines and prescribed drugs. Drugs. 2001;61:2163-75.
22. Meseguer E, Taboada R, Sánchez V, Mena MA, Campos V, García de Yébenes J. Life-threatening Parkinsonism Induced by Kava-kava. Movement Disorders. 2002;17:195-6.
23. Vohora D, Vohora SB. Safety concerns for herbal drugs. Boca Raton: CRC Press; 2016.
24. Teschke R, Schwarzenboeck A, Hennermann K-H. Kava hepatotoxicity: a clinical survey and critical analysis of 26 suspected cases. European Journal of Gastroenterology & Hepatology. 2008;20:1182-93.
25. Jhoo JW, Freeman JP, Heinze TM et al. In vitro cytotoxicity of nonpolar constituents from different parts of Kava Plant (*Piper methysticum*). Journal of Agricultural and Food Chemistry. 2006;54:3157-62.
26. Sorrentino L, Capasso A, Schmidt M. Safety of Ethanolic Kava extract: results of a study of chronic toxicity in rats. Phytomedicine. 2006;13:542-9.

Crédito da imagem:
Ivone Manzali

Capítulo 7

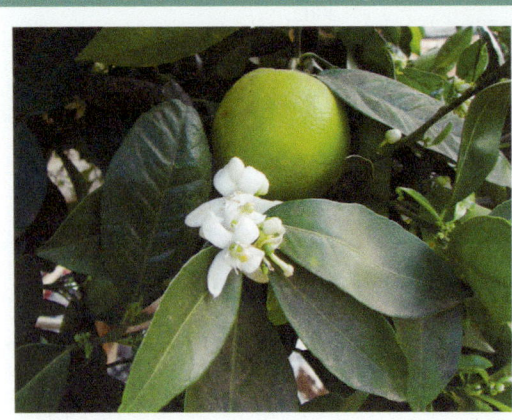

Laranja-da-terra

Nome botânico[a]
Citrus aurantium L.

Nome farmacêutico
Folium Citri Aurantii; Flos Citri Aurantii; Fructus Aurantii Imaturus

Família
Rutaceae

Partes utilizadas
Folha, flor e fruto imaturo

Propriedades organolépticas
Ácida, amarga e levemente refrescante

Outros nomes populares

Laranja-amarga, laranja-azeda, laranja-bigarade e laranja-de-sevilha.

Origem

Ásia

Histórico

A denominação do gênero *Citrus* deriva de "kedros", uma palavra grega que denota árvores como cedros, pinheiros e ciprestes. O epíteto *aurantium* faz alusão à cor laranja do fruto. *C. aurantium* é um híbrido de *C. reticulata* (tangerina) e *C. maxima* (pumelo).[1]

A *C. aurantium* tem sido utilizada desde os anos 2.000 a.C., segundo alguns textos escritos na China, onde era comum a oferenda de laranjas para pedir a mão em casamento, e suas flores eram usadas em buquês, como símbolo de pureza e virgindade.[2]

As espécies nativas da Ásia deram origem às espécies domesticadas e seus cultivares conhecidos atualmente, sendo introduzidas, classificadas e disseminadas no mundo pelos europeus, após as expedições de Alexandre, o Grande, para a Ásia.[3] Foi trazida para a América por Colombo[4] e relatada por Gabriel Soares Sousa, no Brasil.[5]

Na Europa e na América do Norte, o óleo essencial das flores e as folhas de *C. aurantium* são normalmente utilizados nas indústrias cosmética, de perfumaria, farmacêutica e alimentícia; nessa última, como edulcorante.[6]

As frutas cítricas têm sido utilizadas como recurso terapêutico na medicina tradicional há milhares de anos. A casca de frutas cítricas, conhecida como *chen pi* ou *ju pi*, é usada para auxiliar a digestão, aliviar gases intestinais, inchaço e expectorar catarro na medicina tradicional chinesa (MTC). Nas últimas décadas, um número crescente de estudos epidemiológicos e clínicos tem demonstrado que o consumo de frutas cítricas está associado à redução dos riscos de doenças ligadas ao estilo de vida, como câncer, doenças cardiovasculares, osteoporose e diabetes tipo 2.[7]

No Brasil, o uso oficial do *Citrus* consta na 1ª edição da Farmacopeia Brasileira (FB) (1926),[8] na qual figura a espécie *C. medica*. Na 2ª edição da FB (1959),[9] consta a *C. aurantium*. Essa mesma espécie foi mantida na 5ª edição da FB (2010)[10] e na 6ª edição da FB (2019),[11] bem como na 1ª e na 2ª edições do Formulário de Fitoterápicos da Farmacopeia Brasileira (FFFB) (2011; 2021).[12]

Principais componentes químicos

Contém aproximadamente 0,2 a 0,5% de **óleo essencial** (citral, limoneno, linalool, α e β-pineno β-mirceno, acetato de linalila, nerol, felandreno α-terpineol e geraniol), **substâncias amargas, flavonoides** (neo-hesperidina, naringina, eriocitrina tangeretina, nobiletina, sinensetina, auranetina

---

[a] Outra planta utilizada com fins medicinais do gênero *Citrus* é o *C. reticulata* Blanco (sin.: *C. tangerina* Hort. e Tanaka), que, no entanto, tem propriedades diferentes das da laranja-da-terra. A casca do fruto da tangerina vem sendo usada na medicina tradicional chinesa em casos de plenitude abdominal, náuseas, fezes amolecidas e em tosse com secreção espessa, o que corresponde a situações em que haja umidade excessiva. A tangeretina, uma substância presente nesta espécie, atua inibindo a replicação do vírus sincicial respiratório em camundongos por meio de mecanismos anti-inflamatórios. Esta espécie é empregada como harmonizadora de fórmulas.[2]

e 5-hidroxiauranetina), **alcaloides** (sinefrina e *N*-metiltiramina), **cumarinas** e **furanocumarinas** voláteis (aurapteno, bergapteno), **pectina, carotenoides** (criptoxantina, luteoxantina, auroxantina e zeaxantina). O fruto imaturo é a parte mais rica em sinefrina.[13]

O **óleo essencial das flores** é composto principalmente por linalool (28,5%), acetato de linalila, (9,6%), nerolidol (9,1%), E-farnesol (9,1%), α-terpineol (4,9%) e limoneno (4,6%).[14]

Atividades farmacológicas

A *C. aurantium* é associada a outras plantas em esquemas terapêuticos para **emagrecimento** e **obesidade**, geralmente para substituir fórmulas com anfetaminas, por conter alcaloides simpatomiméticos, como a sinefrina.[15]

Experimentos farmacológicos mostraram reduções de peso e na ingestão de alimentos. O monitoramento da pressão arterial não revelou alterações significativas nos grupos tratados com os extratos de *C. aurantium*, em comparação ao grupo-controle. Entretanto, a análise da atividade elétrica do miocárdio mostra alterações no ECG (eletrocardiograma), como arritmias ventriculares com o alargamento do complexo QRS, nos animais tratados com extrato de laranja-da-terra. Esse efeito foi significativo a partir de 10 dias de tratamento e ainda mais pronunciado após 15 dias.[16]

Estudo clínico no qual foram associados à *C. aurantium* cafeína e hipérico (*Hypericum perforatum*), aliados a dieta e exercícios físicos, mostrou resultado positivo na redução de peso sem revelar efeitos deletérios para o sistema cardiovascular ou sobre marcadores bioquímicos.[17]

O uso tradicional da *C. aurantium* como **digestivo** e **carminativo** é justificado pela presença de substâncias amargas, óleo essencial e fibras. Outros estudos sugerem que essa espécie apresenta, ainda, atividades **antitumoral** (relacionada com a hesperidina e a sua aglicona, hesperetina), **anti-inflamatória, hipocolesterolemiante, hipoglicemiante, hepatoprotetora**.[18-21]

Tradicionalmente, o óleo essencial das flores é utilizado no tratamento de crises convulsivas. Um ensaio em camundongos, em um modelo de convulsões induzidas por pentilenetetrazol e eletrochoque, avaliou que o óleo, na dose de 20 e 40 mg por via intravenosa ou intraperitoneal, apresenta ação anticonvulsivante.[22] Por outro lado, a inalação do óleo reduziu a ansiedade provocada, em pacientes com leucemia mieloide crônica, momentos antes de realizar procedimento de aspiração da medula óssea.[23]

O limoneno, uma das substâncias presentes no óleo essencial, é responsável por ações **inseticida** e **inibidora da acetilcolinesterase**, enquanto os flavonoides atuam no **sequestro de radicais livres** e na inibição da síntese de mediadores pró-inflamatórios. O aurapteno demonstra efeito anti-inflamatório no cérebro de camundongos após isquemia induzida por cirurgia.[24] Outro experimento demonstrou que o óleo essencial das flores, rico em linalol (28,5%), possui propriedades anti-inflamatória e analgésica, em condições tanto agudas quanto crônicas.[25]

Portanto, os estudos realizados demonstram que carotenoides, flavonoides, óleo essencial e ácido ascórbico presentes nos cítricos possuem várias propriedades biológicas, sendo agentes promissores na prevenção e no tratamento de doenças crônicas. De modo geral, a introdução dos cítricos na dieta está associada à prevenção de câncer e doenças do aparelho cardiovascular.[26,27]

Indicações e usos principais

- Folhas: gripes e resfriados, tosse com expectoração amarelada e abundante, resfriados de repetição
- Frutos: dispneia e palpitações
- Fruto e epicarpo: antiespasmódico, carminativo, halitose, gosto amargo na boca, digestão lenta, regurgitação de alimentos, dor, distensão e plenitude abdominal, borborigmos, constipação intestinal, gastralgias, dispepsias e perturbações digestivas em geral
- Flores: ansiedades, histerias, palpitações
- Folhas: reumatismo e taquicardia.

Uso etnomedicinal

Aromática, amarga, digestiva, expectorante, diurética e hipotensora e ansiolítica. Indicada na indigestão flatulenta, diarreia, tosses intermitentes e cólicas de bebê. Na China, além de empregá-lo da mesma maneira que os ocidentais, tradicionalmente o fruto imaturo também é indicado para ptoses viscerais, prolapsos retais e uterinos e hérnias. Em Cuba, o fruto é utilizado como anti-hemorrágico nas úlceras digestivas, antidiarreico e antitérmico.

- Epicarpo: estomacal, estimulante, usado nas gastralgias, dispepsias, flatulências e em outros distúrbios digestivos
- Flor: sedativo, antiespasmódico, histerismo e tenesmo

Folha: estomacal e sudorífero. Como estomacal e estimulante, tem as mesmas indicações do epicarpo; como sedativo, é usado nos mesmos casos das flores; como sudorífero, é empregado em estados febris, gripes, resfriados, sob a forma de infusão.[28]

Posologia

- Planta seca (folhas): 4 a 6 g/dia
- Tintura (folha): 20 a 50 mg/dia
- Pó (fruto): 4 a 6 g/dia
- Extrato seco (fruto) 1:5 6% de sinefrina: 200 a 600 mg/dia
- Tintura (fruto): 2,5 a 6 mg/dia
- Infusão: 2 g por xícara, 3 vezes/dia
- Infusão (flor): 1 a 2 g em 150 mg de água.[12]

Obs.: as doses para folhas e frutos são semelhantes, mas, segundo alguns autores, podem apresentar pequenas diferenças.

Extratos disponíveis no mercado brasileiro

- Extrato seco de *Citrus aurantium* padronizado em 6% de sinefrina
- Extrato seco de *Citrus aurantium* padronizado em 30% de sinefrina.

Contraindicações

Deve ser evitado na gravidez, por ter ação ocitócica. Não associar com inibidores da monoamina-oxidase (MAO), por causa das substâncias simpaticomiméticas, que podem ocasionar crises hipertensivas.

Precauções

- Pode causar fitodermatoses (furanocumarinas)
- Fotossensibilidade em indivíduos sensíveis
- Estudo experimental *in vivo* sugere que a associação com ciclosporina deve ser evitada, por aumentar sua absorção.[29]

Toxicidade e interações

A presença de sinefrina, associada ou não ao uso de produtos contendo cafeína ou efedrina, pode ocasionar sintomas cardiovasculares, tais como taquicardia, parada cardíaca, fibrilação ventricular, colapso transitório e desmaio.[30] Outras possíveis interações podem ocorrer mediadas pela inibição das enzimas citocromo P450 e glicoproteína P.[31]

REFERÊNCIAS BIBLIOGRÁFICAS

1. Deng X, Yang X, Yamamoto M, Biswas MK. Chapter 3 – Domestication and history. In: Talon M, Caruso M, Gmitter FG, editors. The Genus Citrus: Woodhead Publishing. 2020:33-55.
2. Botsaris AS. Fitoterapia chinesa e plantas brasileiras. São Paulo: Ícone; 1995.
3. Mabberley DJ. A classification for edible *Citrus* (Rutaceae). Telopea. 1997;7:167-2.
4. Correa MP. Dicionário das plantas úteis do Brasil e das exóticas cultivadas. Rio de Janeiro: Ministério da Agricultura; 1984.
5. Tomchinsky B, Ming LC. As plantas comestíveis no Brasil dos séculos XVI e XVII segundo relatos de época. Rodriguésia. 2019;70.
6. Blumenthal M, Goldberg A, Brinckmann J. Herbal medicine. Expanded Commission E Monographs. Newton: Integrative Medicine Communications; 1998.
7. Ma G, Zhang L, Sugiura M, Kato M. Chapter 24 – Citrus and Health. In: Talon M, Caruso M, Gmitter FG, editors. The Genus *Citrus:* Woodhead Publishing. 2020:495-511.
8. Brasil. Pharmacopeia Brasileira. Decreto nº 17.509, de 4 de novembro de 1926. Departamento Nacional de Saúde Pública. Rio de Janeiro: Brasil; 1926.
9. Brasil. Farmacopeia dos Estados Unidos do Brasil. 2. ed. Decreto nº 45.502, de 27 de fevereiro de 1959. Aprova a 2ª Edição da Farmacopeia Brasileira. Rio de Janeiro: Ministério da Saúde; 1959.
10. Brasil. Farmacopeia Brasileira. 5. ed. vol. 2. Resolução da Diretoria Colegiada – RDC nº 49, de 23 de novembro de 2010. Brasília: Anvisa; 2010.
11. Brasil. Farmacopeia Brasileira. 6. ed. Brasília: Anvisa; 2019.
12. Brasil. Formulário de Fitoterápicos da Farmacopeia Brasileira. Brasília: Anvisa; 2011.
13. Wolffenbuttel AN. Perfil químico dos óleos essenciais de *Citrus aurantium* Lineu e *Citrus sinensis* (L.) Osbeck e avaliação psicofarmacológica da ação ansiolítica. Faculdade de Farmácia. Porto Alegre: Universidade Federal do Rio Grande do Sul; 2014.
14. Azanchi T, Shafaroodi H, Asgarpanah J. Anticonvulsant activity of *Citrus aurantium* blossom essential oil (neroli): involvment of the GABAergic system. Nat. Prod. Commun. 2014;9:1615-8.
15. Moro C, Basile G. Obesity and medicinal plants. Fitoterapia. 2000;71:S73-S82.
16. Calapai G, Firenzuoli F, Saitta A et al. Antiobesity and cardiovascular toxic effects of *Citrus aurantium* extracts in the rat: a preliminary report. Fitoterapia. 1999;70:586-92.
17. Colker CM, Kaiman DS, Torina GC, Perlis T, Street C. Effects of *Citrus aurantium* extract, caffeine, and St. John's wort on body fat loss, lipid levels, and mood states in overweight healthy adults. Current Therapeutic Research. 1999;60:145-53.

18. Ahmadi A, Shadboorestan A, Nabavi S, Setzer W, Nabavi S. The role of hesperidin in cell signal transduction pathway for the prevention or treatment of cancer. Current Medicinal Chemistry. 2015;22:3462-71.

19. Jia S, Hu Y, Zhang W et al. Hypoglycemic and hypolipidemic effects of neohesperidin derived from *Citrus aurantium* L. in diabetic KK-A y mice. Food & Function. 2015;6:878-86.

20. Choi BK, Kim TW, Lee DR et al. A polymethoxy flavonoids-rich *Citrus aurantium* extract ameliorates ethanol-induced liver injury through modulation of AMPK and Nrf2-related signals in a binge drinking mouse model. Phytotherapy Research. 2015;29:1577-84.

21. Lim SW, Lee DR, Choi BK et al. Protective effects of a polymethoxy flavonoids-rich *Citrus aurantium* peel extract on liver fibrosis induced by bile duct ligation in mice. Asian Pacific Journal of Tropical Medicine. 2016;9:1158-64.

22. Kang SA, Park HJ, Kim M-J, Lee S-Y, Han S-W, Leem K-H. Citri Reticulatae Viride Pericarpium extract induced apoptosis in SNU-C4, human colon cancer cells. Journal of Ethnopharmacology. 2005;97:231-5.

23. Pimenta FCF, Alves MF, Pimenta MBF et al. Anxiolytic effect of *Citrus aurantium* L. on patients with chronic myeloid leukemia. Phytotherapy Research. 2016;30:613-7.

24. Okuyama S, Morita M, Kaji M et al. Auraptene acts as an anti-inflammatory agent in the mouse brain. Molecules. 2015;20:20230-9.

25. Khodabakhsh P, Shafaroodi H, Asgarpanah J. Analgesic and anti-inflammatory activities of *Citrus aurantium* L. blossoms essential oil (neroli): involvement of the nitric oxide/cyclic-guanosine monophosphate pathway. Journal of Natural Medicines. 2015;69:324-31.

26. Ollitrault P, Curk F, Krueger R. Chapter 4 – *Citrus* taxonomy. In: Talon M, Caruso M, Gmitter FG, editors. The Genus *Citrus:* Woodhead Publishing, 2020. p. 57-81.

27. Prakash D, Sharma G. Phytochemicals of nutraceutical importance. CABI; 2014.

28. Coimbra R. Notas de fitoterapia. 2. ed. Rio de Janeiro: Laboratório Clínico Silva Araújo; 1958.

29. Hou Y-C, Hsiu S-L, Tsao C-W, Wang Y-H, Chao P-DL. Acute intoxication of cyclosporin caused by coadministration of decoctions of the fruits of *Citrus aurantium* and the pericarps of *Citrus grandis*. Planta Medica. 2000;66:653-5.

30. Tracy TS, Kingston RL. Herbal products: toxicology and clinical pharmacology. Springer Science & Business Media; 2007.

31. Williamson EM, Driver S, Baxter K. Stockle's herbal medicines interactions: a guide to the interactions of herbal medicines, dietary supplements and nutraceuticals with conventional medicines. London; Chicago: Pharmaceutical Press; 2009.

Crédito da imagem:
Ivone Manzali

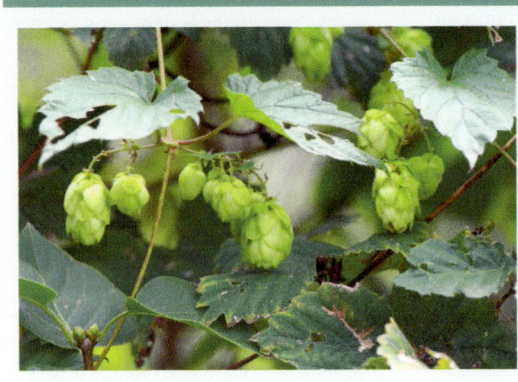

Lúpulo

Nome botânico
Humulus lupulus L.

Nome farmacêutico
Strobilus Lupuli

Família
Cannabaceae

Parte utilizada
Estróbilos ou cones (inflorescência das flores femininas da planta cultivada)

Propriedades organolépticas
Amornante, amarga, seca e aromática

Outros nomes populares

Vinha-do-norte, engatadeira.

Origem

Europa e Ásia.

Histórico

O nome do gênero *Humulus* tem sua origem no termo eslavo para lúpulo, *chmele*, que mais tarde foi latinizado, enquanto *lupulus* é um diminutivo de *lupus*, que em latim significa lobo, baseado no hábito da planta de escalar outras, como um lobo faz em uma ovelha para imobilizá-la.[1]

O *H. lupulus* foi uma alternativa encontrada à *Myrica gale* L. como conservante da cerveja, que, aliado ao sabor amargo e ao aroma, a substituiu definitivamente na composição dessa bebida.[2]

Apesar de ser conhecido na Antiguidade, o *H. lupulus* não era considerado recurso terapêutico. Hildegard von Bingen, a famosa abadessa e autora alemã (1098-1179), escreveu na sua obra *Physica* que a planta tem pouca utilidade para os humanos, relatando que "aumenta a melancolia". No entanto, ela observou que "seu amargor afasta a decomposição das bebidas e aumenta a vida útil".[1]

Um dos registros mais antigos foi realizado pelo naturalista Plínio, o Velho (23 a 79 d.C.). Desde então, foi mencionada por vários autores em decorrência da diversidade de usos, refletindo a importância da planta na aromatização de alimentos, obtenção de fibras semelhantes ao cânhamo (*Cannabis sativa*), aromas em perfumaria e cosméticos.[2]

Paracelsus usava a planta como digestiva, enquanto outros autores europeus relatavam sua utilização como diurética, depurativa do sangue, fígado e baço. Foi relatado que o Rei britânico George III (1738-1820) colocava a planta seca sob o travesseiro para acalmar o sono, ação creditada ao forte odor exalado pelas flores do *H. lupulus*. Em 1860, foi mencionado que as inflorescências femininas promoveriam o sono. Mais recentemente, trabalhos mostraram melhora nos parâmetros do sono por meio da polissonografia. Um periódico londrino datado de 1829, o *Edinburgh New Dispensatory*, atribuiu ao *H. lupulus* adicionado à cerveja a diminuição de cálculos urinários nos habitantes daquela cidade.[1]

Apenas as plantas femininas são capazes de secretar o fino pó resinoso amarelo em suas inflorescências. Em 1821, Ives atribuiu o nome de "lupulina" a esse pó amarelo. Ele foi o primeiro a observar que é na inflorescência feminina que se armazenam as substâncias amargas e aromáticas da planta.[3]

No Brasil, os estróbilos foram incluídos na 1ª edição da Farmacopeia Brasileira (1926),[4] com denominação de lupulino, sendo descrito como de cheiro agradável e fortemente aromático e sabor amargo. É recomendada pela Organização Mundial da Saúde (Monographs on Selected Medicinal Plants – vol. 3),[5] e pela European Medicines Agency (EMA).[6]

Principais componentes químicos

As inflorescências femininas do *H. lupulus* contêm os seguintes constituintes: **resinas totais** (15 a 30%), **óleo essencial** (0,5 a 3%), **proteínas**

(15%), **monossacarídeos** (2%), **polifenóis** (taninos, flavonoides, fitoestrógenos, multifidois, estilbenos) (4%), **ácidos amargos** (α-ácidos e β-ácidos – corresponde à parte macia da resina) (4%), **pectinas** (2%), **aminoácidos** (0,1%), **ceras e esteroides** (traços). Semelhante aos ácidos amargos, os multifidois são derivados de acilfloroglucinol, com diferentes cadeias laterais. Os ácidos amargos estão presentes como uma mistura complexa de composição e concentrações variáveis. Os principais α-ácidos são humulona (35 a 70%), coumulona (20 a 65%) e adumulona (10 a 15%); os β-ácidos majoritários são lupulona (30 a 55%), colupulona e adlupulona. São responsáveis, respectivamente, pelo amargor e aroma da cerveja. Quanto aos **polifenóis**, os principais são **flavonoides glicosilados** (kaempferol, quercetina, quercitrina, rutina) e **catequinas** (galato de catequina, galato de epicatequina). **Óleo essencial** (0,3 a 1,0%) é constituído principalmente por humuleno, β-cariofileno, metilbutenol,[a] farnese-no, mirceno.[2,3,7,8]

Atividades farmacológicas

A atividade **sedativa** do *H. lupulus* tem sido atribuída à **lupulina**, substância resinosa amarelada, em pó, obtida das escamas ovulíferas das flores femininas (glândulas de lupulina). Hoje, sabe-se que esse pó é constituído majoritariamente dos α-ácidos e β-ácidos (ácidos amargos), chalconas preniladas (xanthohumol) e do óleo essencial.[9] Esse efeito sedativo foi observado em trabalhadores durante a coleta da planta.

Diante desse fato, resolveu-se investigar as propriedades sedativas do sistema nervoso central (SNC) em ensaios farmacológicos experimentais. Os primeiros ensaios demonstraram que o extrato de *H. lupulus* reduziu a excitabilidade dos músculos estriados e das terminações nervosas motoras e induziu narcose em rãs. Suspeitava-se de que os ácidos amargos fossem os responsáveis por esses efeitos, em decorrência de a administração deles em pássaros ter provocado sedação. Outros pesquisadores, no entanto, atribuíram o efeito sedativo aos produtos de metabolização desses ácidos pelo organismo. Apenas modelos farmacológicos direcionados para avaliar a

atividade no SNC foram capazes de demonstrar a atividade ansiolítica do extrato de *H. lupulus* em animais. Esse efeito foi comparável ao medicamento imipramina, utilizado como referência. Mais tarde, descobriu-se que os ácidos amargos interferem no sistema GABAminérgico (ácido γ-aminobutírico), levando a uma redução geral da neurotransmissão no SNC. Além disso, verificou-se que outros componentes, presentes no óleo essencial, contribuem para a atividade sedativa, mostrando a importância do **fitocomplexo**. Ainda assim, é importante mencionar que os componentes da planta se ligam aos receptores de **serotonina** e **melatonina** (hormônio responsável por manter o ritmo circadiano). Por fim, a importância do fitocomplexo e da associação de plantas foi demonstrada em estudo clínico no combate à insônia. Uma combinação comercial (Ze 91019®) dos extratos de *H. lupulus* e *Valeriana officinalis*, 60 e 250 mg, respectivamente, teve resposta superior aos extratos de cada planta individualmente. Como consequência, o tempo para conciliar o sono foi reduzido e não surgiram efeitos colaterais.[10-12]

A Comissão E da Alemanha e o ESCOP (Scientific Committee of European Experts of the European Scientific Cooperative on Phytotherapy) publicaram inúmeras revisões comprovando a ação sedativa do lúpulo, bem como a **ação digestiva e estimulante do apetite** em razão da presença de princípios amargos.

Em mulheres coletoras de *H. lupulus*, observou-se a ocorrência de distúrbios menstruais (menarca precoce) que foram associados à **atividade estrogênica** da planta. Ao investigar esse fato, encontrou-se 8-prenilnaringenina (8-PN) e isoxantohumol, que exercem potentes atividades estrogênicas *in vitro*, tanto que foi demonstrado que 8-prenilnaringenina e extrato de *H. lupulus* inibem a transformação maligna das células mamárias induzidas por estrogênio.[13]

No entanto, as atividades podem variar bastante entre indivíduos em decorrência da biodisponibilidade de cada pessoa. A atividade estrogênica pode variar bastante em razão da influência que a flora intestinal exerce, em cada pessoa, sobre a degradação dessas substâncias, interferindo na biodisponibilidade de cada uma delas. Portanto, grande variedade de resposta pode ser obtida com o uso dos extratos.[8,13,14]

Nesse sentido, um extrato enriquecido em 8-prenilnaringerina, comercializado na Bélgica com o nome de MenoHop®, mostrou

---

[a] O metilbutenol é um óleo volátil presente no lúpulo. No extrato, para que seu teor seja preservado e não perca a eficácia, é necessário ser mantido sob refrigeração. No entanto, durante o armazenamento da planta seca, sua concentração se eleva, atingindo o pico em 2 anos, podendo ser usada como chá ou em banhos.

diminuição temporária dos sintomas presentes no climatério.[15] Outra forma farmacêutica contendo *H. lupulus* é um gel vaginal, comercializado na Alemanha (Gynomunal®) e na Itália (Esvegyne®), que reduz os sintomas vaginais representados por pruridos, queimação, dispareunia e secura.[16] Recente estudo realizado em 120 mulheres, em que metade usou *H. lupulus* e outra metade, placebo, mostrou a eficácia do uso da planta no controle dos sintomas climatéricos e dos fogachos.[17]

A humulona e a lupulona apresentam **ações antimicrobianas** contra germes gram-positivos, mas não contra os gram-negativos e as leveduras. Pesquisas sobre a ação da lupulona contra o *Mycobacterium tuberculosis* foram conflitantes e acabaram suspensas devido às acentuadas queixas digestivas provocadas pelas altas doses.[18,19] No entanto, um trabalho posterior com extrato alcoólico de *H. lupulus* sobre microbactérias sensíveis e resistentes à rifampicina produziu efeitos inibitórios significativos.[20] Artigo de revisão revela que o ácido tetraisoalfa, isolado de *H. lupulus*, apresenta ação antimicrobiana *in vitro* contra *Streptococcus mutans*, sendo promissor seu uso em odontologia.[21]

O xantohumol, um prenilflavonoide presente no *H. lupulus*, mostra capacidade antioxidativa maior que a das vitaminas C e E. Outras atividades demonstradas *in vitro* são **anti-inflamatória, anticarcinogênica, antiproliferativa, antitrombótica** e **diminuição da glicemia** em camundongos diabéticos com redução dos lipídios e da gordura corporal.[22-27] Além disso, extratos de *H. lupulus* modificados, que sofreram hidrogenação e isomerização, demonstram potencial anti-inflamatório com melhora da artrite e das lesões articulares.[28,29]

Indicações e usos principais[30]

- Insônia
- Ansiedade
- Agitação
- Síndrome do climatério
- Diminui a excitabilidade sexual excessiva (ejaculação precoce)
- Diminui o excessivo desejo sexual
- Digestão lenta
- Estimulante do apetite
- Enxaqueca
- Incontinência urinária
- Usado em homeopatia, nos casos de distúrbios do sistema nervoso, náuseas e após abuso na ingestão de álcool.

Uso etnomedicinal

Os índios norte-americanos usavam o lúpulo como analgésico, antirreumático, sedativo, em problemas mamários e uterinos, inflamações renais, doenças gastrintestinais, tosses e resfriados e na cura de ferimentos. Os árabes citam propriedades depurativas do sangue, no combate à febre e para eliminar a bile e banhos com extrato de lúpulo como rejuvenescedor. Na Ayurveda, é indicado nos casos de ansiedade, dores de cabeça e indigestão. São citadas ações do lúpulo contra a queda de cabelos, inclusive restaurando áreas com alopecia.[1] Chernoviz (1890) indica o *H. lupulus*, sob a forma de infusão na dose de 180 g/dia, como tônico, e de 4 g/180 mℓ de água, para escrófula.[30]

Posologia

- Extrato seco de *H. lupulus* padronizado em 3% de flavonoides: 150 mg, 2 vezes/dia
- Extrato seco de *H. lupulus* padronizado em 5% de flavonoides: 100 mg, 2 vezes/dia
- Droga seca: 0,5 g de 1 a 3 vezes/dia[31]
- Pó: 400 mg, 2 vezes/dia (adultos); 200 mg, 2 vezes/dia (adolescentes)[6]
- Extrato seco (4-5:1): 125 mg, 2 a 3 vezes/dia[6]
- Infuso ou decocto: 0,5 g em 150 mℓ de água[5]
- Tintura: 2 a 2,5 mℓ/dia.[5]

Extratos disponíveis no mercado brasileiro

- Extrato seco de *Humulus lupulus* padronizado em 3% de flavonoides
- Extrato seco de *Humulus lupulus* padronizado em 5% de flavonoides.

Contraindicações

- Câncer hormônio-dependente, mastoses[32]
- Menores de 12 anos por falta de estudos[6]
- Gravidez e lactação.

Precauções

Pode causar alergia.[5]

Toxicidade e interações

Não há evidências de toxicidade e interações; caso ocorram, podem ser influenciadas pela flora intestinal com redução ou aumento da biodisponibilidade dos fitoestrógenos. Não há evidências de interação com enzimas do citocromo P450.[33]

REFERÊNCIAS BIBLIOGRÁFICAS

1. Koetter U, Biendl M. Hops (*Humulus lupulus*): a review of its historic and medicinal uses. HerbalGram. 2010;87:44-57.

Capítulo 7

2. Zanoli P, Zavatti M. Pharmacognostic and pharmacological profile of *Humulus lupulus* L. Journal of Ethnopharmacology. 2008;116:383-96.

3. Almaguer C, Schönberger C, Gastl M, Arendt EK, Becker T. *Humulus lupulus* – a story that begs to be told. A review. Journal of the Institute of Brewing. 2014;120:289-314.

4. Brasil. Pharmacopeia Brasileira. Decreto nº 17.509, de 4 de novembro de 1926. Departamento Nacional de Saúde Pública. Rio de Janeiro: Brasil; 1926.

5. WHO. WHO monographs on selected medicinal plants. Geneva: World Health Organization; 2007.

6. EMA. Community herbal monograph on *Humulus lupulus* L., flos. United Kingdom: European Medicines Agency; 2014.

7. Chadwick L, Pauli G, Farnsworth N. The pharmacognosy of *Humulus lupulus* L.(hops) with an emphasis on estrogenic properties. Phytomedicine. 2006;13:119-31.

8. Durello RS, Silva LM, Bogusz Jr S. Química do lúpulo. Química Nova. 2019;42:900-19.

9. Olsovska J, Bostikova V, Dusek M et al. *Humulus lupulus* L. (hops) – a valuable source of compounds with bioactive effects for future therapies. Military Medical Science Letters (Voj Zdrav Listy). 2016;85:19-30.

10. Van Cleemput M, Cattoor K, De Bosscher K, Haegeman G, De Keukeleire D, Heyerick A. Hop (*Humulus lupulus*) – derived bitter acids as multipotent bioactive compounds. Journal of Natural Products. 2009;72:1220-30.

11. Koetter U, Schrader E, Käufeler R, Brattström A. A randomized, double blind, placebo-controlled, prospective clinical study to demonstrate clinical efficacy of a fixed valerian hops extract combination (Ze 91019) in patients suffering from non-organic sleep disorder. Phytotherapy Research. 2007;21:847-51.

12. Abourashed E, Koetter U, Brattström A. In vitro binding experiments with a Valerian, hops and their fixed combination extract (Ze91019) to selected central nervous system receptors. Phytomedicine. 2004;11:633-8.

13. Hemachandra L, Madhubhani P, Chandrasena R et al. Hops (*Humulus lupulus*) inhibits oxidative estrogen metabolism and estrogen-induced malignant transformation in human mammary epithelial cells (MCF-10A). Cancer Prevention Research. 2012;5:73-81.

14. Prakash D, Sharma G. Phytochemicals of nutraceutical importance. CABI; 2014.

15. Heyerick A, Vervarcke S, Depypere H, Bracke M, De Keukeleire D. A first prospective, randomized, double-blind, placebo-controlled study on the use of a standardized hop extract to alleviate menopausal discomforts. Maturitas. 2006;54:164-75.

16. Morali G, Polatti F, Metelitsa EN, Mascarucci P, Magnani P, Marre GB. Open, non-controlled clinical studies to assess the efficacy and safety of a medical device in form of gel topically and intravaginally used in postmenopausal women with genital atrophy. Arzneimittelforschung. 2006;56:230-8.

17. Aghamiri V, Mirghafourvand M, Mohammad-Alizadeh-Charandabi S, Nazemiyeh H. The effect of Hop (*Humulus lupulus* L.) on early menopausal symptoms and hot flashes: a randomized placebo-controlled trial. Complementary Therapies in Clinical Practice. 2016;23:130-5.

18. Erdmann W. Phytoncides. I. Lupulone and humulone; their antibacterial action and their use in tuberculous infections. Die Pharmazie. 1951;6:442-51.

19. Erdmann W. Lupulon and humulon, their antibacterial effects and therapeutic use in tuberculous infections. Die Pharmazie. 1952;7:75.

20. Serkani JE, Isfahani BN, Safaei HG, Kermanshahi RK, Asghari G. Evaluation of the effect of *Humulus lupulus* alcoholic extract on rifampin-sensitive and resistant isolates of Mycobacterium tuberculosis. Research in Pharmaceutical Sciences. 2012;7:235.

21. Vieira D, Amaral F, Maciel M, Nascimento F, Libério A. Plants and chemical constituents used in dentistry: review of ethnopharmacological and antimicrobial activity studies in oral pathogens. Revista Brasileira de Plantas Medicinais. 2014;16:135-67.

22. Yamaguchi N, Satoh-Yamaguchi K, Ono M. In vitro evaluation of antibacterial, anticollagenase, and antioxidant activities of hop components (*Humulus lupulus*) addressing acne vulgaris. Phytomedicine. 2009;16:369-76.

23. Gerhauser C, Alt A, Heiss E et al. Cancer Chemopreventive Activity of Xanthohumol, a natural product derived from Hop 1 Support for this work has been provided by Verein zur Förderung der Krebsforschung in Deutschland eV and by Wissenschaftsförderung der Deutschen Brauwirtschaft eV These data were presented, in part, at the 92nd annual meeting of the American Association of Cancer Research, March 24-28, 2001 in New Orleans, LA (64). 1. Molecular Cancer Therapeutics. 2002;1:959-69.

24. Heiss E, Klimo K, Neumann I, Gerhaeuser C. Anti-proliferative mechanisms of Xanthohumol from hop (*Humulus lupulus*) in vitro breast cancer chemoprevention models. Journal of Cancer Research and Clinical Oncology. 2001;127:S47.

25. Nozawa H. Xanthohumol, the chalcone from beer hops (*Humulus lupulus* L.), is the ligand for farnesoid X receptor and ameliorates lipid and glucose metabolism in KK-Ay mice. Biochemical and Biophysical Research Communications. 2005;336:754-61.

26. Cermak P, Olsovska J, Mikyska A et al. Strong antimicrobial activity of xanthohumol and other

derivatives from hops (*Humulus lupulus* L.) on gut anaerobic bacteria. APMIS. 2017;125:1033-8.

27. Xin G, Wei Z, Ji C et al. Xanthohumol isolated from *Humulus lupulus* prevents thrombosis without increased bleeding risk by inhibiting platelet activation and mtDNA release. Free Radical Biology and Medicine. 2017;108:247-57.

28. Tripp M, Darland G, Lerman R, Lukaczer D, Bland J, Babish J. Hop and modified hop extracts have potent in vitro anti-inflammatory properties. I International *Humulus* Symposium 668. 2004:217-28.

29. Desai A, Konda V, Darland G et al. META060 inhibits multiple kinases in the NF-κB pathway and suppresses LPS – mediated inflammation in vitro and ex vivo. Inflammation Research. 2009;58:229-34.

30. Chernoviz PLN. Diccionario de medicina popular e das sciencias accessorios para uso das familias, contendo a descripção das Causas, symptomas e tratamento das moléstias; as receitas para cada molestia; As plantas medicinaes e as alimenticias; As aguas mineraes do Brazil, de Portugal e de outros paizes; e muitos conhecimentos uteis. 6. ed. Paris: A. Roger & F. Chernoviz; 1890.

31. Schulz V, Hansel R, Tyler VE. Fitoterapia racional: um guia de fitoterapia para as ciências da saúde. Manole; 2002.

32. Faucon M. Traité D'aromathérapie Scientifique et Médicale. Paris: Éditions Sang de la Terre et Médial; 2012.

33. Williamson EM, Driver S, Baxter K, editors. Stockley's herbal medicines interactions: a guide to the interactions of herbal medicines, dietary supplements and nutraceuticals with conventional medicines. London; Chicago: Pharmaceutical Press; 2009.

Crédito da imagem:
Ivone Manzali

Maracujá

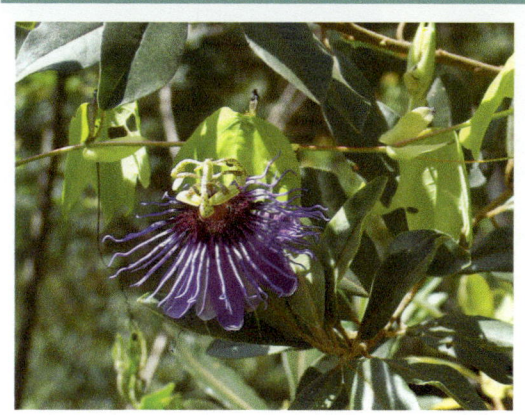

Nome botânico
Passiflora alata Curtis
Passiflora edulis Sims.
Passiflora incarnata L.

Nome farmacêutico
Folium Passiflorae

Família
Passifloraceae

Parte utilizada
Folha

Propriedade organoléptica
Refrescante

Outros nomes populares

Passiflora, flor-da-paixão, maracujá-guaçu, maracujá-silvestre.

Origem

América do Sul.

Histórico

A denominação do gênero no latim, *Passiflora*, foi dada pelos sacerdotes espanhóis e tem como referência a sua flor, que é considerada a "flor da paixão" devido à sua forma: filamentos de cor púrpura que se assemelham a uma coroa de espinhos, cinco chagas e aos três pregos com que Jesus Cristo foi crucificado. Tal fato foi relatado pelo naturalista espanhol Monardus no Peru, em 1569.[1] Os significados dos epítetos são: *alata*, "alada, com asa", em alusão ao formato das folhas; *edulis*, comestível, alimento; e *incarnata*, "encarnado, vermelho", em referência às cores das flores.

As espécies do gênero *Passiflora* já eram conhecidas e utilizadas pelos povos nativos do Brasil, que a nomearam de *Murucuiyá*, que em tupi significa "planta que faz vaso", pois, quando se tira a semente, a casca do fruto fica inteira, formando um vaso. Barbosa Rodrigues registrou denominações tupis para algumas espécies de *Passiflora*, fazendo uma correlação com os nomes botânicos como: *Maracuyá mirim* correspondendo à espécie *P. edulis*, e *Maracuyá eté* (verdadeiro), como *P. alata*.[2]

A *P. edulis* foi muito importante para os nativos americanos, visto que seus frutos apresentavam um grande valor econômico, servindo como moeda de troca entre outros povos.[2] Os espanhóis aprenderam a utilizar as espécies de *Passiflora* com os astecas, que as usavam como sedativo para tratar insônia e nervosismo. A planta foi levada para a Europa no século 17, onde foi extensamente cultivada e utilizada na terapêutica e na alimentação. Foi introduzida na medicina norte-americana na metade dos anos 1800.[3]

P. incarnata faz parte da British Herbal Pharmacopoeia (1983), da Pharmacopoeia Helvetica (1987), Deutsches Arzneibuch (1997) e Pharmacopee Francaise (1965), entre outras. É também recomendada pela Organização Mundial da Saúde (Monographs on Selected Medicinal Plants – vol. 3).[4] No Brasil, a *P. alata* foi selecionada para compor a 1ª edição da Farmacopeia Brasileira (FB) (1926).[5] Essa espécie permaneceu até a 3ª edição da FB (1977).[6] A partir de 2006, como consequência da Política Nacional de Plantas Medicinais e Fitoterápicos (PNPMF), houve revisão da legislação sanitária, determinando a inclusão das espécies *P. alata* e *P. edulis* na 5ª edição (2010)[7] e na 6ª edição da FB (2019).[8] Além disso, as folhas (droga vegetal) das três espécies (*P. alata*, *P. edulis* e *P. incarnata*) foram inseridas na 1ª edição do Formulário de Fitoterápicos da Farmacopeia Brasileira (FFFB) (2011),[9] bem como a tintura delas no primeiro suplemento do FFFB (2018). Em 2014, a *P. edulis* entrou na denominada "lista de produtos tradicionais fitoterápicos" da RDC 26/2014.[10] Essa espécie também foi objeto de estudo pelo Programa de Pesquisa em Plantas Medicinais da Ceme (2006) na década de 1980.[11] A *P. incarnata*

Capítulo 7

é reconhecida pela European Medicines Agency (EMA).[12]

Principais componentes químicos

Os principais constituintes da folha da *Passiflora* sp. são **flavonoides glicosilados**, **alcaloides indólicos** do tipo β-carbolina e **glicosídeos cianogênicos**. A quantidade de cada um desses grupos varia de acordo com a espécie. No entanto, considera-se que a variação não altera a resposta terapêutica, de modo que uma espécie pode ser substituída por outra. Dentre as três espécies, isto é, *P. alata*, *P. edulis* e *P. incarnata*, a última é a mais utilizada no Brasil e em todo o mundo no preparo de fitoterápicos.[13] A fase em que as folhas mais acumulam flavonoides é na pré-floração e floração.[1,14]

As folhas da *P. edulis* contêm **triterpenos e seus glicosídeos**, **flavonoides glicosilados** (derivados da apigenina ou luteolina, quercetina e derivados), **fenóis, alcaloides** (harman, harmina, harmalina, harmol e harmanol), **antocianinas** e **triterpenoides**.[15] Quanto à *P. incarnata*, contém **flavonoides** (apigenina, luteolina, quercetina, kaempferol e derivados), **flavonoides glicosilados** (vitexina, isovitexina, orientina, isoorientina e derivados). Estudos indicam que a *P. incarnata* é a mais rica em **isovitexina**. Outros constituintes são alcaloides (harman, harmol, harmina, harmalol e harmalina), **esteróis** (estigmasterol e sitosterol), **cumarinas** (escopoletina e umbeliferona), **maltol, lignanas** (ácidos cafeico e ferúlico), **heterosídeos cianogênicos, polissacarídeos**, traços de **óleo essencial** (limoneno, cumeno, α-pineno, zizaeno), **taninos** (catecol, ácido gálico, leucoantocianidinas), **aminoácidos, ácidos graxos**.[1] A *P. alata* contém **flavonoides glicosilados** (vitexina, isovitexina, orientina), **saponinas** e **alcaloides** (harmana, harmalina e harmina).[1,16] Uma característica em comum é a presença de **flavonoides** e **alcaloides** nas três espécies.

Quanto às características nutricionais, o fruto mais consumido é o *P. edulis*, cuja composição encontra-se na Tabela 7.3.

Atividades farmacológicas

No que diz respeito aos estudos farmacológicos, a *P. incarnata* é a mais pesquisada. Atribuem-se os **efeitos ansiolíticos** observados aos fitoquímicos (flavonoides e alcaloides) presentes nas espécies de *Passiflora* sp., os quais potencializam vias neuronais inibitórias no **sistema nervoso central (SNC)**. Uma delas envolve a potencialização do efeito inibitório do ácido γ-aminobutírico (GABA) através do receptor GABA tipo A (GABA$_A$), de modo semelhante aos benzodiazepínicos. Nesse sentido, estudos realizados demonstram que os flavonoides são agonistas parciais desses receptores, pela capacidade de a apigenina e a crisina se ligarem no mesmo sítio dos benzodiazepínicos, exibindo atividade **ansiolítica**, sem evidenciar os efeitos **sedativos** e **relaxantes musculares**.[13] Outros constituintes envolvidos são os **alcaloides**, os quais também apresentam afinidade pelos receptores benzodiazepínicos. No entanto, não é possível desconsiderar o envolvimento de outros mecanismos e/ou constituintes nos efeitos observados.[13]

Tabela 7.3. Características nutricionais do *P. edulis*.

Nutriente	Unidade	Composição suco Valor por 100 g
Água	g	84,21
Energia	kcal	60
Proteína	g	0,67
Carboidrato	g	14,45
Fibra	g	0,2
Minerais		
Cálcio	mg	4
Ferro	mg	0,36
Magnésio	mg	17
Fósforo	mg	25
Potássio	mg	278
Sódio	mg	6
Zinco	mg	0,06
Selênio	µg	0,1
Vitaminas		
Vitamina C	mg	18,2
Riboflavina	mg	0,101
Niacina	mg	2,240
Vitamina B-6	mg	0,060
Folato	µg	8
Vitamina A, IU	IU	943
Vitamina E (α-tocoferol)	mg	0,01
Vitamina K (filoquinona)	µg	0,4

Fonte: adaptada de He e colaboradores.[15]

Ensaio clínico duplo-cego conduzido em 41 indivíduos concluiu que a ingestão de uma xícara da infusão da *P. incarnata* durante 7 dias melhora o rendimento do **sono** e a sua **qualidade**.[17] Outro ensaio clínico que dividiu os participantes em três grupos avaliou a capacidade de reduzir a **ansiedade** em pacientes submetidos a tratamento odontológico. Apenas um dos grupos recebeu o extrato de *P. incarnata* (Pasipi drop®). O grupo tratado com o extrato apresentou significativa melhora nos escores de avaliação da **ansiedade**.[18] Efeito análogo foi observado em relação ao procedimento de extração bilateral do terceiro molar inferior. Houve redução da ansiedade com uso de *P. incarnata* (260 mg), cujo efeito ansiolítico foi semelhante ao midazolam.[19] Resultado semelhante também foi obtido com o uso de 500 mg de extrato de *P. incarnata* (Passipy®) como pré-medicação, 90 min antes da cirurgia. O grupo tratado teve menor índice de ansiedade que o placebo, sem induzir sedação.[20] A redução da ansiedade foi observada antes da realização de procedimento de raquianestesia.[21] A redução da ansiedade também foi observada em outro estudo clínico que comparou o uso de melatonina (6 mg) ou de extrato de *P. incarnata* (1.000 mg) 1 h antes de procedimentos cirúrgicos. Como resultado, observou-se que tanto a melatonina quanto o extrato reduzem a **ansiedade**. No entanto, a melatonina causa menos prejuízo cognitivo em comparação à *P. incarnata*.[22] O estudo clínico mais bem avaliado foi realizado por Mori e colaboradores em 1993.[23] Utilizou-se nesse estudo a droga mexazolan (1,5 a 3 mg) e o extrato comercial de *P. incarnata* (Passiflamina®) com dose inicial de 90 mg, que foi posteriormente duplicada. Embora o mexazolam tenha se mostrado mais eficaz, observou-se efeito significativo do extrato no controle da ansiedade, tensão e irritação dos pacientes.[23] Por sua vez, ensaio clínico mostrou equivalência de eficácia, no controle do **transtorno de ansiedade generalizada (TAG)**, entre o extrato de *P. incarnata* (45 gotas/dia) e oxazepam (30 mg/dia). A associação de *P. incarnata* (60 gotas/dia) e clonidina (0,8 mg) é mais eficaz no combate à abstinência a opiáceos que apenas o uso da clonidina isoladamente.[24]

Nesse contexto, os ensaios farmacológicos experimentais corroboram os efeitos observados em humanos. Um estudo comparativo entre *P. incarnata* e *P. edulis* mostrou que o extrato metanólico de *P. incarnata* apresentou uma significativa **ação ansiolítica** na dose de 125 mg/kg, por via oral, e efeito **sedativo** em doses acima de 300 mg/kg,

enquanto *P. edulis*, nessa mesma dose, não foi ativa.[14] Por outro lado, os extratos hidroetanólicos das folhas de *P. alata* e *P. edulis* mostraram efeito **ansiolítico** nas doses de 50, 100 e 150 mg/kg.[25] Foi observada **redução da ansiedade** e **melhora da memória**, de modo dose-dependente (30, 100 ou 300 mg/kg de peso corporal/dia), em ratos que receberam extrato de *P. incarnata*, em comparação com o grupo de controle.[26]

Na busca de elucidar os mecanismos de ação, observou-se que o extrato metanólico das partes aéreas de *P. incarnata* atua por meio dos sistemas opioidérgico e GABAérgicos, tendo também potencial atividade canabimimética.[27] Outro estudo aponta potencial neuroprotetor, em decorrência do alto teor de fenólicos, o que pode ser útil em doenças neurodegenerativas, como Alzheimer e Parkinson.[28] Esse potencial é ampliado em decorrência da capacidade anti-inflamatória demonstrada.[29] Outra linha de investigação diz respeito às propriedades gastroprotetora/hepatoprotetora[30,31] e hipoglicemiante.[32,33]

Ensaio realizado com camundongos revelou que a associação de extratos de *Piper methysticum* (Kava) e *P. incarnata* causou acentuada diminuição da hipermotilidade induzida pela anfetamina, e prolongamento da fase de sono induzido por barbitúricos, e que esse resultado foi superior à administração de cada extrato separadamente.[34] O extrato fluido das folhas de *P. alata* administrado por via intraperitoneal em cobaias, na dose de 150 mg/kg, **reduziu a atividade motora** anfetamina-induzida e **potencializou o efeito analgésico** do extrato em relação ao indoprofeno como um padrão de referência analgésico.[1]

Por fim, os ensaios farmacológicos experimentais sugerem que os **extratos aquosos** são mais ativos do que os extratos hidroalcoólicos. Tal resultado indica que pequenas variações na composição química podem ser determinantes na atividade. Vale ressaltar que os ensaios clínicos realizados envolveram tanto reduzido número de voluntários quanto diferentes preparações. Além disso, estudos clínicos envolveram produtos contendo *Passiflora* sp. em associação com outras plantas, sobretudo *Crataegus rhipidophylla* (*Crataegus oxyacantha*), *Salix alba*, *Valeriana officinalis* e *Hypericum perforatum*. A associação das duas primeiras plantas com *Passiflora sp.* é a mais comum, tendo produtos fitoterápicos disponíveis no mercado brasileiro. Pode-se considerar que pesquisas realizadas corroboram o uso ansiolítico da *Passiflora* sp. ao longo de gerações. Entretanto, deve-se ter atenção para os diferentes tipos de produtos/extratos, associações e as possíveis mudanças no perfil de atividade. Há necessidade de mais estudos voltados para a padronização diante da complexidade fitoquímica da planta.[13]

Indicações e usos principais

- Ansiedade
- Insônia
- Depressão ansiosa, espasmos musculares, nevralgias, cefaleias, hipertensão arterial, taquicardia, palpitação e transtornos do climatério
- Tosse.

Uso etnomedicinal

Os usos mais difundidos tradicionalmente são: sedativo, calmante, antiespasmódico e tônico dos nervos. Também são relatados outros empregos, tais como diurético (parte aérea e frutos), espasmolítico (parte aérea), eupéptico (decocto do fruto), anti-helmíntico (folha ou raiz), regulador do ciclo menstrual (raiz), antinociceptivo (raiz), anti-ictérico (fruto ou folha), antiescorbútico (fruto), anti-infeccioso urinário (fruto), antitussígeno e antiasmático (parte aérea).[35,36]

Posologia

- Pó: 500 mg a 2 g/dia
- Decocção: a preparação deve ser feita fervendo-se bem as folhas, em recipiente aberto, para eliminar o excesso de ácido cianídrico liberado pelos glicosídeos cianogênicos. Para isso, põem-se para ferver 6 a 10 g de folhas frescas ou 3 a 5 g de folhas secas em água suficiente para uma xícara de chá, que deve ser bebida de preferência à noite, para induzir o sono, ou tomada 2 a 3 vezes/dia como tranquilizante[35]
- Externamente em hemorroidas: 20 g da droga vegetal em 200 mℓ de água fervente, coar, deixar esfriar e aplicar no local[37]
- Extrato seco (1:2) 1,5% flavonoides totais: 250 mg a 1 g/dia
- Extrato seco (5:1): 300 a 400 mg, 3 vezes/dia
- Extrato seco de Passiflora incarnata padronizado em 3% de flavonoides: 600 mg, 2 vezes/dia
- Tintura (1:5, etanol 45%): 0,5 a 2 mℓ, 3 a 4 vezes/dia
- Tintura-mãe: 4 a 20 mℓ/dia
- Extrato das partes aéreas: 30 a 120 mg de flavonoides totais expressos em vitexina/dia.[10]

Extratos disponíveis no mercado brasileiro

Extrato seco de Passiflora incarnata padronizado em 3% de flavonoides.

Contraindicações

Em geral, é bem tolerado. Em doses elevadas, pode provocar náuseas, vômitos, cefaleias, taquicardia, convulsões e parada respiratória. Evitar durante a gravidez e lactação. Não é recomendado para menores de 12 anos.[12]

Precauções

- Evitar o uso concomitante de sedativos, anti-histamínicos e bebidas alcoólicas
- Evitar dirigir veículos e operar maquinários.

Toxicidade e interações

Pode potencializar os efeitos de medicamentos inibidores da MAO ou de outros sedativos.[38]

REFERÊNCIAS BIBLIOGRÁFICAS

1. Dhawan K, Dhawan S, Sharma A. Passiflora: a review update. Journal of Ethnopharmacology. 2004;94:1-23.
2. Barbosa Rodrigues J. A botânica. Nomenclatura Indígena e Seringueiras. Edição comemorativa do Sesquicentenário de João Barbosa Rodrigues. Sociedade Amigos do Jardim Botânico Rio de Janeiro/IBAMA/Jardim Botânico Rio de Janeiro. [1905/1900, Rio de Janeiro: Imprensa Nacional]. 87 p. e 95 p. 1992.
3. Blumenthal M, Busse WR, Goldberg A, Gruenwald J, Hall T, Riggins CW et al., editors. The Complete German Commission E Monographs – Therapeutic guide to herbal medicines. Austin: American Botanical Council; 1998.
4. WHO. WHO monographs on selected medicinal plants. vol. 3. Geneva: World Health Organization; 2007:456.
5. Brasil. Pharmacopeia Brasileira. Decreto nº 17.509, de 4 de novembro de 1926. Departamento Nacional de Saúde Pública. Rio de Janeiro: Brasil; 1926.
6. Brasil. Farmacopeia Brasileira. 3. ed. Portaria Ministerial nº 383/1977. Brasília: Ministério da Saúde; 1977.
7. Brasil. Farmacopeia Brasileira. 5. ed. vol. 2. Resolução da Diretoria Colegiada – RDC nº 49, de 23 de novembro de 2010. Brasília: Anvisa; 2010.
8. Brasil. Farmacopeia Brasileira. 6. ed. Brasília: Anvisa; 2019.
9. Brasil. Formulário de Fitoterápicos da Farmacopeia Brasileira. Brasília: Anvisa; 2011.
10. Brasil. Resolução da Diretoria Colegiada – RDC nº 26, de 13 de maio de 2014. Dispõe sobre o registro de medicamentos fitoterápicos e o registro e a notificação de produtos tradicionais fitoterápicos. Brasília: Diário Oficial; 14 maio 2014.
11. Brasil. A Fitoterapia no SUS e o Programa de Pesquisa de Plantas Medicinais da Central de Medicamentos. Brasília: Ministério da Saúde; 2006.

12. EMA. Community herbal monograph on *Passiflora incarnata* L., herba. United Kingdom: European Medicines Agency; 2014.
13. Fonseca LR, Rodrigues RA, Ramos AS et al. Herbal medicinal products from *Passiflora* for Anxiety: An Unexploited Potential. The Scientific World Journal. 2020;2020:6598434.
14. Dhawan K, Kumar S, Sharma A. Anti-anxiety studies on extracts of *Passiflora incarnata* Linneaus. Journal of Ethnopharmacology. 2001;78:165-70.
15. He X, Luan F, Yang Y et al. Passiflora edulis: an insight into current researches on phytochemistry and pharmacology. Frontiers in Pharmacology. 2020;11:617-617.
16. Gazola AC. Avaliação química e neurofarmacológica de espécies de *Passiflora* da América do Sul. [Dissertação]. Florianópolis: Universidade Federal de Santa Catarina; 2014.
17. Ngan A, Conduit R. A double-blind, placebo-controlled investigation of the effects of *Passiflora incarnata* (passionflower) herbal tea on subjective sleep quality. Phytotherapy Research. 2011;25:1153-9.
18. Kaviani N, Tavakoli M, Tabanmehr M, Havaei R. The efficacy of *Passiflora incarnata* Linnaeus in reducing dental anxiety in patients undergoing periodontal treatment. Journal of Dentistry. 2013;14:68.
19. Dantas L-P, Oliveira-Ribeiro A, Almeida-Souza L-M, Groppo F-C. Effects of *Passiflora incarnata* and midazolam for control of anxiety in patients undergoing dental extraction. Medicina Oral, Patologia Oral y Cirugia Bucal. 2017;22:e95.
20. Movafegh A, Alizadeh R, Hajimohamadi F, Esfehani F, Nejatfar M. Preoperative oral *Passiflora incarnata* reduces anxiety in ambulatory surgery patients: a double-blind, placebo-controlled study. Anesthesia & Analgesia. 2008;106:1728-32.
21. Aslanargun P, Cuvas O, Dikmen B, Aslan E, Yuksel MU. *Passiflora incarnata* Linneaus as an anxiolytic before spinal anesthesia. Journal of Anesthesia. 2012;26: 39-44.
22. Rokhtabnak F, Ghodraty MR, Kholdebarin A et al. Comparing the effect of preoperative administration of Melatonin and *Passiflora incarnata* on postoperative cognitive disorders in adult patients undergoing elective surgery. Anesthesiology and Pain Medicine. 2017;7:e41238.
23. Mori A, Hasegawa K, Murasaki M et al. Clinical evaluation of Passiflamin (*Passiflora* extract) on neurosis-multicenter, double-blind study in comparison with mexazolam. Rinsho Hyoka [Clinical Evaluation for Drugs]. 1993;21:383-440.
24. Akhondzadeh S, Kashani L, Mobaseri M, Hosseini S, Nikzad S, Khani M. Passionflower in the treatment of opiates withdrawal: a double-blind randomized controlled trial. Journal of Clinical Pharmacy and Therapeutics. 2001;26:369-73.
25. Petry RD, Reginatto F, de-Paris F et al. Comparative pharmacological study of hydroethanol extracts of *Passiflora alata* and *Passiflora edulis* leaves. Phytotherapy Research. 2001;15:162-164.
26. Jawna-Zboińska K, Blecharz-Klin K, Joniec-Maciejak I et al. *Passiflora incarnata* L. improves spatial memory, reduces stress, and affects neurotransmission in rats. Phytotherapy Research. 2016;30: 781-789.
27. Aman U, Subhan F, Shahid M et al. *Passiflora incarnata* attenuation of neuropathic allodynia and vulvodynia apropos GABA-ergic and opioidergic antinociceptive and behavioural mechanisms. BMC Complementary and Alternative Medicine. 2016;16:77.
28. Ingale S, Kasture S. Protective effect of standardized extract of *Passiflora incarnata* flower in parkinson's and alzheime's disease. Ancient Science of Life. 2017;36:200-6.
29. Benincá JP, Montanher AB, Zucolotto SM, Schenkel EP, Fröde TS. Evaluation of the anti-inflammatory efficacy of *Passiflora edulis*. Food Chemistry. 2007;104:1097-105.
30. Wasicky A, Hernandes LS, Vetore-Neto A et al. Evaluation of gastroprotective activity of *Passiflora alata*. Revista Brasileira de Farmacognosia. 2015;25:407-12.
31. Medeiros NS, Almeida DC, Lima JD et al. In vitro antioxidant activity of Passion Fruit (*Passiflora alata*) extract by different kinds of treatment on rat liver. Current Bioactive Compounds. 2018;14:21-5.
32. Figueiredo D, Colomeu TC, Schumacher NSG et al. Aqueous leaf extract of *Passiflora alata* Curtis promotes antioxidant and anti-inflammatory effects and consequently preservation of NOD mice beta cells (non-obese diabetic). International Immunopharmacology. 2016;35:127-36.
33. Kandandapani S, Balaraman AK, Ahamed HN. Extracts of passion fruit peel and seed of *Passiflora edulis* (Passifloraceae) attenuate oxidative stress in diabetic rats. Chinese Journal of Natural Medicines. 2015;13:680-6.
34. Capasso A, Sorrentino L. Pharmacological studies on the sedative and hypnotic effect of Kava kava and *Passiflora* extracts combination. Phytomedicine. 2005;12:39-45.
35. Lorenzi H, Matos F. Plantas medicinais no Brasil: nativas e exóticas. Nova Odessa: Instituto Plantarum; 2002.
36. Alonso JR. Tratado de fitomedicina. Buenos Aires: Isis; 1998.
37. Gruenwald J, Brendler T, Jaenicke C. PDR for herbal medicines. Thomson Reuters; 2007.
38. Salvi RM, Heuser ED. Interações: medicamentos × fitoterápicos: em busca de uma prescrição racional. Porto Alegre: EdiPUCRS; 2008.

Crédito da imagem:
Ivone Manzali

Capítulo 7

Marapuama

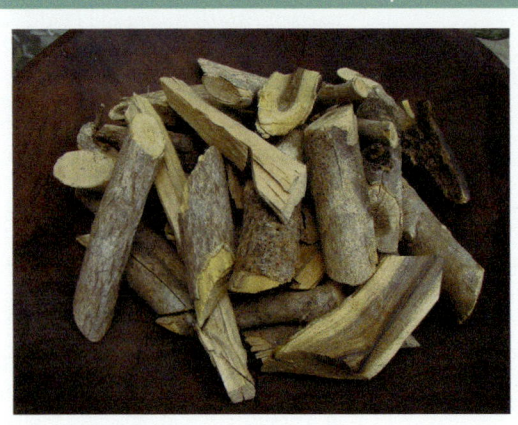

Nome botânico[a]
Ptychopetalum olacoides Benth.;
Ptychopetalum uncinatum
Anselmino

Nome farmacêutico
Lignum Ptychopetali; Radix
Ptychopetali

Família
Olacaceae

Partes utilizadas
Xilema da raiz e raiz

Propriedades organolépticas
Adstringente, amarga e acre

Outros nomes populares[a]

Muirapuama, mara-puama e marapama.

Origem

Norte do Brasil.

Histórico

A denominação do gênero *Ptychopetalum* deriva das palavras gregas *ptyche*, "dobra", e *petalon*, "pétala". O nome muirapuama origina-se das palavras indígenas *muira* ou *muyra*, que significa lenho ou árvore; *puama* significa forte, potente, em alusão à dureza do lenho. Outra afirmação é de que marapuama é uma corruptela do nome indígena *muyra*, que significa "que se eleva, que cresce", que em geral é utilizado para árvores, madeira; e *puama* quer dizer levantar ou, segundo Sangirardi Jr., "pau em pé".[1,2] O gênero *Ptychopetalum* é constituído somente por essas duas espécies, sendo a *P. uncinatum* endêmica do Brasil.[3]

As raízes dessa árvore vêm sendo utilizadas há séculos como afrodisíaco por ameríndios, especialmente no norte do Brasil. Le Cointe (1947)[4] compara as propriedades da marapuama ao ioimbé-africano (*Pausinystalia johimbe* (K.Schum.) Pierre ex Beille), outra famosa espécie utilizada para impotência sexual masculina, da qual é extraída a iohimbina.[2]

No Brasil, a *P. olacoides* figura apenas na 1ª e 2ª edições da Farmacopeia Brasileira (FB) (1926)[5] e (1959),[6] respectivamente. Os fitoterápicos industrializados contendo essa espécie encontram-se com os registros cancelados, segundo dados disponíveis na Anvisa (https://consultas. anvisa.gov.br/#/medicamentos/).

Principais componentes químicos

A análise fitoquímica preliminar indicou presença de **saponinas** (em meio aquoso) e **flavonoides** (em meio etanólico) nas cascas.[7] Foi descrita também a presença dos **ácidos orgânicos** (araquímico, lignocérico, uncosâmico, tricosâmico, pentacosâmico), **óleo essencial** (α-humuleno, β-pineno, β-cariofileno, canfeno e cânfora), **ácidos graxos** (ácido palmítico e ácido esteárico), **triterpenoides** (estigmasterol, sitosterol, lupeol), **diterpenoides do tipo clerodano** (ptyconolídeo e pticonal) e **xantinas** (cafeína, teobromina).[8] A presença de alcaloides não foi devidamente caracterizada. Suspeita-se de que houve interpretação equivocada sobre a presença desses constituintes em decorrência do isolamento de substância cristalizada, e que, na realidade, seriam β-sitosterol ou outros esteróis já identificados na espécie.[9] Entretanto, investigação fitoquímica recente detectou a presença de **alcaloides** (N-trans-feruoil-3,5-di-hidroxiindolina-2-ona, magnoflorina, menisperina, 4-cumaroilserotonina, moscamina).[10]

Atividades farmacológicas

Plantas utilizadas como "tônicas" são muito comuns na abordagem médica tradicional em

[a] O nome popular "marapuama" pode se referir a duas espécies distintas da família das Olacaceae. A primeira é a *P. olacoides*, que é nativa do Brasil, com distribuição nos estados do Amazonas, Amapá e Pará, sendo também encontrada na Guiana Francesa, Guiana e no Suriname; a segunda é a *P. uncinatum*, nativa e endêmica do Brasil, encontrada nos estados do Amazonas e Pará. Ambas possuem propriedades e aparência semelhantes.

fitoterapia. Nesse contexto, várias espécies pertencentes a diversas famílias botânicas são usadas como tônicas, mas, sobretudo, espécies pertencentes às famílias Apocynaceae, Convolvulaceae, Euphorbiaceae, Loganaceae, Malpighiaceae e Rubiaceae. Essas plantas geralmente contêm alcaloides com possível atividade no sistema nervoso central (SNC). No Brasil, temos como destaque a utilização da *P. olacoides* como **tônica** de uso tradicional, sendo indicada para tratar vários distúrbios associados às doenças do SNC, tais como acidente vascular encefálico, lapsos de memória, dificuldades de concentração, aumento da resistência ao estresse, como afrodisíaca etc.[11]

Assim, o grande potencial terapêutico da espécie despertou o interesse em pesquisar as indicações tradicionais. Na década de 1990, estudo clínico conduzido pelo Dr. Jacques Waynberg, realizado no Instituto de Sexologia em Paris (França), avaliou 262 pacientes que apresentavam impotência e diminuição da libido e foram tratados com 1 a 1,5 g de extrato hidroalcoólico (4:1) de *P. olacoides* durante 2 semanas (4 a 6 vezes/dia); 62% dos pacientes apresentaram melhoras no desempenho sexual e 51% relataram ação benéfica sobre a ereção.[12] O resultado desse estudo indica que a espécie contém substâncias que atuam no SNC, possivelmente relacionadas à via dopaminérgica, visto que esse neurotransmissor está vinculado à libido ou ao desejo sexual.[13]

No Brasil, a maior parte dos estudos realizados sobre a espécie envolve um extrato específico de *P. olacoides* (EEPO), desenvolvido na Universidade Federal do Rio Grande do Sul (UFRGS) pelo grupo da Dra. Elaine Elisabetsky. Esse extrato é obtido por extração alcoólica, padronizado e objeto de patente.[14]

As investigações realizadas com o EEPO demonstraram que essa espécie possui várias propriedades farmacológicas: **antioxidante, neuroprotetora** e **promnéstica**, sendo esta relacionada à ação anticolinesterásica e dependente de receptores dopaminérgicos D_1 e β-adrenérgicos. Assim, a *P. olacoides* possui atividades no SNC, como leve efeito **ansiogênico** e melhora no desempenho em testes que avaliam a memória. Ensaios de inibição da acetilcolinesterase (AChE) sugerem que o aumento na atividade colinérgica possa ser a fonte para os efeitos do extrato sobre o SNC.[15-18] Além disso, outros trabalhos demonstram que os resultados estão relacionados com a sua potente atividade **antioxidante,** que minimiza a geração de radicais livres que provocam danos em lipídios e proteínas. A capacidade antioxidante pode reduzir os danos provocados pelo envelhecimento normal e por doenças neurodegenerativas.[19] Foi demonstrado que os diterpenoides têm a capacidade de estimular o fator de crescimento neural (NGF), sugerindo um potencial para o desenvolvimento de medicamentos para o tratamento de doenças neurodegenerativas, como Alzheimer.[20] Avaliou-se, ainda, o desempenho do EEPO em tremor induzido por MPTP (1-metil-4-fenil-1,2,3,6-tetra-hidropiridina), um modelo experimental de Parkinson. Como resultado, observou-se que a duração do tremor foi significativamente reduzida (p < 0,05) para 39 min no grupo tratado com EEPO e para 42 min no grupo-controle (apomorfina), comparados aos mais de 45 min em salina e veículo (DMSO). Dessa maneira, os dados sugerem que o EEPO inibe tremor induzido por MPTP, o que é consistente com estudos anteriores que indicaram sua ação neuroprotetora e sua interação com o sistema dopaminérgico.[21]

Nessa mesma linha, foi revelado que o extrato melhora vários parâmetros de testes que avaliam a memória (efeito promnésico), reduzindo a **perda de memória** com a idade, em que vários neurotransmissores estão envolvidos (norepinefrina, serotonina e dopamina). Ainda no que diz respeito à doença de Alzheimer, o EEPO na dosagem de 800 mg/kg atenuou as lesões cognitivas e a degeneração neuroglial induzida em roedores pela microinjeção cerebral de peptídio Aβ.[22]

Estudo usando extrato de *P. olacoides* revelou suas propriedades **antidepressivas ou adaptogênicas**, pois esse extrato interfere na estimulação do eixo HA (hipotálamo-hipófise-adrenal), que resulta no aumento dos níveis de CRH (hormônio liberador de corticotrofina), ACTH (hormônio adrenocortocotrófico) e cortisol no hipotálamo, na hipófise e no córtex adrenal, respectivamente. Esse eixo encontra-se alterado em estados de depressão ou de estresse. Assim, o *P. olacoides* mostrou controlar o estímulo nesse eixo, cuja atividade pode estar relacionada aos receptores dopaminérgicos D_1 e noradrenérgicos que se encontram modificados nesses casos.[23]

Outras pesquisas foram realizadas com o objetivo de avaliar os efeitos sobre o corpo cavernoso peniano e os possíveis mecanismos de ação envolvidos nessa atividade. Foi testado um produto que contém quatro extratos de plantas (*Paullinia cupana* – guaraná; *Trichilia catigua* – catuaba; *Zingiber officinalis* – gengibre; *Ptychopetalum olacoides* – marapuama), bem como o extrato de cada planta. Foram pesquisados os efeitos sobre vários

Capítulo 7

mediadores, tais como produção de óxido nítrico (NO), bloqueio dos canais de potássio e receptores muscarínicos. Os resultados mostraram que o relaxamento induzido por esses extratos não envolve esses mediadores, sugerindo que os mecanismos são independentes da produção de óxido nítrico, apesar da sua importância como **indutor da ereção**, assim como pelos canais de potássio e receptores muscarínicos. Por outro lado, os resultados revelam que a ativação dos receptores de adenosina está envolvida nessa atividade, provocada pela cafeína, que modifica a liberação de cálcio nos estoques intracelulares. Entretanto, esse mecanismo ainda precisa ser esclarecido.[24]

Assim, o uso tradicional associado aos importantes efeitos farmacológicos observados com os extratos dessa planta cria expectativas no desenvolvimento de produtos com efeitos positivos sobre o SNC, principalmente no combate a doenças degenerativas.

A associação de *Pfaffia paniculata*, *Ptychopetalum olacoides* e *Lilium candidum* em base cremosa para uso tópico tem-se mostrado promissora, com melhora em torno de 90% na hiperpigmentação periocular, embora mais estudos clínicos sejam necessários.[25]

Indicações e usos principais

- Como tônico
- Na impotência sexual
- Para estimular a memória
- Como adaptógeno

Uso etnomedicinal

Usado como tônico estomacal nos casos de inapetência, dispepsia, atonia gástrica, ativando a digestão, atua no sistema nervoso e é excelente afrodisíaco, muito utilizado no tratamento da impotência pelas suas propriedades neurastênicas. É bastante indicado em esgotamento e depressão nervosa, nevralgias rebeldes, reumatismo crônico, paralisias parciais e ataxia locomotora. Externamente, a tintura é usada em fricções nas paralisias.[26]

Posologia

- Decocto: 1,5 g para cada xícara, 2 vezes/dia
- Pó: 500 mg a 2 g/dia
- Extrato seco 1:2 com 3,5% de taninos: 250 mg a 1 g/dia
- Tintura: 10 mℓ/dia
- Tintura-mãe: 5 a 20 mℓ/dia
- Extrato fluido: 2 mℓ/dia.

Extratos disponíveis no mercado brasileiro

Extrato seco de *Ptychopetalum olacoides* padronizado em 1% de taninos.

Contraindicações

Sem referências.

Precauções

Pode aumentar a pressão arterial em pessoas suscetíveis. A casca de *Croton echioides* (Euphorbiaceae), conhecida como marapuama nordestina, é eventualmente vendida como adulteração de casca ou raiz de *P. olacoides*.[9]

Toxicidade e interações

Sem referências.

REFERÊNCIAS BIBLIOGRÁFICAS

1. Barbosa Rodrigues J. A Botânica. Nomenclatura Indígena e Seringueiras. Edição comemorativa do Sesquicentenário de João Barbosa Rodrigues. Sociedade Amigos do Jardim Botânico Rio de Janeiro/Ibama/Jardim Botânico Rio de Janeiro. [1905/1900, Rio de Janeiro: Imprensa Nacional]; 1992.
2. Sangirardi Jr. Plantas eróticas. 2. ed. Rio de Janeiro: Nórdica; 1981.
3. Rossi L. Olacaceae in Lista de Espécies da Flora do Brasil. Disponível em: http://floradobrasil.jbrj.gov.br/jabot/floradobrasil/FB79481. Acesso em: 25/10/2020.
4. Cointe PL. Amazônia Brasileira III. Árvores e plantas úteis, indígenas e aclimatadas. 2. ed. São Paulo: Companhia Editora Nacional; 1947.
5. Brasil. Pharmacopeia Brasileira. Decreto nº 17.509, de 4 de novembro de 1926. Departamento Nacional de Saúde Pública. Rio de Janeiro: Brasil; 1926.
6. Brasil. Farmacopeia dos Estados Unidos do Brasil. 2. ed. Decreto nº 45.502, de 27 de fevereiro de 1959. Aprova a 2ª Edição da Farmacopeia Brasileira. Rio de Janeiro: Ministério da Saúde; 1959.
7. Siqueira IR, Gaieski FS, Ungaretti JAC, Silva DM. Perfil psicofarmacológico de *Ptychopetalum olacoides* Benth. Salão de Iniciação Científica (07.: 1995: Porto Alegre, RS). Livro de resumos. Porto Alegre: UFRGS/PROPESQ; 1995.
8. Rios MNS, Pastore Jr F. Plantas da Amazônia 450 espécies de uso geral. Brasília: Universidade de Brasília; 2011.
9. Reis LF, Mendes FR. *Ptychopetalum olacoides* Benth. Medicinal and Aromatic Plants of South America: Springer. 2018:401-11.
10. Tian X, Guo S, He K et al. Qualitative and quantitative analysis of chemical constituents of

Ptychopetalum olacoides Benth. Natural Product Research. 2018;32:354-7.

11. Mendes FR. Tonic, fortifier and aphrodisiac: adaptogens in the Brazilian folk medicine. Revista Brasileira de Farmacognosia. 2011;21:754-63.

12. Waynberg J. Aphrodisiacs: contributions to the clinical validation of the traditional use of *Ptychopetalum olacoides* in French Guyana. Anais of First Interantional Congress on Ethnopharmacology. Strasboug; France, 1990:40.

13. Neves G, Rates SMK, Fraga CAM, Barreiro EJ. Agentes dopaminérgicos e o tratamento da disfunção erétil. Química Nova. 2004;27:949-57.

14. Elisabetsky E, Silva AL, Piato AL et al. Uso de extrato de *Ptychopetalum olacoides*, composição farmacêutica e método de prevenção e tratamento de doenças, distúrbios e perturbações do sistema nervoso central. Disponível em: http://hdl.handle.net/10183/85543. Acesso em: 02/12/2015.

15. Siqueira IR, Fochesatto C, Silva AL et al. *Ptychopetalum olacoides*, a traditional Amazonian "nerve tonic", possesses anticholinesterase activity. Pharmacology Biochemistry and Behavior. 2003;75:645-50.

16. Silva AL, Piato ÂL, Bardini S, Netto CA, Nunes DS, Elisabetsky E. Memory retrieval improvement by *Ptychopetalum olacoides* in young and aging mice. Journal of Ethnopharmacology. 2004;95:199-203.

17. Silva AL, Bardini S, Nunes D, Elisabetsky E. Anxiogenic properties of *Ptychopetalum olacoides* Benth. (marapuama). Phytopherapy Research. 2002;16:223-6.

18. Siqueiraltz L, Laral D, Silval D, Gaickil E, Nuncs D, Elisabetsky E. Psychopharmacological Properties of *Ptychopetalum olacoides* Bentham (Olacacea). Pharmaceutical Biology. 1998;36:327434.

19. Siqueira I, Fochesatto C, Torres I et al. Antioxidant activities of *Ptychopetalum olacoides* ("muirapuama") in mice brain. Phytomedicine. 2007;14:763-9.

20. Tang W, Hioki H, Harada K, Kubo M, Fukuyama Y. Clerodane diterpenoids with NGF-potentiating activity from *Ptychopetalum olacoides*. Journal of Natural Products. 2008;71:1760-3.

21. Birck FD, Silva AL, Nunes DS. Efeito de *Ptychopetalum olacoides* em tremor induzido por MPTP em camundongos. Salão de Iniciação Científica (19.: 2007: Porto Alegre). Livro de resumos. Porto Alegre: UFRGS; 2007.

22. Figueiró M, Ilha J, Linck V et al. The Amazonian herbal Marapuama attenuates cognitive impairment and neuroglial degeneration in a mouse Alzheimer model. Phytomedicine. 2011;18:327-33.

23. Piato ÂL, Detanico BC, Jesus JF, Lhullier FLR, Nunes DS, Elisabetsky E. Effects of Marapuama in the chronic mild stress model: further indication of antidepressant properties. Journal of Ethnopharmacology. 2008;118:300-4.

24. Antunes E, Gordo W, Oliveira J, Teixeira C, Hyslop S, De Nucci G. The relaxation of isolated rabbit corpus cavernosum by the herbal medicine Catuama® and its constituents. Phytotherapy Research. 2001;15:416-21.

25. Alsaad S, Mikhail M. Periocular hyperpigmentation: a review of etiology and current treatment options. Journal of Drugs in Dermatology. 2013;12:154-7.

26. Coimbra R. Notas de fitoterapia. 2. ed. Laboratório Clínico Silva Araújo; 1958.

Crédito da imagem:
Ivone Manzali

Melaleuca

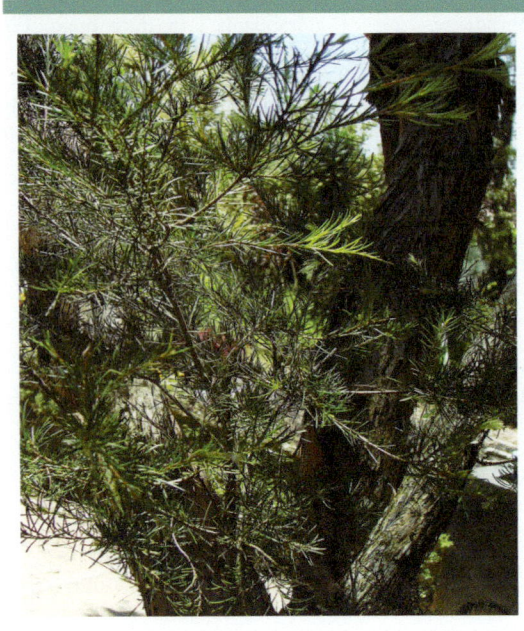

Nome botânico[a]
Melaleuca alternifolia (Maiden & Betche) Cheel;
Melaleuca hypericifolia Sm.;
Melaleuca quinquenervia (Cav.) S.T.Blake;
Melaleuca symphyocarpa F. Muell.

Nome farmacêutico
Folium Melaleucae

Família
Myrtaceae

Partes utilizadas
Óleo essencial das folhas e gemas

Propriedades organolépticas
Sem referências

Outros nomes populares

Tea tree, árvore de chá.

Origem

Regiões costeiras do nordeste de Nova Gales do Sul, Austrália.

Histórico

A denominação do gênero *Melaleuca* deriva de uma palavra grega que significa branco e preto em alusão às cores das cascas dos troncos e galhos.[1] As espécies do gênero foram descritas por colonizadores ingleses que aprenderam sobre as propriedades antissépticas das folhas com grupos aborígenes australianos, que as utilizavam esmagadas em infusão ou em inalação do vapor, para infecções no organismo.[2] Na expedição do capitão James Cook da Marinha Real Britânica, em 1770, que desembarcou próximo ao que hoje é a cidade de Sydney, na Austrália, estava Joseph Banks, um jovem botânico, que coletou amostras das folhas das árvores que, quando fervidas, forneciam um chá picante que ficou conhecido como "tea tree" (árvore do chá). Em 1923, Dr. A.R. Penfold, curador e químico do Museu de

Tecnologia e Ciências Aplicadas de Sydney, conduziu estudo que demonstrou que o óleo essencial presente nas folhas era 13 vezes mais potente como bactericida do que o ácido carbólico, substância de referência daquela época. No entanto, as pesquisas com antibióticos sintéticos tiveram mais notoriedade, colocando o uso do óleo em segundo plano.[3,4]

Na Austrália, outras espécies do gênero *Melaleuca* são também conhecidas como "árvores com casca de papel" (*paperbark trees*) e utilizadas na produção do óleo. Por exemplo, o óleo das folhas da *M. quinquenervia* é fonte de linalol, nerolidol e viridiflorol, o da *M. viridiflora* é rico em cinamato de metila e ocimeno e o da *M. citrolens* é semelhante ao do limão.[4]

A procura por alternativas aos antibióticos sintéticos a partir dos anos 1970 despertou para a aplicação terapêutica do óleo, cuja indústria hoje é abastecida, principalmente, pelo óleo essencial obtido através da destilação das folhas de *M. alternifolia*.[3,4] Uma das características do óleo obtido da *M. alternifolia* é a predominância do terpinen-4-ol, um dos responsáveis pela atividade terapêutica.[5,6] É recomendada pela Organização Mundial da Saúde (OMS),[7] vol. 2 (2002), e pela European Medicines Agency (EMA).[8]

---

[a] Várias espécies do gênero *Melaleuca* são utilizadas com a mesma finalidade.

Principais componentes químicos

O **óleo essencial** de *M. alternifolia* é um potente **agente antisséptico** com uma composição muito complexa, em que se podem identificar mais de 100 componentes, entre os quais: terpinen-4-ol (principal constituinte), α-pineno, γ-terpineno, limoneno, 1,8-cineol, p-cimeno, α-terpinoleno, terpineno e terpineol.[9]

Atividades farmacológicas

O **óleo essencial** é reconhecidamente um **germicida potente**, eficaz em inibir o crescimento de diversos tipos de microrganismos, tais como: *Candida albicans*, *Propionibacterium acnes*, *Pseudomonas*, *Staphylococcus aureus*, *Streptococcus pyogenes*, *Trichomonas vaginalis* e *Trichophyton mentagrophytes*.[5,10] Estudo que analisou a atividade do óleo essencial frente a *Staphylococcus aureus*, em concentrações que variaram de 0,00625% até 8%, mostrou que a CIM (concentração inibitória mínima) é de 0,2%, enquanto a CBM (concentração bactericida mínima) ficou em 0,4%.[11] Além da propriedade antisséptica, o óleo tem a capacidade de se misturar à secreção sebácea e penetrar na epiderme.

Em estudo comparativo, os pacientes que utilizaram creme contendo 1% de clotrimazol e outro grupo com óleo de *M. alternifolia* 3 vezes/dia, durante 8 semanas, obtiveram resultados positivos semelhantes para o **tratamento de onicomicose**.[12]

O uso clínico na forma de ducha vaginal diária por 3 meses em 130 mulheres com **infecções vaginais** por tricomoníase ou candidíase demonstrou êxito, bem como o uso sob a forma de pessários vaginais (dispositivos de borracha) em 28 mulheres com candidíase. Um trabalho demonstrou segurança para uso nas **vaginites** durante a gestação. Também mostrou bons resultados em "pé de atleta", em paroníquias e em impetigos.[7]

Estudo duplo-cego randomizado foi aplicado a 124 pacientes com **acne suave a moderada** com um gel contendo 5% de óleo de *M. alternifolia* ou uma loção contendo 5% de peróxido de benzoíla, para uso diário na pele. Após 3 meses, ambos os tratamentos produziram melhoras significativas no número médio das lesões inflamadas e não inflamadas. O peróxido de benzoíla demonstrou maior efetividade apenas nas lesões não inflamadas. Entretanto, é importante destacar que os efeitos colaterais (secura da pele, prurido, sensação de queimação e pontadas, bem como vermelhidão) foram menos frequentes com a aplicação do óleo (44% com o óleo de *M. alternifolia* contra 79% com o peróxido de benzoíla).[13]

Outra possível aplicação é no **controle da halitose**, pois inibe o crescimento de bactérias orais produtoras de compostos voláteis de enxofre.[14] Além da acne, a aplicação tópica de produtos contendo óleo de *M. alternifolia* é considerada uma terapia de primeira linha no combate ao *Demodex folliculorum*, ácaros microscópicos que vivem em ou perto de folículos pilosos.[15]

Em experimento duplo-cego randomizado para avaliar a ação do óleo no **herpes labial**, o gel aquoso de óleo de *M. alternifolia* a 6% foi utilizado em mulheres (18 a 70 anos) 5 vezes/dia. Preliminarmente, o resultado indica que o tempo de melhora foi menor com as pacientes que utilizaram o gel de *M. alternifolia*.[16] Outros estudos apontam também interferência em mediadores das **respostas imune** e **anti-inflamatória**.[17,18]

Indicações e usos principais

- Acne
- Herpes simples
- Paroníquia
- Onicomicoses
- Impetigo
- Vulvovaginites
- Dores articulares.

Uso etnomedicinal

Externamente, nas infecções em geral, feridas infectadas, abscessos, escaras, piolhos, caspa, picadas de insetos, candidíase, neuralgia e reumatismo. Nos gargarejos e bochechos para aftas, gengivites, úlceras na cavidade oral e inalação nas bronquites e estados gripais. Os aborígenes utilizam as folhas esmagadas, inalando sua essência para aliviar dor de cabeça.[2]

Posologia[6]

- Uso externo: em preparações contendo de 5 a 10% de óleo de *M. alternifolia*. Em peles sensíveis iniciar com concentrações menores
- Óleo puro: aplicado diretamente com cotonete em pequenas lesões infectadas
- Óleo em diluição de 2,5%: aplicação direta em paroníquias, focos de fungos e *tinea pedis*
- Óleo diluído a 1% em água destilada: para lavados em balanites e candidíase, 4 vezes/dia
- Óleo diluído: 3 a 5 gotas em água para aplicação de compressas

Capítulo 7

- Óleo diluído: 30 gotas em 1 ℓ de água para banhos ou duchas vaginais em herpes vaginal
- Gel aquoso a 6% do óleo no herpes labial
- Óvulos: 5 a 10%.

Extratos disponíveis no mercado brasileiro
Sem referências.

Contraindicações
Uso oral.

Precauções
Pode causar dermatite de contato (cineol e limoneno são substâncias irritantes), principalmente com concentrações superiores a 10%.

Toxicidade e interações
Confusão mental, ataxia, que podem ocorrer com pequenas quantidades por via oral.[9]

Estudo para avaliação *in vitro* de genotoxicidade do óleo de *Melaleuca alternifolia* em diferentes concentrações (95 µg/mℓ, 182 µg/mℓ e 365 µg/mℓ) foi realizado com micronúcleos de células de mamíferos e testes de aberração cromossômica. Nenhum dos concentrados apresentou diferença em relação ao controle negativo, assegurando que o óleo nessas concentrações não é genotóxico sobre as células de mamíferos.[19]

REFERÊNCIAS BIBLIOGRÁFICAS
1. Gledhill D. The names of plants. 4. ed. Cambridge University Press; 2008.
2. Cock IE. Medicinal and aromatic plants – Australia. Ethnopharmacology, Encyclopedia of Life Support Systems (EOLSS). 2011.
3. Olsen CB. Australian tea tree oil guide: first aid kit in a bottle. Lotus Press; 1998.
4. Southwell I, Lowe R. Tea Tree: the Genus *Melaleuca*. CRC Press; 1999.
5. Carson C, Hammer K, Riley T. *Melaleuca alternifolia* (tea tree) oil: a review of antimicrobial and other medicinal properties. Clinical Microbiology Reviews. 2006;19:50-62.
6. Lahkar S. An overview on tea tree (*Melaleuca alternifolia*) oil. International Journal of Pharmaceutical and Phytopharmacological Research. 2014;3.
7. WHO. WHO monographs on selected medicinal plants. vol. 2. Geneva: World Health Organization; 2002.
8. EMA. European Union herbal monograph on *Melaleuca alternifolia* (Maiden and Betch) Cheel, *M. linariifolia* Smith, *M. dissitiflora* F. Mueller and/or other species of Melaleuca, aetheroleum. United Kingdom: European Medicines Agency; 2015.
9. Hammer KA, Carson CF, Riley TV, Nielsen JB. A review of the toxicity of *Melaleuca alternifolia* (tea tree) oil. Food and Chemical Toxicology. 2006;44:616-25.
10. Hammer K, Carson C, Riley T. Antifungal activity of the components of *Melaleuca alternifolia* (tea tree) oil. Journal of Applied Microbiology. 2003;95:853-60.
11. Falci SPP, Teixeira MA, Chagas PFd et al. Antimicrobial activity of *Melaleuca* sp. oil against clinical isolates of antibiotics resistant Staphylococcus aureus. Acta Cirurgica Brasileira. 2015;30:491-6.
12. Buck DS, Nidorf DM, Addino JG. Comparison of Two Topical Preparations for the Treatment of Onychomycosis: *Melaleuca alternifolia*. The Journal of Family Practice. 1994;38:605.
13. Bassett IB, Barnetson RSC, Pannowitz DL. A comparative study of tea-tree oil versus benzoyl-peroxide in the treatment of acne. Medical Journal of Australia. 1990;153:455-8.
14. Graziano TS, Calil CM, Sartoratto A, Franco GCN, Groppo FC, Cogo-Mueller K. In vitro effects of *Melaleuca alternifolia* essential oil on growth and production of volatile sulphur compounds by oral bacteria. Journal of Applied Oral Science. 2016;24:582-9.
15. Lam NSK, Long XX, Li X, Yang L, Griffin RC, Doery JC. Comparison of the efficacy of tea tree (*Melaleuca alternifolia*) oil with other current pharmacological management in human demodicosis: A Systematic Review. Parasitology. 2020:1-27.
16. Carson CF, Ashton L, Dry L, Smith DW, Riley TV. *Melaleuca alternifolia* (tea tree) oil gel (6%) for the treatment of recurrent herpes labialis. Journal of Antimicrobial Chemotherapy. 2001;48:450-1.
17. Lee S-Y, Chen P-Y, Lin J-C, Kirkby NS, Ou C-H, Chang T-C. *Melaleuca alternifolia* induces heme oxygenase-1 expression in murine RAW264. 7 cells through activation of the Nrf2-ARE Pathway. The American Journal of Chinese Medicine. 2017;45:1631-48.
18. Low P, Clark AM, Chou T-C, Chang T-C, Reynolds M, Ralph SJ. Immunomodulatory activity of *Melaleuca alternifolia* concentrate (MAC): Inhibition of LPS-induced NF-κB activation and cytokine production in myeloid cell lines. International Immunopharmacology 2015;26:257-64.
19. Pereira TS, de Sant'Anna JR, Silva EL, Pinheiro AL, de Castro-Prado MAA. In vitro genotoxicity of *Melaleuca alternifolia* essential oil in human lymphocytes. Journal of Ethnopharmacology 2014;151 852-7.

Crédito da imagem:
Ivone Manzali

Meliloto

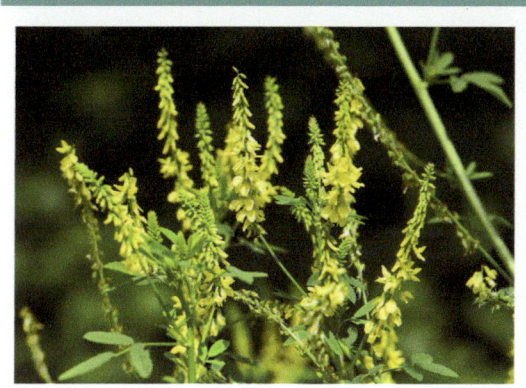

Nome botânico
Melilotus officinalis (L.) Lam.
Sinonímia: *Trifolium officinale* L.

Nome farmacêutico
Herba Meliloti

Família
Fabaceae

Partes utilizadas
Folha e inflorescência

Propriedades organolépticas
Doce e amornante

Outros nomes populares

Trevo-amarelo, trevo-cheiroso, trevo-doce.

Origem

Europa e Ásia.

Histórico

A denominação do gênero *Melilotus* origina-se do grego em alusão ao nome dado por Theophrastus que se referia à espécie como "trevo que atraía as abelhas". O epíteto *officinalis* refere-se às espécies com propriedades medicinais.[1]

O aroma das flores lembra amêndoas doces, usadas para aromatizar salsichas, cerveja, tabaco e chás. Prospero Alpini (1553-1617), médico e botânico italiano, especialista em plantas egípcias, cita as propriedades desta planta como amornante e no combate à febre. O papiro *Coptic* menciona o uso da *Melilotus officinalis* no tratamento de doenças dos testículos.[2]

A *M. officinalis* é nativa da Europa e Ásia. Foi introduzida na América do Norte por volta de 1664 e atualmente encontra-se dispersa e naturalizada no território dos EUA, sendo considerada uma espécie que compete com outras plantas nativas, provocando danos.[3]

A descoberta da presença do dicumarol (um metabólito da cumarina produzido por fungos) nesta planta aconteceu como resultado de intoxicação de animais que se alimentaram com *M. officinalis* contaminado, no Canadá, na década de 1920. Foi o pesquisador Karl Paul quem descobriu que a hemorragia foi causada pelo dicumarol, uma substância da classe das cumarinas.

A cumarina, menos tóxica que o dicumarol, foi aprovada para uso médico em 1954[4,5] e tornou-se a droga anticoagulante mais utilizada no mundo.[6] Ao pesquisar a fórmula estrutural da cumarina, o autor ficou impressionado com a estreita relação entre cumarina e naftoquinona, a parte estrutural da vitamina K que é essencial para a atividade e recentemente sintetizada.[7]

A *M. officinalis* é considerada uma espécie de uso tradicional na Europa, recomendada pela European Medicines Agency (EMA). Embora não conste em nenhuma Farmacopeia Brasileira ou outro documento oficial, estão disponíveis no mercado brasileiro fitoterápicos registrados.

Principais componentes químicos

Os principais constituintes são derivados da **cumarina** (0,2 a 0,45%), especialmente **melitotosídeos A1, B1 e C1**. **Cumarinas substituídas** (melitonina, umbeliferona e escopoletina), **flavonoides** (robinina, kaempferol, quercetina), **saponinas triterpenoídicas** (soiasaponina I, wistariassaponina D e astragalosídeo VIII), **polissacarídeos**, **ácidos fenólicos** (ácido melilótico e ácido cafeico) e **óleo essencial**.[8] Recentemente, foi descrita a presença de um novo flavonoide – meliloficinasídeo.[9]

Atividades farmacológicas

A *M. officinalis* tem uso comprovado e tradicional para o tratamento de doenças inflamatórias. As cumarinas presentes no extrato apresentam efeito na redução de **linfedemas**, e os polissacarídeos apresentam atividades **imunoestimulantes**, **antianêmicas** e **adaptogênicas**.[10,11] Mostrou-se também que os extratos das partes aéreas são potentes inibidores da migração de leucócitos e desempenham importante efeito **anti-inflamatório**.[12] Estudo clínico avaliou a eficácia do uso oral de uma associação de α-tocoferol, rutina, *M. officinalis* e *Centella asiatica* em pacientes com **insuficiência venosa crônica** que confirmou as experiências clínicas anteriores a esse estudo, mostrando resultados positivos e sugerindo sua aplicação no tratamento dessa patologia.[13] Ensaio farmacológico corrobora esse resultado.[14]

Outro estudo clínico utilizou extrato de *M. officinalis* (400 mg contendo 8 mg de cumarinas) durante 6 meses. O extrato foi efetivo em reduzir o linfedema em 79% após 6 meses de tratamento. A redução média da circunferência do braço foi modesta (5% do valor inicial), mas estaticamente significativo, sugerindo que seja associado o extrato de *M. officinalis* à drenagem linfática.[15]

A análise do conjunto de estudos clínicos realizados em pacientes com sintomas de insuficiência venosa, isto é, sensação de pernas pesadas e linfedema de membros inferiores, não foi suficiente para demonstrar eficácia, em decorrência da falta de grupos-controle e de medidas objetivas das respostas clínicas. No entanto, os resultados apoiam o uso tradicional para o alívio de sintomas de desconforto e peso nas pernas relacionados a distúrbios circulatórios venosos.[16] Além disso, a aplicação tópica do óleo de *M. officinalis* tem longa tradição na Europa no combate a processos inflamatórios e como cicatrizante. As propriedades anti-inflamatórias já foram demonstradas em ensaios farmacológicos.[17]

Uma investigação foi realizada na esfera veterinária sobre o poder anti-helmíntico de várias espécies medicinais, e constatou-se que o extrato metanólico da *M. officinalis* foi um dos que apresentou maior poder inibitório sobre o parasito *Haemonchus contortus*, que afeta, de modo importante, a criação de ovinos, caprinos e outros ruminantes, abrindo caminho para uma nova forma de tratamento desse nematódeo.[18]

Indicações e usos principais

- Linfedema
- Insuficiência venosa
- Hemorroidas
- Veias varicosas
- Inflamação pós-traumática (contusões e entorses)
- Picadas de insetos.

Uso etnomedicinal

A *M. officinalis* é usada como emoliente e digestivo e em doenças neurálgicas (dor de cabeça). Era recomendada, de várias formas, para uso externo (suco ou infusão), nas dores reumáticas e abdominais e aplicação em úlceras. Na Inglaterra, o suco era pingado nos olhos para "clarear a visão".[19] Internamente, para aliviar a flatulência, cólica e diarreia. Na medicina grega, era utilizada em cataplasmas como anti-inflamatório.

Carminativo, expectorante, antibiótico e antitrombótico. No Egito antigo, as sementes eram colocadas em bebidas para aliviar dores.[2]

Posologia

- Uso oral, nos sintomas relativos a varizes e linfedema
- Extrato seco (5:1): 600 mg, 3 vezes/dia
- Extrato fluido: 30 gotas, 3 vezes/dia.

Uso tópico

- Emplastro: nas picadas de inseto
- Compressas do decoto: 2 a 4 g/150 mℓ de água (queixas de dores e peso nas pernas).

Extratos disponíveis no mercado brasileiro

Extrato seco de *Melilotus officinalis* padronizado em 3% de cumarinas, 300 a 1.000 mg/dia.

Contraindicações

- Em pacientes portadores de úlcera gástrica ou duodenal e aqueles em tratamento com anticoagulantes ou hemostáticos
- Em pessoas com insuficiência hepática ou com elevação das enzimas hepáticas. Deve-se ter cuidado com hepatotoxicidade e monitorar as enzimas hepáticas.

Precauções

- É necessário ter cautela na prescrição do extrato de *M. officinalis* em associação com ácido acetilsalicílico e anticoagulantes como a varfarina
- A dose diária de cumarina não deve exceder 5 mg ao final da preparação.[20]

Toxicidade e interações

Há relatos de poucos efeitos adversos, tais como: queimação epigástrica, cefaleia e diarreia.

REFERÊNCIAS BIBLIOGRÁFICAS

1. Gledhill D. The names of plants. 4. ed. Cambridge University Press; 2008.

2. Manniche L. An ancient egyptian herbal. London: British Museum Press; 1999.

3. Van Riper LC, Larson DL. Role of invasive *Melilotus officinalis* in two native plant communities. Plant Ecology. 2009;200:129-39.

4. Mills S, Bone K. Principles and practice of phytotherapy. Modern Herbal Medicine. Churchill Livingstone; 2000.

5. Wardrop D, Keeling D. The story of the discovery of heparin and warfarin. British Journal of Haematology. 2008;141:757-63.

6. Gilani AH. Trends in ethnopharmacology. Journal of Ethnopharmacology. 2005;100:43-9.

7. Lehmann JR. Historical notes on the early development of anticoagulant therapy with dicumarol in Sweden. Circulation. 1959;19:122-6.

8. Khodakov G. Triterpene and steroidal glycosides from the genus *Melilotus* and their genins. Chemistry of Natural Compounds. 2010;46:572-5.

9. Ilhan M, Ali Z, Khan IA, Küpeli Akkol E. A new isoflavane-4-ol derivative from *Melilotus officinalis* (L.) Pall. Natural Product Research. 2019;33:1856-61.

10. Podkolzin AA, Dontsov VI, Sychev IA, Kobeleva GY, Kharchenko ON. Immunocorrecting, antianemia, and adaptogenic effects of polysaccharides from *Melilotus officinalis*. Bulletin of Experimental Biology and Medicine. 1996;121:661-3.

11. Pleşca-Manea L, Pârvu AE, Parvu M, Taa˘maş M, Buia R, Puia M. Effects of *Melilotus officinalis* on acute inflammation. Phytotherapy Research. 2002;16:316-9.

12. Hirakawa T, Okawa M, Kinjo J, Nohara T. A new oleanene glucuronide obtained from the aerial parts of *Melilotus officinalis*. Chemical and Pharmaceutical Bulletin. 2000;48:286-7.

13. Cataldi A, Gasbarro V, Viaggi R, Soverini R, Gresta E, Mascoli F. Effectiveness of the combination of alpha tocopherol, rutin, melilotus, and *Centella asiatica* in the treatment of patients with chronic venous insufficiency. Minerva Cardioangiologica. 2001;49:159-63.

14. Zhao GC, Yuan Yl, Chai FR, Ji FJ. Effect of *Melilotus officinalis* extract on the apoptosis of brain tissues by altering cerebral thrombosis and inflammatory mediators in acute cerebral ischemia. Biomedicine & Pharmacotherapy. 2017;89:1346-52.

15. Pastura G, Mesiti M, Saitta M et al. Lymphedema of the upper extremity in patients operated for carcinoma of the breast: clinical experience with coumarinic extract from *Melilotus officinalis*. La Clinica Terapeutica. 1999;150:403-8.

16. EMA. Assessment Report on Melilotus officinalis (L.) Lam., herba. United Kingdom: European Medicines Agency; 2017.

17. Pastorino G, Marchetti C, Borghesi B, Cornara L, Ribulla S, Burlando B. Biological activities of the legume crops *Melilotus officinalis* and *Lespedeza capitata* for skin care and pharmaceutical applications. Industrial Crops and Products. 2017;96:158-64.

18. Acharya J, Hildreth Michael B, Reese R. Neil. In vitro screening of forty medicinal plant extracts from the United States Northern Great Plains for anthelmintic activity against Haemonchus contortus. Veterinary Parasitology. 2014;201(1-2):75-81.

19. Grieve M. A Modern herbal: the medicinal, culinary, cosmetic and economic properties, cultivation and folklore of herbs, grasses, fungi, shrubs, & trees with all their modern scientific uses. vol. 2. Courier Corporation; 1971.

20. EMA. European Union herbal monograph on *Melilotus officinalis* (L.) Lam., herba. United Kingdom: European Medicines Agency; 2017.

Crédito da imagem:
www.istockphoto.com

Capítulo 7

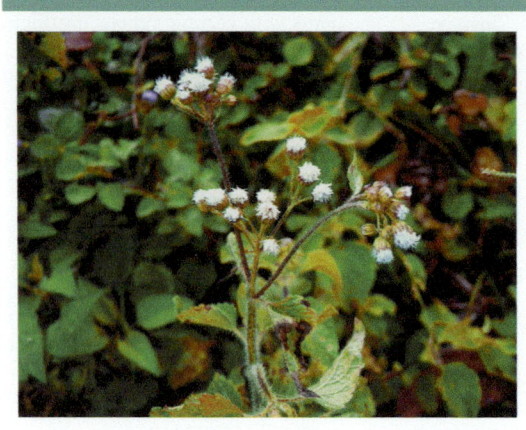

Mentrasto

Nome botânico[a]
Ageratum conyzoides L.
Sinonímia: *Carelia conyzoides* (L.) Kuntze

Nome farmacêutico
Herba Agerati Conyzoides

Família
Asteraceae

Parte utilizada
Folhas

Propriedades organolépticas
Quente, aromática e amarga

Outros nomes populares

Erva-de-São-João, catinga-de-bode, cacalia, câmara-opela, cúria, erva-de-santa-lúcia, picão-branco, picão-roxo, maria-preta e catinga-de-barrão.

Origem

África ocidental, Ásia e América do Sul.

Histórico

A palavra *Ageratum* deriva do termo grego *um geras*, que significa não envelhecimento, referindo-se à longevidade das flores, enquanto *conyzoides* é proveniente de *konyz*, o nome grego de *Inula helenium*, à qual a planta se assemelha.[1] Foi identificada por Frei Vellozo como *Cacalia mentrasto* Vell., fazendo correlação do nome da espécie com o nome popular.[2] Karl Friedrich Philipp von Martius faz citação do *A. conyzoides* no tratamento da diarreia e da "espinhela caída".[3] Ele também mencionou o uso por grupos ameríndios, como os Kaigang, Guaranis, Xokleng, Mbyá-guaranis, entre outros; conhecida pelo nome brasileiro mentrasto. Segundo Pio Correa, era utilizada pelas parteiras para banhar a barriga da parturiente para

acelerar o parto, ou colocando apenas a folha sobre o ventre.[4]

Na década de 1980, foi selecionada para estudo pelo Programa de Pesquisa em Plantas Medicinais (PPPM) da Central de Medicamentos (Ceme) (2006).[5] Fez parte também da extinta RDC 10/2010,[6] resolução da Anvisa que incluiu o maior número de espécies de uso tradicional no Brasil. Além da exclusão da normativa que reconhecia o uso tradicional, foi incluída no Anexo I da RDC nº 26, de 13 de maio de 2014, que diz respeito à "Lista de espécies que não podem ser utilizadas na composição de produtos tradicionais fitoterápicos".[7] As alegações para essa proibição referem-se à presença de alcaloides pirrolizidínicos.[b]

Principais componentes químicos

O **óleo essencial** contém **monoterpenos** (sabineno, β-pineno, β-felandreno, 1,8-cineol, limoneno, terpenen-4-ol, α-terpineol etc.) e **sesquiterpenos** (β-cariofileno, δ-cadineno, sesquifelandreno e epóxido de cariofileno). No Brasil, análises mostraram que o óleo essencial contém 1,24% de cumarina, além de dois

---

[a] Por causa da tradução do nome popular em inglês *St. John's Wort* da espécie *Hypericum perforatum* para erva-de-são-joão em português, houve uma confusão generalizada, pois este nome no Brasil já era da conhecida planta *Ageratum conyzoides*. Dessa forma, houve a transferência dos propalados efeitos antidepressivos divulgados pela mídia do *Hypericum perforatum* para essa espécie de forma equivocada. Tal fato reflete o problema de divulgação de dados científicos utilizando o nome popular sem a correlação correta com o nome botânico.

[b] Estudo mostrou a existência de licopsamina, di-hidrolicopsamina, acetil-licopsamina e seus N-óxidos em amostras comerciais de *A. conyzoides* (com e sem flores) adquirida em Ouro Preto – MG. A Alemanha recomenda que a exposição diária aos alcaloides pirrolizidínicos não seja superior a 0,1 mg durante, no máximo, 6 semanas por ano.[8] Diante da falta de diretrizes no Brasil, a Anvisa optou por não permitir o registro de fitoterápicos contendo *A. conyzoides*, embora seja uma planta de uso tradicional aqui e em outros países da América do Sul, África e Ásia.[9,10]

outros derivados cumarínicos não identificados. Também apresenta **flavonoides** (ageconiflavona, kaempferol, eupalestina, linderoflavona B, quercetina e sinensetina), **fitosteróis** (β-sitosterol, estigmasterol, fridelina e brassicasterol), **alcaloides pirrolizidínicos** (licopsamina e derivados), **taninos, aminoácidos** e **compostos fenólicos**.[10,11]

Atividades farmacológicas

Experimentos realizados em animais demonstraram **atividades anti-inflamatória, analgésica** e **antipirética**, sem efeitos adversos. De modo semelhante, ensaio clínico no **tratamento de artrose** proporcionou redução dos sintomas da inflamação, tais como dor e restrição aos movimentos, após a primeira semana de tratamento com o extrato aquoso.[12]

Ensaios experimentais para avaliar a atividade anti-inflamatória com o extrato hidroalcoólico de mentrasto também mostram efeito positivo em modelos (granuloma e artrite induzida por formaldeído e acetato de iodo), justificando a utilidade dessa espécie em patologias inflamatórias, sem apresentar toxicidade aparente.[13,14]

Estudo pré-clínico realizado com a sua fração solúvel em água demonstrou que a espécie exerce uma ação **espasmolítica** e **miorrelaxante**. Essa atividade corrobora o uso tradicional no alívio de cólicas, sobretudo menstruais e em diarreia.[5,15] Outra pesquisa pré-clínica feita com o seu extrato etanólico revelou atividade **gastroprotetora em úlceras gástricas** induzidas experimentalmente.[16] Apresenta fridelina, constituinte também presente na espinheira-santa (*Maytenus ilicifolia*).[5]

Investigações mostraram que, *in vitro*, o extrato em acetato de etila de *A. conyzoides* foi **citotóxico** contra linhagem de células tumorais pulmonares humanas e contra células leucêmicas de camundongos, além do que o kaempferol isolado desse mesmo extrato promoveu atividade **antioxidativa** ao sequestrar o radical livre DPPH (1,1-difenil-2-picril-hidrazil).[17] Além disso, extrato hidroetanólico de *A. conyzoides* evidenciou atividades **antioxidante** e **anticâncer** frente a linhagens de células humanas de leucemia, câncer de mama e de próstata *in vitro*.[18]

Foi observado efeito promissor do óleo essencial do *A. conyzoides* na eliminação de vermes adultos de *Schistosoma mansoni*.[19] Em outra vertente, foi relatado o potencial de cura de lesões de pele em ratos com uso tópico do extrato etanólico de *A. conyzoides* por meio do aumento da síntese do colágeno e da proliferação celular.[20] Por fim, ensaios farmacológicos evidenciaram efeitos ansiolítico e hipoglicemiante.[21,22] A propriedade hipoglicemiante corrobora o uso tradicional na Índia.[9]

Indicações e usos principais

- Analgésico e anti-inflamatório
- Reumatismos
- Dismenorreia.

Uso etnomedicinal

O *A. conyzoides* é usado em várias partes da África, Ásia e América do Sul para tratar diversas doenças. São relatados os usos da planta como febrífugo, para problemas oculares, cólicas, diarreia, tratamento de úlceras e feridas. Em alguns países africanos, a espécie é indicada para o tratamento de doenças mentais e infecciosas e no combate a dores de cabeça e dispneia. Na Nigéria, além de seu uso popular para doenças de pele e ferida, uma decocção da planta é empregada para tratar diarreia e aliviar a dor associada ao umbigo das crianças. No Brasil, o mentrasto é utilizado na medicina tradicional como anti-inflamatório, analgésico, estados gripais, pós-parto e para diarreia. Índios dos estados do Paraná e Santa Catarina – Kaigang, Guaranis, Xokleng, Mbyá-guaranis – utilizam a planta para cólica abdominal e menstrual, dor de ouvido, traumatismo e para expelir lombriga.[1,23] O uso no Brasil foi relatado por Von Martius, que a definiu como amarga com mucilagem e resina, administrada muitas vezes em infusão, como tônico, para diarreia e cólica flatulenta provinda de resfriamento.[24]

Na Índia, é utilizado no tratamento de piolhos e, dentre os extratos pesquisados, o hidroalcoólico das folhas (1 g do pó em 80% etanol –10 mℓ, p/v) foi o mais útil, enquanto o eugenol é considerado cientificamente como a substância mais ativa na erradicação.[25]

Posologia

- Infusão: 20 g para 1 ℓ de água; consumir 1 xícara 4 a 5 vezes/dia
- Planta seca: 15 a 30 g para ½ ℓ de água
- Tintura 20%: 5 a 25 mℓ/dia
- Pó: 1 colher de café misturado com mel, leite ou água adoçada, ou em cápsulas gelatinosas de 250 mg. Tomar 3 vezes/dia
- Uso externo: compressas e fricções no tratamento de dores articulares.

Capítulo 7

Extratos disponíveis no mercado brasileiro

Sem referências.

Contraindicações

Durante a gravidez e amamentação.

Precauções

- Não ultrapassar as doses recomendadas e não usar por mais de 3 semanas devido à presença de alcaloides pirrolizidínicos
- Utilizar apenas a forma vegetativa (sem floração e grande produção de folhas) como fitoterápico, pois os alcaloides pirrolizidínicos estão presentes em maior concentração nas inflorescências e, em menor, nas folhas.[26]

Toxicidade

Estudos de toxicologia pré-clínica aguda e subaguda demonstraram ausência de atividade tóxica do extrato de *A. conyzoides*, apesar da presença de alcaloides pirrolizidínicos em sua composição química.

Em um ensaio controlado, ratos ingeriram extrato hidroalcoólico de *A. conyzoides* na dose de 500 a 1.000 mg/kg/dia durante 90 dias, e as análises revelaram que houve elevação do peso do fígado, rins e baço, além de aumentar os níveis das provas de função hepática, glicemia, plaquetas e desenvolver anemia normocrômica e normocítica, problemas atribuídos aos alcaloides pirrolizidínicos.[27]

REFERÊNCIAS BIBLIOGRÁFICAS

1. Okunade AL. *Ageratum conyzoides* L. (Asteraceae). Fitoterapia. 2002;73:1-16.
2. Vellozo JMC. Florae Fluminensis, seu Descriptionum Plantarum Praefectura. Flumine Januario, Apud Machado & C.: Rio de Janeiro; 1881:317-8.
3. Almeida AVd. As plantas medicinais descritas por Martius no contexto histórico-cultural da sua viagem pelo Brasil (1817-1820). In: Almeida AV, editor. Historiae rervm naturalivm: ensaios históricos culturais sobre as ciências biológicas. Recife: EDUFRPE; 2016.
4. Correa P. Dicionário das plantas úteis do Brasil. 1. ed. vol. 2. Rio de Janeiro: Imprensa Nacional; 1926-1978.
5. Brasil. O papel da Ceme na implantação da fitoterapia do SUS. Brasília: Ministério da Saúde; 2006.
6. Brasil. RDC nº 10, de 9 de março de 2010. Dispõe sobre notificação de drogas vegetais junto à Anvisa. Brasília: Agência Nacional de Vigilância Sanitária (Anvisa); 2010.
7. Brasil. RDC nº 26, de 13 de maio de 2014. Dispõe sobre o registro de medicamentos fitoterápicos e o registro e a notificação de produtos tradicionais fitoterápicos. Brasília: Ministério da Saúde; 2014.
8. Bosi CF, Rosa DW, Grougnet R et al. Pyrrolizidine alkaloids in medicinal tea of *Ageratum conyzoides*. Revista Brasileira de Farmacognosia. 2013;23:425-32.
9. Rafe MR. A review of five traditionally used anti-diabetic plants of Bangladesh and their pharmacological activities. Asian Pacific Journal of Tropical Medicine. 2017;10:933-9.
10. Kamboj A, Saluja AK. *Ageratum conyzoides* L.: a review on its phytochemical and pharmacological profile. International Journal of Green Pharmacy (IJGP). 2008;2.
11. Singh SB, Devi WR, Marina A, Devi WI, Swapana N, Singh CB. Ethnobotany, phytochemistry and pharmacology of *Ageratum conyzoides* Linn (Asteraceae). Journal of Medicinal Plants Research. 2013;7:371-85.
12. Marques Neto JF, Costallat LTL, Fernandes SRM, Napoli MDMd, Samara AM. Efeitos do *Ageratum conyzoides*, Linèe no tratamento da artrose. Revista Brasileira de Reumatologia. 1988:109-14.
13. Moura A, Silva E, Fraga M, Wanderley A, Afiatpour P, Maia M. Antiinflammatory and chronic toxicity study of the leaves of *Ageratum conyzoides* L. in rats. Phytomedicine. 2005;12:138-42.
14. Bahtiar A, Nurazizah M, Roselina T, Tambunan AP, Arsianti A. Ethanolic extracts of babandotan leaves (*Ageratum conyzoides* L.) prevents inflammation and proteoglycan degradation by inhibiting TNF-α and MMP-9 on osteoarthritis rats induced by monosodium iodoacetate. Asian Pacific Journal of Tropical Medicine. 2017;10:270-7.
15. Emudainohwo J, Erhirhie E, Moke E. Antidiarrheal activity of the aqueous leaf extract of *Ageratum conyzoides* in wistar rats. Journal of Applied Sciences and Environmental Management. 2015;19:169-75.
16. Shirwaikar A, Bhilegaonkar PM, Malini S, Sharath Kumar J. The gastroprotective activity of the ethanol extract of *Ageratum conyzoides*. Journal of Ethnopharmacology. 2003;86:117-21.
17. Adebayo A, Tan N-H, Akindahunsi A, Zeng G-Z, Zhang Y-M. Anticancer and antiradical scavenging activity of *Ageratum conyzoides* L. (Asteraceae). Pharmacognosy Magazine. 2010;6:62.
18. Acheampong F, Larbie C, Appiah-Opong R, Arthur FK, Tuffour I. In vitro antioxidant and anticancer properties of Hydroethanolic extracts and fractions of *Ageratum conyzoides*. European Journal of Medicinal Plants. 2015:205-14.
19. Melo NI, Magalhaes LG, Carvalho CE et al. Schistosomicidal activity of the essential oil of *Ageratum conyzoides* L. (Asteraceae) against adult Schistosoma mansoni worms. Molecules. 2011;16:762-73.

20. Arulprakash K, Murugan R, Ponrasu T, Iyappan K, Gayathri V, Suguna L. Efficacy of *Ageratum conyzoides* on tissue repair and collagen formation in rats. Clinical and Experimental Dermatology: Experimental Dermatology. 2012;37:418-24.

21. Kaur R, Kaur S. Anxiolytic potential of methanol extract from *Ageratum conyzoides* Linn Leaves. Pharmacognosy Journal. 2015;7.

22. Atawodi SE, Adepoju OA, Nzelibe HC. Antihyperglycaemic and hypolipidemic effect of methanol extracts of *Ageratum conyzoides* L. (Asteraceae) in normal and diabetic rats. Tropical Journal of Pharmaceutical Research. 2017;16:989-96.

23. von Martius KFP. Natureza, doenças, medicina e remedios dos indios brasileiros (1844). Rio de Janeiro: Companhia Editora Nacional; 1939.

24. Oliveira HV. Systema de Materia Medica Vegetal Brasileira Contendo o Catalago e Classificação de todas as Plantas Brasileira Conhecidas. Rio de Janeiro: Eduardo & Henrique Laemmert; 1854.

25. Shailajan S, Wadke P, Joshi H, Tiwari B. Evaluation of quality and efficacy of an ethnomedicinal plant *Ageratum conyzoides* L. in the management of pediculosis. Journal of Young Pharmacists. 2013;5:139-43.

26. Lorenzi H, Matos F. Plantas medicinais no Brasil: nativas e exóticas. Nova Odessa: Editora Instituto Plantarum; 2002.

27. Diallo A, Eklu-Gadegbeku K, Amegbor K et al. In vivo and in vitro toxicological evaluation of the hydroalcoholic leaf extract of *Ageratum conyzoides* L. (Asteraceae). Journal of Ethnopharmacology. 2014;155:1214-8.

Crédito da imagem:
Ivone Manzali

Mil-folhas

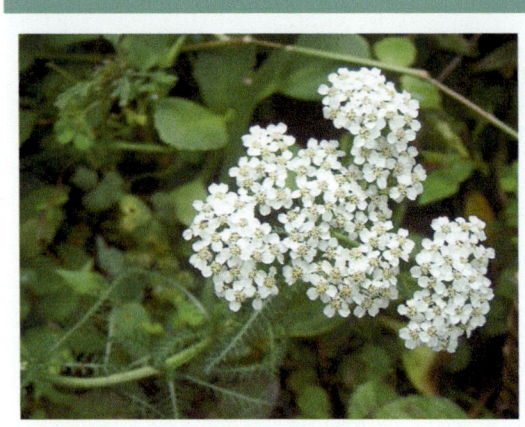

Nome botânico
Achillea millefolium L.
Sinonímia: *Achillea alpicola* (Rydb.) Rydb.
Chamaemelum millefolium (L.) E.H.L.Krause

Nome farmacêutico
Herba Millefolli

Família
Asteraceae

Partes utilizadas
Inflorescência, folhas e partes aéreas

Propriedades organolépticas
Aromática, fresca, seca e adstringente[1]

Outros nomes populares

Aquiléa, atroveran, erva-de-carpinteiro, erva-de-cortaduras, erva-dos-carreteiros, macelão, milefólio, milefólio-em-ramas, mil-em-rama, mil-folhada, nariz-sangrento, novalgina, pronto-alívio, sanguinária.[2]

Origem

Nativa da Europa, Ásia e América do Norte.

Histórico

O nome do gênero *Achillea* deriva da mitologia grega, em homenagem ao semideus grego Aquiles (cerca de 1200 d.C.), médico e guerreiro que, segundo a lenda, utilizava a raiz desta planta para curar feridas e estancar hemorragias.[3] O nome da espécie *millefolium* é devido à aparência de suas folhas compostas que lembra várias folhas em uma só.

Existem indícios de que a *A. millefolium* é usada pelos seres humanos há milhares de anos. Ela estava entre as seis plantas medicinais cujo pólen foi encontrado na caverna do *Homo neanderthalensis*, em Shanidar (sítio arqueológico localizado no Iraque), cuja datação foi estimada em 65.000 anos atrás. Embora seja impossível afirmar se, desde então, o seu uso foi contínuo, essa espécie foi amplamente usada em várias culturas no mundo.[4]

Os antigos europeus a chamavam de *Herba Militaris*, pois uma pomada à base de *A. millefolium* era usada no tratamento das feridas dos militares.[5] Na China antiga, os caules secos da planta eram utilizados para consultar o I Ching (Livro das Mutações). Na Irlanda, *A. millefolium* era colocado embaixo do travesseiro para sonhar com o futuro cônjuge e avaliar a idoneidade dos amantes. Dioscórides a descreveu como anti-inflamatória, útil para hemorragias, incluindo feridas e sangramentos menstruais anormais. Plínio a indicou também para "frouxidão dos intestinos", para feridas, hemorragias, menstruação excessiva (por vezes como banho de assento) e dor de ouvido.[4]

Integrou a Farmacopeia dos Estados Unidos (1836-1882) e farmacopeias europeias.[3] É reconhecida pela European Medicines Agency (EMA)[6] e pela Organização Mundial da Saúde (OMS) (WHO Monographs on Selected Medicinal Plants – vol. 4).[7] No Brasil, em 2009, foi selecionada para compor a Relação Nacional de Plantas Medicinais de Interesse ao SUS – Renisus,[8] e, posteriormente, a infusão e a tintura das partes aéreas da planta foram incluídas na 1ª e 2ª edições do Formulário de Fitoterápicos da Farmacopeia Brasileira (2011; 2021).[9]

Principais componentes químicos

Os testes fitoquímicos mostraram a presença de **alcaloides** (aquiceína, aquiletina, betaína, moscatina), **cumarinas**, **flavonoides** (aquilinina A, resveratrol, miricetin, naringina, naringenina, apigenina, luteolina, isorramnetina, rutina, artemetina e outros), **saponinas**, **esteróis** (β-sitosterol), **taninos** (condensados e hidrolisáveis), **terpenoides**, **óleo essencial** (0,2 a 1,0%) (camazuleno, achilicina, β-pinene, α-pinene, cariofileno). Apresenta ainda **lactonas sesquiterpênicas** (guaianolídeos e germacranolídeos), **aminoácidos** (alanina, histidina, leucina, lisina), **ácidos graxos** (linoleico palmítico, oleico), **ácidos fenólicos** (cafeico, clorogênico salicílico) e **açúcares** (dextrose, glicose, manitol, sacarose).[3,5,7]

Atividades farmacológicas

Os ensaios farmacológicos demonstraram que os extratos de *A. millefolium* atuam em vários aparelhos, tais como **cardiovascular, respiratório, gastrintestinal** e **sistema nervoso central** (SNC).

Em teste farmacológico com átrio de cobaia, o extrato da planta reduziu a força e a velocidade de contração atrial espontânea de modo semelhante ao antagonista de canais de cálcio, verapamil, usado como fármaco de referência.

Trabalhos que analisaram a ação sobre a resistência vascular observaram que o extrato de *A. millefolium* inibe as contrações induzidas tanto por íons potássio como por fenilefrina em anéis de aorta sem endotélio, em concentrações similares, sugerindo que ele atua de forma equipotente tanto nos canais dependentes de voltagem quanto nos induzidos por cálcio. Além disso, demonstrou-se que o efeito **vasodilatador** é mediado por ambas as vias (dependente e independente do endotélio). Observou-se também que o efeito **hipotensor** em ratos é devido à, pelo menos em parte, inibição da enzima de conversão da angiotensina, efeito promovido pelo flavonoide artemetina, porém não se deve descartar a participação de outros constituintes do extrato, que também podem contribuir para as atividades observadas.[10,11]

Em ensaios em anéis de traqueia, o extrato demonstrou ser antagonista dos canais de cálcio, o que pode explicar a utilização dessa planta nos **distúrbios respiratórios**, e os flavonoides podem ser os responsáveis por esse efeito. A presença de **cumarinas** também pode explicar esse resultado semelhante ao guaco (*Mikania* sp.).[12]

No SNC, o extrato hidroalcoólico das flores apresentou efeito **ansiolítico**, no entanto, sem evidências de redução na atividade locomotora nem dependência.[13] Os constituintes do óleo essencial e da infusão demonstraram ser depressores em ensaios farmacológicos com animais.[14,15]

O extrato alcoólico de *A. millefolium* inibe as contrações induzidas por cloreto de potássio e por acetilcolina em íleo de rato, possivelmente devido ao bloqueio dos canais de cálcio voltagem-dependentes. Além disso, a inibição dos receptores β-adrenérgicos, dos colinérgicos e da produção de óxido nítrico não consegue abolir completamente a atividade do extrato.[16] Os

flavonoides e lactonas sesquiterpênicas contribuem para os efeitos **antiespasmódico, anti-inflamatório, hepatoprotetor** e **colerético**, que corroboram o uso tradicional dessa espécie.[17-19] Estudo clínico evidenciou redução significativa em dor provocada por dismenorreia com uso da infusão das inflorescências de *A. millefolium*.[20]

A Comissão E recomenda o uso interno das inflorescências de *A. millefolium* para perda de apetite e dispepsia leves e externamente como banho de assento para espasmos dolorosos na região perineal da pelve feminina. Na Alemanha, o chá é indicado para problemas gastrintestinais e para estimular o apetite. A farmacopeia britânica orienta o uso interno para estados febris, resfriados e problemas digestivos, enquanto externamente é recomendado para feridas e inflamações da pele.[5] Estudos demonstram efeitos positivos no tratamento da pele.[21,22]

No Brasil, o Formulário de Fitoterápicos da Farmacopeia Brasileira recomenda a infusão e a tintura como **aperiente, antidispéptico, anti-inflamatório** e **antiespasmódico**.[9]

Indicações e usos principais

- Inapetência
- Cólicas intestinais
- Dispepsia
- Resfriados e gripes
- Fluxo menstrual exagerado (homeopatia).

Uso etnomedicinal

Usada como adstringente para hemorroidas e em distúrbios hemorrágicos e como analgésico em dores de cabeça e contusões. Tradicionalmente, recomenda-se o uso das flores por apresentarem maior potência que outras partes da planta. Pode ser usada como estimulante, na forma de rapé. A infusão é útil para combater a febre, a tosse e a gripe. Empregada como diurética e em distúrbios renais, tais como pedras nos rins. Como anti-hipertensivo, é incluída em formulações indicadas para esse fim e também é indicada para problemas menstruais. Potencializa o efeito de outras plantas no tratamento de patologias musculoesqueléticas. É indicada em eczema, psoríase e furúnculos. No Irã, é amplamente recomendada na medicina tradicional para distúrbios gastrintestinais.[23]

Pelo menos 76 tribos nativas americanas utilizavam essa espécie para problemas e lesões da pele, doenças respiratórias, oftalmológicas e digestivas e dores de dente. Semelhante ao uso

Capítulo 7

europeu, os cataplasmas e banhos de assento eram as preparações tópicas mais comuns. Outros usos relativamente comuns encontrados foram para problemas de fígado e rim e como um tônico ou "panaceia", indicado, aparentemente, para quase qualquer doença. O uso tradicional como hepatoprotetor é menos frequente, mas deve ser avaliado tendo em vista que estudos realizados em animais demonstram esse efeito.[4]

Posologia

- Infusão: 4,5 g de droga seca, ou 3 g se só estiver constituída por flores (três colheradas do tamanho da de chá), 3 vezes/dia.[24] Segundo o Formulário Fitoterápico da Farmacopeia do Brasil, 1 a 2 g em 150 mℓ. Tomar 2 a 3 xícara/dia
- Extrato fluido: 2 a 4 mℓ (1:1 em álcool a 25%) 3 vezes/dia
- Extrato seco (5:1): 600 mg 3 vezes/dia
- Tintura: 2 a 4 mℓ (1:5 em álcool a 45%) 3 vezes/dia[25]
- Xarope: prepara-se com 5% do extrato fluido. A dose deve ser de 20 a 50 g/dia
- Suco: o suco da planta fresca é administrado à razão de 50 cc, 1 a 3 vezes/dia
- Banhos de assento: 100 g de droga seca em 20 ℓ de água
- Fitocosmético: preparam-se xampus, tônicos capilares e banhos de espuma com o extrato glicólico de 2 a 5%.

Extratos disponíveis no mercado brasileiro

Sem referências.

Contraindicações

Alergia a *A. millefolium* ou a espécies da família Asteraceae e em dispepsias hipersecretoras. Os principais agentes alergênicos são as lactonas sesquiterpênicas, presente nas folhas e flores.

Precauções

- Uso não recomendado durante a gravidez.[26,27] Não há conhecimento de restrições durante a lactação.[4] Pode causar cefaleia e vertigem[28]
- Não foram citadas interações medicamentosas nas referências consultadas. Entretanto, estudos pré-clínicos sugerem que o constituinte aquileína pode apresentar atividade anticoagulante.

Toxicidade e interações

Sem referências.

REFERÊNCIAS BIBLIOGRÁFICAS

1. Odu P. The Herb Society's Complete Medicinal Herbal. Londres: Dorling Kindersley; 1993.
2. Lorenzi H, Matos FAJ. Plantas medicinais no Brasil: nativas e exóticas. Nova Odessa: Instituto Plantnum; 2008.
3. Chandler RF, Hooper SN, Harvey MJ. Ethnobotany and Phytochemistry of Yarrow, *Achillea millefolium*, Compositae. Economic Botany. 1982;36:203-23.
4. Applequist WL, Moerman DE. Yarrow (*Achillea millefolium* L.): a neglected panacea? A review of ethnobotany, bioactivity, and biomedical research. Economic Botany. 2011;65:209.
5. Blumenthal M, Goldberg A, Brinckmann J. Herbal medicine. Expanded Commission E Monographs. Integrative Medicine Communications; 2000.
6. EMA. Community Herbal Monograph on *Achillea millefolium* L., flos. United Kingdom: European Medicines Agency; 2011.
7. WHO. WHO monographs on selected medicinal plants. vol. 4. Geneva: World Health Organization; 2009.
8. Brasil. Plantas medicinais de interesse ao SUS – Renisus. Brasília: Ministério da Saúde; 2009.
9. Brasil. Formulário de Fitoterápicos da Farmacopeia Brasileira. Brasília: Anvisa; 2011.
10. Souza P, Gasparotto Jr A, Crestani S et al. Hypotensive mechanism of the extracts and artemetin isolated from *Achillea millefolium* L. (Asteraceae) in rats. Phytomedicine. 2011;18:819-25.
11. Tewari J, Srivastava M, Bajpai J. Phytopharmacologic studies of *Achillea millefolium* Linn. Indian Journal of Medical Sciences. 1974;28:331.
12. Khan Au, Gilani AH. Blood pressure lowering, cardiovascular inhibitory and bronchodilatory actions of *Achillea millefolium*. Phytotherapy Research. 2011;25:577-83.
13. Baretta IP, Felizardo RA, Bimbato VF et al. Anxiolytic-like effects of acute and chronic treatment with *Achillea millefolium* L. extract. Journal of Ethnopharmacology. 2012;140:46-54.
14. Kudrzycka-Bieloszabska F, Glowniak K. Pharmacodynamic properties of Oleum Chamomile and Oleum Millefolii. Diss Pharm Pharmacol. 1966;18:449-54.
15. Reyes MI, Saravia A. Contribución al estudio farmacológico de las hojas de *Daucus carota* L. (zanahoria), *Anathum graveolens* L. (eneldo) y *Achillea millefollium* L. (milenrama) de uso popular en Guatemala como sedantes e hipnóticos. Revista Científica de la Facultad de Ciencias Químicas y Farmacia. 1996;11:11.
16. Moradi M, Rafieian-Koupaei M, Imani-Rastabi R et al. Antispasmodic effects of yarrow (*Achillea*

millefolium L.) extract in the isolated ileum of rat. African Journal of Traditional, Complementary and Alternative Medicines. 2013;10:499-503.

17. Yaeesh S, Jamal Q, Khan Au, Gilani AH. Studies on hepatoprotective, antispasmodic and calcium antagonist activities of the aqueous-methanol extract of *Achillea millefolium*. Phytotherapy Research: An International Journal Devoted to Pharmacological and Toxicological Evaluation of Natural Product Derivatives. 2006;20:546-51.

18. Ulubelen A, Öksüz S, Schuster A. A sesquiterpene lactone from *Achillea millefolium* subsp. millefolium. Phytochemistry. 1990;29:3948-9.

19. Konovalov D, Chelombit'ko V. Sesquiterpene lactones from *Achillea millefolium*. Chemistry of Natural Compounds. 1991;27:640-1.

20. Jenabi E, Fereidoony B. Effect of *Achillea millefolium* on relief of primary dysmenorrhea: a double-blind randomized clinical trial. Journal of Pediatric and Adolescent Gynecology. 2015;28:402-4.

21. Ali SI, Gopalakrishnan B, Venkatesalu V. Pharmacognosy, phytochemistry and pharmacological properties of *Achillea millefolium* L.: a review. Phytotherapy Research. 2017;31:1140-61.

22. Hajhashemi M, Ghanbari Z, Movahedi M, Rafieian M, Keivani A, Haghollahi F. The effect of *Achillea millefolium* and *Hypericum perforatum* ointments on episiotomy wound healing in primiparous women. The Journal of Maternal-Fetal & Neonatal Medicine. 2018;31:63-9.

23. Akram M. Minireview on *Achillea millefolium* Linn. The Journal of Membrane Biology. 2013;246:661-3.

24. Alonso JR. Tratado de fitomedicina: bases clínicas y farmacológicas. Buenos Aires: Isis; 1998.

25. Barnes J, Anderson L, Phillipson J. Fitoterápicos. Porto Alegre: Artmed; 2012.

26. Gardner Z, McGuffin M. American Herbal Products Association's Botanical Safety Handbook. CRC Press; 2013.

27. Newall CA, Anderson LA, Phillipson JD. Herbal medicines: a Guide for Health-Care Professionals. London: The Pharmaceutical Press; 1996.

28. Boorhem RL, Lage EB. Drogas e extratos vegetais utilizados em fitoterapia. Revista Fitos, mar. 2009;4(1).

Crédito da imagem:
Ivone Manzali

Mulungu

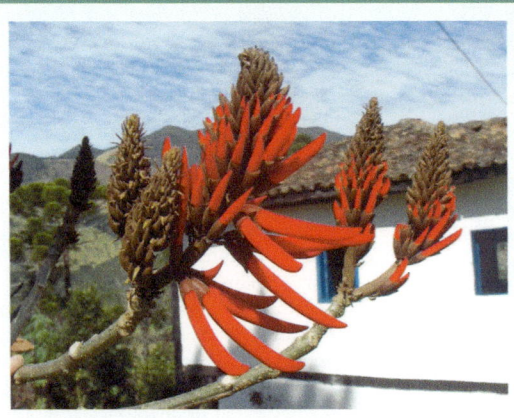

Nome botânico
Erythrina verna Vell.; *Erythrina velutina* Willd.
Sinonímia: *Erythrina mulungu* Mart. ex Benth.

Nome farmacêutico
Cortex Erytrinae

Família
Fabaceae

Partes utilizadas
Casca do caule e inflorescência

Propriedade organoléptica
Levemente amarga

Outros nomes populares

Amansa-senhor, árvore-de-coral, suinã, suináuinã, tiricero, bico-de-papagaio, canivete, capa-homem, corticeira, flor-de-coral, coral, paucoral, sapatinho-de-judeu, molongo-branco, murungu, sananduva e pau-imortal.

Origem

Nativa do sudeste do Brasil.

Histórico

A denominação do gênero *Erythrina* vem do grego *erythros*, que significa vermelho, em alusão à cor de suas flores, empregadas como ornamentais, sombreadoras de lavouras de café e cacau e que fornecem madeira, além de substâncias como alcaloides e taninos.[1] O epíteto *verna* origina-se do latim *vernus*, que significa primavera, em decorrência do aparecimento das flores nessa época do ano.

No Brasil, são relacionadas cerca de 13 espécies, sendo as duas principais *E. velutina*, originária dos biomas caatinga e cerrado, e *E. verna*, nativa dos biomas amazônia, cerrado e Mata Atlântica.[2] Foi descrita pelo Frei José Mariano da Conceição Vellozo (1742-1811), em sua obra *Flora Fluminensis*.[3]

Citada por Gabriel Soares de Souza, século 16, como planta utilizada pelos povos autóctones do sudeste brasileiro, ficou conhecida pelo nome tupi de comedoí, *cuman + oí*, que significa "o feijão que por si mesmo se solta".[4]

Por sua vez, mulungu é empregado para designar o "Ser Supremo" em 25 línguas e dialetos do leste africano, sendo associado ao trovão, ao relâmpago e à chuva. Entre as diversas espécies utilizadas como sucedâneas de plantas africanas, as do gênero *Erythrina* provavelmente foram identificadas pela população vinda da África, que as nomearam mulungu, passando a utilizá-las tanto na medicina como em rituais. No candomblé *Ilê Axe Ewe Fun Mi*, de tradição queto de São Paulo, o mulungu é planta pertencente a *Egungum*, que, segundo ele, são espíritos. Informa, ainda, que as folhas batidas com outras plantas são utilizadas em rito fúnebre e para "descarrego", ou seja, têm ação de afastar forças negativas de pessoas ou ambientes. Além disso, o decocto feito com lascas do tronco ou da raiz do mulungu é oferecido aos iniciantes durante o tempo de reclusão exigido a fim de deixá-los tranquilos e relaxados.[4,5]

Os estudos científicos do gênero *Erythrina* iniciaram-se quando, em 1877, Dominguez e Altamiro descobriram a ação curarizante do extrato das sementes da *E. americana* Mill., semelhante à d-tubocurarina (substância extraída de *Chondrodendron tomentosum*),[1] fato que despertou o interesse nos estudos fitoquímicos que resultaram no isolamento e identificação de alcaloides em 1937.[6,7]

Outros representantes deste gênero demonstram atividades com interesse farmacêutico como a *E. speciosa*, que no Brasil é utilizada como analgésica, anti-inflamatória e bactericida. A *E. variegata* var. *orientalis* tem reputação folclórica na Índia, China e Indochina, e suas cascas são empregadas como adstringente, febrífugo, antisséptico, para o tratamento do fígado, sedativo e colírio; as folhas são consideradas estomáquicas, diuréticas, para o alívio de dores nas articulações e no tratamento da epilepsia.[8]

No que se refere ao uso oficial, a *E. verna* faz parte da 1ª edição da Farmacopeia Brasileira (1926)[9] e da 2ª edição da FB (1959).[10] Embora não conste na atual e 6ª edição da FB (2019),[11] foi incluída na 1ª e 2ª edições do Formulário de Fitoterápicos da Farmacopeia Brasileira (FFFB) (2011; 2021).[12]

Principais componentes químicos

Espécies do gênero *Erythrina* são conhecidas por produzir **alcaloides**, caracterizados por sua estrutura singular de espiroamina tetracíclica, **flavonoides** e **terpenos**.[7,13,14] O extrato etanólico do córtex e ramos mostra a presença de **flavonoides e leucoantocianidinas**.[15] Além dos **alcaloides** (eritrina, eritrocoraloidina, eritralina),[16] o córtex revela a presença de **saponinas**.[17] Nas inflorescências foram encontrados os alcaloides (erisotrina, eritrartina, hipaforina, erisotrina-N-óxido e eritrartina-N-óxido).[18] Os alcaloides majoritários em *E. verna* são erisodina e eritralina.[19] Outros alcaloides estão presentes nas inflorescências e cascas. Entretanto, a casca concentra a maior parte dos alcaloides (erisovina, 8-oxo-eritralina, eritralina, eritrinina, 8-epóxido de oxo-eritralina, cristamidina, 11-hidroxieritratidinona, epi-eritraditinona, eritratidina, eritratidinona).[19]

Atividades farmacológicas

Foram investigadas as propriedades farmacológicas que avaliaram os mecanismos de ação sobre o **sistema nervoso central** (SNC), bem como a capacidade anti-inflamatória, analgésica, hipotensora, hepatoprotetora, estrogênica e antimicrobiana. No entanto, a maior parte dos estudos concentrou-se nas propriedades ansiolítica e anticonvulsivante.[19-21]

O extrato hidroalcoólico das inflorescências foi estudado em cobaias submetidas a modelos de diferentes tipos de ansiedade. A resposta foi semelhante à observada com alguns antidepressivos, imipramina e fluoxetina, fármacos de referência utilizados para tratar a **síndrome do pânico**, sugerindo que o extrato administrado pode apresentar atividade **ansiolítica e panicolítica**.[13,22,23] No entanto, o estudo com o extrato hidroalcoólico da casca e das inflorescências mostrou resultados que sugerem a ausência de efeito antidepressivo.[13] Dessa maneira, o efeito panicolítico pode não estar ligado à ação antidepressiva, e sim a uma ação ansiolítica semelhante à de alguns benzodiazepínicos potentes, como alprazolam.

Estudo clínico controlado com placebo analisou os resultados da administração de 500 mg de *E. verna* (Mulungu Matusa®) 1 h antes de pacientes serem submetidos à extração dentária do terceiro molar. Questionários e parâmetros físicos foram examinados e concluiu-se que o fitoterápico exerceu efeitos ansiolíticos sem que ocorressem mudanças nos parâmetros fisiológicos.[24]

Ensaio realizado em roedores com o extrato bruto de *E. verna* e três alcaloides (11α-hidroxierisotrina; eritravina; 11α-hidroxieritravina), extraídos da planta, revelou que principalmente os dois últimos alcaloides podem exercer efeito ansiolítico por meio da inibição dos receptores nicotínicos da acetilcolina do SNC.[25] O extrato hidroalcoólico de *E. velutina* e *E. verna* apresentou efeito **anticonvulsivante** no modelo induzido por estriquinina, sugerindo sua possível ação no sistema glicina e uma potenciação do sono, norteando uma ação depressora do SNC.[18] Alguns efeitos, como **anticonvulsivante, ansiolítico e analgésico**, já foram demonstrados em várias espécies que pertencem ao gênero *Erythryna*, incluindo *E. verna*, mostrando uma convergência da ação farmacológica das espécimes.[18] Além disso, é considerada uma planta com ação "psicoléptica, **ansiolítica** e **indutora de sono**" e, possivelmente, deve sua ação à ativação de receptores $GABA_A$.[26]

Extratos hidroalcoólicos do córtex das espécies *E. verna* e *E. velutina* mostraram possuir efeito **antinociceptivo** em cobaias e que esse efeito é independente do sistema opioide. Portanto, em relação ao SNC, os alcaloides ativam os receptores $GABA_A$ e são inibidores competitivos seletivos dos receptores nicotínicos de acetilcolina, sobretudo o subtipo $α_4β_2$. Os receptores nicotínicos estão envolvidos em muitas doenças do SNC, como depressão, esquizofrenia, doenças de Alzheimer e Parkinson. Dessa maneira, há evidências de que as propriedades estão relacionadas com a ativação de uma série de vias neuronais, envolvendo receptores de $GABA_A$, liberação de neurotransmissores (acetilcolina), ativação do receptor muscarínico e aumento da entrada de íons cálcio através de canais de cálcio do tipo L.[20]

Hoje existe apenas um fitoterápico contendo *E. verna* com registro válido no Brasil. Trata-se da associação de *E. verna* com *Passiflora alata* e

Capítulo 7

Crataegus oxyacantha.[a] Recebe o nome comercial de Maracugina®, o qual demonstrou efeito positivo no controle da ansiedade, em estudo clínico randomizado e duplo-cego conduzido com 96 pacientes com insônia e ansiedade leve.[27] Outros fitoterápicos registrados, contendo *E. verna* em associação com outras plantas, não tiveram os registros renovados.

Indicações e usos principais

- Ansiolítico
- Síndrome do pânico
- Anticonvulsivante
- Analgésico.

Uso etnomedicinal

A atividade biológica é conhecida há muito tempo. Na medicina popular, é usada para acalmar ansiedade, tosses nervosas, insônia e outros problemas do sistema nervoso.[13-15] Os nativos da América do Sul usavam preparados concentrados dessas plantas como venenos de flecha e como antídoto contra a estricnina ou como um agente hipnótico e antiepiléptico.[7]

Posologia

- Pó da casca: 600 mg a 2,4 g/dia
- Extrato seco: 200 a 800 mg/dia
- Infuso ou decocto 2%: 50 a 200 mg/dia
- Extrato fluido: 1 a 4 mg/dia
- Tintura: 5 a 20 mg/dia.

Extratos disponíveis no mercado brasileiro

Extrato seco de *Erythrina verna* (*Erythrina mulungu*) padronizado em 0,06% de taninos, 50 a 200 mg/dia.

Contraindicações

Sem referências.

Precauções

Até o momento não foram relatadas interações medicamentosas. No entanto, por seu possível mecanismo de ação, supõe-se que possa potencializar a ação de alguns ansiolíticos e agentes hipertensivos.[15]

Há um experimento utilizando ratos machos, aos quais foi fornecida no bebedouro, por 7 dias, infusão de talos de *E. verna* que revelou, após sacrifício dos animais, no estudo histopatológico, sinais de lesão hepática com proliferação de tecido conjuntivo no espaço porta, reversível se doses menores forem administradas.[28]

Toxicidade e interações

As sementes são tóxicas.[14]

Freire Alemão cita alguns trabalhos com efeitos curarizantes dos alcaloides da *E. verna*, e a dose letal de extrato das cascas e ramos em animais foi determinada em 25 mg/kg.[29]

REFERÊNCIAS BIBLIOGRÁFICAS

1. Gilbert B, Favoreto R. *Erythrina* sp. Fabaceae (Leguminosae, Faboideae). Revista Fitos. 2012;7.
2. Martins MV. *Erythrina* in Flora do Brasil 2020 em construção. Disponível em: http://floradobrasil.jbrj.gov.br/reflora/floradobrasil/FB22969. Acesso em: 14/10/2020.
3. Martins MV, Tozzi AMGA. Nomenclatural and taxonomic changes in Brazilian *Erythrina* (Leguminosae, Papilionoideae, Phaseoleae). The Journal of the Torrey Botanical Society. 2018;145:398-402,395.
4. Camargo MTLA. Contribuição ao estudo etnobotânico de plantas do gênero *Erythrina* usadas em rituais de religiões afro-brasileiras. Revista do Instituto de Estudos Brasileiros. 1997;0:179-89.
5. Camargo M. Plantas medicinais e de rituais afrobrasileiros II: estudo etnofarmacobotânico. São Paulo: Ícone; 1998.
6. Rambo DF, Vignoli-Silva M, Dresch RR et al. Morphoanatomical identification and physicochemical parameters of the drug *Erythrina verna* Vell. trunk bark. Boletín Latinoamericano y del Caribe de Plantas Medicinales y Aromáticas. 2013;12:243-56.
7. Soto-Hernández RM, García-Mateos R, San Miguel-Chávez R, Kite G, Martínez-Vázquez M, Ramos-Valdivia AC. *Erythrina*, a potential source of chemicals from the neotropics. Bioactive Compounds in Phytomedicine. 2012:163-84.
8. Raupp IFM. Efeito ansiolítico da administração prolongada do extrato de *Erythrina velutina* no labirinto em cruz elevado. Mestrado. Programa de Pós-Graduação em Farmacologia, Setor de Ciências Biológicas. Curitiba: Universidade Federal do Paraná; 2006.
9. Brasil. Pharmacopeia Brasileira. Decreto nº 17.509, de 4 de novembro de 1926. Departamento Nacional de Saúde Pública. Rio de Janeiro: Brasil; 1926.
10. Brasil. Farmacopeia dos Estados Unidos do Brasil. 2. ed. Decreto nº 45.502, de 27 de fevereiro de 1959. Aprova a 2ª Edição da Farmacopeia Brasileira. In: Farmácia SNdFdMe, editor. Rio de Janeiro; 1959.
11. Brasil. Farmacopeia Brasileira. Brasília: Anvisa; 2019.
12. Brasil. Formulário de Fitoterápicos da Farmacopeia Brasileira. Brasília: Anvisa; 2011.

---

[a] Nome atual: *Crataegus rhipidophylla* Gand.

13. Ribeiro M, Onusic G, Poltronieri S, Viana M. Effect of *Erythrina velutina* and *Erythrina mulungu* in rats submitted to animal models of anxiety and depression. Brazilian Journal of Medical and Biological Research. 2006;39:263-70.
14. Lorenzi H, Matos FJA. Plantas medicinais no Brasil: nativa e exóticas. Instituto Plantarum; 2002. 544 p.
15. Lima MRF, Luna JS, Santos AF et al. Anti-bacterial activity of some Brazilian medicinal plants. Journal of Ethnopharmacology. 2006;105:137-47.
16. Guaratini T, Silva DB, Bizaro AC et al. In vitro metabolism studies of erythraline, the major spiroalkaloid from *Erythrina verna*. BMC Complementary and Alternative Medicine. 2014;14:1-5.
17. Coimbra R. Manual de fitoterapia. 2. ed. Belém: Cejup; 1994. 355 p.
18. Vasconcelos SM, Lima NM, Sales GT et al. Anticonvulsant activity of hydroalcoholic extracts from *Erythrina velutina* and *Erythrina mulungu*. Journal of Ethnopharmacology. 2007;110:271-4.
19. Fahmy NM, Al-Sayed E, El-Shazly M, Nasser Singab A. Alkaloids of genus *Erythrina*: An updated review. Natural Product Research. 2020;34:1891-912.
20. Rambo DF, Biegelmeyer R, Toson NS, Dresch RR, Moreno PRH, Henriques AT. The genus *Erythrina* L.: a review on its alkaloids, preclinical, and clinical studies. Phytotherapy Research. 2019;33:1258-76.
21. Fahmy NM, Al-Sayed E, El-Shazly M, Singab AN. Comprehensive review on flavonoids biological activities of *Erythrina* plant species. Industrial Crops and Products. 2018;123:500-38.
22. Onusic G, Nogueira R, Pereira A, Viana M. Effect of acute treatment with a water-alcohol extract of *Erythrina mulungu* on anxiety-related responses in rats. Brazilian Journal of Medical and Biological Research. 2002;35:473-7.
23. Onusic GM, Nogueira RL, Pereira AMS, Flausino JOA, Barros MB. Effects of chronic treatment with a water-alcohol extract from *Erythrina mulungu* on anxiety-related responses in rats. Biological and Pharmaceutical Bulletin. 2003;26:1538-42.
24. Silveira-Souto ML, São-Mateus CR, de Almeida-Souza LM, Groppo FC. Effect of *Erythrina mulungu* on anxiety during extraction of third molars. Medicina Oral, Patologia Oral y Cirugia Bucal. 2014;19:e518.
25. Setti-Perdigão P, Serrano MA, Flausino Jr OA, Bolzani VS, Guimarães MZ, Castro NG. *Erythrina mulungu* alkaloids are potent inhibitors of neuronal nicotinic receptor currents in mammalian cells. PLoS One. 2013;8:e82726.
26. Rosa DS, Faggion SA, Gavin AS et al. Erysothrine, an alkaloid extracted from flowers of *Erythrina mulungu* Mart. ex Benth: evaluating its anticonvulsant and anxiolytic potential. Epilepsy & Behavior. 2012;23:205-12.
27. Fiss E, Paris EG, Brandão DC, Ghorayeb N. Avaliação clínica da eficácia e tolerabilidade do uso da associação de *Passiflora alata, Crataegus oxyacantha* L. e *Erythrina mulungu* comparado à associação de *Passiflora incarnata, Crataegus oxyacantha* L. e *Salix alba* L. em portadores de insônia e ansiedade leves. RBM – Revista Brasileira de Medicina. 2006:489-96.
28. Borges RS, Lopes RA, Paz Kd et al. Hepatotoxicidade de plantas medicinais. VII. Ação da Infusão de *Erythrina mulungu* Mart. ex Benth no Rato. Revista Científica da Universidade de Franca. 2005;5:9-13.
29. Pereira NÁ. A contribuição de Manuel Freire Alemão de Cisneiros para fitoterápicos. Rio de Janeiro: Artes Gráficas; 1982.

Crédito da imagem:
Ivone Manzali

Capítulo 7

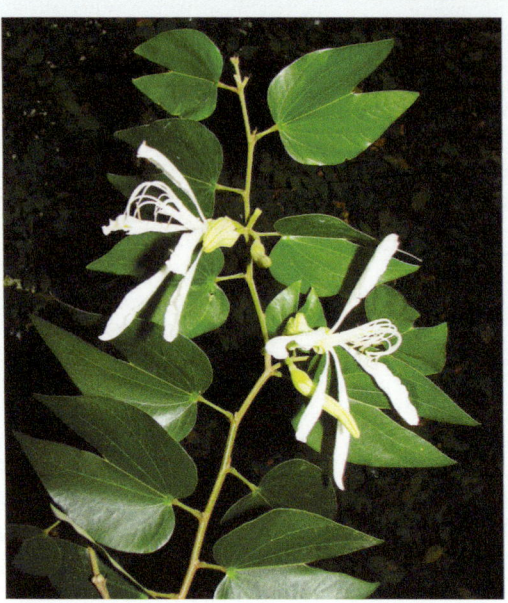

Pata-de-vaca

Nome botânico[a]
Bauhinia forficata Link
Sinonímia: *Bauhinia candicans*
Benth.

Nome farmacêutico
Folium Bauhiniae Forficatae

Família
Fabaceae

Parte utilizada
Folha

Propriedade organoléptica
Neutra

Outros nomes populares

Unha-de-vaca, bauinia, capa-bode, casco-de-burro, casco-de-vaca, ceroula-de-homem, miriró, miroró, mororó, pata-de-boi, pata-de-veado, unha-de-anta, unha-de-boi, unha-de-boi-de-espinho, unha-de-veado.

Origem

Nativa do Brasil.

Histórico

A denominação do gênero *Bauhinia* foi dada em homenagem aos botânicos suíços Caspar (Gaspard) Bauhin (1560-1624) e seu irmão Johann (Jean) (1541-1613). O epíteto *forficata* refere-se ao formato da folha que se assemelha a uma "pata de vaca", origem do nome popular.[1]

Plantas do gênero *Bauhinia* vêm sendo utilizadas com fins medicinais desde a pré-história, como mostra a pesquisa em que foram encontrados intactos grãos de pólen da *Bauhinia cheilanta*, em amostras de fezes humanas fossilizadas de milhares de anos em um sítio arqueológico da caatinga nordestina, no Piauí.[2] A *B. forficata* foi citada por Freire Alemão, em 1863, além de Pio Correia, em 1929, ambos para a utilização em diabéticos.[3,4]

O primeiro ensaio clínico com esta espécie é datado de 1929, que conclui pela existência da atividade hipoglicemiante em pacientes diabéticos.[5] Em 1931, Juliani demonstrou efeito hipoglicemiante em experiências com cães e gatos utilizando comprimidos contendo princípios ativos da planta fresca.[6]

Na década de 1980, a *B. forficata* fez parte do Programa de Pesquisa em Plantas Medicinais (PPPM) da Ceme.[7] Os resultados não apontaram efeito hipoglicemiante da infusão das folhas. Embora esteja na Renisus (Relação Nacional de Plantas Medicinais de Interesse ao SUS), não foi incluída em nenhum outro documento oficial para uso no SUS. No entanto, as pesquisas mostram potencial terapêutico da planta, conforme descrito no tópico Atividades Farmacológicas.

---

[a] A *B. forficata* é nativa da Mata Atlântica, porém rara no Nordeste, onde predominam as espécies *B. cheilantha* e *B. ungulata*. Essas espécies apresentam estudos quanto aos seus efeitos hipoglicemiantes. No entanto, foram introduzidas três espécies exóticas no Brasil (*B. blakeana*, *B. monandra* e *B. variegata*) com finalidade ornamental. Essas espécies também são conhecidas como pata-de-vaca, e têm sido usadas por diabéticos no lugar das espécies brasileiras recomendadas, embora sem estudos conclusivos. Esse uso deve ser evitado, pelo menos até que sejam verificadas sua segurança e eficácia.[5]

Principais componentes químicos

Possui **saponinas, taninos, glicoproteínas, flavonoides** (kaempferitrina,[b] kaempferol, rutina, quercetina), **fitosteróis** (β-sitosterol, campesterol, estigmasterol), **alcaloides, terpenoides** (pineno, cariofileno, humuleno), **mucilagem, heterosídeos cianogênicos, óleos essenciais** (α e β-pineno, sabineno e β-ocimeno, além dos sesquiterpenos β-elemeno, α-copaeno, α-humuleno, isômeros do copeno e, em quantidades expressivas, o β-cariofileno) e **antocianidinas**.[8,9] Os flavonoides são considerados os principais constituintes, em decorrência de serem os metabólitos secundários majoritários e bioativos, sendo a kaempferitrina a principal substância deste grupo fitoquímico e, em particular, característica da *B. forficata*. Por isso, é proposto que esta substância seja selecionada como marcador químico da espécie. No entanto, a concentração dos flavonoides sofre influência de fatores abióticos e bióticos.[10,11]

Atividades farmacológicas

Em um experimento foi administrado extrato aquoso de *B. forficata* com o objetivo de avaliar a atividade hipoglicemiante sobre a hiperglicemia induzida em animais por veneno de escorpião, nos quais esse veneno provoca uma rápida hiperglicemia, causada pelo aumento da glicogenólise e estimulada pela liberação de catecolaminas. Os resultados mostram que esse extrato tem efeitos semelhantes à insulina, uma vez que **diminui a hiperglicemia** induzida pelo veneno e provoca mudança nos níveis de eletrólitos. Entretanto, o extrato não provoca hipoglicemia, nem reduz a glicogenólise, assim como não estimula a liberação de insulina endógena.[12]

O tratamento de ratas prenhes diabéticas com *B. forficata* não interferiu com albumina, proteínas totais, lipídios, triglicerídeos, colesterol, superóxido dismutase (SOD). Por sua vez, aumentou o glicogênio hepático, diminuiu o ácido úrico e aumentou a atividade da glutationa (GSH), sugerindo que a planta interfira no sistema de defesa oxidativo e que os flavonoides e polissacarídeos podem ser os responsáveis por essas atividades.[13-15] Corroborando os resultados anteriormente descritos, outro estudo mostrou que o extrato aquoso contribui para manter a concentração de GSH de modo similar nos grupos de ratas diabéticas e não diabéticas, sem apresentar efeitos tóxicos nas doses empregadas, e tampouco alterar os níveis de hiperglicemia e o desenvolvimento fetal quando tratadas no período de gravidez (21 dias).[16] Além disso, o flavonoide kaempferitrina, isolado da *B. forficata*, foi efetivo em reduzir a glicose em ratos normais e diabéticos após administração oral, e o mecanismo de ação é provavelmente semelhante ao da insulina, que estimula a captação de glicose pelos tecidos periféricos e suprime a reabsorção de glicose pelos rins, inibindo a enzima insulinase que reduz o catabolismo da insulina e/ou potencializa os seus efeitos, porém sem afetar a absorção intestinal de glicose.[10,17]

Estudo clínico realizado com 25 pacientes diabéticos tipo 2 (idade média de 62 anos) avaliou os efeitos da infusão das folhas (0,4%/200 mℓ/2 vezes/dia) de *B. forficata* nos perfis lipídicos. Para o período analisado de 3 meses, foi observada redução significativa nos níveis de triglicerídeos e de colesterol total.[18] Dois outros estudos clínicos também evidenciaram alguns outros efeitos positivos. No primeiro, o uso da infusão durante 180 dias **reduz a glicemia em pacientes com diabetes tipo 2** e, no segundo, houve redução da pressão arterial, do peso e do índice de massa corporal (IMC), em 54 pessoas, após o consumo da infusão por 8 meses. Contudo, duas pesquisas clínicas adicionais realizadas demonstraram resultados discrepantes, ou seja, sem efeitos satisfatórios quanto às propriedades hipoglicemiante e/ou hipotensora. Isso pode ser consequência das diferentes origens do material botânico e das variações sazonais e ambientais que interferem na qualidade dos produtos avaliados.[6,11]

Nesse contexto, um trabalho científico revela que a ação antioxidante exercida pelo extrato hidroalcoólico das folhas de *B. forficata* e por uma fração rica em flavonoides, identificada pelo método HPLC-PDA-ESI-MS,[c] é importante na **prevenção das complicações do diabetes** oriundas do estresse oxidativo, e que esta ação seria devida principalmente aos flavonoides.[15] Foi demonstrada também propriedade **vasorrelaxante**, a qual foi atribuída à modulação do tônus vascular através da via do óxido nítrico/guanilato ciclase solúvel e dos canais de potássio. A

---

[b] No mercado encontram-se muitos produtos adulterados por causa da similaridade macroscópica entre as diversas espécies de *Bauhinia*. Recentemente, foi proposto que se utilize o flavonoide Kaempferitrina como marcador, já que essa substância se encontra somente nas folhas de *B. forficata*, surgindo como uma possível alternativa para controlar esse problema.[9]

[c] Cromatografia líquida de alta performance acoplada a detector fotodiodo e espectrômetro de massa.

kaempferitrina e o kaempferol parecem ser importantes para os efeitos observados.[19]

Como consequência, estudo evidenciou que a kaempferitrina, presente tanto na infusão quanto no extrato metanólico de folhas *B. forficata*, tem atividades diurética e natriurética em ratos. Esse efeito parece ser decorrente da interação com prostanoides gerados endogenamente, em decorrência de que coadministração de um inibidor de ciclo-oxigenase (responsável pela síntese de prostanoides) reduziu o efeito diurético.[20] O aprofundamento deste estudo demonstrou que os metabólitos ativos da kaempferitrina também exercem efeitos diuréticos agudos e prolongados, além de propriedades renais protetoras.[21] Vale ressaltar que a **kaempferitrina é restrita à espécie *B. forficata***, dando a entender que resultados de falta de eficácia hipoglicemiante podem ser oriundos da qualidade do produto em avaliação.[9,22,23]

É interessante mencionar que outros potenciais biológicos foram evidenciados, tais como **propriedades antiulcerogênica, antimicrobiana e hepatoprotetora**.[11] Embora as evidências clínicas ainda sejam superficiais, o histórico de resultados positivos em pesquisas como hipoglicemiante e a ampla utilização desta planta pela população são fortes motivos para que essa espécie esteja dentro daquelas selecionadas para estudos integrados, seguindo as diretrizes do Ministério da Saúde, por meio do Programa Nacional de Plantas Medicinais e Fitoterápicos (PNPMF), no sentido de certificar seu uso como fitoterápico.

Indicações e usos principais
Diabetes melito tipo 2.

Uso etnomedicinal
Antes de ser conhecida a propriedade hipoglicemiante da pata-de-vaca, os nativos sul-americanos empregavam a infusão de suas folhas para lavar e cicatrizar feridas, assim também como diurético, digestivo e expectorante. Usado popularmente no Brasil como antidiabético, diurético redutor do colesterol, e também contra cistites, parasitoses intestinais e elefantíase.[5,6]

Posologia
- Planta seca: 2 a 5 g/dia
- Pó: 500 mg a 1 g/dia
- Tintura: 10 a 15 mg/dia
- Tintura-mãe: 10 a 50 mg/dia.

Extratos disponíveis no mercado brasileiro
Extrato seco de *Bauhinia forficata* padronizado em 1 a 4% de taninos, 125 a 500 mg/dia.

Contraindicações
Sem referências.

Precauções
Sem referências.

Toxicidade e interações
Não há relatos de toxicidade no uso tradicional. Em doses terapêuticas não foi observada toxicidade e os estudos sugerem que o decocto das folhas não produz efeitos tóxicos.[6] De maneira geral, os resultados toxicológicos dessa planta estimulam a continuidade das investigações.[11]

REFERÊNCIAS BIBLIOGRÁFICAS

1. Gledhill D. The names of plants. Cambridge University Press; 2008.
2. Chaves SAM, Reinhard KJ. Paleopharmacology and pollen: theory, method, and application. Memórias do Instituto Oswaldo Cruz. 2003;98:207-11.
3. Pereira NÁ. A contribuição de Manuel Freire Alemão de Cisneiros para fitoterápicos. Rio de Janeiro: Artes Gráficas; 1982.
4. Corrêa MP. Dicionário das plantas úteis do Brasil. 1. ed. vol. 5. Rio de Janeiro: Imprensa Nacional; 1926-1978.
5. Lorenzi H, Matos FJA. Plantas medicinais no Brasil: nativas e exóticas. 2. ed. Nova Odessa: Instituto Plantarum; 2008.
6. Amaral A. Coletânea científica de plantas de uso medicinal. Fiocruz; 2005.
7. Brasil. A Fitoterapia no SUS e o Programa de Pesquisa de Plantas Medicinais da Central de Medicamentos. Brasília: Ministério da Saúde; 2006.
8. Marques GS, Rolim LA, Alves LDS, Silva CCAR, Soares LAL, Rolim-Neto PJ. Estado da arte de *Bauhinia forficata* Link (Fabaceae) como alternativa terapêutica para o tratamento do Diabetes mellitus. Journal of Basic and Applied Pharmaceutical Sciences. 2013;34.
9. Engel IC, Ferreira RA, Cechinel-Filho V, Meyre-Silva C. Controle de qualidade de drogas vegetais a base de *Bauhinia forficata* Link (Fabaceae). Revista Brasileira de Farmacognosia. 2008;18:258-64.
10. Souza BVC, Moreira Araújo RSR, Silva OA et al. *Bauhinia forficata* in the treatment of diabetes mellitus: a patent review. Expert Opinion on Therapeutic Patents. 2018;28:129-38.

11. Cechinel-Zanchett CC, Andrade SF, Cechinel-Filho V. Ethnopharmacological, phytochemical, pharmacological and toxicological aspects of *Bauhinia forficata*: a mini-review covering the last five years. Natural Product Communications. 2018;13(7):911-6.

12. Vasconcelos F, Sampaio SV, Garófalo MA, Guimarães LFL, Giglio JR, Arantes EC. Insulin-like effects of *Bauhinia forficata* aqueous extract upon *Tityus serrulatus* scorpion envenoming. Journal of Ethnopharmacology. 2004;95:385-92.

13. Damasceno D, Volpato G, Calderon IdMP, Aguilar R, Rudge MC. Effect of *Bauhinia forficata* extract in diabetic pregnant rats: maternal repercussions. Phytomedicine. 2004;11:196-201.

14. Lubkowski J, Durbin SV, Silva MCC et al. Structural analysis and unique molecular recognition properties of a *Bauhinia forficata* lectin that inhibits cancer cell growth. The FEBS Journal. 2017;284:429-50.

15. Miceli N, Buongiorno LP, Celi MG et al. Role of the flavonoid-rich fraction in the antioxidant and cytotoxic activities of *Bauhinia forficata* Link. (Fabaceae) leaves extract. Natural Product Research, 2016;30:1229-39.

16. Volpato GT, Damasceno DC, Rudge MVC, Padovani CR, Calderon IMP. Effect of *Bauhinia forficata* aqueous extract on the maternal-fetal outcome and oxidative stress biomarkers of streptozotocin-induced diabetic rats. Journal of Ethnopharmacology. 2008;116:131-7.

17. Filho VC. Chemical composition and biological potential of plants from the genus *Bauhinia*. Phytotherapy Research. 2009;23:1347-54.

18. Córdova Mariángel P, Avello Lorca M, Morales Leon F, Fernández Rocca P, Villa Zapata L, Pastene Navarrete E. Effects of *Bauhinia forficata* Link Tea on Lipid Profile in Diabetic Patients. Journal of Medicinal Food. 2019;22:321-3.

19. Cechinel-Zanchett CC, Silva RCMVAF, Tenfen A et al. *Bauhinia forficata* link, a Brazilian medicinal plant traditionally used to treat cardiovascular disorders, exerts endothelium-dependent and independent vasorelaxation in thoracic aorta of normotensive and hypertensive rats. Journal of Ethnopharmacology. 2019;243:112118.

20. Souza P, Silva LM, Boeing T et al. Influence of Prostanoids in the Diuretic and Natriuretic Effects of Extracts and Kaempferitrin from *Bauhinia forficata* Link Leaves in Rats. Phytotherapy Research. 2017;31:1521-8.

21. Cechinel-Zanchett CC, Bolda Mariano LN, Boeing T et al. Diuretic and Renal Protective Effect of Kaempferol 3-O-Alpha-l-rhamnoside (Afzelin) in Normotensive and Hypertensive Rats. Journal of Natural Products. 2020;83:1980-9.

22. Sousa Ed, Zanatta L, Seifriz I et al. Hypoglycemic Effect and Antioxidant Potential of Kaempferol-3, 7-O-(α)-dirhamnoside from *Bauhinia forficata* Leaves. Journal of Natural Products. 2004;67:829-32.

23. Lino CS, Diógenes JPL, Pereira BA et al. Antidiabetic activity of *Bauhinia forficata* extracts in alloxan-diabetic rats. Biological and Pharmaceutical Bulletin. 2004;27:125-7.

Crédito da imagem:
Ivone Manzali

Pfáfia

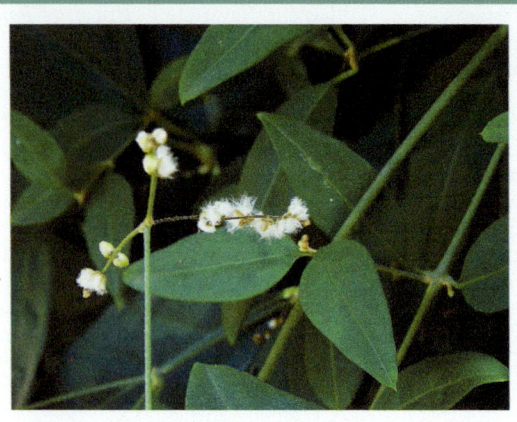

Nome botânico
Pfaffia glomerata (Spreng.) Pedersen
Sinonímias: *Iresine glomerata* (Spren.)
Peedersen; *Gomphrena stenophylla*
Spreng.; *Pfaffia stenophylla* (Spreng.)
Stuchl.
Pfaffia iresinoides (Kunth) Spreng
Hebanthe eriantha (Poir.) Pedersen
Sinonímias: *Iresine erianthos* (Poir.)
Pedersen; *Gomphrena eriantha* (Poir.)
Moq.; *Pfaffia paniculata* (Mart.)
Kuntze; *Pfaffia eriantha* (Poir.) Kuntze

Nome farmacêutico
Radix Pfaffiae

Família
Amaranthaceae

Parte utilizada
Raiz

Propriedades organolépticas
Ligeiramente doce no princípio,
seguido por um leve amargor,
quente e úmida

Outros nomes populares[a]

Fáfia, para-tudo, suma, ginseng-brasileiro, corrente.

Origem

Espécies nativas do Brasil, exceto *P. iresinoides*.

Histórico

Os gêneros *Pfaffia* e *Hebanthe* foram estabelecidos por Karl Friedrich Philipp von Martius. O primeiro foi designado em homenagem ao professor alemão, Christian Heinrich Pfaff (1774-1852), em 1826.[1] Já o epíteto específico, glomerata, é uma referência às suas flores, aglomeradas em pequenos capítulos. Por sua vez, *Hebanthe* foi baseado em caraterísticas das flores, derivada das palavras gregas *hebe* e *anthos*, que significa "flores jovens".[2] Martius foi considerado o primeiro especialista em Amaranthaceae.[1] Atualmente, a *P. paniculata* encontra-se classificada no gênero *Hebanthe* como *H. eriantha* e suas espécies

eram bastante utilizadas pelos indígenas brasileiros que repassaram esse conhecimento aos sertanejos.[3,4]

Segundo dados disponíveis na Flora do Brasil,[5] o gênero *Pfaffia* possui 21 espécies descritas, sendo 16 endêmicas. Enquanto gênero, *Hebanthe* têm seis espécies.

Na década de 1980, o interesse pelas espécies do gênero *Pfaffia* aumentou após relatos da descoberta do ácido pfáffico e da alantoína nas raízes da espécie *H. eriantha*, substâncias que foram relacionadas com as propriedades antitumoral e cicatrizante. Ao ser reputada como tônica e em razão da semelhança morfológica com as raízes do *Panax ginseng*, a espécie passou a ser conhecida popularmente como "ginseng brasileiro".

Observam-se semelhanças morfológicas entre a *P. glomerata* e a *P. iresinoides*. Entretanto, essa última encontra-se distribuída principalmente na parte noroeste da América do Sul, norte do México e ao sul da Argentina, e a *P. glomerata* tem distribuição mais ampla (sul da América tropical e subtropical).[6]

Vale a pena esclarecer que as espécies *P. ginseng*, *P. glomerata*, *P. iresinoides* e *H. eriantha* apresentam diferenças botânicas e fitoquímicas (ver tópico Principais Componentes Químicos). Porém, desde a última década do século 21, essas espécies são utilizadas no Brasil como um sucedâneo do *P. ginseng*, apoiadas não só no uso

---

[a] O nome popular "para-tudo" é utilizado para espécies da família Amaranthaceae, sobretudo dos gêneros *Pfaffia* e *Gomphrema*, com usos semelhantes e contendo substâncias químicas idênticas. Do ponto de vista botânico, os dois gêneros são muito próximos, diferindo pelo tubo estaminal curto, filetes unidos até o meio e ciliados lateralmente, estilete quase sempre ausente e estigma bilobado ou capitato.[1]

tradicional e nas semelhanças morfológicas, mas também por motivos econômicos em virtude do alto custo das raízes do *P. ginseng*.[7] Embora não sejam espécies reconhecidas pela Farmacopeia Brasileira ou qualquer outro documento oficial brasileiro, há extrato seco disponível no mercado.

Principais componentes químicos

As espécies apresentam perfil fitoquímico semelhante, mas é possível caracterizá-las quimicamente em dois grupos: as espécies que contêm ecdisteroides e as que não contêm. No grupo que contêm estão a *P. glomerata* (0,64%) e a *P. iresinoides* (0,31%); já a *H. eriantha* pertence ao grupo que não contém essa substância.

H. eriantha: **nortriterpenoides** (ácido pfáffico, pfaffina A e B), **saponinas** (pfaffosídeos A, B, C, D, E, F), **terpenoides** (sitosterol e estigmasterol, estigmasterol-β-D-glicosídeo, sitosterol-β-glicosídeo) e **alantoína**.[8]

P. glomerata: **fitoecdisteroides** (ecdisterona, rubrosterona), **nortriterpenoides** (ácido pfamérico, ácido pfáffico), **saponinas** (pfaffosídeos), **terpenoides** (ácido glomérico, ácido oleanólico, oleanolato de β-D-glucopiranosil, ácido 15-α-hidroxi-3-oxo-olean-1.12 dien-28-oico), **sais minerais** e **vitaminas**.

P. iresinoides: **fitoecdisteroides** (ecdisterona, polipodina B, pterosterona 24.0β-D-glucopiranosídeo, podoecdisona 25.0β-D-glucopiranosídeo), chikusetsusaponina IVa, iresinosídeos.[9,10]

Atividades farmacológicas

Com o objetivo de investigar o efeito antineoplásico da raiz, empregou-se como modelo experimental a indução de ascite (acumulação de fluidos no peritônio) pelo tumor de Ehrlich em animais de experimentação. O extrato (200 mg/kg) foi administrado diariamente por 10 dias e as células tumorais inoculadas no 10º dia. Houve diminuição do volume total da ascite nos animais tratados com *H. eriantha*, que foi seguida por uma redução do número total de células tumorais de Ehrlich. Esses resultados indicam que o extrato apresenta efeitos **anti-inflamatórios**, sendo responsável pela diminuição do fluido total na ascite e pela **inibição das células tumorais**.[11]

Apoiando o estudo anterior, animais com tumores de Ehrlich e tratados com o extrato butanólico de *H. eriantha* sobreviveram mais tempo que aqueles não tratados e diminuição significativa em relação ao número de células tumorais/mℓ e células tumorais totais presentes no fluído ascético, confirmando a atividade **antineoplásica** exercida

pelo extrato sobre os modelos experimentais.[12,13] Outro estudo avaliou os efeitos do extrato metanólico das raízes de *H. eriantha* sobre o sistema imunológico, que resultou na potencialização da atividade dos macrófagos peritoneais. Esse efeito pode ser importante para a inibição do crescimento do tumor de Ehrlich nos experimentos realizados, já que a participação do sistema imune é fundamental para auxiliar no controle de neoplasias.[14] Pesquisa foi conduzida a fim de avaliar se a administração oral de *H. eriantha* inibe o desenvolvimento de leucemia espontânea em camundongos AKR/J fêmeas. Como consequência, evidenciou efeitos supressores da planta frente a leucemia induzida dependentes do sistema imunológico não específico ou celular (ou ambos).[15] Além disso, o ácido pfáffico, isolado de *P. glomerata*, apresentou forte atividade frente ao *Trypanosoma cruzi*.[16]

Pesquisa realizada com o liofilizado das raízes de *P. glomerata*, tanto pré-clínica quanto clínica, demonstrou a existência de um discreto efeito de melhora na **aprendizagem** e **memória** de ratos idosos tratados cronicamente, toxicidade em níveis baixos, e a presença de alguns efeitos aparentemente positivos na bioquímica sanguínea de ratos. Na avalição clínica houve a ocorrência de prejuízo na atividade psicomotora dos voluntários, bem como melhoras na **memória a curto prazo** (*span* de memória) e na **memória declarativa imediata** e **remota**.[10]

Foi realizado um estudo em uma linhagem celular de tumor mamário humano (células MCF-7) e foi observado que o extrato butanólico das raízes de *H. eriantha* mostrou efeito citotóxico contra a linhagem celular MCF-7. As células tratadas com o extrato butanólico revelaram degeneração de componentes citoplasmáticos e profundas alterações morfológicas e nucleares, sugerindo novas investigações.[17]

Uma das estratégias mais eficazes no tratamento contra o câncer é o controle da angiogênese. Assim, a investigação dos efeitos da *H. eriantha* sobre esse processo é importante para entender o mecanismo de ação dos seus constituintes. Com intuito de avaliar esse efeito, administrou-se extrato metanólico da raiz de *H. eriantha* por 10 dias e foi realizada uma cauterização da córnea das cobaias para uma posterior quantificação dos vasos sanguíneos formados. Com esse experimento, chegou-se à conclusão de que a dose mais elevada (1.000 mg/kg) do extrato metanólico de *H. eriantha* reduz a angiogênese na córnea dos animais. O resultado indica um efeito **antiangiogênico** do extrato.[18]

A atividade como **estimulante sexual** foi estudada em animais machos adultos, e o resultado mostrou que o extrato das raízes de *H. eriantha* não estimula os machos sexualmente potentes, porém melhora o desempenho na cópula dos animais impotentes ou sexualmente lentos. O extrato não apresentou modificação na atividade locomotora, e os efeitos observados parecem apoiar a utilização na medicina popular como **estimulante sexual**.[19] Estudo conduzido com extrato hidroalcoólico da raiz de *P. glomerata* avaliou ação sobre o parênquima testicular e seus possíveis efeitos deletérios através da análise do estresse oxidativo testicular em camundongos adultos. O tratamento reduziu as proporções volumétricas dos túbulos seminíferos e epitélio, o número de células de Sertoli e aumentou os níveis de peróxido de hidrogênio, sem afetar a produção de espermatozoides. Também causou morte celular e mudanças na frequência dos estágios dos ciclos do epitélio seminífero. Doses de 200 mg/kg, contínuas ou descontínuas, induziram aumento do óxido nítrico testicular, da mesma forma que citrato de sildenafila utilizado como fármaco de referência, mostrando-se eficientes como afrodisíacos, mas promovem a morte celular independente da forma de administração.[20]

O extrato alcoólico das raízes causou redução do edema de pata induzido por carragenina e das contorções abdominais em animais, mostrando atividade **analgésica** e **anti-inflamatória** da *H. eriantha*.[21,22] Da mesma maneira, um estudo realizado em ratos com doença inflamatória intestinal induzida pelo ácido trinitrobenzenossulfônico avaliou a capacidade adaptogênica do extrato de *H. eriantha* na dose de 200 mg/kg, demonstrando melhoria do processo inflamatório relacionado a essa doença que foi evidenciado por meio da redução de danos macroscópicos e da extensão da lesão intestinal. Outros parâmetros, como a diminuição da atividade da mieloperoxidase, dos níveis de citocina pró-inflamatórias e da proteína C reativa, concluíram que o efeito protetor está relacionado com a redução do estresse oxidativo.[23] O extrato aquoso de *P. iresinoides* exibiu atividade anti-inflamatória.[24]

Uma interessante revisão quanto à etiologia e ao tratamento da hiperpigmentação periocular propõe, entre outros procedimentos, que uma associação de *Pfaffia paniculata*, *Ptychopetalum olacoides* e *Lilium candidum* parece ser uma boa opção com melhora em torno de 90%.[25]

Indicações e usos principais

- Fadiga e debilidade
- Declínio da capacidade de trabalho a concentração
- Convalescença.

Uso etnomedicinal

É utilizado como tônico, afrodisíaco, calmante e contra úlceras pelas populações ameríndias.[26] Sabe-se que as folhas da *H. eriantha* são utilizadas na medicina popular amazônica no tratamento de hemorroidas, como antidiarreico e em lavagens intestinais, misturando o sumo da planta com óleo de copaíba ou andiroba para aplicações locais.[27] Também é usada na forma de banho para mal-estar, dor de cabeça, hemorroidas e problemas circulatórios.[28]

Posologia

- Tintura (1:5): 20 a 40 gotas, 3 vezes/dia
- Pó: 800 a 1.000 mg, 3 vezes/dia
- Extrato seco: 400 a 500 mg, 2 vezes/dia.

Extratos disponíveis no mercado brasileiro

Extrato seco de *Pfaffia paniculata* padronizado em 8% de saponinas, 500 mg/dia.

Contraindicações

Sem referências.

Precauções

Assim como o *P. ginseng*, *Pfaffia* sp. pode interagir e modificar o efeito anticoagulante da varfarina e, portanto, precauções devem ser tomadas quanto a esta interação.[29]

Toxicidade e interações

Os estudos toxicológicos demonstraram não ocorrer redução de peso ou alterações histopatológicas durante os ensaios experimentais.[11,18]

REFERÊNCIAS BIBLIOGRÁFICAS

1. Marchioretto MS. Os gêneros *Hebanthe* Mart. e *Pfaffia* Mart. (Amaranthaceae) no Brasil. Tese (Doutorado) – Porto Alegre: Universidade Federal do Rio Grande do Sul, Instituto de Biociências, Programa de Pós-Graduação em Botânica; 2008.
2. Quattrocchi U. CRC world dictionary of medicinal and poisonous plants: common names, scientific names, eponyms, synonyms, and etymology (5 Volume Set). CRC Press; 2012.

3. Cortez DAG, Truiti MCT, Cortez LER. Ginseng Brasileiro: revisão bibliográfica. Arquivos de Ciências da Saúde da UNIPAR. 1998;2.

4. Peckolt T, Peckolt G. História das plantas medicinais e úteis do Brasil. Belo Horizonte: Fino Traço; 2016.

5. Amaranthaceae in Flora do Brasil 2020 em construção. Disponível em: http://floradobrasil.jbrj.gov.br/reflora/floradobrasil/FB4329. Acesso em: 17/10/2020.

6. Marchioretto MS, Miotto STS, Siqueira JC. O gênero *Pfaffia* Mart. (Amaranthaceae) no Brasil. Hoehnea. 2010;37:461-511.

7. Brumley C. Herbs and the perioperative patient. AORN journal. 2000;72:783-96.

8. Li J, Jadhav AN, Khan IA. Triterpenoids from Brazilian ginseng, Pfaffia paniculata. Planta Medica. 2010;76(6):635-9.

9. Rates SMK, Gosmann G. Gênero *Pfaffia*: aspectos químicos, farmacológicos e implicações para o seu emprego terapêutico. Revista Brasileira de Farmacognosia. 2002;12:85-93.

10. Marques LC. Avaliação da ação adaptógena das raízes de *Pfaffia glomerata* (Sprengel) Pedersen – Amaranthaceae. Tese (Doutorado). São Paulo: Universidade Federal de São Paulo, Escola Paulista de Medicina; 1998.

11. Matsuzaki Pc, Akisue G, Oloris SlCS, Górniak SL, Dagli MLZ. Effect of *Pfaffia paniculata* (Brazilian ginseng) on the Ehrlich tumor in its ascitic form. Life sciences. 2003;74:573-9.

12. Matsuzaki P, Haraguchi M, Akisue G et al. Antineoplastic effects of butanolic residue of *Pfaffia paniculata*. Cancer Letters. 2006;238:85-9.

13. Vieira J, Matsuzaki P, Nagamine MK et al. Inhibition of ascitic ehrlich tumor cell growth by intraperitoneal injection of *Pfaffia paniculata* (Brazilian ginseng) butanolic residue. Brazilian Archives of Biology and Technology. 2010;53:609-13.

14. Pinello KC, de SM Fonseca E, Akisue G et al. Effects of *Pfaffia paniculata* (Brazilian ginseng) extract on macrophage activity. Life Sciences. 2006;78:1287-92.

15. Watanabe T, Watanabe M, Watanabe Y, Hotta C. Effects of oral administration of *Pfaffia paniculata* (Brazilian ginseng) on incidence of spontaneous leukemia in AKR/J mice. Cancer Detection and Prevention. 2000;24:173-8.

16. Silva MLA, Pereira AC, Ferreira DS et al. In vitro Activities of *Pfaffia glomerata* Root Extract, Its Hydrolyzed Fractions and Pfaffic Acid Against *Trypanosoma cruzi* Trypomastigotes. Chemistry & Biodiversity. 2017;14:e1600175.

17. Nagamine MK, Silva TC, Matsuzaki P et al. Cytotoxic effects of butanolic extract from *Pfaffia paniculata* (Brazilian Ginseng) on cultured human breast cancer cell line MCF-7. Experimental and Toxicologic Pathology. 2009;61:75-82.

18. Carneiro CS, Costa-Pinto FA, Silva AP et al. *Pfaffia paniculata* (Brazilian ginseng) methanolic extract reduces angiogenesis in mice. Experimental and Toxicologic Pathology. 2007;58:427-31.

19. Arletti R, Benelli A, Cavazzuti E, Scarpetta G, Bertolini A. Stimulating property of *Turnera diffusa* and *Pfaffia paniculata* extracts on the sexual behavior of male rats. Psychopharmacology. 1999;143:15-9.

20. Dias FCR, Martins ALP, Melo FCSA et al. Hydroalcoholic extract of *Pfaffia glomerata* alters the organization of the seminiferous tubules by modulating the oxidative state and the microstructural reorganization of the mice testes. Journal of Ethnopharmacolog., 2019;233:179-89.

21. Mazzanti G, Braghiroli L, Tita B, Bolle P, Piccinelli D. Anti-inflammatory activity of *Pfaffia paniculata* (Martius) Kuntze and *Pfaffia stenophylla* (Sprengel) Stuchl. Pharmacological Research. 1993;27:91-2.

22. Mazzanti G, Braghiroli L. Analgesic antiinflammatory action of *Pfaffia paniculata* (Martius) kuntze. Phytotherapy Research. 1994;8:413-6.

23. Costa C, Tanimoto A, Quaglio A, Almeida Jr L, Severi J, Di Stasi L. Anti-inflammatory effects of Brazilian ginseng (*Pfaffia paniculata*) on TNBS-induced intestinal inflammation: Experimental evidence. International Immunopharmacology. 2015;28:459-69.

24. Taniguchi SF, Bersani-Amado CA, Sudo LS, Assef SM, Oga S. Effect of *Pfaffia iresinoides* on the experimental inflammatory process in rats. Phytotherapy Research: An International Journal Devoted to Medical and Scientific Research on Plants and Plant Products. 1997;11:568-71.

25. Alsaad S, Mikhail M. Periocular hyperpigmentation: a review of etiology and current treatment options. Journal of Drugs in Dermatology. 2013;12:154-7.

26. Lorenzi H, Matos FJ. Plantas medicinais no Brasil: nativas e exóticas. 2. ed. Nova Odessa: Instituto Plantarum; 2008.

27. Van den Berg ME. Plantas medicinais na Amazônia: contribuição ao seu conhecimento sistemático. Belém: CMPq/PU; 1982.

28. Van den Berg ME. Plantas medicinais na Amazônia: contribuição ao seu conhecimento sistemático. 3. ed. Belém: Museu Paraense Emílio Goeldi; 2010.

29. Cheng TO. Ginseng and other herbal medicines that interact with warfarin. International Journal of Cardiology. 2005;104:227.

Crédito da imagem:
Ivone Manzali

Capítulo 7

Pitanga

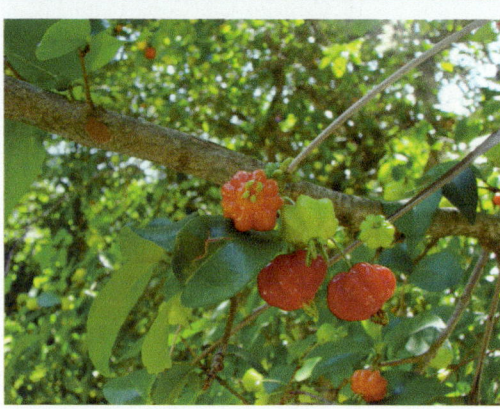

Nome botânico
Eugenia uniflora L.
Sinonímia: *Eugenia brasiliana*
(L.) Aubl.

Nome farmacêutico
Folium Eugeniae

Família
Myrtaceae

Partes utilizadas
Folha e fruto

Propriedades organolépticas
Quente, aromática e
adstringente

Outros nomes populares

Nangapiré, ibipitanga, ubipitanga, pitangatuba, ginja, jinja, pitanga-branca, pitanga-da-praia, pitanga-do-mato, pitanga-mulata, pitanga-rósea, pitanga-roxa, pitangueira, pitangueira-miúda, pitangueira-vermelha.

Origem

Nativa do Brasil e do Uruguai.

Histórico

O nome do gênero *Eugenia* foi uma homenagem que o botânico Pier Antonio Micheli (1679-1737) fez ao Príncipe Eugénio Francisco de Saboia (Prince Eugene of Savoy – 1663-1736), marechal do exército do Sacro Império Romano, cuja denominação foi reconhecida por Carl Linnaeus (1707-1778), em 1754. O epíteto *uniflora* faz alusão à inflorescência que se apresenta como uma flor única.[1,2] Pitanga tem origem do termo tupi *ybápytanga*, que significa "fruto avermelhado (*ybá*, "fruto" + *pytang*, "avermelhado").[3]

Muito conhecida e apreciada pela população caiçara no litoral sul/sudeste brasileiro, que faz uso das frutas como parte da alimentação tradicional, as folhas como remédio e o tronco na construção e como lenha. Mencionada por Guilherme Piso (1611-1678), era cultivada nas hortas dos portugueses e holandeses que aproveitavam os frutos para a confecção de sobremesas e as folhas como remédio. Logo após a chegada da corte portuguesa no Brasil, os naturalistas também a descreveram em seus relatos a respeito das expedições realizadas nas províncias.

Nesse contexto, a importância da *E. uniflora* foi destacada pelo farmacêutico alemão Theodoro Peckolt (1822-1912), considerado um dos precursores da etnofarmacologia e da fitoquímica de plantas brasileiras, quando a cita em uma de suas obras, *Analyses de materia medica brasileira dos productos que forão premiados nas exposições nacionais e na Exposição Universal de Paris em 1867*, publicada em 1868, que as folhas são adstringentes e empregadas em dores reumáticas, enquanto o óleo essencial é usado como essência aromática e excitante.[4]

Na tradição afro-brasileira, são utilizadas folhas de pitangueira para varrer e salpicar o chão em dias de festa em homenagem aos orixás, em especial para Oxum. As folhas ainda são utilizadas em banhos rituais e "sacudimentos", com o objetivo de atrair prosperidade.[5]

Quanto ao uso oficial no Brasil, foi incluída nas Farmacopeias Brasileiras 4ª edição (1988-1996),[6] 5ª edição (2010)[7] e 6ª edição (2019).[8] Integrou a Resolução da Diretoria Colegiada (RDC) 10/2010[9] da Anvisa e foi selecionada para compor a Relação Nacional de Plantas Medicinais de Interesse ao SUS – Renisus (2009)[10] – e a 2ª edição do Formulário de Fitoterápicos da Farmacopeia Brasileira (2021).

Principais componentes químicos

A *E. uniflora* contém **terpenoides** (triterpenoides, sesquiterpenos e monoterpenos), **substâncias fenólicas** (flavonoides, taninos, cianidinas e antocianidinas) e **ácidos graxos** como constituintes majoritários. Os principais **flavonoides** são: quercetina, miricetrina, miricetina quercetina-3-O-α-L-ramnopiranosídeo, canfe-rol-3-O-α-L-ramnopiranosídeo, miricetina-3-O-α-L-ramnopiranosídeo e miricetina-3-O-(2"-O-galoil)-α-L-ramnopiranosídeo. Apresenta ainda **triterpenoides** (β-sitosterol, ácido betulí-nico, centelosídeo C), **glicosídeos** (actinidioio-nosídeo, roseosídeo), **óleo essencial** (β-pineno, α-felandreno, cimeno, ocimeno, linalool, anetol, limoneno, cineol, pulegona, furanodieno, fura-noelemeno, β-elemeno, α-cardinol, germacrona, β-cariofileno etc.), **sesquiterpenos** (germacreno A, B e D, viridiflorol, epi-α-cadinol, cubenol) e **taninos** (oenoteína B, eugeniflorina D2 e camp-totina A).[11-13]

Estudo indica que as cores dos frutos in-fluenciam a composição e o teor dos constituin-tes do óleo essencial das folhas da *E. uniflora*, o que também pode ser observado nas diferentes épocas do ano.[14] Outra pesquisa demonstrou di-ferenças na composição da polpa e semente dos frutos roxos e vermelhos quanto à presença de substâncias fenólicas. No caso dos frutos roxos, a presença de antocianidinas é maior, enquanto os de coloração avermelhada ou alaranjada possuem flavonoides como substâncias fenólicas majoritá-rias. Os autores da pesquisa recomendam o con-sumo integral do fruto, isto é, da polpa e da se-mente, que possuem proteínas, açúcares, lipídios, minerais e vitaminas A, C e do complexo B.[15]

Vale ressaltar que a variação de cores é re-sultado da grande diversidade genética da *E. uniflora*. Assim, a presença de uma quantidade maior de antocianidinas nos frutos roxos revela seu maior potencial antioxidante.[16] Outra carac-terística importante dos frutos é a presença de **carotenoides**, sendo um deles o **licopeno**, que tem importante papel na saúde humana. A com-posição centesimal (%) do fruto: umidade (90), resíduo mineral (0,28), lipídios (0,23), proteínas (0,76), fibras (2,10), carboidratos totais (8,26), ácido ascórbico (14), vitamina A (990 μg/100 g) e valor calórico (30 kcal/100 g).[17]

Atividades farmacológicas

As propriedades terapêuticas das folhas da *E. uniflora* são atribuídas, sobretudo, à presença de substâncias fenólicas que atuam no comba-te à inflamação. O potencial das folhas como **anti-inflamatório** foi evidenciado em estudo pré-clínico em que extratos preparados com in-fusão das folhas frescas foram mais efetivos do que as desidratadas. Tal resultado sugere que os ativos possam estar relacionados com com-ponentes do óleo essencial, hidrossolúveis ou a

substâncias instáveis, que podem sofrer altera-ções durante o processo de secagem e/ou extra-ção do material botânico.[18] Respostas dessa na-tureza corroboram o uso tradicional na forma de chá, ou seja, o infuso da folha é a forma utilizada para o caso de **dor** e **inflamação**.[19]

Nesse sentido, pesquisa buscou avaliar a in-fluência da composição fitoquímica a respeito das propriedades **anti-inflamatória, analgésica** e **antimicrobiana**.[20] Para isso, foi conduzido estu-do com extrato bruto (EB) e frações das folhas de *E. uniflora*. No caso, as frações investigadas foram resultantes da partição do EB em aceta-to de etila (EAT) e água (EA). Como resultado, foram observados efeitos positivos, tanto do EB quanto das frações, nas propriedades investiga-das. Constatou-se que o **efeito anti-inflamatório** é produzido através da redução da migração de leucócitos e da atividade da enzima mieloperoxi-dase (MPO) após o tratamento. Além disso, a capacidade anti-inflamatória do flavonoide mi-ricitrina já foi anteriormente demonstrada com base em sua inibição da produção de prostaglan-dina induzida por lipopolissacarídeos (LPS). A miricitrina também inibiu a produção de óxido nítrico estimulado por LPS, de citocinas, produ-ção de óxido nítrico sintase induzível (iNOS) e de ciclo-oxigenase-2 (COX-2) em macrófago.[21] Embora o estudo tenha detectado variações nas concentrações de ácido gálico, ácido elágico e miricitrina entre o extrato total e as frações, não foram observadas diferenças significativas nas respostas biológicas, impossibilitando a defini-ção das substâncias que contribuíram para os efeitos observados. Apenas a fração aquosa (EA) produziu um efeito analgésico levemente supe-rior aos demais extratos. Isso pode ser em de-corrência da maior concentração de substâncias fenólicas nesta fração.[20] Estudo realizado em modelo clinicamente relevante de sepse também evidenciou que a fração rica em substâncias fe-nólicas reduz a letalidade em 30% ao diminuir o acúmulo de neutrófilos nos pulmões, dos níveis séricos TNF-α (*Tumor Necrosis Factor*) e IL-1 β (*interleukin*), da expressão da iNOS e COX-2 pe-las células do íleo.[22]

Outro estudo demonstrou que os frutos con-têm constituintes com propriedades anti-infla-matórias em **gengivites**,[23] apesar de essa parte do vegetal ser mais utilizada com fins alimen-tícios. Pesquisas sugerem que os bioativos mais importantes para esse efeito são substâncias fe-nólicas (flavonoides e taninos) e terpenoides pre-sentes em todas as partes do vegetal analisadas (folha, fruto e semente).[24,25] Possivelmente, os constituintes do óleo essencial também contribuem para esse efeito, uma vez que demonstram atividade antibacteriana e antifúngica.[11,26] Outra pesquisa demonstrou potencial frente a *Leishmania amazonensis.*[27]

Estudo aponta para o efeito benéfico do **óleo essencial** das folhas, como **hepatoprotetor** em ensaio realizado em camundongos, protegendo o fígado dos animais quanto à hepatotoxicidade do paracetamol. Os autores sugerem que esse efeito se deve à capacidade antioxidante dos constituintes do óleo essencial.[28] Há a possibilidade de uso no combate ao **diabetes.** Verificou-se que a administração do extrato aquoso em animais reduz o índice de infiltrado inflamatório em ilhotas pancreáticas, mantendo os níveis séricos de insulina e glutationa hepática e reduzindo a peroxidação lipídica sérica e o risco de diabetes.[29-31]

As substâncias fenólicas presentes nas folhas demonstraram inibir a enzima xantina oxidase, efeito que se apoia o uso no tratamento da **gota.**[32] Estudo realizado em animais e em órgãos isolados demonstraram atividades **hipotensora, diurética e inotrópica negativa;** a primeira causada por **vasodilatação.**[33,34] Essa última atividade também foi observada em outro estudo conduzido a fim de investigar os efeitos sobre hepatócitos de peixes, que se mostraram sensíveis aos extratos da planta, apresentando congestão vascular, infiltrados de leucócitos e rara necrose.[35] Por fim, pesquisa conduzida com substâncias fenólicas isoladas da *E. uniflora* confirmou que esta classe de bioativos confere ao extrato da planta as atividades **antioxidante, anti-inflamatória, antinociceptiva e antidiabética,** em decorrência da capacidade destas substâncias de interagir com diversos alvos proteicos.[36]

O decocto das folhas, por sua vez, foi o mais ativo quando se avaliou a **atividade antidiarreica,** indicando que, para essa atividade, esse método, em vez da infusão, é o mais recomendado por possibilitar a extração de componentes tais como taninos, presentes nessa espécie em grande quantidade nas folhas.[18] Por sua vez, o caráter antimicrobiano destes constituintes também pode justificar o uso do decocto das folhas para tratamento da **gripe.**[37] Os extratos hidroalcoólicos demonstram essa mesma ação.[38] A polaridade do solvente influencia na atividade, sendo demonstrado que extrato etanólico apresenta alta capacidade antioxidante por ter maior concentração de substâncias fenólicas.[39]

Indicações e usos principais

- Diarreia
- Resfriado comum
- Febre
- Anti-inflamatório (gota)
- Hipertensão arterial
- Diurético.

Uso etnomedicinal

Na Argentina, a infusão das folhas é usada sozinha ou misturada à erva-mate (*Ilex paraguariensis* A.St.-Hil.) como hipotensor e para problemas digestivos; no Paraguai, é empregada para reduzir o colesterol e o ácido úrico, para diminuir o peso e a pressão arterial, e também como digestivo e diurético.[33,40]

No Brasil, o chá das folhas é utilizado como fortificante, antirreumático para combater cólica menstrual, diarreia, diabetes, problemas digestivos, febre, dor de cabeça, gripe e colesterol elevado. Os frutos são utilizados com fins alimentícios e medicinais.[41-46] Raul Coimbra indica o uso das folhas para combater febres, em particular "febres palustres".[47] Essa última indicação é apoiada nas observações do Dr. Miranda Azevedo, para quem *E. uniflora* é sucedâneo da quinina; também é empregada no reumatismo. Identificou-se o uso do suco para problemas digestivos.[48]

Posologia[47]

- Infuso ou decocto a 3%: 50 a 200 ml/dia
- Extrato fluido: 1 a 6 ml/dia
- Tintura: 5 a 30 ml/dia
- Xarope: 10 a 60 ml/dia.

Extratos disponíveis no mercado brasileiro

Sem referências.

Contraindicações

Sem referências.

Precauções

Sem referências.

Toxicidade e interações

Pesquisas que analisaram o potencial tóxico da planta em modelos farmacológicos pré-clínicos não observaram lesões hepáticas, embora o extrato tenha produzido discretas alterações nas enzimas hepáticas.[49] A administração da dose de 300 mg/kg não produziu efeito tóxico nos animais, sugerindo baixa capacidade tóxica da planta.[18]

REFERÊNCIAS BIBLIOGRÁFICAS

1. MacCaughey V. The Genus Eugenia in the Hawaiian Islands. Torreya. 1916;16:260-7.
2. Jarvis CE. Pier Antonio Micheli (1679-1737) and Carl Linnaeus (1707-1778). Webbia, 2016;71:1-24.
3. Cunha AG. Dicionário etimológico da língua portuguesa. Lexikon Editora; 2019.
4. Peckolt T. Analyses de Materia Medica Brasileira dos productos que forão premiados nas Exposições Nacionaes e na Exposição Universal de Paris em 1867. Rio de Janeiro: Eduardo & Henrique Laemmert; 1868.
5. Almeida MZ. Plantas medicinais. 3. ed. Salvador: Edufba; 2011.
6. Brasil. Farmacopeia Brasileira. 4. ed. Decreto nº 96.607, de agosto de 1988, e Portaria nº 175, de 19 de junho 1996. Brasília: Ministério da Saúde; 1988.
7. Brasil. Farmacopeia Brasileira. 5. ed. vol. 2. Resolução da Diretoria Colegiada – RDC nº 49, de 23 de novembro de 2010. In: Sanitária. ANdV, editor. Brasília: Anvisa; 2010.
8. Brasil. Farmacopeia Brasileira. Brasília: Anvisa; 2019.
9. Brasil. Resolução da Diretoria Colegiada – RDC nº 10, de 9 de março de 2010. Dispõe sobre a notificação de drogas vegetais junto à Agência Nacional de Vigilância Sanitária (Anvisa) e dá outras providências. Brasília: Diário Oficial da União; 2010.
10. Brasil. Plantas Medicinais de Interesse ao SUS – Renisus. Brasília: Ministério da Saúde; 2009.
11. Lago JHG, Souza ED, Mariane B et al. Chemical and biological evaluation of essential oils from two species of Myrtaceae – Eugenia uniflora L. and Plinia trunciflora (O. Berg) Kausel. Molecules. 2011;16:9827-37.
12. Carvalho AG. Isolamento e identificação de compostos fenólicos em folhas de Eugenia uniflora L. Dissertação apresentada ao Programa de Pós-graduação em Química do Instituto de Química da Universidade Federal de Goiás, como exigência parcial para a obtenção do título de Mestre em Química; 2013.
13. Samy M, Sugimoto S, Matsunami K, Otsuka H, Kamel M. Bioactive compounds from the leaves of Eugenia uniflora. Journal of Natural Products. 2014;7:37-47.
14. Costa DP. Influência do biotipo de cor de fruto e da sazonalidade no óleo essencial das folhas Eugenia uniflora. Dissertação (Mestrado em Educação em Química). Goiânia: Universidade Federal de Goiás; 2009.
15. Pereira DM, Oliveira KÁR, Chantelle L et al. Caracterização da composição nutricional e do teor de pigmentos de pitanga (Eugenia uniflora L.) nas variedades vermelha e roxa. Brazilian Journal of Development. 2020;6:58026-38.
16. Lima VLAG, Mélo EA, Lima DE. Fenólicos e carotenoides totais em pitanga. Scientia Agricola. 2002;59:447-50.
17. Vizzotto M. Fitoquímicos em pitanga (Eugenia uniflora L.): seu potencial na prevenção e combate a doenças. Simpósio Nacional do Morango. 2006;3:29-34.
18. Schapoval E, Silveira S, Miranda M, Alice C, Henriques A. Evaluation of some pharmacological activities of Eugenia uniflora L. Journal of Ethnopharmacology. 1994;44:137-42.
19. Leite IA, Marinho MdGV. Levantamento etnobotânico de plantas medicinais em comunidade indígena no município de Baía da Traição-PB. Biodiversidade. 2014;13.
20. Falcão TR, Araújo AA, Soares LAL et al. Crude extract and fractions from Eugenia uniflora Linn leaves showed anti-inflammatory, antioxidant, and antibacterial activities. BMC Complementary and Alternative Medicine. 2018;18:84.
21. Ichimatsu D, Nomura M, Nakamura S et al. Structure-activity relationship of flavonoids for inhibition of epidermal growth factor-induced transformation of JB6 Cl 41 cells. Molecular Carcinogenesis. 2007;46:436-45.
22. Rattmann YD, Souza LM, Malquevicz-Paiva SM et al. Analysis of Flavonoids from Eugenia uniflora Leaves and Its Protective Effect against Murine Sepsis. Evidence-Based Complementary and Alternative Medicine. 2012;2012:623940.
23. Soares DJ, Walker J, Pignitter M et al. Pitanga (Eugenia uniflora L.) fruit juice and two major constituents thereof exhibit anti-inflammatory properties in human gingival and oral gum epithelial cells. Food & Function. 2014;5:2981-8.
24. Figueirôa EO, Silva LCN, Melo CML et al. Evaluation of antioxidant, immunomodulatory, and cytotoxic action of fractions from Eugenia uniflora L. and Eugenia malaccensis L.: correlation with polyphenol and flavanoid content. The Scientific World Journal. 2013;2013.
25. Santos DN, Souza LL, Ferreira NJ, Oliveira AL. Study of supercritical extraction from Brazilian cherry seeds (Eugenia uniflora L.) with bioactive compounds. Food and Bioproducts Processing. 2015;94:365-74.
26. Santos JFSd, Rocha JE, Bezerra CF et al. Chemical composition, antifungal activity and potential anti-virulence evaluation of the Eugenia uniflora essential oil against Candida spp. Food Chemistry. 2018;261:233-9.
27. Rodrigues KAdF, Amorim LV, Oliveira JMGd et al. Eugenia uniflora L. essential oil as a potential anti-Leishmania agent: effects on Leishmania amazonensis and possible mechanisms of action. Evidence-Based Complementary and Alternative Medicine. 2013;2013.
28. Victoria F, Anversa R, Savegnago L, Lenardão E. Essential oils of E. uniflora leaves protect

liver injury induced by acetaminophen. Food Bioscience. 2013;4:50-7.

29. Arai I, Amagaya S, Komatsu Y et al. Improving effects of the extracts from *Eugenia uniflora* on hyperglycemia and hypertriglyceridemia in mice. Journal of Ethnopharmacology. 1999;68:307-14.

30. Schumacher NSG, Colomeu TC, Figueiredo D et al. Identification and antioxidant activity of the extracts of *Eugenia uniflora* leaves. characterization of the anti-inflammatory properties of aqueous extract on diabetes expression in an experimental model of spontaneous type 1 diabetes (NOD Mice). Antioxidants. 2015;4:662-80.

31. Matsumura T, Kasai M, Hayashi T et al. α-Glucosidase inhibitors from Paraguayan natural medicine, Nangapiry, the leaves of *Eugenia uniflora*. Pharmaceutical Biology. 2000;38:302-7.

32. Schmeda-Hirschmann G, Theoduloz C, Franco L, Ferro BE, De Arias AR. Preliminary pharmacological studies on *Eugenia uniflora* leaves: Xanthine oxidase inhibitory activity. Journal of Ethnopharmacology. 1987;21:183-6.

33. Consolini AE, Baldini OA, Amat AG. Pharmacological basis for the empirical use of *Eugenia uniflora* L.(Myrtaceae) as antihypertensive. Journal of Ethnopharmacology. 1999;66:33-9.

34. Consolini AE, Sarubbio MGa. Pharmacological effects of *Eugenia uniflora* (Myrtaceae) aqueous crude extract on rat's heart. Journal of Ethnopharmacology. 2002;81:57-63.

35. Fiuza TS, Silva PC, Paula JRD, Tresvenzol LMF, Saboia-Morais SMT. Bioactivity of crude ethanol extract and fractions of *Eugenia uniflora* (Myrtaceae) in the hepatopancreas of Oreochromis niloticus L. Biological Research. 2009;42:401-14.

36. Sobeh M, El-Raey M, Rezq S et al. Chemical profiling of secondary metabolites of *Eugenia uniflora* and their antioxidant, anti-inflammatory, pain killing and anti-diabetic activities: a comprehensive approach. Journal of Ethnopharmacology. 2019;240:111939.

37. Medeiros MFT, Fonseca VSd, Andreata RHP. Plantas medicinais e seus usos pelos sitiantes da Reserva Rio das Pedras, Mangaratiba, RJ, Brasil. Acta Botanica Brasilica. 2004;18:391-9.

38. Bezerra NA, Felismino D, Chaves TP, Alencar L, Dantas I, Sobrinha L. Avaliação da atividade antimicrobiana de *Eugenia uniflora* L. Revista de Biologia e Farmácia. 2012;8:40-8.

39. Martinez-Correa HA, Magalhães PM, Queiroga CL, Peixoto CA, Oliveira AL, Cabral FA. Extracts from pitanga (*Eugenia uniflora* L.) leaves: Influence of extraction process on antioxidant properties and yield of phenolic compounds. The Journal of Supercritical Fluids. 2011;55:998-1006.

40. Ferro E, Schinini A, Maldonado M, Rosner J, Hirschmann GS. *Eugenia uniflora* leaf extract and lipid metabolism in Cebus apella monkeys. Journal of Ethnopharmacology. 1988;24:321-5.

41. Begossi A, Hanazaki N, Tamashiro JY. Medicinal plants in the Atlantic Forest (Brazil): knowledge, use, and conservation. Human Ecology. 2002;30:281-99.

42. Vendruscolo G, Simões C, Mentz L. Etnobotânica no Rio Grande do Sul: análise comparativa entre o conhecimento original e atual sobre as plantas medicinais nativas. Pesquisa Botânica. 2005;56:285-320.

43. Bueno NR, Castilho RO, Costa RBd et al. Medicinal plants used by the Kaiowá and Guarani indigenous populations in the Caarapó Reserve Mato Grosso do Sul, Brazil. Acta Botanica Brasilica. 2005;19:39-44.

44. Brito MR, Senna-Valle L. Plantas medicinais utilizadas na comunidade caiçara da Praia do Sono, Paraty, Rio de Janeiro, Brasil. Acta Botanica Brasilica. 2011;25:363-72.

45. Medeiros MFT, de Senna-Valle L, Andreata RHP. Botanical Species as Traditional Therapy: A Quantitative Analisys of the Knowledge Among Ranchers in Southeastern Brazil. Complementary Therapies for the Contemporary Healthcare 2012:147.

46. Castro JA, Brasileiro BP, Lyra DH, Pereira DA, Chaves JL. Ethnobotanical study of traditional uses of medicinal plants: the flora of caatinga in the community of Cravolndia-BA, Brazil. Journal of Medicinal Plants Research. 2011;5:1905-17.

47. Coimbra R. Notas de fitoterapia. Rio de Janeiro: Laboratório Clínico Silva Araújo; 1942.

48. Melo Filho JS, Véras MLM, Melo UA, Alves LDS, Maracajá PB. O etnoconhecimento das plantas medicinais no município de catolé do Rocha-PB. Revista Terceiro Incluído. 2016;6:129-37.

49. Abatan M, Arowolo R. Toxic effects of the extracts of *Eugenia uniflora* Linn. in rats. Nigerian Journal of Animal Production. 1989;16:16-9.

Crédito da imagem:
Ivone Manzali

Poejo

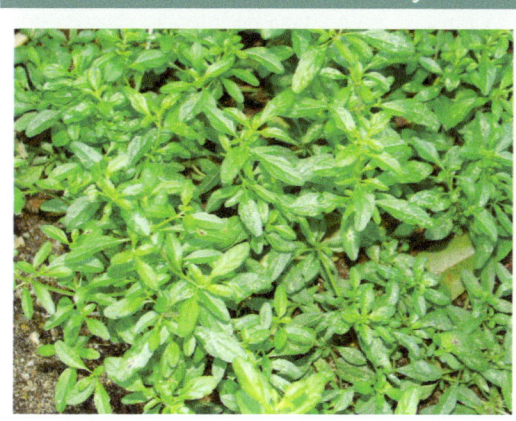

Nome botânico
Mentha pulegium L.

Nome farmacêutico
Herba Menthae Pulegii

Família
Lamiaceae

Parte utilizada
Parte aérea

Propriedades organolépticas[a]
Picante, amornante e seca

Outros nomes populares

Poejinho, poejo-das-hortas, poejo-real, poejo-do-rei, erva-de-são-lourenço, hortelã-miúda, menta-miúda, menta-selvagem e vique.

Origem

Europa, Ásia, Arábia. Aclimatada em vários países de clima temperado.

Histórico

O nome do gênero *Mentha* tem origem no grego *minthe*, o qual foi designado por Carl Linnaeus, em 1753, em homenagem à ninfa grega Minthe. Diz a lenda que Minthe amava Plutão. Quando a esposa de Plutão soube, a assassinou em um acesso de raiva e ciúme. Em memória de Minthe, Plutão a trouxe de volta à vida como uma planta. Utilizada desde a Antiguidade grega, seu nome, *pulegium*, deriva de *pulex*, que significa pulga, e é citada por Plínio por suas propriedades de afugentar este inseto.[1,2]

Dioscórides cita algumas espécies de *Mentha* como plantas do signo de virgem, entre elas a *M. pulegium*, com a recomendação de que deve ser colhida jovem e bem preservada. Os médicos gregos da Antiguidade a utilizavam para acalmar os nervos, melhorar dores do parto, provocar a menstruação, limpar os pulmões e como tônico estomacal, entre outras aplicações, e externamente era aplicado em emplastos como anti-inflamatório, e em banho de assento para mulheres.[2,3]

Dentre as espécies de *Mentha*, a *M. pulegium* é a que contém constituintes tóxicos presentes no óleo essencial. Por isso, é uma espécie utilizada há milhares de anos na medicina popular para induzir o aborto. Os relatos mais sistematizados datam dos anos de 1800, cujos efeitos associados à ingestão do óleo de *M. pulegium* foram síncope, convulsões, sudorese, vômitos e coma.[4] Ressaltamos, porém, que os dados se referem à ingestão do óleo essencial e não do infuso, que apresenta uma concentração menor dos constituintes presentes no óleo puro.

No Brasil, embora essa espécie tenha sido incluída na RDC 10/2010,[5] em que era indicada a infusão das partes aéreas no tratamento de afecções respiratórias e distúrbios digestivos, em 2014, após revisão da legislação sanitária, a *M. pulegium* não somente foi excluída para uso, mas também inserida na lista de espécies vegetais com restrições para o registro/notificação de medicamentos fitoterápicos e produtos tradicionais fitoterápicos da RDC 26/2014 (Anexo II).[6] A Anvisa baseou a restrição na toxicidade da tujona, cujo produto a ser submetido a registro ou notificação não poderá exceder a dose diária de tujona de 3 a 6 mg.

Principais componentes químicos

Contém **óleo essencial** (pulegona, piperitona, borneol, piperitenona, tujona, mentona, 1,8-cineol 4-terpineol), **taninos** e **flavonoides** (diosmina, hesperidina, luteolina, hispidulina, apigenina, pedalitina e jaceosidina), **compostos fenólicos** (ácido rosmarínico).[7,8]

Assim como a *Lippia alba*, estudos demonstram que existem três quimiotipos de *M. pulegium*,

---

[a] De acordo com Andrés de Laguna, tradutor de Dioscórides, o poejo tem a força de aquecer e digerir.

um apresenta como constituinte majoritário a pulegona; o segundo, a piperitenona e/ou piperitona; e o terceiro, a isomentona/neoisomentol.[9] Outra pesquisa mostra duas variações principais, uma com alta concentração de pulegona (52 a 87%) e outra variedade pobre em pulegona e relativamente rica em terpenoides não oxigenados.[10]

Atividades farmacológicas

O óleo essencial auxilia na fluidificação das secreções respiratórias, sendo, portanto, **expectorante**. Também apresenta atividades **colagoga**, **antisséptica**, **carminativa**, **antiespasmódica**, **aperiente**, **antiparasitária** e **emenagoga**.[11]

Avaliação *in vitro* dos efeitos do óleo essencial de *M. pulegium* sobre o miométrio de animais mostrou que o óleo tem a capacidade de inibir a contratilidade desse músculo, e o principal constituinte responsável por essa atividade foi a pulegona. Por se tratar de uma planta popularmente empregada para induzir aborto, essa observação experimental indica que o útero deve ser estimulado indiretamente por metabólitos,[12,13] sobretudo porque já foi demonstrado que os constituintes do óleo essencial são metabolizados em substâncias tóxicas, tais como a mentofurana, que tem a capacidade de interagir com proteínas celulares e induzir danos celulares. Esse fato mostra a importância da farmacocinética para o estudo da atividade das drogas vegetais.[11,14]

O óleo essencial apresenta importante atividade **antibacteriana**[9] frente a *Staphylococcus aureus*, *Staphylococcus epidermidis*, *Bacillus cereus*, *Escherichia coliI* e antifúngica contra *Cryptococcus neoformans*, *Trichophyton* spp. e *Candida* spp.[15] A alta concentração de piperitona e o **efeito sinérgico** com os outros componentes do óleo mostram se tratar de uma boa alternativa como **antisséptico**.[9,16] O óleo essencial e a pulegona demonstraram **atividade relaxante sobre a musculatura lisa** da bexiga e da traqueia de ratos, em um experimento em que a contração foi induzida por cloreto de potássio ou acetilcolina, ratificando o uso popular como antiespasmódico.[17] Da mesma maneira foi testado o extrato diclorometano da *M. pulegium* que comprovou a ação espasmolítica, por meio do bloqueio do influxo de cálcio, em íleo isolado de rato, indicando seu uso no controle das diarreias.[18] Ensaio clínico conduzido em duplo-cego e randomizado em 576 pacientes, entre 20 e 80 anos, avaliou a eficácia da administração de 330 mg de extrato seco das folhas de *M. pulegium*, 3 vezes/dia durante 2 meses, sobre os sintomas da dispepsia e da infecção de *Helicobacter pylori*. O extrato de *M. pulegium* reduziu as dores causadas pela dispepsia e a taxa de infecção causada por *Helicobacter pylori*. Entretanto, não melhorou outros sintomas associados à dispepsia.[19]

Além disso, o extrato etanólico de *M. pulegium* apresenta atividade antioxidante, protegendo as células de lesões induzidas por tetracloreto de carbono em ratos tratados durante 7 dias com o extrato dessa espécie.[20] Outros estudos corroboram as propriedades antioxidante, hepatoprotetora e antidiabética.[21,22]

Indicações e usos principais

- Gripes e resfriados
- Tosse e rouquidão
- Parasitoses intestinais em geral
- Uso externo: escabiose e pediculose. Analgésica em dermatoses
- Repelente de insetos
- Infecções orofaríngeas e halitose (colutório).

Uso etnomedicinal

Amenorreia, digestão, gota, resfriado, enurese.[7] Na Europa, a planta é utilizada para cefaleias de origem digestiva, cólicas menstruais, como abortivo e antitussígeno, e no México é indicada nas diarreias, cefaleias e tosse. Em Portugal, os licores de poejo são famosos e, assim como as infusões, considerados digestivos e excelentes para as constipações. Na forma externa, aplicado como gargarejo para halitose, ou como cataplasmas para desinfectar e desinflamar feridas.[23]

Posologia

- Infusão: 1 colher de sobremesa de folhas picadas em 1 xícara de chá de água fervente. Deixar descansar tampada por 10 min, coar e tomar 1 xícara 2 a 3 vezes/dia. O infuso, se tomado 10 min antes das refeições, juntamente com o suco de ½ limão, estimula as funções gástricas. Também é utilizado no preparo de xaropes
- Planta seca: 0,5 a 2 g/dia
- Tintura: 2,5 a 10 mg/dia
- Tintura-mãe: 1 a 5 mg/dia.

Extratos disponíveis no mercado brasileiro

Sem referências.

Contraindicações

- É contraindicado na lactação, em crianças menores de 2 anos e na gestação. Foram relatados casos de injúrias hepáticas e neurológicas em crianças.[11] Tem efeito abortivo, pois pode provocar movimentos uterinos reflexos[12]

- Pode causar reações alérgicas de contato e irritação das vias urinárias
- A inalação pode provocar parada cardíaca ou respiratória por via reflexa
- A dose preconizada deve ser rigorosamente respeitada para evitar o risco de toxicidade hepática da pulegona[24]
- Evitar o uso prolongado.

Toxicidade e interações

A pulegona, encontrada em altas concentrações na *M. pulegium*, é o componente mais tóxico. Pode apresentar efeito convulsivante e lesionar células mitocondriais hepáticas. Em casos de intoxicação, ocorrem dor abdominal, náuseas, vômitos, diarreia, letargia, agitação e *rash* urticariforme e alterações da pressão arterial.

REFERÊNCIAS BIBLIOGRÁFICAS

1. Gledhill D. The names of plants. Cambridge University Press; 2008.
2. Font Quer P. Plantas medicinales el dioscórides renovado. 7. ed. Barcelona: Labor; 1981.
3. Ducourthial G. Flora Magique et Astrologique de L'antiquité. Paris: Éditions Belin; 2003.
4. Barceloux DG. Medical Toxicology of Natural Substances: Foods, Fungi, Medicinal Herbs, Plants and Venomous Animals. John Wiley & Sons; 2012.
5. Brasil. Resolução da Diretoria Colegiada – RDC nº 10, de 9 de março de 2010. Dispõe sobre a notificação de drogas vegetais junto à Agência Nacional de Vigilância Sanitária (Anvisa) e dá outras providências. Brasília: Diário Oficial da União; 2010.
6. Brasil. RDC nº 26, de 13 de maio de 2014. Dispõe sobre o registro de medicamentos fitoterápicos e o registro e a notificação de produtos tradicionais fitoterápicos. Brasília: Diário Oficial da União; 14 maio 2014.
7. Lorenzi H, Matos FJA. Plantas medicinais no Brasil: nativas e exóticas. Instituto Plantarum; 2008.
8. Shekarchi M, Hajimehdipoor H, Saeidnia S, Gohari AR, Hamedani MP. Comparative study of rosmarinic acid content in some plants of Labiatae family. Pharmacognosy Magazine. 2012;8:37.
9. Mahboubi M, Haghi G. Antimicrobial activity and chemical composition of *Mentha pulegium* L. essential oil. Journal of Ethnopharmacology. 2008;119:325-7.
10. Beghidja N, Bouslimani N, Benayache F, Benayache S, Chalchat J. Composition of the oils from *Mentha pulegium* grown in different areas of the East of Algeria. Chemistry of Natural Compounds. 2007;43:481-3.
11. Hadi MY, Hameed IH, Ibraheam IA. Mentha pulegium: medicinal uses, anti-hepatic, antibacterial, antioxidant effect and analysis of bioactive natural compounds: a review. Research Journal of Pharmacy and Technology. 2017;10:3580-4.
12. Ciganda C, Laborde A. Herbal infusions used for induced abortion. Journal of Toxicology: Clinical Toxicology. 2003;41:235-9.
13. Soares PMG, Assreuy AMS, Souza EP et al. Inhibitory effects of the essential oil of *Mentha pulegium* on the isolated rat myometrium. Planta Medica. 2005;71:214-8.
14. Dewick PM. Medicinal natural products: a biosynthetic approach. John Wiley & Sons; 2002.
15. Piras A, Porcedda S, Falconieri D et al. Antifungal activity of essential oil from *Mentha spicata* L. and *Mentha pulegium* L. growing wild in Sardinia island (Italy). Natural Product Research. 2019:1-7.
16. Sivropoulou A, Kokkini S, Lanaras T, Arsenakis M. Antimicrobial activity of mint essential oils. Journal of Agricultural and Food Chemistry. 1995;43:2384-8.
17. Soares PMG, Pires AF, Souza EP, Assreuy AMS, Criddle DN. Relaxant effects of the essential oil of *Mentha pulegium* L. in rat isolated trachea and urinary bladder. Journal of Pharmacy and Pharmacology. 2012;64:1777-84.
18. Estrada-Soto S, González-Maldonado D, Castillo-España P, Aguirre-Crespo F, Sánchez-Salgado JC. Spasmolytic effect of *Mentha pulegium* L. involves ionic flux regulation in rat ileum strips. Journal of Smooth Muscle Research. 2010;46:107-17.
19. Khonche A, Fallah Huseini H, abdi H, Mohtashami R, Nabati F, Kianbakht S. Efficacy of *Mentha pulegium* extract in the treatment of functional dyspepsia: a randomized double-blind placebo-controlled clinical trial. Journal of Ethnopharmacology. 2017;206:267-73.
20. Jain S, Jain DK, Balekar N. In Vivo Antioxidant activity of ethanolic extract of *Mentha pulegium* leaf against CCl4 induced toxicity in rats. Asian Pacific Journal of Tropical Biomedicine. 2012;2:S737-S740.
21. Omar F, Naoufel Ali Z, Fadwa ELO, Mohamed E. *Mentha pulegium* Aqueous Extract Exhibits Antidiabetic and Hepatoprotective Effects in Streptozotocin-Induced Diabetic Rats. Endocrine, Metabolic & Immune Disorders – Drug Targets. 2019;19:292-301.
22. Gülçin İ, Gören AC, Taslimi P, Alwasel SH, Kılıç O, Bursal E. Anticholinergic, antidiabetic and antioxidant activities of Anatolian pennyroyal (*Mentha pulegium*)-analysis of its polyphenol contents by LC-MS/MS. Biocatalysis and Agricultural Biotechnology. 2020;23:101441.
23. Alonso JR. Tratado de Fitomedicina Bases Clínicas y Farmacológicas. Buenos Aires: Isis; 1998.
24. Anwar F, Abbas A, Mehmood T, Gilani A-H, Rehman N-u. *Mentha*: a genus rich in vital nutra-pharmaceuticals – A review. Phytotherapy Research. 2019;33:2548-70.

Crédito da imagem:
Paulo Léda

Capítulo 7

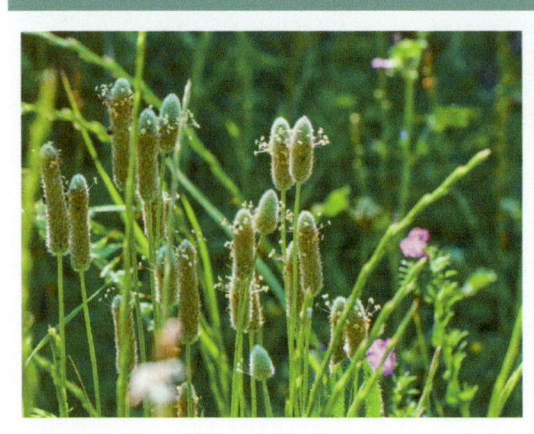

Psilium

Nome botânico
Plantago psyllium L.
Sinonímias: *Plantago afra* L.;
Plantago ovata Forsk; *Plantago ispaghula* Roxb. ex Fleming

Nome farmacêutico
Semen Plantaginis

Família
Plantaginaceae

Parte utilizada
Sementes

Propriedades organolépticas
Doce, suave e refrescante

Outros nomes populares

Psílio.

Origem

Região do Mediterrâneo, Ásia Ocidental e Índia.

Histórico

A denominação do gênero *Plantago* deriva do latim e significa "planta do pé" em alusão ao formato da folha, enquanto *psyllium* deriva do grego e significa "pulga" em referência ao tamanho, à cor e à forma das sementes e "ovata" se refere ao formato ovalado das folhas.[1]

O gênero *Plantago* contém cerca de 185 espécies,[2] entretanto, somente duas espécies (*P. ovata* e *P. psyllium*) são amplamente utilizadas para a produção de sementes com fins medicinais. No que refere ao uso medicinal, tanto a semente quanto a testa[a] das sementes são usadas. Assim, algumas farmacopeias adotarão a "semente de plantago" ou a "casca de *psyllium*" (*psyllium husk*). Tanto a semente quanto a casca (testa seca e limpa) podem ser do *P. ovata* ou *P. psyllium*. Outras farmacopeias adotam o termo "casca de ispaghula" (*ispaghula husk*) ou "semente de ispaghula" (*ispaghula seed*), em que a primeira

é a epiderme e camadas adjacentes removidas da semente de *P. ovata*, e a segunda são as sementes secas dessa mesma espécie. Espécie recomendada pela Organização Mundial da Saúde (WHO Monographs on Selected Medicinal Plants – vol. 1).[3] Quanto ao uso oficial no Brasil, a testa de *P. ovata* consta nas Farmacopeias Brasileiras 5ª edição (suplemento 2017)[4] e 6ª edição (2019),[5] bem como compõe a lista de medicamentos fitoterápicos de registro simplificado da RDC 26/2014.[6] *P. lanceolata* e *P. major* constam na 2ª edição do Formulário de Fitoterápicos da Farmacopeia Brasileira (2021).

Principais componentes químicos

As sementes apresentam de 10 a 30% de mucilagem, a qual é composta de 85% de polissacarídeos solúveis. Outros constituintes incluem fitosteróis, triterpenoides e glicosídeos (aucubina), aminoácidos sulfurados e especialmente valina. As folhas são particularmente ricas em flavonoides, possuindo, portanto, potencial antioxidante.[7]

Atividades farmacológicas

Psilium é amplamente aceito e recomendado como um **laxante suave**. Seu uso, combinado com os resultados obtidos em pesquisas realizadas em humanos, mostra que essa droga diminui o tempo de passagem do bolo fecal, **estimula a peristalse intestinal** e incrementa a massa fecal. Essa propriedade se deve ao conteúdo de mucilagem que, em contato com água, aumenta o seu tamanho original de 8 a 14 vezes. Assim, essa

---

[a] Frequentemente a testa é denominada casca, epiderme ou tegumento. Entretanto, não são considerados tecnicamente corretos, visto que a testa se refere ao tegumento da semente que, durante a maturação das mesmas, se desenvolve e, a partir daí, passa a ser chamado de testa, que são pequenos fragmentos ou flocos de coloração bege-rosada, alguns deles com um ponto marrom-claro que corresponde à localização do embrião antes de sua remoção da semente.

massa gelatinosa promove a peristalse, a hidratação das fezes, estimula a evacuação, aliviando a constipação intestinal crônica. Essas propriedades também são úteis para casos de síndrome do intestino irritável, diverticulite, colites, cistites, úlceras gastrintestinais e diarreia. Ao contrário de outras fibras, o psilium não sofre fermentação pela flora intestinal, sendo também indicado para o tratamento do diabetes. Tem sido avaliado pela medicina iraniana no tratamento da disúria após radioterapia de tumores pélvicos. As ações antioxidante, anti-inflamatória e antiulcerogênica e regeneradora tissular atribuídas à planta justificariam o uso e os resultados obtidos.[8] Uma pesquisa com coelhos concluiu que a ingestão das fibras de *P. ovata* protegeu a mucosa duodenal de lesões causadas pelo ácido acetilsalicílico por evitar a penetração dele no tecido epitelial, enquanto um trabalho de revisão sobre a atuação de espécies medicinais nas doenças inflamatórias intestinais afirma que as sementes de *P. ovata* foram tão eficazes quanto a mesalazina na abordagem da colite ulcerativa.[9-11]

Estudos em humanos mostram que **é possível diminuir a taxa de glicose** após o consumo dessa fibra.[12] Animais com diabetes induzido por nicotinamida e estreptozotocina revelaram o potencial anti-hiperglicêmico da planta, após receberem extrato hidroetanólico a 80% de *P. psyllium*. Outras espécies medicinais também foram testadas no mesmo ensaio.[13]

Pesquisas também demonstram **efeitos positivos sobre a hipercolesterolemia** de leve a moderada, cujos efeitos são ainda mais benéficos quando indicada para pacientes com constipação intestinal ou outros problemas gastrintestinais em que a ingestão de fibras é recomendada.[14] Além disso, em estudo clínico realizado em 28 homens com riscos de doenças cardiovasculares ou angina estável, a associação de dieta com baixo índice de gordura saturada e colesterol com as fibras do psilium foi mais benéfica em reduzir as lipoproteínas do que a mesma quantidade de fibra insolúvel nas mesmas condições de dieta.[15] Outro estudo também mostra efeito redutor sobre os níveis de glicose e triglicerídeos, bem como do colesterol total e do LDL.[14-16] Um trabalho de revisão e metanálise, em que 28 ensaios foram selecionados para análise, investigou o papel da *P. ovata* na redução dos níveis de colesterol LDL (LDL-C), colesterol não HDL e da apolipoproteína B (apoB), levando em conta os riscos cardiovasculares representados por esses lipídios. As estimativas de eficácia para o LDL-C e o colesterol não HDL

foram classificadas como de qualidade moderada e como de alta qualidade para apoB. Os ensaios mostram um percentual semelhante de participantes dos sexos masculino e feminino que receberam dose média de 10,2 g/dia de *P. ovata* ofertados em pó, ou em matrizes sólidas como biscoitos ou cereais. Os resultados mostraram efeitos significativos da *P. ovata* no LDL-C, no colesterol não HDL e na apoB, não observando melhores respostas do LDL-C com o aumento na dose. Conclui-se que as fibras solúveis presentes na casca da *P. ovata* melhoram efetivamente os marcadores de lipídios, potencialmente atrasando o processo de risco de doença cardiovascular associado à aterosclerose em pessoas com ou sem hipercolesterolemia.[17]

Indicações e usos principais

- Constipação intestinal
- Síndrome do cólon irritável
- Hipercolesterolemia
- Diabetes.

Uso etnomedicinal

É usada na constipação intestinal e no tratamento de diarreias de várias etiologias. Também é indicada como expectorante, antitussígeno, antimicrobiano e para tratamento da gota, reumatismo e bronquite.[3]

Posologia

- 5 a 20 g/dia em 250 mℓ de água
- Crianças de 6 a 12 anos: metade da dose.
  Obs.: recomenda-se a utilização por 3 a 10 dias consecutivos com a ingestão de bastante líquido para possibilitar a hidratação da fibra. Após esse período, o uso deve ser administrado de acordo com a necessidade.

Extratos disponíveis no mercado brasileiro

Não disponível. Indica-se o uso das sementes ou cascas das sementes, por causa das fibras presentes. Há fitoterápicos industrializados contendo *P. ovata*.

Contraindicações

Em pacientes com hipersensibilidade ou alergia à planta e com diabetes que apresentem dificuldades de ajuste da dose de insulina. Nos casos de obstrução intestinal.

Precauções

- Ingerir sempre com muito líquido

- Não usar na estenose esofágica ou intestinal
- Como efeitos secundários, é referido o aparecimento de flatulência.[18]

Toxicidade e interações

Interfere na absorção de cálcio, zinco, magnésio, cobre, vitamina B12, glicosídeos cardíacos e derivados cumarínicos.[3]

A coadministração com sais de lítio e de carbamazepina pode reduzir a concentração plasmática desses fármacos, interferindo na atividade farmacológica. São necessários mais estudos para avaliar a possível interação das fibras de *P. ovata* com outras drogas.[19]

REFERÊNCIAS BIBLIOGRÁFICAS

1. Washi S, Sharma V, Jain V, Sinha P. *Plantago ovata*: genetic diversity, cultivation, utilization and chemistry. Indian Journal of Natural Products. 1985;1:6.
2. TPL. The Plant List (2013). Version 1.1. Disponível em: http://www.theplantlist.org/. Acesso em: 04/11/2020.
3. WHO. WHO monographs on selected medicinal plants. vol. 1. Geneva: World Health Organization; 1999.
4. Brasil. Farmacopeia Brasileira. 5. ed. RDC nº 167/2017. Aprova o Segundo Suplemento da Farmacopeia Brasileira. Brasília: Anvisa; 2017.
5. Brasil. Farmacopeia Brasileira. Brasília: Anvisa; 2019.
6. Brasil. Instrução Normativa nº 02, de 13 de maio de 2014 – Lista de medicamentos fitoterápicos de registro simplificado e Lista de produtos tradicionais fitoterápicos de registro simplificado. Brasília: Anvisa; 2014.
7. Patel MK, Mishra A, Jha B. Non-targeted metabolite profiling and scavenging activity unveil the nutraceutical potential of psyllium (*Plantago ovata* Forsk). Frontiers in Plant Science. 2016;7:431.
8. Jaladat AM, Atarzadeh F, Rezaeizadeh H et al. Botanicals: an alternative remedy to radiotherapy-induced dysuria. Complementary Therapies in Medicine. 2015;23:90-9.
9. Sahagún AM, Vaquera J, García JJ et al. Study of the protective effect on intestinal mucosa of the hydrosoluble fiber *Plantago ovata* husk. BMC Complementary and Alternative Medicine. 2015;15:298.
10. Triantafyllidi A, Xanthos T, Papalois A, Triantafillidis JK. Herbal and plant therapy in patients with inflammatory bowel disease. Annals of gastroenterology: quarterly publication of the Hellenic Society of Gastroenterology. 2015;28:210.
11. Fernandez-Banares F, Hinojosa J, Sanchez-Lombrana J et al. Randomized clinical trial of *Plantago ovata* seeds (dietary fiber) as compared with mesalamine in maintaining remission in ulcerative colitis. The American Journal of Gastroenterology. 1999;94:427-33.
12. Singh B. *Psyllium* as therapeutic and drug delivery agent. International Journal of Pharmaceutics. 2007;334:1-14.
13. AbouZid SF, Ahmed OM, Ahmed RR, Mahmoud A, Abdella E, Ashour MB. Antihyperglycemic effect of crude extracts of some Egyptian plants and algae. Journal of Medicinal Food. 2014;17:400-6.
14. Uehleke B, Ortiz M, Stange R. Cholesterol reduction using psyllium husks-do gastrointestinal adverse effects limit compliance? Results of a specific observational study. Phytomedicine. 2008;15:153-9.
15. Sola R, Godas G, Ribalta J et al. Effects of soluble fiber (*Plantago ovata* Husk) on plasma lipids, lipoproteins, and apolipoproteins in men with ischemic heart disease. The American Journal of Clinical Nutrition. 2007;85:1157-63.
16. Rodríguez-Morán M, Guerrero-Romero F, Lazcano-Burciaga G. Lipid-and glucose-lowering efficacy of *Plantago psyllium* in type II diabetes. Journal of Diabetes and its Complications. 1998;12:273-8.
17. Jovanovski E, Yashpal S, Komishon A et al. Effect of psyllium (*Plantago ovata*) fiber on LDL cholesterol and alternative lipid targets, non-HDL cholesterol and apolipoprotein B: a systematic review and meta-analysis of randomized controlled trials. The American Journal of Clinical Nutrition. 2018;108:922-32.
18. Cunha AP. Farmacognosia e Fitoquímica. Lisboa: Fundação Calouste Gulbenkian; 2005.
19. Fernandez N, Lopez C, Diez R et al. Drug interactions with the dietary fiber *Plantago ovata* Husk. Expert Opinion on Drug Metabolism & Toxicology. 2012;8:1377-86.

Crédito da imagem:
Banco de imagens: iStock

Quebra-pedra

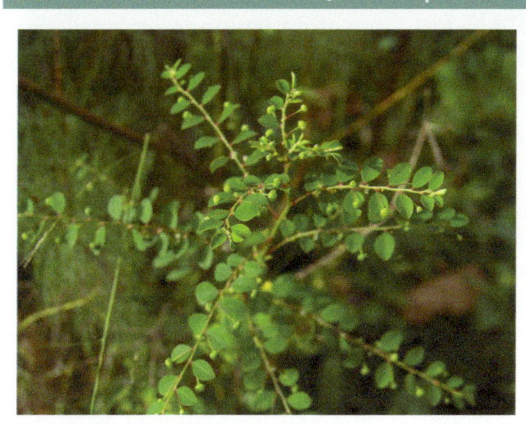

Nome botânico[a]
Phyllanthus amarus Schumach. & Thonn.;
Phyllanthus niruri L.;
Phyllanthus tenellus Roxb.
Sinonímia: *Phyllanthus corcovadensis* Müll. Arg.

Nome farmacêutico
Herba Phyllanthi

Família
Phyllanthaceae

Parte utilizada
Todas as partes da planta

Propriedades organolépticas
Amarga, refrescante, doce e adstringente

Outros nomes populares

Erva-pombinha, conami, saúde-da-mulher, saxifraga, fura-parede, quebra-pedra-branco, arranca-pedras, arrebenta-pedras, erva-pomba, quebra-panela, saudade-da-mulher.

Origem

América Latina.

Histórico

O nome do gênero, *Phyllanthus*, significa "flor na folha", que é uma característica morfológica marcante deste grupo de plantas. Os epítetos *amarus* e *tenellus* correspondem, respectivamente, a "amargo" e "delicado". Não foram encontradas referências para o significado do epíteto *niruri*. O gênero foi estabelecido por Carl Linnaeus (1707-1778) em 1753.[1]

As espécies do gênero *Phyllanthus* compreendem cerca de 800 táxons, cuja maior parte é originária da Ásia e Austrália, enquanto no Brasil são relatadas 101 espécies[2] distribuídas principalmente nos campos rupestres, cerrado e catinga. A *Flora Brasiliensis* (1873) é obra mais abrangente sobre o gênero no Brasil, na qual estão descritas 71 espécies.[3]

No passado, o *P. niruri* já foi considerado sinônimo do *P. amarus*, porém, por algumas diferenças morfológicas, foram separadas em espécies distintas. Essa última espécie é bastante utilizada na medicina tradicional na Ásia.[4]

No Brasil, as primeiras referências do uso das espécies de *Phyllanthus* sp. são feitas pelo botânico alemão Carl Friedrich Phillip von Martius no século 19, na região amazônica, que descreve o uso tanto do *P. niruri* quanto do *P. brasiliensis*.[5] O uso tradicional pelos ameríndios brasileiros também é relatado pelas etnias Kaingang, Guaranis, Xokleng, Mbyá-guaranis, conhecida pelos nomes *vãnh kakã*e *pó-ryg*.[6] A quebra-pedra é utilizada também no catimbó e nos candomblés *jejê-nagôs*, nos rituais de iniciação e nos banhos purificatórios dos filhos dos orixás Ossaim e Oxumaré.[7,8]

Em levantamento realizado em livros, monografias e outras publicações constatou-se que o *P. niruri* foi a espécie mais citada para o tratamento de doenças do aparelho urinário no Brasil.[9] Em contrapartida, o reconhecimento oficial no Brasil somente ocorreu com a publicação da 4ª edição da Farmacopeia Brasileira (FB) (1988-1996)[10] com a inclusão da *P. ninuri* e da *P. tenellus*. Nos anos 1980, o *P. niruri* também foi selecionado pelo Programa de Pesquisa em Plantas Medicinais da Central de Medicamentos (2006).[11] Em 2010, a *P. niruri* foi incluída na RDC 10/2010,[12] bem como na 5ª edição da FB (2010),[13] que também legitimou o uso da *P. tenellus*. No ano seguinte, o Formulário de Fitoterápicos da Farmacopeia Brasileira (FFFB) (2011)[14] oficializou apenas o uso do *P. niruri* nos serviços de saúde do SUS. Em 2018, a tintura foi incluída no suplemento e a infusão na 2ª edição (2021) desse formulário.[15]

---

[a] O nome popular "quebra-pedra" também se refere a outras espécies vegetais que crescem, especialmente durante o período da estação chuvosa, em qualquer tipo de solo em todo o país, sendo comum sua ocorrência nas fendas das calçadas, terrenos baldios, quintais e jardins. Outra espécie também conhecida no Brasil como quebra-pedra é a *Euphorbia prostrata* Aiton (*Euphorbiaceae*), que, no entanto, não é a espécie estudada pela Ceme.[1]

Embora nenhuma espécie de *Phyllanthus* faça parte da lista de medicamentos fitoterápicos de registro simplificado da RDC 26/2014,[16] foi incluída na 6ª edição da Farmacopeia Brasileira (*P. niruri* e *P. tenellus*).[17]

Principais componentes químicos

As espécies de *Phyllanthus* são caracterizadas por conter **lignanas** (filantina, hipofilantina), **taninos** (corilagina, geranina, ácido repandusínico), saponinas (diosgenina), **cumarinas**, **flavonoides** (rutina, quercitrina, quercetina, astragalina, isoquercitrina), **terpenos** e **alcaloides** (securinina, norsecurinina, securinol A e B, nirurina).[18,19] Essa última classe de substância é, possivelmente, a mais importante para os efeitos farmacológicos no sistema urinário. As três espécies (*P. amarus*, *P. niruri* e *P. tenellus*) contêm as mesmas classes de metabólitos secundários, inclusive os alcaloides do tipo securinina, mas o perfil fitoquímico é diferente no que diz respeito à qualidade e à quantidade deles. Apesar dessas diferenças, as espécies podem ser intercambiáveis desde que seja mantida a qualidade da droga vegetal.

Atividades farmacológicas[b]

P. amarus tem sido usada há mais de mil anos na Índia e em outros lugares do mundo para o tratamento da hepatite. Estudos clínicos e experimentais forneceram suporte a este uso, em especial, devido à capacidade antiviral.[20-23]

Estudos farmacológicos experimentais indicam que alguns constituintes da *P. niruri* e da *P. amarus* exercem atividade contra infecção pelo vírus da hepatite B (HBV), possivelmente por meio da inibição da atividade da enzima polimerase, da transcrição e replicação de mRNA, corroborando os resultados observados na clínica.[24-27]

Outras pesquisas clínicas demonstraram resultados positivos para preparações de *P. amarus* no tratamento da **hepatite B crônica**. Esses ensaios clínicos foram recentemente revisados e avaliados de forma sistemática, mostrando que já foram realizados 22 ensaios clínicos, incluindo 1.947 pacientes tratados durante 90 dias em média (intervalo de 28 a 180 dias). Entretanto, apenas cinco estudos foram considerados de alta qualidade. Os resultados dos ensaios demonstram que espécies de *Phyllanthus* sp. têm um efeito positivo sobre a redução do antígeno HBsAg (antígeno de superfície do HBV) no soro quando comparado com placebo ou nenhuma intervenção, enquanto não houve efeito significativo sobre a eliminação dos antígenos HBsAg, HBeAg e HBV DNA para o extrato, nem para a interferona. Entretanto, a combinação de interferona e extrato parece ser mais eficaz na eliminação de HBeAg e HBV-DNA do que apenas o uso da interferona.[28]

A DNA polimerase é essencial para a replicação do HBV e um trabalho mostra que fitoquímicos do *P. niruri* exibem efeitos inibitórios *in vitro* sobre essa enzima e reduz a capacidade de ligação do antígeno de superfície, suprimindo a replicação do vírus. Isso ocorre pelo acoplamento de substâncias presentes no extrato, tais como etil brevifolincarboxilato, quercetina e quercitrina nos locais de ligação, de modo semelhante aos medicamentos orais em uso. Entretanto, a comprovação destas ações *in vivo* é necessária.[29] Nesse sentido, pesquisa clínica apontou resultado positivo no tratamento dos sintomas da ressaca de um extrato padronizado de *P. amarus*.[30]

Em um experimento em que grupos de camundongos foram infectados com *Schistosoma mansoni*, a administração de dose única de 100 mg/kg e 250 mg/kg de extratos etanólico e hexânico de *P. amarus* mostrou resultados promissores com redução no número de parasitas totais e dos parasitas fêmeas. Ocorreu também diminuição no tamanho e no número de granulomas ao exame histopatológico. O que chama atenção nesse estudo é a atividade dos extratos sobre as formas jovens de *Schistosoma*, o que não se observa com a droga de eleição para o tratamento, o praziquantel.[31] Ainda em relação ao *P. amarus*, uma fração enriquecida com lignanas, especialmente a filantina, promoveu apoptose em linhagens de células de câncer de colo de útero humano *in vitro*, através dos danos provocados ao DNA pelas espécies reativas ao oxigênio.[32]

Lignanas isoladas e o extrato apolar (hexânico) foram avaliados em modelos farmacológicos experimentais com o objetivo de determinar os possíveis constituintes responsáveis pelo efeito **anti-inflamatório** da *P. amarus*. Este estudo mostrou resultados positivos sobre a resposta inflamatória, sugerindo que os principais constituintes anti-inflamatórios encontram-se nesse grupo fitoquímico (lignanas).[33,34]

---

[b] As atividades farmacológicas descritas são referentes às espécies *P. niruri, P. tenellus, P. amarus* e *P. urinaria*, que representam as principais espécies de *Phyllanthus* usadas na medicina popular, sendo utilizado material fresco ou seco proveniente das folhas, partes aéreas ou planta inteira.

Capítulo 7

Entretanto, outros constituintes também podem contribuir para essa atividade, tendo em vista que outra pesquisa mostrou que os extratos etanólico e aquoso, assim como o extrato hexânico, apresentam efeito anti-inflamatório, responsáveis por inibir várias enzimas e mediadores envolvidos com o processo inflamatório (óxido nítrico sintase induzida, ciclo-oxigenase 2, ativação de NF-κB e fator de necrose tumoral) e que representam fatores prejudiciais na fisiopatologia de doenças hepáticas.[35] Um trabalho no qual foi administrado extrato seco de *P. niruri* por via oral mostrou redução das lesões macroscópicas e microscópicas na colite induzida por ácido acético em ratos, provavelmente em razão de suas ações antioxidantes, respaldando suas propriedades anti-inflamatórias.[36]

As espécies deste gênero também têm sido empregadas no **combate a cálculos renais**.[37] Pesquisadores verificaram que o extrato aquoso de *P. niruri* apresenta efeito potente e eficaz na inibição, na agregação e no crescimento de cálculos de oxalato de cálcio nos rins (pedra nos rins) e que este efeito independe das alterações que ocorrem na excreção do citrato e do magnésio na urina. Os extratos hidroalcóolico e metanólico também apresentam **ações analgésica e antiespasmódica**.[19,38] Essas atividades capacitam o uso do extrato aquoso na prevenção e no tratamento das litíases urinárias.

Essas espécies apresentam outras atividades – **hepatoprotetora**,[39] **hipocolesterolêmica, hipoglicêmica, antiespasmódica** e **analgésica** –, que necessitam de mais estudos para a certificação desses efeitos.[40] Além disso, os estudos realizados evidenciam que as propriedades biológicas estão relacionadas às diversas substâncias fenólicas presentes nestas plantas.[41]

Indicações e usos principais

- Litíase renal e cólica nefrética
- Hepatite B.

Uso etnomedicinal

Utilizado para favorecer a diurese e eliminar pedras nos rins, como antidiabético, antiespasmódico e analgésico. Tônico estomacal, colagogo, diurético, usado nos casos de inapetência, embaraços gastrintestinais, prisão de ventre, ingurgitamentos do fígado e do baço e icterícia. Combate a glicosúria, sendo utilizado no tratamento do diabetes; é amplamente empregado nas hidropisias, afecções renais e das vias urinárias, como dissolvente de cálculos.[42]

Corrêa cita a espécie *P. corcovadensis* (atual *P. tenellus*), que levava o nome por ocorrer nas matas do Corcovado, no Rio de Janeiro.[43] Plantas deste gênero têm sido utilizadas na Ayurveda, principalmente as espécies *P. niruri, P. amarus, P. sellowianus* e *P. fraternus*, sob o nome sânscrito *bhumyaamalaki* ou *bahupatra*. É indicada para uso tanto externo quanto interno, como protetor do fígado, desintoxicante, em febre, em problemas de pele e inflamações.[44,45] Uma importante utilização do extrato aquoso de *P. niruri* é seu uso profilático como antimalárico, principalmente na África.

Posologia

- Infusão: prepara-se o chá por fervura durante 10 min com 30 a 40 g de planta fresca ou com 10 a 20 g da planta seca para 1 ℓ. Toma-se 1 xícara 3 vezes/dia
- Tintura: 5 a 20 mℓ/dia
- Tintura-mãe: 10 a 40 mℓ/dia
- Pó: 500 a 2.000 mg/dia.

Extratos disponíveis no mercado brasileiro

Extrato seco de *Phyllanthus niruri*, padronizado em 1 a 4% de taninos, 350 a 1.000 mg/dia.

Contraindicações

Gravidez e amamentação. Há citação na literatura de que *P. niruri* possa ser abortiva e purgativa quando usada em dose excessiva.

Precauções

Estudo indica que as lignanas isoladas interferem com a atividade da vimblastina, potencializando o efeito citotóxico deste fármaco em linhagens de células KB resistentes a múltiplas drogas.[46] Um estudo em ratos mostrou que esse extrato levou a discretas alterações nas dosagens hormonais de estrogênio, progesterona e testosterona, com possíveis prejuízos na fertilidade.[47]

Toxicidade e interações

Ensaio realizado em ratas com extrato aquoso em baixas doses e doses elevadas para avaliar toxicidade aguda não revelou qualquer modificação no que tange a parâmetros hematológicos ou histológicos dos órgãos, revelando segurança dentro de um período de 15 dias.[47]

REFERÊNCIAS BIBLIOGRÁFICAS

1. Silva MJ, Sales MF. O gênero Phyllanthus L. (Phyllantheae-Euphorbiaceae Juss.) no bioma Caatinga do estado de Pernambuco-Brasil. Rodriguésia. 2004;55:101-26.

Capítulo 7

2. Orlandini P, Torres AM, Mendes JCR, Silva MJ. *Phyllanthus* in Flora do Brasil 2020 em construção. Jardim Botânico do Rio de Janeiro. Disponível em: http://floradobrasil.jbrj.gov.br/reflora/floradobrasil/FB24160. Acesso em: 04/11/2020.

3. Martins ER. O gênero *Phyllanthus* L. (Phyllanthaceae) na região Sudeste do Brasil. São Carlos: UFSCar; 2013.

4. Nascimento JE. Estudo comparativo de três espécies de *Phyllanthus* (Phyllanthaceae) conhecidas como quebra-pedra (*Phyllanthus niruri, P. amarus, P. tenellus*). Tese (Doutorado). Recife: Universidade Federal de Pernambuco; 2008.

5. Breitbach UB, Niehues M, Lopes NP, Faria JE, Brandão MG. Amazonian Brazilian medicinal plants described by CFP von Martius in the 19th century. Journal of Ethnopharmacology. 2013;147:180-9.

6. Marquesini NR. Plantas usadas como medicinais pelos índios do Paraná e Santa Catarina, Sul do Brasil: guarani, Kaigang, Xokleng, Ava-guarani, Krao e Cayua. Tese (Doutorado). Curitiba: Universidade Federal do Paraná; 1995.

7. Camargo MTLA. Plantas medicinais e de rituais afro-brasileiros: estudo etnofarmacobotânico. São Paulo: Ícone; 1998.

8. Barros JFP, Napoleão E. Ewé Òrísá: uso litúrgico e terapêutico dos vegetais nas casas de candomblé Jêje-Nagô. 2. ed. Rio de Janeiro: Bertrand; 2003.

9. Silva FNGM. Plantas indicadas como diuréticas no Brasil desde Martius, 1843. Tese (Doutorado). Recife: Centro de Pesquisas Aggeu Magalhães; 2004.

10. Brasil. Farmacopeia Brasileira. 4. ed. Decreto nº 96.607, de agosto de 1988, e Portaria nº 175, de 19 de junho 1996. Brasília: Ministério da Saúde; 1988.

11. Brasil. A Fitoterapia no SUS e o Programa de Pesquisa de Plantas Medicinais da Central de Medicamentos. Brasília: Ministério da Saúde; 2006.

12. Brasil. Resolução da Diretoria Colegiada – RDC nº 10, de 9 de março de 2010. Dispõe sobre a notificação de drogas vegetais junto à Agência Nacional de Vigilância Sanitária (Anvisa) e dá outras providências. Brasília: Diário Oficial da União; 2010.

13. Brasil. Farmacopeia Brasileira. 5. ed. vol. 2. Resolução da Diretoria Colegiada – RDC nº 49, de 23 de novembro de 2010. Brasília: Anvisa; 2010.

14. Brasil. Formulário de fitoterápicos da farmacopeia brasileira. Brasília: Anvisa; 2011.

15. Brasil. Formulário de fitoterápicos farmacopeia brasileira: Primeiro Suplemento. Brasília: Anvisa; 2018.

16. Brasil. RDC 26/2014 – Instrução Normativa nº 02, de 13 de maio de 2014 – Lista de medicamentos fitoterápicos de registro simplificado e Lista de produtos tradicionais fitoterápicos de registro simplificado. Brasília: Anvisa; 2014.

17. Brasil. Farmacopeia Brasileira. 6. ed. Brasília: Anvisa; 2019.

18. Sprenger RF. Caracterização de quatro espécies de quebra-pedra utilizando cromatografia líquida de alta eficiência hifenada a espectrometria de massa em múltiplos estágios. Dissertação (Mestrado). São Carlos: Universidade Federal de São Carlos; 2011.

19. Lee NY, Khoo WK, Adnan MA, Mahalingam TP, Fernandez AR, Jeevaratnam K. The pharmacological potential of Phyllanthus niruri. Journal of Pharmacy and Pharmacology. 2016;68:953-69.

20. Thyagarajan SP, Thirunalasundari T, Subramanian S, Venkateswaran PS, Blumberg BS. Effect of *Phyllanthus amarus* on Chronic Carriers of Hepatitis B Virus. The Lancet. 1988;332:764-6.

21. Blumberg BS, Millman I, Venkates PS, Thyagarajan SP. Hepatitis B virus and primary hepatocellular carcinoma: treatment of HBV carriers with *Phyllanthus amarus*. Vaccine. 1990;8:S86-S92.

22. Krithika R, Verma RJ, Shrivastav PS, Suguna L. Phyllanthin of standardized *Phyllanthus amarus* extract attenuates liver oxidative stress in mice and exerts cytoprotective activity on human hepatoma cell line. Journal of Clinical and Experimental Hepatology. 2011;1:57-67.

23. Ravikumar Y, Ray U, Nandhitha M et al. Inhibition of hepatitis C virus replication by herbal extract: *Phyllanthus amarus* as potent natural source. Virus Research. 2011;158:89-97.

24. Venkateswaran P, Millman I, Blumberg BS. Effects of an extract from *Phyllanthus niruri* on hepatitis B and woodchuck hepatitis viruses: in vitro and in vivo studies. Proceedings of the National Academy of Sciences. 1987;84:274-8.

25. Ott M, Thyagarajan S, Gupta S. *Phyllanthus amarus* suppresses hepatitis B virus by interrupting interactions between HBV enhancer I and cellular transcription factors. European Journal of Clinical Investigation. 1997;27:908-15.

26. Lee CD, Ott M, Thyagarajan S, Shafritz D, Burk R, Gupta S. *Phyllanthus amarus* down-regulates hepatitis B virus mRNA transcription and replication. European Journal of Clinical Investigation. 1996;26:1069-76.

27. Liu J, Lin H, McIntosh H. Genus *Phyllanthus* for chronic hepatitis B virus infection: a systematic review. Journal of Viral Hepatitis. 2001;8:358-66.

28. Stickel F, Schuppan D. Herbal medicine in the treatment of liver diseases. Digestive and Liver Disease. 2007;39:293-304.

29. Mekha Mohan PJ, Valsalan R, Nazeem PA. Molecular docking studies of phytochemicals

from *Phyllanthus niruri* against Hepatitis B DNA Polymerase. Bioinformation. 2015;11:426.

30. George A, Udani JK, Yusof A. Effects of *Phyllanthus amarus* PHYLLPROTM leaves on hangover symptoms: a randomized, double-blind, placebo-controlled crossover study. Pharmaceutical Biology. 2019;57:145-53.

31. Oliveira CNF, Frezza TF, Garcia VL, Figueira GM, Mendes TMF, Allegretti SM. Schistosoma mansoni: in vivo evaluation of *Phyllanthus amarus* hexanic and ethanolic extracts. Experimental Parasitology. 2017;183:56-63.

32. Paul S, Patra D, Kundu R. Lignan enriched fraction (LRF) of *Phyllanthus amarus* promotes apoptotic cell death in human cervical cancer cells in vitro. Scientific Reports. 2019;9:1-14.

33. Kassuya CA, Silvestre A, Menezes-de-Lima Jr O, Marotta DM, Rehder VLG, Calixto JB. Antiinflammatory and antiallodynic actions of the lignan niranthin isolated from *Phyllanthus amarus*: evidence for interaction with platelet activating factor receptor. European Journal of Pharmacology. 2006;546:182-8.

34. Kassuya U, Leite DF, Melo LV, Rehder VLG, Calixto JB. Anti-inflammatory properties of extracts, fractions and lignans isolated from *Phyllanthus amarus*. Planta Medica. 2005.

35. Kiemer AK, Hartung T, Huber C, Vollmar AM. *Phyllanthus amarus* has anti-inflammatory potential by inhibition of iNOS, COX-2, and cytokines via the NF-κB pathway. Journal of Hepatology. 2003;38:289-97.

36. Melo MN, Soares LAL, Porto CRC et al. Spray-dried extract of *Phyllanthus niruri* L. reduces mucosal damage in rats with intestinal inflammation. Journal of Pharmacy and Pharmacology. 2015;67:1107-18.

37. Yao AN, Kamagaté M, Amonkan AK et al. The acute diuretic effect of an ethanolic fraction of *Phyllanthus amarus* (Euphorbiaceae) in rats involves prostaglandins. BMC Complementary and Alternative Medicine. 2018;18:94.

38. Gilbert B, Ferreira JLP, Alves LF. Monografias de plantas medicinais brasileiras e aclimatadas. Rio de Janeiro: Fundação Oswaldo Cruz, Far-Manguinhos, Laboratório de Química de Produtos Naturais; 2004.

39. Mehta M, Gupta S, Duseja A, Goyal S. Phytochemical and antioxidants profiling of *Phyllanthus niruri*: a hepatoprotective plant. World Journal of Pharmacy and Pharmaceutical Sciences. 2019;8:1117.

40. Kaur N, Kaur B, Sirhindi G. Phytochemistry and pharmacology of *Phyllanthus niruri* L.: a review. Phytotherapy Research. 2017;31:980-1004.

41. Mao X, Wu L-F, Guo H-L et al. The Genus *Phyllanthus*: An Ethnopharmacological, Phytochemical, and Pharmacological Review. Evidence-Based Complementary and Alternative Medicine. 2016;2016:7584952.

42. Coimbra R. Notas de fitoterapia. 2. ed. Laboratório Clínico Silva Araújo; 1958. p. 32-33.

43. Corrêa MP. Dicionário das plantas úteis do Brasil. 1. ed. vol. 5. Rio de Janeiro: Imprensa Nacional; 1926-1978.

44. Williamson EM. The major Herbs of Ayurveda. China: Elsevier Science, Churchill Livingstone; 2002.

45. Chopra D, Simon D. O Guia Deepak Chopra de Ervas. Rio de Janeiro: Campus; 2001.

46. Somanabandhu A, Nitayangkura S, Mahidol C et al. 1 H-and 13C-NMR assignments of phyllanthin and hypophyllanthin: lignans that enhance cytotoxic responses with cultured multidrug-resistant cells. Journal of Natural Products. 1993;56:233-9.

47. Asare GA, Bugyei K, Fiawoyi I et al. Male rat hormone imbalance, testicular changes and toxicity associated with aqueous leaf extract of an antimalarial plant: *Phyllanthus niruri*. Pharmaceutical Biology. 2013;51:691-69.

Crédito da imagem:
Ivone Manzali

Capítulo 7

Romã

Nome botânico
Punica granatum L.

Nome farmacêutico
Pericarpium Punicae Granati;
Cortex Radicis Granati

Família
Lythraceae

Partes utilizadas
Casca (pericarpo) do fruto, casca
da raiz e flores

Propriedades organolépticas
Doce e amarga. O sumo do arilo
das sementes é refrescante

Outros nomes populares

Romanzeiro, romanzeira, romeira, granada, milagrada, milagreira, miligrã, romeira-de-granada e miligrana.

Origem

Provavelmente Ásia, porém largamente cultivada há muitas gerações na Europa.

Histórico

O nome botânico *Punica granatum* foi estabelecido por Carl Linnaeus (1707-1778) em 1753.[1] A planta era conhecida como *malum punicum*, isto é, a maça de Cartago. Entretanto, os romanos a conheciam como *punica* em referência aos fenícios, fundadores de Cartago. Posteriormente, Linnaeus adotou a denominação romana para o nome botânico, acrescentando *granatum* em decorrência da grande quantidade de sementes, ou seja, "maça com muitas sementes".[2,3]

Tem sido utilizada e cultivada desde o Egito antigo. Em tumbas que datam de 2.500 a.C. foram encontrados fragmentos dos frutos de *P. granatum*, que eram considerados o símbolo do amor e da fecundidade.[4] Na Grécia, era a planta consagrada a Afrodite. Tanto no Egito como, mais tarde, na Matéria Médica de Dioscórides, as propriedades tenífugas da casca da raiz *P. granatum* foram extensamente descritas, tendo se difundido por toda a Europa.[5] A parte empregada na culinária são as sementes, que podem ser utilizadas frescas ou secas, chamadas *anardana* na culinária indiana.[6]

A *P. granatum* é utilizada em vários sistemas médicos tradicionais, sendo na medicina ayurvédica um "tônico do sangue" e usada no sistema Unani no tratamento do diabetes.[7] Nos últimos 15 anos houve aumento considerável do interesse em estudar essa espécie, detectado em levantamentos realizados em *sites* de publicação científica. No Brasil, a *P. granatum* foi incluída na 1ª edição da Farmacopeia Brasileira (FB) (1926)[8] e agora consta na 1ª e 2ª edições do Formulário de Fitoterápicos da Farmacopeia Brasileira (2011; 2021).[9] Desse modo, o infuso e a tintura do pericarpo do fruto são recomendados pelo Ministério da Saúde para uso no SUS. Em 2009 a Organização Mundial da Saúde a reconheceu como espécie medicinal (WHO Monographs on Selected Medicinal Plants – vol. 4).[10]

Principais componentes químicos

- Raiz: **taninos, alcaloides** (peletierina, isopeletierina), **terpenoides, açúcares** (manitol), **resinas, ácidos orgânicos, flavonoides, amido, inulina e ácido málico**
- Fruto: o suco contém: **glicose, frutose, ácidos orgânicos** (ascórbico, gálico, elágico, cítrico, cafeico, catequínico, quínico, clorogênico, orto e paracumárico), **antocianinas** (delfinidina, cianidina e pelargonidina), **flavonoides** (quercetina, rutina)[11,12]
- Pericarpo: **flavonoides, taninos** (punicalagina), **alcaloides, polissacarídeos e elagitanina**
- Flor: **ácidos gálico, oleanólico, elágico e ursólico e polifenóis.**[13]

Atividades farmacológicas

Os taninos do córtex e da raiz apresentam atividade **antidiarreica** por inibirem a peristalse e a secreção glandular nas criptas intestinais. Ainda, apresenta atividades **antimicrobiana, anti-helmíntica** (peletierina atua no SNC dos parasitas paralisando seus músculos), **hemostática** (ativação dos fatores de coagulação pelos taninos). O suco tem ação **diurética** (inulina e manitol), e as flores têm efeito **hipoglicemiante**.[3,14] Quanto a esta atividade em um ensaio realizado em ratos, com diabetes induzido por estreptozotocina, foram testados extratos hidroalcoólicos das folhas e das cascas dos frutos, e ambos demonstraram atividade antidiabética, sendo que, neste caso, o extrato das cascas dos frutos foi mais eficaz. Alcaloides, flavonoides, saponinas e taninos são os elementos considerados responsáveis por essas ações. Outro trabalho científico mostra que a casca do fruto, seguida das flores, folhas e sementes, apresenta maior conteúdo antioxidante, o que explicaria o fato de a casca e as flores apresentarem maior ação sobre o diabetes.[13,15] Pesquisa complementar, também com ratos, identificou que a utilização de uma fração rica em flavonoides das folhas da *P. granatum* produziu melhora na nefropatia induzida por estreptozotocina com melhora na proteinúria e na homeostase da glicose sanguínea.[16] Ação **atenuante contra a nefrotoxicidade** induzida por gentamicina foi referida para o óleo da semente de *P. granatum* administrado em ensaio controlado em ratos.[17] Além do potencial benéfico no combate ao diabetes, também reduziu significativamente os níveis de triglicerídeos, colesterol sérico, colesterol LDL, enzimas AST (aspartato aminotransferase) e ALT (alanina aminotransferase), cujos efeitos foram atribuídos aos polifenóis.[18,19]

A fração etanólica isolada do pericarpo de *P. granatum* inibiu o crescimento *in vitro* de *Staphylacoccus aureus* resistentes.[20] O extrato etanólico bruto mostrou atividade contra *Candida albicans*.[21] Atividade **antiúlcera** foi demonstrada *in vivo* pelo uso do extrato metanólico.[22] A atividade **anti-inflamatória** foi observada em cultura de células e foi associada aos ácidos elágico e gálico e a punicaligina, os quais inibem a produção de óxido nítrico, prostaglandina E2 e interleucina-6.[23] Os polifenóis presentes em grande quantidade no fruto, sobretudo na casca, apresentaram efeito antiproliferativo, antimetastático e anti-invasivo em várias linhagens de células de câncer tanto *in vitro* quanto *in vivo*, tornando a *P. granatum* uma candidata para o desenvolvimento de novos tratamentos anticâncer.[23] Diversos compostos extraídos da *P. granatum*, especialmente taninos, ácido elágico, antocianinas e flavonoides, apresentaram efeito

vasculoprotetor, reduzindo estresse oxidativo, agregação de plaquetas e captação de lipídios por macrófagos, além de melhorarem a função endotelial e a regulação da pressão arterial.[24]

Indicações e usos principais

- Diarreia crônica e cólica intestinal
- Infecções intestinais com diarreias agudas com muco, pus e sangue (disenteria amebiana)
- Teníase, ascaridíase e enterobíase
- Faringites, amigdalites, aftas, gengivites
- Cessa sangramentos: melena, metrorragias, sangramento gengival
- Uso local em hemorroidas.

Uso etnomedicinal

No Brasil, utiliza-se o pericarpo do fruto na forma de gargarejo para inflamação na boca e da garganta. O líquido do arilo das sementes é usado na catarata.[25] A casca da raiz é utilizada no combate à teníase. O xarope do fruto é utilizado nas afecções de garganta.[5]

Posologia

- Decocção: 1 colher de sopa de pedacinhos da casca do fruto; cozinhar por 5 min em 250 mℓ de água, não cortar com faca de ferro, já que esse metal reage com a planta. Cobrir, deixar descansar por 10 min, coar e tomar 1 xícara 3 vezes/dia para diarreia
- Pó: 1.200 a 2.500 mg/dia
- Extrato seco padronizado em 40% de ácido elágico: 200 a 450 mg/dia
- Cozimento de 40 a 60 g das cascas do caule ou raiz em um copo de água nas teníases; tomar dividido em três doses durante um dia. Recomenda-se acrescentar um pouco de menta ao infuso para mascarar o sabor. No dia seguinte tomar laxante para expulsar os vermes mortos[5]
- Gargarejos e *spray* para infecções de garganta e lesões orais.

Extratos disponíveis no mercado brasileiro

Extrato seco de *Punica granatum* padronizado em 40% de ácido elágico.

Contraindicações

Sem referências.

Toxicidade

A dose tóxica da casca da raiz é muito próxima da terapêutica. Cefaleia, cegueira noturna, vômitos, diarreia, midríase, vertigem, até parada respiratória. A peletierina e a isopeletierina têm ação curariforme. O suco do fruto não apresenta toxicidade nas doses indicadas.[26,27]

REFERÊNCIAS BIBLIOGRÁFICAS

1. Rana TS, Narzary D, Ranade SA. Systematics and taxonomic disposition of the genus *Punica* L. – Pomegranate. Fruit, Vegetable and Cereal Science and Biotechnology, 2010;4(2):19-25.
2. Guerrero-Solano JA, Jaramillo-Morales OA, Jiménez-Cabrera T et al. *Punica protopunica* Balf., the Forgotten Sister of the Common Pomegranate (*Punica granatum* L.): Features and Medicinal Properties – A Review. Plants. 2020;9(9):1214.
3. Haque N, Sofi G, Ali W, Rashid M, Itrat M. A comprehensive review of phytochemical and pharmacological profile of Anar (*Punica granatum Linn*): a heaven's fruit. Journal of Ayurvedic and Herbal Medicine. 2015;1(1):22-6.
4. Manniche L. An ancient Egyptian Herbal. London: British Museum Press; 1989.
5. Font Quer P. Plantas medicinales el dioscórides renovado. 7. ed. Barcelona: Labor; 1981.
6. Norman J. Herb & Spice. The cook's essential companion. London: DK Limited; 2002.
7. Jurenka J. Therapeutic applications of pomegranate (*Punica granatum* L.): a review. Alternative Medicine Review. 2008;13(2).
8. Brasil. Pharmacopeia Brasileira. Decreto nº 17.509, de 4 de novembro de 1926. Departamento Nacional de Saúde Pública. Rio de Janeiro: Brasil; 1926.
9. Brasil. Formulário de Fitoterápicos da Farmacopeia Brasileira. Brasília: Anvisa; 2011.
10. WHO. WHO monographs on selected medicinal plants. vol. 4. Geneva: World Health Organization; 2009.
11. Moreira IdS, Rocha RHC, Paiva EPd, Silva HdS, Sousa FdAd. Biometria e componentes físico-químicos de romã armazenada sob refrigeração. Pesquisa Agropecuária Tropical. 2015;45(2):209-15.
12. Lansky EP, Newman RA. *Punica granatum* (pomegranate) and its potential for prevention and treatment of inflammation and cancer. Journal of Ethnopharmacology. 2007;109(2):177-206.
13. Li Y, Qi Y, Huang TH, Yamahara J, Roufogalis BD. Pomegranate flower: a unique traditional antidiabetic medicine with dual PPAR-α/-γ activator properties. Diabetes, Obesity and Metabolism. 2008;10(1):10-17.
14. Prakash CVS, Prakash I. Bioactive chemical constituents from pomegranate (*Punica granatum*) juice, seed and peel-a review. International Journal of Research in Chemistry and Environment. 2011;1(1):1-18.
15. Salwe KJ, Sachdev DO, Bahurupi Y, Kumarappan M. Evaluation of antidiabetic, hypolipedimic and antioxidant activity of hydroalcoholic extract of leaves and fruit peel of *Punica granatum* in male Wistar albino rats. Journal of Natural Science, Biology and Medicine. 2015;6(1):56.
16. Ankita P, Deepti B, Nilam M. Flavonoid rich fraction of *Punica granatum* improves early diabetic nephropathy by ameliorating proteinuria and disturbed glucose homeostasis in experimental animals. Pharmaceutical Biology. 2015;53(1):61-71.
17. Boroushaki MT, Asadpour E, Sadeghnia HR, Dolati K. Effect of pomegranate seed oil against gentamicin-induced nephrotoxicity in rat. Journal of Food Science and Technology. 2014;51(11):3510-4.
18. Thanh HN, Huyen NT, Khanh NV, Thu DK, Tung BT. Phytochemicals and antidiabetic activity of the aqueous extract of the *Punica granatum* fruit in streptozotocin-induced diabetic mice. Journal of Basic and Clinical Physiology and Pharmacology. 01 Jul. 2019;30(4):20190061.
19. Danesi F, Ferguson LR. Could pomegranate juice help in the control of inflammatory diseases? Nutrients. 2017;9(9):958.
20. Machado T, Pinto A, Pinto M et al. In vitro activity of Brazilian medicinal plants, naturally occurring naphthoquinones and their analogues, against methicillin-resistant *Staphylococcus aureus*. International Journal of Antimicrobial Agents. 2003;21(3):279-84.
21. Johann S, Silva DL, Martins CV, Zani CL, Pizzolatti MG, Resende MA. Inhibitory effect of extracts from Brazilian medicinal plants on the adhesion of *Candida albicans* to buccal epithelial cells. World Journal of Microbiology and Biotechnology. 2008;24(11):2459-64.
22. Ajaikumar K, Asheef M, Babu B, Padikkala J. The inhibition of gastric mucosal injury by *Punica granatum* L.(pomegranate) methanolic extract. Journal of Ethnopharmacology. 2005;96(1-2):171-6.
23. BenSaad LA, Kim KH, Quah CC, Kim WR, Shahimi M. Anti-inflammatory potential of ellagic acid, gallic acid and punicalagin A&B isolated from *Punica granatum*. BMC Complementary and Alternative Medicine. 2017;17(1):47.
24. Wang D, Özen C, Abu-Reidah IM et al. Vasculoprotective effects of pomegranate (*Punica granatum* L.). Frontiers in Pharmacology. 2018;9:544.
25. Lorenzi H, Matos F. Plantas medicinais no Brasil: nativas e exóticas. Nova Odessa: Instituto Plantarum; 2002.
26. Patel C, Dadhaniya P, Hingorani L, Soni M. Safety assessment of pomegranate fruit extract: acute and subchronic toxicity studies. Food and Chemical Toxicology. 2008;46(8):2728-35.
27. Vidal A, Fallarero A, Peña BR et al. Studies on the toxicity of *Punica granatum* L. (Punicaceae) whole fruit extracts. Journal of Ethnopharmacology. 2003;89(2-3):295-300.

Crédito da imagem:
Ivone Manzali

Saião

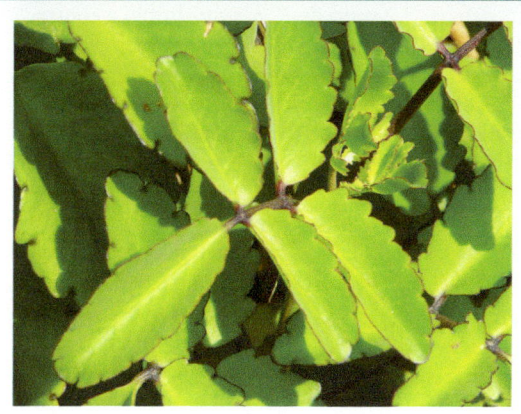

Nomes botânicos
Kalanchoe crenata (Andrews) Haw.
Sinonímia: *Kalanchoe brasiliensis*
Larrañaga
Kalanchoe pinnata (Lam.) Pers
Sinonímias: *Bryophyllum calycinum*
Salisb.; *Bryophyllum pinnatum*
(Lam.) Oken

Nome farmacêutico
Bryophyllum Folium
Folium Kalanchoe

Família
Crassulaceae

Partes utilizadas
Folhas, sumos das folhas e caules

Propriedades organolépticas
Refrescante e balsâmica

Outros nomes populares

Folha-da-fortuna, folha-da-costa, fortuna, roda-da-fortuna, folha-grossa, courama, coirama, folha-de-pirarucu e pirarucu.

Origem

A origem da espécie *K. pinnata* é incerta, ora apontada como do Mediterrâneo, ora como do Continente Africano, e naturalizada no Brasil. A espécie *K. crenata* é originária da África, e também naturalizada no Brasil, ocorrendo principalmente na zona costeira brasileira da Bahia até São Paulo. As duas espécies estão distribuídas nas áreas tropicais.

Histórico

O gênero Kalanchoe foi descrito pelo botânico francês Michel Adanson (1721-1806), em 1763, em alusão ao nome de planta chinesa "Kalan Chauhuy". Os epítetos *crenata* e *pinnata* fazem alusão ao formato da folha. No primeiro a folha apresenta "pequenos dentes arredondados, crenada", e o segundo "lembra uma pena". O antigo nome do gênero *Bryophyllum* significa "folha que brota", do grego *bryo* = broto, *phyllon* = folha e denominado pelo botânico inglês Richard Anthony Salisbury (1761-1829) em 1806.[1]

O gênero *Kalanchoe* compreende aproximadamente 125 espécies, a maioria nativa de Madagascar. No Brasil, são descritas 13 espécies,[2] em que a *K. crenata* e a *K. pinnata* são espécies medicinais usadas popularmente tanto no Brasil quanto em outras partes do mundo para o tratamento de diversas doenças, e com fins ritualísticos.[3]

Um dos nomes populares é folha-da-fortuna, pois ela lembra abundância e prosperidade. Por esse motivo, a planta é utilizada na tradição jejê-nagô, em rituais de iniciação e sacralização de objetos rituais dos orixás.[4] Além disso, algumas superstições populares são associadas a essa planta em que o tamanho de suas folhas podia corresponder a maior ou menor felicidade, ou era para testar a desconfiança entre namorados; nesse caso, colocava-se uma folha da planta na janela da namorada; se brotasse, significava fidelidade.[5] Essa planta é conhecida com a denominação jejê-nagô, de àbámodá, que significa, em yorubá, "o que você deseja, você faz", e é usada nos *amacis* (sucos de ervas obtidos manualmente) e banhos para acalmar, refrescar e dar firmeza.[6] O *K. pinnata* é utilizado em substituição ao *K. crenata*, nos rituais, sendo considerada uma planta subordinada e afim.[5]

Na década 1980, o *K. pinnata* foi objeto de estudo pelo Programa de Pesquisa em Plantas Medicinais da Central de Medicamentos.[7] Atualmente, faz parte da Renisus (Relação Nacional de Plantas Medicinais de Interesse ao SUS).[8] Apesar do amplo uso popular, não foi incluída em nenhuma edição da Farmacopeia Brasileira.

Principais componentes químicos

De modo geral, as espécies de *Kalanchoe* contêm **flavonoides** (quercetina, quercetrina, kaempferol e derivados glicosilados), **alcaloides**, **ácidos**

graxos (ácido palmítico, esteárico e araquídico), **ácidos orgânicos** (ácidos acético, succínico, oxálico, cítrico, fumárico, ascórbico, pirúvico, cafeico e ferúlico), **aminoácidos** (metionina, tirosina e fenilalanina), **bufadienolídeos** (briofilina A, B, C), **fitosteróis** (sitosterol, briofilol e 24-epicosterol), **hidrocarbonetos, triterpenoides** (friedelina, briofolona e taraxerol).[9,10]

Atividades farmacológicas

As atividades farmacológicas atribuídas às espécies de *Kalanchoe*, particularmente a *K. pinnata* e *K. crenata*, são várias, tais como: antitumoral, anticonvulsivante, sedativa, hipoglicemiante, neuroprotetora, antimicrobiana, antiparasitária, anti-inflamatória, protetora gástrica, hepatoprotetora e relaxante uterina.[9,10]

Apoiando o uso popular, pesquisas demonstram **efeitos analgésico** e **anti-inflamatório**, em modelos experimentais, para *K. pinnata* e *K. crenata*, cujas atividades podem ser mediadas pela grande quantidade de flavonoides, tendo potencial para o tratamento de doenças inflamatórias crônicas, tais como reumatismo.[11-15] Reforçando a importância desse grupo fitoquímico, o tratamento oral com o flavonoide quercitrina, isolado de *K. pinnata*, impediu a anafilaxia fatal em 75% dos animais sensibilizados com ovoalbumina. Assim, a proteção realizada pela quercitrina sugere que este flavonoide seja um importante componente ativo do extrato contra a forte reação alérgica. Entretanto, não podemos descartar uma atuação sinérgica entre os componentes do extrato, tendo em vista que o extrato bruto protegeu 100% dos animais.[16] Nesse contexto, a fração de ácidos graxos também é importante, considerando que o estudo mostra que esses constituintes também apresentam **atividade imunomoduladora**.[16] Para analisar os efeitos antinociceptivo e anti-inflamatório do principal flavonoide (quercetina) da *K. pinnata*, foi realizada em camundongos administração subcutânea do extrato aquoso das flores, de frações em acetato de etila e butanólica e do próprio flavonoide quercetina de *K. pinnata*. Nesse estudo comprovou-se que tanto o extrato aquoso das flores quanto a quercetina demonstraram atividades antinociceptiva e anti-inflamatória por meio da inibição da COX e da redução da TNF-α, revelando a importância do principal flavonoide no mecanismo de ação.[17]

O efeito relaxante de *K. pinnata* na contratilidade do miométrio humano *in vitro* foi avaliado utilizando como controle o medicamento convencional fenoterol. O estudo foi feito com partes de biopsias do miométrio de 14 mulheres voluntárias submetidas ao parto cesariano. O extrato de *K. pinnata* inibiu a contração espontânea e as induzidas por ocitocina.[18]

Os dados *in vitro* confirmam o **efeito tocolítico** de *K. pinnata* observado em trabalho clínico europeu, que demonstrou sua eficácia terapêutica e, ainda, com menos efeitos colaterais que os medicamentos de referência (fenoterol ou hexoprenalina), principalmente quanto a taquicardia e dispneia, possivelmente por não estimular os receptores adrenérgicos cardíacos β1, justificando a necessidade de mais estudos clínicos para elucidação da ação. Propriedade anti-hipertensiva do extrato aquoso de *K. pinnata* foi demonstrada em modelo experimental.[19] Além disso, os resultados obtidos sugerem que *K. crenata* possui capacidade de bloquear os canais de potássio, o que pode contribuir para os efeitos cardiovasculares.[20] Entretanto, a presença de bufadienolídeos indica efeitos cardiotóxicos, como já relatado com animais que ingeriram grandes quantidades dessa planta.[18,21]

O efeito antileishmaniose do extrato aquoso das folhas de *K. pinnata* foi avaliado em animais infectados com *Leishmania amazonensis*. O tratamento com a administração oral do extrato retardou a instalação da doença. Quando administrado no começo da infecção por via oral, também preveniu o crescimento das lesões por um longo período, sendo a resposta comparável à da droga de referência para o tratamento de leishmania (antimonial pentavalente), assim como administrado em estágios avançados da doença também foi capaz de impedir o crescimento das lesões. A diminuição da lesão também foi acompanhada por uma queda do número de parasitas viáveis. Outros estudos também confirmaram que o *K. pinnata* apresenta importante atividade contra leishmania, sendo os flavonoides glicosilados, sobretudo quercetina, considerados as substâncias mais ativas contra essa doença.[22,23]

Pesquisa também demonstrou que a aplicação tópica do extrato aquoso de *K. crenata* apresentou bons resultados na **redução de edema**, halo hemorrágico e **prevenção de necrose** causada pelo veneno de *Bothrops alternatus*. Esses resultados podem ser justificados pela presença de flavonoides em *K. crenata* e pela ação **anti-inflamatória** desta espécie, capaz de inibir mediadores da inflamação como histamina, serotonina, bradicinina e prostaglandinas.[24] Nessa linha de pesquisa, outro estudo também demonstrou importante efeito **cicatrizante** para os extratos K *pinnata*, tanto aplicado topicamente quanto administrado por via oral.[25]

O extrato metanólico das folhas de *B. pinnatum* reduziu significativamente as **ulcerações gástricas** induzidas experimentalmente, demonstrando uma potente atividade antiúlcera e justificando o uso popular da espécie,[26] mostrando, ainda, que os extratos aquoso e metanólico de *K. pinnata* possuem atividade **hipotensora**.[27] Outra pesquisa que avaliou a atividade **antibacteriana** e **antifúngica** de espécies utilizadas pela população da Malásia mostrou que *K. pinnata*, empregada popularmente para **tosse**, apresenta fraca atividade **antibacteriana** contra *Bacillus cereus* e *Bacillus subtilis*.[28] No entanto, o extrato metanólico de *K. pinnata* apresentou atividade frente às bactérias *Bacillus subtilis*, *Escherichia coli*, *Proteus vulgaris*, *Shigella dysenteriae* e *Staphylococcus aureus*,[29] e substâncias isoladas desta planta apresentaram atividade antiviral.[30]

O extrato das raízes da espécie *K. pinnata* apresentou atividade contra duas linhagens de células cancerosas: mama (MCF7) e melanoma (UACC62), porém não mostrou atividade contra as células tumorais renais (TK10).[31] Por sua vez, extrato metanólico das folhas de *K. crenata* apresentou efeito significativo contra linhagens de células de câncer de mama, câncer de pulmão e mesotelioma.[32]

O suco das folhas e o extrato etanólico do bagaço de *K. pinnata* foram estudados em modelo experimental contra hepatotoxicidade induzida por tetracloreto de carbono (CCl4). Foi observado que o extrato etanólico e o concentrado têm um efeito **hepatoprotetor** (*in vitro*, *in vivo* e em estudos histopatológicos), sendo o suco mais eficaz que o extrato etanólico.[33]

Estudos também indicam que tanto o extrato bruto das folhas de *K. pinnata* quanto o extrato metanólico de *K. crenata* produzem alterações significativas no sistema nervoso central (SNC) de animais, mostrando atividade **anticonvulsivante** e potencializando o tempo de sono induzido por pentobarbital. Esses efeitos podem ser em decorrência da presença de bufadionolídeos, constituintes sabidamente tóxicos.[3] Tal fato foi demonstrado em ensaio realizado com bufadionolídeos isolados, que revelaram potente atividade sedativa, mas com efeitos tóxicos.[34] Nessa linha de pesquisa, foram aplicados em camundongos e avaliada, por meio de modelos de convulsões induzidas por pentilenotetrazol, a atividade anticonvulsivante de extrato metanólico da raiz de *K. pinnata*

e do extrato metanólico do caule e os efeitos comparados ao diazepam. A pesquisa concluiu que a atividade anticonvulsivante do extrato da raiz diminuiu com o aumento da dose desse extrato, enquanto a ação do extrato do caule foi dose-dependente.[35] Em outro trabalho é citado o uso de *K. pinnata* pela medicina antroposófica com bons resultados no tratamento dos distúrbios do sono durante a gravidez e, a partir daí, os autores decidiram investigar essa espécie quanto às queixas de má qualidade do sono em pacientes portadores de câncer. Então administraram a 20 pacientes comprimidos de 350 mg correspondentes a 50 mg de suco prensado de folhas da *K. pinnata* (Weleda AG) na dose de 2 comprimidos na refeição noturna e 2 comprimidos antes de deitar. Após 3 semanas, observou-se, por meio de escalas apropriadas de avaliação, que a qualidade do sono e a sonolência diurna melhoraram, mas não houve efeito sobre a fadiga.[36]

Indicações e usos principais

- Anti-inflamatório
- Expectorante
- Edemas e hematomas
- Cicatrizante.

Uso etnomedicinal

O sumo das folhas frescas de *K. pinnata* é utilizado de forma eficaz para o tratamento de icterícia na Índia.[33] Tem amplo uso no tratamento de furúnculos, anexite e gastrite e na preparação de xaropes caseiros para tosse, associado às folhas de malvarisco (*Plectranthus amboinicus*) ou outras plantas tidas como peitorais, como a ipecacuanha-da-praia (*Hybanthus ipecacuanha*) e a cebolinha-branca (*Allium scalonicum*).[37]

Na tribo Yorubá, do sudoeste da Nigéria, as folhas são usadas para dor de cabeça.[29] O extrato das folhas de saião é indicado para o tratamento de frieiras, queimaduras, erisipela, tumores cancerosos, feridas, úlceras produzidas por escorbuto, úlceras duodenais e estomacais, assim como reumatismo articular. Ainda usado contra a febre amarela, ictericias e demais afecções do fígado, cefaleia, tumores de próstata e hemorroidas. O sumo das folhas é empregado para afecções do ouvido, tosse e disenteria na medicina tradicional da Nigéria.[38] No estado do Mato Grosso, a folha na forma de decocto e xarope é indicada para os rins, bronquite, frieira, erisipela e picadas de inseto. Pode ser associada com douradinha (*Palicourea coriacea*) e cavalinha (*Equisetum arvense*). Utilizada em banhos de descarrego junto à hortelã-do-campo (*Hyptis cana*).[39]

Em São Tomé e Príncipe, as folhas são utilizadas para amigdalite, tosse, dores de cabeça, tratamento da inflamação local por meio de massagens e aplicação de ventosas e laxante. Para o tratamento da tosse e bronquite, bebe-se 1 colher pequena de um preparado das folhas esmagadas com óleo de palma e um pouco de limão (*Citrus aurantifolia*).[40]

Posologia

- Decocção: ferver por 3 min 1 colher de sopa de folhas picadas em 1 xícara de chá de água. Deixar descansar tampada por 10 min e coar. Tomar de 2 a 3 xícaras/dia
- Sumo: obtido de 2 folhas frescas e diluído (batido no liquidificador) em 1/2 copo de água.

Extratos disponíveis no mercado brasileiro

Sem referências.

Contraindicações

Não deve ser usado continuamente pelo risco de ocasionar hipotireoidismo.[10]

Precauções

Sem referências.

Toxicidade e interações

Ensaios de toxicidade *in vitro* não indicaram efeitos tóxicos; porém necessita-se de mais estudos. Diante da presença de bufadionolídeos nas espécies de *Kalanchoe* sp., recomenda-se cautela no uso, com cuidado nas doses utilizadas, em virtude dos possíveis efeitos colaterais para os sistemas cardiovascular e nervoso central.[10]

REFERÊNCIAS BIBLIOGRÁFICAS

1. Herrando-Moraira S, Vitales D, Nualart N et al. Global distribution patterns and niche modelling of the invasive *Kalanchoe × houghtonii* (Crassulaceae). Scientific Reports. 2020;10:1-18.
2. Goebel G, Caddah MK, Giuffre PMW. Crassulaceae in Flora do Brasil 2020 em construção. Disponível em: http://reflora.jbrj.gov.br/reflora/floradobrasil/FB22580. Acesso em: 07/11/2020.
3. Salahdeen H, Yemitan O. Neuropharmacological effects of aqueous leaf extract of *Bryophyllum pinnatum* in mice. African Journal of Biomedical Research. 2006;9.
4. Barros JFP, Napoleão E. Ew'w Òrísá: uso litúrgico e terapêutico dos vegetais nas casas de candomblé jêje-nagô. 3. ed. Rio de Janeiro: Bertrand Brasil; 2007.
5. Corrêa MP. Dicionário das plantas úteis do Brasil. 1. ed. vol. 2. Rio de Janeiro: Imprensa Nacional; 1926-1978.
6. Almeida MZ. Plantas medicinais. 3. ed. Salvador EDUFBA; 2011.
7. Brasil. A Fitoterapia no SUS e o Programa de Pesquisa de Plantas Medicinais da Central de Medicamentos. Brasília: Ministério da Saúde; 2006.
8. Brasil. Plantas Medicinais de Interesse ao SUS – Renisus. Brasília: Ministério da Saúde; 2009.
9. Fernandes JM, Cunha LM, Azevedo EP, Lourenço EMG, Fernandes-Pedrosa MF, Zucolotto SM. *Kalanchoe laciniata* and *Bryophyllum pinnatum*: an updated review about ethnopharmacology, phytochemistry, pharmacology and toxicology. Revista Brasileira de Farmacognosia. 2019;29:529-58.
10. Milad R, El-Ahmady S, Singab AN. Genus *Kalanchoe* (Crassulaceae): a review of its ethnomedicinal, botanical, chemical and pharmacological properties. European Journal of Medicinal Plants. 2014:86-104.
11. Ibrahim T, Cunha JMT, Madi K, Fonseca LM, Costa SS, Koatz VLG. Immunomodulatory and anti-inflammatory effects of Kalanchoe brasiliensis. International Immunopharmacology. 2002;2:875-83.
12. Costa S, Jossang A, Bodo B, Souza M, Moraes V. Patuletin acetylrhamnosides from *Kalanchoe brasiliensis* as inhibitors of human lymphocyte proliferative activity. Journal of Natural Products. 1994;57:1503-10.
13. Mourão R, Santos F, Franzotti E, Moreno M, Antoniolli A. Antiinflammatory activity and acute toxicity (LD50) of the juice of *Kalanchoe brasiliensis* (Comb.) leaves picked before and during blooming. Phytotherapy Research. 1999;13:352-4.
14. Ojewole JA. Antinociceptive, anti-inflammatory and antidiabetic effects of *Bryophyllum pinnatum* (Crassulaceae) leaf aqueous extract. Journal of Ethnopharmacology. 2005;99:13-9.
15. Costa SS, Souza MLM, Ibrahim T et al. Kalanchosine Dimalate, an Anti-inflammatory Salt from *Kalanchoe brasiliensis*. Journal of Natural Products. 2006;69:815-8.
16. Cruz E, Silva S, Muzitano M, Silva P, Costa S, Rossi-Bergmann B. Immunomodulatory pretreatment with *Kalanchoe pinnata* extract and its quercitrin flavonoid effectively protects mice against fatal anaphylactic shock. International Immunopharmacology. 2008;8:1616-21.
17. Ferreira RT, Coutinho MAS, Malvar DdC et al. Mechanisms underlying the antinociceptive, antiedematogenic, and anti-inflammatory activity of the main flavonoid from *Kalanchoe pinnata*. Evidence-Based Complementary and Alternative Medicine. 2014;2014.

18. Gwehenberger B, Rist L, Huch R, von Mandach U. Effect of *Bryophyllum pinnatum* versus fenoterol on uterine contractility. European Journal of Obstetrics & Gynecology and Reproductive Biology. 2004;113:164-71.

19. Bopda OSM, Longo F, Bella TN et al. Antihypertensive activities of the aqueous extract of *Kalanchoe pinnata* (Crassulaceae) in high salt-loaded rats. Journal of Ethnopharmacology. 2014;153:400-7.

20. Nguelefack T, Dimo T, Dongmo A et al. Cardiovascular effects of the n-butanol extract from *Kalanchoe crenata* leaves. Pharmaceutical Biology. 2008;46:846-53.

21. Plangger N, Rist L, Zimmermann R, von Mandach U. Intravenous tocolysis with *Bryophyllum pinnatum* is better tolerated than beta-agonist application. European Journal of Obstetrics & Gynecology and Reproductive Biology. 2006;124:168-72.

22. Muzitano MF, Tinoco LW, Guette C, Kaiser CR, Rossi-Bergmann B, Costa SS. The antileishmanial activity assessment of unusual flavonoids from *Kalanchoe pinnata*. Phytochemistry. 2006;67:2071-7.

23. Muzitano MF, Falcão CA, Cruz EA et al. Oral metabolism and efficacy of *Kalanchoe pinnata* flavonoids in a murine model of cutaneous leishmaniasis. Planta Medica. 2009;75:307-11.

24. Fonseca F, Melo M, Silva J, Pereira G, Dantas-Barros A. Extratos de *Curcuma longa* L. e Kalanchoe brasiliensis Camb. no tratamento local do envenenamento por *Bothrops alternatus*. Revista Brasileira de Farmacognosia. 2004;14:26-9.

25. Khan M, Patil P, Shobha J. Influence of *Bryophyllum pinnatum* (Lim.) leaf extract on wound healing in albino rats. Journal of Natural Remedies. 2004;4:41-6.

26. Adesanwo J, Raji Y, Olaleye S et al. Antiulcer activity of methanolic extract of *Bryophyllum pinnatum* in rats. Journal of Biological Sciences. 2007;7:409-12.

27. Ojewole JA. P-2: Antihypertensive properties of *Bryophyllum pinnatum* {(Lam) Oken} leaf extracts. American Journal of Hypertension. 2002;15: 34A.

28. Wiart C, Mogana S, Khalifah S et al. Antimicrobial screening of plants used for traditional medicine in the state of Perak, Peninsular Malaysia. Fitoterapia. 2004;75:68-73.

29. Akinpelu DA. Antimicrobial activity of *Bryophyllum pinnatum* leaves. Fitoterapia. 2000;71:193-94.

30. Cryer M, Lane K, Greer M et al. Isolation and identification of compounds from *Kalanchoe pinnata* having human alphaherpesvirus and vaccinia virus antiviral activity. Pharmaceutical Biology. 2017;55:1586-91.

31. Fouché G, Cragg G, Pillay P, Kolesnikova N, Maharaj V, Senabe J. In vitro anticancer screening of South African plants. Journal of Ethnopharmacology. 2008;119:455-461.

32. Kuete V, Fokou FW, Karaosmanoğlu O, Beng VP, Sivas H. Cytotoxicity of the methanol extracts of *Elephantopus mollis, Kalanchoe crenata* and 4 other Cameroonian medicinal plants towards human carcinoma cells. BMC Complementary and Alternative Medicine. 2017;17:280.

33. Yadav N, Dixit V. Hepatoprotective activity of leaves of *Kalanchoe pinnata* Pers. Journal of Ethnopharmacology. 2003;86:197-202.

34. Wagner H, Fischer M, Lotter H. Isolation and structure determination of daigremontianin, a novel bufadienolide from *Kalanchoe daigremontiana*. Planta Medica. 1985;51:169-70.

35. Mora-Pérez A, Hernández-Medel MR. Anticonvulsant activity of methanolic extract from *Kalanchoe pinnata* (Lam.) stems and roots in mice: a comparison to diazepam. Neurología. 2016;31:161-8.

36. Simões-Wüst AP, Hassani TA, Müller-Hübenthal B et al. Sleep quality improves during treatment with *Bryophyllum pinnatum*: an observational study on cancer patients. Integrative Cancer Therapies. 2015;14:452-9.

37. Lorenzi H, Matos FJA. Plantas medicinais no Brasil: nativa e exóticas. 2. ed. Nova Odessa: Plantarum; 2008.

38. Amaral ACF, Simões EV, Ferreira JLP. Coletânea científica de plantas de uso medicinal. Rio de Janeiro: Fiocruz; 2005.

39. De La Cruz MG. Plantas medicinais de Mato Grosso. A farmacopeia popular dos raizeiros. Mato Grosso: Carlini Caniato Editorial; 2008.

40. Madureira MC, org. Estudo de plantas medicinais de S. Tomé e Príncipe. Projecto Pagué. Investigação em plantas medicinais. Portugal: Gráfica Europam; 2007.

Crédito da imagem:
Paulo Léda

Capítulo 7

Sálvia

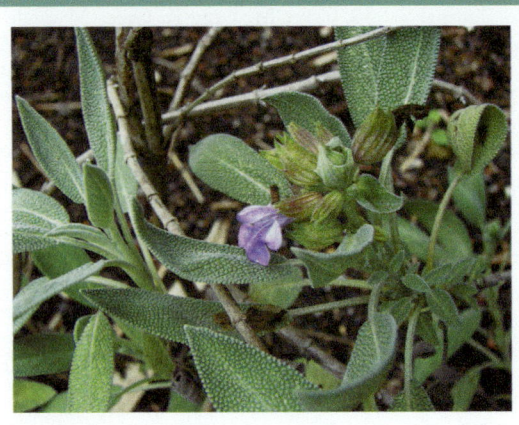

Nome botânico
Salvia officinalis L.

Nome farmacêutico
Herba Salviae Officinalis

Família
Lamiaceae

Parte utilizada
Partes aéreas

Propriedades organolépticas
Quente, amarga, aromática e
forte odor balsâmico

Outros nomes populares

Chá-da-frança, chá-da-grécia, erva-sagrada, sabiá, sal-das-boticas, salva, salva-comum, salva-das-boticas, salva-de-remédio, salva-dos-jardins, salva-ordinária.

Origem

Mediterrâneo.

Histórico

O nome do gênero *Salvia* deriva do latim *salvere*, que significa curar, salvar, em referência a suas propriedades curativas, descrito por Carl Linnaeus (1707-1778) em 1753. O epíteto *officinalis* refere-se às espécies com propriedades medicinais.[1]

Esta espécie já era utilizada nas antiguidades egípcia, grega e romana, sob os respectivos nomes de *apousi* e *elelisphakos* (citado por Plínio e Dioscórides). Os antigos egípcios a utilizavam como droga para a fertilidade,[2] virtude também reconhecida entre os gregos. Dizia-se que, para uma mulher engravidar, deveria ficar isolada em um quarto por alguns dias, tomando o sumo desta planta, e, quando se deitasse com o marido, conceberia rapidamente um filho.

No primeiro século, o médico grego Dioscórides relatou que a decocção aquosa de *S. officinalis* parava o sangramento de feridas e úlceras, assim como servia como antisséptico para limpá-las. Ele também recomendava o suco em água morna para rouquidão e tosse. Plínio relatou que ela reforçava a memória.[3] Ele prescrevia decoctos de *S. officinalis*, em água ou vinho, com alecrim, madressilva (*Lonicera* sp.), tanchagem (*Plantago* sp.) e mel na forma de gargarejos para tratar úlceras na boca e garganta.[4-6]

Sua utilização na medicina anciã grega foi incorporada na medicina tradicional indiana Ayurveda, Siddha e Unani como remédio, em que as folhas secas, *Salbia-sefakuss* em hindi, e extrato fluido são utilizados. Oito espécies indianas de *Salvia*, por exemplo a *S. plebeia*, também estão listadas na farmacopeia ayurvédica e utilizadas com as mesmas indicações da espécie do Mediterrâneo. Na Índia, sua utilização é indicada para flatulência, dispepsia, faringite, uvulites, estomatite, gengivite e glossite. Na Alemanha, a *S. officinalis* faz parte da lista de chás medicinais recomendados pelos órgãos oficiais de saúde daquele país como um fitoterápico para o tratamento de catarros, queixas gastrintestinais e sudorese noturna. O chá também é aplicado topicamente como antisséptico ou como gargarejo para inflamações.[7]

Suas folhas são amplamente empregadas como tempero na culinária de vários países desde os tempos medievais, sendo também cultivadas no hemisfério norte como ornamental.[8,9] Fez parte da farmacopeia dos EUA e foi incluída em várias farmacopeias na Europa (Áustria, Tchecoslováquia, Alemanha, Hungria, antiga Iugoslávia, Holanda, Portugal etc.) Recomendada pela European Medicines Agency (EMA).[10]

No Brasil, foi incluída na 1ª edição da Farmacopeia Brasileira (1926).[11] Embora não tenha sido introduzida em outras edições da FB, agora faz parte da 1ª e da 2ª edições do

Formulário de Fitoterápicos da Farmacopeia Brasileira (FFFB) (2011; 2021)[12] e de seu suplemento (2018).[13]

Principais componentes químicos

As folhas contêm **taninos condensados do tipo catequina** (3 a 8%), **ácidos fenólicos** (rosmarínico, clorogênico, ferúlico e gálico), **flavonoides** (1 a 3%) (apigenina, salviginina e derivados da luteolina), **óleo essencial** (1,5 a 2,8%) (tujona, cânfora, cineol, humuleno, α-pineno e linalol), **diterpenoides amargos** (carnosol, ácido carnósico e rosmanol), **ácidos triterpenoídicos** (oleanólico e ursólico), **mucilagem e resina**.[14,15]

Atividades farmacológicas

As indicações terapêuticas atuais para as folhas de *S. officinalis* são apoiadas com base na sua história de uso bem estabelecido pelos sistemas médicos tradicionais, pela observação e coleta de dados clínicos de médicos durante a prática clínica europeia mais recente, em investigações fitoquímicas, estudos farmacológicos *in vitro* e *in vivo* e em algumas pesquisas clínicas. Segundo a EMA, com base nos resultados das pesquisas realizadas até o momento, é possível afirmar que há evidências científicas que corroboram o uso tradicional.[16]

O óleo essencial tem atividade **antimicrobiana**, em que a tujona apresenta-se como importante constituinte para esse efeito.[17] O uso tradicional da *S. officinalis* pode ser explicado pelos componentes do seu óleo volátil e pelo conteúdo em tanino, importantes agentes **antisséptico e cicatrizante**.[7] Esse efeito antimicrobiano também se mostrou útil no controle da placa bacteriana, da gengivite e da faringite viral em estudo clínico.[18,19] Útil também na desinfecção de próteses dentárias.[20]

Os efeitos **antioxidante, analgésico** e **anti-inflamatório** dos extratos de *S. officinalis* foram demonstrados em modelos farmacológicos experimentais. Esses resultados parecem estar relacionados com a presença de diterpenoides, principalmente os ácidos carnósico e carnosol.[21] Esses diterpenoides têm a capacidade de atuar sobre os leucócitos humanos polimorfonucleares (PMNL), suprimindo a síntese de leucotrienos por meio da inibição da enzima 5-lipo-oxigenase (5-LO), antagonizando a homeostase de íons cálcio, diminuindo o número de espécies reativas de oxigênio (radicais livres), bem como a produção de HLE (elastase do leucócito humano), a qual está correlacionada com a quebra das proteínas nos locais de inflamação, o que aumenta o risco de desencadear um estado inflamatório crônico. Esses diterpenoides, juntamente com o óleo essencial, demonstram eficácia analgésica tanto em ensaio clínico quanto em experimental.[22,23] Assim, a interferência sinérgica com múltiplos mediadores pró-inflamatórios implica elevada eficácia desses compostos.[24]

Estudos sobre os extratos de *S. officinalis* revelaram múltiplas atividades potencialmente importantes sobre a função cerebral no envelhecimento, na prevenção e no tratamento do **transtorno cognitivo leve** e até a doença de Alzheimer. Os resultados das pesquisas indicam que as propriedades **anti-inflamatória, antioxidante e estrogênica** da *S. officinalis* têm efeitos no SNC por meio da inibição da colinesterase. Este conjunto de propriedades mostra-se importante para o tratamento dos transtornos cognitivos. Pesquisa recente corrobora o uso tradicional da espécie como um agente para reforçar a **memória em idosos**, confirmando sua atividade sobre o sistema colinérgico, mas também na doença de **Alzheimer**.[25-27]

Poucos estudos investigaram a recomendação de *S. officinalis* como inibidora da transpiração. Um estudo clínico aberto em ambulatório investigou a equivalência da eficácia e da tolerância fazendo a comparação entre uma solução aquosa de extrato seco de um produto denominado "Sweatosan" e o chá de *S. officinalis*. Oitenta pacientes que sofriam de **hiperidrose idiopática** foram tratados durante 4 semanas. Quarenta pacientes receberam 440 mg de extrato seco, o que corresponde a 2,6 g de folha seca, e os outros 40 uma infusão aquosa de 4,5 g da folha/dia. A redução da secreção de suor relatada (menos de 50%) foi semelhante para ambos os grupos de tratamento, embora ligeiramente mais forte no grupo que usou extrato seco. A atividade colinérgica da *S. officinalis* contribui para esse efeito.[7,28]

Indicações e usos principais

- Síndrome climatérica, irregularidades menstruais
- Sudorese de extremidades e em enfermidades que causam sudorese
- Anorexia, discinesia hepatobiliar, flatulência e dispepsias
- Na supressão da lactação
- Tônico capilar em uso local
- Estomatites, glossites, gengivites, aftas e inflamações de garganta
- Inflamações da pele (uso tópico).

Uso etnomedicinal

Ansiedade, nervosismo, dispepsia, aperitivo, redutora da lactação, sudorese de extremidades, diabetes. Externamente, em gargarejos, antissépticos, duchas vaginais para leucorreias. Também em feridas infectadas, aftas e úlceras.[9]

Obs.: outra espécie muito utilizada na medicina tradicional chinesa é a *Salvia miltiorrhiza* (raiz), que apresenta propriedades principalmente na prevenção e no tratamento de doenças isquêmicas do coração e acidentes vasculares cerebrais. Tem ações antiadesivoplaquetária e sobre a microcirculação, promovendo vasodilatação no leito coronariano. Estudos buscam comprovar ações sobre células cancerosas e o vírus HIV. Atua como sedativo leve.

Posologia

- Uso interno:
  - Planta seca: 1 a 3 g, 3 vezes/dia
  - Infusão: 1 a 3 g em 1 xícara de água, 3 vezes/dia
  - Extrato seco (5:1): 180 a 360 mg, 3 vezes/dia
  - Extrato fluido (1:1): 1 a 3 mg, 3 vezes/dia
  - Tintura (1:10, etanol 70%): 5 a 25 mℓ/dia
  - Óleo essencial: 0,1 a 0,3 mg
- Uso externo:
  - Suco: 5 g de folhas frescas (1 colher de sopa de folhas picadas) em 200 mℓ de água
  - Infusão das folhas rasuradas: 2,5 g em 100 mg. Aplicar compressas na pele 2 a 4 vezes/dia
  - Externamente: infusão a 5%
- Uso bucal:
  - Creme dental a 5%: associado ao alecrim
  - Gargarejo: usar a infusão morna para gargarejar ou 3 a 5 gotas do óleo essencial em 1 xícara ou 5 mg de extrato fluido para 1 ℓ de água.

Extratos disponíveis no mercado brasileiro

Sem referências.

Contraindicações

O uso oral durante gravidez e lactação e por jovens abaixo dos 18 anos não é recomendado por falta de estudos.[16]

Precauções

Óleo essencial direto na pele tem ação irritante, podendo ocasionar reação de hipersensibilidade e às vezes fotodermatites.

Pode diminuir a habilidade ao dirigir veículos ou operar máquinas.

Toxicidade e interações

- Tem-se mostrado segura em doses terapêuticas. Em doses acima das preconizadas, pode causar convulsões, taquicardia e vertigens pela presença de tuiona e cânfora
- Pode interferir na atividade, quando associada com agentes hipoglicemiantes e anticonvulsantes
- Pode, ainda, potencializar efeitos sedativos de barbitúricos e benzodiazepínicos.[16]

REFERÊNCIAS BIBLIOGRÁFICAS

1. Gledhill D. The names of plants. 4. ed. Cambridge University Press; 2008.
2. Ayoubi S, Hashemzadeh MS, Majdi A et al. Effect of Sage Herb (*Salvia officinalis*) on Candida albicans and F. hpatitca. Der Pharmacia Lettre. 2016;8(5):158-63.
3. Baricevic D, Bartol TV. Pharmacology 11. The biological/pharmacological activity of the *Salvia* genus. The Genus Salvia. 2000:143.
4. Ducourthial G. Flora Magique Et Astrologique de L'antiquité. Paris: Éditions Belin; 2003.
5. Font Quer P. Plantas Medicinales el Dioscórides Renovado. 7. ed. Barcelona: Labor; 1981.
6. Manchinne L. An Ancient Egyptian Herbal. London: British Museum Press; 1999.
7. Blumenthal M, Busse WR, Goldberg A, Gruenwald J, Hall T, Riggins CW et al., editors. The Complete German Commission E Monographs – Therapeutic guide to herbal medicines. Austin: American Botanical Council; Boston; 1998.
8. Lipp FJ. O simbolismo das plantas. Taschen; 2002.
9. Lorenzi H, Matos FJ. Plantas medicinais no brasil: nativas e exóticas. 2. ed. Nova Odessa: Instituto Plantarum; 2008.
10. EMA. European Union Herbal Monograph on *Salvia officinalis* L., Folium. United Kingdom: European Medicines Agency; 2016.
11. Brasil. Pharmacopeia Brasileira. Decreto nº 17.509, de 4 de novembro de 1926. Departamento Nacional de Saúde Pública. Rio de Janeiro: Brasil; 1926.
12. Brasil. Formulário de Fitoterápicos da Farmacopeia Brasileira. Brasília: Anvisa; 2011.
13. Brasil. Formulário de Fitoterápicos Farmacopeia Brasileira: Primeiro Suplemento. Brasília: Anvisa; 2018.
14. Devansh M. *Salvia officinalis* Linn.: Relevance to modern research drive. Planta Activa. 2012;4:203-7.

15. Ghorbani A, Esmaeilizadeh M. Pharmacological properties of *Salvia officinalis* and its components. Journal of Traditional and Complementary Medicine. 2017;7:433-40.
16. EMA. Assessment report on Salvia officinalis L., folium and *Salvia officinalis* L., aetheroleum. United Kingdom: European Medicines Agency; 2016.
17. Grdiša M, Jug-Dujaković M, Lončarić M et al. Dalmatian sage (*Salvia officinalis* L.): a review of biochemical contents, medical properties and genetic diversity. Agriculturae Conspectus Scientificus. 2015;80:69-78.
18. George J, Hegde S, Rajesh K, Kumar A. The efficacy of a herbal-based toothpaste in the control of plaque and gingivitis: a clinico-biochemical study. Indian Journal of Dental Research. 2009;20:480.
19. Hubbert M, Sievers H, Lehnfeld R, Kehrl W. Efficacy and tolerability of a spray with *Salvia officinalis* in the treatment of acute pharyngitisa randomised, double-blind, placebo-controlled study with adaptive design and interim analysis. European Journal of Medical Research. 2006;11:20.
20. Ferrari DO, Lund RG, Zanella L, Júnior WAR, Junior SAR. Denture disinfection using *Salvia officinalis* L.: microbial load and selected properties of PMMA. Brazilian Journal of Oral Sciences. 2019:e18901-e18901.
21. Kamatou G, Viljoen A, Gono-Bwalya A et al. The in vitro pharmacological activities and a chemical investigation of three South African *Salvia* species. Journal of Ethnopharmacology. 2005;102:382-90.
22. Ou MC, Hsu TF, Lai AC, Lin YT, Lin CC. Pain relief assessment by aromatic essential oil massage on outpatients with primary dysmenorrhea: a randomized, double-blind clinical trial. Journal of Obstetrics and Gynaecology Research. 2012;38:817-22.
23. Rodrigues MRA, Kanazawa LKS, Neves TLM et al. Antinociceptive and anti-inflammatory potential of extract and isolated compounds from the leaves of *Salvia officinalis* in mice. Journal of Ethnopharmacology. 2012;139:519-26.
24. Poeckel D, Greiner C, Verhoff M et al. Carnosic acid and carnosol potently inhibit human 5-lipoxygenase and suppress pro-inflammatory responses of stimulated human polymorphonuclear leukocytes. Biochemical Pharmacology. 2008;76:91-7.
25. Scholey AB, Tildesley NT, Ballard CG et al. An extract of Salvia (sage) with anticholinesterase properties improves memory and attention in healthy older volunteers. Psychopharmacology. 2008;198:127-39.
26. Perry NS, Bollen C, Perry EK, Ballard C. Salvia for dementia therapy: review of pharmacological activity and pilot tolerability clinical trial. Pharmacology Biochemistry and Behavior. 2003;75:651-59.
27. Akhondzadeh S, Noroozian M, Mohammadi M, Ohadinia S, Jamshidi A, Khani M. *Salvia officinalis* extract in the treatment of patients with mild to moderate Alzheimer's disease: a double blind, randomized and placebo-controlled trial. Journal of Clinical Pharmacy and Therapeutics. 2003;28:53-9.
28. Heinrich M, Barnes J, Gibbons S, Williamson EM. Fundamentals of Pharmacognosy and Phytotherapy. London: Churchill Livingstone; 2004.

Crédito da imagem:
Ivone Manzali

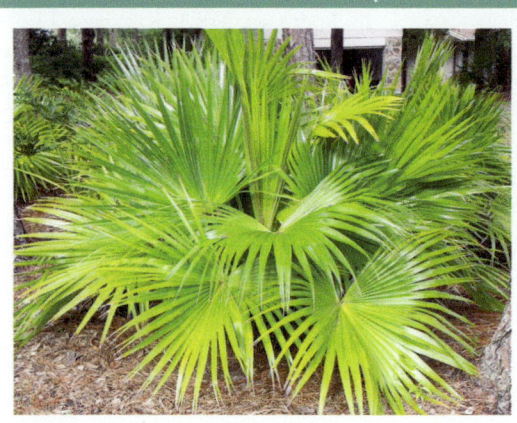

Saw palmetto

Nome botânico[a]
Serenoa repens (W. Bartram) Small
Sinonímia: *Sabal serrulata*
(Michx.) Nutt. ex Schult. & Schult.
f.; *Serenoa serrulata* (Michx.) G.
Nichols.

Nome farmacêutico
Fructus Serenoa Repens

Família
Arecaceae

Parte utilizada
Frutos

Propriedades organolépticas
Doce, picante e adstringente

Outros nomes populares

Sabal.

Origem

América do Norte.

Histórico

A denominação do gênero *Serenoa* foi dada em homenagem ao botânico norte-americano Sereno Watson (1826-1892) por Joseph Dalton Hooker. O epíteto específico, *repens*, refere-se ao hábito rastejante da espécie. O nome popular em inglês *saw palmetto* faz alusão à aparência da espécie cujas folhas apresentam pontas serrilhadas (dentes de uma serra) e *palmetto* ao seu porte, que é baixo.[1]

O gênero *Serenoa* é composto por somente duas espécies de palmeiras definido por Hooker, em que a *S. repens* é a mais útil. O fruto é uma importante fonte de nutrientes para animais silvestres. É considerada uma das espécies mais versáteis dos EUA, sobretudo na Flórida, sendo fonte de alimento, fibras, óleo, cera, cobertura para casas e remédio. No passado, essa diversidade de uso foi muito importante para a sobrevivência dos nativos, sendo fonte de ácidos graxos na alimentação. Dessa maneira, existem referências sobre o uso dos frutos como alimento e como medicamento das vias urinárias e como tônico pelos ameríndios que habitaram o sul dos EUA. A *S. repens* foi incluída na Farmacopeia dos EUA entre 1900 e 1920 e permaneceu no Formulário Nacional desse país até 1952. Desde a década de 1990, a *S. repens* é um dos suplementos fitoterápicos mais comercializados nos EUA, figurando entre os seis produtos que mais vendem.[1-3] Atualmente, é uma espécie recomendada pela Organização Mundial da Saúde (WHO Monographs on Selected Medicinal lants – vol. 2)[4] e também utilizada como fitoterápico em vários países da Europa (França, Alemanha, Suíça, Inglaterra etc.). Em 2015, foi reconhecido como fitoterápico pela European Medicines Agency (EMA).[5] Foi o décimo fitoterápico mais vendido nos EUA em 2016.[6] No Brasil, faz parte da lista de medicamentos fitoterápicos de registro simplificado da RDC 26/2014,[7] e com produtos disponíveis no mercado farmacêutico, embora não faça parte de nenhuma das seis edições da Farmacopeia Brasileira (FB).

Principais componentes químicos

Os **extratos comerciais** são lipofílicos, obtidos por meio da extração por hexano ou dióxido de carbono.[8] A maior parte (70 a 95%) do extrato é composta de **ácidos graxos livres** (cáprico, caproico, caprílico, láurico, mirístico, oleico, linoleico, linolênico, esteárico e palmítico e seus derivados). Contêm também **fitoesteróis**, como β-sitosterol e β-sitosterol 3-O-D-glucosídeo, campesterol e estigmasterol estão presentes (0,1%), associados a **carboidratos** e **polissacarídeos** (galactose e arabinose), **triterpenoides**, **ácidos aromáticos** (ácido ferúlico e vanílico), β-**carotenos**, derivados da **vitamina E** (γ-tocoferol e δ-tocoferóis), **glicerídeos** (triglicerídeos, diglicérides e monoglicérides).[9]

---

[a] Outra espécie utilizada para HPB é a planta africana *Prunus africana* (Hook. F.) Kalkman (*Pygeum africanum* Hook f.), que possui as mesmas propriedades que a *S. repens*, podendo ser associada com efeitos sinérgicos positivos.

Atividades farmacológicas

O mecanismo de ação da *S. repens* para o tratamento da **hiperplasia benigna de próstata (HBP)** não é totalmente compreendido. Isso talvez decorra da própria ausência de conhecimento total sobre a fisiopatologia da HBP. Como muitas drogas vegetais, o benefício terapêutico deriva provavelmente da interação farmacodinâmica de seus constituintes. Assim, estes efeitos incluem suas **atividades espasmolíticas, inibição da atividade androgênica, efeitos sobre outros hormônios** com **propriedades anti-inflamatória** e **antiedematosa**. Assim, três mecanismos de ação são investigados: anti-inflamatório, antiandrogênico e pró-apoptose.[10] Em estudo clínico, o extrato de *S. repens* demonstrou respostas clínicas similares quando comparado com a finasterida.[3,11] Dados indicam que, em termos de noctúria e pico de fluxo urinário, a *S. repens* é superior ao placebo e tem boa margem de segurança de uso.[12-14] Além disso, a associação de *S. repens* com a *Urtica dioica* foi analisada por alguns pesquisadores, com resultados promissores, semelhantes aos da finasterida[15] (ver tópico Urtiga). De acordo com Görne e colaboradores, os extratos de *S. repens* melhoraram quadros de sintomas do trato urinário inferior após 6 meses de tratamento, com ou sem hiperplasia benigna da próstata, acompanhado por um número extremamente baixo de efeitos colaterais.[16] Estudos indicam que os efeitos benéficos podem ser ampliados quando associados com licopeno e selênio.[17,18]

Estudo duplo-cego e randomizado investigou os biomarcadores presentes nas infecções prostáticas crônicas em homens com sintomas urinários relacionados à HBP. Comparou-se o efeito anti-inflamatório do extrato hexânico de *S. repens* (Permixon®) com tamsulosina. Para tanto, foi quantificado o mRNA dos mais frequentes biomarcadores presentes na HBP. Os resultados mostraram pela primeira vez em nível clínico que ambos levaram à redução dos marcadores anti-inflamatórios. No entanto, o extrato *S. repens* na dose de 320 mg/dia foi superior ao controle de tamsulosina 0,4 mg/dia após 90 dias de tratamento. Aventaram, ainda, a possibilidade de o extrato atuar nos casos em que a evolução de infecção prostática crônica é desfavorável. Outro estudo com duração de 12 meses concluiu que a associação de tamsulosina (0,2 mg/dia) com extrato de *S. repens* 320 mg/dia foi mais eficaz na melhora dos sintomas urinários do que o uso da monodroga tamsulosina.[19]

Inúmeros trabalhos têm relatado melhora na calvície androgenética com o uso oral de extratos de *S. repens*, em razão de sua atuação inibindo a 5α-redutase. Em um deles, com 100 homens, foi comparado o extrato de *S. repens* (320 mg/dia) com a finasterida (1 mg/dia) por via oral, e ficou demonstrado que o extrato **melhora a alopecia** e tem preferência pelo vértex do crânio, no entanto, a finasterida apresenta eficácia confirmada com atuação tanto no vértex quanto na área frontal.[20] Outra investigação utilizou-se durante 4 semanas de uma aplicação tópica concentrada do extrato, em homens com idade entre 20 e 50 anos, e observou aumento na contagem dos fios na 12ª e 24ª semanas.[21]

Indicações e usos principais

Hiperplasia benigna da próstata (HBP) leve a moderada e alopecia androgenética.

Uso etnomedicinal

Os frutos secos e o óleo extraído do *S. repens* são usados para problemas respiratórios, particularmente acompanhados de catarro crônico, e doenças do trato geniturinário (para todas as formas de cistites) e para hipertrofia prostática. Os nativos americanos usavam para problemas do trato respiratório inferior e superior, atrofia das mamas e ovários e para hiperplasia benigna de próstata. Também utilizada para inflamação das gônadas sexuais femininas e masculinas e como afrodisíaco.[22]

Posologia

- Extrato lipoesterólico (8:1 ou 10:1): 160 mg, 2 vezes/dia
- Pó: 2 a 4 g/dia
- Tintura (1:2): 2 a 4 mℓ/dia
- Extrato seco padronizado em 25% de ácidos graxos e 0,1% fitosteróis: 320 mg/dia
- Extrato dos frutos: 272 a 304 mg de ácidos graxos/dia.[7]

Extratos disponíveis no mercado brasileiro

Extrato lipoesterólico de *Serenoa repens* padronizado em 25% de ácidos graxos.

Contraindicações

Estudos realizados mostraram efeitos adversos comparáveis ao placebo. A incidência de disfunção erétil mostrou-se bem reduzida com o uso do extrato se comparado à finasterida.[8,11,12] Em um estudo de longa duração (3 anos), 7% dos pacientes relataram queixas gastrintestinais.[8]

Precauções

O uso de alguns fitoterápicos em crianças deve ser bem avaliado quanto aos riscos e benefícios; a *S. repens* está relatada em um caso de menina de 10 anos com hirsutismo e que vinha sendo tratada com suplemento alimentar contendo extrato de *S. repens*. A menina em questão passou a apresentar fogachos e 4 meses depois do início do tratamento teve sua menarca,[23] fatos que foram relacionados com a presença da espécie no suplemento.

S. repens não é indicada em HBP com retenção urinária grave. E deve ser utilizada somente após confirmar que não é caso de câncer de próstata.[3]

Toxicidade e interações

Sem referências.

REFERÊNCIAS BIBLIOGRÁFICAS

1. Bennett BC, Hicklin JR. Uses of saw palmetto (*Serenoa repens*, Arecaceae) in Florida. Economic Botany. 1998;52:381-93.
2. Steenkamp V. Phytomedicines for the prostate. Fitoterapia. 2003;74:545-52.
3. Blumenthal M. The ABC Clinical Guide to Herbs. The American Botanical Council. New York: Thieme Presse; 2003. p. 309-19.
4. WHO. WHO monographs on selected medicinal plants. vol. 2. Geneva: World Health Organization; 2002.
5. EMA. European Union herbal monograph on *Serenoa repens* (W. Bartram) Small, fructus. United Kingdom: European Medicines Agency; 2015.
6. Smith T, Kawa K, Eckl V, Morton C, Stredney R. Herbal supplement sales in US increase 7.7% in 2016. HerbalGram. 2017;115:56-65.
7. Brasil. Instrução Normativa nº 02, de 13 de maio de 2014 – Lista de medicamentos fitoterápicos de registro simplificado e Lista de produtos tradicionais fitoterápicos de registro simplificado. Brasília: Anvisa; 2014.
8. Schulz V, Hänsel R, Tyler VE. Fitoterapia racional: um guia de fitoterapia para ciências da saúde. 1. ed. São Paulo: Manole; 2002.
9. Booker A, Suter A, Krnjic A et al. A phytochemical comparison of saw palmetto products using gas chromatography and 1 H nuclear magnetic resonance spectroscopy metabolomic profiling. Journal of Pharmacy and Pharmacology. 2014;66:811-22.
10. Buck AC. Is there a Scientific Basis for the Therapeutic Effects of *Serenoa repens* in Benign Prostatic Hyperplasia? Mechanisms of Action. The Journal of Urology. 2004;172:1792-9.
11. Dedhia RC, McVary KT. Phytotherapy for lower urinary tract symptoms secondary to benign prostatic hyperplasia. The Journal of Urology. 2008;179:2119-25.
12. Avins AL, Bent S, Staccone S et al. A detailed safety assessment of a saw palmetto extract. Complementary Therapies in Medicine. 2008;16:147-54.
13. Ferreira G, Castro MSd, Bridi R. Estudo exploratório da utilização de saw palmetto no tratamento da hiperplasia benigna da próstata por urologistas de Porto Alegre. Revista Brasileira de Farmacognosia. 2008;18:222-5.
14. Ernst E. The risk-benefit profile of commonly used herbal therapies: Ginkgo, St. John's Wort, Ginseng, Echinacea, Saw Palmetto, and Kava. Annals of Internal Medicine. 2002;136:42-53.
15. Sökeland J. Combined sabal and urtica extract compared with finasteride in men with benign prostatic hyperplasia: analysis of prostate volume and therapeutic outcome. BJU International. 2000;86:439-42.
16. Görne RC, Wegener T, Kelber O, Feistel B, Reichling J. Randomized double-blind controlled clinical trials with herbal preparations of *Serenoa repens* fruits in treatment of lower urinary tract symptoms. Wiener Medizinische Wochenschrift. 2017;167:177-82.
17. Morgia G, Micali A, Rinaldi M et al. Survivin and NAIP in human benign prostatic hyperplasia: protective role of the association of *Serenoa repens*, lycopene and selenium from the randomized clinical study. International Journal of Molecular Sciences. 2017;18:680.
18. Cannarella R, Calogero A, Condorelli R, Giacone F, Mongioi L, La Vignera S. Non-hormonal treatment for male infertility: the potential role of *Serenoa repens*, selenium and lycopene. European Review for Medical and Pharmacological Sciences. 2019;23:3112-20.
19. Ryu YW, Lim SW, Kim JH, Ahn SH, Choi JD. Comparison of tamsulosin plus *Serenoa repens* with tamsulosin in the treatment of benign prostatic hyperplasia in Korean men: 1-year randomized open label study. Urologia Internationalis. 2015;94:187-93.
20. Rossi A, Mari E, Scarno M et al. Comparitive effectiveness and finasteride vs *Serenoa repens* in male androgenetic alopecia: a two-year study. International Journal of Immunopathology and Pharmacology. 2012;25:1167-73.
21. Wessagowit V, Tangjaturonrusamee C, Kootiratrakarn T et al. Treatment of male androgenetic alopecia with topical products containing *Serenoa repens* extract. Australasian Journal of Dermatology. 2016;57:e76-e82.
22. Mills S, Bone K. Principles and Practice of Phytotherapy. Toronto: Churchill Livingstone; 2000.
23. Morabito P, Miroddi M, Giovinazzo S, Spina E, Calapai G. *Serenoa repens* as an endocrine disruptor in a 10-year-old young girl: a new case report. Pharmacology. 2015;96:41-3.

Crédito da imagem:
Ivone Manzali

Schisandra

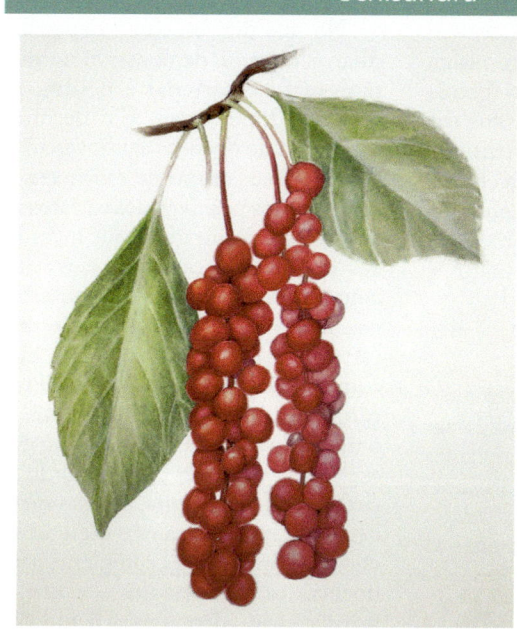

Nome botânico
Schisandra chinensis (Turcz.) Baill.
Sinonímia: *Kadsura chinensis*
Turcz.

Nome farmacêutico
Fructus Schisandrae

Família
Schisandraceae

Parte utilizada
Fruto

Propriedades organolépticas
Ácida, doce, amornante,
adstringente

Outros nomes populares

Magnólia chinesa.

Origem

China.

Histórico

O gênero *Schisandra* foi descrito pelo botânico francês André Michaux em 1803 em sua obra *Flora Boreali-Americana*, resultante de onze anos (1785-1796) de expedição científica realizada na América do Norte. Essa expedição gerou uma coleção que hoje se encontra depositada no Museu Nacional D'Histoire Naturelle, em Paris.[1] O nome *Schisandra* deriva das palavras gregas *schizein* (= divisão, separação) e *andros* (= homem), em alusão à fenda ou às células separadas da antera,[2] enquanto *chinensis* refere-se à China, centro de diversidade dos táxons desse gênero formado por trepadeiras lenhosas.[3]

Em 1866, o botânico francês H.E. Baillon (1827-1895) a transferiu do gênero *Kadsura* para *Schisandra* e desde então a planta passou a ser conhecida como *S. chinensis*.[2]

Conhecida como *Wu-wei-zi* (Fructus schisandrae), é usada há milhares de anos na China e significa "planta de cinco sabores", refletindo os diferentes sabores da semente e do pericarpo do fruto, bem como a crença de que contém a quintessência dos cinco elementos.[3] Estima-se que é usada desde o final da dinastia Han (25 a 220 d.C.) na medicina tradicional chinesa (MTC). Um dos registros mais antigos encontrados foi realizado por Li Shi Zhen, em 1596, em seu *Compendium of Materia Medica*.[3,4] No entanto, as aplicações contemporâneas de *S. chinensis* resultaram, em grande parte, das investigações farmacológicas e clínicas realizadas na ex-URSS durante as décadas de 1940-1960. Os pesquisadores russos a analisaram a fim de usá-la como matéria-prima na obtenção de ácidos orgânicos, ácidos graxos e outras substâncias.[5] Hoje é recomendada pela Organização Mundial da Saúde (OMS) (Monographs on Selected Medicinal Plants – vol. 3),[6] pela American Herbal Pharmacopoeia (AHP)[7] e China.[8]

Principais componentes químicos

Os principais componentes bioativos dos frutos de *S. chinensis* são **lignanas** (7,2 a 19,2%) do tipo **dibenzo-ciclo-octadieno** que possuem várias propriedades farmacológicas. Essas substâncias também foram descritas com outras denominações antes do consenso a respeito de suas estruturas químicas. As principais lignanas são desoxischisandrina, schisandrina (schisandrol A, wuweizu A), schisanterina A (gomisina C, schisandrera A), schisandrina B (gomisina N, wuwezisu B, γ-schisandrina), schisandrina C, gomisina A, gomisina B (wuweizu B), schisantenol (gomisina K3) e schisanterina A. Contém **ácidos orgânicos** (cítrico, málico e tartárico), **constituintes fenólicos** (isoquercitina, rutina, quercetina e derivados), **triterpenoides** (de classe lanostano, cicloartano e nortriterpenoides), **polissacarídeos** e **óleo essencial** (borneol, 1,8-cineol, citral, A e β-chamigreno, chamigrenal, ilangeno).[9-11]

Atividades farmacológicas

S. chinensis é uma planta tônica e adaptogênica[a] muito utilizada na China para tratar fadiga associada a outras doenças.[12] Possui propriedades hepatoprotetora, cardiotônica, hipotensora, imunomoduladora, expectorante, hipnótica e sedativa. **As propriedades biológicas são atribuídas às lignanas presentes nos frutos.**

Ensaios farmacológicos experimentais demonstraram que extratos de *S. chinensis* e lignanas isoladas são capazes de **proteger o fígado** contra lesões induzidas por **xenobióticos**, tais como tetracloreto de carbono (CCl₄), paracetamol e etanol. Os mecanismos implicados na proteção dos hepatócitos são múltiplos, envolvendo uma série de mediadores. Ao mesmo tempo que **ativam isoenzimas do citocromo P450** da Fase II de síntese e eliminação de xenobióticos, reduzem os danos provocados por radicais livres em decorrência da capacidade **antioxidante**. Outro mecanismo é a **inibição do fator nuclear kappa B (NF-κB)**, importante na produção de citocinas pró-inflamatórias. As lignanas também são capazes de induzir **fator nuclear eritroide** 2 relacionado ao **fator-2 (Nrf2)**, aumentando a expressão de genes antioxidantes durante o processo de defesa celular contra o estresse oxidativo. Os xenobióticos induzem a via de **sinalização da quinase N-terminal c-Jun (JNK)** que modula a sobrevivência e a morte celular. A inibição da via JNK é outro mecanismo de proteção dos hepatócitos, assim como **acelera a regeneração hepática** em animais por auxiliar no controle da expressão de proteínas de regeneração mediadas por **p53** (fosfoproteína, que exerce um papel essencial na regulação do ciclo celular) e **p21** (codifica uma quinase inibidora dependente de ciclina que atua na regulação do ciclo celular).[13]

No que diz respeito ao aparelho cardiovascular, *S. chinensis* demonstrou **normalizar a pressão sanguínea arterial** e o **ritmo cardíaco** em pacientes **hipertensos**. Em decorrência da alta incidência de doenças cardiovasculares e de uma das principais causas de morte em todo o mundo, os efeitos positivos dos extratos de *S. chinensis* despertaram o interesse por investigá-la quanto aos possíveis mecanismos envolvidos no combate a essas doenças. Verificou-se que as lignanas atuam em múltiplas vias de sinalização que interferem em vários processos biológicos, tais como **contratilidade vascular, fibrose, inflamação, estresse oxidativo** e **apoptose**. Dessa forma, o modo de atuação da *S. chinensis* e suas lignanas está de acordo com o conceito de **farmacologia em rede** ou de **sinergia**, em que agentes terapêuticos que apresentam essa característica são mais eficazes para doenças complexas comuns – como doenças cardiovasculares – e menos propensos à resistência adaptativa. Diante disso, diversos mecanismos estão envolvidos nas propriedades **vasorelaxante, antifibrótica, anti-inflamatória, antiapoptótica** e **antioxidante**. Por exemplo, a capacidade vasorelaxante é proporcionada pela ativação da enzima oxido nítrico sintase endotelial (eNOS), pela atuação direta nas células do músculo liso vascular, pelo estímulo dos canais de potássio sensível ao cálcio (KCa) e outros mediadores. O efeito antifibrótico é mediado por inibição das vias de sinalização do TGF-β1 (*Transforming Growth Factor*), que contribui na proliferação celular, migração, diferenciação e na deposição de proteínas da matriz extracelular (ECM). Outro mecanismo é através da redução de mediadores inflamatórios com diminuição da infiltração de células inflamatórias, redução da atividade de NF-κB e da expressão de TNF-α e IL-1β nos tecidos miocárdicos. Por fim, interfere na caspase-3, na permeabilidade mitocondrial, resultando em ação antiapoptótica, assim como eleva os níveis de glutationa peroxidase e superóxido dismutase do miocárdio, reduzindo a peroxidação lipídica.[14]

Quanto ao **sistema nervoso central (SNC)** estudos mostram que as lignanas contêm propriedade **neuroprotetora**, a qual é exibida frente à neurotoxicidade induzida por glutamato, proteína β-amiloide, 6-hidroxidopamina (6-OHDA) e lipopolissacarídeos (LPS). Outros efeitos protetores foram observados contra várias doenças neurodegenerativas, incluindo **acidente**

---

[a] Plantas adaptogênicas têm a capacidade de normalizar as funções do organismo e fortalecer os sistemas comprometidos pelo estresse, protegendo a saúde contra agressões ambientais e condições emocionais adversas.

vascular cerebral, doença de **Alzheimer**, doença de **Parkinson** e outras doenças neurodegenerativas. Além dos efeitos neuroprotetores, as lignanas aumentam significativamente o desempenho cognitivo. Outros constituintes envolvidos são os polissacarídeos, que demonstraram elevar o nível de neurotransmissores no SNC, tendo efeito antidepressivo sem induzir sonolência. Por isso, são substâncias cada vez mais estudadas como produto natural promissor para o desenvolvimento de novos agentes terapêuticos neuroprotetores.[15,16]

A capacidade anti-inflamatória e imunoestimulante é atribuída às lignanas e aos polissacarídeos, respectivamente. As lignanas inibem a produção de óxido nítrico (NO) e de prostaglandinas por meio do bloqueio da ciclo-oxigenase 2 (COX-2) e da redução da expressão da enzima óxido nítrico sintase (NOS). A fração polissacarídica exibiu **propriedades imunomoduladoras**, potencializando a capacidade fagocítica de macrófagos peritoneais, promovendo a formação de hemolisina e aumentando a transformação de linfócitos. Essa capacidade de interferir na produção de mediadores da inflamação e da resposta imune corrobora o uso na tosse, na asma e em outras doenças respiratórias. Ensaios farmacológicos demonstram **efeitos positivos no combate à asma, à tosse e à inflamação pulmonar** induzida em animais.[3,16] Além disso, demonstrou **potencial de interferir na homeostase da glicose**. Ratos tratados com extratos ricos em lignanas de *S. chinensis* foram capazes de aumentar a atividade do receptor ativado por proliferadores de peroxissoma γ (PPAR-γ) e a secreção de insulina, atuando como agonista PPAR-γ em ratos diabéticos tipo 2.[17]

Indicações e usos principais

- Como tônica, adaptogênica, imunomoduladora
- Doenças neurodegenerativas
- Insônia e estresse físico e mental.

Uso etnomedicinal

Na MTC, é considerada planta tônica do *Qi*, com ações preferenciais sobre o pulmão, baço, rim e coração, e é amplamente utilizada para o tratamento de doenças respiratórias (tosse crônica, dispneia, asma), geniturinárias (emissão noturna, espermatorreia, enurese e micção frequente), como anti-inflamatório em reumatismo e artrite, para aumentar a capacidade física e combater a fadiga, na redução do estresse, no tratamento da insônia e como diaforético e hipoglicemiante.[18]

Posologia

- Dose média diária (como adaptogênico): 1,5 a 6 g do fruto seco (*Farmacopeia da República Popular da China*)[9]
- Extrato seco de *Schisandra chinensis* padronizado em 10% de schisandrin: 400 a 2.000 mg/dia
- Tintura ou extrato: 15 gotas por 25 a 28 dias ou 20 a 30 gotas, 2 vezes/dia
- Infusão: 1,5 g em 150 mℓ de água fervente, 2 a 3 vezes/dia
- Dose diária: 2 a 9 g/dia em decocção.[17,18]

Extratos disponíveis no mercado brasileiro

Extrato seco de *Schisandra chinensis* padronizado em 10% de schisandrin.

Contraindicações

Mulheres grávidas, em caso de risco de parto prematuro (potencializa ação da ocitocina)[17,18] ou amamentação, e em crianças menores de 12 anos.[9]

Precauções

Deve-se ter cuidado com o uso associado a outros medicamentos depressores do SNC, como sedativos ou álcool. Foram relatados efeitos adversos leves, como azia, indigestão, dor de estômago, anorexia, reações alérgicas na pele e urticária.[6]

Toxicidade e interações

Os sintomas de toxicidade em casos de dosagem alta são: diminuição da atividade motora, curtos períodos catalépticos, coordenação deficiente, midríase.[9] Embora nenhuma interação medicamentosa tenha sido relatada, a coadministração de medicamentos metabolizados pelo citocromo P450, como ciclosporina, varfarina, inibidores de protease, *Hypericum perforatum*, associações de estrogênio e progesterona, deve ser realizada apenas sob a supervisão de um profissional de saúde, devido aos efeitos indutivos da *S. chinensis* frente às enzimas metabolizadoras de drogas de Fase I e II.[6,10]

REFERÊNCIAS BIBLIOGRÁFICAS

1. Rembert DH. André Michaux's Travels and Plant Discoveries in the Carolinas. Castanea. 2004;69:107-18,112.
2. Hancke JL, Burgos RA, Ahumada F. *Schisandra chinensis* (Turcz.) Baill. Fitoterapia. 1999;70:451-71.
3. Saunders RM. Monograph of *Schisandra* (Schisandraceae). American Society of Plant Taxonomists Ann Arbor, Michigan; 2000.

4. Lu Y, Chen DF. Analysis of Schisandra chinensis and *Schisandra sphenanthera*. Journal of Chromatography A. 2009;1216:1980-90.

5. Panossian A, Wikman G. Pharmacology of *Schisandra chinensis* Bail.: an overview of Russian research and uses in medicine. Journal of Ethnopharmacology. 2008;118:183-212.

6. WHO. WHO monographs on selected medicinal plants. vol. 3. Geneva: World Health Organization; 2007:456.

7. Upton R, Petrone C. American Herbal Pharmacopoeia and Therapeutic Compendium. Santa Cruz: American Herbal Pharmacopoeia; 1999.

8. China. Pharmacopoeia of the People's Republic of China. Beijing: Chemical Industry Press; 2000.

9. Ghedira K, Goetz P. *Schisandra chinensis* (Turcz.) Baill. (Schisandraceae). Phytothérapie. 2016;1624:8597.

10. Williamson EM, Driver S, Baxter K, editors. Stockley's herbal medicines interactions: a guide to the interactions of herbal medicines, dietary supplements and nutraceuticals with conventional medicines. London; Chicago: Pharmaceutical Press; 2009.

11. Nowak A, Zakłos-Szyda M, Błasiak J, Nowak A, Zhang Z, Zhang B. Potential of *Schisandra chinensis* (Turcz.) Baill. in human health and nutrition: a review of current knowledge and therapeutic perspectives. Nutrients. 2019;11:333.

12. EMA. Reflection Paper on the Adaptogenic Concept. In: (HMPC) COHMP, editor. London: European Medicines Agency; 2008.

13. Zhu P, Li J, Fu X, Yu Z. *Schisandra* fruits for the management of drug-induced liver injury in China: a review. Phytomedicine. 2019;59:152760.

14. Chun JN, Cho M, So I, Jeon J-H. The protective effects of *Schisandra chinensis* fruit extract and its lignans against cardiovascular disease: a review of the molecular mechanisms. Fitoterapia. 2014;97:224-33.

15. Sowndhararajan K, Deepa P, Kim M, Park SJ, Kim S. An overview of neuroprotective and cognitive enhancement properties of lignans from *Schisandra chinensis*. Biomedicine & Pharmacotherapy. 2018;97:958-68.

16. Szopa A, Ekiert R, Ekiert H. Current knowledge of *Schisandra chinensis* (Turcz.) Baill. (Chinese magnolia vine) as a medicinal plant species: a review on the bioactive components, pharmacological properties, analytical and biotechnological studies. Phytochemistry Reviews. 2017;16:195-218.

17. Kwon DY, Kim DS, Yang HJ, Park S. The lignan-rich fractions of Fructus Schisandrae improve insulin sensitivity via the PPAR-γ pathways in in vitro and in vivo studies. Journal of Ethnopharmacology, 2011;135:455-62.

18. Botsaris AS. Fitoterapia chinesa e plantas brasileiras. Rio de Janeiro: Ícone Editora; 2002.

Crédito da imagem:
Ilustração de Ivone Manzali

Sene

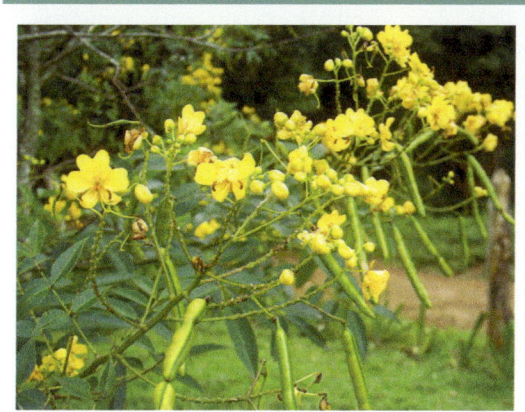

Nome botânico[a]
Senna alexandrina Mill.
Sinonímias: *Cassia acutifolia*
Delile; *Cassia senna* L.; *Senna angustifolia* (Vahl) Batka
Senna occidentalis L. Link
Sinonímia: *Cassia occidentalis* L.

Nome farmacêutico
Folium Sennae

Família
Fabaceae

Parte utilizada
Folíolo

Propriedades organolépticas
Amarga e fria

Outros nomes populares

Sena, café-de-gozo, café-de-negro, café-negro, erva fedorenta, fedegoso, fedegosa, fedegoso verdadeiro, folha-de-pajé, ibixuma, lava-pratos, magirioba, maioba, mamangá, mamangaba, mangerioba, mangerioba comum, mata-pasto, pajamarioba, pajomarioba, peireiaba, taracucu, tararaçu e ewé réré.

Origem

S. alexandrina é nativa do norte da África e *S. occidentalis*, da América tropical. Ambas naturalizadas no território nacional.[1]

Histórico

O botânico Philip Miller (1691-1771) foi quem separou os gêneros *Senna* e *Cassia* em 1754, na 4ª edição de sua *The Gardeners Dictionary*, descritos originalmente por Carl Linnaeus (1707-1778).[2,3] Portanto, as plantas anteriormente classificadas como *Cassia* foram incluídas no gênero *Senna*. Uma diferença marcante entre a *S. alexandrina* e a *S. occidentalis* está nos frutos, os quais, na *S. occidentalis*, se assemelham a uma vagem de feijão.

A denominação do gênero *Senna* deriva do nome árabe *sana* ou *sanna*.[4] O nome anterior do gênero *Cassia* originou-se do nome *kasia*, usado por Dioscórides. Os epítetos referem-se às origens: *alexandrina* remete a Alexandria, no Egito, e *occidentalis* refere-se ao ocidente. O gênero

Senna apresenta 79 espécies no Brasil, sendo 29 endêmicas.[1]

A espécie *S. occidentalis* já era utilizada pelos indígenas brasileiros para curar hemorroidas e doenças intestinais, conforme cita Karl F. P. von Martius.[5] Frei Mariano da Conceição Vellozo a descreve como paiómirióba, nome atribuído pelos indígenas brasileiros, que parece significar folha-de-pajé (*oba* significa folha). A difusão do uso da espécie foi promovida pelos Jesuítas, que a incluíram em seu arsenal terapêutico, fato comprovado por Serafim Leite quando afirma que ela era encontrada "na quinta do Collegio da Bahia e Pernambuco". Além disso, a *S. occidentalis* figurou na "triaga basílica" como um substituto brasileiro das senes conhecidas do mundo antigo, que geralmente eram referenciadas de acordo com o local de origem (sene de Alexandria, sene de Trípoli, sene de Meca, sene de Bombaim etc.).[6]

Esta planta também é utilizada no candomblé de tradição *queto* de São Paulo no preparo do banho de *amaci*, e também no catimbó do Rio Grande do Norte em banhos aromáticos visando proteção e cura.[7] A *S. occidentalis* constou da 1ª edição da Farmacopeia Brasileira (FB) (1926),[8] porém nas demais edições foi substituída pela *S. alexandrina*, possivelmente em virtude da tradicionalidade de uso pelos europeus e por sua influência. É citada por autores como Dioscórides e Plínio, além de ser utilizada como laxativa e em formulações para dispepsia na medicina ancestral egípcia e na medicina tradicional do Yémen.[9-11]

A *S. alexandrina* é recomendada pela Organização Mundial da Saúde (WHO

---

[a] Várias espécies do gênero *Senna* (*Cassia*) são conhecidas como sene, e têm efeitos semelhantes, entretanto a mais utilizada é a *S. alexandrina*.

Monographs on Selected Medicinal Plants – vol. 1)[12] e pela European Medicines Agency (EMA).[13] Portanto, a partir da 2ª edição da FB (1959)[14] até a última e 6ª edição da FB (2019)[15] desponta a *S. alexandrina*, bem como na RDC 26/2014,[16] como parte da lista de medicamentos fitoterápicos de registro simplificado.

Principais componentes químicos

A espécie *S. occidentalis* contém em suas flores derivados **antracênicos** (fisciona e seu glicosídeo, emodina) e β-sitosterol. As sementes contêm **lipídios, carotenoides, tocoferóis, aminoácidos** e **derivados antracênicos** (em maior quantidade que nas folhas e raízes). As folhas são ricas em **flavonoides, derivados antracênicos** (fisciona e crisofanol), **emodina** e **seus glicosídeos**.[17]

A espécie *S. alexandrina* contém **glicosídeos hidroxiantracênicos** [(2,2 a 3,5%), principalmente senosídeos A e B e pequenas quantidades de senosídeos C e D, aloé-emodina e rheina], **flavonoides** (derivados do kaempferol, isorramnetina e tinneveróis[b]),[18] **glicosídeos naftalênicos, antraquinonas oxipreniladas** (madagascina [3-isopenteniloxiemodina] e 3-geraniloxiemodina),[19] **mucilagem** (galactose, arabinose, ramnose, ácido galacturônico), **resinas**.[12]

Atividades farmacológicas

Recomenda-se o uso à noite, pois o **efeito laxante** é obtido 8 a 12 h após a administração oral. Nas doses terapêuticas, não altera o tempo normal de defecação. Os efeitos da *S. alexandrina* ocorrem, principalmente, pela ação dos glicosídeos hidroxiantracênicos (senosídeos A e B), que aumentam a secreção de fluidos líquidos e a motilidade, melhorando o trânsito colônico. Eles não são absorvidos na parte superior do trato intestinal, sendo convertidos pelas bactérias do intestino grosso em derivados ativos (agliconas). O mecanismo de ação é duplo: **aumenta o peristaltismo intestinal** e é pouco absorvida pelos intestinos, enquanto as mucilagens **diminuem a reabsorção de água e eletrólitos**.[12]

A emodina, presente na *S. occidentalis*, apresenta propriedades purgativa, antiviral, antiagregante plaquetária e antitumoral. Experimentos em animais demonstraram que a emodina produz estimulação cardíaca e intestinal, além de ter propriedades **analgésica, anti-inflamatória,** **vasorrelaxante, imunossupressora, antidiabética, hepatoprotetora** e **antimicrobiana**.[17,20] Embora existam outras propriedades biológicas, o uso mais recomendado é como laxante.[21]

Indicações e usos principais

- Constipação intestinal por inércia intestinal
- Hemorroida, fissura anal
- Purgativo
- Estudos clínicos indicam sene como laxativo de escolha para grávidas, pois essa planta não demonstrou, até o momento, nenhum efeito deletério para o feto ou para a gestante[22]
- Na medicina ayurvédica, antes de administrar o sene, recomenda-se alimentar-se com alimentos oleaginosos, para garantir uma evacuação mais suave e confortável.[23]

Uso etnomedicinal

Cascas da raiz são utilizadas como diuréticas, febrífugas, como auxiliar nas afecções de fígado, hidropisia, anemia, dispepsia flatulenta e desarranjos menstruais. As folhas são utilizadas como emenagogas, purgativas e externamente como cataplasmas na cicatrização de ferimentos, impingens e pano branco (ptiríase versicolor). As sementes torradas são usadas para a preparação do café de mangerioba, substituindo o café comum, e com propriedades semelhantes às raízes.[24] Também é indicada como antifebril, antimalárico e anti-helmíntico.[25]

Posologia

- Infuso: 1 a 2 g de folhas por xícara/dia
- Pó: 500 mg a 2 g/dia
- Tintura: 5 a 25 mℓ/dia
- Extrato seco padronizado em 2,5% de senosídeo: 75 a 150 mg/dia
- Extrato da folha e fruto: 10 a 30 mg de derivados hidroxiantracênicos expressos em senosídeo B.[16]

Extratos disponíveis no mercado brasileiro

Extrato seco de *Cassia occidentalis* contendo 2,5% de senosídeos.

Contraindicações

- É contraindicado durante o período menstrual pois aumenta o fluxo
- Na amamentação, os ativos passam para o leite materno, causando diarreia nas crianças
- Em algumas pessoas, mesmo em doses normais, pode causar cólicas abdominais

---

[b] A presença dos componentes isoramnetina e tinnevelina permite identificar a *S. alexandrina*, pois não são encontrados em outras espécies de Senna.

- Os derivados antracênicos podem modificar a cor da urina e produzir uma pigmentação escura no cólon (uso prolongado), a pseudomelanose coli, que desaparece em alguns meses após a suspensão do uso
- Tal como acontece com outros estimulantes laxantes, o fitoterápico é contraindicado em pessoas com obstrução intestinal e estenose, atonia, sintomas abdominais não diagnosticados, colonopatias, apendicite e dor abdominal de origem desconhecida.

Precauções

Evitar seu uso por tempo prolongado, pois pode levar a nefrite, colites reativas ou constipação intestinal paradoxal.

Algumas fórmulas trazem *Glycyrrhiza* sp. ou *Coriandrum sativum* com o objetivo de diminuir as contrações intestinais.[26] Alguns autores recomendam a associação de sene com outras plantas de ação emoliente e suavizante como o alcaçuz, o funcho e a malva, por exemplo.[27]

Alguns autores preconizam a lavagem dos folíolos da *S. angustifolia* com água ou álcool para diminuir os efeitos indesejáveis de cólica intestinal.[27,28]

Toxicidade e interações

A *S. occidentalis* pode ser fonte de intoxicação em crianças por apresentar maior concentração de antraquinonas, com relatos de comprometimento renal. Um estudo recente procurou investigar a morte de crianças na Índia correlacionando com o consumo de sementes de *S. occidentalis*. No mesmo estudo, com ratos, foram comprovadas as diversas alterações hepáticas, musculares e encefálicas provocadas pela ingesta de sementes de *S. occidentalis*.[29]

Doses superiores a 8 g provocam cólicas graves, náuseas e vômitos, podendo levar a distúrbios eletrolíticos.

Uma pesquisa em ratos avaliou o uso crônico da *S. occidentalis* sobre os tecidos hematopoéticos e concluiu que houve diminuição da celularidade na medula óssea, observada nos esfregaços de medula, e aumento nos estoques de ferro e hemossiderina no baço. Essa pesquisa sugere que o uso crônico pode promover toxicidade sobre o sangue.[30]

O uso prolongado pode levar à diarreia com depleção de potássio, o que pode potencializar o efeito dos glicosídeos cardiotônicos.

REFERÊNCIAS BIBLIOGRÁFICAS

1. Brasil. Senna in Flora do Brasil 2020 em construção. Disponível em: http://floradobrasil.jbrj.gov.br/reflora/floradobrasil/FB23149. Acesso em: 09/11/2020.
2. Asenjo SB. El género Prosopis valioso recurso forestal de las zonas áridas y semiáridas de América, Asia y Africa. Ciencia e Investigación Forestal. 2010;16(1):97-127.
3. Frodin DG. History and concepts of big plant genera. Taxon. 2004;53:753-76.
4. Quattrocchi U. CRC World Dictionary of Plant Names: Common Names, Scientific Names, Eponyms. Synonyms, and Etymology. CRC Press; 1999.
5. Martius CFP. Natureza, doenças, medicina e remédios dos índios brasileiros (1844). São Paulo: Companhia Editora Nacional; 1939.
6. Santos FS. As plantas brasileiras, os jesuítas e os indígenas do Brasil: história e ciência na Triaga Brasílica (séc. XVII-XVIII). São Paulo: Casa do Novo Autor; 2009.
7. Camargo MTLA. Plantas medicinais e de rituais afro-brasileiros: estudo etnofarmacobotânico. São Paulo: Ícone; 1998.
8. Brasil. Pharmacopeia Brasileira. Decreto nº 17.509, de 4 de novembro de 1926. Departamento Nacional de Saúde Pública. Rio de Janeiro: Brasil; 1926.
9. Manchinne L. An Ancient Egyptian Herbal. London: British Museum Press; 1999.
10. Fleuretin J. GuéRisseurs et Plantes Médicinales du Yémen. Paris: Karthala; 2004.
11. Font Quer P. Plantas Medicinales: el dioscórides renovado. Barcelona: Labor; 1981.
12. WHO. WHO monographs on selected medicinal plants. vol. 1. Geneva: World Health Organization; 1999.
13. EMA. European Union herbal monograph on Senna alexandrina Mill. (Cassia senna L.; Cassia angustifolia Vahl), fructus. United Kingdom: European Medicines Agency; 2018.
14. Brasil. Farmacopeia dos Estados Unidos do Brasil. 2. ed. Decreto nº 45.502, de 27 de fevereiro de 1959. Aprova a 2ª Edição da Farmacopeia Brasileira. In: Farmácia SNdFdMe, editor. Rio de Janeiro; 1959.
15. Brasil. Farmacopeia Brasileira. 6. ed. Brasília: Anvisa; 2019.
16. Brasil. Instrução Normativa nº 02, de 13 de maio de 2014 – Lista de medicamentos fitoterápicos de registro simplificado e Lista de produtos tradicionais fitoterápicos de registro simplificado. Brasília: Anvisa; 2014.
17. Matos FJA, Matos MEO, Sousa MP, Machado MIL, Craveiro AA. Constituintes químicos ativos e propriedades biológicas de plantas medicinais brasileiras. Fortaleza: UFC; 2004.

18. Takahashi M, Sakurai K, Fujii H, Saito K. Identification of indicator components for the discrimination of *Cassia* plants in health teas and development of analytical method for the components. Journal of AOAC International. 2014;97:1195-201.

19. Epifano F, Fiorito S, Locatelli M, Taddeo VA, Genovese S. Screening for novel plant sources of prenyloxyanthraquinones: *Senna alexandrina* Mill. and Aloe vera (L.) Burm. F. Natural Product Research. 2015;29:180-84.

20. Mahanthesh M, Manjappa A, Sherikar A, Disouza J, Shinde M. Biological activities of *Cassia occidentalis* Linn: a systematic review. World Journal of Pharmaceutical Research. 2019;8:400-17.

21. Ramchander JP, Middha A. Recent advances on Senna as a laxative: a comprehensive review. Journal of Pharmacognosy and Phytochemistry. 2017;6:349-53.

22. Capasso F, Gaginella TS, Grandolini G, Izzo AA. Phythotherapy: a Quick Reference to Herbal Medicine. London: Springer; 2003.

23. Chopra D, Simon D. O Guia Deepak Chopra de Ervas. Rio de Janeiro: Campos; 2001.

24. Lorenzi H, Matos F. Plantas medicinais no Brasil: nativas e exóticas. Nova Odessa: Instituto Plantarum; 2002.

25. Van Den Berg ME. Plantas medicinais na Amazônia: contribuição ao seu conhecimento sistemático. Belém: CNPq; 1982.

26. Alonso JR. Tratado de fitomedicina: bases clínicas y farmacológicas. Buenos Aires: Isis; 1998.

27. Ribeiro E. Plantas medicinais e complementos bioterápicos. Portugal: Publicações Europa-América; 1992.

28. Weiss RF. Herbal Medicine. Medicina Biológica; 1988.

29. Panigrahi G, Tiwari S, Ansari KM et al. Association between children death and consumption of *Cassia occidentalis* seeds: clinical and experimental investigations. Food and Chemical Toxicology. 2014;67:236-48.

30. Teles A, Fock R, Gorniak S. Effects of long-term administration of *Senna occidentalis* seeds on the hematopoietic tissue of rats. Toxicon. 2015;108:73-9.

Crédito da imagem:
Ivone Manzali

Capítulo 7

Sete-sangrias

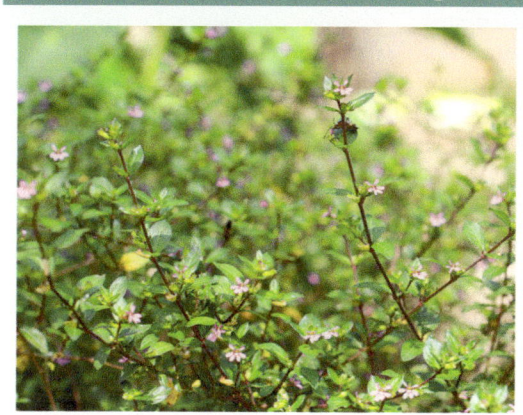

Nome botânico[a]
Cuphea carthagenensis (Jacq.) J.F. Macbr.
Sinonímias: *Cuphea balsamona* Cham. & Schltdl.; *Cuphea prunellifolia* A.St.-Hil.

Nome farmacêutico
Folium Cupheae

Família
Lythraceae

Partes utilizadas
Folhas, planta inteira

Propriedade organoléptica
Refrescante

Outros nomes populares

Pé-de-pinto, erva-de-sangue, guanxuma-vermelha.

Origem

Espécie nativa da América do Sul.

Histórico

O nome do gênero *Cuphea* deriva do grego *kuphos*, que significa giba ou curvo, fazendo alusão à cápsula gibosa do cálice da planta. Foi descrito por Patrick Browne (1720-1790), na obra *The Civil and Natural History of Jamaica*, publicada em 1756. O epíteto *carthagenensis* refere-se à origem em Nova Cartago, na Colômbia, atribuído pelo botânico James Francis Macbride (1892-1976).[1-3]

O gênero *Cuphea* compreende mais de 260 espécies de plantas herbáceas anuais e perenes e pequenos arbustos. No Brasil são consideradas 108 espécies, sendo 71 endêmicas.[4]

A *C. carthagenensis* era utilizada pela medicina nativa de grupos ameríndios havia muitos séculos. Antonio del la Cruz faz referência a uma planta do gênero *Cuphea* em um manuscrito asteca datado de 1552.[5] As referências médicas brasileiras do início do século 20 recomendam a *C. carthagenensis* no combate às febres intermitentes.[6-8]

Alguns autores relatam que o nome popular dessa planta está relacionado à sua eficácia nas febres, o que equivaleria a fazer sete-sangrias.[b,9]

A *C. carthagenensis* foi utilizada pelo Dr. Monteiro da Silva (1863-1956), fundador do Laboratório Flora Medicinal, que a considerava uma espécie diurética, útil em edemas, cistites e na gota. Na década de 1980, o Programa de Pesquisa em Plantas Medicinais da Ceme selecionou para estudo a espécie *C. aperta* Koehne, conhecida também como sete-sangrias e presente na Mata Atlântica brasileira.[10]

Principais componentes químicos

A espécie possui **óleo essencial, ácidos graxos saturados** (ácido láurico e ácido mirístico), **ácidos graxos insaturados** (ácido linolênico), **triterpenoides** (β-amirina, ácido ursólico, friedelan-3β-ol, ácido betulínico, cartagenol), **fitosteróis** (ergosterol, β-sitosterol, estigmasterol), **taninos**, **pigmentos**, **mucilagens**, **saponinas** e **flavonoides** (rutina, luteolina, quercetina, ramnetina, isorramnetina, miricetina). O flavonoide quercetina-3-sulfato é um dos principais constituintes e sugerido como marcador para a espécie.[11,12]

Atividades farmacológicas

Estudos preliminares revelaram que o extrato bruto de todas as partes da *C. carthagenensis* provoca **hipotensão arterial** em cobaias. Outro estudo avaliou a **atividade vasodilatadora** de extratos

Capítulo 7

---

[a] Existem no Brasil outras espécies deste gênero com características, propriedades e nomes populares semelhantes, como *C. racemosa* (L. f.) Spreng., *C. calophylla* Cham. & Schitdl. (sin.: *C. mesostemon* Koehne) e *Cuphea ingrata* Cham. & Schitdl., utilizadas com a mesma finalidade terapêutica.

[b] Prática terapêutica que consiste em sangrar o paciente, utilizada desde a Antiguidade até final do século XIX, e início do século XX, no Brasil.

das partes aéreas de *C. carthagenensis* em anéis da aorta torácica de cobaias contraídos com fenilefrina. Os dados indicaram que uma fração destes extratos induz o relaxamento da aorta torácica, sugerindo que essa espécie possa ser benéfica para as doenças cardiovasculares, como **aterosclerose e hipertensão**, já que ela possui constituintes que provocam o **relaxamento do músculo liso vascular**.[13] Além disso, tal ação pode ser potencializada visto que os extratos e as frações da espécie apresentam quantidades significativas de compostos fenólicos com atividade antioxidante *in vitro* que podem ter efeitos importantes na prevenção ou redução de doenças cardiovasculares.[14] Outro trabalho corrobora a participação dos constituintes fenólicos (flavonoides, proantocianidinas e taninos) no efeito vasorelaxante de *C. carthagenensis*, cujo resultado aponta para o efeito sinérgico entre esses constituintes.[11]

Pesquisas experimentais também demonstraram que o extrato aquoso e a fração semipurificada de *C. carthagenensis* apresentam atividade ansiolítica, que pode ser mediada por receptores colinérgicos nicotínicos neuronais.[15]

A análise bioquímica de animais submetidos a uma dieta altamente calórica e depois tratados com o extrato aquoso das folhas de *C. carthagenensis* não mostrou qualquer efeito sobre glicose e triglicerídeos, nem no peso dos animais, mas induziu uma **redução significativa nos níveis de colesterol**.[16] Aliado ao efeito hipotensor, a redução do colesterol indica um importante mecanismo na prevenção de doenças cardiovasculares.[17] Os estudos evidenciam potencial de uso como auxiliar no tratamento de dislipidemias e prevenção de doenças arterioscleróticas.[18]

A atividade antiviral de seis plantas medicinais da Mata Atlântica brasileira foi investigada contra os vírus: **herpes-vírus simples tipo 1 (HSV-1)** e **poliovírus tipo 2 (PV-2)**. Os extratos das partes aéreas da *C. carthagenensis* e da *Tillandsia usneoides* (barba-de-velho) foram os que apresentaram a melhor atividade contra esses vírus.[19]

Indicações e usos principais

- Hipertensão
- Relaxante da musculatura lisa
- Aterosclerose.

Uso etnomedicinal

A infusão de todas as partes de *C. carthagenensis* é utilizada na medicina popular como anti-hipertensivo e para o tratamento de doenças cardiovasculares.[13,14] No sul do Brasil é tradicionalmente usada para o tratamento de níveis elevados de colesterol e triglicerídios.[16] Na medicina popular brasileira é empregada como diaforético, diurético, laxativo, para problemas de hipertensão arterial e arteriosclerose,[17] nas febres intermitentes e nas afecções venéreas, pelas suas propriedades balsâmicas, que atenuam a inflamação das mucosas.[8]

Posologia

- Infuso: 3 a 4 g em 150 mℓ, 3 vezes/dia
- Tintura: 5 a 20 mℓ/dia
- Extrato fluido: 1 a 4 mℓ/dia.

Extratos disponíveis no mercado brasileiro

Sem referências.

Contraindicações

Sem referências.

Precauções

O seu uso não é indicado para crianças.[8]

Toxicidade e interações

Sem referências.

REFERÊNCIAS BIBLIOGRÁFICAS

1. Facco MG. Estudo taxonômico do gênero *Cuphea* P. Browne (Lythraceae) no Rio Grande do Sul, Brasil. (Mestrado). Instituto de Biociência, Universidade Federal do Rio Grande do Sul; 2015.
2. Eaton A. Manual of botany for North America: containing generic and specific descriptions of the indigenous plants and common cultivated exotics, growing North of the Gulf of Mexico. 7. ed. O. Steele; 1836. Original da Universidade de Michigan. Disponível em: http://books.google.com.br/books?id=Thc5AAAAMAAJ Digitalizado em: 02/07/2007.
3. Tropicos. Tropicos.org. Missouri Botanical Garden. Disponível em: http://www.tropicos.org Acesso em: 09/11/2020.
4. Brasil. *Cuphea* in Flora do Brasil 2020 em construção. Disponível em: http://floradobrasil.jbrj.gov.br/reflora/floradobrasil/FB8735. Acesso em 09/11/2020.
5. De La Cruz. Libellus de medicinalibus Indorum herbis. Manuscrito azteca de 1552. México: Fondo de Cultura Econômica, Instituto Mexicano De Seguro Social; 1991.
6. Penna M. Notas sobre plantas brasileiras. 2. ed. Rio de Janeiro: Araújo Penna e Cia.; 1930.

7. Corrêa MP. Dicionário das plantas úteis do Brasil. vol. 6. 1. ed. Rio de Janeiro, Imprensa Nacional; 1926-1978.

8. Coimbra R. Manual de fitoterapia. 2. ed. Belém: Edições Cejup; 1994.

9. Figueiredo BG. Barbeiros e cirurgiões: atuação dos práticos ao longo do século XIX. História, Ciências, Saúde-Manguinhos. 1999;6:277-291.

10. Brasil. A Fitoterapia no SUS e o Programa de Pesquisa de Plantas Medicinais da Central de Medicamentos. Brasília: Ministério da Saúde; 2006.

11. Krepsky PB, Isidório RG, Souza Filho JD, Côrtes SF, Braga FC. Chemical composition and vasodilatation induced by Cuphea carthagenensis preparations. Phytomedicine. 2012;19:953-57.

12. Krepsky PB, Farias MR, Côrtes SF, Braga FC. Quercetin-3-sulfate: a chemical marker for Cuphea carthagenensis. Biochemical Systematics and Ecology. 2010;38:125-7.

13. Schuldt EZ, Ckless K, Simas ME, Farias MR, Ribeiro-Do-Valle RM. Butanolic fraction from Cuphea carthagenensis Jacq McBride relaxes rat thoracic aorta through endothelium-dependent and endothelium-independent mechanisms. Journal of Cardiovascular Pharmacology. 2000;35:234-9.

14. Schuldt EZ, Farias M, Ribeiro-do-Valle R, Ckless K. Comparative study of radical scavenger activities of crude extract and fractions from Cuphea carthagenensis leaves. Phytomedicine. 2004;11:523-9.

15. Lorenzo MA. Estudo da atividade do tipo ansiolítica da Cuphea carthagenensis (Jacq.) J. F. Macbr. em camundongos. Dissertação (Mestrado em Farmacologia) – Curso de Pós-Graduação em Farmacologia. Florianópolis: Universidade Federal de Santa Catarina – UFSC; 2000.

16. Biavatti M, Farias C, Curtius F et al. Preliminary studies on Campomanesia xanthocarpa (Berg.) and Cuphea carthagenensis (Jacq.) JF Macbr. aqueous extract: weight control and biochemical parameters. Journal of Ethnopharmacology. 2004;93:385-9.

17. Lorenzi H, Matos FJA. Plantas medicinais no Brasil: nativas e exóticas. Nova Odessa: Instituto Plantarum; 2002.

18. Otenio JK, Baisch RG, Carneiro VPP et al. Ethnopharmacology of Cuphea carthagenensis (Jacq.) JF Macbr: a review. Brazilian Journal of Development. 2020;6:10206-19.

19. Andrighetti-Fröhner C, Sincero T, Silva A et al. Antiviral evaluation of plants from Brazilian atlantic tropical forest. Fitoterapia. 2005;76:374-8.

Crédito da imagem:
Ivone Manzali

Soja

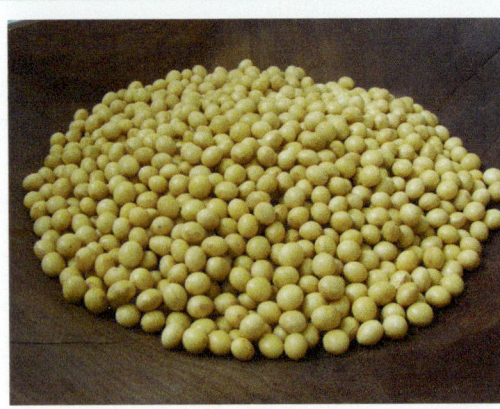

Nome botânico
Glycine max (L.) Merr.

Nome farmacêutico
Semen Glycine Max

Família
Fabaceae

Parte utilizada
Sementes

Propriedades organolépticas
Doce e neutra

Outros nomes populares

Feijão-china, feijão-chinês, feijão-de-soja, feijão-japonês e feijão-soja.

Origem

Ásia.

Histórico

O nome *Glycine* deriva do grego *glykys*, que significa "doce", em alusão ao sabor das raízes de algumas espécies desse gênero, enquanto *max* origina-se do latim moderno *maximus*, que significa a melhor ou a maior. Descrita por Carl Linnaeus em 1753 e, posteriormente, classificada por Elmer Drew Merrill (1876-1956) em 1917.[1,2]

A China é considerada o centro de diversidade do gênero *Glycine*. Os relatos em literatura afirmam que a ingestão de preparados à base de *G. max* ocorre desde a construção da muralha da China (3000 a.C.). Na época, os chineses consideravam a soja um grão sagrado, tal qual o arroz e o milho. Atualmente a *G. max* é considerada uma espécie domesticada, a qual não se mantém mais no ambiente sem a interferência humana. Estima-se hoje que seja uma das espécies cuja domesticação é uma das mais antigas. Fato confirmado através de registros históricos. Existe uma tradição chinesa que relata que antes do imperador Shen Nung os chineses eram nômades e viviam da coleta de alimentos. Assim, há cerca de 4.500 anos, Shen Nung ensinou seus súditos a usar o arado, semear grãos, bem como manteve seu povo saudável pela utilização de plantas nativas com valor medicinal, tornando-se o pai da agricultura e da medicina chinesa. A importação para a Europa começou em 1908, porém os europeus já tinham conhecimento da espécie desde 1712 por meio de um botânico alemão.[1,3-5]

Durante a dinastia Chou (1134-246 a.C.) foram desenvolvidas técnicas de fermentação para a produção de *tempeh*, *miso* e *tamari* (molho de soja), os quais foram inventados por volta do século II a.C., enquanto a proteína foi produzida na década de 1930, sendo primeiramente utilizada na indústria da celulose, extintores e fibras antes de ser usada na alimentação humana nos anos 1960.[6]

A partir de um trabalho epidemiológico nos anos 1990 a respeito dos aspectos nutricionais de mulheres chinesas que imigraram para os EUA, a *G. max* passou a ser estudada para atenuar sintomas associados ao climatério. Os dados demonstraram que as mulheres asiáticas apresentam sintomas do climatério mais atenuados que as ocidentais em virtude do consumo de fitoestrógenos.[7] Outros estudos revelam que a incidência de câncer de próstata, cólon e mama é muito menor nos países do leste asiático do que no ocidente. Além disso, evidências recentes sugerem que há um risco reduzido de desenvolver câncer de mama se a *G. max* é consumida durante a infância e/ou adolescência.[8]

Embora não faça parte de nenhuma das seis edições da Farmacopeia Brasileira, foi incluída na Relação Nacional de Plantas Medicinais de Interesse ao SUS – Renisus (2009),[9] na Instrução Normativa nº 2 da RDC 26/2104 (2014),[10] classificada na lista de medicamentos fitoterápicos de registro simplificado, no primeiro suplemento do Formulário de Fitoterápicos da Farmacopeia Brasileira (2018)[11] e na 1ª edição do Memento de Fitoterápicos da Farmacopeia Brasileira (2016).[12]

Principais componentes químicos

Contém 4 a 5% de **sais minerais** (potássio, fósforo e cálcio), **isoflavonas** (genisteína, daidzeína, gliciteína), **proteínas** (cerca de 50%), **lipídios** (15 a 20%), **ácidos graxos insaturados** (ácidos oleico, linoleico, linolênico), **fosfolipídios** (lecitina), **fitoesteróis** (estigmasterol, campesterol e sitosterol), **saponinas, proteínas, vitaminas do complexo B, vitamina E** e traços de **vitamina D**.[13] Vale ressaltar que as isoflavonas pertencem à classe dos flavonoides, tendo a *G. max* como uma das principais fontes naturais.[1] No entanto, para exercerem parte de suas propriedades biológicas, as isoflavonas precisam ser hidrolisadas e metabolizadas em equol, um dos principais metabólitos e bioativos. Do ponto de vista nutricional, o grão contém grande quantidade de proteínas (36,5%) e o óleo é rico em ácidos graxos monoinsaturados (22,8%) e poli-insaturados (57,7%).[14]

Atividades farmacológicas

Sabe-se que as isoflavonas da *G. max* têm predileção de ação nos receptores β estrogênicos e atualmente são considerados SERMs[a] (moduladores seletivos do receptor de estrogênio), em razão das características e da forma pela qual atuam nos receptores estrogênicos. Os SERMs compõem um grupo de substâncias não esteroides que podem agir como agonistas ou antagonistas dos estrogênios, dependendo do tipo de célula e do tecido em que exercem sua atividade. As isoflavonas têm a capacidade de se ligar aos receptores β e α. Porém, têm afinidade seis vezes maior para o receptor β.[8,15]

A genisteína age preferencialmente nos tecidos em que prevalecem os receptores β (SNC, ossos, parede vascular) com menor atividade nos tecidos em que predominam os receptores α (endométrio e mama), produzindo maior proteção

ao útero e às mamas. Portanto, as isoflavonas foram classificadas como SERMs em decorrência das diferentes afinidades entre os receptores α e β. Como consequência, podem atuar como antiestrogênios, se as concentrações séricas estrogênicas (da usuária) forem altas, e como "estrogênio-*like*", se os níveis estiverem diminuídos.[16] Dessa maneira, estudos clínicos demonstraram eficácia das isoflavonas no **tratamento da síndrome climatérica**, sem causar alteração nas taxas hormonais, na proliferação do endométrio e no tecido mamário.[17-19] Além disso, o consumo de produtos derivados da *G. max* está relacionado com a baixa incidência de síndrome climatérica em mulheres japonesas.[20] Recentemente tem sido investigado o S-equol, um metabólito (bacteriano intestinal) da daidzeína da *G. max*, por sua capacidade de aliviar os sintomas vasomotores nas mulheres menopausadas. Sabe-se que em torno de 50% das asiáticas e 25% das não asiáticas hospedam bactérias na microbiota intestinal que promovem a conversão da daidzeína em S-equol. Por isso, experiências clínicas sugerem que indivíduos que produzem maior quantidade de equol são os que mostram maior atividade estrogênica e antioxidante, melhoram os sintomas vasomotores e indicam mais eficácia quanto ao uso dos extratos de *G. max*. O equol também mostra atividade antiandrogênica ao se ligar e sequestrar a 5α-di-hidrotestosterona. No entanto, ensaios clínicos adicionais necessitam ser realizados para definir essa observação terapêutica.[8,21] Diante dos diferentes produtos e critérios utilizados nos estudos clínicos, os consultores da European Medicines Agency (EMA) concluíram que são necessários mais estudos para caracterizar as formas que a *G. max* é eficaz no tratamento da síndrome do climatério.[22]

Os estudos clínicos também demonstram **atividade no metabolismo ósseo,** com aumento da massa óssea, principalmente na coluna lombar, com redução dos marcadores urinários de reabsorção óssea, por exemplo deoxipiridinolina.[23-25] Um trabalho selecionou mulheres em pós-menopausa por suas habilidades de transformar daidzeína em equol. Cada grupo recebeu suplementos de isoflavona de soja ou suplemento de soja enriquecido com genisteína ou um *mix* de isoflavonas em várias proporções ou risedronato. O estudo concluiu que as isoflavonas foram eficazes e aumentaram a retenção de cálcio no osso entre 3,4 e 7,6% e o risedronato mostrou superioridade e alcançou 15,3%. Embora não tão potentes quanto o risedronato, as isoflavonas são

---

[a] SERM é a abreviação do termo em inglês *Selective Estrogen Receptor Modulators,* cuja tradução livre em português é moduladores seletivos para receptor de estrogênio. Tal denominação se dá em virtude do perfil farmacológico dessas substâncias, que exibem atividade estrogênica fraca ao mesmo tempo em que também apresentam atividade antiestrogênica. A primeira aparece justamente quando há baixa produção de estrogênio endógeno durante o período da menopausa.

efetivas na preservação da massa óssea independentemente da capacidade da mulher em produzir equol, e que o *mix* de isoflavonas foi mais eficaz do que a genisteína enriquecida.[26]

Recentemente, um estudo de revisão constatou os **benefícios do uso tópico de isoflavonas na pele** de mulheres menopausadas nos quesitos secura e rugosidade da pele. No primeiro trabalho, a aplicação de um creme de isoflavona (concentração de 0,0075% pela manhã e 0,015% à noite) observou um aumento de 20% na espessura epidérmica e um aumento de 77% no número de vasos dérmicos. Outros trabalhos, que utilizaram um gel com 4% de genisteína, revelaram que após o tratamento a matriz extracelular da pele tinha uma concentração significativamente maior de ácido hialurônico quando comparada à linha de base, assim como identificou aumento significativo na quantidade de colágeno facial tipo I e tipo III. Não obstante, com a aplicação de cremes à base de estradiol, os resultados foram sempre superiores.[27]

As isoflavonas mostram ação inibitória sobre as enzimas tirosinoquinase, topoisomerase II, aromatase, 17β-hidroxiesteroide oxidorredutase (enzima que converte estrona a 17β-estradiol) e da angiogênese. Também mostra ação inibitória competitiva com estrogênios endógenos pelos receptores, incluindo os de células de **câncer de mama**. Demonstrou-se que a associação de genisteína e curcumina (substância isolada da *Curcuma longa*) inibe o crescimento de células de câncer de mama induzido por pesticidas estrogênicos.[28]

Porém, a absorção e a biodisponibilidade das isoflavonas e seus metabólitos ativos dependem de diversos fatores que incluem a flora intestinal íntegra, a passagem pelos enterócitos, a hidrólise da porção glicídica pelas β-glucosidases e a circulação êntero-hepática.

A ingestão de fitoestrógenos necessária para obtenção de efeitos biológicos em humanos é avaliada em cerca de 30 a 50 mg/dia, e o que se observa atualmente é que no ocidente a ingesta de isoflavonas é menor que 2 mg/dia, frente aos 15 a 50 mg/dia nos países asiáticos, podendo chegar no Japão a 76 mg/dia.[8,29,30]

Estudos epidemiológicos têm revelado taxas mais baixas de demência em populações do leste asiático, e que as isoflavonas e o S-equol, com suas ações antiaterogênicas, poderiam melhorar a rigidez arterial, prevenindo o comprometimento cognitivo.[8]

Com relação ao **câncer de próstata**, a inflamação induzida por vários fatores, como infecção, microbioma, obesidade e dieta rica em gordura, é a principal etiologia no seu desenvolvimento, assim como desempenha papel importante na sua progressão. Investigações epidemiológicas e pesquisas básicas usando células imunes humanas ou modelos de camundongos revelaram que isoflavonas de soja estão entre as possíveis intervenções para prevenir a progressão do câncer de próstata, suprimindo a inflamação.[31]

Indicações e usos principais

- Transtornos associados à síndrome climatérica
- Prevenção e tratamento da osteopenia
- Prevenção da dislipidemia e aterogênese
- Prevenção do câncer de mama
- Prevenção de câncer prostático.

Uso etnomedicinal

Na medicina tradicional chinesa (MTC), são utilizados os grãos de sementes fermentados, como diaforético. A literatura médica chinesa descreve os benefícios para a saúde por meio do uso da soja. Durante a Dinastia Ming (1368-1644 a.C.), na *Materia Medica* chinesa, Li Shi-Zhen recomendava soja para o tratamento de doenças renais, edema e envenenamento.[32]

Posologia

Extrato seco (padronizado em 40% de isoflavonas): 50 a 250 mg/dia.

Obs.: O pH ácido favorece a absorção das isoflavonas, portanto, deve ser administrada em jejum ou entre as refeições.

Extratos disponíveis no mercado brasileiro

Extrato seco de *Glycine max* padronizado em 40% de isoflavonas totais.

Contraindicações

Deve ser evitado o uso em pacientes com câncer de mama em tratamento com tamoxifeno, pois a genisteína inibe a sua ação.

Precauções

Uso cuidadoso de suplementos de soja em crianças, por causa do risco potencial de dano à função da tireoide.

A função tireoideana deve ser monitorada em pacientes ingerindo produtos ricos em isoflavonas, em função de suas ações inibitórias sobre a tireoperoxidase (TPO), o que pode levar à redução nos hormônios tireoideanos em indivíduos ingerindo proteína de *G. max* por longo tempo. Portanto, a função tireoidiana deve ser reavaliada em pacientes com hipotireoidismo quando há mudanças nos hábitos alimentares ou uso de medicamentos. Além disso, pessoas com hipersensibilidade conhecida à *G. max* não devem usar produtos contento isoflavonas da planta.[22]

Toxicidade e interações

Sem referências.

REFERÊNCIAS BIBLIOGRÁFICAS

1. Jung YS, Rha C-S, Baik M-Y, Baek N-I, Kim D-O. A brief history and spectroscopic analysis of soy isoflavones. Food Science and Biotechnology. 2020.
2. Gledhill D. The names of plants. 4. ed. Cambridge University Press; 2008.
3. Hymowitz T. On the domestication of the soybean. Economic Botany. 1970;24:408-21.
4. Canada. The Biology of *Glycine max* (L.) Merr. (Soybean). Disponível em: https://www.inspection.gc.ca/plant-varieties/plants-with-novel-traits/applicants/directive-94-08/biology-documents/glycine-max-l-merr/eng/1330975306785/1330975382668. Acesso em: 10/11/2020.
5. Gibson L, Benson G. Origin, history, and uses of soybean (*Glycine max*). Iowa State University, Department of Agronomy, March. 2005. Disponível em: www.agron.iastate.edu/Courses/agron212/Readings/Soy_history.htm. Acesso em: 11/12/2015.
6. Braun L, Cohen M. Herbs & Natural Supplements. An Evidence-Based Guide. 2. ed. Australia: Elsevier; 2007.
7. Anderson JJ, Anthony MS, Cline JM, Washburn SA, Garner SC. Health potential of soy isoflavones for menopausal women. Public Health Nutrition. 1999;2:489-504.
8. Mayo B, Vázquez L, Flórez AB. Equol: a bacterial metabolite from the daidzein isoflavone and its presumed beneficial health effects. Nutrients. 2019;11:2231.
9. Brasil. Plantas medicinais de interesse ao SUS – Renisus. Brasília: Ministério da Saúde; 2009.
10. Brasil. Instrução Normativa nº 02, de 13 de maio de 2014 – Lista de medicamentos fitoterápicos de registro simplificado e Lista de produtos tradicionais fitoterápicos de registro simplificado. Brasília: Anvisa; 2014.
11. Brasil. Formulário de Fitoterápicos Farmacopeia Brasileira: Primeiro Suplemento. Brasília: Anvisa; 2018.
12. Brasil. Memento Fitoterápico da Farmacopeia Brasileira. Brasília: Anvisa; 2016.
13. Tripathi A, Misra A. Soybean – a consummate functional food: a review. Journal of Food Science and Technology-Mysore. 2005;42:111-9.
14. Baltasar M, Lucía G, Ana Belén F, Susana D. Soy and Soy Products, Isoflavones, Equol, and Health. In: Hossain Uddin S, Zakir Hossain H, Yearul K, editors. Exploring the Nutrition and Health Benefits of Functional Foods. Hershey, PA, USA: IGI Global. 2017:223-53.
15. Liu J, Burdette JE, Xu H et al. Evaluation of estrogenic activity of plant extracts for the potential treatment of menopausal symptoms. Journal of Agricultural and Food Chemistry. 2001;49:2472-9.
16. Lima SMRR. Fitomedicamentos na prática ginecológica e obstétrica. São Paulo: Atheneu; 2006.
17. Albertazzi P, Pansini F, Bonaccorsi G, Zanotti L, Forini E, Aloysio D. The effect of dietary soy supplementation on hot flushes. Obstetrics & Gynecology. 1998;91:6-11.
18. Albert A, Altabre C, Baro F et al. Efficacy and safety of a phytoestrogen preparation derived from *Glycine max* (L.) Merr in climacteric symptomatology: a multicentric, open, prospective and non-randomized trial. Phytomedicine. 2002;9:85-92.
19. Han KK, Soares Jr JM, Haidar MA, Lima GR, Baracat EC. Benefits of soy isoflavone therapeutic regimen on menopausal symptoms. Obstetrics & Gynecology. 2002;99:389-94.
20. Nagata C, Shimizu H, Takami R, Hayashi M, Takeda N, Yasuda K. Hot flushes and other menopausal symptoms in relation to soy product intake in Japanese women. Climacteric. 1999;2:6-12.
21. Utian WH, Jones M, Setchell KD. S-equol: a potential nonhormonal agent for menopause-related symptom relief. Journal of Women's Health. 2015;24:200-8.
22. EMA. Assessment report on *Glycine max* (L.) Merr., semen – Final. United Kingdom: European Medicines Agency; 2018.
23. Kritz-Silverstein D, Goodman-Gruen DL. Usual dietary isoflavone intake, bone mineral density, and bone metabolism in postmenopausal women. Journal of Women's Health & Gender-Based Medicine. 2002;11:69-78.
24. Alekel DL, Germain AS, Peterson CT, Hanson KB, Stewart JW, Toda T. Isoflavone-rich soy protein isolate attenuates bone loss in the lumbar spine of perimenopausal women. The American Journal of Clinical Nutrition. 2000;72:844-52.
25. Atkinson C, Compston JE, Day NE, Dowsett M, Bingham SA. The effects of phytoestrogen isoflavones on bone density in women: a double-blind, randomized, placebo-controlled trial. The American Journal of Clinical Nutrition. 2004;79:326-33.
26. Pawlowski JW, Martin BR, McCabe GP et al. Impact of equol-producing capacity and soy-isoflavone profiles of supplements on bone calcium

retention in postmenopausal women: a randomized crossover trial. The American Journal of Clinical Nutrition. 2015;102:695-703.

27. Rzepecki AK, Murase JE, Juran R, Fabi SG, McLellan BN. Estrogen-deficient skin: The role of topical therapy. International Journal of Women's Dermatology. 2019;5:85-90.

28. Verma SP, Salamone E, Goldin B. Curcumin and genistein, plant natural products, show synergistic inhibitory effects on the growth of human breast cancer MCF-7 cells induced by estrogenic pesticides. Biochemical and Biophysical Research Communications. 1997;233:692-6.

29. Setchell KD, Brown NM, Zimmer-Nechemias L et al. Evidence for lack of absorption of soy isoflavone glycosides in humans, supporting the crucial role of intestinal metabolism for bioavailability.

The American Journal of Clinical Nutrition. 2002;76:447-53.

30. Setchell K. Phytoestrogens: the biochemistry, physiology, and implications for human health of soy isoflavones. The American Journal of Clinical Nutrition. 1998;68:1333S-1346S.

31. Hayashi T, Fujita K, Matsushita M, Nonomura N. Main Inflammatory cells and potentials of anti-inflammatory agents in prostate cancer. Cancers. 2019;11:1153.

32. Blumenthal M, Busse WR, Goldberg A, Gruenwald J, Hall T, Riggins CW et al. The Complete German Commission E Monographs – Therapeutic guide to herbal medicines. Austin: American Botanical Council; 1998.

Crédito da imagem:
Ivone Manzali

Capítulo 7

Tanaceto

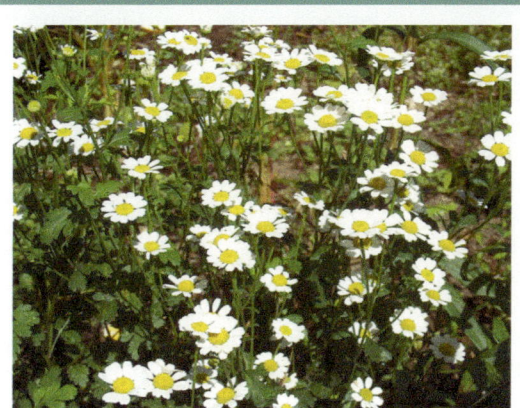

Nome botânico
Tanacetum parthenium (L.) Sch. Bip.
Sinonímia: *Pyrethrum parthenium* (L.) Sm.

Nome farmacêutico
Herba Tanaceti Parthenii

Família
Asteraceae

Parte utilizada
Parte aérea

Propriedades organolépticas
Quente e amarga

Outros nomes populares

Camomila-gigante, atanásia e erva-de-são-marcos.

Origem

Europa e Ásia.

Histórico

O nome do gênero *Tanacetum* deriva do grego *athanasia*, que significa imortalidade, em alusão às flores duradouras da espécie. O epíteto *parthenium* foi dado em função do historiador grego Plutarco, que relatou que esta planta curou a cefaleia do trabalhador (escravo) que caiu de um edifício em construção do Partenon. Plínio, o Velho, evoca esse acontecimento na *História Natural*, no livro XXII, consagrado às plantas. Ele dá, igualmente, a etimologia de um dos nomes da planta: *parthenium* é, na verdade, derivado do grego *parthenos*, a virgem de Atena sobre a Acrópole.[1] *T. parthenium* foi descrita taxonomicamente por Carl Heinrich Schultz Bipontinus (1805-1867) em sua obra *Über die Tanaceteen*, de 1844.[2]

O gênero *Tanacetum* contém cerca de 200 espécies que são nativas dos continentes asiático e europeu, o qual inclui espécies fortemente aromáticas. No Brasil, o gênero possui uma espécie naturalizada, que é o *T. vulgare* (catinga-de-mulata) com distribuição por todo o território nacional.[3] Pessoas leigas podem confundir a *T. parthenium* com a *M. chamomilla* (camomila) devido à semelhança entre as flores dessas espécies.

O *T. parthenium* faz parte das festividades de celebração da Páscoa no Reino Unido, como planta purificadora depois da Quaresma. Na Inglaterra, nesta época é costume cozinhar tortas com ovos, farinha e sumo ou folhas de *T. parthenium* para dissipar a flatulência resultante de comidas indigestas. Outro uso desta planta associado à Páscoa é o costume de tomar chás das folhas na segunda e na quarta-feira deste período, para evitar febres durante o ano todo.[4]

No século 1, o médico grego Dioscórides utilizava o *T. parthenium* para o controle da febre, fato que a levou a ser popularmente conhecida em inglês como *feverfew*. A fama era tão grande que foi considerada o "ácido acetilsalicílico" do século 18.[5] Contudo, o uso medicinal dessa espécie permaneceu restrito ao âmbito popular/tradicional na Europa até a década de 1970, quando, na Inglaterra, houve a "redescoberta" após a divulgação de resultados positivos no tratamento de enxaqueca. Na década seguinte, o interesse científico prosperou, depois que Collier e colaboradores publicaram que o *T. parthenium* inibe a síntese de prostaglandinas, que são importantes mediadores da resposta inflamatória e da dor.[6]

Atualmente, é uma espécie recomendada pela Organização Mundial da Saúde (WHO Monographs on Selected Medicinal Plants – vol. 2)[7] e pela European Medicines Agency (EMA).[8] O uso no Brasil possivelmente foi introduzido pelos colonizadores europeus. Embora a *T. parthenium* não faça parte de nenhuma das seis edições da Farmacopeia Brasileira, foi incluída na RDC 26/2014[9] como parte da lista de medicamentos fitoterápicos de registro simplificado e no 1º suplemento do Formulário de Fitoterápicos da Farmacopeia Brasileira (2018)[10] e na 2ª edição desse formulário (2021).

Capítulo 7

Principais componentes químicos

Possui **óleo essencial** (0,2 a 0,6%), responsável pelo seu odor característico e rico em α-pineno e derivados (cânfora, canfeno, p-cimeno, acetato de bornila etc.). Apresenta também **lactonas sesquiterpênicas** do tipo eudesmanolídeo, germacranolídeo e guaianolídeo (artecanina, artemorina, balchanina, canina, costunolídeo, 10-epicanina, epoxiartemorina, 1-β-hidroxiarbusculina, secotanapartenolídeo A e B etc.).

Contém **ácidos fenólicos**, **flavonoides** (quercetina, apigenina, apigenin 7-glicuronídeo, luteolina, luteolina 7-glicuronídeo, chrisoeriol, santina, jaceidina etc.), **princípios amargos**, **fitosterina**, **ácido tânico** e **derivados acetilênicos**.[11,12]

As lactonas sesquiterpênicas são consideradas os bioativos dessa espécie e estão presentes nas glândulas das folhas em maior concentração, sendo a principal delas o **partenolídeo** do tipo germacranolídeo, definido como marcador e presente nas folhas e flores.[5] Compreende até 85% do conteúdo total de sesquiterpenos. Em decorrência das características estruturais, as lactonas sesquiterpênicas têm a capacidade de interagir com vários alvos biológicos.[13]

Atividades farmacológicas

T. parthenium é usado há vários anos na Europa para prevenir dores de cabeça e enxaqueca, para alívio de artrite e para tratamento de psoríase. Os resultados positivos no tratamento da enxaqueca incentivaram a realização de mais pesquisas, a fim de investigar os mecanismos de ação envolvidos. Como consequência, demonstraram que os extratos de *T. parthenium* apresentaram atividades antimicrobiana, analgésica, anti-inflamatória, antipirética, antiespasmódica, antitrombótica, antioxidante e estimulante uterina, além de efeitos citotóxicos *in vitro*. As atividades dos extratos em vasos e células musculares lisas também foram estudadas para analisar os possíveis mecanismos de combate à enxaqueca.[13]

Extratos de *T. parthenium* ou o partenolídeo puro inibem a produção de prostaglandinas, que são mediadoras da dor e da inflamação. Além disso, foi demonstrado em vários estudos que extratos de *T. parthenium* têm ação inibitória da produção de tromboxano B_2, leucotrieno B_4, expressão da molécula de adesão intercelular induzida pelas citocinas IL-1, TNF-α e γ-interferona, da secreção de serotonina pelas plaquetas, entre outras.[7]

O extrato de *T. parthenium* administrado por via oral em camundongos demonstrou atividade **antinociceptiva** e **anti-inflamatória**, nas doses de 10, 20, 40 mg/kg.[14] Uma pesquisa comparou os resultados da administração de extratos hidroalcóolicos das flores e folhas de *T. parthenium* em diversos tipos de dores induzidas em camundongos, e concluiu que o extrato obtido das flores mostrou ser eficaz no alívio das dores agudas neuropática, inflamatória e articular.[15]

Em estudo clínico, o *T. parthenium* produziu uma redução significativa na intensidade da **dor na enxaqueca** e na gravidade dos sintomas típicos, tais como náuseas, vômitos, sensibilidade à luz para todos e sensibilidade ao barulho para alguns. Porém, nem todos os estudos clínicos confirmam essas respostas, e alguns autores sugerem maiores investigações com essa planta para determinar sua eficácia terapêutica.[16,17] Seu efeito na crise aguda de enxaqueca ainda não foi demonstrado, sendo recomendada para a profilaxia. Trabalho realizado com 69 mulheres revelou que, estatisticamente, os resultados da associação da acupuntura com o extrato seco de *T. parthenium* 150 mg/dia foi superior quanto ao efeito analgésico e qualidade de vida quando comparado ao uso de cada uma das terapias separadamente.[18] Outra pesquisa clínica observacional evidenciou melhora de cefaleia em crianças.[19]

Portanto, os estudos realizados até o momento apontam que o antagonismo aos receptores de serotonina e a inibição da liberação deste neurotransmissor explicam o combate à enxaqueca. Outros mecanismos neuronais também foram observados, tais como agonista parcial do TRPA1 (receptor de potencial transitório anquirina 1)[a] causando dessensibilização seletiva do canal e redução da atividade dos neurônios sensoriais contendo CGRP[b] (peptídeo relacionado ao gene da calcitonina). Além disso, o **partenolídeo** demonstrou interferir em vias importantes que tem importante papel na patogênese da enxaqueca. Dentre elas, reduziu a produção de óxido nítrico, interfere na cascata do ácido araquidônico e na liberação de citocinas pró-inflamatórias (TNF-α e interleucinas). Os estudos clínicos realizados foram insuficientes e de baixa qualidade e conduzidos com diferentes produtos

---

[a] O receptor de potencial transitório anquirina 1 (TRPA1) é um canal não seletivo para íons cálcio, expresso em neurônios sensoriais e células não neuronais, o qual medeia a transdução da dor e a inflamação, tendo sido implicado na artrite reumatoide
[b] Faz parte de um pequeno grupo de hormônios peptídicos envolvidos na homeostase do cálcio e na osteogênese.

para garantir a eficácia do *T. parthenium* no combate à enxaqueca ou à artrite reumatoide. Entretanto, os consultores da EMA aprovaram o *T. parthenium* a partir das evidências do uso bem estabelecido ao longo das últimas décadas no combate à enxaqueca.

Indicações e usos principais

Preventivo das cefaleias crônicas e enxaquecas.

Uso etnomedicinal

Tradicionalmente utilizada na Grã-Bretanha, na França e no Canadá para prevenir enxaquecas, aliviar cólicas menstruais e tratar dores nas articulações. Também empregada em: psoríase, dor de dente, enxaqueca, picadas de inseto, reumatismo, vertigem, cólica, alergias, asma, zumbido, tontura, náuseas, vômito, dor de estômago, problemas menstruais, febre, infertilidade, durante o parto e distúrbios dos rins e da bexiga.[12] Os índios Kallaway da Cordilheira dos Andes consideram esta planta valiosa para o tratamento de cólicas, dores renais, enjoos matinais e dor de estômago. Na Venezuela, é usada no tratamento de dores de ouvido.[20]

Posologia

- Droga vegetal em pó: 500 a 1.000 mg/dia
- Tintura: 30 a 50 gotas/dia
- Extrato seco padronizado em 0,8% de partenolídeos: 200 a 500 mg/dia
- Extrato das folhas: dose diária 0,2 a 0,6 mg de partenolídeos[9]
- Partes aéreas secas: 100 a 600 mg/dia.[8]

Extratos disponíveis no mercado brasileiro

Extrato seco de *Tanacetum parthenium* padronizado em 0,8% de partenolídeo.

Contraindicações

Contraindicado durante a gravidez e lactação, e em crianças e adolescentes por falta de estudos.[13]

Precauções

Os estudos indicam que os extratos são seguros e bem tolerados. Os efeitos colaterais são geralmente leves e reversíveis e nenhuma reação adversa grave foi relatada. A análise dos dados de estudos clínicos mostra que os efeitos colaterais associados ao seu uso são, em geral, náuseas, azia, obstipação, flatulência, distensão abdominal e diarreia. No entanto, são raramente relatados e sua frequência é semelhante à do placebo.[13]

Pessoas alérgicas a outros membros da família das Asteraceae devem ter cuidado ao consumir *T. parthenium*. Pode haver distúrbios gástricos e ulcerações da mucosa bucal ao mastigar folhas frescas.[21]

Toxicidade e interações

Inibe a agregação plaquetária e pode potencializar o efeito dos anticoagulantes. Um caso de possível interação com propranolol foi relatado, mas que necessita de mais estudos. Também é importante esclarecer o potencial clínico da inibição do citocromo P450 observada em estudos *in vitro*.[13]

REFERÊNCIAS BIBLIOGRÁFICAS

1. Montel S, Pollini A, Silva GJ. Péricles, as diferentes facetas de um grande homem de Estado. Disponível em: http://www.academia.edu/download/36142383/Pericles__as_diferentes_facetas_de_um_grande_homem_de_Estado.pdf. Acesso em: 10/11/2020.
2. Bonifacino JM, Robinson HE, Funk VA et al. A history of research in Compositae: early beginnings to the Reading Meeting (1975). Systematics, evolution, and biogeography of Compositae. 2009.
3. Brasil. *Tanacetum* in Flora do Brasil 2020 em construção. Disponível em: http://floradobrasil.jbrj.gov.br/reflora/floradobrasil/FB80736. Accesso em: 11/11/2020.
4. Quer PF. Plantas medicinales: el dioscorides renovado. Barcelona: Editorial Labor SA; 1981.
5. Pareek A, Suthar M, Rathore GS, Bansal V. Feverfew (*Tanacetum parthenium* L.): a systematic review. Pharmacognosy reviews. 2011;5:103.
6. Heptinstall S. Feverfew-an ancient remedy for modern times? London, England: SAGE Publications; 1988.
7. WHO. WHO monographs on selected medicinal plants. Geneva: World Health Organization; 2004:358.
8. EMA. European Union herbal monograph on *Tanacetum parthenium* (L.) Schultz Bip., herba. In: (HMPC) CoHMP, editor. Amsterdam: European Medicines Agency; 2020.
9. Brasil. RDC nº 26, de 13 de maio de 2014. Dispõe sobre o registro de medicamentos fitoterápicos e o registro e a notificação de produtos tradicionais fitoterápicos. In: Anvisa. ANdVS, editor. Brasília: Diário Oficial da União; 14 maio 2014.
10. Brasil. Formulário de Fitoterápicos Farmacopeia Brasileira: Primeiro Suplemento. Brasília: Anvisa; 2018.
11. Kumar V, Tyagi D. Chemical composition and biological activities of essential oils of genus Tanacetum-a review. Journal of Pharmacognosy and Phytochemistry. 2013;2:159-63.

12. Lim T. *Tanacetum parthenium*. Edible Medicinal And Non-Medicinal Plants: Springer, 2014:473-500.

13. EMA. Assessment report on *Tanacetum parthenium* (L.) Schultz Bip., herba. In: (HMPC) CoHMP, editor. Amsterdam: European Medicines Agency; 2020.

14. Jain NK, Kulkarni SK. Antinociceptive and anti-inflammatory effects of *Tanacetum parthenium* L. extract in mice and rats. Journal of Ethnopharmacology. 1999;68:251-9.

15. Mannelli LD-C, Tenci B, Zanardelli M et al. Widespread pain reliever profile of a flower extract of *Tanacetum parthenium*. Phytomedicine. 2015;22:752-8.

16. Lima S. Fitomedicamentos na prática ginecológica e obstétrica. 1. ed. Rio de Janeiro: Atheneu; 2006.

17. Wider B, Pittler MH, Ernst E. Feverfew for preventing migraine. Cochrane Database of Systematic Reviews. 2015.

18. Ferro EC, Biagini AP, Silva ÍEF, Silva ML, Silva JRT. The combined effect of acupuncture and *Tanacetum parthenium* on quality of life in women with headache: randomised study. Acupuncture in medicine. 2012;30:252-7.

19. Moscano F, Guiducci M, Maltoni L et al. An observational study of fixed-dose *Tanacetum parthenium* nutraceutical preparation for prophylaxis of pediatric headache. Italian journal of pediatrics. 2019;45:36.

20. Pourianezhad F, Tahmasebi S, Nikfar S, Mirhoseini M, Abdusi V. Review on feverfew, a valuable medicinal plant. Journal of HerbMed Pharmacology. 2016;5.

21. Yao M, Ritchie HE, Brown-Woodman PD. A reproductive screening test of feverfew: is a full reproductive study warranted? Reproductive Toxicology. 2006;22:688-93.

Crédito da imagem:
Ivone Manzali

Capítulo 7

Transagem

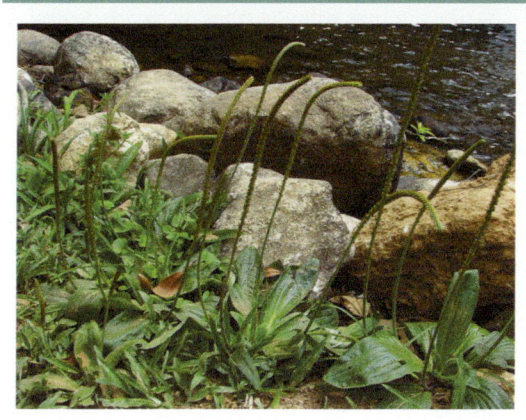

Nome botânico
Plantago lanceolata L.
Plantago major L.

Nome farmacêutico
Herba Plantaginis

Família
Plantaginaceae

Partes utilizadas
Parte aérea e semente

Propriedades organolépticas
Adstringente, doce e refrescante

Outros nomes populares

Plantagem, sete-nervos, tançagem, tanchagem, tanchagem-maior, tanchagem-média, plantaina, tanchás e tranchagem.

Origem

Europa, naturalizada no Brasil.

Histórico

O nome do gênero *Plantago* foi adotado em referência à palavra latina *planta*, que significa a sola dos pés, em alusão aos indianos que a chamavam de "pegada do homem branco" porque a planta era encontrada "em todos os lugares em que os europeus estiveram".[1] O epíteto *lanceolata* deriva do latim *lancea* em alusão ao formato das folhas que lembra uma ponta de lança, e *major* significa "maior, grande". Assim, os nomes das espécies refletem o formato de suas folhas.[2,3] Ambas foram descritas por Carl von Linnaeus em sua obra *Species Plantarum*, de 1753.[4]

De modo geral, as pessoas conhecem essa espécie somente como erva daninha, mas ela é uma antiga planta medicinal conhecida há séculos em diversos países. Na Escandinávia, é amplamente empregada para o tratamento de feridas. É popularmente conhecida na Noruega e Suécia como "folhas curativas". Na *Vølsuga saga* há registro de que os *vikings* empregaram as folhas de *P. major* para o tratamento de feridas. Pesquisas arqueológicas mostraram que o pólen da *P. major* chegou aos países nórdicos paralelamente à introdução dos primitivos campos cultivados na Idade da Pedra há 4.000 anos.[1]

A *P. major* foi descrita nos séculos 12 e 13 pelo autor islâmico Ibn El Beithar, que adotou esse conhecimento da medicina grega. Henrik Harpestreng († 1244), da Dinamarca, escreveu em *Liber Harbarum* que poderia curar todas as feridas. Foi comumente usada na época de Shakespeare, sendo até mencionada em sua peça *Romeu e Julieta*.[1] Citada desde Alexandre, o Grande, a Dioscórides, a *P. major* era considerada uma das nove plantas sagradas pelos anglo-saxões. Era empregada como uma panaceia em gripes, febres, problemas renais, mordeduras venenosas, hemorroidas, úlceras e outros fins.[5]

As espécies *P. major* e *P. lanceolata* foram introduzidas no México pelos conquistadores espanhóis, e suas propriedades terapêuticas estão relatadas em vários documentos e códices oficiais do século 16.[6,7] Além disso, ambas as espécies são consideradas comestíveis.[8]

No Brasil, ocorrem 22 espécies, principalmente em áreas elevadas das regiões tropicais do sul e sudeste, sendo metade delas endêmicas. A *P. major* tem distribuição mais ampla (Biomas Amazônia, Caatinga, Cerrado, Mata Atlântica e Pampa), enquanto a *P. lanceolata* está presente na Mata Atlântica e no Pampa.[9]

A *P. major* foi uma das espécies selecionadas para estudo pelo Programa de Pesquisa em Plantas Medicinais de Ceme (2006).[10] Em 2010, foi acrescentada à extinta lista de drogas vegetais notificadas RDC 10/2010 indicada para inflamações da boca e faringe.[11] Por outro lado, a *P. major* foi incluída na 1ª edição do Formulário de Fitoterápicos da Farmacopeia Brasileira (FFFB) (2011)[12] e em seu suplemento (2018).[13] *P. major* e *P. lanceolata* fazem parte da 2ª edição do FFFB (2021). A *P. lanceolata* é recomendada pela European Medicines Agency (EMA).[14]

Principais componentes químicos

Ambas as espécies apresentam constituintes químicos similares. Contêm **iridoides**[a] (aucubina, catalpol, asperulosídeo), **alcaloides** (indicaína, plantagonina), **taninos, derivados do ácido cafeico, polissacarídeos, mucilagem, terpenoides** (ácido oleanólico, ácido ursólico), **flavonoides** (luteolina, apigenina, hispidulina, baicaleína), **lignanas, cumarinas, saponinas, fitosteróis, vitaminas** (A e C), **sais minerais** (cálcio, fósforo, ferro, sódio, potássio, zinco). As sementes apresentam principalmente **açúcares** (galactose, glicose, xilose, arabinose, rhamnose, planteose), **óleos voláteis e fixos, ácidos graxos e glucosinolatos**.[1]

Atividades farmacológicas

Os principais componentes presentes nos ácidos graxos das folhas são ácidos triterpenoides livres (ursólico e oleanólico) e também alcanos de cadeia linear. Esses constituintes apresentam importantes efeitos **anti-inflamatório e cicatrizante**, bem como atividades **hepatoprotetora, antitumoral** e **hipolipidemiante**.[1,15,16] Parte dessas atividades pode ser atribuída à alta concentração de constituintes fenólicos presentes na planta.[17]

Os polissacarídeos presentes na *P. major* promoveram o aumento da fagocitose entre 15 e 50% em dois modelos *in vitro*, e o percentual mais alto foi obtido com 0,1 mg/mℓ de uma solução aquosa da planta.[1] Estudo realizado também *in vitro* revelou que tanto o extrato aquoso quanto o etanólico rico em polifenóis de *P. major* promoveram a migração e proliferação de células de epitélio oral demonstrando propriedades para o tratamento de ferimentos.[18] Além disso, os derivados do ácido cafeico contidos na *P. lanceolata* também apresentam importante efeito inibitório sobre a cascata do ácido araquidônico, que reduz a produção de potentes mediadores do processo inflamatório, tais como as prostaglandinas e os

leucotrienos.[19] Em um estudo *in vitro* e *in vivo* foram analisadas as propriedades **antimicrobianas sobre germes da cavidade oral**. Uma infusão de flores e folhas de *P. lanceolata* foi utilizada e os resultados *in vitro* confirmaram boa atividade antimicrobiana da infusão. No estudo clínico um grupo realizou enxágue bucal com a infusão de *P. lanceolata* e outro com placebo. Após 7 dias, os resultados revelaram acentuada queda na quantidade de *Streptococcus* presentes na saliva do grupo da infusão de *P. lanceolata*, concluindo que este extrato pode representar um agente natural contra cáries.[20]

Em experimentos, os polissacarídeos da *P. major* mostraram atividade **antiúlcera** em cobaias, e efeitos **imunoestimulantes**.[21,22] O poder **cicatrizante** resulta em parte das atividades **antimicrobianas** atribuídas aos iridoides e aos taninos, os quais também precipitam proteínas da pele, formando uma barreira protetora.[23] Seu efeito **antidiarreico** foi confirmado usando modelo experimental em cobaias, cuja atividade pode ser também provocada pelos taninos.[24]

O uso como antitussígeno da *P. lanceolata* é recomendado na Europa apoiado tanto pela tradição quanto pelas pesquisas realizadas, que demonstram ação emoliente com efeito no tratamento sintomático da irritação da mucosa oral e da faringe associadas com tosse seca.[14] Dessa maneira, por suas ações anti-inflamatória e cicatrizante, tanto a *P. major* quanto *P. lanceolata* são indicadas no tratamento de inflamações na faringe e na boca com redução no índice da placa dental e sangramento gengival.[25-27] Atuam também nas lesões de pele e feridas cutâneas.[28-32]

Indicações e usos principais

- Infecções urinárias
- Gastrite e úlcera gástrica
- Bronquite crônica
- Otite.

Uso etnomedicinal

No Brasil, as folhas são consideradas diuréticas, antidiarreicas, expectorantes, hemostáticas e cicatrizantes. Também empregadas nas infecções das vias respiratórias superiores, bronquite crônica e na úlcera péptica. Externamente, utilizada sob a forma de cataplasmas ou compressas, em furúnculos, abscessos, espinhas e acnes, assim como em picadas de insetos, feridas e queimaduras. Na amigdalite, faringite, gengivite e estomatite utiliza-se o gargarejo. Os indígenas das Guianas usam o decocto de suas flores em mistura com

---

[a] A quantidade de iridoides presentes nas folhas sofre variação de acordo com a maturidade. Folhas jovens podem conter até 9% de iridoides, enquanto as maduras, somente vestígios. Além disso, o catalpol encontra-se em maior concentração nas folhas jovens que a aucubina. Recomenda-se fazer a secagem das folhas imediatamente após a colheita a fim de evitar a hidrólise da aucubina, cujo produto dessa hidrólise torna as folhas escuras. Deve-se também evitar temperaturas superiores a 40° C na secagem.

mastruz [*Dysphania ambrosioides* (L.) Mosyakin & Clemants] para tratar problemas menstruais. As flores e as sementes também são utilizadas contra conjuntivite e irritações oculares decorrentes de traumatismos. O chá de suas sementes é usado como laxante e depurativo.[33]

Posologia

- Uso interno:
  - Pó: 1,8 a 3 g/dia
  - Suco fresco: 40 a 100 g/dia
  - Infusão a 2 a 5%: 2 colheres de sopa de folhas frescas picadas em 1 xícara de chá de água fervente. Deixar descansar tampada por 10 min, coar e tomar 1 xícara a cada 6 h, para infecções da boca e da garganta e 1 xícara a cada 8 h para problemas gastrintestinais
  - Tintura (1:5): 50 a 100 gotas, 1 a 3 vezes/dia
  - Tintura-mãe: 5 a 8 mℓ
- Uso externo:
  - Gargarejo: 20 a 40 g/ℓ. Gargarejar a cada 3 h
  - Gargarejo: acrescentar à infusão ainda morna 1 colher (chá) de sal comum e gargarejar 3 vezes/dia
  - Sementes: adiciona-se água fervente em um copo contendo 1 colher de sopa das sementes e deixar macerando por uma noite. Tomar em jejum como laxante
  - Cataplasma: colocar as folhas frescas amassadas sobre feridas para favorecer a cicatrização e nas articulações dolorosas.

Extratos disponíveis no mercado brasileiro

Sem referências.

Contraindicações

- Gravidez
- Obstrução intestinal
- Pode causar hipotensão.

Toxicidade e interações

O pólen pode desenvolver reações anafiláticas ou alérgicas. Estudos em humanos e em animais não demonstraram efeitos de toxicidade ou de intolerância.[23,34]

REFERÊNCIAS BIBLIOGRÁFICAS

1. Samuelsen AB. The traditional uses, chemical constituents and biological activities of Plantago major L. A review. Journal of Ethnopharmacology. 2000;71:1-21.
2. Ducourthial G. Flore magique et astrologique de l'Antiquité. Belin; 2003.
3. Gledhill D. The names of plants. Cambridge University Press; 2008.
4. Tropicos. Tropicos.org. Missouri Botanical Garden. Disponível em: http://www.tropicos.org. Acesso em: 11/11/2020.
5. Lipp FJ, Gomes S. O simbolismo das plantas; 1997.
6. Argueta V, Cano L, Rodarte M. Atlas de las plantas de la medicina tradicional mexicana: Instituto Nacional Indigenista. vol. II. México. 1994;559.
7. Sahagún F. Historia general de las cosas de la Nueva España (Códice Florentino). Facsimile. 10. ed. México: Editorial Porrúa; 1999:688.
8. Tuttu G, Abay G, Yildirimli S. Some Wild Edible Plants of Tosya District (Kastamonu, Turkey). International Journal of Scientific and Technological Research. 2019;5:129-135.
9. G. H. Plantago in Flora do Brasil 2020 em construção. Disponível em: http://floradobrasil.jbrj.gov.br/reflora/floradobrasil/FB12913. Accesso em: 11/11/2020.
10. Brasil. A fitoterapia no SUS e o Programa de Pesquisa de Plantas Medicinais da Central de Medicamentos. In: Secretaria de Ciência TeIE, editor. Brasília: Ministério da Saúde; 2006.
11. Brasil. Resolução da Diretoria Colegiada – RDC nº 10, de 9 de março de 2010. Dispõe sobre a notificação de drogas vegetais junto à Agência Nacional de Vigilância Sanitária (Anvisa) e dá outras providências. In: Anvisa, editor. Brasília: Diário Oficial da União; 2010.
12. Brasil. Formulário de Fitoterápicos da Farmacopeia Brasileira. Brasília: Anvisa; 2011.
13. Brasil. Formulário de Fitoterápicos Farmacopeia Brasileira: Primeiro Suplemento. Brasília: Anvisa; 2018.
14. EMA. Community herbal monograph on *Plantago lanceolata* L., folium. In: (HMPC) CoHMP, editor. United Kingdom: European Medicines Agency; 2014.
15. Alsaraf KM, Mohammad MH, Al-Shammari AM, Abbas IS. Selective cytotoxic effect of *Plantago lanceolata* L. against breast cancer cells. Journal of the Egyptian National Cancer Institute. 2019;31:10.
16. Adom MB, Taher M, Mutalabisin MF et al. Chemical constituents and medical benefits of *Plantago major*. Biomedicine & Pharmacotherapy. 2017;96:348-60.
17. Bahadori MB, Sarikurkcu C, Kocak MS, Calapoglu M, Uren MC, Ceylan O. *Plantago lanceolata* as a source of health-beneficial phytochemicals: Phenolics profile and antioxidant capacity. Food Bioscience. 2020;34:100536.

18. Zubair M, Ekholm A, Nybom H, Renvert S, Widen C, Rumpunen K. Effects of *Plantago major* L. leaf extracts on oral epithelial cells in a scratch assay. Journal of Ethnopharmacology. 2012;141:825-30.

19. Murai M, Tamayama Y, Nishibe S. Phenylethanoids in the Herb of *Plantago lanceolata* and Inhibitory Effect on Arachidonic Acid-Induced Mouse Ear Edema. Planta Medica. 1995;61:479-80.

20. Ferrazzano GF, Cantile T, Roberto L et al. Determination of the in vitro and in vivo antimicrobial activity on salivary *Streptococci* and Lactobacilli and chemical characterisation of the phenolic content of a *Plantago lanceolata* infusion. BioMed Research International. 2015;2015.

21. Gomez-Flores R, Calderon C, Scheibel L et al. Immunoenhancing properties of *Plantago major* leaf extract. Phytotherapy Research: An International Journal Devoted to Pharmacological and Toxicological Evaluation of Natural Product Derivatives. 2000;14:617-22.

22. Velasco-Lezama R, Tapia-Aguilar R, Román-Ramos R, Vega-Avila E, Pérez-Gutiérrez MS. Effect of *Plantago major* on cell proliferation in vitro. Journal of Ethnopharmacology. 2006;103:36-42.

23. Gilbert B. Monografias de plantas medicinais brasileiras e aclimadas. Abifito; 2005.

24. Atta AH, Mouneir SM. Evaluation of some medicinal plant extracts for antidiarrhoeal activity. Phytotherapy Research. 2005;19:481-5.

25. Cordeiro CHG. Atividade biológica de gel dentifrício e enxaguatório bucal contendo extratos vegetais; 2005.

26. Navarro DdF, dos Santos E, da Rocha J et al. Effect of chlorhexidine digluconate, *Plantago major* and placebo mouth rinse on dental plaque and gingivitis. Revista Brasileira de Plantas Medicinais. 1998;1:28-38.

27. Zubair M, Widén C, Renvert S, Rumpunen K. Water and ethanol extracts of *Plantago major* leaves show anti-inflammatory activity on oral epithelial cells. Journal of Traditional and Complementary Medicine. 2019;9:169-71.

28. Kováč I, Ďurkáč J, Hollý M et al. *Plantago lanceolata* L. water extract induces transition of fibroblasts into myofibroblasts and increases tensile strength of healing skin wounds. Journal of Pharmacy and Pharmacology. 2015;67:117-15.

29. Kuranel E, Akkol EK, Süntar I, Gürsoy Ş, Keleş H, Aktay G. Investigating biological activity potential of *Plantago lanceolata* L. in healing of skin wounds by a preclinical research. Turkish Journal of Pharmaceutical Sciences. 2016;13:135-44.

30. Ismayilnajadteymurabadi H, Farahpour MR, Amniattalab A. Histological evaluation of *Plantago lanceolata* L. extract in accelerating wound healing. Journal of Medicinal Plants Research. 2012;6:4844-7.

31. Nizioł-Łukaszewska Z, Gaweł-Bęben K, Rybczyńska-Tkaczyk K, Jakubczyk A, Karaś M, Bujak T. Biochemical properties, UV-protecting and fibroblast growth-stimulating activity of *Plantago lanceolata* L. extracts. Industrial Crops and Products. 2019;138:111453.

32. Zubair M, Nybom H, Lindholm C, Brandner JM, Rumpunen K. Promotion of wound healing by *Plantago major* L. leaf extracts – ex-vivo experiments confirm experiences from traditional medicine. Natural Product Research. 2016;30:622-4.

33. Lorenzi H, Matos FJ. Plantas medicinais no Brasil: nativas e exóticas. Nova Odessa: Instituto Plantarum; 2008.

34. Palmeiro N, Almeida C, Ghedini P et al. Oral subchronic toxicity of aqueous crude extract of *Plantago australis* leaves. Journal of Ethnopharmacology. 2003;88:15-8.

Crédito da imagem:
Ivone Manzali

Trevo-vermelho

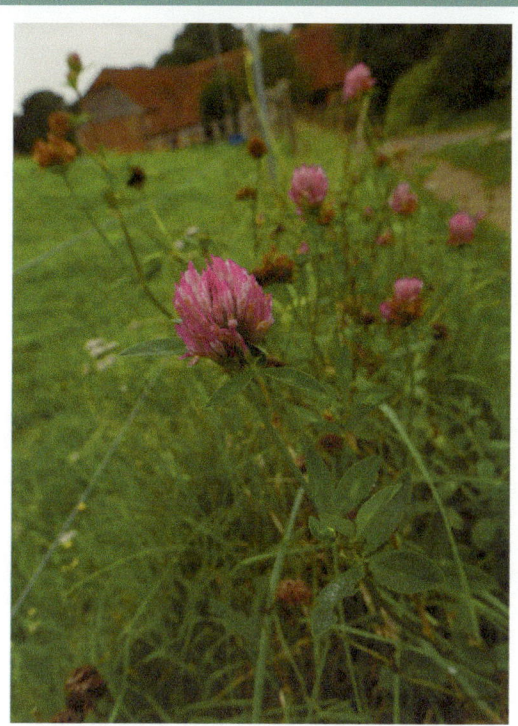

Nome botânico
Trifolium pratense L.

Nome farmacêutico
Flos Trifolii Pratensi

Família
Fabaceae

Partes utilizadas
Flor, parte aérea florida e folha

Propriedades organolépticas
Quente, seca, aromática, adocicada e levemente amarga

Outros nomes populares

Trevo-dos-prados, red clover.

Origem

Europa, Ásia Central e norte da África.

Histórico

A denominação do gênero *Trifolium* faz alusão às características morfológicas da espécie com folhas trifolioladas (com três folíolos). O epíteto *pratense* em latim significa "encontrado nos prados".[1] Descrita por Carl von Linnaeus em sua obra *Species Plantarum*, de 1753.[2]

O gênero *Trifolium* compreende cerca de 300 espécies.[3] No Brasil, são descritas quatro espécies nativas na região Sul.[4] Além dessas, outras espécies exóticas são cultivadas em nosso país, dentre elas a *T. pratense*, com finalidade forrageira, sobretudo no Sul, onde o clima é mais favorável.

A *T. pratense* tem um longo histórico de utilização por civilizações europeias e pelos índios americanos como alimento para o gado bovino, cavalos e ovelhas, assim como fornecedor de néctar para abelhas. Dioscórides faz menção a esta espécie contra o ofuscamento da vista por uma nuvem branca, provavelmente em função das manchas brancas características nas folhas da *T. pratense*. Ela é a flor que simboliza a Dinamarca e o estado de Vermont.[5,6]

O interesse científico pela *T. pratense* surgiu na década de 1940, na Austrália, após a associação entre o consumo dessa espécie por ovelhas e dificuldades na reprodução desses animais. Na década de 1960, postulou-se que a infertilidade era causada pelo consumo de *T. pratense*. Bickoff e colaboradores demonstraram a atividade antiestrogênica desempenhada por fitoestrógenos isolados de espécies forrageiras.[7] Esses estudos estimularam o uso medicinal do *T. pratense*.

É uma espécie recomendada pela Organização Mundial da Saúde (WHO Monographs on Selected Medicinal Plants – vol. 4).[8] No Brasil, embora não faça parte de nenhuma das edições da Farmacopeia Brasileira, há fitoterápicos registrados e extrato seco disponíveis para prescrição médica.

Foi incluído na 2ª edição do Formulário de Fitoterápicos da Farmacopeia Brasileira (2021).

Capítulo 7

Principais componentes químicos

O *T. pratense* é rico em **isoflavonas** (daidzeína, genisteína, biochanina A e formonetina). Contém ainda **óleo essencial, coumestanas, glicosídeos cianogênicos** (lotaustralina, linamarina), **flavonoides** (isoarmnetina, kaempferol, quercetina e seus glicosídeos), **saponinas**.[9]

Atividades farmacológicas

A atividade estrogênica do *T. pratense* é devida principalmente às isoflavonas e, em menor intensidade, às coumestanas. Tal fato ocorre em razão de a estrutura molecular desses constituintes ser semelhante à dos estrogênios.[10] Observou-se que a ação principal desses compostos é exercida preferencialmente sobre receptores β-estrogênicos. Metabólitos dessas substâncias também apresentam atividade estrogênica, tais como equol e di-hidrogenisteína. Estudo foi conduzido em seres humanos com a intenção de avaliar se há diferença entre a absorção das diferentes formas de isoflavonas, os glicosídeos da *G. max* e as agliconas do *T. pratense*. Os resultados mostraram que em ambos os casos foram recuperados em torno de 25% das isoflavonas na urina, não revelando diferença na absorção.[8]

Isoflavonas são agonistas fracos de receptores β-estrogênicos. Além disso, apresentam atividade sobre receptores androgênicos, diminuindo a produção de di-hidrotestosterona por meio de mecanismo ainda não totalmente esclarecido, bem como agem sobre receptores de progestógenos. Essas atividades podem ser exercidas pelas flavonas e flavononas, não pelas isoflavonas. A ação em todos esses receptores será sempre menor que o estímulo obtido pelo hormônio natural correspondente; assim, podem agir como agonistas fracos ou antagonistas, dependendo da concentração dos hormônios endógenos. De modo geral, os fitoestrógenos atuam em diversas enzimas associadas ao metabolismo hormonal, como aromatase e 17β-hidroxiesteroide-desidrogenase e 5α-redutase.[11] Estudos em animais apresentam bons resultados com atuação na preservação da massa óssea e benefícios para o sistema cardiovascular.[12]

Foram realizados ensaios clínicos para avaliar a resposta em mulheres no climatério analisando doses que variam de 40 a 160 mg/dia de extrato seco de *T. pratense*. A maior parte deles não apresentou diferença significativa entre os grupos tratados e placebos. O ensaio clínico que apresentou a melhor resposta terapêutica utilizou dose de 80 mg/dia de extrato seco. Como consequência desses estudos, alguns autores relatam que o *T. pratense* é eficaz para aliviar os fogachos, no período de 6 meses a 1 ano, em esquema terapêutico entre 40 e 80 mg/dia. Em relação à disfunção sexual, o efeito estrogênico está bem definido, principalmente na melhoria do trofismo pelo trato genital feminino com diminuição da dispaurenia, secura vaginal e aumento da libido.[8,13-15] Não se pode descartar a possibilidade de atuação no sistema nervoso central (SNC) com ação antidepressiva.[16]

Resultados similares foram obtidos quando se avaliou a influência do extrato no perfil das lipoproteínas em mulheres, ou seja, houve tanto ensaios que apontaram diferença significativa na redução de colesterol total, HDL e VDL quanto os que demonstraram poucas diferenças entre o grupo tratado e o placebo. As variações nas respostas podem depender de fatores farmacocinéticos, já que a absorção e o metabolismo sofrem grande variação entre indivíduos.[8] Nesse aspecto, os resultados de uma investigação em mulheres em uso de 50 mg de Rimostil® (extrato de *T. pratense* com 57 mg de isoflavonas) evidenciaram que após 6 meses houve redução de 12% nos níveis de LDL-colesterol contra 2% do grupo-controle, mas não benefícios à densidade óssea.[17] Nesse contexto, estudo que fez metanálise de pesquisas clínicas realizadas como extratos de *T. pratense* concluiu que as mulheres podem obter benefícios adicionais, como a melhora dos níveis de colesterol.[18] Em decorrência do alto teor de substâncias fenólicas presentes nas sementes, pesquisadores sugerem que elas sejam incluídas na dieta por suas propriedades antioxidante, anticarcinogênica, anti-inflamatória e cardioprotetora.[3] Além dos efeitos hormonais, a capacidade de inibir a produção de mediadores inflamatórios, de combater radicais livres e de interferir no metabolismo de carboidratos protege o aparelho cardiovascular e reduz a glicemia.[19-21]

Em uma das pesquisas realizadas em linhagem LNCaP de câncer de próstata, camundongos foram tratados com diferentes concentrações de biochanina A e o estudo demonstrou redução do tamanho do tumor, dose-dependente, mas experiências científicas serão necessárias para avaliar melhor essa atividade.[8]

Nos últimos anos, tem-se buscado uma associação entre o uso de determinadas plantas medicinais, entre elas o *T. pratense* e a *Medicago sativa* (alfafa), sobre a inibição da glicosilação da

Capítulo 7

hemoglobina, e um estudo demonstra que a atividade antioxidante da genisteína e a daidzeína contidas nessas espécies têm essa ação, podendo ser úteis na melhora do paciente diabético.[22]

Indicações e usos principais

• Síndrome climatérica, principalmente para alívio dos fogachos, sudorese espontânea ou noturna (ação atribuída às isoflavonas)[23]
• Osteopenia.

Uso etnomedicinal

Tradicionalmente empregado no herbalismo europeu como "purificador do sangue", auxiliar da digestão, desintoxicante por estimular o fígado e a vesícula biliar, e na inapetência. Outros usos são citados, como expectorante nas doenças do trato respiratório, diurético, como cicatrizante em preparações tópicas, além da acne e psoríase. Na Espanha, tem sido utilizado em catarata.[5] Não há relato na etnomedicina de uso na menopausa e nem por períodos prolongados.[9]

Posologia

Extrato seco 1:30 mínimo de 8% de isoflavonas das flores: 40 a 80 mg/dia.

Extratos disponíveis no mercado brasileiro

Extrato seco de *Trifolium pratense* padronizado em 8% de isoflavonas.

Contraindicações

Contraindicado na gravidez e lactação.

Precauções

Reações urticariformes foram relatadas.

Toxicidade e interações

Na literatura, relata-se que estudos efetuados demonstraram aumento do tempo de coagulação e que, por serem antiagregantes plaquetários (clopidogrel, ticlopidina) e anticoagulantes (heparina, varfarina), podem ter seu efeito potencializado pelo uso concomitante. No entanto, alguns autores afirmam que o *T. pratense* não contém cumarinas e que as considerações sobre a coagulação sanguínea não teriam fundamento.[8,24]

Há muitos relatos sobre a ação tóxica em gado e ovelhas, como edema, aborto e infertilidade.[9] Sua capacidade de atuação sobre receptores estrogênicos pode interferir na atividade anticoncepcional, bem como sobre a ação

inibitória do tamoxifeno, já que competem pelos mesmos locais de atuação e pelas proteínas transportadoras.[24]

REFERÊNCIAS BIBLIOGRÁFICAS

1. Gledhill D. The names of plants. Cambridge University Press; 2008.
2. Tropicos. Tropicos.org. Missouri Botanical Garden. Disponível em: http://www.tropicos.org. Accesso em: 11/11/2020.
3. Çölgeçen H, Koca U, Büyükkartal HN. Chapter 29 – Use of Red Clover (*Trifolium pratense* L.) Seeds in Human Therapeutics. In: Preedy VR, Watson RR, editors. Nuts and Seeds in Health and Disease Prevention (Second Edition): Academic Press; 2020:421-7.
4. Iganci JRV, Vincent MA, Miotto STS. *Trifolium* in Flora do Brasil 2020 em construção. Disponível em: http://floradobrasil.jbrj.gov.br/reflora/flora-dobrasil/FB596651. Accesso em: 12/11/2020.
5. Quer PF, Davit S. Plantas medicinales: el dioscórides renovado. Labor; 1981.
6. Munro D. Canadian poisonous plants information system. Biological Resources Program, Agriculture and Agri-Food Canada; 1993.
7. Samuel DE. A review of the effects of plant estrogenic substances on animal reproduction. The Ohio Journal of Science. 1967;67:308.
8. WHO. WHO monographs on selected medicinal plants. Geneva: World Health Organization; 2009:456.
9. Fugh-Berman A, Kronenberg F. Red clover (*Trifolium pratense*) for menopausal women: current state of knowledge. Menopause. 2001;8:333-7.
10. Kurzer MS, Xu X. Dietary phytoestrogens. Annual review of nutrition. 1997;17:353-81.
11. Lima S. Fitomedicamentos na prática ginecológica e obstétrica. 1. ed. Rio de Janeiro: Atheneu; 2006.
12. Nestel PJ, Pomeroy S, Kay S et al. Isoflavones from red clover improve systemic arterial compliance but not plasma lipids in menopausal women. The Journal of Clinical Endocrinology & Metabolism. 1999;84:895-8.
13. Giorno CD, Fonseca AMd, Bagnoli VR, Assis JSd, Soares Jr JM, Baracat EC. Efeitos do *Trifolium pratense* nos sintomas climatéricos e sexuais na pós-menopausa. Revista da Associação Médica Brasileira. 2010;56:558-62.
14. Coon JT, Pittler MH, Ernst E. *Trifolium pratense* isoflavones in the treatment of menopausal hot flushes: a systematic review and meta-analysis. Phytomedicine. 2007;14:153-9.
15. Chedraui P, Hidalgo L, San Miguel G, Morocho N, Ross S. Red clover extract (MF11RCE) supplementation and postmenopausal vaginal and sexual health. International journal of gynaecology and obstetrics. 2006;95:296-7.

16. Rabiei Z, Movahedi E, Rafieian Kopaei M, Lorigooini Z. Antidepressant effects of *Trifolium pratense* hydroalcholic extract in mice. Iranian Journal of Physiology and Pharmacology. 2018;2:33-24.

17. Clifton-Bligh P, Nery M, Clifton-Bligh R et al. Red clover isoflavones enriched with formononetin lower serum LDL cholesterol – a randomized, double-blind, placebo-controlled study. European Journal of Clinical Nutrition. 2015;69:134-42.

18. Kanadys W, Baranska A, Jedrych M, Religioni U, Janiszewska M. Effects of red clover (*Trifolium pratense*) isoflavones on the lipid profile of perimenopausal and postmenopausal women – a systematic review and meta-analysis. Maturitas. 2020;132:7-16.

19. Lee SG, Brownmiller CR, Lee S-O, Kang HW. Anti-Inflammatory and Antioxidant Effects of Anthocyanins of *Trifolium pratense* (Red Clover) in Lipopolysaccharide-Stimulated RAW-267.4 Macrophages. Nutrients. 2020;12:1089.

20. Zhang H, Zhao J, Shang H, Guo Y, Chen S. Extraction, purification, hypoglycemic and antioxidant activities of red clover (*Trifolium pratense* L.) polysaccharides. International Journal of Biological Macromolecules. 2020;148:750-60.

21. Yokoyama S-i, Kodera M, Hirai A, Nakada M, Ueno Y, Osawa T. Red Clover (*Trifolium pratense* L.) Sprout Prevents Metabolic Syndrome. Journal of Nutritional Science and Vitaminology. 2020;66:48-53.

22. Hosseini M, Asgary S, Najafi S. Inhibitory potential of pure isoflavonoids, red clover, and alfalfa extracts on hemoglobin glycosylation. ARYA atherosclerosis. 2015;11:133.

23. van de Weijer PH, Barentsen R. Isoflavones from red clover (Promensil®) significantly reduce menopausal hot flush symptoms compared with placebo. Maturitas. 2002;42:187-93.

24. Williamson E, Driver S, Baxter K. Stockley's drug interactions. London: Pharmaceutical Press; 2009.

Crédito da imagem:

Ivone Manzali

Unha-de-gato[a]

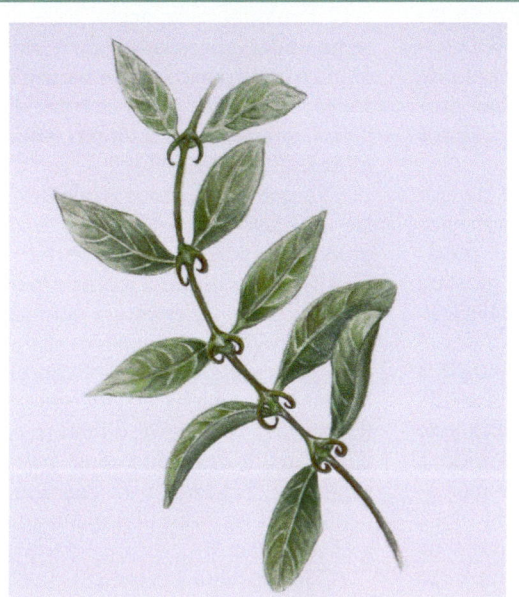

Nome botânico
Uncaria tomentosa (Willd. ex Roem. & Schult.) DC.
Sinonímias: *Nauclea tomentosa* Willd. ex Schult.; *Uncaria surinamensis* Miq.; *Ourouparia tomentosa* (Willd. ex Schult.) K.Schum.;
Uncaria guianensis (Aubl.) J.F. Gmel.

Nome farmacêutico
Cortex Uncariae; Radix Uncariae

Família
Rubiaceae

Partes utilizadas
Casca e raiz

Propriedade organoléptica
Neutra

Outros nomes populares

Anzol-de-lontra, cipó, cipó-anzol-de-lontra, espera-aí, jupindá, mão-de-gato, maracuçumé, paruá-cipó, jupindá, unha-de-onça, cuerussu, jupidá-do-vermelho, pau-d'arco, unha-de-lontra.

Origem

Américas Central e do Sul.

Histórico

A denominação *Uncaria* é derivada do latim *uncus*, que significa garra ou gancho em alusão ao par de espinhos curvos que ficam na base das folhas. Os epítetos *tomentosa* e *guianensis* dizem respeito aos ramos ricos em pelos e à ocorrência da planta (Guiana), respectivamente.[1] A *U. guianensis* foi descrita por Johann Friedrich Gmelin em 1791 e a *U. tomentosa*, por Augustin Pyramus de Candolle em 1830.[2]

Identificar a origem do uso medicinal da *U. tomentosa* é muito difícil. Entretanto, há registro do uso pelos nativos do Peru, especialmente o povo Ashaninka, há mais de 2.000 anos, que dava a ela um cunho espiritual, que promoveria harmonia ao indivíduo doente, pois "estaria habitada por um bom espírito", e pelos indígenas Caapores do Brasil (também chamados de ka'apor) no Maranhão, podendo concluir que era uma espécie há muito conhecida e partilhada entre as diversas etnias da região amazônica. Esta planta também é conhecida pelo nome indígena de *vilcacora*.[3-5]

Os estudos fitoquímicos das espécies do gênero *Uncaria* começaram no início do século 19, quando foi isolado o primeiro alcaloide, a riconfilina da *Uncaria rhynchophylla*.[4,6] No que concerne à *U. tomentosa*, é descrito que nos anos 1930 Arthur Brell, alemão que foi trabalhar como professor em Chanchamayo, no Peru, observou que a espécie era usada como medicinal e como contraceptivo pelas mulheres nativas. A partir dessa observação, ele passou a tratar as pessoas com câncer e outras doenças.[4]

Nos anos 1950, relatou-se que um senhor chamado Luis Oscar Schuler obteve sucesso no tratamento de câncer de pulmão com o uso da *U. tomentosa*. Esse fato fez com que Klaus Keplinger, jornalista e etnólogo, se interessasse em estudar a população local e levasse amostras da planta para estudo na Europa, fomentando os estudos fitoquímicos, farmacológicos e clínicos por grupos de pesquisadores da Áustria,

---

[a] A espécie de origem chinesa *Uncaria rhynchophylla* (Miq.) Miq. ex Havil também é conhecida como unha-de-gato, mas seu uso não está relacionado com o das espécies das Américas.

Capítulo 7

Alemanha, Itália e Peru, particularmente para a atividade antitumoral e imunoestimulante.[7] Tais estudos foram a base para desenvolver o fitoterápico Krallendorn®, tendo como ativo a *U. tomentosa*, bem como patente sobre o método de extração dos alcaloides oxindólicos e suas propriedades farmacológicas a partir dos extratos dessa espécie.[8]

Contudo, especula-se que a difusão do uso medicinal da *U. tomentosa* iniciou-se nos anos 1990 por Andres Garcia, popular ator mexicano que alegava a cura de câncer de próstata com essa planta.[4] Em 1994, com a realização da "Primeira Conferência Internacional sobre *Uncaria tomentosa* (Willd.) DC.", esta passou a ser oficialmente reconhecida como planta medicinal,[7] o que fez com que houvesse uma grande valorização comercial da planta, provocando a coleta sem controle e disponibilizando no mercado matéria-prima vegetal de qualidade duvidosa, além de ameaçar a sustentabilidade da espécie na floresta. Tais fatos produziram um consumo tão intenso que pesquisadores já relatam que outras espécies dos gêneros *Uncaria* ou *Acacia* estão sendo comercializadas como "unha-de-gato", o que influencia na qualidade dos fitoterápicos.[9] Embora os perfis químicos da *U. guianensis* e da *U. tomentosa* sejam semelhantes, são descritos quimiotipos para a *U. tomentosa*, conforme descrito no próximo tópico.[10]

Em 2015, consultores da European Medicines Agency (EMA) avaliaram a inclusão da *U. tomentosa* como fitoterápico na Europa. Concluíram que não deveria ser aceita a inclusão, embora seja recomendada pela Organização Mundial da Saúde (WHO Monographs on Selected Medicinal Plants – vol. 3).[11] O parecer da EMA fundamentou-se na falta de evidências terapêuticas em decorrência da diversidade de produtos avaliados, dos poucos estudos clínicos realizados e da falta de padronização da parte da planta utilizada nas pesquisas.[12]

Quanto ao uso oficial no Brasil, a *U. tomentosa* foi incluída na Instrução Normativa nº 2 (lista de Produtos Tradicionais Fitoterápicos de registro simplificado da RDC 26/2014),[13] no Memento de Fitoterápicos da Farmacopeia Brasileira (2016)[14] e no primeiro suplemento do Formulário de Fitoterápicos da Farmacopeia Brasileira (2018).[15]

Principais componentes químicos

Ambas as espécies contêm **alcaloides** indólicos e oxindólicos, **esteroides** (β-sitosterol, estigmasterol e campesterol), **ésteres carboxialquílicos** (ácido 3,4-O-dicafeoilquínico; ácido 3-O-feruloilquínico; ácido 3-O-cafeoilquínico), **terpenoides glicosilados** derivados dos ácidos quínico e quinóvico, **ácido oleanólico, ácido ursólico, flavonoides** (kaempferol, di-hidrokaempferol, quercetina), **saponinas, taninos** e **procianidinas** A1, B2, B3, B4.[16]

No que se refere aos alcaloides, já foram isolados e identificados 17, categorizados em dois grupos: oxindólicos e indólicos, os quais são classificados em tetracíclicos e pentacíclicos de acordo com a sua estrutura química. Os **alcaloides oxindólicos pentacíclicos** são os marcadores da espécie e estão em maior concentração na *U. tomentosa* do que na *U. guianensis*.[17] O perfil de flavonoides também é diferente entre as espécies, o que foi sugerido como método para distingui-las, visto que a *U. guianensis* apresentou níveis mais elevados destes constituintes do que a *U. tomentosa*.[10]

Cabe ressaltar a existência de estudos que indicam variação na concentração dos alcaloides, resultando em períodos com maior concentração de alcaloides do tipo pentacíclicos em relação aos tetracíclicos. Esse fato gerou três hipóteses: a primeira sobre a existência de dois quimiotipos, um tendo predominância de alcaloides oxindólicos pentacíclicos (pteropodina, isopteropodina, mitrafllina, isomitrafilina, speciofilina uncarina F) e outro com predominância de alcaloides oxindólicos tetracíclicos (rincofilina, isorrincofilina, corinoxeína, isocorinoxeína, rotundifolina, isorotundifolina).[18,19] A segunda, da variação sazonal para explicar essa diferença no perfil fitoquímico da espécie, e a terceira da influência do solvente utilizado na extração (hidroalcoólico ou não), já que os pentacíclicos são mais solúveis que os tetracíclicos.[20] Além disso, há variações nas cores das cascas das raízes (vermelho-escuro, cinza-claro e marrom-amarelado) que dependem das condições edafoclimáticas, que se refletem no perfil dos alcaloides, do mesmo modo que as plantas colhidas em diferentes anos também apresentaram padrões diferentes, mas mantendo a presença de pelo menos quatro alcaloides (pteropodina, isomitramifilina, rincofilina e isorrincofilina).[11] A existência de dois quimiotipos é reforçada pela medicina tradicional dos índios Asháninka do Peru, que as diferenciam pela aparência que, por sua vez, são usadas para finalidades terapêuticas distintas.[16]

Portanto, a variação quimiotípica pode interferir na resposta terapêutica e corrobora o uso tradicional. Pesquisas indicam que variações na composição entre os alcaloides influenciam nas propriedades biológicas. A predominância de alcaloides oxindólicos pentacíclicos está relacionada às ações imunológicas, enquanto os oxindólicos tetracíclicos apresentam atividade nos sistemas cardiovascular e nervoso central. Além disso, a presença desses últimos antagoniza o efeito dos pentacíclicos.[21] Nesse sentido, alguns preconizam que os extratos sejam monitorados para avaliar o teor desse tipo de alcaloide e eliminar os tetracíclicos, quando se deseja ação sobre o sistema imunológico. Entretanto, pesquisas mais recentes questionam essas informações e apontam que os efeitos também dependem de outros constituintes do extrato, conforme discutido a seguir.

Atividades farmacológicas

As principais atividades farmacológicas do gênero *Uncaria* são **anti-inflamatória, antitumoral, antioxidante** e **imunoestimulante**. Essas atividades foram atribuídas a vários estudos realizados com essa espécie a partir dos anos 1950. Conforme explicado no tópico Histórico, a observação do uso tradicional incentivou as pesquisas, especialmente quanto às atividades **antitumoral** e **imunoestimulante**.[22] Além disso, a *U. tomentosa* apresenta uma quantidade de estudos bem superior que a *U. guianensis*. A título de ilustração, a base de dados Scopus mostrou 468 pesquisas realizadas para *U. tomentosa* e 53 para *U. guianensis*.

Estudos iniciais na década de 1970 identificaram e caracterizaram os alcaloides oxindólicos pentacíclicos como os bioativos presentes no extrato hidroalcoólico, uma vez que os ensaios farmacológicos realizados demonstraram que esses compostos apresentam forte atividade imunoestimulante em testes *in vitro* e *in vivo* por meio do aumento da capacidade fagocitária, do estímulo na produção de interleucinas (IL-1 e IL-6), na supressão da produção do fator de necrose tumoral-alfa (TNF-α), bem como na potencialização da produção dessas interleucinas em macrófagos estimulados lipopolissacarídeos. Observou-se, ainda, aumento na quantidade de células imunes (células B, T NK, granulócitos e linfócitos) com redução do estresse oxidativo.[23,24]

Ensaios clínicos realizados com o extrato demonstraram segurança e eficácia no tratamento da **artrite reumatoide**, cujo mecanismo de ação envolve a inibição das enzimas COX-1 e COX-2 e do fator NF-κB.[25-27] Relatou-se

também aumento na sensibilidade a insulina e redução na inflamação hepática em camundongos obesos por motivos genéticos e obesos por dieta rica em lipídios, melhorando a homeostase de glicose e revertendo doença de gordura no fígado não alcoólica.[28] Essa melhora na resposta imune e inflamatória foi sugerida em outros ensaios pré-clínicos em células de leucemia humana da linhagem THP-1 e em hepatócitos infectados com dengue-vírus 2.[29,30]

Por isso, os resultados dos ensaios clínicos foram promissores como **adjuvante à terapia do câncer** (quimioterapia, radioterapia e/ou cirurgia), bem como em pacientes HIV-positivos que aumentaram a quantidade de células CD4. Entretanto, autores julgam a necessidade de mais estudos clínicos, pois questionam a metodologia utilizada e a eficácia do produto para essas patologias.[31] Além disso, suspeita-se que as atividades biológicas observadas nos ensaios *in vitro* em células cancerosas ocorram em concentrações altas. Estima-se que seja difícil de conseguir as mesmas concentrações com uso tradicional ou do fitoterápico. O possível efeito benéfico se daria através de modo indireto pelo estímulo ao sistema imunológico.[16] Tal efeito sobre a modulação do sistema imune foi observado em estudo pré-clínico de asma.[32]

Diante dos resultados obtidos, foi desenvolvido um extrato seco padronizado, tendo como base a extração em solvente hidroalcoólico e definido como padrão apenas os alcaloides oxindólicos pentacíclicos. Esse método de obtenção foi patenteado e gerou o primeiro fitoterápico de *U. tomentosa* registrado na Áustria e na Alemanha com o nome comercial Krallendorn®, que teve como base o conhecimento produzido a partir dos estudos iniciais de Klaus Keplinger. A justificativa para a retirada dos alcaloides oxindólicos tetracíclicos veio da observação de que esses compostos antagonizavam os efeitos dos pentacíclicos.[5,33,34] No entanto, pesquisa demonstrou que uma fração contendo alcaloides oxindólicos pentacíclicos e outra contendo alcaloides oxindólicos tetracíclicos modulavam de modo semelhante o sistema imunológico quando induzido por γ-interferona. Os autores, diferentemente dos trabalhos anteriores, realizaram seus experimentos na ausência de células endoteliais, concluindo que alcaloides pentacíclicos e tetracíclicos poderiam ter efeitos distintos dependendo do tipo de células.[35]

Esses resultados levaram à hipótese de que o extrato incialmente preparado com solvente hidroalcoólico não representava o uso tradicional da espécie, uma vez que o preparado tradicional é feito em água.[33] Assim, surgiu a possibilidade de dividir os extratos em dois: um rico em constituintes hidrofóbicos (não solúveis em água) e outro rico em hidrofílicos (solúveis em água). O tipo hidrofóbico é caracterizado pela presença dos alcaloides uncarina F, especiofilina, mitrafilina, isomitrafilina, pteropodina e isopteropodina, e é preparado através de extração hidroalcoólica, enquanto o tipo hidrofílico é rico em ésteres carboxi-alquílicos (8 a 10%), especialmente ácido quínico, e feito por extração com água (extrato aquoso). Esse extrato é praticamente isento de alcaloides e foi capaz de **inibir a proliferação de células tumorais** e linfócitos primários sem indução de apoptose ou morte celular; **aumentar o potencial de regeneração celular** por auxiliar significativamente a recuperação das células brancas quando tratados com o quimioterápico doxorrubicina e **inibir a ativação do fator NF-κB**.[36]

Estudo mostrou que o extrato hidroalcoólico também provoca **aumento na quantidade e na viabilidade de linfócitos Th2** de modo semelhante ao extrato aquoso, apresentando efeito dose-dependente.[36] Outra pesquisa fez a comparação da atividade anti-inflamatória dos extratos hidroalcoólico e aquoso das cascas de *U. tomentosa* e revelou que o primeiro, com um maior conteúdo de alcaloides, era significativamente mais ativo que o segundo.[27] Assim, os resultados mostram ação sinérgica de diferentes classes de substâncias presentes nos extratos de *U. tomentosa*. Esse fato pode ser comprovado pela perda da atividade quando substâncias foram testadas isoladamente. Tais resultados corroboram a importância do **fitocomplexo** para a resposta terapêutica.[27,36,37]

Diante do exposto, observa-se que as espécies de *Uncaria* são utilizadas há milhares de anos pela população indígena e as pesquisas conduzidas evidenciaram várias propriedades biológicas que corroboram o uso tradicional. Conclui-se também que é importante definir a origem e a padronização da composição química do material botânico a ser utilizado.

Indicações e usos principais

Artrites, em especial a artrite reumatoide e coadjuvante no tratamento do câncer. Processos alérgicos e asma.

Uso etnomedicinal

A população amazônida utiliza a casca ou raiz. Cerca de 20 g da casca ou da raiz de *U. tomentosa* ou *U. guianensis* é fervida por 45 min em 1 ℓ de água. Decanta-se, ajusta-se o volume original e toma cerca de 60 mℓ/dia. É relatado que tribos amazônicas como Ashaninka, Aguaruna, Cashibo e Shipibo usam como remédio para abscessos, alergias, artrite, asma, diabetes, câncer, efeitos colaterais de quimioterapia, contracepção, prevenção de doenças, febres, úlceras gástricas, hemorragias, inflamações, irregularidade menstrual, recuperação do parto, reumatismo, impurezas da pele, inflamação do trato urinário, infecções virais, fraqueza e feridas.[3,16,33]

Posologia

- Pó: 2 a 4 g/dia
- Extrato seco padronizado em alcaloides oxindólicos pentacíclicos (POAs): cápsulas de 20 mg (0,26 mg POAs), 3 vezes/dia nos primeiros 10 dias e 1 cápsula/dia posteriormente.[16]

Extratos disponíveis no mercado brasileiro

Extrato seco de *Uncaria tomentosa* padronizado em 0,5% de alcaloides, 100 a 300 mg/dia.

Contraindicações

Pacientes transplantados ou que serão submetidos a transplantes. Não usar em mulheres em tratamento para engravidar, pois há relatos de efeitos sobre a fertilidade.

Precauções

- Recomenda-se usar o produto com estômago vazio, uma vez que os bioativos são mais bem absorvidos em pH ácido
- Altas doses podem provocar dores ou problemas gastrintestinais. O surgimento de diarreia costuma ser leve e desaparece com o uso continuado do produto. Interrompa o uso ou reduza a dose caso a diarreia persista por mais de 3 a 4 dias.

Toxicidade e interações

A administração oral de *U. tomentosa* pode ser considerada segura nas doses tradicionalmente usadas. Não foram publicados testes adequados de toxicidade reprodutiva, carcinogenicidade ou genotoxicidade. Alguns casos foram relatados de possíveis interações. Paciente com doença de Parkinson teve o seu quadro agravado após ingestão do chá de *U. tomentosa*, 3 xícaras/dia por 3 semanas, com melhora com a descontinuidade do chá. Uma paciente com lúpus eritematoso sistêmico, após tomar 4 cápsulas/dia de *U. tomentosa*, apresentou nefrite aguda. Outro caso esteve relacionado a possível interação com antirretrovirais usados no tratamento do HIV, em que houve aumento da biodisponibilidade destes medicamentos após uso do extrato da planta.[12] A possibilidade de inibição da citocromo P450, especialmente a isoforma CYP3A4, já havia sido relatada a partir de estudos *in vitro*, porém sem relato de casos clínicos.[38] Pode interferir com a coagulação sanguínea, por isso não é recomendado em pacientes que façam uso de anticoagulantes orais. Interromper o uso entre 1 semana e 10 dias antes de procedimento cirúrgico. O uso associado com anti-hipertensivo pode potencializar o efeito deste. Recomenda-se monitorar a pressão arterial para verificar se há interferência no tratamento para a hipertensão.

Esses dados precisam ser confirmados com estudos clínicos, pois foram obtidos de estudos realizados em ensaios farmacológicos *in vitro* ou *in vivo* que podem não ocorrer em seres humanos.[38]

Diante desses casos, recomenda-se que os pacientes sejam alertados e monitorados durante o uso do fitoterápico.

REFERÊNCIAS BIBLIOGRÁFICAS

1. Gledhill D. The names of plants. Cambridge University Press; 2008.
2. Tropicos. Tropicos.org. Missouri Botanical Garden. Disponível em: http://www.tropicos.org. Acesso em: 11/11/2020.
3. Keplinger K, Laus G, Wurm M, Dierich MP, Teppner H. *Uncaria tomentosa* (Willd.) DC.- ethnomedicinal use and new pharmacological, toxicological and botanical results. Journal of Ethnopharmacology. 1998;64:23-34.
4. Jong W, Melnyk M, Lozano LA, Rosales M, García M. Uña de gato: fate and future of a peruvian forest resource. Cifor; 1999.
5. Kemper K. Cat's claw (*Uncaria tomentosa*). Longwood Herbal Task Force and The Center for Holistic Pediatric Education and Research. 1999.
6. Ravipati AS, Reddy N, Koyyalamudi SR. Biologically active compounds from the genus *Uncaria* (Rubiaceae). Studies in Natural Products Chemistry. 2014:381-408.
7. Alexiades M. Cat's claw (*U. guianensis* and *U. tomentosa*). In: Shanley P, Pierce AR, Laird SA, Guillén A, editors. Tapping the Green Market: Certification and Management of Non-Timber Forest Products. London: Earthscan. 2002:93-109.
8. Jones K. Cats Claw: Healing Vine of Peru. Sylvan Press; 1995.
9. Bussmann RW. The globalization of traditional medicine in Northern Perú: from shamanism to molecules. Evidence-Based Complementary and Alternative Medicine. 2013;2013.
10. Kaiser S, Carvalho ÂR, Pittol V et al. Chemical differentiation between *Uncaria tomentosa* and Uncaria guianensis by LC-PDA, FT-IR and UV methods coupled to multivariate analysis: A reliable tool for adulteration recognition. Microchemical Journal. 2020;152:104346.
11. WHO. WHO monographs on selected medicinal plants. Geneva: World Health Organization; 2007:390.
12. EMA. Assessment report on *Uncaria tomentosa* (Willd. ex Schult.) DC., cortex. United Kingdom: European Medicines Agency; 2015.
13. Brasil. RDC nº 26, de 13 de maio de 2014. Dispõe sobre o registro de medicamentos fitoterápicos e o registro e a notificação de produtos tradicionais fitoterápicos. Brasília: Diário Oficial da União; 14 maio 2014.
14. Brasil. Memento Fitoterápico da Farmacopeia Brasileira. Brasília: Anvisa; 2016.
15. Brasil. Formulário de Fitoterápicos Farmacopeia Brasileira: Primeiro Suplemento. Brasília: Anvisa; 2018.
16. Urdanibia I, Taylor P. *Uncaria tomentosa* (Willd. ex Schult.) DC. and *Uncaria guianensis* (Aubl.) JF Gmell. Medicinal and Aromatic Plants of South America: Springer, 2018:453-463.
17. Valente L, Alves F, Bezerra G et al. Development and application of a thin layer chromatographic method for the determination of the pentacyclic oxindole alkaloid profile in South-American species of the genus *Uncaria*. Brazilian Journal of Pharmacognosy. 2006;16:216-23.
18. Laus G, Keplinger D. Separation of stereoisomeric oxindole alkaloids from *Uncaria tomentosa* by high performance liquid chromatography. Journal of Chromatography A. 1994;662:243-9.
19. Laus G, Brössner D, Keplinger K. Alkaloids of peruvian *Uncaria tomentosa*. Phytochemistry. 1997;45:855-60.
20. Pero R. Historical development of uncaria preparations and their related bioactive components. DNA Damage Repair, Repair Mechanisms and Aging. 2010;223:236.
21. Reinhard K-H. *Uncaria tomentosa* (Willd.) DC: cat's claw, una de gato, or saventaro. The Journal of Alternative and Complementary Medicine. 1998;5:143-51.
22. Liang J-H, Wang C, Huo X-K et al. The genus *Uncaria*: a review on phytochemical metabolites and biological aspects. Fitoterapia. 2020;147:104772.
23. Åkesson C, Pero R, Ivars F. C-Med 100®, a hot water extract of *Uncaria tomentosa*, prolongs lymphocyte survival in vivo. Phytomedicine. 2003;10:23-33.

24. Lemaire I, Assinewe V, Cano P, Awang DV, Arnason JT. Stimulation of interleukin-1 and-6 production in alveolar macrophages by the neotropical liana, *Uncaria tomentosa* (una de gato). Journal of Ethnopharmacology. 1999;64:109-15.

25. Sandoval-Chacon M, Thompson J, Zhang X et al. Antiinflammatory actions of cat's claw: the role of NF-κB. Alimentary Pharmacology and Therapeutics. 1998;12:1279-90.

26. Piscoya J, Rodriguez Z, Bustamante S, Okuhama N, Miller M, Sandoval M. Efficacy and safety of freeze-dried cat's claw in osteoarthritis of the knee: mechanisms of action of the species *Uncaria guianensis*. Inflammation Research. 2001;50:442-8.

27. Aguilar JL, Rojas P, Marcelo A et al. Anti-inflammatory activity of two different extracts of *Uncaria tomentosa* (Rubiaceae). Journal of Ethnopharmacology. 2002;81:271-6.

28. Araujo LCC, Feitosa KB, Murata GM et al. *Uncaria tomentosa* improves insulin sensitivity and inflammation in experimental NAFLD. Scientific Reports. 2018;8:11013.

29. Allen L, Buckner A, Buckner C, Cano P, Lafrenie R. *Uncaria tomentosa* (Willd. ex Schult.) DC (Rubiaceae) sensitizes THP-1 cells to radiation-induced cell death. Pharmacognosy Research. 2017;9:221-9.

30. Mello CdS, Valente LMM, Wolff T et al. Decrease in Dengue virus-2 infection and reduction of cytokine/chemokine production by *Uncaria guianensis* in human hepatocyte cell line Huh-7. Memórias do Instituto Oswaldo Cruz. 2017;112:458-68.

31. Blumenthal M, Hall T, Goldberg A, Kunz T, Dinda K, Brinckmann J et al. The ABC Clinical Guide to Herbs. Austin, Texas: American Botanical Council; 2003.

32. Azevedo BC, Morel LJF, Carmona F et al. Aqueous extracts from *Uncaria tomentosa* (Willd. ex Schult.) DC. reduce bronchial hyperresponsiveness and inflammation in a murine model of asthma. Journal of Ethnopharmacology. 2018;218:76-89.

33. Keen K. Alternative medicine. The Journal of Clinical Endocrinology & Metabolism. 2007;92:2902-9.

34. Mur E, Hartig F, Eibl G, Schirmer M. Randomized double blind trial of an extract from the pentacyclic alkaloid-chemotype of *Uncaria tomentosa* for the treatment of rheumatoid arthritis. The Journal of Rheumatology. 2002;29:678-81.

35. Winkler C, Wirleitner B, Schroecksnadel K, Schennach H, Mur E, Fuchs D. In vitro effects of two extracts and two pure alkaloid preparations of *Uncaria tomentosa* on peripheral blood mononuclear cells. Planta Medica. 2004;70:205-10.

36. Domingues A, Sartori A, Valente LMM, Golim MA, Siani AC, Viero RM. *Uncaria tomentosa* Aqueous-ethanol Extract Triggers an Immunomodulation toward a Th2 Cytokine Profile. Phytotherapy Research. 2011;25:1229-35.

37. Valente LMM. Unha-de-gato [*Uncaria tomentosa* (Willd.) DC. e Uncaria guianensis (Aubl.) Gmel.]: um panorama sobre seus aspectos mais relevantes. Revista Fitos. 2006;2(1):48-58.

38. Williamson E, Driver S, Baxter K, editors. Stockley's Herbal Medicines Interactions. Chicago: Pharmaceutical Press; 2009.

Crédito da imagem:
Ilustração de Ivone Manzali

Urtiga

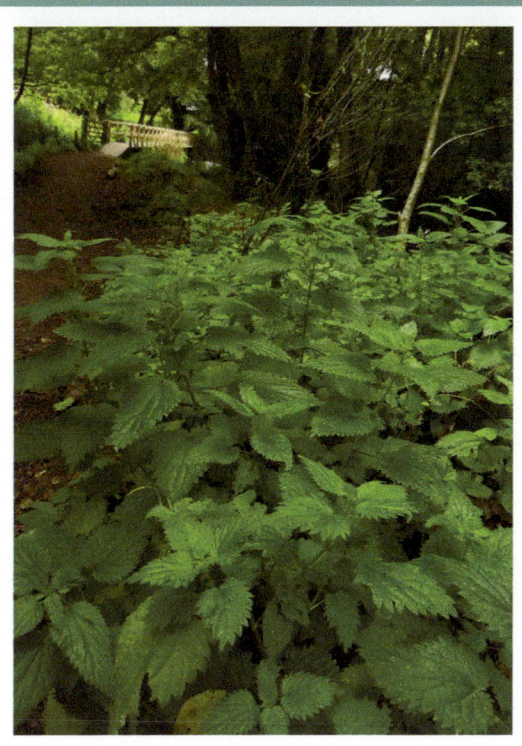

Nome botânico
Urtica dioica L.
Sinonímia: *Urtica galeopsifolia*
Wierzb. ex Opiz

Nome farmacêutico
Herba Urticae; Radix Urticae

Família
Urticaceae

Partes utilizadas
Parte aérea e raiz

Propriedades organolépticas
Quente e picante

Outros nomes populares

Urtiga-vermelha, urtiga-maior, urtiga-mansa, urtigão.

Origem

Europa Central e Oriental.

Histórico

O nome latim *Urtica* deriva das palavras *uro*, que significa queimar, e *urere*, que denota picada, isto é, picada que queima ou urticante. O epíteto *dioica* tem origem na palavra *dioecious*, referindo-se às espécies vegetais que têm os sexos masculino e feminino em indivíduos diferentes.[1,2] Descrita por Carl von Linnaeus na obra *Species Plantarum* em 1753.[3]

A ação urticante e rubefaciente é proveniente de pelos e cerdas existentes no pedicelo das folhas, que contêm ácido fórmico e aminas; estes, ao entrarem em contato com a pele, causam irritação e rubor. Relatos históricos indicam que os soldados romanos utilizavam a urtiga para proporcionar calor e abrigo para suportar as inclemências invernais.[4-6]

Era também utilizada pela população romana, que utilizava os ramos de *U. dioica* para passar nas articulações dolorosas para aliviar as suas dores, costume que se manteve até final do século 19.[5] Para os indianos, a urtiga é o símbolo de *Vasuki*, uma serpente que, ao derramar seu veneno sobre a planta, conferiu-lhe sua capacidade de provocar dor. No Peru, a *U. dioica* era usada em chicotes para punir mulheres adúlteras. Na Hungria, na véspera de Pentecostes, era costume açoitar as vacas com folhas de *U. dioica* para protegê-las das bruxas.[4] Plínio cita as raízes da planta como uma das mais promissoras no combate à febre terçã.[7] Na Europa pré-industrial era fabricada uma cerveja de *U. dioica*, para o reumatismo. Além de sua aplicação medicinal, era também empregada na fabricação de tinta verde, panos, lençóis, redes de pesca e na alimentação.[4,8] Estudos arqueológicos evidenciaram que a planta é usada como recurso terapêutico há milhares de ano.[9]

Embora seja recomendada pela Organização Mundial da Saúde OMS (WHO Monographs on Selected Medicinal Plants – vol. 2)[10] e pela

European Medicines Agency (EMA), não foi incluída em nenhuma normativa do Sistema Único de Saúde no Brasil. No entanto, o extrato seco está disponível no mercado para prescrição magistral.

Principais componentes químicos

Os principais constituintes químicos da *U. dioica* são **flavonoides** (kaempferol, isorhamnetina, quercetina, isoquercitrina, astragalina, rutina e derivados), **taninos**, **lectinas** (0,05 a 06%), **polissacarídeos** (0,85%), **lignanas** (0,004%), **esteróis** (0,2 a 1% – estigmasterol, campesterol, β-sitosterol e derivados), **triterpenoides** (ácido oleanólico e ácido ursólico), **carotenoides** (β-caroteno, hidroxi-β-caroteno, lutoxantina, epóxido de luteína e violaxantina), **ácidos graxos** (palmítico, esteárico, oleico, linolênico e linolênico), **ácidos fenólicos** (ácido cafeico, ácido clorogênico e derivados), **vitaminas** (C, B e K), **sais minerais** (cálcio, ferro, magnésio, fósforo, potássio e sódio) e **aminoácidos**. Contém **óleo essencial** composto por carvacrol (38,2%), carvona (9,0%), naftaleno (8,9%), anetol (4,7%), hexa-hidrofarnesil (3,0%), geranil (2,9%), β-ionona (2,8%) e fitol (2,7%). As substâncias responsáveis pela sensação de queimação são acetilcolina, histamina, 5-hidroxitriptamina (serotonina), leucotrienos e ácido fórmico e estão presentes nos tricomas das folhas.[1,5,11]

No que diz respeito à alimentação, é uma planta consumida há milhares de anos e considerada bastante nutritiva, pois apresenta altos teores de vitaminas, sais minerais e proteínas.[12]

Atividades farmacológicas

As folhas e sementes são empregadas como **diurético suave** e **anti-inflamatório** de uso interno e externo, e as raízes são usadas para o tratamento dos sintomas da **hiperplasia benigna da próstata (HBP)**.[5,12,13]

As lignanas atuam por dois mecanismos: o primeiro é competir com a testosterona pela união à globulina de ligação a hormônios sexuais (*sex hormone-binding globulin* – SHBG), proteína à qual os hormônios circulantes se ligam, regulando sua concentração livre no plasma; o segundo é reduzir o estímulo de crescimento da próstata induzido pela testosterona por meio do seu bloqueio da ligação à SHBG na membrana das células prostáticas. Outros constituintes também são importantes como inibidores da 5α-redutase e da aromatase, reduzindo a produção de di-hidrotestoterona e estradiol, respectivamente.[14,15] Um trabalho avaliou a capacidade inibitória que o extrato da *U. dioica* exerce sobre a enzima 5α-redutase, por meio de medição indireta. Durante a atuação da enzima, ocorre diminuição na concentração do substrato NADPH. No entanto, em presença do extrato de *U. dioica*, ficou demonstrado que a concentração NADPH se eleva, revelando sua propriedade antiandrogênica.[16]

Corroborando estudos *in vitro*, a administração oral de um extrato hidroalcoólico da raiz de *U. dioica* em cães (30 mg/kg de peso corporal) diminuiu o volume da próstata em 30% após 100 dias de tratamento.[10] Investigação conduzida em ratos mostrou o mesmo benefício.[17]

Os polissacarídeos e lectinas (monossacarídeos) são importantes para **reduzir os efeitos inflamatórios** e os fatores de crescimento envolvidos na fisiopatologia da HBP, bem como exibem **efeitos imunomoduladores** sobre os linfócitos T, enquanto a aglutinina liga-se à membrana das células hiperplásicas da próstata.[14]

O extrato de urtiga também reduz a atividade da elastase e a quantidade de enzimas liberadas durante a ativação dos granulócitos no processo inflamatório.[10] Outros fatores que contribuem para o efeito anti-inflamatório são: a capacidade de inibir as enzimas ciclo-oxigenase (COX) e lipo-oxigenase (LOX), responsáveis pela produção de prostaglandinas e leucotrienos, respectivamente; a inibição da produção de citocinas, incluindo TNF-α, IL-1β e óxido nítrico, assim como fatores transcricionais pró-inflamatórios (NF-κB).[15] Tem sido investigado o efeito farmacológico dos extratos das folhas da *U. dioica*, e estes parecem auxiliar no manejo de pacientes com artrite reumatoide em razão de sua comprovada atividade anti-inflamatória.[18]

Em avaliação clínica multicêntrica, 70% dos 152 pacientes que sofriam de reumatismo apresentaram melhora após administração do extrato seco (1.540 mg/dia). Outros estudos clínicos demonstram efeitos positivos sobre a HBP, principalmente quando a *U. dioica* é associada com *saw palmetto* (*Serenoa repens*), inclusive com resultados semelhantes aos da finasterida, com menores efeitos colaterais.[15,19]

Ensaio clínico duplo-cego controlado com placebo em pacientes diabéticos tipo 2 que necessitariam de terapia insulínica complementar revela que a adição do extrato das folhas da *U. dioica* na dose de 500 mg, a cada 8 h à terapia antidiabética oral, pode melhorar com segurança o controle glicêmico.[20] Outros estudos corroboram essa propriedade.[21,22]

Conclui-se que as propriedades terapêuticas da *U. dioica* apoiam-se nos estudos farmacológicos *in vitro* e *in vivo*, onde foram identificados possíveis mecanismos de ações e bioativos envolvidos, em particular, fitoesteróis, lignanas, polissacarídeos e a lectinas. Assim, as pesquisas evidenciaram uma série de propriedades biológicas nos sistemas cardiovascular, nervoso central, endócrino e hepatoprotetora.[12] Contudo, o uso mais investigado diz respeito ao tratamento da HBP,[23] para o qual já foram realizados mais de 34 estudos clínicos e o uso de fitoterápicos contendo *U. dioica* para essa finalidade tem mais 30 anos na Europa. Diante da segurança e das evidências clínicas demonstradas, recomenda-se o uso para o tratamento da HBP após exclusão de outras condições mais graves de saúde.[11,24]

Indicações e usos principais

- Folhas: aplicação tópica de creme e uso interno para alívio da osteartrite e rinite alérgica
- Raiz: para melhorar os sintomas associados com a hiperplasia benigna de próstata (HBP).

Uso etnomedicinal

A *U. dioica* é tradicionalmente considerada uma planta purificadora do sangue, adstringente (interrompe a hemorragia), tônica, estimulante e diurética usada para o tratamento da diarreia, disenteria, diabetes, doença crônica do colo e erupções crônicas da pele. Xarope feito a partir do suco das raízes ou folhas é utilizado para aliviar a asma brônquica. A infusão ou tintura da planta fresca é usada topicamente para hemorragia nasal, e como gargarejo (adstringente) e loção para o cabelo. A aplicação das folhas frescas sobre as articulações é considerada um bom remédio para artrites, reumatismo crônico e perda da força muscular,[25] embora cause ardência e prurido e possa levar a reações alérgicas.

Posologia

- Decocção: 1,5 g da raiz picada por xícara (150 mℓ). Ferver por 5 a 10 min. Coar. Tomar 3 a 4 vezes/dia
- Pó: 8 a 12 g/dia
- Tintura (1:5, em etanol 25%): 7 a 14 mℓ/dia
- Extrato seco da raiz (5:1): 600 a 1.200 mg/dia.

Extratos disponíveis no mercado brasileiro

- Extrato seco da casca e lenho de *Urtica dioica* padronizado em 0,8% de β-sitosterol, 100 a 200 mg/dia

- Extrato seco das partes aéreas de *U. dioica* padronizado em 0,7% de taninos, 300 a 600 mg/dia.

Contraindicações

- Pacientes que apresentam alergia ou hipersensibilidade não podem aplicar as folhas frescas ou secas sobre a pele
- Ocasionalmente, pode ocorrer distúrbio gastrintestinal leve com a ingestão da raiz
- Gravidez e amamentação (por ausência de estudos).

Precauções

Podem ocorrer queixas gastrintestinais, como náuseas, azia, sensação de plenitude, flatulência e diarreia.[11]

Toxicidade e interações

Sem referências.

REFERÊNCIAS BIBLIOGRÁFICAS

1. Joshi BC, Mukhija M, Kalia AN. Pharmacognostical review of *Urtica dioica* L. International Journal of Green Pharmacy (IJGP). 2014;8.
2. Gledhill D. The names of plants. Cambridge University Press; 2008.
3. Rodrigues CM, Suchoronczek A, Da Silva PR, Gaglioti AL. Synopsis of *Urtica* (Urticaceae) in Brazil. Brazilian Journal of Botany. 2020;43:193-9.
4. Lipp FJ. O simbolismo das plantas. Taschen; 2002.
5. Randall CF. Treatment of musculoskeletal pain with the sting of the stinging nettle: *Urtica dioica*. The Department of Primary Health Care & General Practice. United Kingdom: University of Plymouth; 2001.
6. Lorenzi H, Matos FJA. Plantas medicinais no Brasil: nativas e exóticas. 2. ed. Nova Odessa: Instituto Plantarum; 2008.
7. Ducourthial G. Flora Magique et Astrologique de L'antiquité. Éditions Belin; 2003.
8. Pieroni A, Cattero V. Wild vegetables do not lie: Comparative gastronomic ethnobotany and ethnolinguistics on the Greek traces of the Mediterranean Diet of southeastern Italy. Acta Botanica Brasilica. 2019;33:198-211.
9. Martkoplishvili I, Kvavadze E. Some popular medicinal plants and diseases of the Upper Palaeolithic in Western Georgia. Journal of Ethnopharmacology. 2015;166:42-52.
10. WHO. WHO monographs on selected medicinal plants. vol. 2. Geneva: World Health Organization; 2004:358.
11. EMA. Assessment report on *Urtica dioica* L., Urtica urens L., their hybrids or their mixtures, radix. United Kingdom: European Medicines Agency; 2012.

12. Dhouibi R, Affes H, Ben Salem M et al. Screening of pharmacological uses of *Urtica dioica* and others benefits. Progress in Biophysics and Molecular Biology. 2020;150:67-77.

13. Batsatsashvili K, Mehdiyeva N, Fayvush G et al. *Urtica dioica* L. Ethnobotany of the Caucasus. Cham: Springer International Publishing. 2017.

14. Yarnell E. Botanical medicines for the urinary tract. World Journal of Urology. 2002;20:285-93.

15. Rotblatt M, Ziment I. Evidence-Based Herbal Medicine. Hanley & Belfus; 2002.

16. Nahata A, Dixit V. Evaluation of 5α-reductase inhibitory activity of certain herbs useful as antiandrogens. Andrologia. 2014;46:592-601.

17. Moradi HR et al. The histological and histometrical effects of *Urtica dioica* extract on rat's prostate hyperplasia. Veterinary Research Forum. 2015;6(1). Urmia, Iran: Faculty of Veterinary Medicine, Urmia University.

18. Yang CL, Or TC, Ho MH, Lau AS. Scientific basis of botanical medicine as alternative remedies for rheumatoid arthritis. Clinical Reviews in Allergy & Immunology. 2013;44:284-300.

19. Azimi H, Khakshur A-A, Aghdasi I, Fallah-Tafti M, Abdollahi M. A review of animal and human studies for management of benign prostatic hyperplasia with natural products: perspective of new pharmacological agents. Inflammation & Allergy-Drug Targets (Formerly Current Drug Targets-Inflammation & Allergy). 2012;11:207-21.

20. Kianbakht S, Khalighi-Sigaroodi F, Dabaghian FH. Improved glycemic control in patients with advanced type 2 diabetes mellitus taking *Urtica dioica* leaf extract: a randomized double-blind placebo-controlled clinical trial. Clin Lab. 2013;59:1071-6.

21. Ziaei R, Foshati S, Hadi A et al. The effect of nettle (*Urtica dioica*) supplementation on the glycemic control of patients with type 2 diabetes mellitus: a systematic review and meta-analysis. Phytotherapy Research. 2020;34:282-94.

22. Bayrami A, Haghgooie S, Rahim Pouran S, Mohammadi Arvanag F, Habibi-Yangjeh A. Synergistic antidiabetic activity of ZnO nanoparticles encompassed by *Urtica dioica* extract. Advanced Powder Technology. 2020;31:2110-8.

23. Yu Z-J, Yan H-L, Xu F-H et al. Efficacy and Side Effects of Drugs Commonly Used for the Treatment of Lower Urinary Tract Symptoms Associated With Benign Prostatic Hyperplasia. Frontiers in Pharmacology. 2020;11.

24. Das K, Buchholz N. Benign prostate hyperplasia and nutrition. Clinical Nutrition ESPEN. 2019;33:5-11.

25. Mills S, Bone K. Principles and Practice of Phytotherapy. Modern herbal medicine. Churchill Livingstone; 2000.

Crédito da imagem:
Ivone Manzali

Uva

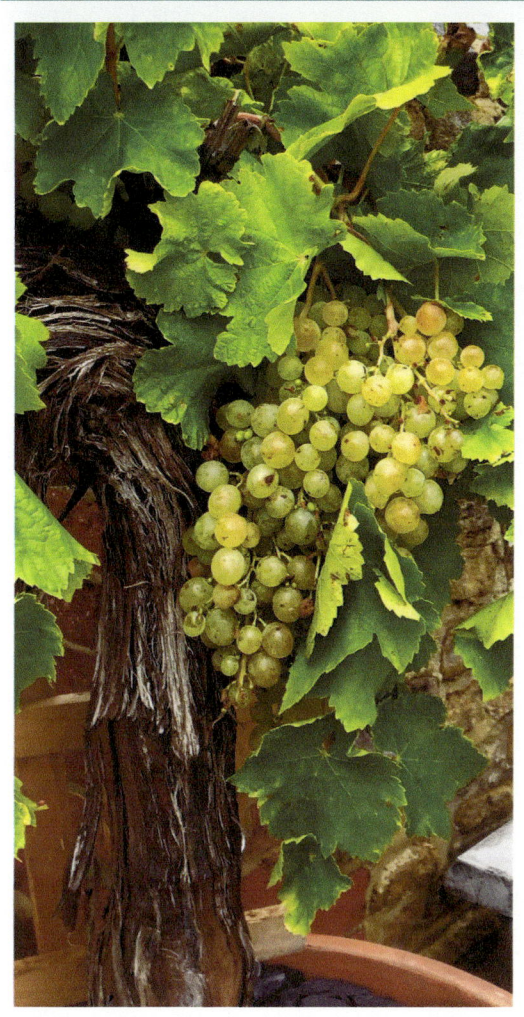

Nome comum
Uva

Nome botânico
Vitis vinifera L.
Sinonímia: *Cissus vinifera* (L.)
Kuntze

Nome farmacêutico
Semen Vitis Viniferae

Família
Vitaceae

Partes utilizadas
Sementes, frutos e folhas

Propriedades organolépticas
Ácida, adstringente

Capítulo 7

Outros nomes populares

Videira, parreira.

Origem

Europa.[1]

Histórico

O nome botânico é relacionado ao seu principal produto, o vinho. *Vitis* significa videira em latim e *vinifera*, produtora ou portadora de vinho.[2] Nicholas Culpepper (1616-1654), médico e botânico inglês, exaltou as virtudes da videira.

O gênero *Vitis* é de grande importância agronômica e consiste em cerca de 60 espécies que existem, quase exclusivamente, no Hemisfério Norte. Dentre elas, a *Vitis vinifera* é a espécie mais amplamente conhecida e utilizada em decorrência da importância econômica. Os bioativos são mais abundantes em variedades escuras do que nas claras.[3]

As pesquisas realizadas sugerem que a domesticação da *V. vinifera* está associada à descoberta do vinho, embora não esteja claro qual processo ocorreu primeiro.[4] Os dados obtidos em pesquisas arqueológicas indicam que a videira foi domesticada a partir de populações selvagens durante o período Neolítico. A domesticação parece ter ocorrido em duas regiões simultaneamente, uma no oriente, em áreas montanhosas entre a Turquia e o Iraque, e outra na região mediterrânea ocidental. Atualmente, a videira é a planta frutífera mais amplamente cultivada no planeta.[1,4]

O vinho era considerado divino, uma bebida dos deuses, representado por Dionísio e Baco. Outras culturas mediterrâneas antigas consideraram que o vinho brotou do sangue de humanos que lutaram contra os deuses, além de possuir um papel importante no modo de vida das pessoas desse lugar.[4] Especula-se que a maior parte dos cultivares introduzidos na França foi realizada pelos romanos.

Durante a domesticação, a biologia da espécie passou por profundas mudanças no sentido de garantir maior teor de açúcar para melhorar a fermentação, para aumentar o rendimento e obter uma produção mais regular de frutos. Nesse processo, a substituição de espécies selvagens contendo flores dioicas para cultivares hermafroditas foi crucial. Outros cultivares surgiram também por meio de cruzamentos espontâneos entre videiras selvagens e cultivares. Por exemplo, o cruzamento espontâneo deu origem ao "Cabernet Sauvignon", uma das uvas mais conceituadas no mundo para a produção de vinho.[5]

Evidências históricas sugerem o uso do vinho há pelo menos 6.000 anos, em razão da presença do sal de cálcio do ácido tartárico em cerâmicas encontradas no Irã. Esse produto era amplamente utilizado naquela época como aditivo ao vinho para inibir o crescimento de bactérias. Entretanto, o consumo do vinho apenas adquiriu expressões modernas no século XVII, após a introdução do uso do enxofre no tratamento dos barris para aumentar a qualidade e prolongar a validade dos vinhos.[6]

A noção de que o consumo leve a moderado de álcool poderia estar associado à redução na mortalidade provocada por doenças cardíacas já existia. Entretanto, apenas na década de 1970 foi demonstrada essa relação especificamente com o vinho. Sugere-se que esse fenômeno está vinculado também aos hábitos alimentares, ou seja, à conhecida dieta mediterrânea, rica em vegetais e azeite de oliva. Às referências de menor incidência de doenças cardiovasculares na população francesa, quando comparada aos norte-americanos, na presença dos mesmos fatores de risco, denominou-se "Paradoxo Francês",[6,7] e foi relacionada ao consumo diário de vinho pelos franceses. No entanto, foram Leger e colaboradores (1979)

que sugeriram que os constituintes aromáticos presentes no vinho forneciam propriedades particulares a essa bebida. Os autores comentaram que, se algum dia for provada a presença de algum constituinte cardioprotetor, será uma ofensa utilizá-lo de forma isolada, pois o remédio já se encontra na sua melhor forma e altamente palatável.[8] Esse efeito benéfico é cada vez mais atribuído ao polifenol resveratrol presente, em maior quantidade, no vinho tinto.[7]

Principais componentes químicos

Os bioativos de interesse medicinal presentes são os fitofenóis, que variam desde estruturas químicas mais simples, como os **ácidos fenólicos**, que contêm apenas um anel aromático aos mais complexos com dois anéis, como os **estilbenos**, sendo o mais conhecido e estudado dessa classe fitoquímica o **resveratrol** (3, 5 4'-triidroxiestilbeno). Outros fenólicos presentes são os **flavonoides** (fenóis tricíclicos) e suas subclasses oligoméricas e poliméricas, tais como proantocianidinas e antocianidinas.[a] Mais constituintes fenólicos descritos são: ácidos triterpenoides, ácidos oleanólico e betulínico, estilbenoides (derivados hidroxilados do estilbeno) daucosterol, E-resveratrol e seu dímero E-ε-viniferina, ácido gálico, catequina, galocatequina, 6'-O-acildaucosteróis, 1,2-di-O-acil-3-O-β-D-galactopyranosil gliceróis e melatonina. Esse último componente foi recém-descoberto e especula-se uma ação sinérgica com os polifenóis.[9,10]

Sementes contêm 4 a 5% de flavonoides e outros polifenóis (derivados de flavan-3-ol), procianidinas, proantocianidinas.[11] As **folhas** apresentam ácido caftárico, quercetina-3-O-β-glucopiranosídeo, quercetina-3-O-β-glucoronídeo, kaempferol-3-O-β-glucopiranosídeo, kaempferol-3-O-β-gucoronídeo, resveratrol, quercetina, catequina, ácido gálico, epicatequina.[12,13] Os **frutos** contêm ácidos tartárico e málico, carboidratos, pectina, taninos, flavonoides, antocianinas (uvas vermelhas), vitaminas A, B1, B2 e C e sais minerais. Estima-se que existam mais de 80 fitofenóis, muitos ainda não identificados.[14] Um resumo dos principais grupos fitoquímicos encontra-se descrito na Tabela 7.1; as antocianinas estão presentes em maior concentração nos frutos.

---

[a] Intimamente relacionados aos taninos e flavonoides, esses compostos polifenólicos são pigmentos que fornecem às flores e frutas um tom azulado, roxo ou vermelho.

Tabela 7.1 Principais grupos fitoquímicos presentes em *V. vinifera*.

Grupo fitoquímico	Constituintes
Estilbenos	Resveratrol e seus isômeros, piceídeo (glicosídeo), resveratrolsídoe, astringina, pterostilbeno, trans-ε-viniferina
Ácidos fenólicos	Ácido gálico, ácido protocatéquico, galato de metila, ácido ciscaftárico, ácido transcaftárico, p-coumaroil hexose, ácido transcafeico, ácido p-coumárico, ácido hidroxibenzoico, ácido hidroxicinâmico, aldeído protocatéquico
Flavan-3-ols/proantocianidinas	Catequina, 5,7,3',4'-tetra-hidroxiflavan-3-ol; epicatequina, epicatequina-3-galato, procianidinas B1 e B2 e catequina, galocatequina, epigalocatequina, epicatequina
Procianidinas	Procianidina B-5 3'-O-galato, vitisinol, amurensisina
Antocianinas	Delfinidina-3-O-glucosídeo, cianidin-3-O-glucosídeo, petunidin-3-O-glucosídeo, malvidina 3,5-diglucosídeo
Flavonóis	Quercetina-3-O-glucuronídeo, quercetina-3-O-rutinosídeo, quercetina-3-O-glucosídeo, kaempferol-3-O-glucosídeo, kaempferol-3-O-galactosídeo, mirricetina-3-O-galactosídeo, miricetina-3-O-glucosídeo, laricetrina-3-O-glicosídeo, siringetina-3-O-glicosídeo, miricetina, quercetina, laricetrina

Fonte: adaptada de Akaberi e Hosseinzadeh.[15]

Atividades farmacológicas

A *V. vinifera* contém uma ampla variedade de vitaminas, carotenoides e polifenólicos, substâncias promotoras da saúde, que podem ser consumidas de diferentes maneiras (fruto fresco, vinho, suco ou passas) e em formas farmacêuticas (extratos). Atualmente, o polifenol considerado mais importante para as atividades biológicas dessa planta é o **resveratrol** e seus isômeros, presente tanto nos frutos quanto no vinho. Nesse contexto, vários estudos já foram realizados para analisar as propriedades biológicas. Por exemplo, três publicações demonstram, pelo menos,

24 atividades biológicas já investigadas:[7,9,10] antioxidante, cardioprotetora, anti-hipertensiva, quimioprotetora (anticarcinogênica), antimutagênica, anti-hipercolesterolêmica, cicatrização de feridas/protetora da pele, anti-inflamatória, melhora da fragilidade óssea, imunomoduladora, antidiabética, gastroprotetora, neuroprotetora, hepatoprotetora, antitrombótica/anticoagulante, antiaterosclerótica, antifibrose, antimicrobiana, anticatarata, adaptogênica/nootrópica, antiviral e radioprotetora. Dentre estas, a **atividade antioxidante** é uma das mais estudadas em ensaios farmacológicos tanto *in vitro* quanto *in vivo*, tendo sido identificados 27 estudos *in vitro*, publicados entre 1997 e 2014, e sete *in vivo*, publicados entre 2002 e 2012. Aqui foram resumidos alguns desses estudos.

O extrato da semente dissolvido em DMSO (dimetilsulfóxido), em uma concentração final de 5 mg/mℓ, foi comparado ao resveratrol, utilizado como referência em uma concentração final de 100 mg/mℓ, quanto à capacidade antioxidante em preparação de plaquetas tratadas com H_2O_2 *in vitro*. Como resultado, observou-se aumento significativo da glutationa reduzida nas plaquetas em comparação às tratadas apenas com H_2O_2, demonstrando propriedade antioxidante.[16] Outro ensaio analisou o efeito do extrato da semente rico em taninos condensados sobre a incubação de eritrócitos com agente oxidante peroxinitrito (ONOO–). Verificou-se que o extrato foi eficaz contra os danos oxidativos induzidos nos eritrócitos.[17]

Avaliou-se a capacidade de eliminação de radicais livres de um extrato etanólico dos frutos (96%/50° C/4 h) através da utilização de DPPH$^\bullet$ e ABTS$^{\bullet+b}$ *in vitro* e em ratos submetidos a testes de natação, na dose de 300 mg/kg 1 h antes de iniciar o ensaio. Portanto, o estudo comparou a capacidade antioxidante do extrato em modelos *in vitro* e *in vivo*. O resultado observou potentes propriedades antioxidantes e quimiopreventivas *in vitro*. No entanto, esses efeitos não foram traduzidos *in vivo*, seja em repouso ou após o exercício, sugerindo que a atividade antioxidante *in vitro* não é reproduzida *in vivo*, pelo menos quando o exercício é usado como estímulo oxidante. Contudo, o efeito pró-oxidante observado pode ser benéfico, porque aciona a maquinaria antioxidante do corpo para responder de maneira mais eficiente ao exercício

b DPPH = 2,2-difenil-1-picrilhidrazil
ABTS = 2,2'-azinobis-(3-etilbenzotiazolina-6-ácido-sulfônico).

Capítulo 7

físico.[18] Esse mesmo extrato foi avaliado quanto à capacidade de interferir sobre a motilidade, viabilidade, acrossomal e peroxidação lipídica de espermatozoides bovinos após 2 e 4 h de incubação, em três concentrações diferentes (1 µg/mℓ, 2 µg/mℓ e 5 µg/mℓ). Observou-se que os espermatozoides foram protegidos da peroxidação lipídica e, consequentemente, características espermáticas avaliadas foram mantidas. Efeito dependente da concentração.[19]

Frutos frescos foram processados, congelados e extraídos com acetona e água para obtenção de extrato, o qual foi avaliado quanto à capacidade de absorção de radicais de oxigênio (ORAC) e de eliminação de radicais peroxilas (PSC). A citotoxicidade e a atividade antioxidante celular (CAA) também foram estudadas em células HepG2. As atividades antioxidantes totais foram significativamente correlacionadas à presença de constituintes fenólicos e flavonoides totais. No entanto, não foram encontradas correlações relevantes entre as atividades antiproliferativas e o teor total de fenólicos ou flavonoides totais.[20]

O extrato de semente de *V. vinifera* (GSE), de origem comercial (comprimidos 50 mg), dissolvido em água (0,5 mℓ/100 mg), foi administrado em ratos na dose de 100 mg/kg de peso corporal, por via oral. Esse procedimento foi realizado durante 14 dias. No dia seguinte, os animais foram expostos a 5 Gy de irradiação ionizante uma única vez. A exposição do corpo inteiro à radiação ionizante induz a formação de espécies reativas de oxigênio (ERO) em diferentes tecidos, provocando danos oxidativos, disfunção orgânica e distúrbios metabólicos. O tratamento com GSE atenuou o estresse oxidativo nos tecidos do pâncreas, o que foi associado a uma melhora significativa na hiperglicemia e hiperinsulinemia, bem como reduziu significativamente o estresse oxidativo nos tecidos cardíacos induzidos pela radiação.[21]

O suco dos frutos foi processado sem sementes, e padronizado em 1208 ± 43,00 µg/mℓ e 5,2 ± 0,19 µg/mℓ como equivalente de ácido gálico e quercetina, respectivamente. Esse suco foi administrado na dose de 2 mℓ/kg, por via oral, diariamente, por 28 dias em ratos Wistar. Em seguida, avaliaram-se as lesões induzidas por tetracloreto de carbono (CCl_4) nos tecidos (fígado, rim, coração, pulmão, testículo, cérebro e sangue). As análises histopatológicas realizadas demonstram efeito protetor do extrato em decorrência da capacidade antioxidante, bem como mostrou

efeitos **neuroprotetores**.[22] Outro estudo investigou os extratos da pele e da polpa dos frutos obtidos após extração com etanol, os quais foram adicionados na dieta de camundongos (2,5 g/kg de peso/dia) a fim de investigar a interferência nas funções imune e vascular nos animais, após indução de injúrias hepáticas através do consumo crônico de etanol. Observou-se que a dieta atenuou significativamente o estresse oxidativo e alterações na função imune e na angiogênese induzidas pelo consumo crônico de etanol.[23]

Um estudo clínico foi conduzido com oito voluntários masculinos saudáveis (42,5 ± 5,6 anos). Após 12 h de jejum, foram coletadas amostras de sangue venoso e realizada outra coleta 1 h após o consumo de peles ou frutas secas inteiras. O consumo de peles (200 g) ou frutas secas inteiras (50 g) correspondeu a 1 g de concentração de polifenóis, os quais demonstraram efeitos sobre a oxidação do LDL. Logo, os resultados obtidos nesse estudo sugerem que o consumo não apenas de produtos processados, mas também de uvas frescas, confere resistência ao LDL à oxidação.[24] Outra pesquisa clínica foi realizada em 40 atletas masculinos de elite, em que 20 formaram o grupo placebo e 20 o grupo tratado, randomizado, duplo-cego, controlado por placebo e cruzado. Cada grupo recebeu suplementação de 400 mg de extrato comercial (Powergrape®) ou 400 mg de placebo (maltodextrina), tomados durante 1 mês pela manhã (café da manhã). Após 2 semanas sem tratamento, inverteram-se os grupos. O extrato melhorou o estresse oxidativo/*status* antioxidante em atletas de elite durante um período de competição e aprimorou o desempenho físico em uma categoria de esportistas (handebol). Demonstrou proteger as células contra danos causados pelo estresse oxidativo, conforme sugerido pela diminuição da concentração de CPK (creatinofosfoquinase) e aumento dos níveis de hemoglobina no plasma.[25]

Avaliou-se o efeito em 32 pacientes com diabetes melito tipo 2, entre 18 e 70 anos, do GSE (*Grape seed extract* – produto comercial) na dose de 600 mg/dia ou placebo, por 4 semanas. O tratamento melhorou significativamente os marcadores de inflamação e glicemia, o que sugere que o extrato pode ter um importante papel na **diminuição do risco cardiovascular**.[26]

Estudo clínico randomizado, duplo-cego, controlado por placebo, foi realizado em 24 pacientes com diagnóstico de **síndrome metabólica**, de acordo com os critérios da Federação Internacional de Diabetes. Doze pacientes receberam resveratrol (500 mg) 3 vezes/dia antes das refeições por 90 dias. Os 12 pacientes restantes receberam placebo na mesma dose. Houve redução dos níveis de glicose e de insulina, diminuição de peso, índice de massa corporal, massa gorda, circunferência da cintura, área sob a curva de insulina e secreção total de insulina.[27] Outro estudo clínico com avaliação pré-pós, com um grupo-controle e duplo-cego, foi conduzido em 34 indivíduos saudáveis, entre 18 e 30 anos, com média de 21,6 anos, índice de massa corporal médio de 58,15 kg/m² e pressão arterial normal. O grupo tratado consistiu em 30 indivíduos e controle em quatro. Quinze consumiram óleo de sementes de *V. vinifera* e 15 *A. hypogaea*. O grupo-controle não recebeu tratamento com óleos, apenas 500 mg de ácido acetilsalicílico, por via oral, por 7 dias. O óleo de semente de *V. vinifera* apresentou uma diminuição de 8,4 ± 1% na agregação, enquanto o óleo de *A. hypogaea* a reduziu em 10,4 ± 1%. O grupo-controle mostrou uma diminuição significativa na **agregação plaquetária**, de forma semelhante à ingestão dos óleos.[28]

Estudo randomizado, duplo-cego e controlado por placebo foi realizado em 96 mulheres, com idades entre 40 e 60 anos, que apresentavam pelo menos um sintoma da **menopausa**. As voluntárias foram divididas em 3 grupos. Um grupo foi tratado com uma dose diária de 100 mg (n = 33), outro com 200 mg (n = 200 mg) e o terceiro (n = 31) recebeu placebo. O produto avaliado continha 85% de proantocianidinas. Foi observada melhora dos sintomas físicos e psicológicos da menopausa: reduziu as ondas de calor, melhorou o sono, diminuiu a pressão arterial sistólica e diastólica e aumentou a massa muscular.[29]

Um grupo de 20 pacientes com câncer colorretal ressecável consumiu 8 doses diárias de resveratrol a 0,5 ou 1,0 g antes da cirurgia de ressecção. O produto foi administrado à noite, entre as 17 e as 22 h, durante 8 dias. A proliferação de **células tumorais foi significativamente reduzida** e o nível de resveratrol foi maior no ceco do que no cólon e no retossigmoide. Os dados obtidos sugerem que doses diárias de resveratrol a 0,5 e 1,0 g são suficientes para ocasionar efeitos farmacológicos.[30]

Estudo clínico cego foi conduzido em 61 indivíduos, entre 30 e 70 anos, divididos em 3 grupos, sendo um grupo-controle e dois tratados com extrato de semente de *V. vinifera* rico em proantocianidinas. Utilizaram-se doses distintas (200 ou 400 mg) por dia, durante 12 semanas. Conclui-se que o extrato é seguro e demonstra diminuir, em particular, o LDL oxidado e elevar o nível de adiponectina em indivíduos com níveis mais altos de LDL oxidado, indicando que pode ser útil na prevenção da ocorrência de doenças relacionadas ao estilo de vida, como a **arteriosclerose**.[31]

Por fim, estudo clínico, com registro controlado, avaliou 119 indivíduos saudáveis, mas levemente hipertensos, com idade entre 45 e 55 anos. Os voluntários foram divididos em 3 grupos: o G1 constituído por 37 indivíduos (14 do sexo feminino), o G2 de 35 indivíduos (18 do sexo feminino) e o G3 de 47 indivíduos (19 do sexo feminino). O G1 tomou 300 mg de Enovita®/dia; o G2, 150 mg de Enovita®/dia; o G3 foi o controle. Enovita® é um extrato comercial padronizado em procianidina. Após 4 meses de tratamento, observou-se melhora estatisticamente significativa para a dose maior. Nesse grupo, a **pressão arterial** normalizou em 93% dos indivíduos.[32] O infuso das folhas e os diferentes extratos exibiram bons resultados no tratamento das **varizes de membros inferiores**, com redução da dor, do edema e das parestesias. Os flavonoides e as proantocianidinas têm papel relevante nesse processo.[33,34]

Indicações e usos principais

- O extrato de *Vitis vinifera* auxilia no combate às doenças degenerativas e promove benefícios ao aparelho cardiovascular[35]
- Insuficiência venosa
- Envelhecimento da pele (uso cosmético).

Uso etnomedicinal

As folhas de uva, especialmente as vermelhas, são adstringentes e anti-inflamatórias, podendo ser usadas na forma de infusão para tratar diarreia, sangramento menstrual intenso e hemorragia uterina e como ducha ou banho de assento para corrimento vaginal. Frutos vermelhos e folhas são úteis no tratamento de varizes, hemorroidas e fragilidade capilar. A seiva dos galhos é usada como um colírio para os olhos. As uvas são nutritivas e levemente laxantes e protegem o organismo de doenças, principalmente do trato gastrintestinal e do fígado. O fruto seco (passas) é levemente expectorante e emoliente, tendo efeito suave no alívio da tosse. O vinagre de vinho é adstringente, refrescante e calmante para a pele. É recomendado o uso em jejum dos frutos como agente desintoxicante.[36]

Posologia

- Pode-se usar o extrato na dose de 50 mg/dia como terapia preventiva e em doses entre 150 e 600 mg como terapêuticas[37]
- Extrato seco (padronizado em 95% de proantocianidinas): 150 a 300 mg/dia[38]
- Extrato seco (padronizado em 20% de proantocianidinas): 150 a 300 mg/dia
- Tintura (1:5): 1 a 5 mℓ/dia
- Infusão das folhas: 1 colher de sobremesa para 150 mℓ.

Extratos disponíveis no mercado brasileiro

Extrato seco de *Vitis vinifera* padronizado em 95% de proantocianidinas.

Contraindicações

Gravidez e amamentação, por falta de estudos.

Precauções

Sem referências.

Toxicidade e interações

Os estudos realizados não demonstraram efeitos tóxicos relacionados aos extratos de *Vitis vinifera*. As investigações a respeito das possíveis interações medicamentosas são inconclusivas, pois nem todos os estudos demonstraram efeitos significativos sobre a citocromo P450. Um estudo clínico indicou interação com ácido ascórbico (vitamina C), resultando em aumento da pressão arterial sistólica e diastólica. No entanto, a relevância desse resultado é difícil de dimensionar em decorrência das possíveis variações do paciente e do grau de controle da própria pressão arterial. Um estudo farmacológico experimental em ratos demonstrou interação com midazolam. Contudo, não há indicações de que essa interação ocorra em humanos.[35]

REFERÊNCIAS BIBLIOGRÁFICAS

1. Arroyo-García R, Ruiz-Garcia L, Bolling L et al. Multiple origins of cultivated grapevine (*Vitis vinifera* L. ssp. sativa) based on chloroplast DNA polymorphisms. Molecular ecology. 2006;15:3707-14.
2. Gledhill D. The names of plants. Cambridge University Press; 2008.
3. Aubert C, Chalot G. Chemical composition, bioactive compounds, and volatiles of six table grape varieties (*Vitis vinifera* L.). Food Chemistry. 2018;240:524-33.
4. This P, Lacombe T, Thomas MR. Historical origins and genetic diversity of wine grapes. Trends in Genetics, 2006;22:511-9.
5. Bowers J, Boursiquot J-M, This P, Chu K, Johansson H, Meredith C. Historical genetics: the parentage of Chardonnay, Gamay, and other wine grapes of northeastern France. Science. 1999;285:1562-5.
6. Soleas GJ, Diamandis EP, Goldberg DM. Wine as a biological fluid: history, production, and role in disease prevention. Journal of Clinical Laboratory Analysis. 1997;11:287-313.
7. Prakash D, Sharma G. Phytochemicals of nutraceutical importance. CABI; 2014.
8. St Leger A, Cochrane A, Moore F. Factors associated with cardiac mortality in developed countries with particular reference to the consumption of wine. The Lancet, 1979;313:1017-20.
9. Nassiri-Asl M, Hosseinzadeh H. Review of the pharmacological effects of *Vitis vinifera* (Grape) and its bioactive constituents: an update. Phytotherapy Research. 2016;30:1392-403.
10. Lim TK. Edible medicinal and non-medicinal plants. Springer; 2012.
11. Nassiri-Asl M, Hosseinzadeh H. Review of the pharmacological effects of *Vitis vinifera* (Grape) and its bioactive compounds. Phytotherapy Research: An International Journal Devoted to Pharmacological and Toxicological Evaluation of Natural Product Derivatives. 2009;23:1197-1204.
12. Tartaglione L, Gambuti A, De Cicco P et al. NMR-based phytochemical analysis of *Vitis vinifera* cv Falanghina leaves. Characterization of a previously undescribed biflavonoid with antiproliferative activity. Fitoterapia. 2018;125:13-7.
13. Aouey B, Samet AM, Fetoui H, Simmonds MS, Bouaziz M. Anti-oxidant, anti-inflammatory, analgesic and antipyretic activities of grapevine leaf extract (*Vitis vinifera*) in mice and identification of its active constituents by LC–MS/MS analyses. Biomedicine & Pharmacotherapy. 2016;84:1088-98.
14. Montero L, Sáez V, von Baer D, Cifuentes A, Herrero M. Profiling of *Vitis vinifera* L. canes (poly) phenolic compounds using comprehensive two-dimensional liquid chromatography. Journal of Chromatography A. 2018;1536:205-15.
15. Akaberi M, Hosseinzadeh H. Grapes (*Vitis vinifera*) as a potential candidate for the therapy of the metabolic syndrome. Phytotherapy Research. 2016;30:540-56.
16. Kedzierska M, Olas B, Wachowicz B, Stochmal A, Oleszek W, Erler J. Changes of platelet antioxidative enzymes during oxidative stress: the protective effect of polyphenol-rich extract from berries of *Aronia melanocarpa* and grape seeds. Platelets. 2011;22:385-89.
17. Olchowik E, Lotkowski K, Mavlyanov S et al. Stabilization of erythrocytes against oxidative and

hypotonic stress by tannins isolated from sumac leaves (*Rhus typhina* L.) and grape seeds (*Vitis vinifera* L.). Cellular & Molecular Biology Letters. 2012;17:333.

18. Veskoukis AS, Kyparos A, Nikolaidis MG et al. The Antioxidant Effects of a Polyphenol-Rich Grape Pomace Extract In Vitro Do Not Correspond In Vivo Using Exercise as an Oxidant Stimulus. Oxidative Medicine and Cellular Longevity. 2012;2012:185867.

19. Sapanidou VG, Margaritis I, Siahos N et al. Antioxidant effect of a polyphenol-rich grape pomace extract on motility, viability and lipid peroxidation of thawed bovine spermatozoa. Journal of Biological Research-Thessaloniki. 2014;21:19.

20. Liang Z, Cheng L, Zhong G-Y, Liu RH. Antioxidant and antiproliferative activities of twenty-four *Vitis vinifera* grapes. PloS one. 2014;9.

21. Saada HN, Said UZ, Meky NH, Azime ASAE. Grape seed extract *Vitis vinifera* protects against radiation-induced oxidative damage and metabolic disorders in rats. Phytotherapy Research: An International Journal Devoted to Pharmacological and Toxicological Evaluation of Natural Product Derivatives. 2009;23:434-8.

22. Pirinççioğlu M, Kızıl G, Kızıl M, Özdemir G, Kanay Z, Ketani MA. Protective effect of Öküzgözü (Vitis vinifera L. cv.) grape juice against carbon tetrachloride induced oxidative stress in rats. Food & Function. 2012;3:668-73.

23. Mukherjee S, Das SK, Vasudevan D. Dietary grapes (*Vitis vinifera*) feeding attenuates ethanol-induced oxidative stress in blood and modulates immune functions in mice. Indian Journal of Biochemistry and Biophysics. 2012;49(5):379-85. Disponível em: http://hdl.handle.net/123456789/14838. Acesso em: 27/11/2020.

24. Kamiyama M, Kishimoto Y, Tani M, Andoh K, Utsunomiya K, Kondo K. Inhibition of low-density lipoprotein oxidation by Nagano purple grape (*Vitis vinifera* × *Vitis labrusca*). Journal of Nutritional Science and Vitaminology. 2009;55:471-8.

25. Lafay S, Jan C, Nardon K et al. Grape extract improves antioxidant status and physical performance in elite male athletes. Journal of Sports Science & Medicine. 2009;8:468.

26. Kar P, Laight D, Rooprai H, Shaw K, Cummings M. Effects of grape seed extract in Type 2 diabetic subjects at high cardiovascular risk: a double blind randomized placebo controlled trial examining metabolic markers, vascular tone, inflammation, oxidative stress and insulin sensitivity. Diabetic Medicine. 2009;26:526-31.

27. Méndez-del Villar M, González-Ortiz M, Martínez-Abundis E, Pérez-Rubio KG, Lizárraga-Valdez R. Effect of resveratrol administration on metabolic syndrome, insulin sensitivity, and insulin secretion. Metabolic Syndrome and Related Disorders. 2014;12:497-501.

28. Bazán-Salinas IL, Matías-Pérez D, Pérez-Campos E, Mayoral LP-C, García-Montalvo IA. Reduction of platelet aggregation from ingestion of oleic and linoleic acids found in *Vitis vinifera* and Arachis hypogaea oils. American journal of therapeutics. 2016;23:e1315-e1319.

29. Terauchi M, Horiguchi N, Kajiyama A et al. Effects of grape seed proanthocyanidin extract on menopausal symptoms, body composition, and cardiovascular parameters in middle-aged women: a randomized, double-blind, placebo-controlled pilot study. Menopause. 2014;21:990-6.

30. Patel KR, Brown VA, Jones DJ et al. Clinical pharmacology of resveratrol and its metabolites in colorectal cancer patients. Cancer Research. 2010;70:7392-9.

31. Sano A, Uchida R, Saito M et al. Beneficial effects of grape seed extract on malondialdehyde-modified LDL. Journal of Nutritional Science and Vitaminology. 2007;53:174-82.

32. Belcaro G, Ledda A, Hu S, Cesarone MR, Feragalli B, Dugall M. Grape seed procyanidins in pre- and mild hypertension: a registry study. Evidence-Based Complementary and Alternative Medicine. 2013;2013. Disponível em: https://doi.org/10.1155/2013/313142. Acesso em: 03/12/2020.

33. Delacroix P. Double-blind trial of endotelon in chronic venous insufficiency. Revue de Medecine. 1981;22:1793-802.

34. Ortiz P. Tratamiento de la insuficiencia venosa crónica. Offarm. 2004;23.

35. Williamson EM, Driver S, Baxter K. Stockley's Herbal Medicines Interactions: a Guide to the Interactions of Herbal Medicines, Dietary Supplements and Nutraceuticals with Conventional Medicines. Chicago: Pharmaceutical Press; 2009.

36. Chevallier A. Encyclopedia of Herbal Medicine: 550 Herbs and Remedies for Common Ailments. Penguin; 2016.

37. Gruenwald J, Brendler T, Jaenicke C. PDR for herbal medicines. Thomson Reuters; 2007.

38. Pizzorno JE, Murray MT. Textbook of Natural Medicine. EUA: Elsevier; 2013.

Crédito da imagem:
Ivone Manzali

Capítulo 7

Uva-ursi

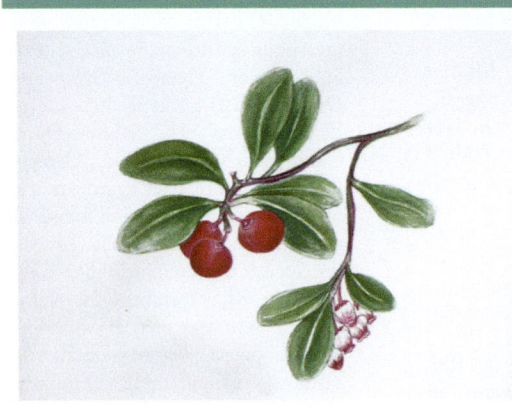

Nome botânico
Arctostaphylos uva-ursi (L.) Spreng

Nome farmacêutico
Folium Uvae Ursi

Família
Ericaceae

Parte utilizada
Folha

Propriedades organolépticas
Aromática, adstringente e amarga

Outros nomes populares

Uva-ursina, gayuba, bearberry, manzila-de-pastor e beargrape.

Origem

América do Norte, Europa e Ásia.

Histórico

A denominação científica da espécie *Arctostaphylos uva-ursi* deriva do grego. Tanto o gênero (*Arctostaphylos*) quanto o epíteto específico (*uva-ursi*) fazem alusão ao consumo dos frutos por ursos. Assim, *Arctostaphylos uva-ursi* deriva do grego *arkton staphyle* e *uva-ursus*, em que ambas significam "uva do urso".[1]

A. uva-ursi é considerada uma droga tradicional adstringente, pouco usada na Europa até ser relatada pelos médicos da escola de *Myddfai*, do País de Gales, no século 13. Em 1601, Clusius relatou o uso por Galeno como hemostática. Na prática médica ocidental moderna, seu emprego se iniciou a partir dos médicos italianos e espanhóis, por volta de 1730-1740, para cálculos renais. Entretanto, seu uso foi mais difundido a partir dos escritos de De Haen, em 1756, Gerhard, em 1763, e Murray, em 1764, como remédio para o tratamento de distúrbios renais. Tornou-se oficialmente reconhecida em 1763 pela *London Pharmacopoeia*. A *A. uva-ursi* foi considerada droga oficial nos EUA (*Pharmacopoeia* e *National Formulary*) entre 1820 e 1950. Atualmente, as folhas da planta são usadas nos EUA como antisséptico urinário e diurético em um grande número de suplementos alimentares.[2]

A espécie é recomendada pela Organização Mundial da Saúde (WHO Monographs on Selected Medicinal Plants – vol. 2)[3] e pela European Medicines Agency (EMA).[4] No Brasil, o uso medicinal da *A. uva-ursi* foi provavelmente introduzido pelos colonizadores portugueses, visto que a espécie consta na 1ª edição da Farmacopeia Brasileira (FB) (1926)[5] com o nome popular de "buxulo", denominação pela qual a espécie é popularmente conhecida em Portugal. Além disso, a espécie cresce nas montanhas da região norte desse país e faz parte da medicina popular dos portugueses há vários séculos.[6] A *A. uva-ursi* voltou a ser reconhecida oficialmente como medicinal no Brasil após a sua inclusão na lista de medicamentos fitoterápicos de registro simplificado da RCD 26/2014[7] e na 6ª edição da FB (2019).[8]

Principais componentes químicos

Os principais constituintes pertencem ao grupo das hidroquinonas, onde é majoritária a **arbutina** (β-glicosídeo) com concentrações que variam de 5 a 16%. O segundo constituinte deste grupo é a **metilarbutina** (> 4%). A concentração de hidroquinonas não glicosiladas é muito baixa (< 0,3%). Contém de 10 a 20% de **taninos**. Outros constituintes presentes são **ácidos fenólicos** (gálico, p-cumárico, singárico, salicílico, p-hidroxibenzoico, ferúlico, cafeico e litospérmico), **flavonoides** (quercetina, isoquercetina, kaempferol, quercitrina, isoquercitrina, miricitrina e derivados) **triterpenos pentacíclicos** (ácido ursólico, uvaol α-amirina, β-amirina, lupeol e derivados), **resina** (ursona), **mucilagem, óleo essencial** (traços) e **sais minerais**.[3,9]

Atividades farmacológicas

As propriedades medicinais estão relacionadas com o seu uso tradicional como **antisséptico das vias urinárias**. Essa atividade é conferida pela quantidade significativa de arbutina, hidrolisada nos intestinos, produzindo hidroquinona, que será absorvida e conjugada no fígado, formando derivados de glicoronídeos e sulfatos, que serão excretados pelos rins na urina.[10]

Embora os dados farmacológicos demonstrem atividade antisséptica da arbutina, a farmacologia do extrato da *A. uva-ursi* é diferente da arbutina isolada. O extrato é mais eficaz por conter ácido gálico que inibe a hidrólise da arbutina pelas β-glicosidases da flora intestinal. Essa inibição acarreta uma concentração maior de arbutina para ser liberada e absorvida através do intestino em comparação à hidrolise mais rápida da arbutina quando administrada isoladamente.[11]

A estratégia adotada para potencializar atividade do extrato de *A. uva-ursi* é **alcalinizar (> pH 8)** o pH da urina para promover a hidrólise dos conjugados de glicoronídeos e sulfatos que **permitiram** manter a concentração terapêutica de hidroquinonas (> 60 µg/mℓ) na bexiga. Assim, para manter o pH da urina alcalino durante o tratamento, deve-se recomendar uma dieta rica em leite e vegetais ou o consumo de bicarbonato de sódio (6 a 8 g/dia).[8] Esta espécie também é considerada um **diurético suave**.[12]

Sua principal atividade é a **antibacteriana**, sendo ativa contra: *Escherichia coli, Bacillus subtilis, Mycobacterium smegmatis, Shigella sonnei, Shigella flexneri* e *Staphylococcus aureus*. O efeito antibacteriano, na urina, é obtido cerca de 3 a 4 h após a ingestão do medicamento. Apresenta também atividade **anti-inflamatória**.[12]

Estudo clínico controlado por placebo mostrou que a associação de dente-de-leão (*Taraxacum officinale*) e *A. uva-ursi* reduz a incidência de cistites em mulheres idosas.[10] Outro ensaio clínico demonstrou que é possível reduzir o uso de antibióticos no tratamento de cistites. Não foi possível distinguir se o extrato de *A. uva-ursi* foi mais efetivo que outros agentes terapêuticos. No entanto, observou-se alívio dos sintomas e/ou uma recuperação mais rápida da cistite.[13]

Um trabalho realizado *in vitro* avaliou as atividades bactericida e bacteriostática de algumas plantas medicinais contra *Staphylococcus aureus*, dentre elas a *A. uva-ursi*, e mostrou, entre outras coisas, que o extrato em baixas concentrações apresenta efeito bacteriostático e a atividade bactericida ocorreu com a aplicação do extrato em altas concentrações.[14,15] Foram observados também resultados promissores no combate à bactéria *Acinetobacter baumannii* que apresenta resistências a vários medicamentos.[16]

Uma revisão de avaliação dos riscos que a hidroquinona livre pode representar aos seres humanos, tais como nefrotoxicidade, hepatotoxicidade e agente causal de convulsões e de desenvolvimento de tumores, concluiu que, na dose terapêutica diária recomendada do extrato das folhas de *A. uva-ursi* (420 mg de derivados de hidroquinona calculada como arbutina anidra), seu uso é seguro e não promoveu danos ao organismo.[17]

Como consequência, os estudos pré-clínicos a respeito da atividade antimicrobiana dão suporte ao uso tradicional da planta. Significa dizer que é recomendada para reduzir os sintomas de infecções recorrentes do trato urinário inferior, tais como sensação de ardor ao urinar e/ou micção frequente em mulheres, após a exclusão de condições graves por um médico.[9,18]

Indicações e usos principais

- Infecção urinária
- Cistite: como antisséptico urinário e anti-inflamatório das mucosas do trato urinário visando melhorar os sintomas e eliminar eventuais patógenos em episódios de cistite
- Uretrite: como antisséptico urinário e anti-inflamatório das mucosas do trato urinário visando melhorar os sintomas e eliminar eventuais patógenos em episódios de uretrite sem etiologia definida.

Uso etnomedicinal

Os nativos norte-americanos a empregavam para tratar doenças inflamatórias do trato urinário, especialmente cistite. A folha seca misturada com tabaco, conhecida como *sagack-homi*, no Canadá, era usada em rituais. Tribos Okanagan e Thompson usavam o decocto das folhas e sementes para problemas urinários e tônicos dos rins e bexiga.[2]

A infusão das folhas era utilizada por tribos americanas para dor nas costas, para estimular a menstruação, dores reumáticas e como diurético.

Seus frutos eram muito importantes na dieta de muitas tribos na época do inverno.[19]

Posologia

- Infusão: 2,5 g/dia, deixar 15 min descansando antes de beber, 3 vezes/dia
- Pó: 1 a 6 g/dia
- Tintura a 20%: 5 a 30 mg/dia
- Extrato fluido: 1 a 6 mg/dia
- Extrato seco padronizado em 10% de arbutina: 800 a 2.000 mg/dia.

Extratos disponíveis no mercado brasileiro

Extrato seco padronizado de *Arctostaphylos uva-ursi* em 10% de arbutina.

Contraindicações

- Gastrite e úlcera péptica: possui grande concentração de taninos que podem irritar a mucosa gástrica e agravar doenças preexistentes
- Nefropatias crônicas (glomerulonefrites e insuficiência renal): não se conhece a farmacodinâmica de *A. uva-ursi* nessa situação
- Em crianças com idade inferior a 12 anos: o uso de doses altas e continuadas de arbutina causou dano hepático
- Na gestação e amamentação.

Precauções

Para ser eficiente, a *A. uva-ursi* necessita de um pH alcalino na urina, conforme explicado no tópico Farmacologia. Por isso, recomenda-se evitar a administração concomitante de substâncias que acidifiquem a urina, como o ácido ascórbico.

Epigastralgia e transtornos gástricos podem ocorrer em pacientes com maior sensibilidade da mucosa gástrica ou com intolerância a taninos.

Atenção deve ser tomada com produtos vendidos em mercados e internet, pois as espécies podem ser adulteradas, como relatado em investigação realizada na Itália com a *A. uva-ursi*, que neste caso, muitas vezes, era substituída por *Arctostaphylos pungens*, colocando em risco a saúde da população.[20]

Toxicidade e interações

Em doses tóxicas, a hidroquinona pode causar hipotensão, delírio, náuseas, vômitos, *tinnitus*, colapso cardiorrespiratório, podendo evoluir até a morte.

Um trabalho aplicado em coelhos investigou o uso de baixas doses (25 mg/kg/dia) de extrato bruto de *A. uva-ursi* por 90 dias e concluiu que não ocorreram alterações em parâmetros hematológicos, urinários e histopatológicos, sendo justificável seu uso nos tratamentos.[21]

A alta concentração de taninos interfere com alcaloides, íons ferro e outros metais (precipitação), e pode também diminuir a absorção de proteínas.

REFERÊNCIAS BIBLIOGRÁFICAS

1. Gledhill D. The names of plants. Cambridge University Press; 2008.
2. Blumenthal M, Busse WR, Goldberg A, Gruenwald J, Hall T, Riggins CW et al., editors. The Complete German Commission E Monographs – Therapeutic Guide to Herbal medicines. Austin: American Botanical Council; 1998.
3. WHO. WHO monographs on selected medicinal plants. vol. 2. Geneva: World Health Organization; 2004:358.
4. EMA. European Union herbal monograph on *Arctostaphylos uva-ursi* (L.) Spreng., folium. United Kingdom: European Medicines Agency; 2018.
5. Brasil. Pharmacopeia Brasileira. Decreto nº 17.509, de 4 de novembro de 1926. Departamento Nacional de Saúde Pública. Rio de Janeiro: Brasil; 1926.
6. Proença da Cunha A, Teixeira F, Silva AP, Roque OR. Plantas na terapêutica: farmacologia e ensaios clínicos. 2. ed. Lisboa: Fundação Calouste Gulbenkian; 2010.
7. Brasil. Instrução Normativa nº 02, de 13 de maio de 2014 – Lista de medicamentos fitoterápicos de registro simplificado e Lista de produtos tradicionais fitoterápicos de registro simplificado. Brasília: Anvisa; 2014.
8. Brasil. Farmacopeia Brasileira. 6. ed. Brasília: Anvisa; 2019.
9. EMA. Assessment report on *Arctostaphylos uva-ursi* (L.) Spreng., folium. United Kingdom: European Medicines Agency; 2018.
10. Capasso F, Gaginella TS, Grandolini G, Izzo AA. Phytotherapy: a Quick Reference to Herbal Medicine. Springer Science & Business Media; 2003.
11. Pizzorno JE, Murray MT, org. Textbook of Natural Medicine. 4. ed. EUA: Elsevier Health Sciences; 2013.
12. Heinrich M, Barnes J, Gibbons S, Williamson EM. Fundamentals of pharmacognosy and phytotherapy. London: Churchill Livingstone; 2004.
13. Moore M, Trill J, Simpson C et al. Uva-ursi extract and ibuprofen as alternative treatments for uncomplicated urinary tract infection in women (ATAFUTI): a factorial randomized trial. Clinical Microbiology and Infection. 2019;25:973-80.

14. Snowden R, Harrington H, Morrill K et al. A comparison of the anti-*Staphylococcus aureus* activity of extracts from commonly used medicinal plants. The Journal of Alternative and Complementary Medicine. 2014;20:375-82.

15. Spézia FP, Siebert D, Tenfen A, de Cordova CMM, Alberton MD, Guedes A. Avaliação da atividade antibacteriana de plantas medicinais de uso popular: *Alternanthera brasiliana* (penicilina), *Plantago major* (tansagem), *Arctostaphylos uva-ursi* (uva-ursi) e *Phyllanthus niruri* (quebra-pedra). Revista Pan-Amazônica de Saúde. 2020;11:11-11.

16. Stewart D, Collins E, Healy J et al. Antimicrobial Effects of *Arctostaphylos uva-ursi* Extract against *Acinetobacter baumannii*. Proceedings of the West Virginia Academy of Science. 2018;90.

17. Arriba SG, Naser B, Nolte K-U. Risk assessment of free hydroquinone derived from *Arctostaphylos uva-ursi* folium herbal preparations. International Journal of Toxicology. 2013;32:442-53.

18. Das S. Natural therapeutics for urinary tract infections – a review. Future Journal of Pharmaceutical Sciences. 2020;6:64.

19. Foster S, Johnson RL. EUA: Desk Reference to Nature's Medicine. National Geographic Society; 2006.

20. Gallo FR, Multari G, Pagliuca G et al. Bearberry identification by a multidisciplinary study on commercial raw materials. Natural Product Research. 2013;27:735-42.

21. Saeed F, Jahan N, Ahmad M. In vivo evaluation & safety profile evaluation of *Arctostaphylos uva-ursi* (L.) Spreng. extract in rabbits. Pakistan Journal of Pharmaceutical Sciences. 2014;27.

Crédito da imagem:
Ilustração de Ivone Manzali

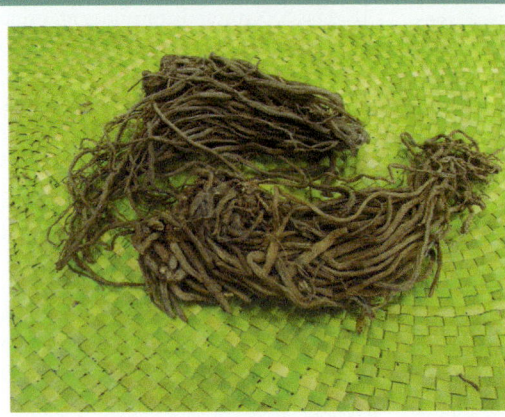

Valeriana

Nome botânico
Valeriana officinalis L.

Nome farmacêutico
Radix Valerianae

Família
Caprifoliaceae (Valerianaceae)

Parte utilizada
Raiz

Propriedades organolépticas
Amarga, picante e amornante

Outros nomes populares

Erva-dos-gatos.[a]

Origem

Europa e oeste da Ásia.

Histórico

A denominação do gênero *Valeriana* deriva possivelmente do latim *valere*, que significa saudável, em alusão ao uso medicinal para combater o nervosismo ou de Valerius, quem primeiro reportou o uso medicinal da espécie.[1-4] Outra explicação diz respeito à origem da planta como sendo a província de Valeria, localizada na região da Panônia, a qual incluía partes da atual Hungria e da Croácia.[5] O epíteto *officinalis* refere-se às espécies reconhecidas oficialmente por suas propriedades terapêuticas.[3] Descrita por Carl von Linnaeus em sua obra *Species Plantarum* de 1753.

Em 2009, o gênero *Valeriana* passou por revisão e agora pertence à família Caprifoliaceae.[6] Esse gênero compreende cerca de 290 espécies, sendo a maior parte de clima temperado. No Brasil, são registradas 17 espécies, dentre as quais 15 são nativas e endêmicas.[7] Nesse gênero, três espécies são consideradas importantes do ponto de vista medicinal: *V. officinalis*, *V. edulis* e *V. wallichii*, em que a primeira é a mais utilizada.

No Brasil, a *V. officinalis* fez parte das receitas de medicamentos utilizados no Mosteiro de São Bento, no Rio de Janeiro,[8] e assim torna-se bastante conhecida e utilizada em nosso país desde aquela época aos dias atuais.

A propriedade sedativa da *V. officinalis* é conhecida desde a Antiguidade. Relata-se que Dioscórides tratou sua epilepsia com ela. Os espanhóis a empregavam para diminuir a excitação nervosa das mulheres e um velho adágio catalão dizia assim: "Si vols tenir la dona sana, dónali arrel de valeriana." ou seja, "Se queres ter uma mulher sã, dá-lhe raiz de valeriana".[9] A partir do século 16, fez-se uso intensivo em pacientes epilépticos e também como febrífugo em épocas da escassez de quinino. Durante a Segunda Guerra Mundial foi amplamente empregada como sedativa e os chineses, além de usá-la desse modo, a utilizam como coadjuvante nos estados gripais e reumáticos.[10]

Na Europa pré-moderna, era utilizada como incenso religioso. Seus ramos eram pendurados para afastar seres demoníacos e relâmpagos. Costumava-se verter leite através de grinaldas de valeriana para que ele não se estragasse por culpa das bruxas.[9]

A partir do século 19, a *V. officinalis* fez parte da obra *The Dispensatory of the United States of America*, a qual orientava a preparação de medicamentos e orientava quanto ao uso dessa espécie em distúrbios do sistema nervoso central (SNC).[11] Ela também foi incluída em outros documentos oficiais, tais como a British Pharmacopoeia (1867) e de outros países da Europa (Bélgica, França, Alemanha, Itália, Suíça).[4]

A *V. officinalis* atualmente é recomendada pela Organização Mundial da Saúde (WHO Monographs on Selected Medicinal Plants – vol 1)[12] e pela European Medicines Agency (EMA).[13] No Brasil, consta na 1ª edição da Farmacopeia Brasileira (FB) (1926),[14] na 2ª edição (1959)[15] e

[a] O odor desagradável da raiz é muito atrativo para os gatos, que gostam de desenterrá-la, pisoteá-la, para depois mastigá-la.

na 4ª edição (1988-1996).[16] Como consequência da Política Nacional de Plantas Medicinais e Fitoterápicos, houve a revisão da legislação sanitária brasileira com ampliação do número de plantas medicinais em resoluções, formulários ou na FB. Assim, a *V. officinalis* foi incluída na lista de medicamentos fitoterápicos de registro simplificado da RDC 26/2014,[17] no primeiro suplemento do Formulário de Fitoterápicos da Farmacopeia Brasileira (2018)[18] e na 6ª edição da FB (2019).[19]

Principais componentes químicos

Contém 0,5 a 2% de **iridoides**, conhecidos como **valepotriatos** (valtrato, isovaltrato, homovaltrato, acevaltrato, valeclorina, di-hidrovaltatos), 0,5 a 1% de **óleo essencial** constituído de monoterpenóis (canfeno, α-pineno, borneol, geraniol, α-terpinol), **sesquiterpenoides** (valeranona, vaterianol, β-bisaboleno, β-cariofileno, α, β, γ e δ-valeno), **ésteres terpênicos** (acetato, butirato, formiato, isovalerianato de bornila, acetil-mirtenol), **ácidos sesquiterpênicos, alcaloides** (valerina, valerianina), **ácidos fenólicos** (ácidos cafeico e clorogênico), **flavonoides** e **alcaloides** (valerianina, valerina, chatinina, isovaleramida, dipiridilmetilcetona, actinidina, pinoresinol etc.).[5,20] O cheiro característico da raiz surge durante o processo de secagem, sendo causado principalmente pela liberação de ácido isovalérico. A ocorrência de ácido valerênico é característico da *V. officinalis*, o que permite distingui-la de duas outras espécies (*V. edulis* e *V. wallichii*).[21,22]

Atividades farmacológicas

As raízes da *V. officinalis* contêm diversos bioativos que demonstram atividade farmacológica no SNC. Estes incluem o óleo essencial e seus sesquiterpenoides (ácido valerênico), valepotriatos (iridoides) e alcaloides. Assim, a *V. officinalis* atualmente é recomendada por suas importantes propriedades ansiolítica, de relaxamento muscular e indução do sono.[20] Tal efeito ansiolítico foi observado na capacidade de dose oral única de 900 mg do extrato de *V. officinalis* (0,8% de ácido valerênico) em reduzir a excitação cortical ao modular de circuitos facilitadores intracorticais em pacientes saudáveis.[23]

Vários estudos comprovam o **efeito sedativo** da *V. officinalis*, o qual depende da ação sinérgica dos diferentes compostos presentes no extrato. Contudo, há uma considerável variação em sua composição, bem como a instabilidade de alguns constituintes, o que representa um problema para sua padronização.[24] Nesse contexto, em fitoterapia, há dificuldade em definir bioequivalência entre diferentes extratos de uma mesma espécie, visto que a composição pode variar em função de diferentes fatores que abrangem desde o cultivo até os métodos de preparação do fitoterápico. Assim, variações na resposta clínica podem depender desses fatores, além das características de cada indivíduo.[25]

Os estudos indicam que as atividades sedativa e indutora do sono seriam provocadas, principalmente, pelos valepotriatos, já que uma fração desses constituintes mostrou efeito **sedativo, miorrelaxante central, anticonvulsante, dilatador coronariano** e **antiarrítmico** em ratos, coelhos e gatos. Também revelou efeitos moderados inotrópico positivo e cronotrópico negativo sobre o coração.[20]

A inibição do metabolismo do GABA (ácido gama-aminobutírico) pelo ácido valerênico leva ao seu aumento na fenda sináptica. Um efeito inibitório semelhante aos benzodiazepínicos.[26] Por outro lado, estudos demonstram que o extrato e o ácido valerênico são agonistas parciais do receptor 5-HT$_{5A}$ da serotonina, sugerindo que essa via também pode ser importante para efeito sedativo.[27] Outro estudo demonstrou que tanto extrato quanto o ácido valerênico melhoram a função cognitiva, promovem a proliferação e diferenciação de neuroblastos, reduzem os níveis de corticosterona no soro e diminuem a peroxidação lipídica em camundongos idosos.[28]

Estudos em humanos mostraram **ação hipnótica** suave com melhora dos parâmetros ligados ao sono, tais como tempo de latência, horário de despertar, atividade motora noturna e sua qualidade, além de ausência de "ressaca" matinal. Um estudo comparativo, duplo-cego, demonstrou eficácia comparável ao oxazepam no tratamento de insônia de 202 pacientes. Observou-se alívio da dor de cabeça por tensão, em estudo clínico, após a ingestão de cápsulas contendo 530 mg do extrato *V. officinalis* por 1 mês após o jantar.[29]

Estudos clínicos demonstram que o tratamento da insônia com *V. officinalis* tem resultados bastante positivos, sendo amplamente recomendada para pacientes com transtornos do sono.[30] Assim, a valeriana representa uma opção terapêutica para os sedativos sintéticos, tais como os benzodiazepínicos, no tratamento de estados de excitação nervosa ou distúrbios do sono. Uma metanálise realizada em 18 ensaios clínicos randomizados constatou que o grupo tratado com *V. officinalis* reduziu o tempo de latência do sono em relação ao grupo placebo, confirmando seu efeito terapêutico.[31] Há possibilidade de interferir positivamente na capacidade de aprendizado e melhora que, entretanto, precisa de mais estudos.[32]

A associação de *V. officinalis* e *H. perforatum* (hipérico) demonstrou resultado superior ao diazepam no tratamento de **ansiedade** e em casos de **depressão com ansiedade** que somente utiliza o *H. perforatum* como monoterapia. Costuma ser associada a outras plantas sedativas, tais como cratego (*Crataegus oxyacantha*), maracujá (*Passiflora* sp.) e lúpulo (*Humulus lupulus*).[24,33] A associação de *H. lupulus* e *V. officinalis* também é recomendada em virtude dos efeitos sinérgicos entre os bioativos das duas espécies que atuam por meio da modulação dos receptores de adenosina (p. ex., antagonizar os efeitos da cafeína), efeitos melatonérgicos e por aumentar a atividade gabaérgica.[34]

Diante dos resultados das pesquisas, conclui-se que a *V. officinalis* melhora a qualidade do sono de forma suave e gradual, em vez de exercer um efeito sedativo. Tal influência foi comprovada através da percepção individual a respeito da qualidade do próprio sono aliada aos registros de eletroencefalograma (EEG). Essas observações estão em concordância com experiências clínicas que mostram uma melhora gradual dos sintomas ao longo de 2 a 4 semanas. Portanto, as evidências disponíveis na literatura demonstram que o efeito clínico nos distúrbios do sono foi comprovado por meio de avaliações subjetivas, escalas psicométricas e registros em EEG. Além disso, os fitoterápicos contendo *V. officinalis* foram bem tolerados, não apresentando os efeitos típicos dos benzodiazepínicos, tais como sonolência, fadiga e efeitos de "ressaca". As pesquisas também apontam que a *V. officinalis* é eficaz em pacientes idosos.[35]

Indicações e usos principais

- Ansiedade
- Hipertensão acompanhada de quadros ansiosos
- Insônia: pode ser útil na retirada dos benzodiazepínicos.

Uso etnomedicinal

Ansiedade, insônia, dores de cabeça, tonturas, palpitações, enxaquecas, depressão e neuralgias. Problemas de estômago de origem nervosa, flatulência, diarreia crônica e constipação intestinal. Também é utilizada como vermífugo, alívio da asma, icterícia, epilepsia e diurética.[36]

Posologia

- Planta seca: 2 a 3 g até 4 vezes/dia
- Infusão: 1 a 3 g até 4 vezes/dia
- Extrato seco (5:1): 300 a 1.200 mg de 2 a 3 vezes/dia
- Tintura (1:5, etanol 70%): 50 a 100 gotas, 1 a 3 vezes/dia
- Extrato fluido (1:1): 50 a 100 gotas, 1 a 3 vezes/dia.

Extratos disponíveis no mercado brasileiro

- Extrato seco de *Valeriana officinalis* padronizado no mínimo de 0,8% de ácido valerênico, 125 a 940 mg/dia
- Extrato seco de *Valeriana officinalis* padronizado no mínimo de 0,3% de ácido valerênico, 333 a 2.500 mg/dia.

Contraindicações

Durante a gravidez e a lactação.

Precauções

- O álcool potencializa os efeitos da valeriana.
- O uso prolongado ou em altas doses pode provocar pirose, diarreias, cefaleia, vertigem, acúfenos e sedação pronunciada.

Toxicidade e interações

- Usar com cuidado em pacientes que tomam anti-hipertensivos, pois pode provocar hipotensão
- Pode causar interação com anestésicos, potencializando o efeito deles.[37]

REFERÊNCIAS BIBLIOGRÁFICAS

1. Murti K, Kaushik M, Sangwan Y, Kaushik A. Pharmacological properties of *Valeriana officinalis* – a review. Pharmacologyonline. 2011;3:641-6.
2. Nandhini S, Narayanan K, Ilango K. *Valeriana officinalis*: a review of its traditional uses, phytochemistry and pharmacology. Asian Journal of Pharmaceutical and Clinical Research. 2018;11:36-41.
3. Gledhill D. The names of plants. Cambridge University Press; 2008.
4. Hobbs C. Valerian and Other Anti-Hysterics in European and American Medicine (1733-1936). Pharmacy in Story. 1990;32(3):132-7.
5. Penzkofer M, Heuberger H. *Valeriana officinalis* L. s.l.: Valerian. In: Novak J, Blüthner W-D, editors. Medicinal, Aromatic and Stimulant Plants. Handbook of Plant Breeding: Springer; 2020.
6. Group AP. An update of the Angiosperm Phylogeny Group classification for the orders and families of flowering plants: APG III. Botanical Journal of the Linnean Society. 2009;161:105-21.
7. Brasil. Caprifoliaceae in Flora do Brasil 2020 under construction. Disponível em: http://floradobrasil.jbrj.gov.br/reflora/floradobrasil/FB15083. Acesso em: 15/11/2020.

8. Medeiros MFT, Andreata RHP, Valle LdS. Identificação de termos oitocentistas relacionados às plantas medicinais usadas no Mosteiro de São Bento do Rio de Janeiro, Brasil. Acta Botanica Brasilica. 2010;24:780-9.

9. Lipp FJ. O simbolismo das plantas. Taschen; 2002.

10. Alonso JR. Tratado de fitomedicina. Buenos Aires: Isis; 1998.

11. Wood GB, Bache F. The Dispensatory of the United States of America. Philadelphia; 1858.

12. WHO. WHO monographs on selected medicinal plants. vol. 1. Geneva: World Health Organization; 1999.

13. EMA. European Union herbal monograph on *Valeriana officinalis* L., radix. United Kingdom: European Medicines Agency; 2016.

14. Brasil. Pharmacopeia Brasileira. Decreto nº 17.509, de 4 de novembro de 1926. Departamento Nacional de Saúde Pública. Rio de Janeiro: Brasil; 1926.

15. Brasil. Farmacopeia dos Estados Unidos do Brasil. 2. ed. Decreto 45.502, de 27 de fevereiro de 1959. Aprova a 2ª Edição da Farmacopeia Brasileira. Rio de Janeiro; 1959.

16. Brasil. Farmacopeia Brasileira. 4. ed. Decreto nº 96.607, de agosto de 1988, e Portaria nº 175, de 19 de junho 1996. Brasília: Ministério da Saúde; 1988.

17. Brasil. Instrução Normativa nº 02, de 13 de maio de 2014 – Lista de medicamentos fitoterápicos de registro simplificado e Lista de produtos tradicionais fitoterápicos de registro simplificado. Brasília: Anvisa; 2014.

18. Brasil. Formulário de Fitoterápicos Farmacopeia Brasileira: Primeiro Suplemento. Brasília: Anvisa; 2018.

19. Brasil. Farmacopeia Brasileira. 6. ed. Brasília: Anvisa; 2019.

20. Patočka J, Jakl J. Biomedically relevant chemical constituents of *Valeriana officinalis*. Journal of Applied Biomedicine. 2010;8:11-18.

21. Upton R, Petrone C. American Herbal Pharmacopoeia and Therapeutic Compendium – Valerian Root: *Valeriana officinalis* – Analytical, Quality Control and Therapeutic Monograph. Santa Cruz: American Herbal Pharmacopoeia. 1999.

22. Silva AL. Análise química de espécies de valeriana brasileiras. (Doutorado) Instituto de Química, Universidade Federal do Rio Grande do Sul, Porto Alegre; 2009.

23. Mineo L, Concerto C, Patel D et al. Valeriana officinalis Root Extract Modulates Cortical Excitatory Circuits in Humans. Neuropsychobiology. 2017;75:46-51.

24. Capasso F, Gaginella TS, Grandolini G, Izzo AA. Phythotherapy: a Quick Reference to Herbal Medicine. London: Springer; 2003.

25. Sarris J, Panossian A, Schweitzer I, Stough C, Scholey A. Herbal medicine for depression, anxiety and insomnia: a review of psychopharmacology and clinical evidence. European Neuropsychopharmacology. 2011;21:841-60.

26. De Feo V, Faro C. Pharmacological effects of extracts from Valeriana adscendens Trel. II. Effects on GABA uptake and amino acids. Phytotherapy Research. 2003;17:661-4.

27. Dietz BM, Mahady GB, Pauli GF, Farnsworth NR. Valerian extract and valerenic acid are partial agonists of the 5-HT5a receptor in vitro. Molecular Brain Research. 2005;138:191-7.

28. Nam SM, Choi JH, Yoo DY et al. Valeriana officinalis extract and its main component, valerenic acid, ameliorate D-galactose-induced reductions in memory, cell proliferation, and neuroblast differentiation by reducing corticosterone levels and lipid peroxidation. Experimental Gerontology. 2013;48:1369-77.

29. Azizi H, Shojaii A, Hashem-Dabaghian F et al. Effects of *Valeriana officinalis* (Valerian) on tension-type headache: A randomized, placebo-controlled, double-blind clinical trial. Avicenna Journal of Phytomedicine. 2020;10:297-304.

30. Ziegler G, Ploch M, Miettinen-Baumann A, Collet W. Efficacy and tolerability of Valerian extract LI 156 compared with oxazepam in the treatment of non-organic insomnia-a randomized, double-blind, comparative clinical study. European Journal of Medical Research. 2002;7:480.

31. Fernández-San-Martín MI, Masa-Font R, Palacios-Soler L, Sancho-Gómez P, Calbó-Caldentey C, Flores-Mateo G. Effectiveness of Valerian on insomnia: a meta-analysis of randomized placebo-controlled trials. Sleep Medicine. 2010;11:505-11.

32. Chen H-W, He X-H, Yuan R et al. Sesquiterpenes and a monoterpenoid with acetylcholinesterase (AchE) inhibitory activity from Valeriana officinalis var. latiofolia in vitro and in vivo. Fitoterapia. 2016;110:142-9.

33. Müller D, Pfeil T, Von den Driesch V. Treating depression comorbid with anxiety – results of an open, practice-oriented study with St John's wort WS® 5572 and valerian extract in high doses. Phytomedicine. 2003;10:25-30.

34. Sarris J, Byrne GJ. A systematic review of insomnia and complementary medicine. Sleep Medicine Reviews. 2011;15:99-106.

35. EMA. Assessment report on Valeriana officinalis L., radix and *Valeriana officinalis* L., aetheroleum. United Kingdom: European Medicines Agency; 2016.

36. Font Quer P. Plantas medicinales: el dioscórides renovado. 7. ed. Barcelona: Labor; 1981.

37. Yuan C-S, Mehendale S, Xiao Y, Aung HH, Xie J-T, Ang-Lee MK. The gamma-aminobutyric acidergic effects of valerian and valerenic acid on rat brainstem neuronal activity. Anesthesia & Analgesia. 2004;98:353-8.

Crédito da imagem:
Ivone Manzali

Vítex

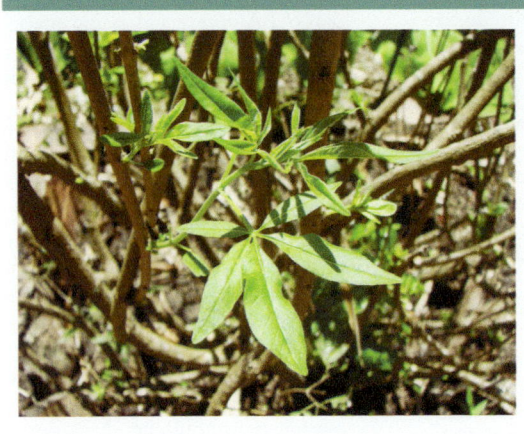

Nome botânico
Vitex agnus-castus L.

Nome farmacêutico
Fructus Viticis Agni-Casti

Família
Lamiaceae

Partes utilizadas
Frutos ou folhas

Propriedades organolépticas
Doce e amarga

Outros nomes populares

Alecrim-de-angola, alecrim-do-norte, limba, pau-de-angola, jureminha, pimenta-dos-monges, árvore-da-castidade.

Origem

Região do Mediterrâneo, Ásia Ocidental e Central.

Histórico

O nome *Vitex* é derivado do latim *vitilium*, que significa trançado, fazendo referência aos seus ramos que são flexíveis e utilizados na preparação de cercas. *Agnus* vem do grego *agnus* (estéril), que significa cordeiro, e *castus* tem origem no latim *castitas*, que significa castidade. A associação dessa espécie com a castidade é muito antiga, sendo mencionada na obra *Ilíada*, escrita por Homero, no século 8 a.C.[1-3]

Na Grécia Antiga e na Idade Média, essa planta era usada para inibir a libido e também em guirlandas de flores durante jogos olímpicos.[4] Segundo Plínio, as mulheres gregas que queriam manter a castidade quando os maridos iam para a guerra colocavam folhas da planta em seus leitos e dormiam com ela. A Igreja romana também fez uso da planta colocando ramos junto à roupa de jovens noviços e sementes moídas como condimento na comida dos monges para diminuir seu desejo sexual.[5] Dessa maneira, as plantas que apresentavam flores brancas, como a *Vitex agnus-castus*, tornaram-se símbolos de pureza no sul da Europa.[6]

No Brasil, observa-se o uso de *V. agnus-castus* em rituais religiosos que mesclam tradições indígenas e africanas no preparo do vinho de jurema, utilizado durante os rituais religiosos (catimbó e umbanda) e banhos,[7,8] bem como de amplo uso medicinal.[9-11]

Recomendada pela Organização Mundial da Saúde (WHO Monographs on Selected Medicinal Plants – vol. 4)[12] e pela European Medicines Agency (EMA).[13] Embora a espécie não conste em nenhum dos documentos oficiais do Ministério da Saúde, seu uso é permitido em fitoterápicos magistrais e registrados. (Ver Apêndice C, *Fitoterápicos Registrados na Anvisa.*)

Principais componentes químicos

Possui glicosídeos **iridoides** (agnusídeo, aucubina eurostosídeo e derivados), **diterpenoides do tipo ladbado** (rotundifurano, viteagnusina, vitexilactona, vitexilactama A, viteagnusídeos A-C, vitetrifolina D), **flavonoides** (kaempferol, quercetagetina, penduletina, orientina, crisofanol D e apigenina, crisoplenetina, cinarosídeo, 6-hidroxikaempferol, luteolina, casticina, orientina isovitenxina), **alcaloides** (viticina), **óleo essencial** (0,5%) rico em acetato de bornila, 1,8-cineol, limoneno, α e β-pineno, α-terpineol, linalol, citronelol, canfeno, mirceno e sesquiterpenos (β-cariofileno, β-gurjuneno, cupareno e globulol), **princípios amargos** (castina), **sesquiterpenos**, **ácidos graxos** (incluindo ácidos esteárico, oleico, linoleico e palmítico), **aminoácidos** (glicina, alanina, valina, leucina), vitamina C e caroteno e **taninos**.[1,14] Fundamentados na análise química, foram selecionados como marcadores flavonoides (casticina) e/ou em iridoides (agnusídeo), sendo que casticina é a referência para a Farmacopeia Europeia.[15,16]

Atividades farmacológicas

Pesquisas recentes demonstram que os extratos de *V. agnus-castus*, especialmente os diterpenoides, exercem ação dopaminérgica, inibição da prolactina e do cAMP, e não alteram o LH (hormônio luteinizante) ou o FSH (hormônio foliculestimulante). Assim, a maioria dos resultados descritos no tratamento da **tensão pré-menstrual (TPM)**, inclusive em alterações do ritmo menstrual e em sintomas da mastodinia, sugere uma atividade dopaminérgica (D_2), visto que é antagonizada pelo haloperidol e pela inibição da prolactina. Atua ainda em hiperprolactinemia leve, frequentemente associada à insuficiência do corpo lúteo.[17-20]

Foram realizados estudos em modelos farmacológicos experimentais visando avaliar o perfil e possíveis mecanismos de ação envolvidos no controle da inflamação e da dor, tendo como base a indicação tradicional da *V. agnus-castus* no tratamento dos distúrbios ginecológicos. Ensaios *in vitro* demonstraram que alguns constituintes isolados dessa espécie apresentam atividade anti-inflamatória (ácido p-hidroxibenzoico, casticina, artemetina e vitexcarpana), bem como possível ação em receptores opidoides.[21-24] Como consequência, o óleo essencial apresentou efeito analgésico, que foi mediado por ativação dos sistemas opioidérgico e colinérgico.[25,26] Extratos hidrofílicos revelam atividades sobre o sistema nervoso central (SNC) que reduzem ou controlam atividades epilépticas em modelos experimentais em animais.[27,28]

Outro estudo mostrou correlação entre a fração rica em flavonoides (e outros constituintes fenólicos) com seu poder antioxidante, e que o extrato aquoso é mais potente que outros devido à capacidade de extrair melhor esses constituintes.[27] Foi demonstrado também que, em animais orquiectomizados, a administração oral de *V. agnus-castus* previne a osteoporose, conservando tanto o osso cortical quanto o trabecular.[29]

Foram realizadas investigações clínicas para avaliar os efeitos sobre a TPM, sintomas da menopausa e na hiperprolactinemia. Para avaliar o efeito na TPM, realizou-se um estudo duplo-cego, randomizado em 170 mulheres. O grupo tratado recebeu 20 mg/dia do extrato ZE 440, padronizado em casticina, durante três ciclos menstruais. Ao final do terceiro ciclo foi realizada avalição

médica e uma autoavaliação acrescida de exames laboratoriais, impressão clínica global e o monitoramento de eventos adversos. Foi constatado que as mulheres que ingeriram o extrato ZE 440 tiveram redução significativa na pontuação dos sintomas da TPM comparadas com aquelas que tomaram placebo (p < 0,001). A taxa de melhora global foi de 52% para o grupo tratado e de 24% para o grupo do placebo. Sete mulheres relataram eventos adversos leves (quatro no grupo tratado e três que tomaram placebo), nenhum dos quais causou a interrupção do tratamento.[30]

Foi realizada análise de 12 estudos clínicos, randomizados e controlados de tratamento dos sintomas da TPM, nos quais foram usados extratos de *V. agnus-castus*. Seis estudos tiveram mais de 100 participantes. Verificou-se que em cinco deles os resultados com extratos foram superiores ao placebo, sendo um com piridoxina (vitamina B6, 200 mg/dia) e outro com óxido de magnésio. Outros dois ensaios clínicos duplos-cegos controlados por placebo efetuados na China envolveram 275 mulheres. Em ambos se utilizaram 40 mg/dia de extrato seco padronizado, idêntico a dois produtos comerciais (Agnucaston® e Cyclodynon®) disponíveis na Europa.[31]

Dois estudos investigaram a atividade do extrato de *V. agnus-castus* L. (20 a 40 mg/dia) em distúrbios pré-menstruais. No primeiro observou-se que o tratamento era equivalente à fluoxetina usada como referência, em que esta foi mais eficaz na resolução dos sintomas psicológicos, enquanto o extrato apresentou-se como mais eficiente no tratamento das queixas físicas. O segundo mostrou que a fluoxetina é mais potente que o extrato vegetal.[15] Além disso, estudo observacional clínico aberto recente relatou que o extrato foi capaz de reduzir a frequência dos ataques de enxaqueca em mulheres com TPM.[32]

Um questionário realizado na Alemanha, por ginecologistas, para monitorar os efeitos do uso de um extrato líquido de *V. agnus-castus* (40 gotas/dia) envolveu 1.542 mulheres com diagnóstico de TPM (idade média de 34,7 anos), e, dentre estas, havia também diagnóstico de insuficiência do corpo lúteo (n = 1016) e de fibrose uterina (n = 170). O resultado do estudo mostrou que o tratamento foi avaliado como "eficaz" por 17,4% (n = 421) das entrevistadas, 59,9% (n = 1.448) consideraram-no "às vezes eficaz", enquanto 20,8% (n = 504) o classificaram como "sem efeito".[33]

Estudos clínicos demonstraram eficácia no tratamento da TPM, um deles com resultado superior à piridoxina.[34] Avaliações clínicas em pacientes com mastalgia e hiperprolactinemia leve mostraram resultado similar à bromocriptina em reduzir a mastodinia e os níveis plasmáticos de prolactina.[35]

Até o momento, os mecanismos de ação dos extratos de *V. agnus-castus* não foram completamente elucidados. Vários grupos de pesquisa observaram efeitos inibitórios sobre a liberação de prolactina e propriedades dopaminérgicas. No que diz respeito aos receptores de estrogênio, há dúvidas quanto às preferências, se receptores β ou α. Foi mencionada atividade semelhante à β-endorfina (possivelmente via ligação ao receptor de opiáceos μ). Além disso, há evidências clínicas e tradicionais que demonstram a eficácia e a segurança dos extratos de *V. agnus-castus*, cujas preparações são usadas há séculos para tratar problemas ginecológicos.[36]

Indicações e usos principais

- Dismenorreia, amenorreia, menorragia – principalmente por deficiência do corpo lúteo
- TPM e mastalgia
- Hiperprolactinemia
- Síndrome climatérica.

Uso etnomedicinal

A tintura dos frutos frescos era usada como galactagoga e emenagoga e também para "reprimir os desejos sexuais". É indicada para tratamento de irritabilidade, melancolia, demência e, curiosamente, impotência sexual. No Mediterrâneo ficou conhecida como a "planta da mulher", por ter sido tradicionalmente muito utilizada pelas mulheres europeias desta região para tratamento de problemas ginecológicos. A indicação tradicional que persiste até hoje é para promover a lactação. No Brasil, o chá das folhas é consumido como diurético, antidiarreico e expectorante. Também é empregado contra hematúria, hemorroidas, reumatismo, gastralgia, amenorreia, bronquite, diabetes, problemas menstruais, menopausa, lactação e ejaculação involuntária. Externamente, é utilizado em banhos contra a erisipela. As folhas frescas moídas são misturadas à gordura como uma pasta, e aplicadas ao redor do pescoço como compressas nas gripes e resfriados.[37]

Posologia

- Fruto seco: 0,5 a 1 g, 3 vezes/dia
- Tintura (1:5): 1 a 5 mg/dia

- Extrato seco padronizado em 0,5% de agnusídeo: 30 a 60 mg/dia.

Extratos disponíveis no mercado brasileiro

Extrato seco de *Vitex agnus-castus* padronizado em 0,5% de agnusídeo.

Contraindicações

- Pode causar aumento do fluxo menstrual e cefaleias
- Raramente podem ocorrer náuseas, dispepsias, exantema, aumento do fluxo sanguíneo menstrual, dores de cabeça persistentes e desconforto gastrintestinal[1]
- Não deve ser utilizado com outras terapias hormonais.

Precauções

Contraindicado na gestação e lactação por falta de estudos toxicológicos conclusivos.

Devido aos possíveis efeitos dopaminérgicos e estrogênicos, não podem ser completamente excluídas interações com agonistas da dopamina, antagonistas da dopamina, estrogênios e antiestrogênios.[36]

Em decorrência da possibilidade de atuação no eixo pituitário-hipotalâmico, não é recomendado o uso por pacientes com histórico de distúrbio hipofisário sem investigação prévia. O uso do extrato pode mascarar sintomas relacionados aos tumores secretores de prolactina.[36]

Foi relatado caso de alterações psicológicas (psicose, alucinações, alteração na fala) após o uso de extrato de *V. agnus-castus*. Os sintomas foram relacionados ao uso do extrato que cessaram 48 h após descontinuidade do tratamento.[38]

Toxicidade e interações

Embora não sejam relatadas ou reconhecidas interações medicamentosas, recomenda-se evitar o uso simultâneo de medicamentos antipsicóticos ou dopaminérgicos (bromocriptina e metoclopramida), assim como deve-se ter cuidado com anticoncepcionais orais e terapia de reposição hormonal. A interação com as enzimas do CYP450 foi observada apenas em estudos pré-clínicos.[39]

REFERÊNCIAS BIBLIOGRÁFICAS

1. Artz MB. Vitex agnus-castus. Herbal Products. Springer; 2007:245-58.
2. Brown DJ. Herbal research review: Vitex agnus-castus clinical monograph. Townsend Letter for Doctors and Patients. 1995:138-45.

3. Villagrán Moraga C, Squizzato T. Una reflexión en torno a la flora, vegetación y etnobotánica en Homero. Gayana Bot. 2017;74(1):200-20.

4. Rhizopoulou S. Symbolic plant(s) of the Olympic Games. Journal of Experimental Botany. 2004;55:1601-6.

5. Alonso JR. Tratado de fitomedicina: bases clínicas y farmacológicas. Buenos Aires: Isis; 1998.

6. Bown D. Herbal: the Essential Guide to Herbs for Living. Pavilion Books; 2015.

7. Pires PS. Sobre mestres e encantados: a jurema como expressão sentimental. (Mestrado) Programa de Pós-graduação em Antropologia Social da Universidade de Brasília, Brasília; 2011.

8. Berg ME, Silva MHL. Ethnobotany of a traditional ablution in Pará, Brazil. Boletim do Museu Paraense Emílio Goeldi. Botanica. 12 jun 1986;2(2):213-8.

9. Almeida MZ, Léda PH, da Silva MQ et al. Species with medicinal and mystical-religious uses in São Francisco do Conde, Bahia, Brazil: a contribution to the selection of species for introduction into the local Unified Health System. Revista Brasileira de Farmacognosia. 2014;24:171-84.

10. Conde BE, Rogerio ITS, Siqueira AM, Ferreira MQ, Chedier LM, Pimenta DS. Ethnopharmacology in the vicinity of the botanical garden of the federal university of Juiz de Fora, Brazil. Ethnobotany Research and Applications. 2014;12:91-111.

11. Madaleno IM. Organic cultivation and use of medicinal plants in Latin America. Pharmacognosy Communications. 2012;2:34-51.

12. WHO. WHO monographs on selected medicinal plants. vol. 4. Geneva: World Health Organization; 2009. p. 456.

13. EMA. European Union herbal monograph on *Vitex agnus-castus* L., fructus. United Kingdom: European Medicines Agency; 2018.

14. Heinrich M, Barnes J, Gibbons S, Williamson E. Fundamentals of pharmacognosy and phytotherapy. New York: Churchill Livingstone; 2004.

15. Edwards SE, Costa Rocha I, Williamson EM, Heinrich M. Phytopharmacy: an evidence-based guide to herbal medicinal products. John Wiley & Sons; 2015.

16. Masullo M, Montoro P, Mari A, Pizza C, Piacente S. Medicinal plants in the treatment of women's disorders: Analytical strategies to assure quality, safety and efficacy. Journal of Pharmaceutical and Biomedical Analysis. 2015;113:189-211.

17. Capasso F, Gaginella TS, Grandolini G, Izzo AA. Phytotherapy: a Quick Reference to Herbal Medicine. Springer Science & Business Media, 2003.

18. Jarry H, Spengler B, Wuttke W, Christoffel V. In vitro assays for bioactivity-guided isolation of endocrine active compounds in *Vitex agnus-castus.* Maturitas. 2006;55:S26-S36.

19. Sliutz G, Speiser P, Schultz A, Spona J, Zeillinger R. Agnus castus extracts inhibit prolactin secretion of rat pituitary cells. Hormone and Metabolic Research. 1993;25:253-55.

20. Liu J, Burdette JE, Xu H et al. Evaluation of estrogenic activity of plant extracts for the potential treatment of menopausal symptoms. Journal of Agricultural and Food Chemistry. 2001;49:2472-9.

21. Choudhary MI, Jalil S, Nawaz SA, Khan KM, Tareen RB. Antiinflammatory and lipoxygenase inhibitory compounds from *Vitex agnus-castus.* Phytotherapy Research. 2009;23:1336-9.

22. Webster DE, He Y, Chen S-N, Pauli GF, Farnsworth NR, Wang ZJ. Opioidergic mechanisms underlying the actions of *Vitex agnus-castus* L. Biochemical Pharmacology. 2011;81:170-7.

23. Mesaik MA, Murad S, Khan KM, Tareen RB, Ahmed A, Choudhary MI. Isolation and immunomodulatory properties of a flavonoid, casticin from *Vitex agnus-castus.* Phytotherapy Research. 2009;23:1516-20.

24. Ahmad B, Azam S, Bashir S, Adhikari A, Choudhary MI. Biological activities of a new compound isolated from the aerial parts of *Vitex agnus-castus* L. African Journal of Biotechnology. 2010;9:9063-9.

25. Khalilzadeh E, Hazrati R, Vafaie Sayah G, Hasannejad H. Opioidergic and cholinergic but not nitric oxide pathways are involved in antinociceptive activity of *Vitex agnus-castus* essential oil in the acute trigeminal model of pain in rat. Asian Journal of Pharmaceutical and Clinical Research. 2015;8:283-6.

26. Khalilzadeh E, Saiah GV, Hasannejad H et al. Antinociceptive effects, acute toxicity and chemical composition of *Vitex agnus-castus* essential oil. Avicenna Journal of Phytomedicine. 2015;5:218.

27. Meena AK, Niranjan U, Rao M, Padhi M, Babu R. A review of the important chemical constituents and medicinal uses of *Vitex* genus. Asian Journal of Traditional Medicines. 2011;6:54-60.

28. Saberi M, Rezvanizadeh A, Bakhtiarian A. The antiepileptic activity of *Vitex agnus-castus* extract on amygdala kindled seizures in male rats. Neuroscience Letters. 2008;441:193-6.

29. Sehmisch S, Boeckhoff J, Wille J et al. *Vitex agnus-castus* as prophylaxis for osteopenia after orchidectomy in rats compared with estradiol and testosterone supplementation. Phytotherapy Research. 2009;23:851-8.

30. Schellenberg R. Treatment for the premenstrual syndrome with agnus castus fruit extract: prospective, randomised, placebo controlled study. BMJ. 2001;322:134-7.

31. Dante G, Facchinetti F. Herbal treatments for alleviating premenstrual symptoms: a systematic

review. Journal of Psychosomatic Obstetrics & Gynecology. 2011;32:42-51.

32. Ambrosini A, Di Lorenzo C, Coppola G, Pierelli F. Use of *Vitex agnus-castus* in migrainous women with premenstrual syndrome: an open-label clinical observation. Acta Neurologica Belgica. 2013;113:25-9.

33. Pizzorno JE, Murray MT. Textbook of Natural Medicine. Elsevier Health Sciences; 2012.

34. Loch E-G, Selle H, Boblitz N. Treatment of premenstrual syndrome with a phytopharmaceutical formulation containing *Vitex agnus-castus*. Journal of Women's Health & Gender-Based Medicine. 2000;9:315-20.

35. Kilicdag E, Tarim E, Bagis T et al. Fructus agni casti and bromocriptine for treatment of hyperprolactinemia and mastalgia. International Journal of Gynecology & Obstetrics. 2004;85:292-3.

36. EMA. Assessment report on *Vitex agnus-castus* L., fructus. United Kingdom: European Medicines Agency; 2018.

37. Lorenzi H, Matos FJA. Plantas medicinais no Brasil: nativas e exóticas. 2. ed. Nova Odessa: Instituto Plantarum; 2008.

38. Farshchian F, Davarinejad O, Brand S. Drug-induced psychotic disorder after administration of *Vitex agnus-castus* (chasteberry) medication to treat premenstrual syndrome: a case report. Archives of Clinical Psychiatry. 2019;46:80-80.

39. Niroumand MC, Heydarpour F, Farzaei MH. Pharmacological and therapeutic effects of Vitex agnus-castus L.: a review. Pharmacognosy Reviews. 2018;12.

Crédito da imagem:
Ivone Manzali

8

Casos Clínicos

INTRODUÇÃO

Neste capítulo, apresentamos alguns casos clínicos que servem de exercícios para que os profissionais aprendam, a partir do conhecimento adquirido ao longo dos textos, um raciocínio que possibilite a prescrição de fórmulas fitoterápicas com segurança. Sugerimos que em todas as dinâmicas sejam concluídos os diagnósticos clínicos e identificados os conceitos tradicionais predominantes, assim como elaboradas as estratégias terapêuticas, tendo o tratamento como objetivo final. As respostas serão fornecidas no fim do capítulo. Por fim, propomos algumas fórmulas fundamentadas na nossa experiência profissional. É importante salientar que, para cada caso apresentado, existem outras possibilidades de combinações de plantas que poderão ser experimentadas, mesmo porque, na clínica diária, estamos todo o tempo diante de diferentes pacientes e de uma grande variedade de doenças. Outra observação diz respeito à maneira com que a receita pode ser aviada, já que não há um padrão único de prescrição como veremos nas sugestões de fórmulas. Pode-se formular com a dose diária, cabendo à farmácia fracionar essa dose; ou por dose já fracionada, e neste caso o prescritor define a dosagem a cada tomada; ou ainda por cápsula, quando é possível saber de antemão a quantidade de medicamento que cabe em cada cápsula. Observe atentamente que as doses preconizadas podem ser diferentes de acordo com a padronização de cada extrato.

Um ponto que não deve ser desconsiderado, como dito anteriormente, é a necessidade de realização periódica de exames laboratoriais no acompanhamento do paciente e, para concluir, nunca é demais a advertência de que é necessário ter com os fitoterápicos os mesmos cuidados dedicados a outros medicamentos, observando suas contraindicações, toxicidades, interações com outras plantas e substâncias.

Questões comuns a todas as dinâmicas que deverão ser respondidas:

1. Qual o diagnóstico clínico provável?
2. Quais os conceitos ou desequilíbrios tradicionais que se destacam no caso?
3. Quais as estratégias terapêuticas a serem definidas?
4. Elaborar uma fórmula para o tratamento.

CASOS CLÍNICOS

Sistema nervoso

Caso clínico 1

Antônia, 37 anos, comerciante, conta que, há aproximadamente 3 meses, vem sentindo taquicardia e sudorese em situações inesperadas como, por exemplo, ao dirigir na volta do trabalho. Em um desses episódios, achou que ia morrer e encaminhou-se a uma emergência médica onde foram solicitados exames complementares que não mostraram alterações; foi receitado um medicamento da classe dos benzodiazepínicos. Angustiada com a perspectiva do uso de medicamentos por um longo período, resolveu buscar o tratamento fitoterápico. A anamnese revelou que Antônia também apresentava queixas de má digestão, acompanhada de azia; ciclo menstrual regular com irritabilidade e mastalgia antecedendo este período; urina amarelada sem ardência, muita sede e língua com saburra ligeiramente amarelada.

Caso clínico 2

Maria, 56 anos, faz uso diário de medicamento benzodiazepínico para dormir desde a morte do seu companheiro há 2 anos. Alertada pela filha sobre os possíveis efeitos colaterais desses medicamentos, e percebendo que se sentia com "ressaca" pela manhã, lembrou-se de que já havia utilizado fitoterápicos com bons resultados. Dona Maria encontra-se um pouco acima do peso, tem pulso deficiente e a língua ligeiramente pálida. Refere que sente fogachos desde que entrou na menopausa aos 50 anos, fato que contribui para uma qualidade ruim do seu sono. Sua recente densitometria óssea mostra osteopenia.

Caso clínico 3

José, 55 anos, engenheiro, casado. Comparece à consulta acompanhado da esposa, pois se encontra extremamente desanimado, sem fome e com dificuldade para conciliar o sono. Refere redução da libido e sensação de que não vai conseguir respirar. Sua pulsação é tensa e a língua se apresenta com pontos violáceos.

Sistema digestório

Caso clínico 4

Augusta, dona de casa, 55 anos, há alguns anos sofre de grande irritabilidade e cefaleia temporal em virtude das constantes desavenças com o marido. Nas últimas semanas, começou a se queixar de fortes dores abdominais em epigástrio, uma espécie de queimação, acompanhadas de regurgitação ácida, gosto amargo e aftas. Percebe, ainda, que seu apetite está aumentado e, atualmente, tem preferido bebidas frias.

Durante consulta com o médico fitoterapeuta, ele a examinou e percebeu seu pulso rápido e forte e que a língua apresentava saburra amarelada e ressecada. Pediu que fosse feita uma endoscopia digestiva, que revelou gastrite crônica grave enantematosa e pequena úlcera em duodeno, sem a presença de *H. pylori*.

Caso clínico 5

Maria de Fátima, 40 anos, há alguns meses vem apresentando desconforto na região epigástrica e hipocôndrio direito, acompanhado de digestão difícil, flatulência, sensação de empachamento, eructações e náuseas. Seu pulso é forte e a língua apresenta saburra clara e muito espessa. Foram realizados endoscopia digestiva alta, parasitológico de fezes e ultrassonografia abdominal total, que não mostraram alterações.

Caso clínico 6

Ana Luiza, 44 anos, procurou atendimento médico relatando episódios de diarreia ora aquosa, ora pastosa sem restos alimentares, predominantemente diurna, iniciados há 8 meses, acompanhados de cólicas de forte intensidade e distensão abdominal. Inicialmente, fez dieta constipante e uso de medicamentos antidiarreicos, ambos sem sucesso, tendo referido piora da distensão. Relaciona o início dos sintomas com o falecimento da sua mãe, uma vez que, desde então, sente-se muito ansiosa. Foi submetida a inúmeros exames parasitológios, colonoscopia e ecografia abdominal que foram considerados normais. Ao exame físico, encontra-se eutrófica, normocorada e hidratada. Percebe-se borborigmo aumentado e dor difusa à palpação do abdome. O pulso é forte e a língua é pálida com cobertura branca, acentuada e muito úmida.

Sistema respiratório

Caso clínico 7

Ernesto, 14 anos, apresenta episódios de asma desde os 5 anos. Nessas ocasiões, acorda durante a noite com tosse e dispneia, e é comum o aparecimento de catarro amarelo-esverdeado. Quando não está em crise, apresenta boa saúde. Ao exame, apresentava poucos sibilos, língua com saburra amarelada e pulsação acelerada. Relata ter feito uso de "bombinha" (broncodilatador inalatório) duas horas antes da consulta.

Caso clínico 8

Ângela, irmã de Ernesto, tem 16 anos e também apresenta crises de asma, embora com menos frequência. Sua queixa principal é a rinite com ataques de espirro e profusa secreção nasal aquosa. Queixa-se também de cólicas menstruais e refere ser friorenta. Apresenta língua pálida e pulso fraco.

Caso clínico 9

Leila, 9 anos, é uma menina esperta que estuda, faz atividades físicas e dorme bem. Desde pequena, seu ponto fraco é a garganta, pois costuma ter de três a quatro episódios de amigdalite por ano, necessitando fazer uso de antibióticos nessas ocasiões. É calorenta, alimenta-se em quantidades razoáveis, mas come poucos vegetais frescos e frutas. Ao exame, apresenta-se corada, hidratada, dentro da curva de crescimento. Sua língua é ligeiramente avermelhada.

Sistema cardiovascular

Caso clínico 10

Mariana, 57 anos, arquiteta, apresenta palpitações frequentes. Relata estar passando por momento difícil na vida pessoal e se sentindo muito ansiosa. Refere, também, sentir cansaço ao longo do dia e sensação de vazio na cabeça. A pressão arterial encontra-se moderadamente aumentada. Ao exame, a língua está alargada, e com saburra espessa. A pulsação é fraca com algumas extrassístoles.

Em exame laboratorial recente, apresentou níveis elevados de colesterol total e LDL. Fez uso de estatinas, mas teve forte intolerância a essa classe de medicamento com mialgias e náuseas. A glicemia encontrava-se no limite da normalidade.

Caso clínico 11

Leôncio, 30 anos, é músico e viaja frequentemente. Observou, nos últimos meses, edema em ambos os tornozelos, especialmente após longos períodos sentado em ônibus ou avião. Eventualmente, sente dormência nas pernas. Refere ter boa saúde, praticar alongamentos e se alimentar bem. Consome álcool com moderação. Nega tabagismo. Ao exame, notam-se umas poucas microvarizes e ligeiro edema. Pulsação regular e língua rosada.

Caso clínico 12

Eduardo, 55 anos, é hipertenso e há 5 anos faz uso de captopril (inibidor da enzima conversora da angiotensina). Vinha mantendo bons níveis pressóricos, mas há alguns dias sentiu fortes dores de cabeça e, ao aferir a pressão, estava com 180 × 110 mmHg. Refere estar irritadiço e inquieto e ouvir zumbidos. Dorme bem. Refere urina concentrada. Ao exame, apresenta olhos vermelhos e rubor facial. Pulso tenso e língua com a ponta avermelhada.

Sistema geniturinário

Caso clínico 13

Durval, 70 anos, há 3 anos relata disúria com diminuição do jato urinário durante a micção e gotejamento. Tem apresentado alguns episódios de retenção urinária que se resolvem com a colocação de bolsa de água morna no hipogástrio. Nos últimos dias, passou a queixar-se de ardência miccional. O exame de cultura realizado revelou a presença de *E. coli* (30 mil colônias por campo) e a ultrassonografia mostrou próstata adenomatosa. O pulso é forte e a língua um pouco aumentada de volume.

Caso clínico 14

Sylvio Carlos, 39 anos, desde os 22 sofre de cólicas renais intermitentes. O estudo dos cálculos renais revelou serem de oxalato de cálcio e, em função deles, tem apresentado infecções urinárias de repetição. Há cerca de 1 ano, durante exame de sangue de rotina, foi identificada a elevação do ácido úrico e do colesterol. Como no momento encontra-se assintomático, decidiu procurar um fitoterapeuta na esperança de poder evitar novas crises. Seu pulso é normal e sua língua avermelhada com saburra acentuada.

Caso clínico 15

Alessandra, 18 anos, queixa-se, frequentemente, nos 3 dias que antecedem a menstruação, de distensão no baixo-ventre e mamas inchadas e dolorosas, sensação de aumento de peso e sintomas depressivos. Os lóquios são vermelho-escuros com muitos coágulos e acompanhados de cólicas de forte intensidade que prejudicam suas atividades habituais. Ao fim da eliminação dos coágulos, as dores desaparecem. O pulso nesses dias costuma ser lento e a língua, pálida e arroxeada.

Caso clínico 16

Maria Esperança, 40 anos, nos últimos 2 anos vem queixando-se de prurido vulvar e secreção vaginal esbranquiçada abundante, acompanhada de ardência que pioram após relações sexuais, melhoram com uso de cremes vaginais específicos, mas retornam em poucas semanas. Há algum tempo notou edema perimaleolar e sensação de peso nas pernas. Procurou tratamento fitoterápico com o intuito de evitar a recidiva dos sintomas. Seu pulso é lento e sua língua é larga, com cobertura branca acentuada.

Sistema tegumentar

Caso clínico 17

Vinícius, aos 28 anos, começou a apresentar lesões na pele nas regiões dos joelhos, cotovelos e articulações metatarsofalangianas. Essa dermatose se caracterizava, inicialmente, por apresentar áreas bem delimitadas e acentuadamente eritematosas. Evoluiu com sobreposição de lesões de aspecto descamativo e pouco pruriginosas. Não havia alteração de temperatura no local. O pulso e a língua eram normais.

Caso clínico 18

Pedro acaba de completar 15 anos e há 1 ano surgiram, na sua face e no tronco, lesões múltiplas de aspecto cístico inflamatório e pustuloso com comedões em seu interior. Já fez uso de antibióticos que melhoram temporariamente o aspecto e a intensidade da doença, mas que não resolveram o problema. Ao exame, seu pulso é normal e sua língua discretamente avermelhada.

Sistema musculoesquelético

Caso clínico 19

Astreia, 45 anos, engenheira. Há 3 anos apresenta dores na coluna cervical e região lombar, no joelho, nos punhos e nas articulações interfalangianas. Queixa-se, também, de cefaleia, fadiga, constipação intestinal e sono interrompido. A radiografia de coluna apresenta-se sem alterações, assim como bioquímica, provas de atividade reumática e hormônios tireoidianos. Ao exame físico, apresenta extremidades frias, dor à palpação da coluna, ombros, braços, cotovelos, joelho e pernas. Ligeiro edema em extremidades. Língua normal a pálida.

Caso clínico 20

Selma, 63 anos, dona de casa. Sente dores intensas em ambos os joelhos e reclama que encontram-se inchados. Refere fazer uso de anti-inflamatórios não esteroides e de inibidores da bomba de próton para proteger o estômago, mas diz que se sente mal quando toma o medicamento. Ao exame, notam-se genuvalgo e o edema referido, que não apresenta vermelhidão ou calor. Trouxe radiografias mostrando artrose importante e a indicação cirúrgica feita por um bom ortopedista. Esse cirurgião sugeriu a ela que procurasse auxílio para perder peso – 73 kg em 1,60 m –, melhorar seu perfil lipídico – colesterol total

250 mg/dℓ, HDL 35 mg/dℓ, LDL 149 mg/dℓ, triglicerídeos 210 mg/dℓ – e controlar a pressão arterial – 170 × 110 mmHg. Diz ter bom sono, tendência à constipação intestinal e eventuais infecções urinárias. Língua alargada com saburra branca, pulso cheio.

Caso clínico 21

André Luís, 43 anos, está terminando sua tese de doutorado. Diariamente passa muitas horas sentado e escrevendo. Apresentou dor na região do músculo trapézio que estava impedindo-o de escrever e dificultando seu sono. Ao exame, encontrava-se tenso, sem outras alterações relevantes.

Caso clínico 22

Léa, 57 anos, professora, há 10 anos apresentou primeiros sinais e sintomas de astenia, dor articular em mãos, joelhos e punhos bilateralmente. Esse quadro tem evolução progressiva, destacando-se rigidez matinal importante, sinais inflamatórios, deformidades articulares e prejuízo nos movimentos. A radiografia das mãos revela certo grau de lesões articulares e erosões ósseas, enquanto o exame laboratorial mostra apenas fator reumatoide elevado e leve anemia normocrômica e normocítica. Atualmente está em tratamento com corticosteroides. As dores e a limitação são os principais sintomas. O pulso é profundo e deficiente, e a língua é pálida.

Sistema endócrino

Caso clínico 23

Célia, 50 anos, é diabética há 4 anos. Seus primeiros sintomas foram hiperlipidemia, ganho de peso, candidíase vaginal, polidipsia e polifagia. Nunca fez tratamento regular; só procura ajuda médica quando surge algum sintoma diferente. Sua glicemia se mantém na faixa dos 150 mg/dℓ. A urina é ligeiramente amarelada, em grande volume, e refere constipação intestinal habitual. Seu pulso se apresenta rápido e sua língua aumentada de volume, com saburra amarelada.

Caso clínico 24

Fernanda, 20 anos, 1,55 m de altura, há 3 anos vem ganhando peso. Desde que começou o preparatório para o vestibular tornou-se ansiosa, referindo sonolência e compulsão por alimentos e bebidas quentes. Tem sede e bebe os líquidos aos goles. Dos 53 kg chegou a 75 kg, apresentando gordura localizada no hipogástrio, e seu colestero plasmático atingiu 210 mg/dℓ. Procurou ajuda do médico fitoterapeuta com o objetivo de tentar emagrecer de forma mais natural, sem uso de medicamentos que agissem no sistema nervoso central. Sua língua é aumentada de volume e pálida, embora não tenha anemia, e seu pulso é lento.

Caso clínico 25

Vera Lúcia, 53 anos, refere que, cerca de 1 ano e meio atrás, seus ciclos menstruais começaram a se modificar. Ora atrasavam, ora adiantavam, e sua menstruação passou a diminuir em volume. Nos últimos 6 meses, surgiram fogachos, sudorese noturna, ressecamento da pele e da vagina. O ginecologista indicou o uso de hormônios sintéticos, mas, preocupada com as informações veiculadas na imprensa sobre o risco de câncer, decidiu procurar um tratamento semelhante ao que sua irmã vem fazendo com plantas medicinais. O médico de sua irmã, ao examiná-la, percebeu que a temperatura na região pélvica era mais fria que no restante do abdome, que o pulso se apresentava acelerado e a língua tinha coloração avermelhada e saburra ressecada. A densitometria óssea revelou osteopenia.

Caso clínico 26

Maria Cristina, 44 anos, 109,4 kg. Vem ao consultório relatando hiperfagia (principalmente à noite). Dislipidemia (CT: 243 mg/dℓ, LDL: 179 mg/dℓ, HDL: 51 mg/dℓ) sem uso de medicamentos. Constipação intestinal com fezes ressecadas há muitos anos, traz exame de imagem com esteatose hepática grau moderado. Já fez vários tratamentos para reduzir peso sem sucesso. Dorme bem e não pratica atividade física. Queixa-se de boca com gosto amargo, pulso acelerado e forte à palpação, língua com saburra amarela e levemente trêmula.

Caso clínico 27

Débora, 36 anos, peso 78 kg. Queixa de aumento gradativo de peso com a idade, baixa disposição (já acorda cansada), insônia, episódios compulsivos principalmente para doces. Relata muita TPM, mastalgia e libido diminuída. Edema e peso nos membros inferiores. Bom funcionamento intestinal. Exames bioquímicos e de imagem sem alteração. Não faz uso de nenhum medicamento. Língua pálida, trêmula e com saburra branca. Pulso profundo e deslizante.

Tônicas
Caso clínico 28

Cervando, 64 anos, é técnico de computação e trabalha em uma grande empresa com jornada diária de 10 h. Há cerca de 6 meses, começou a se queixar de dificuldades de ereção. É portador de hipercolesterolemia, mas não faz tratamento nem dieta. Refere astenia física e cansaço mental. Seu pulso é fraco e a língua apresenta coloração normal.

Caso clínico 29

Carolina, de 30 anos, vem há 6 meses queixando-se de dificuldade para dormir, astenia intensa, dificuldade de concentração, cefaleia frontal, mialgia, dores articulares e perda de peso. Não tem rendido em seu trabalho profissional, mas não se considera deprimida. Relaciona o início desses sintomas a um estado viral inespecífico. Foi submetida a vários exames de laboratório e de imagem e nada foi constatado. Fez uso de analgésicos, vitaminas e suplementos sem resposta. O pulso se mostra deficiente, e a língua é rosada pálida com saburra fina e úmida.

Imunoestimulante
Caso clínico 30

Wilma, 66 anos, notou, há 1 ano, surgimento de nódulo na mama direita. Como era portadora de displasia mamária, não deu a devida importância. Durante a consulta ginecológica, seu médico solicitou mamografia e ultrassonografia, que foram altamente suspeitas. Realizada biopsia, foi confirmada lesão maligna. Foi indicada mastectomia com esvaziamento ganglionar e submetida à quimioterapia. Com o fim do tratamento, passou a queixar-se de falta de disposição, astenia intensa, extremidades frias, cabelos ralos e finos e memória fraca. O hemograma revelou anemia. O pulso era fraco e sua língua apresentava-se pálida, com saburra branca.

Nootrópicos
Caso clínico 31

Marília, 77 anos, há 2 anos mostra sinais de dificuldade de memória, com esquecimento de nomes de pessoas e objetos. Nota-se que não reconhece algumas pessoas. Vem evoluindo com sinais de apatia, pouca participação durante o convívio social, e torna-se irritada quando contrariada. O exame clínico neurológico revela redução dos reflexos, os testes neuropsicológicos se mostram alterados e a RM revela leve atrofia do hipocampo. Pulso é deficiente e a língua, algo pálida e violácea, com a saburra úmida e branca.

Caso clínico 32

Verônica, 49 anos, publicitária. Há uns meses vem vivenciando grande sobrecarga de trabalho em longas jornadas. Não tem realizado atividades físicas, que antes eram regulares, e apresenta sono agitado. Alimenta-se bem, mas começou a ter tendência a constipação intestinal. Refere que está se sentindo dispersa, fica procurando as palavras e demora mais que o usual para redigir textos. Além disso, esquece onde coloca alguns objetos de uso cotidiano, o que antes não ocorria. Pulso forte.

RESPOSTAS DOS CASOS CLÍNICOS

Sistema nervoso

Caso clínico 1

1. Síndrome do pânico.
2. Estagnação, calor.
3. Sedar, circular (desestagnar), refrescar.
4. Fórmula de tratamento para Antônia:

A.

Uso oral

Valeriana oficinallis (raiz) .... 40 mg
(extrato seco 0,8% ácidos valeriânicos)
(sedativa, miorrelaxante, anticonvulsivante)
Angelica sinensis (raiz) .... 100 mg
(extrato seco 1% ligustilide)
(tônica, analgésica, imunoestimulante, hormonal)
Hypericum perforatum (flor).................................. 300 mg
(extrato seco 0,3% hipericina)
(antidepressiva, ansiolítica)

_____
por cápsula

Modo de usar
Tomar 1 cápsula 3 vezes/dia.

B.
Sugerir o consumo da infusão a seguir:
Camomila (flores)........................1 colher de sobremesa
(sedativa, antiespasmódica, digestiva)
Maracujá (folhas).................................1 colher de sopa
(sedativa, ansiolítica)

Modo de preparo
Verter 500 mℓ de água fervente sobre as plantas, abafar e tomar no período da manhã.

Caso clínico 2

1. Insônia.
2. Deficiência.
3. Tonificar o Yin, induzir o sono.
4. Fórmula de tratamento para Maria:

A.

Glycine max (semente) .... 40 mg
(extrato seco 40% isoflavonas)
(hormonal, atua no metabolismo ósseo)
Cimicifuga racemosa (rizoma) .... 40 mg
(extrato seco 2,5% triterpenos)
(hormonal, atua no metabolismo ósseo)
Equisetum arvensis (erva) .... 250 mg
(extrato seco)
(tônico, remineralizante)
Erythrina mulungu (casca) .... 50 mg
(extrato seco 4:1)
(ansiolítico, relaxante muscular)

_____
por dose

Preparar doses em cápsulas para 30 dias.

Modo de usar
Tomar 1 dose no café da manhã e 1 no almoço.

B.

Valeriana officinalis.. 150 mg
(extrato seco 0,8% ácidos valeriânicos)
(sedativa, miorrelaxante, anticonvulsivante)

_____
por dose

Praparar 60 cápsulas.

Modo de usar
Tomar 1 ou 2 cápsulas, 1 h antes de dormir.

Caso clínico 3

1. Depressão.
2. Estagnação.
3. Circular, sedar.
4. Fórmula de tratamento para José:

Uso oral

Hypericum perforatum (flor)................................. 900 mg
(extrato seco 0,3% hipericina)
(antidepressivo, ansiolítico)
Piper methysticum (raiz)....................................... 300 mg
(extrato seco 30% kavalactonas)
(ansiolítico, indutor do sono)
Ptychopetalum olacoides (raiz) .... 2.000 mg
(pó)

_____
dose diária

Preparar doses em cápsulas para 30 dias.

Modo de usar
Tomar 1/3 da dose diária 3 vezes/dia.

Sistema digestório

Caso clínico 4

1. Doença ulcerosa péptica.
2. Calor e estagnação.

3. Eliminar o calor e resolver a estagnação.
4. Fórmula de tratamento para Augusta:

Uso oral

Planta principal:
Maytenus ilicifolia (folha) .... 300 mg
(extrato seco 3,5% ácido tânico)
(gastroprotetora, antiúlcera)

Plantas coadjuvantes:
Mentha piperita (folha) ....400 mg
(pó)
(antiespasmódica, carminativa)
Citrus reticulata (casca) ....1.000 mg
(pó)
(digestiva, antiestagnante)

Planta harmonizadora:
Glycyrrhiza glabra (raiz) .... 80 mg
(extrato seco 10% ácido glycyrrhízico)
(imunomoduladora, gastroprotetora)

_____
dose diária

Preparar cápsulas para 45 dias.

Modo de usar
Tomar metade da dose diária antes do almoço e metade antes do jantar.

Caso clínico 5

1. Dispepsia funcional.
2. Estagnação.
3. Resolver a estagnação.
4. Fórmula de tratamento para Maria de Fátima:

Uso oral

Planta principal:
Cynara scolimus (folhas).. 500 mg
(extrato seco 0,5% cinarina)
(hepatoprotetora, colerética, colagoga)

Planta coadjuvante:
Foeniculum vulgaris (fruto) .... 800 mg
(pó)
(carminativa, antiespasmódica)

Planta harmonizadora:
Zingiber officinale (rizoma) .... 400 mg
(pó)
(digestivo, antiemético)

_____
dose diária

Preparar cápsulas para 60 dias.

Modo de usar
Tomar metade da dose diária no almoço e metade no jantar.

Caso clínico 6

1. Síndrome do intestino irritável.
2. Umidade, frio, excesso.

3. Eliminar a umidade, aquecer e desestagnar.
4. Fórmula de tratamento para Ana Luiza:

Uso oral

Planta principal:
Mentha piperita (erva) .... 500 mg
(pó)
(antiespasmódica, carminativa)

Plantas acessórias:
Zingiber officinale (rizoma) ....1.000 mg
(pó)
(digestivo, antiemético)
Citrus reticulata (casca) .... 800 mg
(pó)
(digestiva)
Lippia alba (folha)... 600 mg
(pó)
(ansiolítica, antiespasmódica)

Planta harmonizadora:
Glycyrrhiza glabra (raiz) .... 80 mg
(extrato seco 10% ácido glycyrrhízico)
(imunomoduladora, gastroprotetora)

_____
dose diária
(dividir em 3 tomadas)

Preparar doses em pó envelopadas para 60 dias.

Modo de usar
Tomar o conteúdo de 1 envelope sob a forma de chá 3 vezes/dia.

Sistema respiratório

Caso clínico 7

1. Asma.
2. Calor e umidade, observam-se secreção amarela e espessa e língua com a saburra amarelada. A pulsação pode estar acelerada em função do uso da medicação broncodilatadora.
3. Dispersar a umidade e refrescar.
4. Fórmula de tratamento para Ernesto:

Uso oral

Mikania glomerata (folhas)................................1.000 mg
(broncodilatadora, anti-inflamatória)
Mentha pulegium (erva) ....1.000 mg
(antisséptica, expectorante)
Citrus aurantium (folhas) .... 800 mg
(antialérgica, antisséptica, refrescante)
Astragalus membranaceus (raiz) ....1.500 mg
(adaptogênica, antialérgica)
Glycyrrhiza glabra (raiz) .... 500 mg
(imunomoduladora, antitussígena)

_____
dose diária

Preparar doses para 30 dias. Plantas rasuradas para chá.

Capítulo 8

Modo de preparo

Colocar a dose diária em um bule, acrescentar 3 copos de água fervente, abafar por 15 min. Coar e guardar em local fresco.

Modo de usar

Tomar 1 xícara 3 vezes/dia.

Caso clínico 8

1. Alergia respiratória, cólica menstrual.
2. Frio, deficiência.
3. Aquecer, tonificar.
4. Fórmula de tratamento para Ângela:

Uso oral

Astragalus membranaceus (raiz) .... 500 mg
(extrato seco 1:10)
(antialérgica, antisséptica, refrescante)
Glycyrrhiza glabra (raiz) .... 200 mg
(extrato seco 10% ácido glycyrrhízico)
(imunomoduladora/antitussígena)
Cinnamomum sp. (casca) .... 400 mg
(pó)
(antialérgica, antisséptica, amornante)
Angelica sinensis (raiz) .... 200 mg
(extrato seco 1% ligustilide)
(tônica, antiestagnante)

———————
dose diária
(dividir em 2 tomadas)

Preparar doses para 30 dias em cápsulas.

Modo de usar

Tomar 2 vezes/dia.

Caso clínico 9

1. Amigdalite de repetição.
2. Calor.
3. Imunomodular, refrescar.
4. Fórmula de tratamento para Leila:

Uso oral

A.

Xarope:
Glycyrriza glabra (raiz) 40%
(imunomoduladora, antialérgica)
Mentha pulegium (partes aéreas)...................30%
(antisséptica, expectorante)
Própolis...40%
(antisséptico, anti-inflamatório)
Mel........q.s.p.......................................120 mℓ

———————
1 frasco

Modo de usar

Tomar 5 mℓ pela manhã e à noite.

B.

Tintura de romã.

Modo de usar

Diluir 30 gotas em 1/2 copo de água e fazer gargarejos aos primeiros sinais de dor de garganta.

Sistema cardiovascular

Caso clínico 10

1. Hipertensão arterial, hipercolesterolemia, ansiedade.
2. Umidade, deficiência, estagnação.
3. Regular o ritmo cardíaco, dispersar umidade, tonificar sem excitar.
4. Fórmula de tratamento para Mariana:

Uso oral

Crataegus oxyacantha (fruto)................................800 mg
(extrato seco)
(hipotensora, hipolipemiante, antiarrítmica)
Curcuma longa (raiz)...200 mg
(extrato seco 95% curcuminoides)
(antiadesivoplaquetária, anti-inflamatória, hipolipemiante)
Pfaffia glomerata (raiz) ....600 mg
(extrato seco)
(adaptogênica, tônica)
Melissa officinalis (partes aéreas) ....50 mg
(extrato seco)
(sedativa)

———————
dose diária
(dividir em 3)

Preparar cápsulas para 40 dias.

Modo de usar

Tomar 3 vezes/dia.

Caso clínico 11

1. Varizes.
2. Estagnação.
3. Circular (desestagnar).
4. Fórmula de tratamento para Leôncio:

Uso oral

Aesculus hippocastanum (semente) ....400 mg
(extrato seco 5:1)
(venotônica, antiedematosa, antiexsudativa)
Vitis vinifera (semente) ....150 mg
(extrato seco 20% proantocianidinas)
(protetora do endotélio vascular, antiadesivoplaquetária)

———————
por cápsula

Preparar cápsulas para 60 dias.

Modo de usar

Tomar 1 dose pela manhã.

Caso clínico 12

1. Hipertensão arterial.
2. Calor, excesso.
3. Refrescar, sedar.
4. Fórmula de tratamento para Eduardo:

Uso oral

(manter o uso da medicação alopática)

A.

Tintura

Cecropia sp. (folha)
(hipotensora, diurética)

Alpinea speciosa (folha)
(sedativa, hipotensora, diurética) } āā 120 mℓ

Passiflora sp. (folha)
(sedativa, ansiolítica)

Modo de usar

Tomar 5 mℓ diluídos em água pela manhã e à noite.

B.

Gingko biloba (folha)...............................80 mg
(extrato seco padronizado a 24% de flavonoides)
(vasodilatador cerebral, antiadesivoplaquetário)

_____
por cápsula

Preparar 60 cápsulas.

Modo de usar

Tomar 1 cápsula pela manhã e à noite.

Sistema geniturinário

Caso clínico 13

1. Hiperplasia benigna da próstata.
2. Umidade e estagnação.
3. Eliminar a umidade excessiva e desestagnar.
4. Fórmula de tratamento para Durval:

Uso oral

Planta principal:

Serenoa repens (fruto)............................ 320 mg
(extrato seco pad. 25% ácidos graxos e 0,1% fitoesteróis)
(hormonal)

Plantas coadjuvantes:

Urtica dioica (folha)............................... 500 mg
(extrato seco)
(hormonal, anti-inflamatória)

Costus spicatus (caule/folhas) ....1.000 mg
(pó)
(antiespamódica, anti-inflamatória)

Planta harmonizadora:

Glycyrrhiza glabra (raiz) .... 80 mg
(extrato seco 10% ácido glycyrrhízico)
(imunomoduladora)

_____
dose diária

Preparar cápsulas para 60 dias.

Modo de usar

Tomar metade da dose diária pela manhã e metade à noite.

Caso clínico 14

1. Cálculo renal, hiperuricemia e hipercolesterolemia.
2. Fleuma e calor.
3. Eliminar a fleuma e o calor.
4. Fórmula de tratamento para Sylvio Carlos:

Uso oral

Phyllanthus niruri (erva).....................................1.000 mg
(pó)
(anti-inflamatório, antiespasmódico)

Echinodorus gradiflorus (folha)............................ 800 mg
(pó)
(diurético, anti-inflamatório)

Zea mays (estigmas) .... 600 mg
(pó)
(diurético, hipotensor)

Glycyrrhiza glabra (raiz) .... 100 mg
(extrato seco 10% ácido glycyrrhízico)
(imunomoduladora)

_____
dose diária

Preparar envelopes com metade da dose diária, doses envelopadas em pó para 90 dias.

Modo de usar

Tomar o conteúdo de 1 envelope 2 vezes/dia sob a forma de chá.

Caso clínico 15

1. Dismenorreia e tensão pré-menstrual.
2. Estagnação, frio e umidade.
3. Desestagnar, eliminar a umidade e aquecer.
4. Fórmula de tratamento para Alessandra:

Uso oral

Angelica sinensis (raiz) .... 400 mg
(extrato seco 1% ligustilide)
(hormonal, tônica)

Vitex agnus-castus (fruto/folha) .... 40 mg
(extrato seco 0,5% agnosídeos)
(hormonal, anti-inflamatória)

Cinnamomum zeylanicum (casca) .... 400 mg
(pó)
(emenagoga, antialérgica)

Equisetum arvense (erva) .... 400 mg
(extrato seco)
(diurético, remineralizante)

Glycyrrhiza glabra (raiz) .... 80 mg
(extrato seco 10% ácido glycyrrhízico)
(imunomoduladora)

_____
dose diária

Preparar doses em cápsulas para 40 dias.

Modo de usar

Tomar 1 vez/dia iniciando 7 dias antes do período menstrual até o 3º dia após.

4.1. Tratamento complementar

Oenothera biennis (Óleo de prímula) .... 500 mg
(cápsulas soft gel)
(anti-inflamatório – rico em ácido gamalinolênico)
Preparar cápsulas para 90 dias.

Modo de usar
Tomar 1 cápsula 2 vezes/dia.

Caso clínico 16

1. Vulvovaginite.
2. Umidade, fleuma e frio.
3. Aquecer e eliminar a umidade/fleuma.
4. Fórmula de tratamento para Maria Esperança:

Uso oral

Leonurus sibiricus (erva) .... 800 mg
(pó)
(antiestagnante, emenagoga, combate fungos e bactérias)
Coix lacrima jobi (semente) .... 900 mg
(pó)
(diurético, antimicrobiano)
Pfaffia paniculata (raiz) ....1.000 mg
(pó)
(adaptogênica, tônica)
Cinnamomum zeylanicum (casca) .... 500 mg
(pó)
(antialérgica, antifúngica)

_____
dose diária

Preparar cápsulas para 45 dias.

Modo de usar
Tomar metade da dose diária pela manhã e metade à noite.

4.1. Tratamento complementar

Óleo essencial de *Melaleuca alternifolia* (folha/caule)..1%
(antimicrobiano – fungos e bactérias, antisséptico)
Tintura de *Calendula officinalis* (flor) 8%
(antifúngico, adstringente)
Base óvulo glicerinado q.s.p................................1 óvulo

Preparar 14 óvulos vaginais.

Modo de usar
Aplicar 1 óvulo à noite ao deitar durante 7 dias. Repetir após 1 semana.

Sistema tegumentar

Caso clínico 17

1. Psoríase.
2. Calor e secura.
3. Eliminar o calor e a secura.
4. Fórmula de tratamento para Vinícius:

Uso tópico
Óleo de *Copaifera langsdorffii* (Copaíba) ....20 mℓ
(antimicrobiano, antisséptico, emoliente, miorrelaxante)

Modo de usar
Passar 2 vezes/dia nas lesões.

Uso oral
Arctium lappa (raiz)...1.000 mg
(pó)
(depurativa)
Taraxacum officinalis (erva) ....1.000 mg
(pó)
(depurativa, antidescamativa da pele)
Vitis vinifera (semente)... 100 mg
(extrato seco 20% proantocianidinas)
(protetora do endotélio, antiadesivoplaquetária)

_____
dose diária

Preparar cápsulas para 45 dias.

Modo de usar
Tomar metade da dose diária pela manhã e metade à noite.

Caso clínico 18

1. Acne.
2. Umidade, fleuma e calor.
3. Refrescar, eliminar a umidade e a fleuma.
4. Fórmula de tratamento para Pedro:

A.

Uso oral
Smylax glabra (raiz)...1.200 mg
(pó)
(imunomodulador, antiproliferativo)
Arctium lappa (raiz)...1.000 mg
(pó)
(depurativa)
Mentha sp. (erva) .... 200 mg
(pó)
(anti-inflamatória, analgésica, refrescante)
Glycyrrhiza glabra (raiz) .... 80 mg
(extrato seco 10% ácido glycyrrhízico)
(imunomoduladora)

_____
dose diária

Preparar cápsulas para 90 dias.

Modo de usar
Tomar metade da dose 2 vezes/dia.

B.

Uso tópico
Tintura de *Symphytum officinalis* .... ãã
(anti-inflamatório, cicatrizante)
Tintura de *Cyrtopodium punctatum* .... ãã
(anti-inflamatória, antimicrobiana)
Extrato de própolis a 30%... ãã

Óleo essencial de *Melaleuca alternifolia*........................1%
(antimicrobiana, antisséptica)
Base gel q.s.p. ....50 g
Passar nas lesões à noite após o banho.

Sistema musculoesquelético
Caso clínico 19

1. Fibromialgia.
2. Estagnação, deficiência, frio.
3. Circular, tonificar, aquecer.
4. Fórmula de tratamento para Astreia:

Uso oral

Hypericum perforatum...900 mg
(extrato seco 0,3% hipericina)
(antidepressiva, ansiolítica)
Angelica sinesis ....300 mg
(extrato seco 1% ligustilide)
(tônica, analgésica, imunoestimulante, hormonal)
Panax ginseng ....100 mg
(extrato seco 20% ginsenosídeo)
(adaptogênica)
Cordia verbenacea..100 mg
(extrato seco)
(anti-inflamatória, gastroprotetora)
Cinnamomum cassia...400 mg
(pó)
(antialérgica, antisséptica, amornante)

———————
dose diária
(dividir em 3)

Modo de usar
Tomar 1 dose 3 vezes/dia.

Caso clínico 20

1. Artrose, hipercolesterolemia, hipertensão arterial.
2. Umidade.
3. Diminuir a dor, dissolver a fleuma.
4. Fórmula de tratamento para Selma:

A.

Uso oral

Curcuma longa (rizoma) .... 400 mg
(extrato seco 95% curcuminoides)
(anti-inflamatória, antisséptica, antiagregante plaquetária)
Harpagophytum procumbens (raiz)........................ 900 mg
(extrato seco 5% harpagosídeos)
(analgésica, anti-inflamatória, digestiva)
Alpinea speciosa (folha) ....1.000 mg
(pó)
(sedativa, hipotensora)
Baccharis trimera (erva) .... 600 mg
(extrato seco)
(anti-inflamatória, hepatoprotetora, hipoglicemiante)

———————
dose diária

Modo de usar
Tomar a dose diária, em cápsulas, dividida em 2 vezes.

B.

Uso tópico
Solidago chilensis (tintura). Misturar 15 mℓ em 150 mℓ de água.
(anti-inflamatória, analgésica)

Modo de usar
Umedecer um pano e aplicar como compressas.

Caso clínico 21

1. Tensão muscular.
2. Estagnação.
3. Circular, melhorar a dor.
4. Fórmula de tratamento para André Luís:

A.

Uso oral

Tintura
Erythrina mulungu (entrecasca)
(ansiolítica, analgésica, antiespasmódica) } ãã 60 mℓ
Passiflora alata (folha)
(ansiolítica, sedativa)

Modo de usar
Tomar 5 mℓ 3 vezes/dia.

B.

Uso tópico (anti-inflamatório)
Cordia verbenacea (folha) (tintura) 10%
Creme base q.s.p. ....30 g

Modo de usar
Massagear a região dolorida 4 vezes/dia.

Caso clínico 22

1. Artrite reumatoide.
2. Estagnação, calor, deficiência.
3. Eliminar o calor e circular.
4. Fórmula de tratamento para Léa:

Uso oral

Uncaria tomentosa (casca)................................... 750 mg
(extrato seco 1:4)
(anti-inflamatória, antioxidante e imunoestimulante)
Harpagophytum procumbens (raiz)........................ 600 mg
(extrato seco 1,6% de harpagosídeo)
(anti-inflamatório, analgésico)
Astragalus membranaceus (raiz) .... 600 mg
(extrato seco 0,4% astragalosídeos)
(imunomodulador, anti-inflamatório)

———————
por dose

Preparar 120 doses em cápsulas. Tomar 1 dose de 12/12 h.

Capítulo 8

Sistema endócrino

Caso clínico 23

1. Diabetes melito tipo II.
2. Fleuma e calor.
3. Eliminar a fleuma e refrescar.
4. Fórmula de tratamento para Célia:

Uso oral

Bauhinia forficata (folha) .... 800 mg
(pó)
(hipoglicemiante)
Gymnema sylvestre (folha) .... 300 mg
(extrato seco pad. em 75% ácido gymnêmico)
(hipoglicemiante, reduz a absorção de glicose)
Thea sinensis (folha) .... 200 mg
(extrato seco 90% polifenóis)
(melhora síndrome metabólica)

_____
dose diária
(dividir em 2)

Preparar cápsulas para 60 dias.

Modo de usar

Tomar antes do almoço e do jantar. Atenção, pois a *Thea sinensis* pode prejudicar o sono em pessoas sensíveis. Neste caso tomar a segunda dose no lanche da tarde.

4.1. Tratamento complementar

Sementes de linhaça.

Modo de usar

Tomar 1 colher de sopa pela manhã diariamente.

Caso clínico 24

1. Obesidade.
2. Fleuma e frio.
3. Aquecer e eliminar a fleuma.
4. Fórmula de tratamento para Fernanda:

Uso oral

Garcinia cambogia (fruto) .... 500 mg
(extrato seco pad. 60% ácido hidroxi-cítrico)
(ajuda na perda de peso)
Spirulina máxima (alga) ....1.500 mg
(pó)
(aumenta a saciedade)
Cynara scolymus (folha) .... 450 mg
(extrato seco 0,5% cinarina)
(ajuda no emagrecimento, digestiva)
Melissa officinalis (raiz) .... 300 mg
(extrato seco)
(ansiolítica)
Glycyrrhiza glabra (raiz) .... 100 mg
(extrato seco 10% ácido glycyrrhízico)
(imunomoduladora, gastroprotetora)

_____
dose diária

Preparar cápsulas para 45 dias.

Modo de usar

Tomar metade da dose diária meia hora antes das principais refeições com 2 copos de água.

4.1. Tratamento complementar

Dieta orientada por nutricionista.
Prática de atividades físicas.

Caso clínico 25

1. Climatério e osteopenia.
2. Deficiência originando sintomas de calor.
3. Tonificar e controlar o calor.
4. Fórmula de tratamento para Vera Lúcia:

Uso oral

Trifolium pratensis (flor)... 80 mg
(extrato seco mínimo 8% isoflavonas)
(hormonal)
Glycine max (semente) .... 120 mg
(extrato seco 40% isoflavonas)
(hormonal)
Cimicifuga racemosa (rizoma) .... 60 mg
(extrato seco 2,5% triterpenos)
(hormonal)
Glycyrrhiza glabra (raiz) .... 80 mg
(extrato seco 10% ácido glycyrrhízico)
(imunomoduladora, gastroprotetora)

_____
dose diária
(dividir em 2)

Preparar doses em cápsulas para 60 dias.

Modo de usar

Tomar metade da dose diária pela manhã e metade à noite.

4.1. Tratamento complementar (aumento de massa óssea)

Concha de ostra em pó.....................................1.000 mg
Vitamina D3 .... 200 UI

_____
dose diária

Preparar cápsulas para 60 dias.

Modo de usar

Tomar a dose diária pela manhã.

Caso clínico 26

1. Paciente com obesidade grau III – recebeu plano alimentar hipocalórico.
2. Paciente com excesso-calor e sinais de estagnação. Necessário sedar, refrescar, circular.
3. Tratar a constipação e reduzir a absorção das refeições.
4. Fórmula de tratamento para Maria Cristina:

Uso oral

Crocus sativus (stygma)..50 mg
(extrato seco 0,3% safranal)
Cynara scolymus (folium) ....300 mg
(extrato seco 0,5% cinarina)
Taraxacum officinalis (herba) ....800 mg
(pó)
Curcuma longa (rhizoma) .... 100 mg
(extrato seco 95% curcuminoides)
_____
por dose

Preparar 60 doses em cápsulas.

Modo de usar

Tomar 1 dose ao acordar e outra ao final da tarde (18 horas).

4.1. Tratamento complementar

Plantago psyllium, goma da sementes ....3.000 mg
_____
por dose

Preparar 30 doses em sachês.

Modo de usar

Tomar 1 dose 30 min antes do almoço e 30 min antes do jantar com 1 copo cheio de água.

Caso clínico 27

1. Paciente com obesidade grau I – recebeu plano alimentar hipocalórico.
2. Paciente estagnado, deficiente e frio – necessário circular (desestagnar), tonificar o Yin e aquecer.
3. Tratar a insônia e a compulsão.
4. Fórmula de tratamento para Débora:

Uso oral

Camellia sinensis (folium) ....250 mg
(extrato seco 50% polifenóis)
Garcinia camboja (fructus) ....400 mg
(extrato seco 50% HCA)
Withania somnifera, radix ....150 mg
(extrato seco 3% withanolídeos)
Angelica sinensis (radix) ....100 mg
(extrato seco 1% ligustilíde)
_____
por dose

Preparar 60 doses em cápsulas.

Modo de usar

Tomar 1 dose ao acordar e outra no meio da tarde.

4.1. Tratamento complementar

Uso oral

Passiflora alata (folium) ....300 mg
(extrato seco 5:1)

Erythrina mulungu (córtex) ....200 mg
(extrato seco 4:1)
_____
por dose

Preparar 30 doses em cápsulas.

Modo de usar

Tomar 1 dose à noite, 30 min após o jantar.

Sugerir o consumo da infusão a seguir:
Hibisco (flores)......1 colher de sobremesa da planta seca

Modo de usar

Verter 250 mℓ de água fervente, abafar e tomar 2 vezes/dia no período da manhã e da tarde por 30 dias.

Tônicas

Caso clínico 28

1. Astenia, dislipidemia e impotência sexual.
2. Deficiência.
3. Tonificar.
4. Fórmula de tratamento para Cervando:

Uso oral

Panax ginseng (raiz) ....400 mg
(pó)
(tônico geral)
Ptychopetalum olacoides (raiz) ....500 mg
(pó)
(tônico físico e mental)
Curcuma longa (rizoma) ....750 mg
(pó)
(hipolipemiante)
_____
por dose

Preparar doses envelopadas em pó para 45 dias.

Modo de usar

Tomar 1 dose pela manhã e 1 dose à noite sob a forma de chá em 150 mℓ de água.

Caso clínico 29

1. Síndrome da fadiga crônica.
2. Deficiência.
3. Tonificar.
4. Fórmula de tratamento para Carolina:

Uso oral

Panax ginseng (raiz) ....80 mg
(extrato seco 20% ginsenosídeos)
(tônico, adaptogênico)
Pfaffia paniculata (raiz).....................................1.000 mg
(pó)
(tônico, adaptogênico)
Glycyrrhiza glabra (raiz) ....200 mg
(extrato seco 10% ácido glycyrrhízico)
(gastroprotetor, imunomodulador)
_____
dose diária

Preparar cápsulas para 60 dias.

Capítulo 8

Modo de usar

Tomar a dose diária antes do almoço.

4.1. Tratamento complementar

Thea sinensis (folha) .... 1,5 g
(rasurado)
(estimulante, melhora o metabolismo)

_____
dose diária

Preparar doses em pó envelopadas para 60 dias.

Modo de usar

Tomar 1 dose por xícara pela manhã na forma de chá.

Imunoestimulante

Caso clínico 30

1. Astenia pós-quimioterapia de câncer de mama.
2. Deficiência e frio.
3. Tonificar e aquecer.
4. Fórmula de tratamento para Wilma:

Uso oral

Astragalus membranaceus (raiz) .... 600 mg
(extrato seco 0,4% astragalosídeos)
(imunomodulador, adaptogênico, antioxidante, tônico)
Uncaria tomentosa (casca) .... 1.600 mg
(pó)
(anti-inflamatória, antitumoral, antioxidante e imunoestimulante)
Panax ginseng (raiz) .... 200 mg
(pó)
(tônico, adaptogênico)
Paullinia cupana (semente) .... 100 mg
(pó)
(estimulante físico e mental)
Glycyrrhiza glabra (raiz) .... 100 mg
(extrato seco 10% ácido glicirrízico)
(gastroprotetor, imunomodulador)

_____
dose diária

Preparar cápsulas para 60 dias.

Modo de usar

Tomar metade da dose diária pela manhã e metade à noite.

Nootrópicos

Caso clínico 31

1. Doença de Alzheimer.

2. Deficiência e frio, estagnação.
3. Tonificar, desestagnar, promover a circulação de sangue no cérebro.
4. Fórmula de tratamento para Marília:

Uso interno

Ginkgo biloba (folha) .... 80 mg
(extrato seco 24% flavonoides)
Huperzia serrata (erva) .... 5 mg
(extrato seco 1% huperzine A)
Schisandra chinensis (fruto) .... 400 mg
(extrato seco 10% schisandrin)

_____
por dose

Preparar 60 doses em cápsulas.

Modo de usar

Tomar 1 dose de 12/12 h.

4.1. Tratamento complementar

Uso interno

Lippia alba (folha) .... 3 g rasurada por dose (30 doses envelopadas)

Modo de usar

Preparar infusão – 1 dose para 150 mℓ de água. Tomar quando estiver irritada.

Caso clínico 32

1. Estresse.
2. Estagnação, def. de energia (Qi).
3. Desestagnar, acalmar a mente, tonificar a energia.
4. Fórmula de tratamento para Verônica:

Uso interno

Withania somnifera (raiz) .... 300 mg
(extrato seco 3% withanolídeos)
Bacopa monnieri (erva) .... 100 mg
(extrato seco 30% bacosídeos)
Curcuma longa (rizoma) .... 200 mg
(extrato seco 95% curcuminoides)
Passiflora alata (folha) .... 250 mg
(extrato seco (1:2) 1,5% flavonoides)

_____
por dose

Preparar 60 doses em cápsulas.

Modo de usar

Tomar 1 dose 2 vezes/dia.

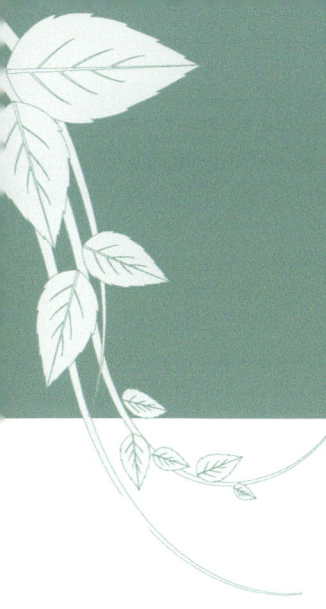

Glossário

Ãã. Abreviatura de aná (de origem grega, que significa *para cada um*), usada nas receitas médicas para dizer que as drogas por elas indicadas devem ser misturadas ou ministradas em partes iguais.

Adjuvante. Substância de origem natural ou sintética adicionada ao medicamento com a finalidade de prevenir alterações, corrigir e/ou melhorar as características organolépticas, biofarmacotécnicas e tecnológicas do medicamento.

Adventício. Órgão vegetal que nasce fora de seu lugar-comum, por exemplo, as raízes adventícias, que não se originam da radícula do embrião, e sim de caules ou folhas.

Alcaloides. Estruturas químicas derivadas de plantas superiores que apresentam um anel heterocíclico com o átomo de nitrogênio e que frequentemente têm importante atividade farmacológica.

Androceu. Parte masculina da flor, composta de um conjunto de estames, que, por sua vez, é composto de antera e de filete.

Antinociceptivo. Inibe a manifestação reflexa ou dolorosa após estimulação nervosa.

Antraquinonas. Estrutura química presente em algumas plantas que tem como característica um núcleo antraceno (três anéis benzênicos conjugados), e no ápice de cada anel central (anel B) há um grupo carbonila (carbono + dupla ligação + oxigênio), que representa a parte quinona.

Aperientes. Substâncias que estimulam o apetite.

Arilo ou *Arilus.* Excrescência carnosa que envolve a semente.

Bulbo ou *Bulbus.* Tipo de caule subterrâneo formado por um eixo cônico (o caule propriamente dito), dotado de gema e recoberto por folhas modificadas, os catafilos, que, em geral, possuem reservas. Há diferentes tipos de bulbos. Exemplos: alho e cebola.

Carminativas. Substâncias que eliminam gases.

Colagogas. Substâncias que estimulam a contração da vesícula.

Coleréticas. Substâncias que estimulam a secreção biliar.

Confidencialidade. Manutenção da privacidade dos pacientes, profissionais da saúde e instituições, em que se incluem identidades pessoais e todas as informações médicas pessoais.

Cotilédone. Do grego *kotyledon*, que significa cavidade em forma de copa. Folha da semente que em geral tem função de reserva. Plantas que têm um cotilédone são chamadas monocotiledôneas e as com dois cotilédones, eudicotiledôneas.

Cumarinas. Estruturas químicas caracterizadas por grupos benzoalfapironas (lactonas do ácido O-hidroxicinâmico) que apresentam um grupamento hidroxila ou metoxila no carbono 7 e odor de baunilha.

Decocto. Extrato aquoso obtido pela fervura da droga vegetal em água por um tempo adequado.

Difusão osmótica. Movimento do solvente (água) de um meio menos concentrado para outro mais concentrado. Esse processo ocasiona o rompimento da parede da célula vegetal, com o consequente arraste do seu conteúdo para o líquido extrator.

Efeito colateral. Qualquer efeito não intencional de um produto farmacêutico que ocorre em doses normalmente utilizadas por um paciente, relacionadas com as propriedades farmacológicas do medicamento. Os elementos essenciais dessa definição são: natureza farmacológica do efeito, os fatos de o fenômeno não ser intencional e de não haver nenhuma evidência de superdose.

Emenagogos. Substâncias que aumentam o fluxo menstrual.

Emolientes. Substâncias que amolecem.

Espasmolíticas. Substâncias que diminuem as contrações.

Eupépticas. Substâncias que auxiliam na digestão.

Estigma ou *Stigma*. Porção terminal do carpelo, em geral dilatada, que recebe os grãos de pólen. O chamado cabelo de milho corresponde ao estigma das flores femininas do milho.

Estudo duplo-cego. Ensaio clínico em seres humanos no qual nem o investigador e tampouco o investigado sabem o que está sendo administrado, se um medicamento ou uma substância não medicamentosa.

Extratos. Preparações concentradas, obtidas de drogas vegetais ou animais, frescas ou secas, por meio de um dissolvente apropriado, seguido da sua evaporação total ou parcial e ajuste do concentrado a padrões previamente estabelecidos.

Extrato fluido. Extrato obtido pela evaporação do extrato alcoólico ou aquoso, a uma temperatura que não exceda 50° C, até atingir a concentração de 1:1.

Extrato seco. Extratos que se apresentam na forma de pó, obtidos pela evaporação do extrato alcoólico ou aquoso, não podendo exceder em 5% o seu peso em água.

Extrato seco padronizado. Extratos que passam por um controle químico para estabelecer o teor de marcador(es) com o objetivo de garantir a qualidade e a padronização sob o aspecto fitoquímico da droga vegetal.

Farmacodinâmica. Parte da farmacologia que estuda o mecanismo de ação das substâncias bioativas.

Fitocomplexo. Mistura de substâncias ativas oriundas do metabolismo vegetal que são responsáveis pelas atividades farmacológicas de uma droga vegetal.

Fenóis. Substâncias que apresentam grupo(s) hidroxila(s) ligado(s) ao anel benzênico. Variam desde estruturas simples contendo um anel benzeno até estruturas mais complexas, tais como taninos, antraquinonas, flavonoides e cumarinas.

Fitoestrógenos. Constituintes vegetais que interagem com os receptores estrogênicos e pertencem a diversas espécies vegetais e várias classes fitoquímicas como flavonoides (kaempferol e quercetina), isoflavonas (genisteína, daidzeína, formononetina e equol), lignanas (enterolactonas, enterodiol), entre outras.

Flavonoides. Substâncias químicas polifenólicas que exercem função de pigmento nas plantas (flores e frutos) e conferem proteção contra os efeitos deletérios dos raios ultravioleta sobre os tecidos vegetais.

Gema. Broto de um tecido ou órgão.

Gêmula ou **plúmula.** Cone vegetativo apical, com os primórdios foliares, que ocorre no embrião.

Gineceu. Parte feminina da flor, composta de carpelo, que, por sua vez, é formado por estigma, estilete e ovário.

Herba. Partes aéreas dos vegetais de pequeno porte; ou seja, toda a planta menos a raiz.

Herba cum Radici. Termo usado para denominar os vegetais de pequeno porte em sua totalidade.

Inflorescência. Conjunto de flores sobre um eixo que pode assumir diferentes aspectos.

Infuso. Extrato aquoso obtido vertendo-se água quente sobre a droga vegetal.

Insumo. Droga vegetal ou matéria-prima vegetal utilizada no processo de fabricação de fitofármaco, medicamento, fitoterápico, alimento e cosmético.

Marcador(es). Componente ou classe de compostos químicos (p. ex., alcaloides, flavonoides, ácidos graxos etc.) presente na matéria-prima vegetal, idealmente o próprio princípio ativo, e, de preferência, que tenha correlação com o efeito terapêutico, que é utilizado como referência no controle de qualidade da matéria-prima vegetal e dos medicamentos fitoterápicos.

Medicamento. Produto farmacêutico usado no corpo humano, interna ou externamente, para prevenção, diagnóstico ou tratamento de doenças ou para modificação de funções fisiológicas.

Melitos. Preparações à base de mel, nas quais são incorporadas tinturas e/ou extratos fluidos.

Memento terapêutico. Conjunto de informações técnico-científicas orientadoras sobre medicamentos para o seu uso racional, disponibilizado aos profissionais de saúde.

Mucilagens. Moléculas (polissacarídeos) hidrofílicas capazes de carrear água e outras moléculas em sua estrutura na forma de gel.

Nomenclatura botânica. É aquela que especifica somente o gênero e a espécie da planta em questão.

Nomenclatura botânica oficial. É aquela que especifica somente gênero, espécie e autor da espécie vegetal.

Nomenclatura botânica oficial completa. É aquela que especifica gênero, espécie, variedade, autor do binômio e família de uma espécie vegetal.

Nomenclatura farmacêutica ou farmacopeica. Nomenclatura oficial utilizada para denominar as drogas vegetais, constantes na literatura farmacêutica, nos códigos oficiais e nas farmacopeias.

Organografia. Estudo da morfologia e estrutura das partes constituintes do vegetal.

Pericarpo ou *Pericarpium*. Parede (casca) do fruto, constituída por três camadas: epicarpo, mesocarpo e endocarpo.

Princípio ativo. Substância responsável pelas atividades farmacológicas de um medicamento.

q.s. Quantidade suficiente (quanto baste, do latim *quantum satis*) de determinado componente para completar a fórmula.

q.s.p. Abreviatura que significa *quantidade suficiente para* e serve para indicar que a formulação deve ter, por exemplo, um volume final de 100 mℓ, ou seja, q.s.p. 100 mℓ.

Quimiossistemática ou **quimiotaxonomia.** Sistematização dos grupos de plantas medicinais por meio dos seus principais constituintes químicos, especialmente os grupos biologicamente ativos.

Radícula. Raiz rudimentar que ocorre no embrião.

Raiz tuberosa. Estado no qual a raiz principal ou as raízes secundárias acumulam reservas. A partir dela, um novo vegetal não é capaz de se formar, pois não é dotada de gemas. Exemplos: batata-doce, beterraba e cenoura.

Randomizado. Escolhido de forma aleatória.

Rasura ou **planta rasurada.** Processo de fragmentação da droga vegetal.

Reação adversa. Reação nociva e não intencional a um medicamento, que normalmente ocorre em doses usadas no ser humano. Nessa descrição, a questão fundamental é que consiste em uma reação do paciente, na qual fatores individuais podem desempenhar papel importante, e em um fenômeno nocivo (uma reação terapêutica inesperada, por exemplo, pode ser um efeito colateral, mas não uma reação adversa).

Reação adversa inesperada. Reação cuja natureza ou gravidade não são coerentes com as informações constantes na bula do medicamento ou no processo do registro sanitário no país; ou, ainda, que seja inesperada de acordo com as características do medicamento.

Rizoma ou *Rhizoma*. Caule subterrâneo, geralmente horizontal, que pode produzir brotos aéreos folhosos ou floríferos e raízes adventícias; possui nós, entrenós, gemas e escamas. Exemplos: bananeira e gengibre.

Saponinas. Moléculas grandes que apresentam uma parte hidrofílica (açúcares) e outra lipofílica e, por isso, produzem espuma. Essas substâncias são amplamente consumidas por meio de alimentos e bebidas, como aveia, espinafre, aspargos, soja, outras leguminosas, cerveja e chás.

Sinergismo. Atuação conjunta de vários constituintes para provocar determinado efeito terapêutico. O sinergismo é positivo quando as substâncias atuam potencializando a mesma resposta terapêutica, ou negativo quando atuam de maneira antagônica.

Substância (bio)ativa. Substância responsável pelas atividades farmacológicas de um medicamento.

Taninos. Substâncias químicas polifenólicas com grande capacidade de precipitar as proteínas. Consequentemente, a mucosa fica mais densa e menos permeável, um processo conhecido como adstringência. Esse fenômeno é sentido na boca quando, por exemplo, prova-se uma banana verde e tem-se a sensação de secura e de formação de uma camada, a cica.

Terpenos ou **terpenoides.** Componentes mais comuns de plantas responsáveis por fragrâncias e aromas, uma vez que a volatilidade e o odor são suas características fundamentais.

Tintura. Preparação resultante da extração por maceração ou percolação das substâncias medicinais da droga vegetal utilizando como veículo uma mistura hidroalcoólica.

Túber ou **tubérculo.** Caule subterrâneo, geralmente ovoide, com gemas nas axilas de escamas ou das suas cicatrizes; geralmente acumula amido ou inulina. A partir dele, um novo vegetal pode formar-se. Exemplo: batata-inglesa.

Validação. Ação de provar que qualquer procedimento, processo, equipamento (até *software* ou *hardware* usados), material, atividade ou sistema empregados na farmacovigilância de fato conduzem aos resultados esperados.

Verificação. Procedimentos desenvolvidos na farmacovigilância para assegurar que os dados contidos em uma notificação final correspondam às observações originais. Esses procedimentos podem aplicar-se a prontuários médicos, dados em formulários de notificação de casos (em forma impressa ou eletrônica), impressos de computador e análises e tabelas estatísticas.

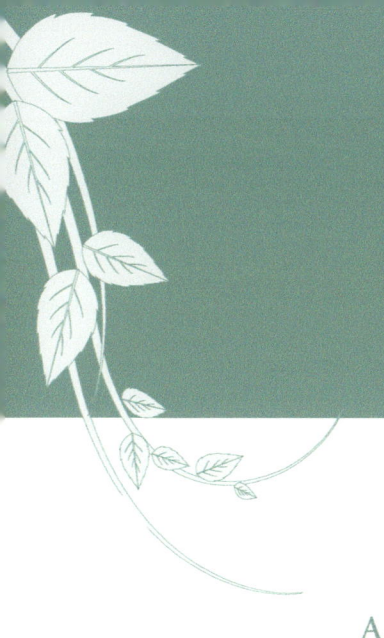

Índice Alfabético